U0339586

Elliot L. Chaikof · Richard P. Cambria

ATLAS OF VASCULAR SURGERY AND ENDOVASCULAR THERAPY

Anatomy and Technique

血管手术与血管腔内治疗

解剖图谱与技术指南

主　编　〔美〕　埃利奥特·L.柴科夫

　　　　　　　理查德·P.坎布里亚

主　译　曲乐丰

主　审　陈　忠　刘昌伟　符伟国

天津出版传媒集团

天津科技翻译出版有限公司

著作权合同登记号：图字：02-2014-443

图书在版编目 (CIP) 数据

血管手术与血管腔内治疗：解剖图谱与技术指南 /（美）埃利奥特·L. 柴科夫（Elliot L. Chaikof），（美）理查德·P. 坎布里亚（Richard P. Cambria）主编；曲乐丰等译 . —天津：天津科技翻译出版有限公司，2017.4

书名原文：Atlas of Vascular Surgery and Endovascular Therapy: Anatomy and Technique

ISBN　978-7-5433-3678-0

Ⅰ．血…　Ⅱ．①埃…　②理…　③曲　Ⅲ．①血管外科手术　②血管疾病—介入性治疗　Ⅳ．① R654.3 ② R543.05

中国版本图书馆 CIP 数据核字 (2017) 第 055891 号

授权单位：Elsevier (Singapore) Pte Ltd.
出　　版：天津科技翻译出版有限公司
出 版 人：刘 庆
地　　址：天津市南开区白堤路 244 号
邮政编码：300192
电　　话：022-87894896
传　　真：022-87895650
网　　址：www.tsttpc.com
印　　刷：山东鸿君杰文化发展有限公司
发　　行：全国新华书店
版本记录：889×1194　16 开本　38.5 印张　1200 千字
　　　　　2017 年 4 月第 1 版　2017 年 4 月第 1 次印刷
　　　　　定价：380.00 元

（如发现印装问题，可与出版社调换）

译者名单

主　译

曲乐丰　第二军医大学第二附属医院（上海长征医院）

主　审

陈　忠　首都医科大学附属北京安贞医院

刘昌伟　北京协和医院

符伟国　复旦大学附属中山医院

译校者（按照姓氏笔画排序）

刁嘉乐	王　亮	王　超	王昊邈	王晓民
曲乐丰	刘炎东	李　俊	杨俊林	杨復唐
吴永发	吴鉴今	邹思力	张金辉	季相国
金　杰	柏　骏	贺　元	钱振宇	高　鹏
职康康	黄　通	蒋庆君	温兴铸	廖明芳

译校者单位：第二军医大学第二附属医院（上海长征医院）

编者名单

主　编

Elliot L. Chaikof, MD, PhD
Johnson and Johnson Professor of Surgery
Harvard Medical School
Chairman, Roberta and Stephen R. Weiner Department of Surgery
Surgeon-in-Chief
Beth Israel Deaconess Medical Center
Boston, Massachusetts

Richard P. Cambria, MD
The Robert R. Linton MD Professor of Vascular and Endovascular Surgery
Harvard Medical School
Chief, Division of Vascular and Endovascular Surgery
Department of Surgery
Massachusetts General Hospital
Boston, Massachusetts

副主编

Ronald M. Fairman, MD
The Clyde F. Barker – William Maul Measey Professor of Surgery
Chief, Division of Vascular Surgery and Endovascular Therapy
Vice-Chairman for Clinical Affairs, Department of Surgery
Professor of Surgery in Radiology
Hospital of the University of Pennsylvania
Philadelphia, Pennsylvania

Peter Gloviczki, MD
Joe M. and Ruth Roberts Professor of Surgery
Chair Emeritus, Division of Vascular and Endovascular Surgery
Director Emeritus, Gonda Vascular Center
Mayo Clinic
Rochester, Minnesota

Kimberley J. Hansen, MD
Professor of Surgery
Department of Vascular and Endovascular Surgery
Wake Forest University School of Medicine
Winston-Salem, North Carolina

Glenn M. LaMuraglia, MD
Associate Professor of Surgery
Harvard Medical School
Division of Vascular and Endovascular Surgery
Massachusetts General Hospital
Boston, Massachusetts

George H. Meier, MD, RVT, FACS
Professor and Chief
Department of Vascular Surgery
University of Cincinnati College of Medicine
Cincinnati, Ohio

Mark D. Morasch, MD, FACS
Department of Cardiovascular Surgery
St. Vincent Healthcare
Billings, Montana

Marc L. Schermerhorn, MD
Chief, Division of Vascular and Endovascular Surgery
Beth Israel Deaconess Medical Center
Associate Professor of Surgery
Harvard Medical School
Boston, Massachusetts

编　者

Matthew J. Alef, MD
Clinical Fellow
Vascular and Endovascular Surgery
Division of the Cardiovascular
　Institute
Beth Israel Deaconess Medical Center
Boston, Massachusetts
*Chapter 48: Endovascular Treatment of
　Femoral-Popliteal Arterial Occlusive
　Disease*

Javier E. Anaya-Ayala, MD
Vascular Research Fellow
Cardiovascular Surgery
Houston Methodist DeBakey Heart &
　Vascular Center
Houston, Texas
*Chapter 43: Endovascular Treatment
　of Hepatic, Gastroduodenal,
　Pancreaticoduodenal, and Splenic
　Artery Aneurysms*

George Andros, MD
Medical Director
Amputation Prevention Center
Valley Presbyterian Hospital
Los Angeles, California
Chapter 52: Amputations of the Forefoot

Frank R. Arko III, MD
Vascular and Endovascular Surgery
Sanger Heart and Vascular Institute
Carolinas Medical Center
Charlotte, North Carolina
*Chapter 58: Endovascular Treatment
　of Iliofemoral and Femoral-Popliteal
　Deep Vein Thrombosis*

George J. Arnaoutakis, MD
Resident in General Surgery
Department of Surgery
The Johns Hopkins Hospital
Baltimore, Maryland
*Chapter 16: Transaxillary Rib Resection
　for Thoracic Outlet Syndrome*

Jeffrey L. Ballard, MD, FACS
Clinical Professor of Surgery
Department of Surgery
University of California, Irvine
Staff, Vascular Surgeon
Vascular Institute
St. Joseph Hospital
Orange, California
Chapter 32: Spine Exposure

Adam W. Beck, MD
Assistant Professor of Surgery
Division of Vascular Surgery
University of Florida College of
　Medicine
Gainesville, Florida
*Chapter 4: General Principles of
　Endovascular Therapy: Guidewire and
　Catheter Manipulation*

Michael Belkin, MD
Professor of Surgery
Harvard Medical School
Chief of Vascular and Endovascular
　Surgery
Brigham and Women's Hospital
Boston, Massachusetts
*Chapter 23: Direct Surgical Repair
　of Aneurysms of the Infrarenal
　Abdominal Aorta and Iliac Arteries*

Nicholas J. Bevilacqua, DPM
Associate, Foot and Ankle Surgery
North Jersey Orthopaedic
　Specialists, P.A.
Teaneck, New Jersey
Chapter 52: Amputations of the Forefoot

James H. Black III, MD
Bertram M. Bernheim MD Associate
　Professor of Surgery
Johns Hopkins University School
　of Medicine
Attending Vascular and Endovascular
　Surgeon
The Johns Hopkins Hospital
Baltimore, Maryland
Chapter 24: Direct Surgical Repair of
　Juxtarenal and Suprarenal Aneurysms
　of the Abdominal Aorta

Arash Bornak, MD
Assistant Professor of Surgery
Vascular and Endovascular Surgery
University of Miami Miller School
　of Medicine
Miami, Florida
Chapter 41: Endovascular Treatment of
　Occlusive Superior Mesenteric Artery
　Disease

Thomas C. Bower, MD
Professor of Surgery
Mayo College of Graduate Medical
　Education
Chair, Division of Vascular and
　Endovascular Surgery
Mayo Clinic
Rochester, Minnesota
Chapter 56: Surgical Reconstruction of
　the Inferior Vena Cava and Iliofemoral
　Venous System

Peter B. Brant-Zawadzki, MB, BCh
Vascular Surgery Fellow
Department of Surgery
University of Wisconsin School of
　Medicine and Public Health
Madison, Wisconsin
Chapter 5: General Principles of
　Endovascular Therapy: Angioplasty,
　Stenting, Recanalization, and
　Embolization

David C. Brewster, MD
Clinical Professor of Surgery
Harvard Medical School
Division of Vascular and Endovascular
　Surgery
Massachusetts General Hospital
Boston, Massachusetts
Chapter 28: Direct Surgical Repair of
　Aortoiliac Occlusive Disease

W. John Byrne, MCh, FRCSI (Gen)
Vascular Surgeon
The Institute for Vascular Health and
　Disease
Albany, New York
Chapter 7: Eversion Endarterectomy and
　Special Problems in Carotid Surgery

Keith D. Calligaro, MD
Clinical Professor of Surgery
Chief, Section of Vascular Surgery
University of Pennsylvania School of
　Medicine
Chief, Section of Vascular Surgery and
　Endovascular Therapy
Pennsylvania Hospital
Philadelphia, Pennsylvania
Chapter 63: Radial Artery–Cephalic Vein
　and Brachial Artery–Cephalic Vein
　Arteriovenous Fistula

Marc A. Camacho, BS, MD
Resident Physician
Division of Vascular Surgery
University of North Carolina
Chapel Hill, North Carolina
Chapter 22: Endovascular Treatment of
　Traumatic Thoracic Aortic Disruption

Richard P. Cambria, MD
The Robert R. Linton MD Professor of
　Vascular and Endovascular Surgery
Harvard Medical School
Chief, Division of Vascular and
　Endovascular Surgery
Department of Surgery
Massachusetts General Hospital
Boston, Massachusetts
Chapter 6: Carotid Endarterectomy

Elliot L. Chaikof, MD, PhD
Johnson and Johnson Professor of
　Surgery
Harvard Medical School
Chairman, Roberta and Stephen R.
　Weiner Department of Surgery
Surgeon-in-Chief
Beth Israel Deaconess Medical Center
Boston, Massachusetts
Chapter 6: Carotid Endarterectomy

Kenneth J. Cherry, MD
Edwin P. Lehman Professor of Surgery
Vascular and Endovascular Surgery
University of Virginia
Charlottesville, Virginia
Chapter 11: Direct Surgical Repair of
　Aortic Arch Vessels

Timothy A.M. Chuter, BM, BS, DM
Professor in Residence
University of California at San Francisco
Director, Endovascular Surgery
University of California at San
　Francisco Medical Center
San Francisco, California
Chapter 19: Endovascular Repair of the
　Aortic Arch and Thoracoabdominal Aorta

Daniel G. Clair, MD
Professor and Chairman
Department of Vascular Surgery
Cleveland Clinic
Lerner College of Medicine of Case
　Western Reserve University
Cleveland, Ohio
Chapter 31: Special Problems in the
　Endovascular Treatment of Aortoiliac
　Occlusive Disease

Thomas Conlee, MD
Vascular Surgery Fellow
Department of Vascular and
　Endovascular Surgery
Wake Forest Baptist Medical Center
Winston-Salem, North Carolina
Chapter 38: Endovascular Treatment of
　Renal Artery Stenosis

Mark F. Conrad, MD
Assistant Professor of Surgery
Massachusetts General Hospital
Boston, Massachusetts
Chapter 37: Extraanatomic Repair for
　Renovascular Disease

Robert S. Crawford, MD
Assistant Professor
Division of Vascular Surgery
University of Maryland Medical
　Center
Baltimore, Maryland
Chapter 28: Direct Surgical Repair of
　Aortoiliac Occlusive Disease

David L. Cull, MD
Department of Surgery
University of South Carolina School
　of Medicine – Greenville
Greenville, South Carolina
Chapter 66: Unconventional Venous
　Access Procedures for Chronic
　Hemodialysis

R. Clement Darling III, MD
Professor of Surgery
Department of Surgery
Albany Medical College
Chief, Division of Vascular Surgery
Albany Medical Center Hospital
Director, The Institute for Vascular
　Health and Disease
Albany, New York
Chapter 7: Eversion Endarterectomy and
　Special Problems in Carotid Surgery

Mark G. Davies, MD, PhD, MBA
Professor and Vice Chairman
Cardiovascular Surgery
Houston Methodist Hospital
Houston, Texas
Weill Cornell Medical College
New York, New York
Chapter 43: Endovascular Treatment
　of Hepatic, Gastroduodenal,
　Pancreaticoduodenal, and Splenic
　Artery Aneurysms

Christopher A. DeMaioribus, MD
Division of Vascular and Endovascular
　Surgery
St. Mary's Duluth Clinic Medical
　Center
Duluth, Minnesota
Chapter 34: Neoaortoiliac System
　Procedure for Treatment of an Aortic
　Graft Infection

Joel K. Deonanan, MD
Vascular and Endovascular Surgery
Wake Forest Baptist Medical Center
Winston Salem, North Carolina
Chapter 38: Endovascular Treatment of
　Renal Artery Stenosis

Hasan H. Dosluoglu, MD
Associate Professor of Surgery
State University at Buffalo
Chief, Department of Surgery
Chief, Division of Vascular Surgery
Veterans Affairs Western New York
　Healthcare System
Buffalo, New York
Chapter 67: Distal Revascularization
　Interval Ligation Procedure

Matthew J. Dougherty, MD
Clinical Professor of Surgery
Section of Vascular Surgery
Pennsylvania Hospital
University of Pennsylvania
Philadelphia, Pennsylvania
*Chapter 63: Radial Artery–Cephalic Vein
and Brachial Artery–Cephalic Vein
Arteriovenous Fistula*

Adam J. Doyle, MD
Vascular Surgery Resident
Division of Vascular Surgery
University of Rochester Medical
Center
Rochester, New York
*Chapter 17: Endovascular Therapy
for Subclavian-Axillary Vein
Thrombosis*

Yazan M. Duwayri, MD
Assistant Professor of Surgery
Division of Vascular Surgery and
Endovascular Therapy
Emory University School of Medicine
Atlanta, Georgia
*Chapter 15: Supraclavicular Approach for
Surgical Treatment of Thoracic Outlet
Syndrome*

**Matthew S. Edwards, MD, MS, RVT,
FACS**
Associate Professor of Surgery and
Public Health Sciences
Chairman, Department of Vascular
and Endovascular Surgery
Wake Forest Baptist Medical Center
Winston Salem, North Carolina
*Chapter 38: Endovascular Treatment of
Renal Artery Stenosis*

John F. Eidt, MD
Vascular Surgery
Greenville Health System University
Medical Center
Greenville, South Carolina
*Chapter 51: Above- and Below-Knee
Amputation*

Mark K. Eskandari, MD
James S.T. Yao, MD Professor of
Education in Vascular Surgery
Professor of Surgery, Radiology, and
Medicine
Chief and Program Director, Division
of Vascular Surgery
Northwestern University Feinberg
School of Medicine
Chicago, Illinois
*Chapter 13: Endovascular Treatment
of Aortic Arch Vessels—Innominate,
Carotid, and Subclavian Arteries*

Anthony L. Estrera, MD
Professor
Cardiothoracic and Vascular Surgery
The University of Texas Health
Science Center
Houston, Texas
*Chapter 18: Direct Surgical Repair of
Aneurysms of the Thoracic and
Thoracoabdominal Aorta*

Ronald M. Fairman, MD
The Clyde F. Barker – William Maul
Measey Professor of Surgery
Chief, Division of Vascular Surgery
and Endovascular Therapy
Vice-Chairman for Clinical Affairs,
Department of Surgery
Professor of Surgery in Radiology
Hospital of the University of
Pennsylvania
Philadelphia, Pennsylvania
*Chapter 27: Endovascular Treatment
of Aneurysms of the Juxtarenal and
Pararenal Aorta*

Mark A. Farber, MD
Associate Professor
Director, University of North Carolina
Aortic Center
Department of Surgery and Radiology
University of North Carolina
Chapel Hill, North Carolina
*Chapter 22: Endovascular Treatment of
Traumatic Thoracic Aortic Disruption*

Peter L. Faries, MD, FACS
Professor of Surgery
Chief, Division of Vascular Surgery
Mount Sinai School of Medicine
New York, New York
*Chapter 49: Endovascular Treatment
of Tibial-Peroneal Arterial Occlusive
Disease*

Thomas L. Forbes, MD, FRCSC, FACS
Professor of Surgery and Chair
Division of Vascular Surgery
London Health Sciences Centre
The University of Western Ontario
London, Ontario, Canada
*Chapter 47: Direct Surgical Repair of
Popliteal Entrapment*

Julie Ann Freischlag, MD
William Steward Halsted Professor
Chair, Department of Surgery
Johns Hopkins Medical Institutions
Baltimore, Maryland
*Chapter 16: Transaxillary Rib Resection
for Thoracic Outlet Syndrome*

Michael J. Gaffud, MD
Fellow, Section of Vascular Surgery
and Endovascular Therapy
University of Alabama
Birmingham, Alabama
*Chapter 35: Surgical Treatment of
Pseudoaneurysm of the Femoral Artery*

Shawn M. Gage, PA-C
Senior Vascular Physician Assistant
Division of Vascular Surgery
Duke University Medical Center
Durham, North Carolina
*Chapter 64: Forearm Loop Graft
and Brachial Artery–Axillary Vein
Interposition Graft*

Manuel Garcia-Toca, MD
Assistant Professor of Surgery
Alpert Medical School of Brown
University
Providence, Rhode Island
*Chapter 13: Endovascular Treatment
of Aortic Arch Vessels—Innominate,
Carotid, and Subclavian Arteries*

Patrick J. Geraghty, MD
Associate Professor of Surgery and
Radiology
Department of Surgery
Section of Vascular Surgery
Washington University School
of Medicine
Saint Louis, Missouri
*Chapter 50: Endovascular Treatment of
Popliteal Aneurysm*

Sidney Glazer, MD
Clinical Associate Professor
Department of Surgery
University of California at Irvine
Orange, California
*Chapter 65: Basilic and Femoral Vein
Transposition*

Peter Gloviczki, MD
Joe M. and Ruth Roberts Professor of
Surgery
Chair Emeritus, Division of Vascular
and Endovascular Surgery
Director Emeritus, Gonda Vascular
Center
Mayo Clinic
Rochester, Minnesota
*Chapter 55: Surgical Reconstruction for
Superior Vena Cava Syndrome*

Christopher J. Godshall, MD
Assistant Professor of Surgery
Wake Forest University
Winston-Salem, North Carolina
*Chapter 36: Direct Surgical Repair of
Renovascular Disease*

Kaoru R. Goshima, MD
Assistant Professor of Surgery
Department of Vascular and
Endovascular Surgery
The University of Arizona Medical
Center
Tucson, Arizona
*Chapter 44: Open Surgical Bypass of
Femoral-Popliteal Arterial Occlusive
Disease*

Wayne S. Gradman, MD
Attending
Department of Surgery
Cedars Sinai Medical Center
Los Angeles, California
*Chapter 65: Basilic and Femoral Vein
Transposition*

Ryan T. Hagino, MD, FACS
Section Head, Vascular and
 Endovascular Surgery
Essentia Health Duluth Clinic
Duluth, Minnesota
*Chapter 34: Neoaortoiliac System
 Procedure for Treatment of an Aortic
 Graft Infection*

Eugene Hagiwara, MD
Interventional Radiology
University of California – San Francisco
San Francisco, California
*Chapter 57: Transjugular Intrahepatic
 Portosystemic Shunt Procedure*

Kimberley J. Hansen, MD
Professor of Surgery
Department of Vascular and
 Endovascular Surgery
Wake Forest University School of
 Medicine
Winston-Salem, North Carolina
*Chapter 36: Direct Surgical Repair of
 Renovascular Disease*

Jeremy R. Harris, MD, FRCSC
Assistant Professor of Surgery
Division of Vascular Surgery
London Health Sciences Center
London, Ontario, Canada
*Chapter 47: Direct Surgical Repair of
 Popliteal Entrapment*

Linda M. Harris, MD, FACS
Associate Professor of Surgery
Chief, Division of Vascular Surgery
Program Director, Vascular Surgery
 Residency and Fellowship
State University of New York at Buffalo
Medical Director, Noninvasive
 Vascular Lab
University at Buffalo Surgeons, Inc.
Buffalo, New York
*Chapter 67: Distal Revascularization
 Interval Ligation Procedure*

Ravishankar Hasanadka, MD
Vascular and Endovascular Surgery
OSF/HeartCare Midwest
Peoria, Illinois
*Chapter 3: General Principles of
 Endovascular Therapy: Access Site
 Management*

Mounir J. Haurani, MD
Assistant Professor of Surgery
Division of Vascular Diseases and
 Surgery
The Ohio State University Medical
 Center
Columbus, Ohio
*Chapter 37: Extraanatomic Repair for
 Renovascular Disease*
*Chapter 39: Endovascular Treatment of
 Renal Artery Aneurysms*

Daniel J. Hayes, Jr., MD
Vascular Fellow
Section of Vascular Surgery
Pennsylvania Hospital
University of Pennsylvania
Philadelphia, Pennsylvania
*Chapter 63: Radial Artery–Cephalic Vein
 and Brachial Artery–Cephalic Vein
 Arteriovenous Fistula*

Thomas S. Huber, MD, PhD
Professor of Surgery
Chief, Division of Vascular and
 Endovascular Surgery
University of Florida College of
 Medicine
Attending Surgeon
Shands Hospital at the Unversity of
 Florida
Gainesville, Florida
*Chapter 40: Direct Surgical Repair for
 Celiac Axis and Superior Mesenteric
 Artery Occlusive Disease*

Zhen S. Huang, MD
Fellow
New York-Presbyterian Hospital/Weill
 Cornell Medical Center
New York, New York
*Chapter 48: Endovascular Treatment of
 Femoral-Popliteal Arterial Occlusive
 Disease*

Mark D. Iafrati, MD
Associate Professor of Surgery
Tufts University School of Medicine
Chief, Division of Vascular Surgery
Tufts Medical Center
Boston, Massachusetts
*Chapter 59: Varicose Vein Stripping and
 Ambulatory Phlebectomy*

Karl A. Illig, MD
Professor of Surgery
Director, Division of Vascular
    Surgery
Department of Surgery
University of South Florida
Tampa, Florida
*Chapter 17: Endovascular Therapy
    for Subclavian-Axillary Vein
    Thrombosis*

Mihaiela Ilves, MD
Research Assistant
Department of Vascular and
    Endovascular Surgery
The University of Texas Southwestern
    Medical Center
Dallas, Texas
*Chapter 58: Endovascular Treatment
    of Iliofemoral and Femoral-Popliteal
    Deep Vein Thrombosis*

William D. Jordan, Jr., MD
Professor and Chief
Section of Vascular Surgery and
    Endovascular Therapy
University of Alabama at Birmingham
Birmingham, Alabama
*Chapter 35: Surgical Treatment of
    Pseudoaneurysm of the Femoral Artery*

Venkat R. Kalapatapu, MD, FRCS, FACS
Assistant Professor
Department of Vascular Surgery
University of Pennsylvania Health
    Sysytem
Philadelphia, Pennsylvania
*Chapter 51: Above- and Below-Knee
    Amputation*

Manju Kalra, MBBS
Associate Professor of Surgery
Division of Vascular and Endovascular
    Surgery
Mayo Clinic
Rochester, Minnesota
*Chapter 55: Surgical Reconstruction for
    Superior Vena Cava Syndrome*

Vikram S. Kashyap, MD, FACS
Professor of Surgery
Case Western Reserve University
Chief, Division of Vascular Surgery
    and Endovascular Therapy
Co-Director, Harrington Heart and
    Vascular Institute
University Hospitals Case Medical
    Center
Cleveland, Ohio
*Chapter 2: General Principles of
    Sedation, Angiography, and
    Intravascular Ultrasound*

Karthikeshwar Kasirajan, MD
Division of Vascular Surgery
Department of Surgery
Emory University School of Medicine
Atlanta, Georgia
*Chapter 21: Endovascular Treatment of
    Aortic Dissection*

Rebecca Kelso, MD
Department of Vascular Surgery
Cleveland Clinic Foundation
Cleveland, Ohio
*Chapter 2: General Principles of
    Sedation, Angiography, and
    Intravascular Ultrasound*

Ali Khoobehi, MD
Vascular Surgery Fellow
Department of Surgery
Vanderbilt University Medical Center
Nashville, Tennessee
Chapter 9: Carotid Body Tumor

**Alexander Kulik, MD, MPH, FRCSC,
    FACC, FAHA**
Cardiovascular Surgeon
Christine E. Lynn Heart and Vascular
    Institute
Boca Raton Regional Hospital
Affiliate Associate Professor
Charles E. Schmidt College of Medicine
Florida Atlantic University
Boca Raton, Florida
*Chapter 20: Endovascular Treatment of
    Thoracic Aneurysms*

Christopher J. Kwolek, MD
Director, Vascular and Endovascular
    Surgery Training Program
Department of Surgery
Massachusetts General Hospital
Associate Professor of Surgery
Harvard Medical School
Boston, Massachusetts
*Chapter 39: Endovascular Treatment of
    Renal Artery Aneurysms*

Jeffrey H. Lawson, MD, PhD
Professor of Surgery
Vascular Division
Department of Surgery
Duke University Medical Center
Durham, North Carolina
*Chapter 64: Forearm Loop Graft
    and Brachial Artery-Axillary Vein
    Interposition Graft*

W. Anthony Lee, MD, FACS
Director, Endovascular Program
Christine E. Lynn Heart and Vascular
    Institute
Boca Raton, Florida
*Chapter 4: General Principles of
    Endovascular Therapy: Guidewire and
    Catheter Manipulation*

Layla C. Lucas, MD
Attending Vascular Surgeon
Tucson Medical Center
Tucson, Arizona
*Chapter 44: Open Surgical Bypass of
    Femoral-Popliteal Arterial Occlusive
    Disease*

Alan B. Lumsden, MD
Professor of Cardiovascular Surgery
Chairman, Department of
    Cardiovascular Surgery
Houston Methodist Hospital
Houston, Texas
*Chapter 43: Endovascular Treatment
    of Hepatic, Gastroduodenal,
    Pancreaticoduodenal, and Splenic
    Artery Aneurysms*

Harry Ma, MD, PhD
Assistant Professor of Surgery
Department of Surgery
Division of Vascular and Endovascular
    Surgery
University of Oklahoma
Tulsa, Oklahoma
*Chapter 59: Varicose Vein Stripping and
    Ambulatory Phlebectomy*

Michel S. Makaroun, MD
Professor and Chief
Division of Vascular Surgery
University of Pittsburgh School of
    Medicine
Chief, Vascular Surgery
University of Pittsburgh Medical Center
Pittsburgh, Pennsylvania
*Chapter 25: Endovascular Treatment of
    Aneurysms of the Infrarenal Aorta*

Thomas S. Maldonado, MD
Associate Professor of Surgery
Vascular Surgery
New York University
Chief of Vascular Surgery
Department of Surgery
Bellevue Hospital
New York, New York
*Chapter 42: Direct Surgical Repair of
    Visceral Artery Aneurysms*

Jon S. Matsumura, MD
Professor of Surgery
Chair, Division of Vascular Surgery
University of Wisconsin School of
    Medicine and Public Health
Madison, Wisconsin
*Chapter 5: General Principles of
    Endovascular Therapy: Angioplasty,
    Stenting, Recanalization, and
    Embolization*

Robert B. McLafferty
Chief of Surgery
Department of Surgery
Portland Veterans Affairs Medical
    Center
Professor of Surgery
Division of Vascular Surgery
Department of Surgery
Oregon Health Sciences University
Portland, Oregon
*Chapter 3: General Principles of
    Endovascular Therapy: Access Site
    Management*

George H. Meier, MD, RVT, FACS
Professor and Chief
Department of Vascular Surgery
University of Cincinnati College of
    Medicine
Cincinnati, Ohio
*Chapter 68: Surgical and Endovascular
    Intervention for Arteriovenous Graft
    Thrombosis*

Joseph L. Mills, Sr., MD
Professor of Surgery and Chief
Vascular and Endovascular Surgery
Co-Director, Southern Arizona Limb
　Salvage Alliance
Tucson, Arizona
*Chapter 44: Open Surgical Bypass of
　Femoral-Popliteal Arterial Occlusive
　Disease*

Ross Milner, MD
Associate Professor of Surgery
The University of Chicago School of
　Medicine
Chicago, Illinois
*Chapter 41: Endovascular Treatment of
　Occlusive Superior Mesenteric Artery
　Disease*

Renee C. Minjarez, MD
Fellow, Vascular and Endovascular
　Surgery
Division of Vascular Surgery
Oregon Health and Science University
Portland, Oregon
*Chapter 45: Direct Surgical Repair of
　Tibial-Peroneal Arterial Occlusive
　Disease*

Gregory L. Moneta, MD
Professor and Chief
Division of Vascular Surgery
Department of Surgery
Oregon Health and Science University
Portland, Oregon
*Chapter 45: Direct Surgical Repair of
　Tibial-Peroneal Arterial Occlusive
　Disease*

Mark D. Morasch, MD, FACS
Department of Cardiovascular Surgery
St. Vincent Healthcare
Billings, Montana
*Chapter 10: Surgical Treatment of the
　Vertebral Artery*
*Chapter 12: Extraanatomic Repair of
　Aortic Arch Vessels*

Eric Mowatt-Larssen, MD
Assistant Professor, Phlebology
Department of Vascular Surgery
Duke University
Durham, North Carolina
Chapter 62: Sclerotherapy

Erin H. Murphy, MD
Assistant Professor of Clinical Surgery
Division of Vascular Surgery and
　Endovascular Interventions
New York-Presbyterian Hospital/
　Columbia University Medical
　Center
New York, New York
*Chapter 58: Endovascular Treatment
　of Iliofemoral and Femoral-Popliteal
　Deep Vein Thrombosis*

Thomas C. Naslund, MD
Professor of Surgery
Division of Vascular Surgery
Vanderbilt University School of
　Medicine
Nashville, Tennessee
Chapter 9: Carotid Body Tumor

Peter Naughton, MD
Beaumont Hospital
Dublin, Ireland
*Chapter 13: Endovascular Treatment
　of Aortic Arch Vessels—Innominate,
　Carotid, and Subclavian Arteries*

James L. Netterville, MD
Professor of Otolaryngology
Mark C. Smith Chair in Head and
　Neck Surgery
Vanderbilt University Medical Center
Nashville, Tennessee
Chapter 9: Carotid Body Tumor

Marc A. Passman, MD
Professor of Surgery
Section of Vascular Surgery and
　Endovascular Therapy
University of Alabama at Birmingham
Birmingham, Alabama
Chapter 54: Placement of Vena Cava Filter

David A. Peterson, MD
Fellow in Vascular Surgery
Department of Surgery
Duke University
Durham, North Carolina
Instructor, Department of Surgery
Stanford University
Stanford, California
*Chapter 64: Forearm Loop Graft
　and Brachial Artery-Axillary Vein
　Interposition Graft*

Amani D. Politano, MD, MS
Resident, Department of Surgery
University of Virginia
Charlottesville, Virginia
*Chapter 11: Direct Surgical Repair of
Aortic Arch Vessels*

Frank B. Pomposelli, MD
Professor of Surgery
Tuft's University School of Medicine
Chairman, Department of Surgery
St. Elizabeth's Medical Center
Boston, Massachusetts
*Chapter 46: Direct Surgical Repair of
Popliteal Artery Aneurysm*

Richard J. Powell, MD
Chief, Section of Vascular Surgery
Heart and Vascular Center
Dartmouth-Hitchcock Medical Center
Lebanon, New Hampshire
*Chapter 30: Endovascular Treatment of
Aortoiliac Occlusive Disease*

Alessandra Puggioni, MD
Vascular Surgeon
Scottsdale Healthcare System
Scottsdale, Arizona
*Chapter 61: Surgical Treatment of Lower
Extremity Deep and Perforator Vein
Incompetence*

Brenton E. Quinney, MD
Fellow, Department of Surgery
Section of Vascular Surgery and
Endovascular Therapy
The University of Alabama at
Birmingham
Birmingham, Alabama
Chapter 54: Placement of Vena Cava Filter

Venkatesh G. Ramaiah, MD, FACS
Director, Peripheral Vascular and
Endovascular Research
Department of Vascular Surgery
Arizona Heart Institute
Medical Director, Arizona Heart Hospital
Phoenix, Arizona
*Chapter 20: Endovascular Treatment of
Thoracic Aneurysms*

Atul S. Rao, MD
Attending Vascular Surgeon
Maimonides Medical Center
Brooklyn, New York
*Chapter 25: Endovascular Treatment of
Aneurysms of the Infrarenal Aorta*

Todd E. Rasmussen, MD
Associate Professor of Surgery
Uniformed Services University of the
Health Sciences
Bethesda, Maryland
Chief, Vascular Surgery Services
San Antonio Military Vascular Surgery
San Antonio, Texas
Deputy Commander
U.S. Army Institute of Surgical Research
Fort Sam Houston
Houston, Texas
*Chapter 53: Upper and Lower Extremity
Fasciotomy*

Thomas Reifsnyder, MD
Assistant Professor
Chief, Vascular Laboratory
Department of Surgery
Johns Hopkins Bayview Medical Center
Baltimore, Maryland
*Chapter 16: Transaxillary Rib Resection
for Thoracic Outlet Syndrome*

Thomas S. Riles, MD
Frank C. Spencer Professor of
Surgery
Associate Dean, Medical Education
and Technology
New York University Langone
Medical Center
New York, New York
*Chapter 1: General Principles of Vascular
Surgery*

Caron B. Rockman, MD
Associate Professor of Surgery
Director of Clinical Research
Division of Vascular Surgery
New York University Medical School
New York, New York
*Chapter 42: Direct Surgical Repair of
Visceral Artery Aneurysms*

Lee C. Rogers, DPM
Associate Director
Amputation Prevention Center
Valley Presbyterian Hospital
Los Angeles, California
*Chapter 52: Amputations of the
Forefoot*

Wael Saad, MD
Associate Professor
Department of Radiology
University of Virginia
Charlottesville, Virginia
Chapter 43: Endovascular Treatment
of Hepatic, Gastroduodenal,
Pancreaticoduodenal, and Splenic
Artery Aneurysms

Hazim J. Safi, MD
Professor and Chairman
Department of Cardiothoracic and
Vascular Surgery
The University of Texas Medical
School at Houston
Chief, Cardiothoracic and Vascular
Surgery
Heart and Vascular Institute
Memorial Hermann Hospital
Houston, Texas
Chapter 18: Direct Surgical Repair
of Aneurysms of the Thoracic and
Thoracoabdominal Aorta

Luis A. Sanchez, MD
Gregorio Sicard Professor of Vascular
Surgery
Chief, Vascular Surgery Section
Washington University School of
Medicine
Saint Louis, Missouri
Chapter 50: Endovascular Treatment of
Popliteal Aneurysm

Andres Schanzer, MD, FACS
Associate Professor of Surgery and
Quantitative Health Sciences
Program Director, Vascular Surgery
Residency
University of Massachusetts Medical
School
Worcester, Massachusetts
Chapter 23: Direct Surgical Repair
of Aneurysms of the Infrarenal
Abdominal Aorta and Iliac Arteries

Marc L. Schermerhorn, MD
Chief, Division of Vascular and
Endovascular Surgery
Beth Israel Deaconess Medical Center
Associate Professor of Surgery
Harvard Medical School
Boston, Massachusetts
Chapter 48: Endovascular Treatment of
Femoral-Popliteal Arterial Occlusive
Disease

Darren B. Schneider, MD
Associate Professor of Surgery
Chief, Vascular and Endovascular
Surgery
Weill Cornell Medical College
New York-Presbyterian Hospital/Weill
Cornell Medical Center
New York, New York
Chapter 57: Transjugular Intrahepatic
Portosystemic Shunt Procedure

Joseph R. Schneider, MD, PhD
Professor of Surgery
Northwestern University Feinberg
School of Medicine
Chicago, Illinois
Vascular and Interventional Program
Cadence Health
Winfield, Illinois
Geneva, Illinois
Chapter 29: Extraanatomic Repair of
Aortoiliac Occlusive Disease

Peter A. Schneider, MD
Chief, Vascular Therapy
Hawaii Permanente Medical Group
and Kaiser Foundation Hospital
Honolulu, Hawaii
Chapter 8: Carotid Angioplasty and
Stenting

Dhiraj M. Shah, MD
Professor of Surgery
Albany Medical College
The Institute for Vascular Health and
Disease
Albany, New York
Chapter 7: Eversion Endarterectomy and
Special Problems in Carotid Surgery

Tejas R. Shah, MD
Vascular Fellow
Division of Vascular and Endovascular
Surgery
Department of Surgery
New York University Medical Center
New York, New York
Chapter 49: Endovascular Treatment
of Tibial-Peroneal Arterial Occlusive
Disease

Cynthia Shortell, MD
Professor of Surgery
Chief of Vascular Surgery
Department of Surgery
Duke University Medical Center
Durham, North Carolina
Chapter 62: Sclerotherapy

Sunita Srivastava, MD
Assistant Professor of Surgery
Department of Vascular Surgery
Cleveland Clinic
Lerner College of Medicine of Case
  Western Reserve University
Cleveland, Ohio
*Chapter 33: Total Graft Excision and
  Extraanatomic Repair for Aortic Graft
  Infection*

W. Charles Sternbergh III, MD
Professor and Chief
Section of Vascular and Endovascular
  Surgery
Vice Chair for Research, Department
  of Surgery
Ochsner Clinic Foundation
New Orleans, Louisiana
*Chapter 26: Special Problems in the
  Endovascular Treatment of the
  Infrarenal Aorta*

Julianne Stoughton, MD, FACS
Instructor in Surgery
Department of Vascular Surgery
Massachusetts General Hospital
Harvard Medical School
Boston, Massachusetts
*Chapter 60: Endovenous Thermal
  Ablation of Saphenous and Perforating
  Veins*

Robert W. Thompson, MD
Professor
Departments of Surgery, Radiology,
  and Cell Biology and Physiology
Section of Vascular Surgery
Washington University School of
  Medicine and Barnes-Jewish Hospital
Saint Louis, Missouri
*Chapter 15: Supraclavicular Approach for
  Surgical Treatment of Thoracic Outlet
  Syndrome*

Jessica M. Titus, MD
Resident Physician
Department of Vascular Surgery
Cleveland Clinic Foundation
Cleveland, Ohio
*Chapter 31: Special Problems in the
  Endovascular Treatment of Aortoiliac
  Occlusive Disease*

R. James Valentine, MD
Chair, Division of Vascular and
  Endovascular Surgery
Alvin Baldwin, Jr. Chair in Surgery
The University of Texas Southwestern
  Medical Center
Dallas, Texas
*Chapter 14: Surgical Treatment of the
  Subclavian and Axillary Artery*

Raghuveer Vallabhaneni, MD
Assistant Professor of Surgery
Division of Vascular Surgery
Department of Surgery
University of North Carolina School
  of Medicine
Chapel Hill, North Carolina
*Chapter 50: Endovascular Treatment of
  Popliteal Aneurysm*

Grace J. Wang, MD
Assistant Professor of Surgery
Department of Surgery
Hospital of the University of
  Pennsylvania
Philadelphia, Pennsylvania
*Chapter 27: Endovascular Treatment
  of Aneurysms of the Juxtarenal and
  Pararenal Aorta*

Joseph M. White, MD
Vascular Surgery Fellow
Walter Reed National Military Medical
  Center
Bethesda, Maryland
*Chapter 53: Upper and Lower Extremity
  Fasciotomy*

Mark C. Wyers, MD
Assistant Professor
Department of Vascular and
  Endovascular Surgery
Beth Israel Deaconess Medical Center
Boston, Massachusetts
*Chapter 46: Direct Surgical Repair of
  Popliteal Artery Aneurysm*

中文版序言一

随着国民生活水平的提高、人均寿命的延长，血管系统疾病的发病率正逐年升高。在过去的半个多世纪中，中国的血管外科应运而生，并从一个新兴学科茁壮成长为整个外科界为之瞩目的明星学科。随着影像诊断技术的发展、手术技术的革新、抗凝药物以及人工血管、支架等材料的研发和推广应用，血管外科手术理念从简单的结扎止血、挽救生命，发展到血管重建、腔内修复。从事血管系统疾病的医疗工作人员，尤其是在临床一线的医师，其知识体系必须不断扩充、丰富，才能适应时代的需要，更好地解除患者的病痛。

《血管手术与血管腔内治疗：解剖图谱与技术指南》一书经由国际血管外科界多名领军人物合作编著的原版教材翻译而来，具有很高的教学价值和临床参考价值。该书图文并茂，言简意赅却又系统全面地介绍了常见血管疾病的外科治疗，不但注重手术技术细节的讲解，而且从解剖学角度进行阐述，使读者对每一项外科操作获得更深层次的理解。只有在不断的理论学习和临床积累中，总结经验，开拓创新，才能不断提升临床技能。借鉴前人总结的宝贵经验，能够帮助我们少走弯路，更好地服务于患者。

该书的译者团队是曲乐丰教授带领的一个年轻集体，他们本着不断学习、不断创新的精神在业内取得令人瞩目的成绩。他们为广大国内读者引进该书是一件很有意义的事。作为中华医学会外科分会血管外科学组组长，我很乐意将这本高质量的教材推荐给大家，以期能够为我国从事血管系统疾病的医疗工作人员提供帮助。

中山医科大学附属第一医院
2017 年 2 月

中文版序言二

在又一个春暖花开的时节，我看到了这本由曲乐丰主任组织上海长征医院血管外科团队翻译的《血管手术与血管腔内治疗：解剖图谱与技术指南》。我认为值得推荐给大家。

这本书围绕血管系统常见疾病，从血管外科基础理论和原则讲起，深入到每一种疾病的手术要点、手术中可能遇到的情况；从解剖到手术技巧，从术前准备到术后注意事项，由浅入深，全面细致地讲解了血管外科与血管腔内治疗需要掌握的理论要点和临床知识，因此能够为血管外科和其他专科开展临床工作提供具体的参考。译者经过反复研读和推敲，把原著译成通俗易懂又精确达意的佳作，十分实用。

本书的主译曲乐丰是我的博士后，也是我国血管外科专业首位博士后。2000 年至 2002 年，他在复旦大学附属中山医院血管外科学习工作时即表现出对血管外科事业的热爱和奋发勤勉的特质。他对于知识有强烈的渴求，总是能够想方设法找到代表国际领先水平的专业信息，学以致用，从而不断增加知识储备，提高临床技能。

血管外科在我国已有 60 多年的发展历史，随着科学技术的进步以及外科和麻醉科经验的积累和器材的发展，打破了很多禁区，手术创伤也由原来的巨创发展为微创。国内血管外科医生训练也很快地和国际接轨。我相信本书的出版能够为中国从事血管疾病诊疗的同道提供便利，给患者带来福音。

王玉琦

复旦大学附属中山医院

2017 年 3 月

中文版序言三

血管遍布于人体全身各处，血管系统疾病可以累及全身各个器官。因此对于治疗血管疾病的外科医生来说，掌握血管相关的解剖学知识，懂得如何处理术中面临的血管相邻组织间的关系十分重要。手术技巧的提高离不开对最基本的解剖学知识的理解和运用，而针对围术期面临情况的决策，又需要大量临床经验的积累。

这本《血管手术与血管腔内治疗：解剖图谱与技术指南》结合精彩图像资料，系统介绍了血管外科及腔内治疗过程中涉及的解剖知识及相关技术。该书两位主编 Elliot L. Chaikof 教授和 Richard P. Cambria 教授均是哈佛系的血管外科巨头，具有丰富的血管外科临床工作经验，因而该书的内容可以说是代表了血管外科教材的国际领先水平。

我与乐丰相识 20 余年，可以说见证了他的成长。为人耿直、聪明勤奋是其最大特点。求学期间，便表现出不怕困难，迎难而上，能打仗、打胜仗的军人特质。成熟以后，更是抱着肯干事、干实事的态度，克服重重困难，独立创建科室，打造团队，形成了自己鲜明的特色，在我国甚至国际血管外科界得到了一致认可。近年来，乐丰团队做了不少有益于患者，有益于学界的事情。此次，他翻译的这本书高度反映了他对血管外科学以及腔内血管外科学深刻的认识和造诣，相信本书能够为从事血管病学的不同学科、不同年资的医生提供专业的指导和帮助。

我所在的上海长海医院血管外科最近入选为第二军医大学首批研究型学科，在这样一个新的历史机遇面前，我也正在思索，如何通过供给侧改革使团队更换传统观，激发新思维。放眼国际血管外科领域，新的器具、新的技艺层出不穷，该书的翻译引进带来了国际血管外科领域最新的技术和方法，他山之石，可以攻玉，这也是供给侧改革的重要体现。衷心希望本书的出版能够为我国从事相关疾病诊疗的同道带来有用信息，共同推进我国血管外科事业的发展。

上海长海医院血管外科

2017 年 3 月

中文版序言四

《血管手术与血管腔内治疗：解剖图谱与技术指南》是我的好朋友 Elliot L. Chaikof 教授和 Richard P. Cambria 教授主编的。这是一本优秀的血管系统疾病教材，该书覆盖了血管系统疾病谱，从背景知识、基本技能、手术技巧、学术前沿等，全面详细且图文并茂地分析了各种血管疾病，是欧美较为受欢迎的专业图书。我和两位主编是老相识了，两位学者均是博学、严谨、创新的专家，他们的作品也充分展示了其才华和学识，值得向国际推广。

中国的血管病学近年来发展很快，也引进了如《卢瑟福血管外科学》这样的经典著作，但在实际临床工作中仍然不能完全满足中国读者的需求。这样一本结合图谱、注重实践的实用教材会更适应当前中国读者学习需要。本书能以中文的形式发行，对中国的广大读者来讲是福音，而原著能以中文版与读者见面也颇具渊源。

中文译者曲乐丰教授，同样是我的老朋友了。我们相识近 20 年，他也是我最为得意的学生之一。最早认识他，是上世纪 90 年代末，受长海医院景在平教授邀请，协助在中国开展腔内血管外科。他在当时就给我留下深刻印象，聪明、干练、英文很好，多次交流下来，就觉得曲是不可多得的人才。几年后，纽伦堡医院血管外科的主任助理退休后，职位一直空缺，我就想到了这个中国的年轻人。之后的三年，曲在纽伦堡的勤奋、踏实、努力使他取得了很好的成绩，临床技能、科研能力得到快速成长，成为德国乃至国际血管外科界的新星。回国以后的成绩更是有目共睹，在血管外科各个领域均有所建树，同时也大力在中国推广血管外科学，我非常为之自豪。在一次学术交流会上曲与原著作者热烈的交谈中，因其学术理念、处事风格等均相近，很快就确定了该著作的翻译事宜。现在，曲不负所望，将这样一本高度专业的学术著作，深入浅出、不失原味地展现出来，一定会给中国读者带来很大的帮助。也再次祝愿中国的血管外科事业发展越来越好。

Dieter Raithel

2017 年 1 月

中文版序言四原文

Atlas of Vascular Surgery and Endovascular Therapy: Anatomy and Technique is written by two of my friends, Prof. Elliot L. Chaikof and Prof. Richard P. Cambria. This is an excellent textbook of vascular diseases, covering almost the whole disease spectrum of vascular system. Not only analyzing the background knowledge, basic techniques, and surgical methods, but also exploring the academic frontiers, makes it one of the most popular textbooks in this specialized field in Europe and North America. I got familiar with these two authors years ago. They are both specialists with spirits of erudition, rigorous, and innovation. Their works demonstrate their talents and knowledge, and is worthy of being promoted internationally.

China has witnessed a rapid development in the treatment of vascular diseases. Some classic literatures such as *Rutherford's Vascular Surgery* were introduced in recent years. However, these literatures can't totally meet the needs of Chinese scholars in daily practice. Fortunately, now we have this practice-oriented textbook, which combined details with atlas, might adjust to the learning demands of Chinese scholars. The publication of the Chinese edition of this book can be exciting news to many Chinese readers and has a profound historical meaning.

Professor Qu Lefeng, the chief translator of this book, is my old friend for almost 20 years, and is also one of my favorite students. I first became acquainted with him in the late 1990s, when I was invited by Professor Jing Zaiping of Changhai Hospital to China to help with the development of endovascular surgery. He impressed me at the first meeting as a smart and ef-ficient young man, speaking fluent English. I acknowledged Qu as rare treasure after several contacts. A few years later, there's a vacancy of assistant director of the Department of Vascular Surgery in Nuremberg Hospital since the predecessor retired, the first name came to my mind was this Chinese young fellow. Qu made great achievement in Nuremberg Hospital with his diligent, reliability and hardworking in the next three years. He also made a great development in his clinical practice and scientific research ability. He soon became a rising star in the field of the German Vascular Surgery even in the international field. After returning to China, I am very proud of him not only for his remarkable achievement in every sphere of vascular surgery, but also for his hardworking in the promotion of vascular surgery in China. Once he had an enthusiastic conversation with the authors of this book at an academic meeting. At that time they found that they share the similar academic philosophy and the way handle things, they became good friends after the brief contact. Soon after that they decide to bring this book to China. Now Professor Qu and his team is presenting such a specialized academic literature to Chinese academic society. I'm sure it will benefit a lot to Chinese scholars.

Finally, I wish a prosperous future to the vascular surgery of China, and good luck to my Chinese colleagues.

Dieter Raithel

January, 2017

中文版前言

随着我国人口老龄化进程不断加剧，饮食、生活习惯等的改变，血管系统疾病已经成为我国第一位死亡和致残原因，人们对其重视程度也随之提高。随着技术的改进和器具的拓新，血管系统疾病的外科手术经历了从巨创向微创的演变。但外科技术的基本原则及教学方法不会彻底改变。经验丰富的外科医生往往凭借对解剖知识的熟练掌握和手术积累的丰富经验，自发地或下意识地采用经临床验证的最佳手术流程，来完成高难度的外科手术。这些经实践反复验证、提炼的解剖及技术要点十分难能可贵，将其汇编成书具有极高的临床指导价值。

这本图谱结合精彩图像资料，系统介绍了血管外科及腔内治疗过程中涉及的解剖知识及相关技术。该书两位主编赫赫有名，Elliot L. Chaikof 教授和 Richard P. Cambria 教授均是哈佛系的血管外科大家。参与编写的近百位教授几乎覆盖了全美各个医学中心的著名专家。译者与 Elliot L. Chaikof 教授常有交流，本书的翻译工作得到了原著主编的大力支持和鼓励。同时，译者团队亦长期从事血管系统疾病的临床及基础研究，在血管疾病的开放手术和腔内治疗方面都积累了丰富经验。译者所在单位是国内首批、全军唯一的"国家卫计委脑卒中筛查与防治颈动脉内膜剥脱技术培训基地"，同时也是国家外周血管介入诊疗培训基地、上海市脑卒中临床救治中心、第二军医大学颈部血管疾病诊疗中心。我们认为本书汇集了编者们丰富的临床外科操作经验及理论知识，代表了他们的毕生所学，为国内该领域医生提供了向世界顶级专家学习的机会，因而本书具有很高的权威性和出版价值。

我们衷心希望本书的出版，能够为从事血管疾病诊疗的血管外科、神经外科、心脏外科、介入科等相关专业的医生提供有用的参考信息和实践指导。

由于时间仓促及翻译水平有限，文中难免出现错漏，请广大读者予以批评指正！

第二军医大学第二附属医院

（上海长征医院）

2017 年 2 月

前　言

医学不在工具的多少，而在于方法是否得当。外科医生的使命在于严格遵循医学基本原则，通过有条不紊的构思，制订严密的方案，并通过有效的治疗使患者恢复健康。临床诊疗始于通过倾听患者的主诉，全面的体格检查，结合卓有成效的医患沟通，深入细致地了解病情。在此过程中，应始终对患者及其亲属保持亲切和蔼的态度，并且每位患者都是独立的个体，切勿忘记你所救治对象的独特性。对病情做出正确的判断后，结合现有治疗手段，通过严密的构思，制订治疗计划。这时，作为医生，应充分认识拟行治疗的不足，并以谦虚的态度面对。在向患者和家属反映病情，推荐治疗方法时应坚持客观性，在保持冷静沉着的姿态的同时又不缺乏热情。

回顾历史，在过去的 100 年间，在前人积累起来的解剖学基础上开始对血管系统进行外科操作，从而开创血管外科这一学科。当时很少能对血管病变进行修复，而今各种在当时看来是难以想象的重建和置换术已能常规开展，我们的学科也在变革中进入了第三阶段。在这血管疾病诊治正发生深刻变化的时代，我们觉得有必要对我们的教科书进行重新修订。同样，在医学发展的漫漫长路中，我们能做出什么贡献，将不是由我们这些生活在 21 世纪初期的医生说了算，而应留给后人站在审视历史的角度，做出正确的评判。在血管外科进入第三阶段的今天，我们需要广泛寻找治疗路线，来达成作为外科医生的使命。摆在我们面前的问题是我们如何给自己定位。

一本好的图谱就是路标，为错综复杂的外科诊疗提供路线。技术的进步带来临床诊疗的变革，不变的是外科的基本原理和外科技能教学的基本方法。无论多么高难度的手术操作，都是多年来无数同行的经验一点一滴累积总结的成果，技术娴熟的外科医生往往熟悉所进行手术操作的发展历程，在需要手术者发挥主观能动性时，充分利用直觉，有效的手术教学作为一种理性系统向众人交流与展示，是建立在对每一临床情况有一番深入细致的了解之上的。手术是建立在解剖和生理学原理之上的操作，包括对现有器械的系统利用。术中的重大决策，离不开严密的团队组织，解剖学和生理学。在对每一位患者进行手术决策时，外科医生都应该在对众多方法的不足和风险进行逐一评估的基础上，选择尽可能安全而有效的路径。

本图谱以解剖和生理学原理为框架，以术中常见的重大问题为出发点，重在阐明手术等干预措施的决策。每一专题都包括了术前治疗、术中及术后易犯的错误，达到相应的结果所需的一些技术。在开始每一问题之前，还用一定的篇幅从原理的角度论述了方法的合理性。

在希腊神话中，阿特拉斯（Atlas）是开创天地，为人类托起天穹的大力神。对于有志于从事外科学事业的同行们，我们需要充分发挥自己的才能和智慧，以胜任自己所肩负的使命。我们明天都会遇到不同的问题，只有始终保持谦虚的态度，我们才能认识到自己所负责任的艰巨性。当患者及其家人把身家性命托付于我们时，作为外科医生，我们应当认识到我们肩负的就是类似阿特拉斯那样艰巨而又崇高的使命。一名合格的外科医生不是通过一时的训练就可以培养的，而在于日积月累，把学习贯穿于整个生命。我们希望本图谱能为提高血管疾病的诊治提供有用的信息和观点，为探索中的外科医生提供方向。我们也会为图谱的日臻完善而继续努力。

埃利奥特·L.柴科夫
理查德·P.坎布里亚
美国马萨诸塞州，波士顿

目　录

第1篇

血管手术与血管腔内治疗技术

第 1 章　血管外科基本原则

THOMAS S. RILES

作为血管外科医生，我们拥有种类繁多的器械、丰富的处治手段，通过外科技术的应用，可以处理全身上下几乎所有部位的病变，一些被认为是相当严重的医学问题在我们努力下也会迎刃而解。这无疑是我们学科的一大亮点，也是所有从事血管外科医生都可以见证的事实。同时由于血管疾病的表现多种多样，这也要求血管外科医生必须具备广博的知识、正确的判断，从而练就从具体病例出发、制订最佳的治疗方案并应用于个体患者的特殊技能。本章的讨论重点为血管外科开放手术的一些基本原则。腔内修复的基本原则将在第 2 章讨论。

血管疾病的临床表现和发生发展过程

熟知血管疾病的解剖学、病理学和生理学表现是提高诊治效率必不可少的条件。在某些状况下，如腘动脉栓塞时，若未能正确地诊断和治疗，可在数小时内造成破坏性影响。也有一些状况，如锁骨下动脉慢性闭塞，可数十年不引发症状，或者不给机体带来伤害。

引起各种症状的机制也会因具体情况的不同而不同。股浅动脉发生病变后，可因血流减少引起下肢疼痛。然而，颈动脉粥样硬化斑块相应的症状更可能是由于栓子被冲向远端循环，而不是血流减少引起的。主动脉瘤的主要风险是破裂和出血，而其他部位的动脉瘤则主要是血栓形成并造成缺血。血管外科医生必须对血管疾病的病理生理机制、各种临床状况的自然病史、外科干预的相关风险、干预成功后的预期结果等问题有一个透彻的理解。同样重要的是，在患者和其他专科医生看来是复杂的问题，给他们一个清楚的解释，是我们必须具备的能力。

诊断

70 岁以上的患者，特别是患有心脏疾病、高血压、糖尿病、吸烟、高胆固醇血症，或存在血管疾病家族史，是动脉粥样硬化性血管疾病的高危人群。

而一些不太常见的疾病，如颈动脉夹层、纤维肌性发育不良、卡压综合征、胸廓出口综合征、马方综合征和 Ehlers-Danlos 综合征，更易发生于年轻患者。先天性动静脉畸形和血管瘤可在出生时就被诊断。对患者的一般状况、家族史、社会背景进行评估，是做出鉴别诊断并确诊的第一步。

大多数血管疾病可通过仔细询问病史和体格检查做出诊断。发生于行走时的小腿后区、休息后能缓解的疼痛，几乎无一例外地提示慢性股浅动脉闭塞的诊断。

仅举以下几例：病史中出现剧烈体力运动后一侧上肢突然发生肿胀和苍白，需考虑锁骨下静脉血栓形成，除非可证实为其他疾病所引起。一侧短暂视力丧失无一例外可以给出同侧颈动脉粥样硬化斑块的诊断。通过体格检查可发现动静脉闭塞性疾病、动脉瘤，许多先天性血管疾病的患者通常有以下显著体征：无脉（闭塞性疾病）、搏动性肿块（动脉瘤）、静脉曲张和反流（静脉瓣功能不全）和皮肤斑点（累及四肢的粥样栓塞）。

诊断的确立通常开始于非侵入性实验室检查。超声检查是每一个血管实验室的主要工具。它可用来评估腹主动脉的大小、颈动脉狭窄的严重程度、股静脉血栓的存在、下肢动脉的压力，以及许多其他情况。为了制订治疗方案，可行磁共振血管造影术、计算机断层扫描、CT 血管造影以及传统基于导管的血管造影，从而获取更详细的信息。血管外科医生的临床技能应包括知道这些方法的优缺点，并合理应用这些检查，使之发挥最大的诊断效用。

制订治疗方案

确立诊断后，第一个问题是"患者是否需要治疗？"许多血管病变是自限性的，没有症状或症状轻微，或在有生之年不会对患者造成太大的风险。例如，中度无症状性颈动脉狭窄或仅表现为偶尔间歇性跛行的小型腹主动脉瘤（<4cm），这时只需适当的药物治疗就可以缓解症状并阻止疾病的发展。常见的药

物包括阿司匹林和氯吡格雷，可用来防止血栓形成，他汀类药物可减少斑块进展并使之稳定，用抗高血压药物来控制血压。同样重要的还包括劝导患者戒烟、减肥和锻炼。由于血管病变发展的不可预测性，外科医生或转诊医生应制订一个定期评估计划。

对于可能危及患者生命或健康的病变，如直径超过 5.4cm 的动脉瘤或引起疼痛的肢体缺血，则必须权衡考虑单纯行药物治疗的特定风险和效益。患者自身的情况以及治疗的风险和益处都不尽相同，一种治疗方案适合此患者却不适合另一患者。例如，一位活动很少的老年男性患主动脉闭塞，其唯一的症状是中度跛行，最好进行药物治疗；而一位年轻男性，患有阳痿且每天的工作又需要到处奔波，则首选开放式主髂动脉旁路手术以保留髂内动脉血流的方式来治疗其主动脉闭塞。对于患有心脏疾病以及足部缺血性溃疡的老年女性患者，外科医生可能会建议进行腋-股动脉分流植入术进行治疗。对患者伴发的疾病、预期寿命和本身血管疾病的预后做详细的评估，在为特定患者选择最佳方案时至关重要。

一旦做出选择，外科医生应把病情、治疗选择、相关建议以及潜在风险和效益明确向患者做出解释，如不宜直接对患者讲，可向家人和转诊医生告知。此外，最好能对病情评估和谈话细节做详细的记录，应包括拟行治疗的风险和效益，以纸质文件的方式交给转诊医生，并给患者留一份记录副本。给患者的副本可作为正式知情同意书的补充，有助于消除误解。

术前评估

因为动脉瘤和动脉闭塞性疾病与冠状动脉疾病有关，因此，术前应对患者的心脏状态进行仔细评估。对于准备接受较小手术的年轻患者，仔细询问病史、术前心电图检查可能就已足够；而对于有冠状动脉疾病危险因素的老年患者，拟行较大手术时，则需接受更多的检查项目，包括：超声心动图来评估心功能，核素应力试验以寻找心肌缺血灶，甚至还需行心导管检查。在某些情况下，甚至需首先行冠状动脉血运重建而推迟原来准备进行的手术。对于复杂的病例，最好让心脏科医生参与术前评估，并让心脏科医生参与术后处理。

肾和肺功能障碍是血管手术并发症的主要原因，术中、术后均需仔细管理。对于每个血管病例来说，进行术前凝血功能评估是至关重要的。外科医生必须了解患者的用药情况。甾体类药物、β 受体阻滞剂、抗血小板药物和治疗糖尿病的药物都关系到术中不良事件的发生，并会影响患者的康复。最后，手术医生还应关注患者的精神和功能状态，以及家庭情况和家庭成员对患者的支持程度，因为这些关系到患者对治疗的态度和对疗效的期待程度。

手术室内的准备工作

一旦进入手术室，在手术正式开始之前必须弄清楚一些问题。最为重要的是确认患者身份、手术部位及手术程序。《关于杜绝手术错误、手术部位错误和手术患者错误的相关协议》已通过医疗行业联合委员会认定并于 2004 年 7 月 1 日生效，其适用于所有具备行该手术相关资质的医院、门诊医疗单位和外科诊所。该协议分为三个主要组成部分，包括术前核对、部位标识和处罚。虽然看起来还是老调重弹，但每位有经验的外科医生都知道搞错手术部位并造成患者伤害的医疗事件将引发医疗官司，并对外科医生的名誉和前途造成不可挽回的损失。必须确保即将施行的是正确的手术操作，这始终是外科医生的责任，这种责任不能只委托给下级医生了事。

无论是开放还是腔内，几乎每个血管外科大手术都需要为可能的输血建立动脉监测管线和静脉通路。锁骨下动脉闭塞在患有血管疾病的患者中并不少见。麻醉医生必须确保从患者健侧肢体对动脉血压进行监测。如果麻醉人员在动脉置管中遇到困难，手术医生应随时协助他们在适当部位切开，在直视下行置管操作，或放置股动脉导管。对于需较长时间操作的病例，除了心电图和氧饱和度监测外，还需监测尿量和体温。可能需要放置升温毯以防体温过低。

放置接地垫后可能会阻碍视野，应予以注意。如果患者置有心脏起搏器，尤其是老式起搏器，应该用双极电刀操作，并关闭除颤装置。

根据具体手术，其他准备措施还包括：硬脊膜置管，有助于术后疼痛的控制；胸主动脉瘤切除应给予腰椎置管，以供术后脑脊液引流；若拟行左肺切除，应选用 Carling 气管导管以实现单侧（右侧）肺通气。根据需要，颈动脉手术时可配有脑电图或脑诱发电位监测。

体位摆放和其他准备

同其他手术一样，给患者铺无菌巾以保证足够的通气并避免关键部位受压，尤其是在行需要采取斜卧位、侧卧位或俯卧位下操作的手术时，下肢缺血者须在足跟和手术台之间置以托垫，并随时观察以防止发生压疮。在对胸廓出口综合征行经腋窝第 1 肋切除时，需将患者摆于侧卧位，术中手臂给予支撑，这对安全切除肋骨、避免损伤臂丛血管和神经至关重要。

铺巾准备后，因术中可能会遇到病变超出预想的范围而需扩大手术区域的情况，或者发生出血而需在血管近端紧急控制出血，为尽可能防止感染，可在裸露部位的皮肤上覆盖无菌粘贴。

最后，在切开血管腔之前应常规预防性给予抗生素。外科医务人员应该熟知所在医疗单位的预防性抗生素使用指导原则，如具体情况要求有别于协议中规定，应在病史中做解释性说明。

手术暴露

或许从事血管外科最令人兴奋的就是通过多种不尽相同的方法到达全身各处的大血管。对于很多医学生，外科实习中最令人难忘的恐怕是在手术室里观看血管外科团队进行主动脉、颈动脉、胫动脉或股动脉手术的那一刻，有时可在一天时间内完成多项操作。除了能在全身各处开展手术以外，一个技术熟练的血管外科医生要掌握多种手段到达目标血管来解决各种血管问题。例如，对于腘动脉瘤经后路是理想的入路，但要行旁路或取栓时则最好取内侧入路。手术的细节，包括某种手术方法的优缺点，将在后面章节讨论。

血管重建

在动脉疾病的开放手术中，大部分情况能通过旁路手术、病变血管段切除联合代以人造血管段、补片修补联合或不联合动脉内膜切除术来治疗。动脉内膜切除术一般用于较短的阻塞性病变，如颈动脉杈部位，有时也用于主髂动脉和股动脉部位的病变。操作层面可在中膜和内膜之间，但外膜和中膜之间更为常见。

在狭窄段较短并且仅需扩大管腔时，可采用补片血管成形术。补片可取自自身静脉，也可为合成材料，如涤纶或聚四氟乙烯（PTFE），甚至可取自闭塞动脉的外膜。在病变严重的动脉行切开术后，直接关闭往往会遇到困难，这时可采用补片。这是在取栓操作或将移植物经股动脉送入时常会遇到的问题。

对于较长的闭塞段，应优先选择旁路手术来重建血流。大隐静脉是下肢闭塞性疾病中最佳的血管通路。若无法获取该血管通路，可用PTFE材料的人工血管，但长期通畅性方面不如前者。合成材料更常用于主动脉及其分支（包括主动脉弓部的血管）、肠系膜和肾动脉以及髂动脉，因为这些部位要求移植血管的管径较大。在动脉瘤修补中，对于较大血管，可穿插以合成材料的移植物进行修复，而对于小动脉的病变，如腘动脉瘤，则选用静脉移植物加以修复。

旁路手术中，通常用端-侧吻合来维持远端到吻合口的血流。在自体动脉上实施纵向切开术，在移植物上裁出斜面，使其与流入道或流出道成钝角。用精细的单丝进行缝合，通常从"足跟"处开始，与从"足趾"处开始的缝线在两者之间的中途交会。缝合结束前暂时性地开放血管，让顺行血流和逆行血流冲刷一下，以保证钳夹处的远近端没有血栓。

端-端吻合常用于动脉瘤和创伤性血管病变的重建中。在与主动脉的吻合中，可选用一涤纶材料的人工血管，通过粗大的2-0或3-0聚丙烯缝线与主动脉行原位缝合。在较小的动脉，多倾向于将吻合端修剪成斜切面（楔形），以避免吻合部位狭窄。

血管外科的基本原则

手术野的可视化

保持手术野精确的可视化对于血管的暴露和修复至关重要。可通过2.5~3.5倍的手术视镜来提高可视性。虽然周边可视度会有所影响，但在需要对组织进行精确的切割后再行重建的手术操作中是值得提倡的。几乎在所有的血管手术中均需静脉给予肝素以实现全身抗凝。

血管的暴露和控制

在血管的暴露中需要用到牵引和反牵引的原理（图1-1）。无损伤性DeBakey血管钳只允许夹取外膜表面血管，还可用来牵开血管以暴露其周围的结缔组织并用剪刀将两者分离。在与血管呈垂直的方向打开血管剪，但不是顺着血管走行方向打开，这样有助于避免撕裂垂直分出的分支血管。在牵开主动脉之类的大血管时，可在牵开器和动脉之间放置纱垫，以便分散施加在血管壁上的拉力，防止血管壁损伤（图1-2）。充分游离血管后，将一条束带或环带置于已游离的血管上以备牵拉之用。有时在行操作的血管上置以两个带形或环形条带有助于该血管段的暴露，如在解剖股深动脉起始段时，牵拉股总动脉和股浅动脉有助于暴露并分离股深动脉周围组织。

血管的夹闭

可通过尽可能少的无损伤血管钳来夹闭血管，如主动脉可用10.5英寸（1英寸≈2.54cm）的弯形DeBakey血管钳夹闭。其他大多数的动脉可用7英寸35°角的DeBakey直的外周血管钳夹闭。现设计有多种尺寸和形状的阻断钳供选用。动脉粥样硬化斑块常为偏心分布，最常见于动脉后壁。为了避免斑块破裂造成意外的栓塞、夹层形成或血管壁被斑块刺穿，需仔细选择在柔软而无病变的部位置血管钳，避免病变部位的血管壁受到压迫（图 1–3）。血管钳多配备有多槽夹闭装置，使外科医生能逐步分级加大夹闭程度，直到完全夹闭血管，而不引起斑块破裂。夹闭小血管的血管钳要求以温和的方式加压而不损伤内膜。现有各种形状和型号的 bulldog 血管钳可供选用。100U/kg（体重）剂量的肝素足以

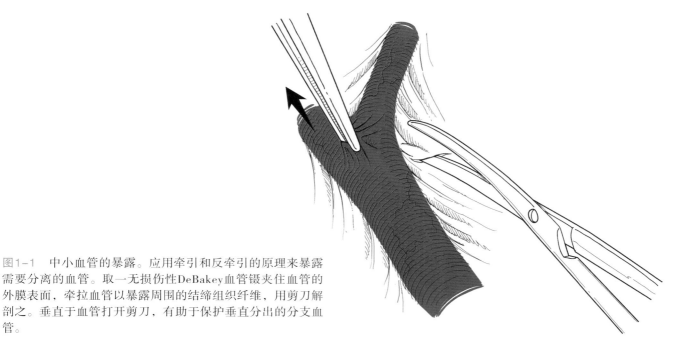

图1–1　中小血管的暴露。应用牵引和反牵引的原理来暴露需要分离的血管。取一无损伤性DeBakey血管镊夹住血管的外膜表面，牵拉血管以暴露周围的结缔组织纤维，用剪刀解剖之。垂直于血管打开剪刀，有助于保护垂直分出的分支血管。

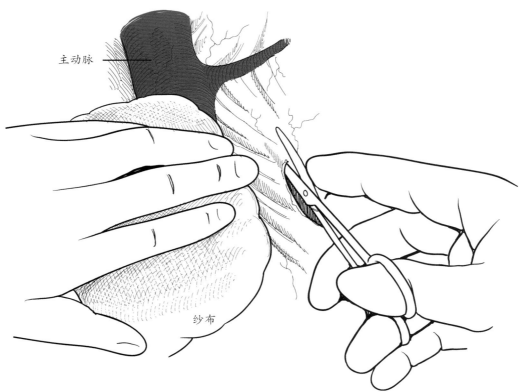

主动脉

纱布

图1–2　大血管的暴露。处理主动脉瘤时，常需牵拉主动脉之类的大血管，这时最好垫以纱布垫后再行牵引，这样牵引力可分散到一个较宽的区域，可减少血管壁的损伤。

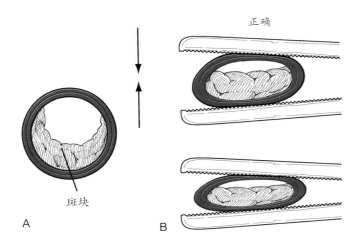

正确　　　　　　　错误

斑块

A

B

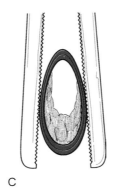

C

图1-3 血管夹闭。粥样硬化斑块最多见于动脉后壁。为避免意外的栓塞、夹层或血管壁被斑块刺穿，钳夹部位应尽量避开斑块，而选在无病变的柔软的血管壁。

防止血管夹闭操作过程中的抗凝要求，但如需要延长操作时间，可能需要每隔1小时给予另一剂相同剂量的肝素。

动脉切开术

动脉切开可通过几种方法进行（图1-4）。可根据血管壁的层次用15号刀片逐层切开，看到血液涌出后便可确定已进入血管腔。该法可最大限度地减少血管后壁损伤的风险。也可用11号或12号刀片直接刺穿血管壁。该法更为直截了当，但应注意避免损伤血管后壁，同时应注意斑块破裂的问题。在切开胫动脉或足背动脉时，可选用较小的带手柄海狸型刀片。动脉切开后，可用Potts血管剪延长切口。现设计有不同大小和尖端角度的血管剪供不同情况下选用。

血管吻合技术

除小血管外，采用较简单的连续锁边缝合可完成大多数血管吻合。对于小血管，连续和间断缝合法可配合使用，以减少吻合处出现流量限制性狭窄。缝针的通路应从内膜开始，自外膜穿出，即"由内向外"进行，这是血管吻合的一个基本原则，以减少内膜自中膜分离的风险。然而，对于无明显动脉粥样硬化斑块的动脉壁，如可以避免位置不好引起的操作困难，如难以顺着缝针的弧度进出血管壁，这时也可采用"由外向内"的手法。现有各种型号、形状和轻重的血管持针器可供选择，外科医生可根据自身偏好和吻合类型来选择合适的持针器。5英寸或7英寸长Castroviejo型缝针驱动器可提高小血管吻合的精确性。

修剪成楔形的端-侧吻合术

最常见的是将移植物的拟吻合端修剪成楔形，并在动脉上做一纵向切口，以行吻合（图1-5）。对

于静脉与动脉的端-侧吻合，外科医生应避免对静脉移植物的钝端做过多的修剪，以免静脉移植物缩窄产生一种"沙漏壶"样狭窄。缝合时向外侧牵拉缝线的自由端，可牵开拟行吻合的血管边缘，达到更好的暴露。

这种楔形端钝部和尖部的缝合有多种操作技巧。例如，"双重缝合"技术，缝合从钝端开始，在该处做一缝合并固定，缝线两端随后缝合并行于两侧的吻合部位，直到行向尖端的某一点，这时取另一缝线在钝端缝入并固定，沿着吻合部位的两侧行至第一根缝线处并打结与之固定。因该法可较精确地将移植物的楔形端和拟行吻合的血管纵向切口相对合，因而得到很多学者的支持。在将移植物吻合到较小的血管时，可在尖端缝入3~5根单独的缝线，缝合完成后一并打结，将一根缝线单独缝于尖端，以尖端为基准，在两侧吻合缘置以相同数量的缝线。两侧最后的缝线置以缝针，用以缝合各自吻合缘剩余的部分。小血管吻合中应用这种方法，其优点在于可令手术者看清关键的吻合口远端流出道上每一针的位置。第三种方法被形象地比喻为"降落伞"法，在移植物钝端和拟吻合的血管之间按顺序置以5个缝合环，牵拉移植物，让其与血管保持分开，以达到充分暴露。前两个缝合环置于手术者相对的一侧，第三个缝合环置于钝端的顶端，其余两个缝合环置于手术者侧。轻轻牵拉缝线，移植物即像降落伞着地般地对接到血管上，再通过前面描述的方法完成吻合。

在完成吻合术之前应进行顺行和逆行冲洗。根据具体情况，在吻合完成前，从尚未关闭的尖端置入血管扩张器，通过钳夹部位，以确保血管腔膨胀完全。因为这时只需少数几针即可完成吻合，松开远端夹闭的血管钳后无需重新夹闭。牵起置于两侧吻合缘的缝线的自由端并使两者靠近，尚未吻合部分的出血将很少，甚至不出血。

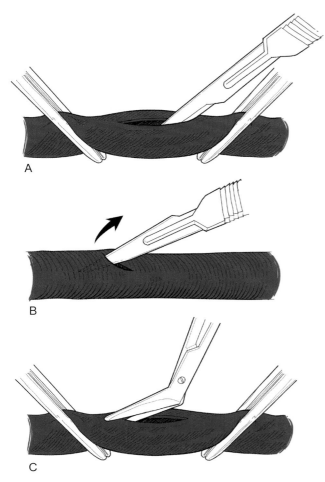

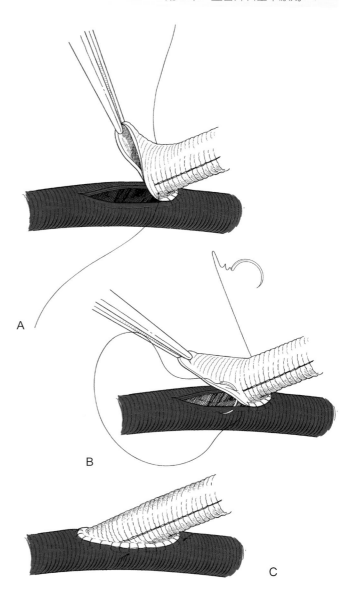

图1-4 动脉切开术的操作。（A）逐层切开法：用15号刀片按照血管壁的层次切开，见到血液涌出即可确认到达血管腔，从而尽可能减小损伤血管后壁的风险。（B）刺切法：用11号或12号刀片直接刺入血管腔。应注意避免损伤血管后壁。（C）用Potts血管剪延长动脉开口。

图1-5 吻合端为楔形的端-侧吻合术。（A）在移植物的尖部缝入一缝线，打3个单结固定之。缝线首先置于手术者相对的一侧，缝合至移植物尖端和钝端大致中点的位置。（B）在手术者侧置以缝线并缝合至移植物尖端和钝端大致中点的位置。（C）完成该吻合需要从术者对侧缝合并绕过吻合口的尖端，这时尚有两端之间中点到尖端的部分尚未完成吻合，可进行顺行和逆行冲洗。

吻合端为非楔形的端-侧吻合

在将移植物吻合至锁骨下动脉或腋动脉时（分别为颈-锁骨下动脉旁路或腋-股动脉旁路），需用到吻合端为非楔形的端-侧吻合（图1-6）。这种类型的吻合开始于后排的中点，置入缝线后打3个单结加以固定，缝线的两端在后排以由内向外的方式向相反的方向连续缝合。缝合绕过各自的顶点后绕向前排，这时在适当的冲洗后关闭吻合口而完成吻合。

端-端吻合

端-端吻合通过简单连续缝合法完成，通常用于将移植物吻合至大血管时。缝合首先在后排进行，虽然也可采用前面所述的"降落伞"法。更常用的

方法是根据外科医生的位置和偏好，在4、6或8点钟的位置缝以缝线并打结固定之。这种不依据缝合缘中点置以初始缝线的做法，可使外科医生能用优势手完成后排较长的长度，避免位置不好带来的操作不便问题。置以初始缝线后，打3个结固定之并继以连续缝合，必要时可将一小垫片缝入其中。一般缝线由外向内穿过移植物，这样缝针可以由内向外穿过血管内膜。最后在前排关闭缝合口而完成吻合。

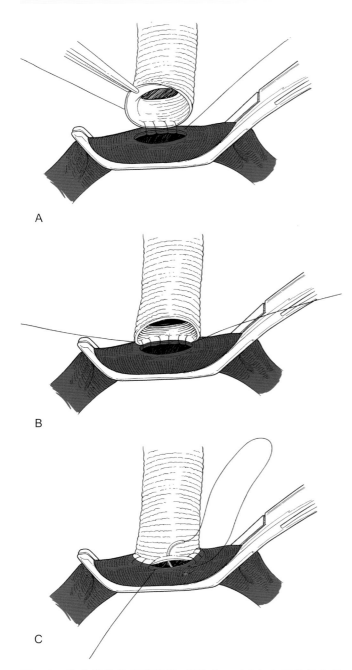

A

B

C

图1-6 吻合端为非楔形的端-侧吻合。（A）在后排的中点置以缝线并以此为起点。（B）向各自方向缝合并绕过吻合口的顶点绕向前排。（C）冲洗后，完成前排的缝合，缝线的两端汇合后彼此打结。

对于将移植物吻合到大静脉的端-端吻合，因静脉容易塌陷，在4、8点钟两个部位放置两根初始缝线，有助于移植物和静脉之间的对合，从而避免两者之间大小不匹配的问题。

遇到组织脆弱又需缝合的情况，可置一条带一并缝合。可起到加强吻合部分的作用，还可减少因缝针穿透组织后留下的戳孔引起的出血。主动脉吻合一般无需在管壁外部置以围绕吻合口全程的涤纶合成条带。通过一血管钳夹住并收紧条带，将一水平褥圈置于夹闭部位的下方并固定之。血管吻合完成后若存在搏动性出血，一般均需加固修补，而缝线部位的弥散性渗出性出血则可通过局部给予止血剂处理（表1-1）[1]。

小血管的端-端吻合

将两支或多支血管缝合在一起创建移植复合体，在对静脉移植物进行剪接后，通常需要进行小血管的端-端吻合，这时经常需要将静脉移植物在一端修剪成卵圆形，并通过双缝线法来完成吻合（图1-7）。在静脉移植物的尖端和钝端各置一缝线，打结固定之，然后沿着吻合缘各自一侧缝合至中点。在缝线的游离端各夹一把精细的bulldog血管钳以行牵引，这样在行吻合操作时有助于保持静脉移植物吻合端的稳定。此外，在吻合口的开口内小心放置一精细的血管镊（如Gerald镊），有助于将静脉移植物的边缘保持于视野内，从而保证每一针都放置到位。开放的血管重建术中常需用到的器械见图1-8。

血管外科中的常见问题

对于术后不久，手术失败的患者，需认真弄清失败原因和技术关键点，才能在以后的操作中避免类似情况。以下列举一些动脉重建中常见的问题及防范措施。

损伤邻近结构

胸腹部以外的动脉旁总是伴行静脉和神经。首先，在分离动脉时应判断其邻近的神经，至少需明确神经的大致走行，从而在钳夹、电灼、牵拉、置以镊子等操作时避免损伤。任何伤及运动或感觉神经的意外均可能带来难以挽回的后果，特别是颈部、脑神经和臂丛神经损伤可导致重大的残疾。腹主动脉手术中必须注意避免损伤靠近大血管的十二指肠和输尿管，用拉钩牵引时也存在损伤脾脏和肝脏的潜在风险。

再次手术中因炎症和瘢痕等原因，损伤邻近结构比较常见。良好的照明条件，加上助手得力的配合，还有耐心的操作，都是避免损伤必不可少的条件。如果造成意外损伤，外科医生应该虚心向同行寻求帮助，以设法补救。

动脉粥样斑块和（或）血栓造成栓塞

来自斑块或血栓的碎片可栓塞远端血管床，造成难以弥补的损害。这可能发生在手术操作时，或

表 1-1　外用止血剂和缝线密封剂

制剂	商品名	作用机制	评价
明胶海绵	Gelfoam	为血凝启动提供必要条件	推荐包裹于氧化纤维素中作为止血塞使用，可配合与凝血酶一起使用
			可在 4~6 周内吸收
氧化纤维素	Surgicel	提供启动血凝所必要的基质	可在 2~6 周内吸收
微纤维胶原蛋白	Avitene 粉	促进血小板黏附和活化	可在 8 周内吸收
	Avitene 膜		可黏于手套
凝血酶	重组人凝血酶（Recothrom）	局部将纤维蛋白原转变成纤维蛋白	将包有氧化纤维素片的明胶海绵塞浸泡于其中后应用，效果最佳
	人凝血酶（Evithrom）		
含明胶的凝血酶	Floseal	明胶颗粒交联成基质	比纤维蛋白封闭剂能更有效地控制中度出血；单针筒
纤维蛋白封闭剂	Tisseel	凝血酶和外源性纤维蛋白原	双管注射器，2 周内吸收
聚乙醇水凝胶	Coseal	巯基－聚乙二醇和琥珀酰亚胺－聚乙二醇	双管注射器
			可膨胀至初始容量的 4 倍
			60 秒内完成聚合反应
戊二醛交联白蛋白	Bioglue	戊二醛交联牛血清白蛋白	双管注射器
			2 分钟内达到最大止血效果

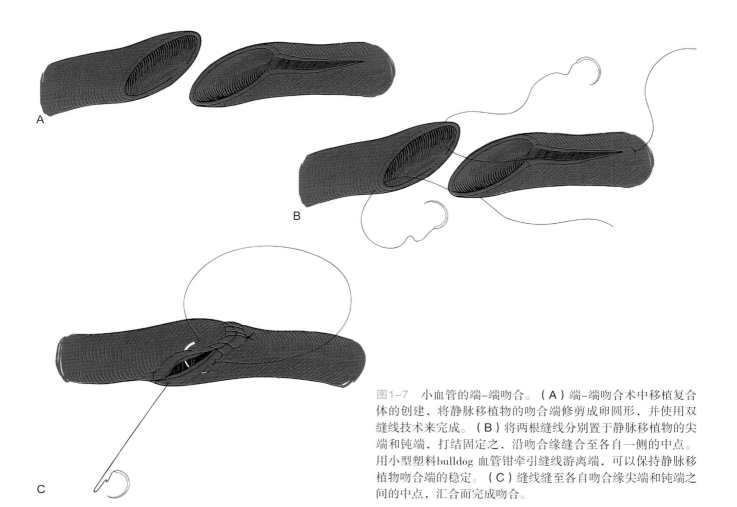

图 1-7　小血管的端-端吻合。（A）端-端吻合术中移植复合体的创建，将静脉移植物的吻合端修剪成卵圆形，并使用双缝线技术来完成。（B）将两根缝线分别置于静脉移植物的尖端和钝端，打结固定之，沿吻合缘缝合至各自一侧的中点。用小型塑料 bulldog 血管钳牵引缝线游离端，可以保持静脉移植物吻合端的稳定。（C）缝线缝至各自吻合缘尖端和钝端之间的中点，汇合而完成吻合。

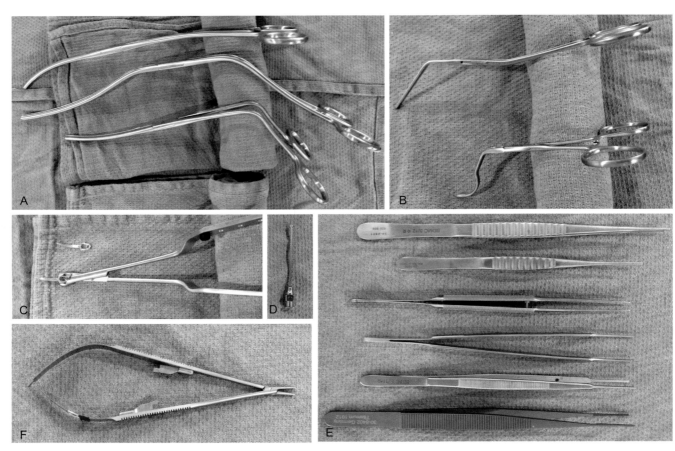

图1-8　血管重建中常用的器械。（A）用于钳夹大血管的Coarctation（上）、Cherry（中）和Zanger（下）血管钳。（B）用于钳夹中血管的Impra（上）和Profunda（下）血管钳。（C）用于钳夹小血管的Yasargil血管钳。（D）用于向静脉移植物内注入肝素化生理盐水的Webster注射针。（E）DeBakey、Gerald和其他精细血管镊。（F）Castroviejo持针器。

即将操作完成松开钳夹的血管钳时，还有可能在手术结束后重建部分形成新的血栓。在对存在松散的粥样硬化斑块或血栓的血管进行操作时，其远端和近端部分都应先行分离并夹闭，再开始对病变段的血管进行操作。在对颈部血管进行操作时，该措施尤为重要，因从斑块脱落的碎屑可引发卒中。

在放置血管钳前，对拟操作的血管应先行触诊，判断其柔软性和可折叠性，以免在斑块或血栓部位放置血管钳。腹主动脉管腔内存在血栓且邻近肾动脉时，有必要先在肾动脉分出处的上方先行夹闭，在肾动脉分出处的下方水平打开腹主动脉并去除血栓，然后将血管钳移至肾动脉分出处的下方水平。主动脉手术中另一常见的问题是髂动脉钙化。如果有钳夹导致斑块破裂的顾虑，可以选择不在远端的髂动脉处行夹闭，而首先打开主动脉且通过在髂动脉内预置的临时球囊控制反流出血。在颈内动脉和股浅动脉，甚至胫动脉，这一方法同样可以应用，只是应选用较小的气囊或探针。在恢复血流前，先短暂地松开钳子，让回血冲洗操作部位，确保另一夹闭端无细碎颗粒。

终末器官缺血

血液供应中断的后果根据终末器官的种类、侧支循环丰富程度和缺血持续时间而异。大脑所能耐受的无氧供时间不超过4分钟。常温且无保存液的条件下，肾脏所能耐受的缺血时间为30~60分钟。腿部的肌肉可耐受长达6小时的缺血时间。不管末端器官如何，外科医生必须意识到缺血时间不能无限制延长，如果手术要求超出时限的缺血时间，则必须提供保护措施。在颈动脉手术中，如果患者没有足够的侧支循环，必须建立临时分流。

对于下肢来说，无论是栓塞还是创伤引起的急性动脉闭塞，都极具危险性，因为这时不像慢性动脉闭塞，侧支循环未能建立。在这种情况下，外科医生必须牢记，在受伤或栓塞的当时缺血已经开始了。如果拖延手术时间，远端的肌肉和神经组织可能已经开始坏死。血流恢复后肌肉组织肿胀，并且肿胀程度取决于缺血程度。这时如果未行筋膜切开而肌间隔内压力得不到释放，升高的间室内压可导致再次缺血，引起进一步损伤。长时间的缺血可导致肌肉细胞坏死，而坏死的组织在恢复血流后，其释放的钾和肌红蛋白可进入循环中，导致心脏和肾衰竭。

血管重建后动脉血栓形成

血管外科手术失败的主要原因是术后血栓形成。虽然流出道血流不足可能是原因之一，但更多的是技术原因。常见导致血栓形成的技术原因包括：钳夹过程中的动脉壁损伤导致内膜片形成，还有动脉狭窄未完全解除、斑块残留、血管或移植物扭曲和流入血量不足。导致血流湍流的任何情况都可引起血小板沉积，从而出现栓塞和血栓。血管手术的成功与否与血管重建本身密切相关。血流恢复后应仔细评估，在某些情况下，对重建的质量存在疑问时，还可以通过超声或血管造影加以明确。术后抗凝在预防早期血栓形成中的作用尚不清楚，但许多外科医生宁可接受出血增加的风险而选择对血栓形成高风险的患者术后继续应用肝素。

出血、血肿和淋巴囊肿

预防术后出血是血管外科的基本技能之一。对于术后使用抗血小板药物和应用肝素抗凝的患者，必须特别注意有无术后出血，因为哪怕最好的外科医生也无法保证术后不发生出血。血肿的早期征象、血细胞比容下降或可能的内部出血导致的血流动力学不稳定，如出现这些情况，外科医生必须做好重返手术室的准备。

淋巴分泌物是一个潜在的严重并发症，特别容易发生在腹股沟切口中，可以淋巴瘘或淋巴囊肿形式表现出来。预防该并发症的要点在于尽量避免对淋巴管行电灼或结扎操作，并仔细关闭切口。淋巴囊肿常可自行消退，但需要一定的时间，并且需嘱咐患者定期检查。如果淋巴囊肿持续增大或出现感染迹象，则需再次手术，这时手术的重点在于结扎供应该淋巴囊肿的淋巴管。

感染

任何血管手术术后感染都是破坏性的，尤其是在修补材料附近发生的感染，故需尽一切努力避免移植物或伤口的污染。防止感染的重要措施包括：预防性应用抗生素，仔细备皮、仔细消毒皮肤，覆盖无菌黏性抗菌敷料，切割时选择锋利的刀片以避免多次切割，防止术后血肿和淋巴囊肿，关闭切口时操作细致，注意术后伤口的敷料更换和护理。

一旦移植物沾染上细菌，想对它消毒以重新变为无菌几乎是不可能的，因此如发生此类情况，则必须取出已植入的移植物。如果远端器官的重要血流需要该移植物供给，可能需先行血流重建，以创造移除移植物的必要条件。重建方式的选择包括取自体组织在原有线路上的重建（in-line reconstruction），或另取无感染的部位作为组织床重新旁路移植重建（可通过合成材料或自体组织）。必须仔细评估这两种方法的后果，根据个体的一般健康状况和进一步感染的风险仔细加以权衡和考虑。在某些情况下，如下肢的移植物发生感染，截肢可能是明智的选择，而不是再次重建。

（钱振宇 译　邹思力 校）

参考文献

1. Achneck HE, Sileshi B, Jamiolkowski RM, et al: A comprehensive review of topical hemostatic agents: Efficacy and recommendations for use. *Ann Surg* 251:217-228, 2010.

第 2 章 镇静、血管造影和血管内超声的基本原则

REBECCA KELSO · VIKRAM S. KASHYAP

历史背景

1927 年 Moniz 在里斯本大学首先使用碘化钠进行了第一例脑血管造影，开创了血管造影的临床应用。1929 年 dos Santos 进行了第一例主动脉造影[1]。1928 年 Swick 报道了采用水溶性碘化有机物进行尿路造影的初步试验[2]。直到 1956 年，一种毒性较小的三碘化合物泛影酸静脉内对比剂引入临床并完全取代原来的苯衍生物，该化合物即泛影葡胺（碘含量 300mgI/mL，渗透压为 1550mmol/L）。1968 年 Almén 研制出低渗透压（400~800mmol/L）的非离子化合物，从而减少了碘离子型对比剂的高渗透压对血流动力学的影响。低渗离子型对比剂，如碘克沙酸（商品名 Hexabrix，碘含量 320mgI/mL，渗透压 580mmol/L），非离子型对比剂，如碘海醇（商品名 Omnipaque，碘含量 350mgI/mL，渗透压 884mmol/L）和碘帕醇（商品名 Isovue，碘含量 370mgI/mL，渗透压 796mmol/L）在 20 世纪 80 年代末被引入到美国，接着等渗对比剂也被引入，如碘克沙醇（商品名 Visipaque，碘含量 320mgI/mL，渗透压 290mmol/L）。等渗对比剂与血液的渗透压接近，但黏稠度明显高于血液。

血管内超声（IVUS）可作为二维和三维血管造影与计算机断层扫描的补充，可观察血管横断面和血管壁。早期，20 世纪 50 年代的 Cieszynski，60 年代的 Eggleton 和 Carelton 均对 IVUS 和心腔内超声做了研究，为 1972 年 IVUS 首次替代经胸超声心动图奠定了基础[3]。20 世纪 80 年代后期 Yock 首次在斯坦福大学推出了用于临床的 IVUS 导管，不久就将其改造为适用于冠状动脉和外周循环的导管。

镇静、镇痛和麻醉

多数经皮动脉穿刺的疼痛问题可通过局部浸润麻醉（如 1% 利多卡因）加以解决。血管造影室和手术室可进行血流动力学监测，专职护士和医生可完成术中镇静。镇静可增加患者对操作的耐受性，缓解焦虑、幽闭恐惧症，减少血管成形术操作中的不适感。推荐操作过程中实施监护，包括血压、脉搏、呼吸频率、氧饱和度和疼痛水平，心电监护是必要的，以便及时发现心律不齐。镇静的实施可遵照美国麻醉协会发布的用于非麻醉医生实施麻醉的相关指南和美国医疗机构联合委员会的相关标准[4,5]。

可通过联合使用阿片类药物和苯二氮䓬实现镇静。优先选用芬太尼和咪达唑仑（如 Versed）等短效药物。通常芬太尼以 0.5 μg/kg（如 25 μg），咪达唑仑以 0.02mg/kg（如 1mg）为初始剂量缓慢静脉推注，推注时间不应短于 2 分钟，推注后继续观察 2 分钟以上以评估镇静效果。对于正常健康的成年人，咪达唑仑的初始剂量不应超过 2.5mg。过度镇静可降低患者遵指令活动的能力，有时还可产生反常抑制效应，导致反常的躁动。对于医生来说，过度镇静会给神经系统检查带来困难。过度镇静还可带来心脏和呼吸功能的抑制，影响呼吸道的通畅性，造成缺氧，故应对实施镇静的患者监测生命体征。随时评估患者对语言和触觉刺激的反应对防止过度镇静非常重要。反抑制效应常发生于应用咪达唑仑的患者中，和过度镇静一样，都需及时处理：停止操作，以对镇静程度做出正确的评估，同时停用镇静药物，给予拮抗药物，必要时可行呼吸支持。给予相应药物的拮抗剂进行治疗，阿片类药物拮抗剂有盐酸纳洛酮（商品名 Narcan），苯二氮䓬类受体拮抗剂有氟马西尼（商品名 Romazicon）。静脉给予盐酸纳洛酮后，应根据患者的反应决定是否追加，每次剂量为 0.2mg，每次追加应留有 2~3 分钟的间隔，直到实现目标程度的逆转。氟马西尼用法是每 1~2 分钟 200 μg，直至效果显现，并且在 10 分钟内追加不宜超过 1mg 或 1 小时内不宜超过 3mg。这两种药物都为短效药。通过以上处理，过度镇静和反常躁动多可缓解。

在进行复杂且时间较长的操作，或估计到过程中需加以外科手术时，可由麻醉医生实施镇静和麻醉，包括脊髓麻醉和全身麻醉。其他由麻醉医生实施镇静和麻醉的情况还包括：困难气道又需深度镇

静，合并心血管、肾脏和肝脏疾病［美国麻醉医师协会（ASA）分级 >2］或高度焦虑的患者。举例说明，对于步骤中包括腔内和开放操作的联合手术，若考虑到术中患者难以维持气道通畅，或者需在胸部血管内放置移植物，超速心脏起搏，或使用药物（如腺苷）使心搏骤停，均需在全身麻醉下进行。脊髓麻醉可很好地实现下腹部、腹股沟区、双腿等部位的完全镇痛，对于严重慢性阻塞性肺病的患者是一个较好的选择。对于诸如上腔静脉闭塞再通，或者取出位置不佳的下腔静脉滤器之类的基于导管的操作，因需在颈部置入较大的血管鞘，并且时间较长，即使采用最佳的镇静和局部疼痛控制措施，也不能避免患者情绪上的不安和躯体上的疼痛，这时需要在全身麻醉下进行，至少监护下的麻醉（MAC），以保证患者对操作的耐受性[6]。一般而言，估计操作将超过 2 小时，并且患者对操作的耐受性较低（如不能忍受较长的制动状态或慢性背部疼痛），这时需考虑 MAC。

透视原理

深入了解成像原理、对比剂注射技术、辐射安全防护措施和超声引导下的穿刺技术，是进行腔内操作的必备条件。

成像

在二维成像条件下，数字血管造影可达到最佳的诊断和治疗。必要时可使用带有三维图像重建的旋转血管造影。数字减影血管造影（DSA）可通过计算机技术去除背景结构，从而使用较低量的碘对比剂即可创建高度逼真的图像。先通过普通采集序列获取掩模图像，接着注入对比剂，通过计算机算法从原始掩模图像中选取不透明的部分，即为血管。

轻度运动伪影可通过后处理消除，从而进一步改善图像质量，但仍应设法尽量避免患者移动，如在获取图像时让患者屏住呼吸，以免产生过多的运动伪影。介入操作过程中为便于将器械引入目标血管，可采用"路图"这一技术。"路图"这一术语是指首先通过 DSA 选取一图像，并在其后操作的实时透视过程中将这一图像重叠在现实的图像上，从而引导进入目标血管，还可以避免过多的造影次数。低剖面高流量的多孔冲洗动脉导管应用于临床后，静脉 DSA 已不再常用。

对比剂注射技术

尽管用手推注对比剂并不困难，不过使用高压注射器可对对比剂的注射速率、总体积、最大压力、加压速率或到达峰值流量的时间做出精确的选择。一般而言，在对较大的血管进行成像时，需增加对比剂的注射速率和总体积。相关的指导意见总结于表 2–1。但多孔冲洗导管可接受高达 1200 磅（1 磅 =0.454kg）的输注压力，而端孔导管的输注压力需调节在较低水平。常用的输注压力设置为：多孔冲洗导管设为 900 磅，端孔导管设为 300~500 磅。并且在将导管通过一血管开口置入分支血管后，为避免导管从开口脱出，应将最大注射压力减至 100~200 磅，并缓慢提高压力上升速率。高压注射器的应用可能令所有医务人员都避开放射线源，从而减少放射暴露。

放射暴露和相关安全措施

复杂病例因多次透视而接受较多剂量的放射线照射，会增加有生之年罹患癌症、白内障、骨髓抑制、不育的风险，并会造成皮炎，还可因此进展成全层皮肤溃疡并发生癌变。随着对放射暴露有关危害认识的提高[7]，美国食品和药物管理局在 2010 年发起了倡导合理使用放射的共识声明，重点要求遵照合

表 2–1　不同部位血管的高压注射对比剂指南

	导管的种类	压力（kg）	加压速率（s）	注射速率（mL/s）	总体积（mL）
主动脉弓	冲洗	408~544	0.1	15	30
颈动脉	端孔	136	0.7	3~5	6~10
锁骨下 / 肱动脉段*	端孔	136	0.7	3~5	6~10+
腹主动脉	冲洗	408	0.1	15	30
肠系膜上 / 腹腔干动脉	端孔	91	1.0	3	6~20+
肾动脉	端孔	91	1.0	3	6
盆腔动脉	冲洗	408	0.1	10	20
腹股沟下动脉段*	端孔	136	0.7	3~5	6~10

* 要显影病变发生较多的较远端的肢体动脉时，应适当加大对比剂的注射速率和用量。
+ 要显影远端动脉和（或）静脉时，应加大对比剂的用量。

理范围内最低（ALARA）（框2-1）的放射暴露原则来规范透视的使用并减少放射线的散射和暴露。简而言之，除非为获得必要的图像，或某个任务必须在可视化下进行，否则应避免使用透视。例如，在进行导管交换时就不应在透视下进行。

一些技术手段也可以减少散射和暴露。放射源位于工作台下方，而图像增强器位于患者上方，故提高工作台的高度，并使图像增强器尽可能靠近患者，可得到更大的视野，并减小X线散射。现代成像系统均配备自动放射剂量调制装置，对于高密度的目标可自动上调剂量以保证足够的X线穿透目标，得到清晰的图像。故透视时应去除视野中包括血管钳之类的金属物体以免增加放射剂量。此外，用准直器来限制X线且集中于所要照射的解剖区域以减少射线暴露并最大限度地减少散射。过滤器可减少散射并提高图像的清晰度。还可以通过减少放大率并调小放射源的角度来尽可能降低放射暴露。

还可以通过使用铅屏和在工作台周围置以透视裙等方法减少放射暴露。此外，围上铅围裙，颈部围以甲状腺防护罩，戴上含铅眼镜，均是个人防护的重要措施。工作人员应当佩戴剂量计以监测自己的暴露水平。将所有放射来源计入在内，每年医务人员所允许的最大全身暴露剂量为0.05Sv[8]。

框2-1　减少放射暴露的策略

确保所有医务人员都穿着铅衣，颈部戴好围脖以保护甲状腺，并佩戴好铅眼镜

调整成像技术
- 尽量减少造影成像次数
- 采用DSA
- 常规脉冲式透视时适当减少每秒的帧数
- 减少透视次数和时间
- 采用路图、影差和对比成像技术
- 增加工作电压，减少工作电流

减少放射线散射与暴露
- 使用铅板
- 调整造影床远端放射源，接近图像增强器
- 移开视野中的所有金属器具
- 使用准直器将X线集中于受检查部位
- 使用过滤器
- 不采用图像放大，也尽量不令放射源成角照射

其他措施
- 术前计划时采用其他的成像方法，如CTA或MRA
- 监测透视时间，对于复杂并且可能操作时间长的病例，考虑分期进行

超声引导动脉穿刺的原理

无论是常规穿刺操作，还是为置入大型鞘管，都应将超声引导列为常规步骤，以减少穿刺点相关并发症[9]。所需设备包括5~10MHz探头移动式超声机，并同时具备B超成像和血流成像。穿刺所需主要工具为微穿刺套件，一般由微穿刺针、0.018英寸导丝和微鞘组成，若穿刺部位存在明显的瘢痕组织，可选择较硬的鞘管。

股总动脉、股浅动脉、股深动脉以及与之相伴行的静脉可在超声下显像，注意这些结构所处的位置，通畅与否，是否存在钙化，钙化的程度和范围如何等（图2-1）。可将股骨头中1/3作为股总动脉穿刺的放射学标记。一手握住超声探头，另一手持穿刺针，有助于扩大股动脉的横径。常需调整超声的位置，以使进入血管前壁针尖显像达到最佳。当针刺入动脉前壁后，可见动脉血流入针体，这时可以置入微鞘。移除鞘内的微扩张器并置入0.035英寸导丝。通过标准的Seldinger技术，无论常规血管鞘还是长鞘或短鞘均可安全置入。

对于较为复杂的穿刺部位，通过该法进行动脉穿刺不仅可提高成功率，也可保证穿刺点位于动脉前壁，从而减少血管损伤，提高封堵使用的成功率。对于需溶栓治疗者也可减少穿刺部位的并发症。

血管对比剂

在美国，最常采用的对比剂为低渗非离子型的碘海醇（商品名Omnipaque，碘含量350mgI/mL，渗透压为884mmol/L）和等渗高黏度的碘克沙醇（商品名Visipaque，碘含量320mgI/mL，渗透压为290mmol/L）。

肾功能不全患者的特别注意事项

老年患者（70岁以上）以及有肾功能不全病史、既往对比剂应用后肾损害、糖尿病、脱水状态和充血性心力衰竭者，发生对比剂肾病（CIN）的风险增加[10]。碘化对比剂可通过急剧升高渗透压、诱导利尿、释放血管活性介质等机制，直接产生肾小管毒性作用，并可使肾小球滤过率降低。应尽量减少对比剂负荷，并提供一些肾保护措施（框2-2）。因存在增加CIN风险，口服降糖药二甲双胍在给予对比剂前48小时最好停用[10]。

施行操作前，可采用的肾保护措施包括静脉补液已达到水化，还有给予N-乙酰半胱氨酸（商品名Mucomyst）。水化的静脉补液采用等渗液体，如生理

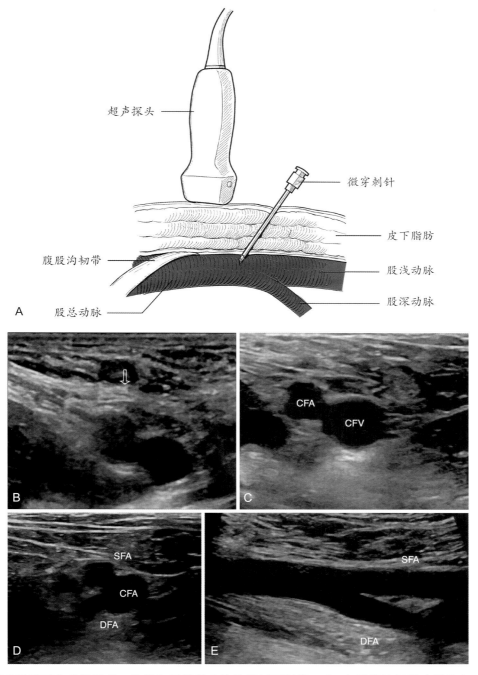

图 2-1　（A）超声引导下主动脉穿刺。头端和尾端股动脉的横切面图像。（B）腹股沟韧带（箭头）。（C）股总动脉（CFA）和股总静脉（CFV）。（D，E）股浅动脉分叉（SFA）和股深动脉（DFA）。

盐水，已证明为预防 CIN 的最为有效的措施[11]。单个随机对照研究发现，与生理盐水相比，输注碳酸氢盐可进一步将 CIN 发生风险从 13.6% 降至 1.7%[12]。因为很多程序在门诊进行，这时可采用口服水化，这也是有效措施。N-乙酰半胱氨酸具有抗氧化作用，可以保护肾功能，以防止 CIN[13,14]。如果患者耐受口服药物，可在使用对比剂前每 12 小时给予 N-乙酰半胱氨酸的口服制剂，有 600mg 和 1200mg 两种剂量

的口服胶囊可供选择。也可在施行造影前，不短于 15 分钟，以 600~1200mg 的剂量静脉给予 N-乙酰半胱氨酸。接受造影当天患者应避免使用利尿剂。GFR 的肾保护措施的总体策略见表 2-2A。此外，表 2-2B 概述了选自文献的水化方案[15-17]。也可以通过生理盐水按 1∶1 稀释的方法减少对比剂的毒性，尽管图像质量可能会降低。对于估计肾小球滤过率（eGFR）小于 60mL/min 的患者，也建议选用碘克沙醇，但其

框 2-2 减少对比剂肾病的发生风险

采用低渗或等渗非离子型的对比剂

肾保护

- 生理盐水水化
- 注射 N- 乙酰半胱氨酸

减少对比剂用量

- 降低对比剂的浓度（用 1∶1 生理盐水稀释）
- 采用路图、影差和对比成像技术以减少对比剂注射次数
- 术前计划时采用其他的成像方法，如 CTA 或 MRA

使用非碘剂对比剂的造影技术

- 采用梯度加压法
- 采用 CO_2 血管造影
- 采用 IVUS

益处仍存在争议[18,19]。

其他减少对比剂负荷的方法包括路图的使用以及采用血管内超声或用 CO_2 进行造影。同样的，测定静息状态下收缩压梯度，如超过 10mmHg（1mmHg=0.133kPa），或动脉内给予 30mg 罂粟碱，如前后血压变化超过 20mmHg，可以帮助诊断是否存在血流动力学意义的显著狭窄。

关于对比剂反应的特别注意事项

对比剂反应更可能为肥大细胞和嗜酸性粒细胞释放组胺，而非免疫球蛋白 E 介导。对比剂和碘过敏者发生反应的可能性可增加 5 倍。以往认为可根据是否对贝类食物过敏来预测对比剂反应，现认为这种说法不可靠[15]。

提前应用泼尼松，在操作前 13、7 和 1 小时口服 50mg，在操作前 1 小时同时给予 50mg 苯海拉明，可降低对比剂反应的风险[20]。紧急处理对比剂反应时可静脉应用该药物，但在给予对比剂前 4 小时才想到预处理，则预防效果会降低。广泛接受的方案为在给予对比剂前 1 小时提前应用 50mg 苯海拉明，并在对比剂应用过程中每 4 小时应用 40mg 甲泼尼龙或 200mg 氢化可的松[21]。

对比剂反应的处理

随着非离子型低渗性对比剂的研制并投入应用，对比剂反应已大大降低。但对比剂反应难以预测，并为非剂量依赖性，一旦发生，重要的是及时发现和正确处理。组织胺介导的过敏反应表现为从发热或发红的感觉到荨麻疹、支气管痉挛，再到全身过敏性反应不等，初始治疗包括给氧和抗组胺处理、甾体类药物和肾上腺素激动剂吸入，严重者可给予肾上腺素。如出现全身过敏性反应，则需心肺支持处理，包括机械通气和血管活性药物应用。具体治疗应依据反应类型和伴随症状做相应调整（表 2-3）。出现心肺功能下降的患者需持续监测，如症状持续甚至加重，必要时应气管插管并转入 ICU。

对比剂反应可造成一过性肌酐升高，严重者可发生急性肾衰竭。肌酐可上升至高于基线水平 20%~50%，即 0.5~2mg/dL。虽然对比剂反应多于使用对比剂后 72 小时内出现，但肾功能不全则可在 5 天后发生。反应出现后，应停用对肾功能有损害的药物，并根据容量状况和肾衰竭程度调整静脉液体量。有时为控制高钾血症、肺水肿、代谢性酸中毒和尿毒症症状，可行透析治疗。治疗主要为支持性的，血透可持续到肾功能完全恢复。

CO_2 血管造影

CO_2 血管造影较少采用，在合并肾功能不全的患者中有其优势，但对于膈上和心脏内间隔缺损者不

表 2-2A 肾功能保护策略的建议

eGFR* (mL/min)	建议
≥ 60	无需预防措施
若合并其他危险因素存在☆	建议操作前口服水化
45~59	建议口服水化
若合并其他危险因素存在☆	有必要口服水化
30~44	有必要口服水化，或考虑静脉水化
若合并其他危险因素存在☆	有必要静脉水化
15~29	有必要静脉水化，或考虑采用其他方式检查
<15	仅当患者正在接受透析，并且能在 48 小时内进行透析，方可行造影

IV，静脉注射。
* 估计肾小球滤过率（eGFR）<60：对比剂使用中，72 小时内不应超过 60g 碘，或低渗非离子型对比剂限制在约 200mL。
☆ 糖尿病、充血性心力衰竭、年龄大于 70 岁或服用利尿剂。

表 2-2B　水化方案推荐

液体选择	0.9% 的生理盐水或碳酸氢盐溶液（500mL 5% 葡萄糖溶液中加入 3 支碳酸氢钠）
住院患者	操作前后 12 小时，1mL/（kg·h）速度输注，共 2L
	根据心功能情况做相应调整，监测容量，以防负荷过重或防止肺水肿发生，例如，充血性心力衰竭或慢性肾衰竭需限制液体者，可以在操作前给予，输液时间持续 6 小时
门诊患者	检查前 150mL/h，持续 2~3 小时，手术后建议口服液体
口服	接受对比剂前服用 500~1000mL 的含钠液体

表 2-3　对比剂过敏反应的处理

荨麻疹	1. 大多数情况下无需治疗
	2. 苯海拉明 25~50mg，PO，或 IM，或 IV
	如果为严重荨麻疹或播散病例：肾上腺素 0.1~0.3mg SC（如果没有心脏禁忌）
面部或喉头水肿	1. 肾上腺素 0.1~0.3 mg SC，或 IM，或如果血压下降，IV，并根据需要重复给予直到 1mg
	2. 考虑应用皮质激素，如氢化可的松 100mg IV
支气管痉挛	1. 处理同面部或喉头水肿
	2. 沙丁胺醇 2~3 吸，可按需要重复给药；若无反应，通过吸入装置给予，并予以肾上腺素 SC、IM 或 IV
	3. 持续支气管痉挛或持续缺氧（血氧饱和度 <88%），考虑送入 ICU，并可能需气管插管
低血压和心动过速	1. 将患者置头低脚高位
	2. 根据意识水平采取相应的气道管理，保证气道通畅
	3. 快速输入乳酸林格溶液或生理盐水
	如果对液体复苏无反应并且心动过速持续：肾上腺素 0.1mg IV，并根据需要重复给予直到 1mg
	如果心动过缓：阿托品 0.6~1mg 缓慢 IV，并根据需要重复给予，直到成人总剂量为 0.04mg/kg（2~3mg）
严重高血压	1. 硝酸甘油 0.4mg 舌下含服（可重复 3 次），或外用 2% 软膏，2.54cm 条带涂以皮肤
	2. 若无反应，考虑拉贝洛尔 20mg IV，然后 20~80mg/10min IV，直到 300mg
癫痫发作	1. 地西泮 5mg IV 或咪达唑仑 0.5~1mg IV
	2. 考虑输注苯妥英钠，15~18mg/kg，50mg/min
肺水肿	1. 呋塞米 20~40mg 缓慢 IV
	2. 考虑吗啡 1~3mg IV（需谨慎考虑后给予）

From American College of Radiology, Manual on contrast media. Version 7.0 2010. Available at http://www.acr.org. (Accessed February 22, 2011.)

IM，肌内注射；IV，静脉注射；PO，口服；SC，皮下注射。

推荐应用，以免造成致命性冠状动脉和脑动脉栓塞。

CO_2 把血管内的血液排走，导致的密度变化可被 DSA 检测到，尤其是随着近期图像强化软件的发展，图像质量得到了显著提高（框 2-3）。CO_2 是一种无色气体，因此需要密闭的输送系统（如 AngioDynamics 公司，Angioflush Ⅲ 液体收集袋，纽约，昆斯伯里），并至少要冲洗 3 次来排尽室内空气，以防气体栓塞（图 2-2）。通常，CO_2 输送系统由一个具有延长管的、保持松弛的 1500mL 的塑料袋容器、单向阀以及输送、清洗注射器组成。塑料袋容器内充满 CO_2 气体后，输送注射器内被非压缩的 CO_2 充满，于是就可以注射已知体积的 CO_2。清洗注射器（3mL）用于将造影导管内完全充满 CO_2，并排尽残留的血液和生理盐水。为减少室内空气的污染，输送前必须确保活塞在正确位置以及单向阀的功能情况，维持系统的密闭性。

框 2-3　改善 CO_2 血管造影图像质量的策略

确保连接紧密

使用独立的体系

冲洗体系 3 次，以排除空气

将目的血管抬至高于导管水平面

注射前将导管灌满 CO_2

压缩 CO_2 以实现良好的弹丸式输送

两次注射之间间隔一定时间，以防气体过度聚集

以 4~6 帧 / 秒的速度获取图像

操作后处理图像

使用小剂量的碘对比剂来改善细节的显示

CO_2 与 H_2O 结合形成碳酸氢根，并通过肺排出，故不会产生过敏和肾毒性，也无最大剂量的限制。

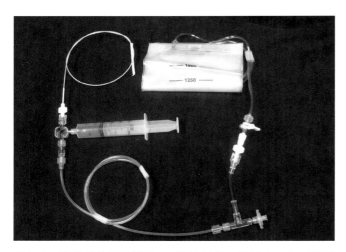

图2-2 连接有诊断导管的CO_2供给系统。系统由一个三路活塞、防回流的单向阀门和一连接储气罐的过滤阀门组成（储气罐未显示）。一个1500mL储气袋通过一个低压管道和二路活塞连接到CO_2供给系统。一个60mL Luer-Lok注射器供手动注入气体。三端口接头通过一个100cm的连接管接到另一个三端口接头和一3mL排气针筒。一旦储气袋充满来自储气罐的CO_2，储气袋中的气体可回推并充入注射器。因为注射器远端置有单向阀门，只有储气袋中的气体可被抽取。另一反向的单向阀置于注射器近端，限制气体只流向患者。系统组装后，抽吸注射器3次（180mL）以将管道中的空气赶出，防止空气意外注入患者体内。（Cronenwett JL, Johnston KW, editors. *Rutherford's vascular surgery*, ed 7, Philadelphia, 2010, Saunders, p 390, Fig. 18–5.）

CO_2的水溶性大于氧气，2~3分钟后即被清除。注入CO_2气后需等待一定时间以达到完全清除。并发症罕见，包括"气体阻塞"，多为过快又重复推注CO_2后，因来不及溶入血液中而造成远端血流阻塞，多发生在肠系膜下动脉和肺动脉，分别可造成结肠缺血和肺动脉高压。

CO_2的可压缩性和浮动性可对图像质量造成影响。在进入血管前，输送注射器中，CO_2气处于压缩状态，以利于推注。让CO_2通过预充导管可防止CO_2快速膨胀，导致因"爆炸性输入"而引起的疼痛。CO_2注入下肢和内脏血管时也可引起不适，这时也需通过降低CO_2输入量和减少注射次数来解决（图2-3）。

也可利用CO_2的浮动性来增加图像质量。CO_2比空气轻，仰卧位时腹腔干和肠系膜上动脉可清晰成像。侧卧位有助于CO_2气聚集于肾动脉，或15°~25°角的头低脚高位（Trendelenburg位）有助于CO_2气聚集于下肢动脉。局部注射硝酸甘油扩张血管，也有助于CO_2流向并分布于较远端的血管。对于管径超过10mm的血管，如主动脉和腔静脉，这种浮动性可造成管腔充盈不完全而影响显像（图2-4）。

通过提高荧光数据获取率，调到4~6帧/秒，并采用1024×1024图像强化器，可提高CO_2成像质量。DSA技术可用以消除因运动、呼吸和肠蠕动造成的伪影。操作前给予二甲硅油（125mg/片）口服，或操作过程中静脉给予胰高血糖素，也可降低肠道内气体造成的伪影。堆叠软件，结合连续图像帧，并调整图像的亮度和对比度可进一步提高图像质量（框2-3）。

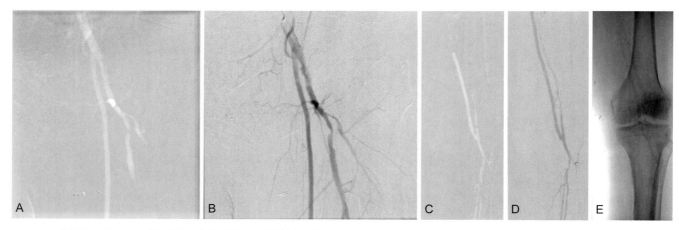

图2-3 选择性下肢CO_2血管造影测定径流量。一位曾行一侧肾移植的55岁男性，血清肌酐水平为3.5mg/dL，需行血管造影以确定通过多普勒超声发现的可能危及移植肾的病变。（A）从股总动脉置入一超滑导管以显示近端吻合。血液被CO_2占据后，透视下的血管成像为白色，然后经数字化转换成为带灰阶的图像，通常转为黑色而映于胶片上。（B）用生理盐水按1:1稀释的含碘对比剂得到的血管造影图像。（C）CO_2成像显示的远端吻合部位，在注入CO_2时可在近端静脉移植物和胫部流出道部位产生一些气泡伪影。对造影图像进行计算机逐层叠加可克服这一问题。（D）用生理盐水按1:1稀释的含碘对比剂得到的远端吻合部位的减影图像和（E）相应的非减影图像。

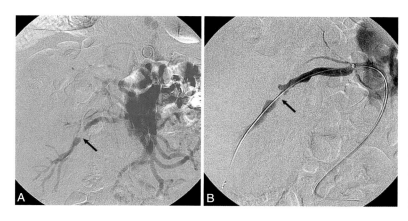

图2-4 （A）通过诊断性CO_2血管造影确诊的一例右肾动脉狭窄。患者血清肌酐水平为4.6mg/dL。最后导管导丝进入血管后置入一鞘管。（B）在含碘对比剂行选择性右肾动脉造影下，精确置入支架，并尽可能减少对比剂用量。

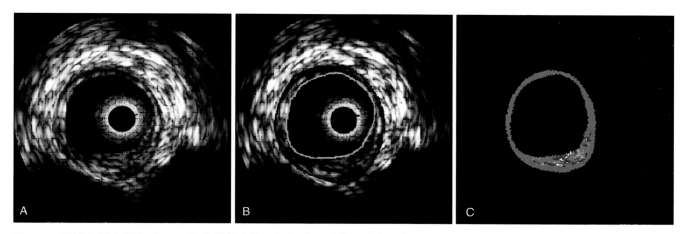

图2-5 通过血管内超声（IVUS）获得的血管"组织学"图像。彩色图像中绿色为纤维组织，红色为坏死，白色为钙化。（A）IVUS 图像。（B）界线分析。（C）真正的组织病理切片图。

腔内超声

在径向为 80~100 μm，周径为 150~200 μm 的空间分辨率下，腔内超声可实现血管壁的横截面断层成像。当前采用的 IVUS 导管细至直径仅 0.9mm，可进入 2~3mm 小的血管。通过回拉手法，在获取沿血管长轴的横截面图像的同时，可重建出三维信息[22]。可通过内外膜边界和管腔边界之间的区域来定义动脉粥样硬化斑块的程度。

以此为例，通过 Volcano 公司（加利福尼亚州，兰乔科尔多瓦）的 In-Vision Gold IVUS 控制台，通过 0.014 英寸导丝，导入 3.5F 鹰眼分期系列 IVUS 导管，并通过 20MHz 的超声波探头生成一 20mm 直径的图像。将 IVUS 导管送至超过病变的部位，通过 Trak Back Ⅱ 回拉装置以 0.5mm/s 的速度回拉导管，并以 1 帧 / 秒的频率采集图像数据。通过不同组织的声谱特性，可以获得"虚拟组织学"的效果，分辨出动脉粥样硬化斑块形态特征，并由此判断是纤维、钙化还是坏死（图 2-5）。在胸主动脉夹层的诊治中，IVUS 已证明是一个重要的辅助手段。

（钱振宇 译 邹思力 校）

参考文献

1. dos Santos R, Lama A: Clada P: L'artériographie des membres, de l'aorte et des ses branches abdominales, *Bull Mem Soc Natl Chir* 55:587-601, 1929.
2. McClennan BL: Ionic and nonionic iodinated contrast media: Evolution and strategies for use, *Am J Roentgenol* 155:225-233, 1990.
3. Bom N, Lancee CT, van Egmond FC: An ultrasonic intracardiac scanner, *Ultrasonics* 10:72-76, 1972.

4. Gross JB, Bailey PL, Connis RT, et al: Practice guidelines for sedation and analgesia by non-anesthesiologists, *Anesthesiology* 96:1004-1017, 2002.

5. Standards and Intents for Sedation and Anesthesia Care. In Joint Commission on Accreditation of Healthcare Organizations, editor: *Revisions to Anesthesia Care Standards*, Oakbrook Terrace, Ill, 2001, Comprehensive Accreditation Manual for Hospitals. Available at http://www.jointcommission.org.

6. Beddoes L, Botti M, Duke MM: Patients' experiences of cardiology procedures using minimal conscious sedation, *Heart Lung* 37:196-204, 2008.

7. Bashore TM, Bates ER, Berger PB, et al: American College of Cardiology/Society for Cardiac Angiography and Interventions Clinical Expert Consensus Document on cardiac catheterization laboratory standards. A report of the American College of Cardiology Task Force on Clinical Expert Consensus Documents, *J Am Coll Cardiol* 37:2170-2214, 2001.

8. Limacher MC, Douglas PS, Germano G, et al: ACC expert consensus document: Radiation safety in the practice of cardiology. American College of Cardiology, *J Am Coll Cardiol* 31:892-913, 1998.

9. Arthurs ZM, Starnes BW, Sohn VY, et al: Ultrasound-guided access improves rate of access-related complications for totally percutaneous aortic aneurysm repair, *Ann Vasc Surg* 22:736-741, 2008.

10. Thomsen HS: Guidelines for contrast media from the European Society of Urogenital Radiology, *Am J Roentgenol* 181:1463-1471, 2003.

11. Morcos SK, Thomsen HS, Webb JA: Contrast-media-induced nephrotoxicity: A consensus report. Contrast Media Safety Committee, European Society of Urogenital Radiology (ESUR), *Eur Radiol* 9:1602-1613, 1999.

12. Merten GJ, Burgess WP, Gray LV, et al: Prevention of contrast-induced nephropathy with sodium bicarbonate: A randomized controlled trial, *JAMA* 291:2328-2334, 2004.

13. Birck R, Krzossok S, Markowetz F, et al: Acetylcysteine for prevention of contrast nephropathy: Meta-analysis, *Lancet* 362:598-603, 2003.

14. Trivedi H, Nadella R, Szabo A: Hydration with sodium bicarbonate for the prevention of contrast-induced nephropathy: A meta-analysis of randomized controlled trials, *Clin Nephrol* 74:288-296, 2010.

15. American College of Radiology: *Manual on contrast media*. Version 7.0 2010. Available at http://www.acr.org. Accessed February 22, 2011.

16. Levey AS, Coresh J, Balk E, et al: National Kidney Foundation practice guidelines for chronic kidney disease: Evaluation, classification, and stratification, *Ann Intern Med* 139:137-147, 2003.

17. Weisbord SD, Palevsky PM: Acute kidney injury: Intravenous fluid to prevent contrast-induced AKI, *Nat Rev Nephrol* 5:256-257, 2009.

18. Aspelin P, Aubry P, Fransson SG, et al: Nephrotoxic effects in high-risk patients undergoing angiography, *N Engl J Med* 348:491-499, 2003.

19. Heinrich MC, Haberle L, Muller V, et al: Nephrotoxicity of iso-osmolar iodixanol compared with nonionic low-osmolar contrast media: Meta-analysis of randomized controlled trials, *Radiology* 250:68-86, 2009.

20. Lasser EC, Berry CC, Talner LB, et al: Pretreatment with corticosteroids to alleviate reactions to intravenous contrast material, *N Engl J Med* 317:845-849, 1987.

21. Greenberger PA, Halwig JM, Patterson R, et al: Emergency administration of radiocontrast media in high-risk patients, *J Allergy Clin Immunol* 77:630-634, 1986.

22. Arthurs ZM, Bishop PD, Feiten LE, et al: Evaluation of peripheral atherosclerosis: A comparative analysis of angiography and intravascular ultrasound imaging, *J Vasc Surg* 51:933-938, 2010.

腔内治疗的基本原则：入路部位的管理

RAVISHANKAR HASANADKA・ROBERT B. McLAFFERTY

历史背景

在整个 20 世纪 40 年代到 50 年代初期，是采用外科暴露法通过置入钝性金属套管进行造影，既笨拙又危险。1949 年 Jönsson 通过将一钝性金属套管经颈动脉置入主动脉，首次完成经皮途径的操作[1]。1953 年首次采用柔性聚乙烯导管[2]取代之前的刚性金属套管，大大增加了经皮技术的安全性，因而得到广泛应用。随着导丝的使用，可以灵活地引导进入目标动脉或静脉。这样患者可以在仰卧位下完成操作，并允许重复注射对比剂，大大降低了穿刺部位的出血。随后不同形状导管的发展让经股总动脉完成一系列的血管造影成像成为可能。

适应证

股总动脉是基于导管的操作中最常用到的轴向血管。通过股总动脉作为腔内入路可将导丝和导管顺利导入主动脉，并通过分支进入上下肢、肾脏和其他内脏血管和脑动脉。对于粥样硬化闭塞和动脉瘤样病变，血管造影通常用于需要显示动脉解剖和病理以便对其进行评估和治疗的患者。

虽然动脉粥样硬化闭塞性疾病仍然是腔内治疗中最常遇到的问题，但以下情况也可作为通过股总动脉穿刺的适应证，包括血管造影治疗胃肠道出血、创伤性动脉损伤、动静脉瘘、真性或假性动脉瘤、动静脉畸形、肿瘤化疗栓塞以及症状性子宫肌瘤。

历史上，轴向血管曾被用于评估下肢静脉功能不全和深静脉血栓形成的顺行或逆行静脉造影的入路部位。自从双功能彩超出现后，这一操作已不再常用。如今，利用导管技术进行静脉系统疾病治疗的方法越来越多，静脉入路的选择主要依据治疗的目的。例如，常用的穿刺点包括股总静脉、股静脉、腘静脉、胫后静脉、大隐静脉、小隐静脉、足背静脉、前臂正中静脉、肱静脉、贵要静脉、腋静脉、锁骨静脉和颈内静脉。需要用到轴向静脉入路的常见情况包括下腔静脉滤器的放置和取出，以及治疗股腘静脉、髂股静脉、腋窝静脉和锁骨下静脉的急性血栓形成。

不太常用的适应证包括：血管成形术和支架植入术治疗慢性静脉梗阻，硬化和栓塞疗法治疗盆腔瘀血，诊断性肺动脉造影及其介入治疗，门静脉高压症的经颈静脉肝内门体分流，以及通过肾上腺静脉和肾静脉采血。

入路的注意事项

入路部位

选择哪个部位以进行诊断或治疗性介入干预，首先要考虑是经左侧还是右侧入路，其次是采用顺行还是逆行法（即与血流方向相同还是相反接入和推进导管）。如需处理的目标部位离穿刺点越远，操作时对导管和导丝的控制就越差。这一因素加上血管通路的特征，比如血管存在扭曲、扩张等改变，或者有些节段存在动脉瘤，并且多发狭窄、钙化、闭塞或有的节段有血栓形成，均是选择穿刺点时要考虑的内容。其他需要考虑的因素包括血管直径及其相对型号的导管以使操作能顺利完成，还有局部血管疾病、穿刺点周围瘢痕形成情况和患者体型等。

凝血功能

应对病史（包括用药史）进行系统回顾，以评估患者的出血或血栓形成风险。例如，存在肾衰竭、肝功能不全或其他出血倾向的患者，穿刺时可能需要在超声引导下使用微小穿刺针进行。同样，在完成操作时可能需要适当输注血液制品，或使用封堵或压迫装置。

美国胸科医师学会在指南中列出了接受华法林进行预防性抗血栓治疗的患者可能的各种危险因素。以年度血栓栓塞风险为依据，低风险患者可以在接受操作前 4~5 天停用华法林治疗，而无需皮下低分子量肝素或静脉普通肝素替代。对于置有机械心脏瓣膜、有心房颤动或静脉血栓栓塞病史，而且有血栓栓塞高风险（例如已知有血栓形成倾向或高凝状态、风湿性心房颤动，或 1~3 个月前发生动静脉血栓栓塞）或血栓栓塞中度风险（例如 6 个月前曾发生血栓栓塞或射血分数 < 40% 的心房颤动和心脏瓣膜病）的患者，建议进行桥接抗凝治疗。操作前 24 小时应停止低分子量肝素替代。替代治疗可增加出血风险，包括动脉穿刺后形成假性动脉瘤[3]。

6 周内接受冠状动脉裸金属支架植入的患者，围术期应继续服用阿司匹林和氯吡格雷。同样，在过去 12 个月内接受药物洗脱冠脉支架植入的患者，也建议围术期继续服用阿司匹林和氯吡格雷。事实上，对于拟行股动脉、肾动脉，或颈动脉成形术或支架植入的患者，还可以行抗血小板药物负荷治疗，以尽可能降低血小板血栓形成的风险。

实验室检查

基本实验室检查包括反映凝血功能的国际标准化比值（INR），评估血红蛋白水平和血小板计数的全血细胞计数以及评估整体肾功能的血清肌酐。

体位

在进行身体每个区域的经皮操作前都需要摆好特定的体位，才能确保成功。股部血管，患者取仰卧位并且双臂放于两侧。大腹便便者腹部需要绑以绷带，将腹部皮肤和脂肪组织牵向上方以暴露腹股沟区。定位腘窝要求患者处于俯卧位。以胫后血管作为入路时，体位要求是仰卧位，轻度屈膝并外旋。以肱部血管作为入路时，则要求将手臂垂直于躯体，腋窝区则最好将该侧手置于头后。穿刺颈静脉时，患者取头低脚高位（Trendelenburg 体位），肩部上抬以延伸颈部，头部转向拟穿刺部位的对侧。

麻醉

短效静脉镇静剂、小剂量短效止痛剂和穿刺点区域局部麻醉药物，作为大多数基于导管操作中麻醉的三大部分，为确保经皮穿刺安全进行，其重要性不应低估。除了最初在注射局部麻醉药物时感觉疼痛外，将鞘管置入轴向血管的整个过程应该保证在无痛苦、无焦虑下进行，否则患者会因此移动，降低操作的成功率，给诊断和治疗带来影响。术中患者不安会导致操作者想草草结束操作，从而造成原本可以避免的错误。一小部分患者明显焦虑并且难以控制，这时需要全身麻醉；考虑操作时间较长，手术过程无法保证患者保持体位不动，或者预期可能出现难以忍受的剧烈疼痛时，也应采用全麻。反之，还有一小部分患者，如年老体弱或存在睡眠呼吸暂停者，无法通过静脉给予镇静剂镇静，这类患者最好进行单纯局部麻醉。

超声引导

超声引导是轴向血管经皮穿刺的一个常见辅助措施，对于不易扪及的血管穿刺还是必不可少的。所有常用的肢体血管穿刺都可在超声引导下进行。其他适应证包括肥胖和水肿，或者在穿刺颈静脉、腋动脉或近端肱动脉时，因损伤邻近结构的危险较大，也是超声引导的适应证。

穿刺针进入轴向血管的过程可通过超声直接实现可视化，从而依据血管的位置和深度准确把握进针的部位、方向和时间。当采用横截面视图协助穿刺时，皮肤穿刺点位置应根据超声探头和目标血管的距离大小而做调整，即如果血管位置较深，在皮肤表面应适当加大穿刺点和超声波探头放置点之间的距离（图 3-1）。与之相反，如果取纵轴面作为引导，在进针过程中要仔细把持好穿刺针，并不断调整超声探头使穿刺针始终处于视图中。超声引导的穿刺技术中重要一点是及时发现变化并随时做出调整，不可急躁。

常用入路血管的基本策略

股总动脉

股总动脉入路为很多其他动脉的入路提供了示范。虽然经股总动脉能够获得逆行或顺行入路，更多情况下，我们用逆行入路来评估双下肢的动脉血流，并能够方便地跨过主动脉分叉来评估以及处理对侧下肢的病变。

耻骨结节和髂前上棘的解剖学标志对应着腹股沟韧带的连线。股总动脉在腹股沟韧带深面，上述两个解剖学标志连线外 1/3 处穿行至其下方。腹股沟皮纹处扪及的搏动点实际位于腹股沟韧带下方，距离股总动脉较远。为准确定位股总动脉穿刺点，股骨头可作为定位该动脉的解剖学标志（图 3-2）。术中医生可将一止血钳置于股骨头部位并行透视，然后就可以触诊股总动脉搏动处进入正确的位置。

脉搏正常并且既往无腹股沟手术史的患者，通常采用标准的 18 号穿刺针刺穿动脉（图 3-3）。在透视下将一 0.035 英寸 J 形导丝由穿刺针送入动脉。导丝通过受阻时，通过轻微调整角度或转动穿刺针的方向，可帮助导丝通过。如果仍然受阻，而从穿刺针流出搏动性血流，可使用一头部柔软的直导丝，比 J 形导丝更易通过该段。导丝必须在保证顺畅的情况下通过，透视下进行穿刺可有效避免医源性损伤。导丝置入目标位置后，移除穿刺针，在透视下置入

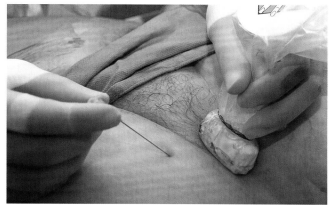

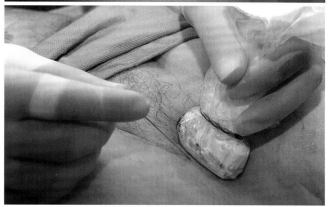

图 3-1　超声探头和动脉穿刺针的相对定位。（A）逆行进针穿刺左股总动脉时，选择在距离超声探头数厘米处进针穿刺针。超声探头视野的路径需横切进针轨迹以及股总动脉。（B）如果过于靠近超声探头，穿刺针需要几乎与皮肤呈 90° 角的方向进入，这将不利于后续导丝或鞘管的置入。

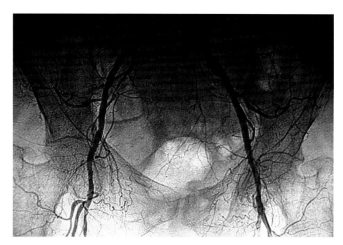

图 3-2　通过股骨头定位股总动脉。顺行或逆行股动脉置管均可在透视下在股骨头最内侧骨皮质向外 1cm 处，行股动脉穿刺。为避免视差，应将股骨头置于视野的中央，并保证患者骨盆固定于造影台上不移动。钙化的血管可直接显影，在股动脉搏很微弱不可触及时可帮助定位。（From Cronenwett JL, Johnston KW, editors: *Rutherford's vascular surgery*, ed 7, Philadelphia, 2010, Saunders, p 1270, Fig. 84-9.）

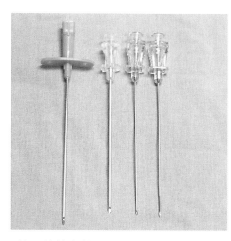

图 3-3　双管和单管穿刺。图示一套双管（左）和三套单管穿刺系统（右）。双管穿刺系统由一位于外部的钝头空心针和一位于内部的尖头实心探针两部分组成，内部探针略超过外部空心针的末端。穿刺的整个过程中这两部分需密切配合，直到触及骨头。去除探针，缓慢退回外部针管直到看到回血。单管穿刺针为单一的腔室系统，进针至目标血管，穿透血管前壁后搏动性血流出。静脉穿刺时，还需轻轻回拉注射器以确定针已进入血管。确认有回血后，固定穿刺针，并置入导丝。（From Cronenwett JL, Johnston KW, editors: *Rutherford's vascular surgery*, ed 7, Philadelphia, 2010, Saunders, p 1270, Fig. 84-1）

血管鞘于合适位置，并拔除导丝。

肱动脉

　　穿刺哪一侧肱动脉主要由拟解决的腔内疾病而定。从避免脑栓塞角度看，左侧更为常用。当导丝、鞘或导管经过无名动脉和左颈总动脉开口时，可能带来脑栓塞的风险。肱动脉较为细小，穿刺时应使用微小穿刺针套件（图 3-4）。手臂固定于 60°~90° 外展位，在肘前窝扪及动脉搏动，在肘关节的肘横纹近端进针，看到回血后，取一 0.018 英寸的软头弯形导丝，在透视下逆行送入。血流通过 21 号针头时往往看不到搏动，如果导丝行进不顺畅，可轻轻移动穿刺针改变导丝头端方向。导丝头端进入腋动脉后，将穿刺针换为引导鞘。将内扩张器连同 0.018 英寸导丝一并移除，更换为 0.035 英寸导丝。将过渡导引器换成合适的鞘。

腋动脉

　　与肱动脉不同，腋动脉允许大至 7~8F 的鞘管置入，并且该部位更靠近中心循环，通过腋动脉更易于处理远处的病变，如腘动脉。手臂需固定于 90° 外展外旋位，腋下置毛巾卷。通过屈肘并将手置于头后或头上也可暴露腋区。可用微小穿刺套件进行穿刺。

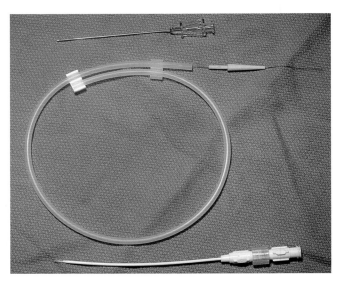

图3-4　微小穿刺套件。包括一21 号穿刺针，一0.018 英寸导丝，一微小导引鞘（AngioDynamics，纽约，莱瑟姆）。

动脉旁路移植物

动脉旁路移植物的结构将决定是逆行还是顺行，也决定从对侧手臂还是左臂入路。举例说明，在股总动脉水平，可能遇到的旁路移植物包括主 - 股动脉、腋 - 股动脉和股 - 股动脉移植物，也可能为股动脉到下肢更远端动脉的移植物。腋 - 股旁路最好在胸壁或髂嵴上方选择入路途径，以便必要时在穿刺部位向这些骨性标志施加压迫。同样，股 - 股动脉旁路的入路可选在股总动脉上方或与耻骨连线的中点。

颈内静脉

颈内静脉的入路分前路和后路两种。前路法中，患者取仰卧位并轻微头低脚高位（Trendelenburg 体位），颈部伸直，头部转向对侧。穿刺区域选择在胸锁乳突肌两头所组成的三角形的顶点，扪及颈动脉搏动，颈静脉即位于搏动的内侧。超声可用以确定穿刺部位，首先用一 22 号 1.5 英寸探测针，通过轻轻抽吸连接到探测针上的注射器以确定颈静脉位置、角度和深度。穿刺针的型号为 18 号 2 英寸，穿刺成功后置入导丝，对于曾经多次导管置入的患者应行双功彩超检查，以排除静脉管腔狭窄或血栓形成。

后路法穿刺颈内静脉时，患者采取相同的体位。选取胸锁乳突肌和颈外静脉作为解剖学标志。如采用超声引导，取一 22 号探测针，在颈外静脉穿过胸锁乳突肌的后边缘的上方，通常是在胸锁乳突肌锁骨头的头端 1/3 处，将针引入至胸骨切迹。

股总静脉

股总静脉穿刺时的体位和解剖学标志与股总动脉相同，在动脉搏动点的内侧进针。受仰卧位和容量状况的影响，穿刺针可刺及静脉前壁，也可刺及后壁。轻轻抽吸穿刺针上连接的注射器，抽出静脉血后即可明确针头已进入静脉腔内。

肱静脉和贵要静脉

穿刺肱静脉或贵要静脉时，需固定上肢于 90° 外展位，肱三头肌下放置一或两条毛巾，使上臂后内侧部分组织移向前侧以便于进针。肱静脉与肱动脉并行。贵要静脉走行于上臂后内侧面表浅位置。肱静脉或贵要静脉穿刺可在超声引导下进行，并使用微小穿刺套件。因管径小，壁又薄，故静脉易于塌陷，这时用注射器抽吸无助于判断是否进入静脉腔。

腘静脉及胫后静脉

腘静脉穿行于腓肠肌两头之间，穿刺该静脉时患者取俯卧位，并使用微小穿刺针。腘静脉常为两支伴行于腘动脉的内外侧。

胫后静脉穿刺，患者取仰卧位，腿部外旋，膝部略弯曲。穿刺可选择从小腿肚到踝部任意一点进行。胫后静脉可成对出现，伴行于胫后动脉的两侧，因此，超声可视化是胫后静脉穿刺的一个必要步骤。

腹股沟区的特殊情况及相应策略

肥胖

肥胖患者腹股沟折纹往往移至腹股沟韧带远侧，位于股浅和股深动脉上面。这时可采用黏性胶带将脂肪组织牵向上方，结合透视通过股骨头中心位置来定位股总动脉。皮肤和脂肪组织移动性较大，鞘管通过标准的 J 形导丝置入血管的难度也增加。采用钢性导丝，如 Amplatz 超硬导丝（Boston Scientific，马萨诸塞州，内蒂克），结合长鞘的应用可以解决这一问题。在移除鞘管时，需仔细找准动脉穿刺点的位置以行按压。

瘢痕性腹股沟

近期曾接受腹股沟区手术的患者不应在邻近切口的部位进行经皮操作，对于因远期手术而留下瘢痕的患者，要对标准技术进行适当修改。瘢痕使鞘管难以顺着导丝推入血管，这时需要用到刚性导丝，并顺此逐步扩开瘢痕组织以帮助鞘管置入。导丝周围可做一 2~3mm 的切口，用血管钳扩开切口的外部，然后通过 4~5F 鞘管序贯交换成 Amplatz 导丝和导引器。通过导引器在接近皮肤的部位进行扭转运动，可帮助扩张通道，但一旦鞘管已进入血管，就不能再继续该法操作，否则有血管内膜剥离的风险。

钙化

透视下钙化可表现为两种形式。动脉中层钙化常见于慢性肾衰竭终末期，透视下钙化勾出血管的轮廓，这种钙化不引起明显的管腔狭窄。另一种为发生于内膜的大而不规则的钙化，常见于股动脉和腘动脉，可导致管腔明显狭窄。若怀疑存在后一种钙化，应避免对患侧股总动脉行经皮操作，如有必要，应在超声引导下应用微小穿刺套件进行。

无脉

在股动脉搏动无法触及而要进行穿刺接入操作时，可能需要扩开闭塞或狭窄的髂动脉。这时可在超声引导下进行，也可从对侧股总动脉来创建入路。

压迫和缝合装置

手动压迫技术

将一块纱布折叠起来并压住皮肤，用 2~3 个手指点状施加压力，另一只手放置在其顶部施加同等的压力，至少 15 分钟，并要保证不中断压迫。为行检查而过早停止压迫，尚不牢固的血小板塞将被血流冲破，所以只会增加出血的可能性。对于 7F 或更大的鞘管的穿刺部位，或穿刺部位的血管存在严重的钙化，点状施力压迫可能需要长达 30 分钟的时间。对于静脉的穿刺点，手动压迫通常只需 5~10 分钟即可。

血压

在拔除鞘管前收缩压应控制在低于 160mmHg。如有必要，可通过静脉内给予拉贝洛尔、肼屈嗪或硝酸甘油，少数情况下可能需给予硝普钠（表 3-1）。

抗凝

如果在静脉内应用了肝素，可用鱼精蛋白逆转其抗凝作用，根据计划何时拔出导管来计算其剂量。低于 150~200 秒的活化凝血时间（ACT）经常报道于剥离护套的协议中，但 ACT 水平可能取决于仪器的类型，它是如何被校准的，并确定用的是静脉血还是动脉血。

表 3-1　控制围操作期血压的静脉注射药物

药物	剂量	说明
盐酸拉贝洛尔	10mg, IV（0.25mg/kg）	每 10 分钟可重复应用
盐酸肼屈嗪	10~20mg, IV	每 6 小时重复应用
硝酸甘油	5μg/min	每 3~5 分钟可增加 5μg/min
硝普钠	0.3μg/（kg·min）	每 1~3 分钟可增加剂量

IV, 静脉注射。

制动

常见的股总动脉穿刺手动压迫后，建议卧床休息 6 小时，尽可能保持髋关节、膝关节最小的屈曲度。如果使用缝合装置，应卧床休息 2~4 小时，这取决于实施操作的性质和鞘管的直径。肱动脉穿刺后，上肢应固定于臂板并施以简单的加压包扎 4~6 小时。较大的轴向静脉的穿刺鞘去除后，制动 1~2 小时即可。在接下来的 24 小时应限制患者只能轻微的活动。

外部加压装置

C 形夹闭装置（CompressAR StrongArm, Advanced Vascular Dynamics，俄勒冈州，波特兰）可替代人工压迫（图 3-5A）。该装置一侧配有可向下滑动到腹股沟并在此部位点状施加压力的夹闭结构，而放置在同侧臀部的另一侧面积较大，为压迫提供反作用力。另外还有一种用以压迫股动脉的辅助装置（FemoStop Gold, St. Jude Medical，明尼苏达州，圣保罗），将一带子缠绕于身体，充气后形成一圆拱形状，可在局部产生 60~80mmHg 的压力（图 3-5B）。然后将鞘拔出，设备充气至比收缩压高 20mmHg 的压力并持续 3 分钟，然后降低压力，直到远端的脉搏可扪及，并在 2 小时后将压力下调 20mmHg，4 小时后再次下调，接着也就是卧床休息的最后 2 小时期间，将压力下调到 30mmHg。压迫期间需密切监测，以确保该装置不会意外脱落。

动脉缝合装置

经皮封堵器的目的是尽量减少人工压迫时间，并尽早恢复下床活动。在所有情况下，在正式部署缝合装置前，都需在透视下评估穿刺点的位置。动脉钙化明显或股总动脉管径太小，则不适合使用动脉缝合装置。下面描述一些用于股总动脉的常用缝合装置。

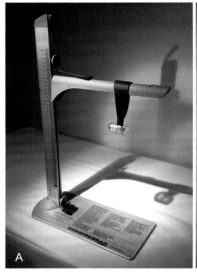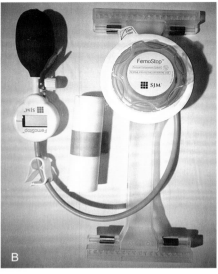

图3-5　外部加压装置。（A）CompressAR StrongArm 装置，在股动脉上置一圆盘对其进行持续压迫。（B）FemoStop Gold 辅助压迫装置，其透明的圆拱形部件置于股动脉，施加的压力可通过数字表盘来显示。

Angio-Seal 装置（St. Jude Medical 公司）是专为缝合 6~8F 的鞘管留下的穿刺点而设计的（图3-6）。经一 J 形导丝输送并部署到位后，在动脉管壁内侧可布置一种可吸收的多聚化合物板层结构，而在管壁的外侧则布置一胶原塞，从而形成一种"三明治"样结构。该装置可诱发炎症反应，如果在其后6~12 周内进行手术，可能会在分离组织过程中遇到困难。

StarClose 装置（Abbott Vascular，伊利诺伊州，

雅培科技园）是专为缝合 5~6F 的鞘管留下的穿刺点而设计的（图3-7）。该装置放置于一个专门设计的交锁性 6F 鞘管内，使用时通过一个镍钛合金夹子闭合外膜和一部分中膜。

Perclose 装置（Abbott Vascular）可用于缝合 5~8F 鞘管留下来的动脉穿刺点（图3-8）。该装置配有两个缝针，可在动脉开口的内外对动脉管壁进行可吸收聚酯材料的缝合，还配有用于打结并结紧穿刺点的推进装置。

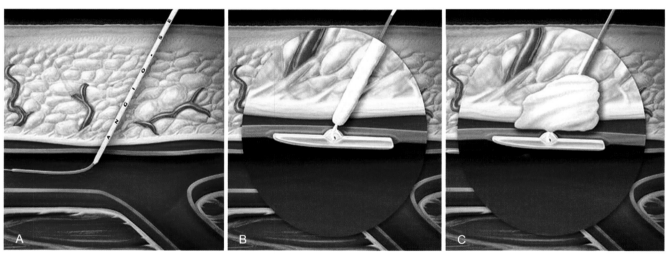

图3-6　Angio-Seal血管缝合装置的部署说明。（A）通过操作过程中留置的导丝放置血管缝合装置。如图所示，将设备推进装置直至血液从扩张器的出口孔流出，回退至血流停止，再次前进，直到血液再次流出。（B）移除定位器和导丝，将Angio-Seal装置完全置入鞘中，这时可以看到鞘管上的标识箭头和组装组件上的标识箭头相对接，然后释放鞘管端的锚定装置，连续按压两次退回套筒，撤除整个组合装置。轻轻回拉以使锚定装置与血管内侧壁紧密贴合，移除鞘管后可见带有缝线的填塞装置。（C）充分暴露以后，推进填塞装置可在胶原塞表面成结，胶原塞随之压紧并固定于穿刺部位。在填塞装置上方剪断缝线并去除之。（From Bechara CF, Annambhotla S, Lin PH: Access site management with vascular closure devices for percutaneous transarterial procedures. *J Vasc Surg* 52:1682–1696, 2010, Fig.1）

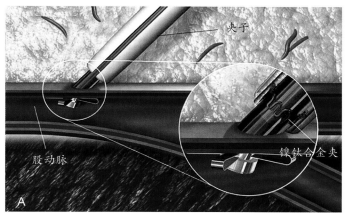
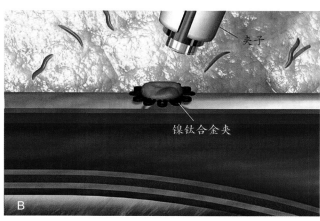

图3-7　StarClose 缝合装置的部署说明。（A）先通过导丝引入鞘管，移除导丝，然后将StarClose 缝合装置置入鞘管。按下血管定位装置的按钮，向外拉出设备，直到感到有阻力。通过在推进装置上拇指的前推动将鞘管分开，以略小于90°的角度将装置提起。（B）部署完固定于血管外膜的夹子后，撤回装置。（From Bechara CF, Annambhotla S, Lin PH: Access site management with vascular closure devices for percutaneous transarterial procedures. *J Vasc Surg* 52:1682–1696, 2010, Fig.7）

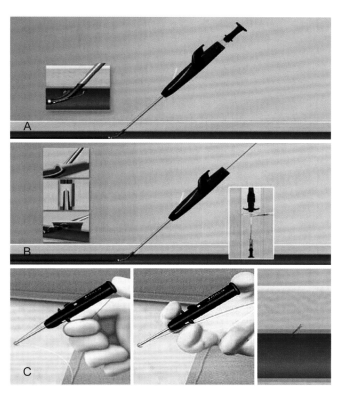

图3-8　Perclose缝合装置的部署说明。（A）经导丝将一6F Perclose 装置导入股动脉穿刺部位，直到搏动的动脉血流入标记腔，表明装置置入动脉管腔的位置已足够。（B）向上牵引装置使之定位并"立足"于动脉管壁，布置好缝针，沿动脉开口周围缝合一圈，轻拉位于皮肤外面的部分。（C）预打一结，用设备中自带的推结器将结往下推。止血满意后，用自带的剪除装置剪掉多余的缝线，这样动脉开口被封闭而且还达到止血效果。（From Bechara CF, Annambhotla S, Lin PH: Access site management with vascular closure devices for percutaneous transarterial procedures. *J Vasc Surg* 52:1682–1696, 2010, Fig.5）

血管并发症

　　经皮血管穿刺建立入路的局部并发症包括血肿、假性动脉瘤、夹层、血栓形成和动静脉瘘[3]。虽然大部分血肿不需要干预，但哪怕血肿较小，仅数厘米直径的局部血液聚积也可引起疼痛，造成皮肤紧绷感，并有可能压迫股神经[4]。有的血肿看起来虽然很小，但实际却比较大。如果髂外动脉被刺破引起出血，会形成巨大的腹膜后血肿，并可沿着腰肌蔓延。这时患者可出现持续性低血压，但无腹股沟区血肿的表现。下外侧腹壁触诊往往会引起压痛，并会有饱满感。如果高度怀疑腹膜后血肿，应立即液体复苏且进行干预，并行 CT 证实诊断。大的腹股沟血肿会有明显的疼痛感，并可损害肌肤的活力，需要手术减压。血肿压迫会造成单神经病，表现为大腿内侧和小腿麻木感，以及股四头肌无力。发生于肱动脉的血肿可压迫正中神经，引起前臂屈肌群和手部第1、第2蚓状肌力量减弱，以及拇指、示指掌侧，中指和手部外侧部分的皮肤有麻木感[5]。

　　如果碰到搏动性血肿，并有持续扩张的趋势，伴有持续性疼痛，应怀疑假性动脉瘤。假性动脉瘤的独立危险因素包括高血压和肥胖[6-8]。

　　远端灌注状态发生改变，并伴有新发的肢体疼痛、感觉异常、跛行或脉搏状态改变，提示夹层、血栓形成或栓塞可能。这时多普勒信号不一定消失，故可能造成延迟诊断从而导致肢体失活。轴向主要静脉的血栓形成可表现为患肢局部肿胀、疼痛或肺栓塞。及时的评估和治疗是至关重要的。

体格检查中发现杂音和震颤，可判断存在动静脉瘘，但往往直到手术结束以后才得以识别。虽然大多数动静脉瘘不引发症状，也并不一定需要治疗，但是大的动静脉瘘可导致充血性心力衰竭、跛行或四肢水肿。体格检查时可发现同侧远端脉搏减弱或消失。

（钱振宇　译　邹思力　校）

参考文献

1. Jönsson G: Thoracic aortography by means of a cannula inserted percutaneously into the common carotid artery, *Acta Radiol* 31:376, 1949.
2. Seldinger SI: Catheter replacement of the needle in percutaneous arteriography: A new technique, *Acta Radiol* 39:368-376, 1953.
3. Waksman R, King SB, Douglas JS, et al: Predictors of groin complications after balloon and new-device coronary intervention, *Am J Cardiol* 75:886-889, 1995.
4. Kent KC, Moscucci M, Mansour KA, et al: Retroperitoneal hematoma after cardiac catheterization: Prevalence, risk factors, and optimal management, *J Vasc Surg* 20:905-910, 1994.
5. Kennedy AM, Grocott M, Schwartz MS, et al: Median nerve injury: An underrecognized complication of brachial artery cardiac catheterization? *J Neurol Neurosurg Psychiatry* 63:542-546, 1997.
6. Knight CG, Healy DA, Thomas RL: Femoral artery pseudoaneurysms: Risk factors, prevalence, and treatment options, *Ann Vasc Surg* 17:503-508, 2003.
7. Ates M, Sahin S, Konuralp C, et al: Evaluation of risk factors associated with femoral pseudoaneurysms after cardiac catheterization, *J Vasc Surg* 43:520-524, 2006.
8. Gabriel M, Pawlaczyk K, Waliszewski K, et al: Location of femoral artery puncture site and the risk of postcatheterization pseudoaneurysm formation, *Inter J Card* 120:167-171, 2007.

第 **4** 章　腔内治疗的基本原则：导丝和导管的操作

ADAM W. BECK · W. ANTHONY LEE

历史背景

1953 年，Sven Seldinger 博士发表了一项通过金属丝进入血管腔内的技术，从而开启了腔内治疗的时代[1]。随后相继发表了大量创新性论文，使得这一领域得以迅速发展。其中一位美国放射学家 Charles Dotter 博士于 1964 年[2] 展示了一项通过动脉粥样硬化性病变的技术。实际上，正是 Dotter 博士首次描述了血流引导的球囊导管技术、双腔球囊导管、保护导丝，以及头端为 J 形的导管。在他的俄勒冈血管造影实验室里，他和技术员们用喷灯首次成功制造了导丝、聚四氟乙烯导管。这些先驱们的努力为 Andreas Gruntzig 发明球囊血管成形术奠定了基础[3]。同样，在此基础上，1985 年，Julio Palmaz 设计了第一个球囊扩张型支架[4]。

如果不首先掌握运用导丝和导管选择和操作的基本技术，介入医生则无法成功完成血管腔内治疗。因此，下面将讲述选择和操作各种导管和导丝的基本概念。

导丝选择

不同的预期目的决定了导丝有不同的尺寸、形状、结构成分可供选择（表 4-1）。导丝的直径以英寸为单位，基于目前血管腔内治疗的平台，其标准尺寸包括 0.035 英寸、0.018 英寸和 0.014 英寸。导丝的长度选择基于从血管穿刺点到拟干预部位的总长度以及器具平台，例如整体交换型或单轨系统。

导丝由不亲水的金属材料制成，但可覆盖以亲水的聚合物涂层，从而减少表面摩擦。亲水涂层可能仅覆盖在导丝尖部，也可能覆盖于导丝全长。亲水性的导丝不能用于动脉最开始的导入，因为涂层可能被穿刺针斜面划伤，从而增加了形成内膜下夹层的风险。除了导丝的种类和直径，其他重要特性还包括射线不可穿透性、柔韧性、"可扭曲性"或"可操纵性"（反映了导丝尖端转向的能力）、"跟踪能力"（即一旦导丝的尖端进入目标血管开口后导丝随即进入血管的

能力）以及尖端的形状，如直形、成角形和 J 形（图 4-1）。

很多导丝都有刻度标明其直径和柔韧性，使用者需熟悉特定导丝的此类特性。导丝的柔韧程度决定其跟踪能力和可扭曲性。另外，有头端不同重量的导丝可供选择，头端较重的导丝柔韧性下降，但其通过致密、重度钙化斑块的能力增强。

导丝操控

不论是患者体外还是体内，对导丝的把控能力都是十分重要的。导丝尾端的良好控制需要主刀和助手保持持续性沟通。沟通不良将丢失通过困难病变的通道，甚至器械或导丝尖端穿透血管壁，导致夹层形成。导丝需足够的长度以保证完成治疗，但也不要太长，过长的导丝将影响术中对导丝的操控，并可能和其他导管缠绕到一起，会导致器具的污染。不用的导丝部分可以小心打成圈，或拉直放在操作台上。

虽然大部分导丝都是柔韧性直形头端，但也有一些头端是预成型或可塑型的，以便在腔内更好地走行并通过病变。可以用示指和拇指在止血钳或针头等器具表面对导丝进行塑型，类似于将缎带打卷。应当小心避免损伤导丝的尾端，损伤尾端可导致导丝丧失完整性或形成的弧度过大。塑型后的导丝头很难再重新拉直，所以如有可能，绝大部分情况下，应尽量避免使用这种技术。决定导丝头端弧形的"紧密度"或半径的是头端被抓取的长度以及塑型时所用的力量。

在直的血管中转动导丝相对容易，一旦导丝通过了血管的几道弯，要做到精准的操作就比较困难了。使用一块湿纱布或扭转装置能够帮助术者更好地抓取和扭转导丝。有多种扭转装置可供选择（图 4-2），大大方便了术者抓取导丝及进行单手操作。

导管选择

导管和导丝的同步操作是通过复杂解剖结构的关键。要根据术中需要及最终拟到达的血管的位置来

表 4-1　常用导丝

导丝	制造商	尖端类型	特点	功能
0.035 英寸				
Storq	Cordis	直形、成角形、改良 J 形	不同硬度,SLX(专利注册)涂层,不锈钢内芯	初始穿刺,血管选择,为器具传送提供稳定通路
Advantage	Terumo	成角形	亲水尖端	初始穿刺,血管选择,为器具传送提供稳定通路
Bentson	Boston Scientific		长软尖端	初始穿刺,器具传送的工作导丝
ZIPwire	Boston Scientific	直形、成角形、J 形	亲水聚氨基甲酸乙酯涂层,镍钛合金内芯	血管选择,穿过复杂病变
Roadrunner Nimble	Cook Medical	成角形铂	AQ(专利注册)亲水涂层,镍钛合金内芯	血管选择,穿过复杂病变
Rosen	Cook Medical	急弯形	硬不锈钢导丝	为器具传送提供稳定支撑的硬工作导丝
Amplatz 超硬	Boston Scientific	柔韧性直形、J 形	PTFE 涂层,超硬不锈钢内芯,短 / 长软尖端	为器具传送提供稳定支撑的超硬工作导丝
Meier Wire	Boston Scientific	柔韧性 C 形、J 形	PTFE 涂层,硬不锈钢轴	配合大鞘或器具传送的超硬导丝(如覆膜支架的传送)
Lunderquist	Cook Medical	直形、弯形	TFE 涂层,超硬不锈钢内芯	配合大鞘或器具传送的超硬导丝(如覆膜支架的传送)
0.018 英寸				
ZIPwire	Boston Scientific	直形、成角形、J 形	亲水聚氨基甲酸乙酯涂层,镍钛合金内芯	小血管选择(如肾和胫血管),高位血管选择,穿过复杂病变
Thruway	Boston Scientific	直形、J 形(可塑型)	不锈钢内芯	小血管选择和介入治疗(如肾和胫血管)
V18	Boston Scientific	直形(可塑型)	ICE(专利注册)亲水涂层,硬 Scitanium(专利注册)内芯	小血管选择和介入治疗,血管成形的内膜下入路(适应证以外用法)
0.014 英寸				
Hi-Torque Balance Middleweight	Abbott Vascular	直形	弹性镍钛合金	便于置入球囊扩张导管和支架
Hi-Torque Spartacore 14	Abbott Vascular			通过慢性完全阻塞性病变
ASAHI MiracleBros 6	Abbott Vascular			运用受控制的钻顶技术通过慢性完全阻塞性病变
ASAHI Prowater	Abbott Vascular	直形	未详细说明	通过慢性完全阻塞性病变
ASAHI Confianza Pro 12	Abbott Vascular	直形	未详细说明	运用受控制的突破技术通过慢性完全阻塞性病变
ChoICE PT 加强支撑导丝	Boston Scientific	直形、J 形(可塑型)	不锈钢内芯	为高阻抗性病变的器具传送提供高强度支撑
ChoICE PT 软导丝	Boston Scientific	直形、J 形(可塑型)	亲水涂层,不锈钢内芯	亲水涂层多聚物管套,中等硬度的尖端,总体柔韧,适用于扭曲的解剖结构或高阻抗性病变
Journey	Boston Scientific	直形、J 形	亲水涂层,镍钛合金远端内芯	为高阻抗性病变的器具传送提供高强度支撑
Victory 18 或 30	Boston Scientific	直形	不锈钢内芯	高重力头端可选(12~30g),适用于通过阻抗性病变
Thruway	Boston Scientific	直形、J 形(可塑型)	不锈钢内芯	小血管选择和介入治疗(如肾和胫血管),高位血管选择
Approach CTO 导丝	Cook Medical	直形(可塑型)	不锈钢内芯,尖端不同重量可选(6、12、18、25g)	通过大血管或小血管的复杂病变

CTO,慢性完全性阻塞;PTFE,聚四氟乙烯;TFE,四氟乙烯。

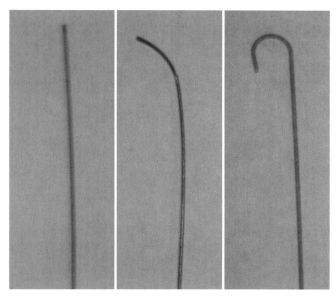

图4-1　直形、成角形、J 形尖端导丝形状。

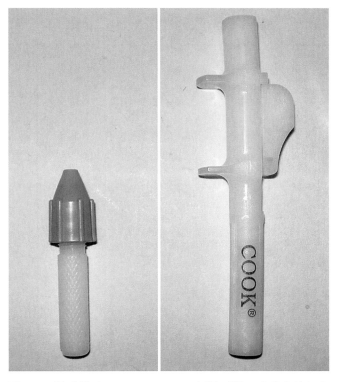

图4-2　针手钳（Terumo Medical，新泽西州，索美塞特）和 Olcott（Cook Medical，印第安纳州，伯明顿）扭转装置。

选择导管，导管的组成成分能够明显影响其功能（表4-2）。导管通常由多种多聚物组成或覆有多聚物的涂层，包括聚四氟乙烯、尼龙、聚氨基甲酸乙酯、聚丙烯或聚乙烯等，这些多聚物决定了其柔韧性、可扭曲性，以及与组织和鞘管接触时的摩擦力。有些导管具有编织导丝或尼龙的骨架，能够提供更强的支撑。

导管疲劳是指导管失去最初的形状或在艰难的置管过程中，长时间暴露于体内高温，导致导管柔软性增加。手术刚开始时能够成功选择进入血管的导管，在手术后期由于导管疲劳可能无法再次选择成功，这种情况下应及时更换导管。

导管尺寸包括其长度（以 cm 为单位）和外径（以 F 为单位），3F 相当于 1mm。大部分选择性造影导管是 4F 或 5F。大尺寸导管通常作为介入术中的"导引"导管，小尺寸导管多用于微导管技术。较长的导管适用于距离较远的病变，如颈部或胫部的血管病变，长导管使用过程中通常需要放置在导引鞘管内，来获得对靶部位更好的可操控性。大部分 4F 和 5F 的导管可兼容 0.035、0.038 英寸的导丝，而小尺寸的导管需要使用 0.018 或 0.014 英寸的导丝。在大尺寸的导管中置入尺寸不足的导丝，可能会导致导管的边缘因雪犁效应损伤血管内膜。另外，导丝周围的空间会造成血液漏出，除非在导管尾端放置带瓣膜的适配器，如 Tuohy-Borst 适配器。

有两种基本的导管类型：非选择性造影（冲洗）导管和选择性造影（尾端开口）导管（图 4-3）[5]。非选择性造影导管有多个侧孔，能够快速注射大量对比剂，以显示高速血流的血管，如主动脉等。尾端开口的导管适用于多种情况，其形态决定了其用途。尽管有多种导管可供选择，但临床实践中，介入医生在绝大部分的手术中仅使用 3~4 种导管。遇到罕见或解剖结构困难的病例时，要求介入医生熟悉额外的 5~10 种导管。尾端开口类导管的基本类型包括简单形（或单弯形）、双弯形及逆弯形。导管尖端位于分支血管处时，导管的独特形状决定了因导管体段受到同轴应力而产生的平移运动。当向前推或向后拉时，尖端能够向前或向后运动。因为双弯形或逆弯形导管最初是通过直导丝跟进的，其形状必须在主动脉内重新塑型（图 4-4）。复杂型导管的弯曲部分可以通过径向曲率的不同大小和程度来选择，并且在导管置入时，需要和载体血管的直径及孔隙的位置相适应。

导管操控

成功的导管操控要求术者具有良好的手眼协调能力。经验的积累、血管解剖知识的富集、对特殊导丝的了解、导管的运动情况及运动的相互配合，都有助于这种能力的提升。大部分情况下，导管的跟进需要导丝的引导和支撑，以防止损伤血管，但是特定的一些无创型导管，能够不通过导丝实现跟进或撤离。导管的形状与直形或弯形的导丝头端相互配合，帮助选择进入血管或通过复杂的病变。

表4-2　常用导管

导管	制造商	尖端类型	特点	功能
猪尾造影管	多个	猪尾形	多个侧孔,有标记或无标记	大动脉的冲击式动脉造影,髂动脉翻转入路,经肱动脉入路的主动脉置管
直形造影管	多个	直形	多个侧孔,有标记或无标记	冲击式动脉造影,标记可用于器具或球囊的尺寸估计
Omni 造影管,SOS	多个	复杂逆弯形	多个侧孔,有标记或无标记	大动脉的冲击式动脉造影,髂动脉翻转入路,内脏血管或肾血管入路,经肱动脉入路的主动脉置管
Omni 选择管,SOS 选择管	多个	复杂逆弯形	尾端开口导管	髂动脉翻转入路,内脏血管或肾血管选择
Berenstein	多个	单弯形	尾端开口导管	选择导管,多种长度,多种直径
Kumpe	多个	单弯形	尾端开口导管	选择导管,多种长度,多种直径
Cobra 1,Cobra 2	多个	双弯形	尾端开口导管	选择导管,内脏或肾血管选择,经肱动脉入路的主动脉置管
JB-1	多个	双弯形	尾端开口导管,可带亲水涂层	头臂血管选择,颈部血管介入治疗
TC,TC-BNK	Cook Medical	环形急弯形	柔韧性尖端	急弯处的选择(如移植物开窗入路,内脏血管或肾血管的多个拐弯处,以及高位血管的选择)
H-I	多个	双弯形	尾端开口导管,可带亲水涂层	头臂血管选择,颈部血管介入治疗
椎动脉导管	多个	单弯形	尾端开口导管	多用途的选择导管,包括头臂血管的介入治疗

H-I,猎人头 1;TC,急弯形;TC-BNK,Binkert 改良急弯形。

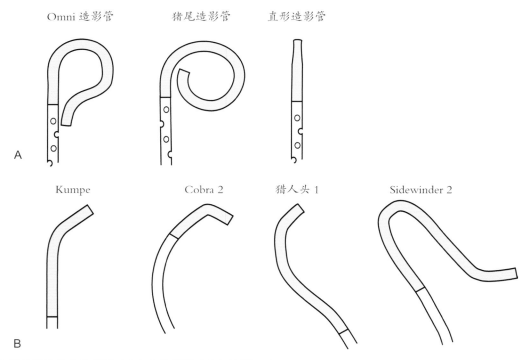

图4-3　造影导管分为非选择性(A)和选择性(B)导管。(Courtesy AngioDynamics, Latham, N.Y. From Cronenwett JL, Johnston KW, editors: *Rutherford's vascular surgery*, ed 7. Philadelphia, 2010, Saunders, p 1270, Figs. 84-2 and 84-3.)

选择导管时，除了考虑其长度、直径、尖端类型，也需考虑其柔韧性、射线不可穿透性、可扭曲性及跟踪能力。单独一根导管可能不能提供足够的特性来完成计划的介入治疗。例如，在牛角弓的患者，左颈总动脉的首次选择置管最好使用逆弯形导管。但是这种导管的导丝跟踪性及入路稳定性非常有限。为了便于远端靶血管置管及导引鞘管进入颈总动脉，可小心地将逆弯形导管交换为单弯形导管。虽然头端为多弯形的导管有利于选择血管起始部，但与直形或单弯形导管相比，其跟踪性稍差。

在通过解剖结构十分扭曲的动脉后，导管的操控会变得越来越困难。通过使用同轴系统能够减小这种困难。例如在动脉分叉处放置一根导引鞘管，能够降低导管和动脉壁之间接触所产生的摩擦力，从而保持通畅稳定的入路，并且在注射对比剂时不丢失导丝的入路。同时需要认识到，当导丝放置到导管尽头时，导管头端的方向会发生改变。

通过狭窄段

作为最基本的原则，推进任何导丝时都必须十分小心，尤其是具有亲水头端或加重头端的导丝。操作过程中需要仔细观察导丝头端的细微偏向，并感知通过病变段时导丝反馈回来的触感。当遇到病变阻挡导丝头端继续前行时，可允许导丝的头端形成一个短袢，这有助于通过病变段。双手操作导管和导丝的技术十分重要，操作者需要尽可能将导管顺着导丝送到目标血管的远端。向前推送的距离能够支撑导丝承受更大的推送力，可防止丢失导丝的入路。

防止和处理内膜下的导丝

使用亲水头端或加重头端的导丝时，十分容易误入内膜下平面，且从图像上不一定能够马上观察到这一迹象。当导丝前进遇到阻力时，应当考虑进入内膜下。进入内膜下的一个可见的征象是沿血管走行导丝出现打圈。除非是故意选择内膜下途径，否则导丝进入内膜下后应当及时撤出，尝试用弯头导管从不同位置返回真腔。尤其是在闭塞性病变中，导丝一旦进入内膜下平面，往往很难找到新的通路。

通过闭塞段

尽管存在影像学上的完全闭塞，但粥样硬化闭塞性病变基础上的急性或亚急性的血栓形成仍然是可以通过的。虽然顺着导丝的走向很难保证确实是在真腔内，但只要导丝能够触及血栓的近心端，在病变段内小心慢慢前行往往能够到达真腔。前进过程中必须密切关注导丝头端的运动。导丝成袢或盘旋状往往提示进入了内膜下平面。

闭塞血管内的动脉粥样硬化斑块近心端往往有钙化的粥样硬化"帽"，钙化帽能够防止器械进入相对柔软的斑块中心部分。有专门的器具能进入钙化帽（如 Frontrunner XP 慢性完全性闭塞导管，Cordis Corp.，新泽西州，布里奇沃特）。如果故意选择经内膜下通路通过闭塞段，操作需要十分小心，这时可允许亲水导丝头端成袢状，将袢慢慢向前推送，从而防止穿破血管（图 4-5）[6, 7]。在使用这项技术时，导丝头端袢的半径应保持较小的状态，如果形成基部宽大的袢，则提示已穿透血管壁。

导丝进入内膜下行进一段路径后，必须返回真腔。通过血管造影可确认血管重建的位置。用头端成角的导管引导导丝朝向真腔，用导丝尖端穿破内膜，进入真腔。因该处的内膜往往存在病变，操作有可能不成功。专门用于返回真腔的导管，如 Pioneer（Medtronic Vascular，加利福尼亚州，圣罗莎）[8] 或 Outback（Cordis）[9] 等器具可用于返回真腔时穿刺内膜。

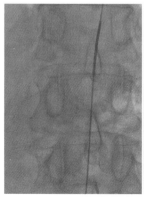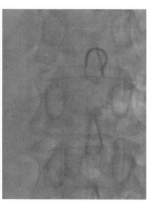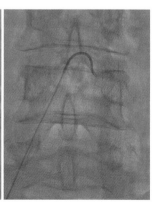

图4-4　SOS 导管有导丝通过时呈直形，导丝撤回时重塑呈弯形，利用这种特性将导管置于主动脉分叉部位，从而为对侧下肢建立入路。

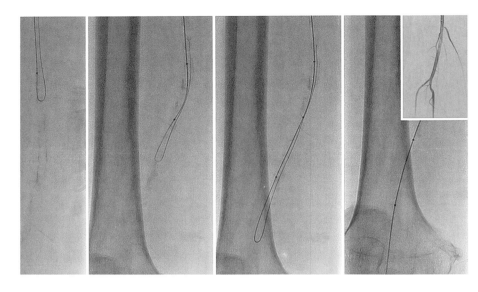

图4-5 袢状超滑导丝（Terumo Medical Corp.，新泽西州，索美塞特）通过直形的Quickcross 导管（Spectranetics，科罗拉多州，斯普林斯）可通过闭塞的股浅动脉。通过放置头端J形的防损伤Rosen 导丝（Cook Medical，印第安纳州，伯明顿）可再次成功返回真腔继续进一步介入治疗。在进一步介入治疗之前需行经导管造影，以确认返回真腔（插图所示）。

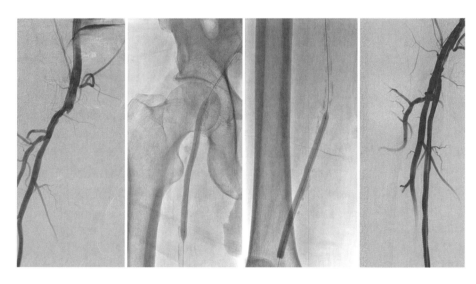

图4-6 内膜下血管成形和选择性支架植入治疗股浅动脉慢性闭塞。最右侧一图显示已完成的数字减影图像。

通过内膜下血管成形可复通慢性闭塞的动脉，重建下肢血流，并做到不放置支架[10]。使用这项技术时，常规大小的球囊及其他介入器具不能通过内膜下有限的间隙，故先用小口径的球囊预扩，便于后续导管及其他器具的通过（图4-6）。

当穿过闭塞的血管时，为了防止导丝入路丢失，必须维持稳定的入路。需要定期顺着导丝跟踪导管，这样才能提供足够的支撑力，穿过长段致密的病变。必须实现进入远端的真腔，这样才能成功地治疗闭塞血管。在介入治疗前，必须经导管造影，证实已经返回真腔。

（邹思力 译 季相国 校）

参考文献

1. Seldinger SI: Catheter replacement of the needle in percutaneous arteriography; a new technique, *Acta Radiol* 39:368-376, 1953.
2. Dotter CT, Judkins MP: Transluminal treatment of arteriosclerotic obstruction. Description of a new technic and a preliminary report of its application, *Circulation* 30:654-670, 1964.
3. Grüntzig A, Hopff H: [Percutaneous recanalization after chronic arterial occlusion with a new dilator-catheter (modification of the dotter technique) (author's transl)], *Deutsche medizinische Wochenschrift (1946)* 99:2502-2511, 1974.
4. Palmaz JC, Sibbitt RR, Reuter SR, Tio FO, Rice WJ: Expandable intraluminal graft: A preliminary study. Work in progress, *Radiology* 156:73-77, 1985.

5. Cronenwett JL, Johnston KW, editors: *Rutherford's vascular surgery*, ed 7, Philadelphia, 2010, Saunders, p 1270.

6. Bolia A, Brennan J, Bell PR: Recanalisation of femoral-popliteal occlusions: Improving success rate by subintimal recanalisation, *Clinical Radiology* 40:325, 1989.

7. Bolia A, Miles KA, Brennan J, Bell PR: Percutaneous transluminal angioplasty of occlusions of the femoral and popliteal arteries by subintimal dissection, *Cardiovasc Intervent Radiol* 13:357-363, 1990.

8. Krishnamurthy VN, Eliason JL, Henke PK, Rectenwald JE: Intravascular ultrasound-guided true lumen reentry device for recanalization of unilateral chronic total occlusion of iliac arteries: Technique and follow-up, *Ann Vasc Surg* 24:487-497, 2010.

9. Hausegger KA, Georgieva B, Portugaller H, Tauss J, Stark G: The outback catheter: A new device for true lumen re-entry after dissection during recanalization of arterial occlusions, *Cardiovasc Intervent Radiol* 27:26-30, 2004.

10. Spinosa DJ, Harthun NL, Bissonette EA, et al: Subintimal arterial flossing with antegrade-retrograde intervention (SAFARI) for subintimal recanalization to treat chronic critical limb ischemia, *JVIR* 16:37-44, 2005.

第 5 章 腔内治疗的基本原则：血管成形、支架、再通和栓塞

PETER B. BRANT-ZAWADZKI · JON S. MATSUMURA

历史背景

血管成形术最早诞生于 1964 年，Dotter 和 Judkins[1] 用无弹性的血管内扩张器治疗外周血管病变。虽然这种方法在美国相对不受重视，但其在欧洲则用于治疗大量患者。Grüntzig[2] 用尖端为球囊的导管替代了无弹性的血管扩张器，并于 1974 年完成了第一例外周血管球囊扩张成形术。Dotter[3] 于 1969 年描述了管内盘曲导丝支架移植物在犬类中的应用。1933年，Tillet 和 Garner[4] 分离出了链激酶，但直到 20 世纪 50 年代，Clifton 和 Grunnet[5] 才第一次报道了链激酶作为溶栓药物的应用。1960 年，Luessenhop 和 Spence[6] 第一次报道了血管内栓塞术治疗颅内动、静脉畸形的应用，他们使用的是自制的塑料颗粒。

适应证

经皮穿刺血管腔内成形术（PTA）在特定解剖位置的适应证在后续章节里会详细讲到，但通常包括症状性闭塞性病变或具有演变为完全性闭塞的高危因素的病变。初期球囊扩张后行支架治疗的特定适应证包括低血流量的夹层、残留狭窄超过 30% 或治疗后的病变部位存在显著的压力梯度。初期支架植入通常用于颈动脉和肾动脉的介入治疗或栓塞性病变，但在髂血管系统尚无证据表明优于选择性支架治疗[7]。腹股沟以下病变的支架治疗通常需要参考球囊扩张成形之后的结果，股浅动脉（SFA）支架、支架移植物及药物洗脱支架的远期随访结果正在不断更新。

对经皮穿刺机械碎栓和药物溶栓治疗的确切疗效是有争议的，但在急性静脉血栓形成的情况下，这些方式是主要的治疗手段。慢性外周血管病变的经皮腔内斑块旋切术被一些人推崇，但因缺乏随机对照试验数据，其作用尚存争议[8]。

血管内栓塞术的适应证包括：控制出血，治疗血管畸形，对动脉瘤节段或经移植物治疗的血管进行隔绝，以及阻断肿瘤内的血管。

术前准备

• 进行病史及体格检查，以及无创物理检查和影像学检查，以确认血管病变的部位及严重程度。
• 如计划进行血管成形术或支架治疗，术前 5 天推荐进行抗血小板治疗（阿司匹林 325mg/d 或氯吡格雷 75mg/d）。如果患者未接受氯吡格雷治疗，术后应口服 300mg 负荷剂量的氯吡格雷。

隐患和风险

• 意外栓塞。通过任何病变的操作都有可能导致意外栓塞。不规则的、溃疡形成的或复杂的病变，尤其是症状性的病变或瘤体内存在不规则血栓的动脉瘤会增加栓塞的风险。适当使用抗凝药，谨慎使用无创导丝和腔内器具通过病变能够减少栓塞的概率。
• 夹层。导丝或导管在腔内操作后，或初始的血管成形后可能产生夹层。对于导丝所致的夹层，可以通过经常旋转导丝头端，保证导丝在血管腔内来预防。如果怀疑导丝的位置，应当行对比剂造影，显示内膜下平面即确定夹层形成。血管成形后的夹层形成，往往是因为治疗区域的斑块负荷过重，或球囊扩张过度。大部分医源性夹层并无临床表现，血流不受影响，但如果发生了引起血流受限的夹层，则需要行支架治疗。
• 破裂。血管破裂可发生于导丝操作、球囊扩张或插入其他器具，如大口径鞘管之后。血管成形术后的血管破裂常常继发于病变部位的过度扩张。环绕型的或高度偏心的钙化病变具有极高的破裂风险，器械通过时需十分谨慎。内膜下成形术比腔内操作更容易导致血管破裂。

手术策略

所有的介入治疗都遵循一系列常用的步骤，都开始于穿刺血管并置入合适的鞘管。穿刺点的计划

和鞘管的尺寸取决于病变的位置。例如，如果出现单侧肢体缺血和同侧的动脉搏动减弱，怀疑流入道和流出道同时存在病变，通过对侧股动脉逆行穿刺的入路，用 6F 鞘和 0.035 英寸的系统能够治疗流入道病变，随后可经 6F 鞘用 4F 长鞘和 0.014 英寸的系统治疗远端的流出道病变。另外一个策略是逆行穿刺患侧，单独治疗流入道病变，随后再顺行穿刺治疗流出道病变。

手术方法

麻醉

大部分的经皮穿刺操作都可以在局麻辅以镇痛剂和镇静剂以及持续的循环呼吸监测下进行。部分情况下，患者因紧张、不适或不能长时间平卧于介入放射治疗室内而不能耐受手术。在这种情况下，可能需要全麻。

血管成形术

血管在二维影像中可能表现为中度狭窄，但实际上并不会引起严重的血流减少。当不确定病变对血流动力学影响有多大时，可行多角度观察，或进行压力梯度传导测试。例如，要获得不重叠的角度投影，鉴别后侧的病变，以及观察下腹部和深部的动静脉起源，需要多个倾斜角度的骨盆血管影像。当决定行介入治疗时，即可给予治疗剂量的肝素〔50~100U/kg（体重）〕。操作过程中常常需检测活化凝血时间，来保证可达治疗效果的抗凝作用，在颈动脉和小腿动脉的操作过程中，通常需分别达到大于 200 秒和 250 秒的目标值。

球囊扩张血管成形术是通过施加径向张力，伴随斑块破裂、内膜损伤，扩大血流通路。血管成形术后常见夹层，但是否需要支架治疗要视夹层对血流影响的大小而定。

球囊的选择是具有挑战性的，因为可用的器具多种多样，选择合适尺寸的球囊需要一定的经验。同轴球囊导管是具有两个单独的管腔系统的一种导管，分别供导丝通过和球囊扩张；单轨球囊导管是导丝通过和球囊扩张在同一个中心管腔中进行的一种导管（图 5-1）。同轴和单轨球囊导管通常分别和 0.035 英寸、0.014 英寸的导丝配合使用。同轴或整体交换型球囊与 0.014 英寸的系统配合使用，以获得更强的支撑。球囊的尺寸多种多样，长度为 2~12cm，直径为 1~40mm（表 5-1）。大部分球囊由聚乙烯或尼龙制成，具有较好的强度和较低的顺应性，因而能够保证球囊在膨胀过程中不会因压力过高而变形。所有的球囊都有额定的标准压力下可获得的直径，除此之外，还有额定的爆破压，在此压力下，5% 的球囊会发生爆裂。球囊通过尖锐的钙化斑块或过度膨胀时可能发生爆裂。当球囊发生爆裂时，有时可以通过膨胀装置注入大量的生理盐水来中和对比剂。如果病变扩张不良，可以使用不易破裂的高压球囊。选择球囊时需要考虑的另一个因素是球囊的外形，其决定了球囊在病变处的可通过性。低剖面球囊比高剖面球囊更容易通过狭窄的病变。

前面已经介绍了几种用于治疗复杂病变的专用球囊，如治疗血管成形术后再狭窄的特殊球囊。切割球囊表面带有纵行或螺旋形的微刀片，当其被充起时，能够锐性切开增生的肌性内膜（图 5-2）。冷冻球囊带有小型液氮罐，能使球囊温度降至 -40℃，有望减少血管成形术后夹层形成和血管弹性回缩。最近药物涂层球囊被用于将抗内膜增生的药物（如紫杉

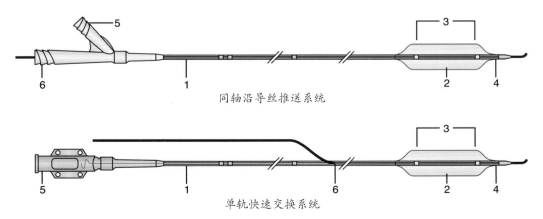

图5-1　同轴（如沿导丝推送系统）和单轨（如快速交换系统）球囊的对比。同轴设计既有导丝端口也有球囊端口。单轨设计只有单独的球囊膨胀端口，但导丝从导管轴中出来，极大方便了术者同时操作导丝和球囊。1，导管轴；2，球囊；3，标记或球囊尺寸；4，锥形尖端；5，膨胀端口；6，导丝出口端。（From Cronenwett JL, Johnston KW, editors: *Rutherford's vascular surgery*, ed 7, Philadelphia, 2010, Saunders, p1278, Fig. 85-1C.）

表 5-1　工具箱

PTA 球囊（0.035 英寸）			
制造商产品	轴长（cm）	球囊直径（mm）	球囊长度（mm）
Abbott Vascular Fox Cross	50, 80, 135	3, 4, 5, 6, 7, 8, 9, 10, 12, 14	20, 30, 40, 60, 80, 100, 120
AngioDynamics WorkHorse Ⅱ	50, 75, 100	5, 6, 7, 8, 9, 10	20, 40, 60
Bard Peripheral Conquest	50, 75, 120	5, 6, 7, 8, 9, 10, 12	20, 30, 40, 60, 80
Bard Peripheral Atlas	75, 120	12, 14, 16, 18, 20, 22, 24, 26	20, 40, 60
Bard Peripheral Dorado	40, 80, 120, 135	3, 4, 5, 6, 7, 8, 9, 10	20, 40, 60, 80, 100, 120, 150, 170, 200
Boston Scientific Blue Max	40, 75, 120	4, 5, 6, 7, 8, 9, 10	20, 30, 40, 80, 100
Boston Scientific Synergy	50, 75, 90, 135, 150	3, 4, 5, 6, 7, 8, 9, 10, 12	15, 20, 30, 40, 60, 80, 100
Cook Medical ATB Advance	40, 80, 120	4, 5, 6, 7, 8, 9, 10, 12, 14	20, 30, 40, 50, 60, 70, 80
Cordis Opta Pro PTA	80, 110, 135	3, 4, 5, 6, 7, 8, 9, 10, 12	10, 15, 20, 30, 40, 60, 80, 100
Cordis Powerflex P3 PTA	40, 65, 80, 110, 135	4, 5, 6, 7, 8, 9, 10	10, 15, 20, 30, 40, 60, 80, 100
Cordis Maxi LD PTA	80, 110	14, 15	20, 40, 60, 80
ev3 EverCross 0.035	40, 80, 135	3, 4, 5, 6, 7, 8, 9, 10, 12	15, 20, 30, 40, 60, 80, 100, 120, 150, 200
Medtronic Admiral Xtreme	80, 130	3, 4, 5, 6, 7, 8, 9, 10, 12	20, 40, 60, 80, 120, 150, 200, 250, 300
PTA 球囊（0.014 英寸和 0.018 英寸）			
制造商产品	轴长（cm）	球囊直径（mm）	球囊长度（mm）
Abbott Vascular RX Viatrac 14	80, 135	4, 4.5, 5, 5.5, 6, 6.5, 7	15, 20, 30, 40
Abbott Vascular Fox sv 18	90, 150	2, 2.5, 3, 4, 5, 6	15, 20, 30, 40, 60, 80, 100, 120
Bard Peripheral Ultraverse 014	150	1.5, 2, 2.5, 3, 3.5, 4, 5	20, 40, 80, 120, 150, 220
Bard Peripheral Vascu Trak	140	2, 2.5, 3, 3.5, 4, 5, 6, 7	20, 40, 60, 80, 100, 120, 150, 200, 250, 300
Boston Scientific Sterling Monorail	80, 135	3, 3.5, 4, 4.5, 5, 5.5, 6, 6.5, 7, 8	10, 15, 20, 30, 40, 60
Boston Scientific Sterling OTW	40, 80, 135	4, 5, 6, 7, 8, 9, 10	20, 30, 40, 60, 80, 100
Cook Medical Advance 14LP	170	2, 2.5, 3, 4	20, 40, 60, 80, 120, 160, 200
Cordis Sleek OTW PTA	150	1.25, 1.5, 2, 2.5, 3, 3.5, 4, 5	15, 20, 40, 80, 100, 120, 150, 220
Cordis Aviator Plus PTA	142	4, 4.5, 5, 5.5, 6, 7	15, 20, 30, 40
ev3 NanoCross 0.014	90, 150	1.5, 2, 2.5, 3, 3.5, 4	20, 40, 80, 120, 150, 210
Medtronic Amphirion Deep OTW	120, 150	1.5, 2, 2.5, 3, 3.5, 4	20, 40, 80, 120, 150, 210
Medtronic Sprinter OTW	可变的	1.5, 2, 2.25, 2.5, 2.75, 3, 3.25, 3.5, 3.75, 4	6, 10, 12, 15, 20, 25, 30
特殊球囊			
制造商产品	轴长（cm）	球囊直径（mm）	球囊长度（mm）
AngioScore AngioSculpt Scoring	137	2, 2.5, 3, 3.5	10, 20
Boston Scientific Peripheral Cutting （OTW 和 RX)	50, 90, 140	2, 2.5, 3, 3.5, 4, 5, 6, 7, 8	15, 20

（待续）

表 5-1（续）

制造商产品	轴长（cm）	支架直径（mm）	支架长度（mm）
支架（球扩式）			
Abbott Vascular Omnilink Elite peripheral stent system	80, 15	4~10	12, 16, 19, 29, 39, 59
Boston Scientific Express LD	75, 135	6~10	17, 25, 27, 37, 57
Cook Medical Formula 418 (0.018)	80, 135	5~8	12, 16, 20, 24, 30
Cordis Palmaz iliac and renal stents （未安装）	N/A	4~8	10, 15, 20, 29
Cordis Palmaz iliac stent（未安装）	N/A	8~12	30
ev3 Visi-Pro (0.014, 0.018)	80, 135	5~8	12, 17, 27, 37, 57
ev3 IntraStent LD（未安装）	N/A	9~12	16, 26, 36, 56, 76
Medtronic Bridge Assurant	80, 130	6~10	20, 30, 40, 60
Medtronic Racer	80, 130	4~7	12, 18
支架（自膨式）			
Abbott Vascular Xpert Self-Expanding	80, 120, 135	3~8	20, 30, 40, 50, 60
Abbott Vascular Absolute Pro LL peripheral self-expanding	80, 135	5~8	120, 150
Bard Peripheral Eluminexx	80, 135	7~10	20, 30, 40, 50, 60, 80, 100
Bard Peripheral LifeStent (reg 和 XL)	80, 130	6, 7	20, 30, 40, 60, 80, 100, 120, 150, 170
Boston Scientific Wallstent Iliac	100, 160	6~10	18, 20, 23, 24, 34, 35, 36, 38, 39, 46, 47, 49, 52, 55, 59, 61, 66, 67, 69
Boston Scientific Wallstent	75, 135	5~8, 10, 12, 14, 16, 18, 20, 22, 24	20, 35, 40, 42, 45, 55, 60, 68, 70, 80, 90, 94
Boston Scientific Sentinol	75, 135	5~9, 10	20, 40, 60, 80
Cook Medical Zilver 518 和 635	125	6~10	20, 30, 40, 60, 80
Cordis SMART Control Iliac	80, 120	6~10	20, 30, 40, 60, 80, 100
ev3 Protégé EverFlex	80, 120	5~8	20, 30, 40, 60, 80, 100, 120, 150
ev3 Protégé GPS	80, 120, 135	6~10, 12, 14	20, 30, 40, 60, 80
Medtronic Complete self-expanding	80, 130	4~10	20~150
支架移植物			
Atrium Medical iCast covered stent	80, 120	5~12	16, 22, 38, 59
Bard Peripheral Flair endovascular stent	80	6~9	30, 40, 50
Gore & Associates Viabahn	75, 110, 120	7~12	25, 50, 100, 150
LeMaitre Vascular aSpire	50	6~9	20, 30, 50, 100

（待续）

表5-1（续）

栓塞工具			
制造商产品	输送导管尺寸（ID）	弹簧圈直径（mm）	弹簧圈长度（mm）
AGA Amplatzer plugs（表5-3）	4~7F 鞘管	3~22	6~18
Boston Scientific VortX-18 diamond coils	0.021 英寸	2/3, 2/4, 2/5, 2/6	2.3, 4.1, 5.8, 8
Boston Scientific Vort-35 vascular coils	0.038 英寸	2/4, 3/5, 3/6, 3/7	3, 3.5, 5.3, 6.7
Cook Medical Tornado microcoils	0.018 英寸	3/2, 4/2, 5/2, 6/2, 7/3, 8/4, 10/4	2~14.2
Cook Medical Tornado coils	0.035 英寸	5/3, 6/3, 7/3, 8/4, 8/5, 10/5	4.1~12.5
Cordis Trufill n-BCA liquid embolic system		N/A	N/A
ev3 Onyx liquid embolic system		N/A	N/A
Terumo Interventional Azur HydroCoil Detachable	0.022~0.025 英寸	3, 4, 6, 8, 10, 12, 15, 20	5, 10, 15, 20, 30
Terumo Interventional Azur HydroCoil Detachable	0.038 英寸	4, 6, 8, 10, 12, 15, 20	5, 10, 15, 20, 30

治疗性输注导管		
制造商产品	导丝尺寸（英寸）	工作长度（cm）
AngioDynamics Unifuse infusion catheter	0.035	45, 90, 135
ev3 ProStream infusion wire	0.035	145, 175
Merit Medical Systems Mistique infusion catheter	0.035	45, 90, 135

n-BCA，n-丁氰基丙烯酸盐黏合剂；ID，内径；N/A，不适用；OTW，整体交换型；RX，快速交换型。

醇等）直接涂擦到病变的血管处。这一新方法在股浅动脉和腘动脉的应用中都收到了良好的短期疗效。目前尚缺少长期的研究数据来支持这些改良方法更优于传统的血管成形术。球囊扩张术后支架的植入将在之后的章节讨论。

决定行血管成形术时，先抽吸球囊导管的充起腔，准备稀释好的对比剂，用压力泵充起球囊。该装置能够持续测量充起过程中的球囊内压力。根据球囊的不同尺寸来调整压力泵所用的对比剂和生理盐水的比例。通常外周血管的扩张球囊使用50：50的比例。用于主动脉和腔静脉的大球囊所使用的对比剂可以稀释至约20%，因为大球囊很容易在射线下显影辨识，而稀释过的对比剂黏稠性下降，有利于更快地填充和排空球囊。

球囊尺寸取决于血管直径和目标病变，从而达到既扩张病变又不撑破血管的目的。球囊的长度不能明显超过病变，以防止损伤正常的血管壁。在病变段充起球囊时，可以看到动脉粥样硬化斑块所致的"腰"，这一特征可随压力的增大而得到扩张（图5-3）。球囊充起时，由于血管外膜被拉伸，通常患者会感到疼痛，球囊排空后疼痛随即消失。球囊扩

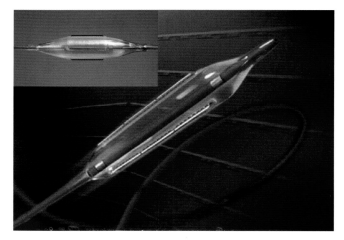

图5-2　切割球囊上装有植入的刀片。（Courtesy Boston Scientific Corp.，Natick，Mass.）

张后仍持续疼痛，应视为紧急再次造影的指征，以排除可能的血管破裂或夹层形成。

当有多个病变需要处理时，建议从远端向近端逐步扩张病变，这样可以维持导丝在所有病变处的通路。如果近端病变太狭窄，球囊无法通过，则处理顺序要改为先近端后远端。一些专家提倡先处理

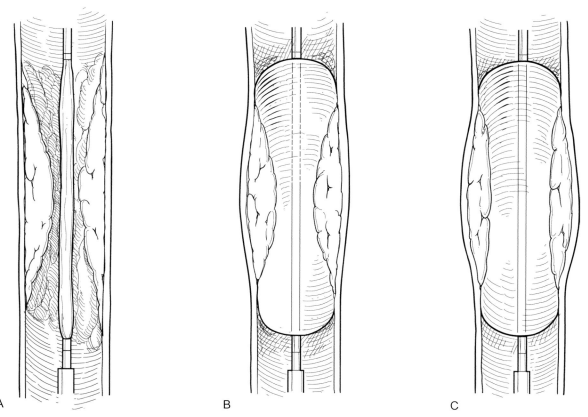

图5-3　血管造影发现粥样硬化性狭窄。（A）选择合适尺寸的球囊导管，放置于跨越病变的位置。（B）充起球囊，同时监测压力并观察其被充起的过程。（C）可以见到粥样硬化性狭窄，随着球囊的充起，直径逐步扩大，最终达到周围血管的直径，粥样硬化斑块所致的"腰"（即狭窄）随即得到消除。

近端病变，从而下游的病变可以维持足够的血流灌注。他们推测，如果先处理了远端病变，在尚未处理近端病变的这一间歇内，近端病变的存在会限制远端血管的血流量，而远端已做过血管成形的血管表面具有易形成血栓的特性，而如果先处理近端病变，则可降低血栓形成的风险。如果血管成形术后还需要植入支架，则提倡从远端向近端放置，以减少通过新近放置的支架的操作次数。否则每一次放置远端支架都需要从近端支架内通过。

支架植入术

当决定行支架植入术来治疗病变时，选择合适尺寸、类型的支架最为重要。支架尺寸与拟处理的特定血管和病变有关，即使基于常规血管直径的经验法则也需考虑到患者动脉直径的固有个体差异（表5-2）。如果用球囊导管预扩处理病变，支架的直径和长度通常可以推断出来。当预测支架无法通过病变的血管段或支架导入系统的滞留会导致如休克等严重后果时，可以用球囊预扩病变处。导管或其他器具还能够作为参考对血管的直径进行估测。这种

表 5-2　动脉的平均直径

血管	直径（mm）
颈外动脉	3~5
颈内动脉	4~7
颈总动脉	5~9
椎动脉	3~5
头臂动脉	8~12
锁骨下动脉	6~10
腋动脉	6~8
肱动脉	5~7
桡动脉或尺动脉	2~4
胸主动脉	20~28
腹主动脉	10~24
腹腔干	6~9
脾动脉	4~7
肝动脉	4~6
肠系膜上动脉	4~7
肾动脉	4~6
髂总动脉	6~12
髂外动脉	5~9
髂内动脉	5~7
股总动脉	5~8
股深动脉	4~5
股浅动脉	4~6
腘动脉	3~5
胫动脉	1~4

技术称为血管分析，可用以估测病变血管以及周围正常血管的直径和长度。

支架主要分为两大类：自膨式和球扩式（图5-4，表5-1）。球扩式支架释放简单精确，而自膨式支架在撤走鞘管释放时，需要术者尽最大可能地稳定操作，保持支架在位。球扩式支架可以扩张至超出所报道的直径，但支架长度会相应缩短。自膨式支架不能后扩至大于其标定直径或去除鞘管之后的直径，因此必须选择超出1~3mm的尺寸来保证持续向外的径向支撑力，防止支架移位。自膨式支架比球扩式支架的柔韧性要好，因此更适用于活动的或扭曲的血管，如股浅动脉。球扩式支架有更强的箍强度等级，能够更好地用于开口处病变，如常见于肾动脉狭窄的病变类型。在某些情况下，自膨式支架可能会因箍强度不足，导致不能完全膨开。在这种情况下，可以在自膨式支架内放置球扩式支架，虽然这种方法是超适应证的。

大部分球扩式支架是预先安装在球囊上的，但也有单独的支架，如大口径的 Palmaz 支架（Cordis Corp，新泽西州，布里奇沃特），可以折叠到球囊上，便于输送和释放。自安装式的支架在输送过程和球囊膨胀过程中有发生移位的风险。药物洗脱支架通常用于冠脉疾病，其在外周血管系统中的应用尚在调查研究中[9]。

血管再通

20世纪90年代，人们进行了三项关于溶栓治疗的随机试验。其中一项"下肢缺血的外科治疗与溶栓治疗对比（STILE）"的亚组分析提示，人工血管旁路闭塞或急性动脉闭塞病程小于14天的患者，溶栓治疗具有更好的疗效[10-12]。重组组织型纤溶酶原激活物（tPA）是使用最广泛的溶栓药物，其包括从克隆的人组织型纤溶酶原激活物衍生的阿替普酶（Activase，Genentech，南圣弗朗西斯科），以及缺失氨基末端两个结构域的缺失突变体瑞替普酶（Retevase，Centocor，圣路易斯）和包含三个点突变的替奈普酶（TNKase，Genentech）这两个重组的 tPA 突变体。溶栓药通过溶栓导管输送到血栓的特定位置，直接进行溶栓或结合机械碎栓加速血栓的溶解过程。为了便于血凝块的降解，人们设计了很多种器具，其中一些器具能够用肝素化盐水或 tPA "喷射"到血凝块。经10~30分钟溶栓使血栓初步分解后，能够通过机械乳化和抽吸的方法将血栓清除。

急性血栓通常更容易溶解，因为急性血栓更软并且不像慢性血栓那样已发生机化。首先穿刺血管获得血管入路，置入合适尺寸的鞘管，随后将导丝通过血栓。专门的溶栓导管有多种尺寸可供选择，设计成能够向长段血栓输注溶栓药物的喷注导管，与溶栓导丝配合使用。tPA 的使用剂量有多种不同的指导意见，早期血栓负荷最重的时候，可使用较大剂量进行溶栓。许多医生在治疗初期采用大剂量 tPA 冲击以阻断血栓发展，在前4~6小时内以1~2mg/h的速度输注 tPA，随后速度减半。需要频繁地进行血管造影来监测血栓溶解情况。不同的机构制订了不同的指标来监测溶栓效果，其中包括每6小时测量血细胞比容、血小板计数、凝血酶原时间、部分凝

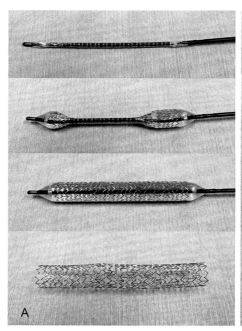
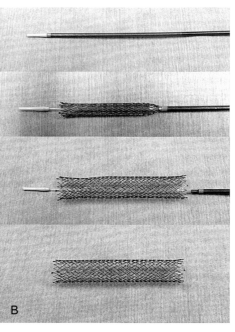

图5-4　支架的大小、成分、输送系统以及特性各不相同。（A）球扩式支架比自膨式支架更僵硬，用预安装或自安装技术，通过球囊膨胀来使支架展开。（B）自膨式支架通常由镍钛合金制成，其柔韧性优于球扩式支架。（From Cronenwett JL, Johnston KW, editors: *Rutherford's vascular surgery*, ed 7, Philadelphia, 2010, Saunders, p 1278, Fig. 85–1C.）

血活酶时间以及纤维蛋白原水平。必须要监测患者鞘管置入部位以及其他远处部位的出血情况，终止溶栓治疗的参考阈值不应设置过高。

　　靶向的经皮腔内斑块旋切器具可通过去除血管腔内的粥样斑块来使慢性闭塞性病变再通。这一器具的尖端配有切割装置，能够切取血管腔内的粥样硬化物质，收集于导管顶端，术者可不时将之去除。斑块旋切术后的再狭窄率依然很高，而且在操作过程中存在远端栓塞的风险。新型的旋切器具将设计为将抽吸结合于切割过程中，或通过激光消融，从而使栓塞风险降到最低（框 5-1）。

治疗性栓塞

　　许多器官或组织具有丰富的侧支动脉供血，因此为了治疗外伤性血管损伤、胃肠道出血、内脏动脉瘤、假性动脉瘤形成或肺动静脉畸形等，我们可以牺牲一些受损血管、瘤样扩张或出血的血管。还有多种情况需要栓塞肿瘤，包括子宫平滑肌瘤的血管[13]。外科手术很难企及的远端血管，如骨盆骨折导致的外伤性出血，可以通过栓塞来大大改善治疗条件[14]。

　　目前有多种栓塞材料和器具（表 5-1）。最常用的可能是用预先拉直的金属弹簧圈，而且有多种尺寸可供选择。将输送导管放置在拟行栓塞的部位，用推送器或导丝将弹簧圈推出，使其形成预定的形状（图 5-5）。为使弹簧圈释放位置精确，关键在于推送弹簧圈时要保持输送导管在位，防止整个系统从预定的位置后撤。碰到有难度的位置需释放弹簧圈时，可将多个同轴导管套叠以增强支撑性，从而保证精确释放。首先用一个较大的不锈钢弹簧圈来防止移位，并为后续释放的更小、柔韧性更好的铂金弹簧圈提供支撑，最终闭合血管。

　　还有一些替代性的栓塞器具可供选择。这些器具预先包装在输送鞘内，作为一个大栓子释放于目标血管中。这些器具有多种尺寸可供选择，通常大于血管直径 30%~50%，以防止移位（表 5-3）。还有多种蛤壳型器具，用于先天性心脏缺损，如卵圆孔未闭或房间隔缺损的封闭治疗。这些器具底部嵌有输送导丝，从而能够在释放后重新撤回鞘内，换位后再次释放。

术后护理

　　• 血管成形术或支架植入术后要开始抗血小板治疗。对许多患者来说，每天予以 81mg 阿司匹林已足够。是否使用氯吡格雷取决于治疗的血管腔以及是否放置了支架。颈动脉和胫动脉介入治疗后，通

框 5-1	经皮腔内斑块旋切器具

Diamondback（Cardiovascular Systems，明尼苏达州，圣保罗）

TurboHawk 和 SilverHawk（ev3 Endovascular，明尼苏达州，普利茅斯）

Jetstream（Pathway Medical Technologies，华盛顿州，柯克兰）

激光腔内斑块旋切术（The Spectranetics Corp.，科罗拉多州，斯普林斯）

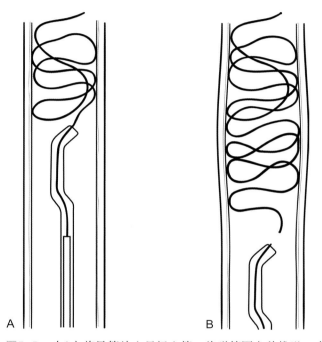

图5-5 （A）将导管放入目标血管，将弹簧圈向前推送，直至置入目标血管并将其填充，从而实现周围动脉的弹簧圈栓塞。（B）可以放入多个弹簧圈来"填塞"血管，从而诱导血栓化。

表 5-3　Amplatzer II 血管塞（AGA 医疗集团）*

直径（mm）	长度（mm）	最小鞘尺寸（F）	最小引导导管尺寸（F）
3	6	4	5
4	6	4	5
6	6	4	5
8	7	4	5
10	7	5	6
12	9	5	6
14	10	6	8
16	12	6	8
18	14	7	9
20	16	7	9
22	18	7	9

* 所有器具都被安装在 100cm 长的输送导丝上。

常需行氯吡格雷治疗至少 4 周。髂动脉、股浅动脉以及腘动脉的病变，介入治疗后行阿司匹林或氯吡格雷治疗均可接受。

• 客观评估术后疗效。通常于术后 4 周行无创的血管检查。下肢术后的评估手段包括节段波形及节段血压的脉冲容量记录（PVR）、踝肱指数（ABI）、双功能彩超图像以及流速测定。上肢术后的评估同样包括节段波形和血压的测量以及双功能彩超测量。颈动脉和内脏动脉的术后评价多通过双功能彩超检查。

• 应定期随访患者，监测疾病进展情况及初始治疗是否失败。

术后并发症

血管成形术相关的特异性并发症包括影响到血流的夹层、栓塞、血栓形成、血管穿孔以及动脉痉挛。

• 血管成形术后经常会出现夹层，但只要不影响到血流，通常无需处理。一旦出现影响血流的夹层，则需放置支架治疗。

• 栓塞发生频率不高，但会导致肢体或末梢器官缺血。一旦证实前期血流通畅的区域出现血流受阻，则可诊断栓塞。处理方法包括肝素化，并尝试通过特制的抽吸导管或整体交换型取栓球囊去除血栓。也可以尝试结合有机械碎栓的 tPA 输注或单纯 tPA 输注。如果复通血流失败，则有必要行外科血运重建。

• 继发于血管成形术的动脉穿孔并不多见，尤其是对球囊的直径做了精心选择，并且扩张程度把握得当的情况下。若术中突发低血压，应当怀疑出现动脉穿孔，并需要立即行造影检查明确诊断。小血管穿孔，如胫部血管穿孔通常是自限性的。大血管出血可通过立即并小心地在损伤处重新充起球囊来控制。同时可考虑逆转肝素化，并准备输血。充起球囊后稍加施压通常能够控制出血，但如果持续有对比剂溢出，可考虑在损伤处放置覆膜支架。为了保持球囊在位维

持止血，需要在其他部位穿刺获取血管通路来放置支架。例如，发生髂外动脉意外出血时，经同侧股动脉逆行穿刺放置覆膜支架比较困难，此时可通过同侧股动脉送入球囊控制出血，再穿刺对侧股动脉，将覆膜支架准确输送到位。如果无法获取合适的覆膜支架，出血持续存在，必要时需行外科手术修补。

支架植入后的急性并发症包括支架弹出、扩张不全以及放置位置不当。

• 支架弹出。当支架从输送器具中部分弹出时，仍可以通过在支架内部重新放置一个球囊使其充分展开来挽救。弹出的支架有时很难被看见。通过增加每秒的帧数、使用滤镜减少散射来提高分辨率，以及放大图像可能有助于看清支架。必要时可在不同投射角度多次曝光来选取有利于支架显示的合适位置。

• 支架扩张不全。支架扩张不全通常可以通过球囊扩张来解决，但偶尔有必要在支架内部再铺上另一个支架。

• 放置位置不当。支架放置位置不当通常发生于释放自膨式支架的过程中。因为自膨式支架在抽鞘的过程中有向前弹跳的趋势。保证支架系统中没有因导丝屈曲或扭转而积累势能，消除导丝松弛，并控制释放的过程可以增加支架释放的精确性。如果放置错位的支架未能修复病变，可放置与之重叠的第二枚支架。

• 支架移位。如果支架因尺寸选择不当而发生移位，则需要处理初始病变，并在病变的远端重叠放置新的支架来阻挡或"固定"移位的支架。当支架断裂或栓塞形成血管内异物时，可供选择的方案包括：使用抓捕器取出异物；将碎片弃入不重要的动脉，如髂内动脉；或放置支架将碎片固定于血管壁。必要时可选择开放手术取出支架。

（邹思力 译　季相国 校）

参考文献

1. Dotter CT, Judkins MP: Transluminal treatment of arteriosclerotic obstruction. Description of a new technic and a preliminary report of its application, *Circulation* 30:654-670, 1964.
2. Grüntzig A, Kumpe DA: Technique of percutaneous transluminal angioplasty with the Grüntzig balloon catheter, *Am J Roentgenol* 132:547-552, 1979.
3. Dotter CT: Transluminally placed coilspring endarterial tube grafts: Long-term patency in canine popliteal artery, *Invest Radiol* 4:329-332, 1969.
4. Tillet WS, Garner RL: The fibrinolytic activity of hemolytic streptococci, *J Exp Med* 58:485, 1933.
5. Clifton EE, Grunnet M: Investigations of intravenous plasmin (fibrinolysin) in humans, *Circulation* 14:919, 1956.
6. Luessenhop AJ, Spence WT: Artificial embolization of cerebral arteries. Report of use in a case of arteriovenous malformation, *J Am Med Assoc* 12(172):1153-1155, 1960.

7. Tetteroo E, van der Graaf Y, Bosch JL, et al: Randomised comparison of primary stent placement versus primary angioplasty followed by selective stent placement in patients with iliac-artery occlusive disease. Dutch Iliac Stent Trial Study Group, *Lancet* 351:1153-1159, 1998.

8. Tielbeek AV, Vroegindeweij D, Buth J, et al: Comparison of balloon angioplasty and Simpson atherectomy for lesions in the femoropopliteal artery: Angiographic and clinical results of a prospective randomized trial, *J Vasc Interv Radiol* 7:837-844, 1996.

9. Duda SH, Bosiers M, Lammer J, et al: Drug-eluting and bare nitinol stents for the treatment of atherosclerotic lesions in the superficial femoral artery: Long-term results from the SIROCCO trial, *J Endovasc Ther* 13:701-710, 2006.

10. Ouriel K, Shortell CK, DeWeese JA, et al: A comparison of thrombolytic therapy with operative revascularization in the initial treatment of acute peripheral arterial ischemia, *J Vasc Surg* 19:1021-1030, 1994.

11. Surgery versus Thrombolysis for Ischemia of the Lower Extremity investigators: Results of a prospective randomized trial evaluating surgery versus thrombolysis for ischemia of the lower extremity. The STILE trial, *Ann Surg* 220:251-266, 1994.

12. Ouriel K, Veith FJ, Sasahara AA: A comparison of recombinant urokinase with vascular surgery as initial treatment for acute arterial occlusion of the legs. Thrombolysis or Peripheral Arterial Surgery (TOPAS) Investigators, *N Engl J Med* 338:1105-1111, 1998.

13. Goodwin SC, Spies JB, Worthington-Kirsch R, et al: Uterine artery embolization for treatment of leiomyomata: Long-term outcomes from the FIBROID Registry, *Obstet Gynecol* 111:22-33, 2008.

14. Agolini SF, Shah K, Jaffe J, et al: Arterial embolization is a rapid and effective technique for controlling pelvic fracture hemorrhage, *J Trauma* 43:395-399, 1997.

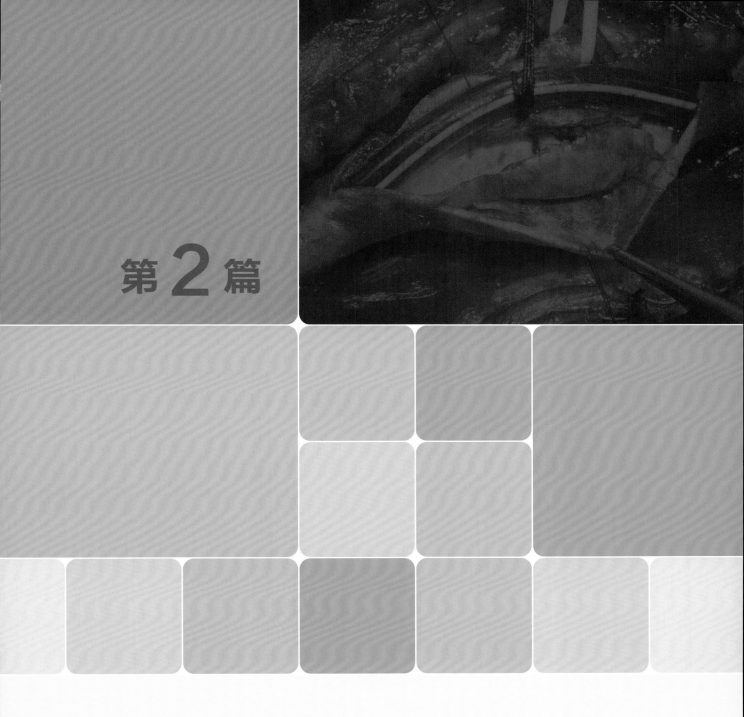

第 **2** 篇

颅外段脑血管病变

第 6 章 颈动脉内膜切除术

ELLIOT L. CHAIKOF · RICHARD P. CAMBRIA

历史背景

虽然 Carrea、Molins 和 Murphy[1] 于 1951 年成功完成了 1 例颈动脉切除术，DeBakey[2] 于 1953 年成功完成了 1 例颈动脉内膜切除术（CEA），但外科治疗颈动脉闭塞性疾病的潜在优势却因 1954 年 Eastcott、Pickering 和 Rob 而受到重视[3]。1956 年 Al Naaman、Carton 和 Cooley 描述了颈动脉分流器的使用[4]。之后两个大型多中心随机试验：北美症状性颈动脉内膜切除术试验[5, 6]和欧洲颈动脉手术试验[7]，证实了 CEA 可减少颈动脉狭窄患者同侧卒中的风险。CEA 对于无症状患者的疗效也被三个随机临床试验所证实，其中包括狭窄程度中等至严重的患者[8-10]。

适应证

颈动脉分支闭塞的患者，可通过行 CEA 以预防卒中的发生[11]。多个随机化前瞻性研究支持 CEA 用于：①无症状颈动脉狭窄超过 60% 的患者；②有症状的近期有短暂性脑缺血发作（TIA）史或黑矇及同侧颈动脉狭窄超过 50% 的患者。

CEA 其他的适应证也有报道。考虑到现有的证据有限，治疗推荐应该基于外科医生的手术并发症率和患者本人的意愿来决定。应特别注意的是，CEA 的优势对如下患者不一定成立：①颈动脉狭窄超过 50% 并有非半球症状、椎基底动脉症状、进展性卒中、急性完全性卒中的患者；②有症状的溃疡型颈动脉斑块和同侧颈动脉狭窄小于 50% 的患者。

术前准备

• 有证据表明，术前和术后使用阿司匹林（81~325mg/d）或氯吡格雷（75mg/d）有利于减少围术期并发症[12, 13]。

• 一些研究证明围术期应用他汀类药物有保护效果[14]。

• 只要无创的血管检查符合质量保证，并且在技术充分性和研究数据的原始性方面均能达到外科评估的要求，围术期影像学检查仅包括双功能彩超即可。其他影像学检查可包括磁共振血管造影、CT 血管造影或传统的基于导管的血管造影。然而后者固有的风险性，再加上当前 CT 血管造影的可靠性已相当高，有创的血管造影则很少用到。

• 对通过临床状况或来自特定人群而认为具有心脏高危风险的患者，推荐用无创压力测试来评估心脏风险。

• 对于先前有过 CEA 手术史的患者应该评估声带功能。

• 可适当预防性应用抗生素。

• 可考虑经鼻插管术和下颌半脱位来暴露颈内动脉（ICA）远端。

• 建议术中进行动脉血压监测。

• 术中脑血流监测可用来提示是否需要行颈动脉转流。

隐患和风险

• 卒中

• 技术上完美的操作是预防卒中的最重要因素。

• 有证据证明，围术期附加抗血小板治疗可减少卒中的风险。

• 脑神经（CN）损伤

• 血肿

• 再狭窄

• 在女性和小动脉中再狭窄更加常见。

• 有证据证明血管成形术可减少再狭窄的风险。

手术策略

避免术中卒中

所有患者人群中 CEA 的围术期综合死亡率和大卒中风险为 2%~5%[12, 15]。该风险对于无症状的患者要更低一些（<3%），对于近期有 TIA 的患者风险会增加，对于进展期和近期发生卒中的患者风险最高。

为了减少术中卒中风险，制订手术策略应当注意以下事项。

1. 有症状患者手术时机的把握。中度至严重（>50%）狭窄的有症状患者应该在 2 周内进行"紧急的"内膜切除术。已发生卒中的患者行 CEA 手术时需将脑影像学检查提示的梗死大小作为重要考虑因素来制订临床决策。大部分小卒中患者可在同一住院期间行有指征的 CEA 手术。少数需行双侧内膜切除术的患者，可在第一次手术 2 周之后行第二次手术。

2. 手术技巧。尽量避免触及颈动脉杈处，病变处应采用"不触碰"技术。

3. 术中低血压和心律失常。可于颈动脉窦神经区域注射利多卡因，来预防暴露颈动脉杈时出现的窦性心动过缓和低血压。然而，这一操作可能导致术后反射性高血压。

4. 颈动脉转流管。一些外科医生提倡常规使用颈动脉转流管，而另外一些医生注意到即便术中阻断颈动脉，也仅有少于 10% 的患者术后会发生缺血症状，因而他们更倾向于选择性使用转流管。清醒的患者发生缺血症状可表现为无法完成语言指令或术中癫痫发作。全麻术中，如发生脑监测（如脑电图、脑氧监测或经颅多普勒）的变化，可作为使用转流管的指征。收缩压需要维持在 120~180mmHg。

5. 固定内膜切除的末端。如果内膜切除的远心末端与血管壁之间的转换不光滑，远端内膜片形成，则需要用 7-0 聚丙烯附加缝线固定。为了仔细看清末端，需要额外暴露远端 ICA，并延长动脉切口。用生理盐水冲洗来证实内膜片已被充分固定。去除全部病变组织，使内膜切除的"终点"出现在解剖正常的远端 ICA 是一项重要的技术原则。

6. 避免残留狭窄。前瞻性随机研究支持常规进行补片吻合，因其能够使残留远端狭窄的概率降到最低。再狭窄在自身动脉细小的女性中更多见。尽管我们不在术中常规行影像学检查，但某些中心还是提倡行双功能彩超检查以排除内膜片和残留狭窄。

7. 颈动脉扭曲和成卷的处理。ICA 过长可与闭塞性病变处或其远端动脉成卷（或扭曲）并存。去除斑块后，冗余的 ICA 可能会导致动脉切开处远端血管过度弯曲甚至狭窄。可通过切除缩短颈总动脉或 ICA 来处理这一情况。在 ICA 和颈外动脉（ECA）均冗长的情况下才可缩短颈总动脉。作

为另一选择，也可行传统的外翻式 CEA 来处理冗长的颈动脉。

避免脑神经损伤

CEA 中发生神经损伤，术后出现持续性功能障碍，并且持续至患者出院以后，该情况发生率大约是 4%。大部分损伤性表现可在接下来的数月间康复[16]。神经损伤可能由横断、过度牵拉或电凝导致。最常见损伤的是舌下神经（CN XII）、迷走神经（CN X）以及面神经的下颌缘支（CN VII），而脊髓副神经（CN XI）和舌咽神经（CN IX）极少损伤[17-20]。因未加识别而未能有效保护脑神经的几个因素如下。

1. 解剖变异。迷走神经通常位于颈总动脉后方，但有时可能出现于该动脉前方。当打开颈动脉鞘，暴露出颈总动脉时，需将其与舌下神经袢相鉴别。前置的迷走神经需要松解至外侧。

2. 颈部粗短。舌下神经在跨过 ICA 处与颈动脉杈之间的距离并不固定。若位置偏低，则可能在分离面总静脉时损伤。另外，也可能在解剖术野中上部的淋巴血管组织时发生损伤。循着舌下神经袢至其与舌下神经主干交汇处，可帮助识别舌下神经。

3. 颈动脉杈位置偏高。舌咽神经走行于 ICA 和颈内静脉之间，在茎状突深面，并与肌肉相连。在移除茎状突暴露远端 ICA 时，有可能损伤舌咽神经[21, 22]。将分离范围局限于 ICA 的外膜旁组织，可以将损伤的风险降至最低。脊髓副神经与舌咽神经、迷走神经一起出颅，先走行于胸锁乳突肌（SCM）浅层，随后穿过这块肌肉进入其深面，直至斜方肌。在解剖远端或过度牵拉 SCM 上部时，有可能损伤这根神经。

4. 过度解剖。喉上神经走行于 ECA 后方。尽可能在动脉远端环绕阻断，可减少损伤风险。

5. 设计皮肤切口。如颈部切口距离下颌角不足一横指，则可能损伤面神经的下颌缘支。应当向外上方牵拉切口上部，而不是勾住下颌骨，后者使下颌缘支的损伤风险增加。向上扩大皮肤切口可能导致耳大神经损伤。

手术方法

麻醉方式的选择

可在局麻、区域麻醉或全麻下行 CEA 手术。焦虑或解剖困难的患者推荐选择全麻。随机试验提示，并无证据证明特定的麻醉方式与降低手术并发症及死亡率有关[23]。

切口和体位

患者躺在手术台上，患侧贴近手术台边缘。颈部伸展，头部偏向拟做切口的对侧，并在头下放置软橡胶圈（图 6-1A）。用卷起的巾单或"甲状腺包"垫起肩部来增强颈部的伸展，对于颈部粗短的患者这一点尤为重要。消毒并铺单准备好上胸部、面部下部以及耳下方。于 SCM 前缘平行做切口可最大限度地暴露颈动脉在颈部的全部走行。切口的下部过于靠近中线是常见的错误，会导致喉部因过分暴露而受到干扰。切口应当沿皮纹稍弯曲，远端延伸至耳垂下，有些困难病例远端可延伸至乳突。将切口向后移位，距下颌角下方一横指，可防止损伤面神经的下颌缘支。

游离胸锁乳突肌

切开颈阔肌，从 SCM 的前缘打开颈深筋膜（图 6-1B）。游离 SCM 的前缘，从内侧缘锐性分离肌肉和下方的血管鞘。操作过程中需结扎甲状腺上动脉的胸骨乳突小支；结扎了供应 SCM 的这支血管以及其他穿通血管，提示 SCM 已经获得了足够的游离。如果 SCM 受到过度牵拉，可能会损伤切口上方从 SCM 下方发出的脊髓副神经。

游离颈静脉，分离面总静脉

将游离出来的 SCM 向后牵拉，可以辨认出颈动脉鞘；此时通常可以看到颈内静脉的前面，但这还要取决于表层淋巴及脂肪组织的厚度。从肩胛舌骨肌上方打开颈动脉鞘，为了分离这块肌肉，需要向近心端进一步暴露。在术野中部沿颈内静脉的内侧缘分离，将之与 SCM 一起向后拉。这一操作需要分离出面总静脉（图 6-2）。分离出面总静脉及其他于内侧走行的分支后，可将颈内静脉向侧方游离。舌下神经袢位于颈动脉上方，将其分离并保护其不受损伤。

暴露颈总动脉

处理粥样硬化的颈动脉权前，锐性分离出颈总动脉（图 6-3）。需要仔细辨认并保护好迷走神经。一旦将颈总动脉从周围组织中游离出来，就用吊带在远离分叉的部位将其包围悬吊起来。切断舌下神经袢有利于清除颈总动脉前面的组织。

游离颈外动脉

在分叉上方游离出 ECA，其外部被神经包绕，用吊带悬吊。必须尽量避免触碰颈动脉权，防止粥样斑块栓塞。甲状腺上动脉分支若直接由颈总动脉发出，需将其游离。当分离至颈动脉权时，抓住 ECA 和 ICA 之间的神经组织，而不是病变的 ICA，以利于远端 ICA 的解剖。

游离颈内动脉

随后分离 ICA。通常 ICA 位于 ECA 后方、颈内静脉深面。在切口上部沿颈内静脉内侧缘解剖，从而暴露分叉远处的 ICA。需要分离静脉上方的淋巴组织，并识别结扎面总静脉上方的小静脉分支以防出血。舌下神经干跨过 ICA 的位置与颈动脉权的距离往往不固定，而且往往走行十分靠近内侧，不需牵拉神经即可充分暴露 ICA。然而，有时为了便于在术野外侧分离枕动脉，需要将舌下神经自外侧牵拉至内侧。在可见的粥样病变远端 1cm 外控制 ICA，用吊带环绕悬吊。

暴露远端颈内动脉

在远端病变的病例中，可以通过下颌关节半脱位来暴露 ICA 的上颈段[24]。这种入路要求经鼻插管行全麻。使术侧的下颌髁突半脱位，随后经鼻或经口固定。按照之前所述，暴露颈总动脉和 ICA，游离舌下神经。切断二腹肌后腹有助于暴露距颅底 2cm 以内的 ICA（图 6-4）。结扎横跨 ICA 前面的颈内静脉小分支时需谨慎。做此操作时，腮腺下缘被向上牵拉。通过切断茎突舌骨韧带可在高位暴露 ICA，同样，通过切断茎突舌骨肌、茎突咽肌以及茎突舌肌，可移除茎状突。将解剖范围限制在 ICA 的外膜旁组织，可使损伤舌咽神经的风险降至最低。

动脉切开和转流管置入

经静脉给予（75~100U/kg）肝素。在目测正常的 ICA 段上予以动脉夹阻断，随后用成角血管钳阻断颈总动脉和 ECA。用 Potts 剪自颈总动脉前外侧面做动脉切开，延伸至 ICA 超过动脉粥样斑块的部位。

向 ICA 内置入转流管，确认反流血顺畅（图 6-5）。暂时性阻断转流管以防止持续失血，将近心端置入颈总动脉管腔内。转流管放置前需吸干净血液，在直视下放置，以防术野的组织碎屑进入转流管腔导致意外栓塞。移除成角血管钳，转流管插入颈总动脉，用橡胶止血带环绕转流管。与远端 ICA 匹配的转流管口径平均是 10F（内径 2.5mm）。8F 或 12F 的转流管可以分别适用于更小或更大的血管。转流管偶尔可能因为远端抵住 ICA 的血管壁而导致不通畅（如 ICA 成卷或扭曲），转流管放置好后，需用多普勒探头评估流经转流管的血流。

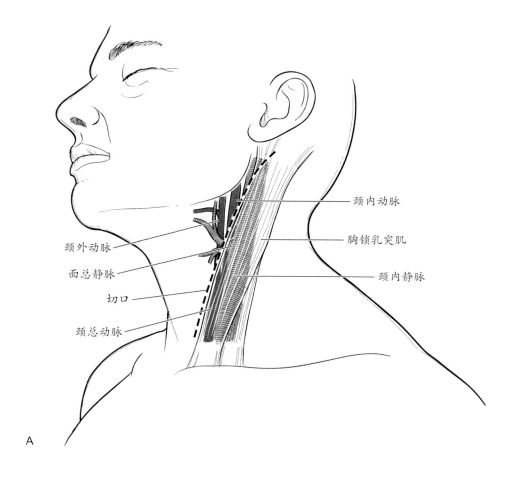

颈内动脉

胸锁乳突肌

颈外动脉

面总静脉

切口

颈总动脉

颈内静脉

A

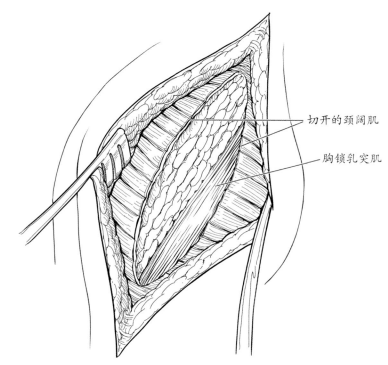

切开的颈阔肌

胸锁乳突肌

B

图6-1　（A）颈部伸展，头部偏向拟做切口的对侧，并在头下放置软橡胶圈。用卷起的巾单或"甲状腺包"垫起肩部以增强颈部的伸展，对于颈部粗短的患者这一点尤其重要。（B）与胸锁乳突肌前缘平行的切口能够最大限度地暴露颈动脉在颈部的整个走行。切口深度穿过颈阔肌。

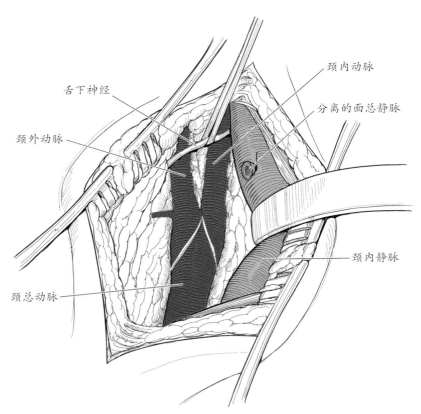

舌下神经

颈外动脉

颈总动脉

颈内动脉

分离的面总静脉

颈内静脉

图6-2　向后牵拉游离的胸锁乳突肌，辨认出颈动脉鞘。从肩胛舌骨肌上方打开颈动脉鞘。在术野中部沿颈内静脉的内侧缘分离并向后拉。这一操作需要分离出面总静脉。舌下神经袢位于颈动脉上方，进而寻找迷走神经前支。

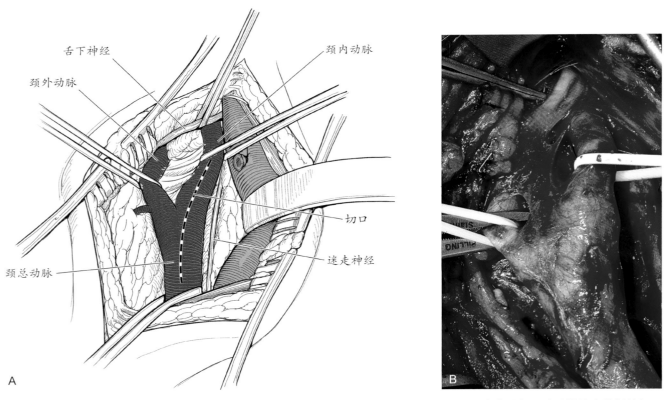

舌下神经

颈外动脉

颈总动脉

颈内动脉

切口

迷走神经

A

B

图6-3　（A）处理粥样硬化的颈动脉权前，锐性分离出颈总动脉。迷走神经通常位于颈总动脉后方，需要辨认出并保护好。（B）一旦从周围组织中游离出颈总动脉，即将其自远离分叉的部位进行环绕悬吊。

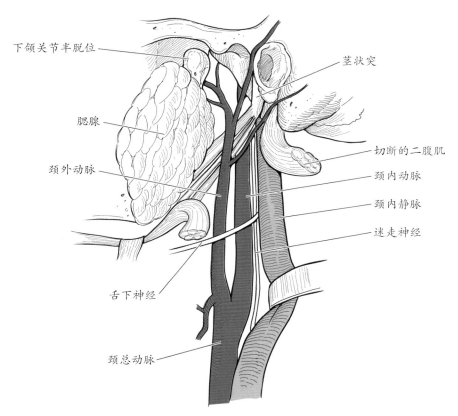

图6-4　在远端病变的病例中，可以通过下颌关节半脱位来暴露颈内动脉（ICA）的上颈段。切断二腹肌后腹有助于暴露距颅底2cm以内的ICA。结扎横跨ICA前面的颈内静脉小分支时需谨慎。通过切断茎突舌骨韧带可以高位暴露ICA，同样，通过切断茎突舌骨肌、茎突咽肌以及茎突舌肌，可以移除茎状突。

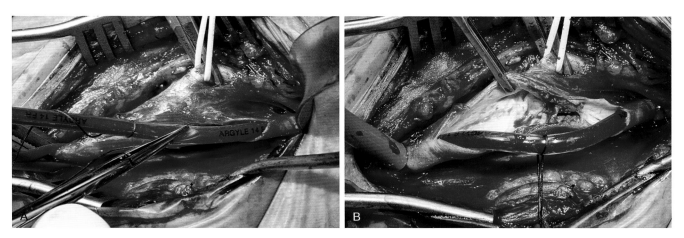

图6-5　（A）向ICA内置入转流管，确认反流血顺畅。（B）暂时性阻断转流管以防持续失血，将近心端置入颈总动脉管腔内。与远端ICA匹配的转流管口径平均是10F（内径2.5mm）。8F或12F的转流管可以分别适用于更小或更大的血管。

内膜切开

　　沿颈动脉中膜和外膜之间的层次解剖，分离出颈动脉粥样斑块，露出明显的略带粉色的有限外膜组织。Freer 或 Penfield 剥离子是最有用的器具（图6-6）。光学放大镜（×2.5~×3.5）可以帮助术者看得更清楚。推走斑块时，用镊子提拉血管壁。在颈总动脉部位开始剥离，直至动脉切开最低处的近心端将斑块完整剥除。用剪刀在分离处剪断斑块，在颈总动脉内留下光滑的近心端边缘。随后，通过外翻技术，将斑块从 ECA 上分离。从 ICA 上剥离斑块是最关键的一步。接近斑块尽头时，转向内中膜浅层，

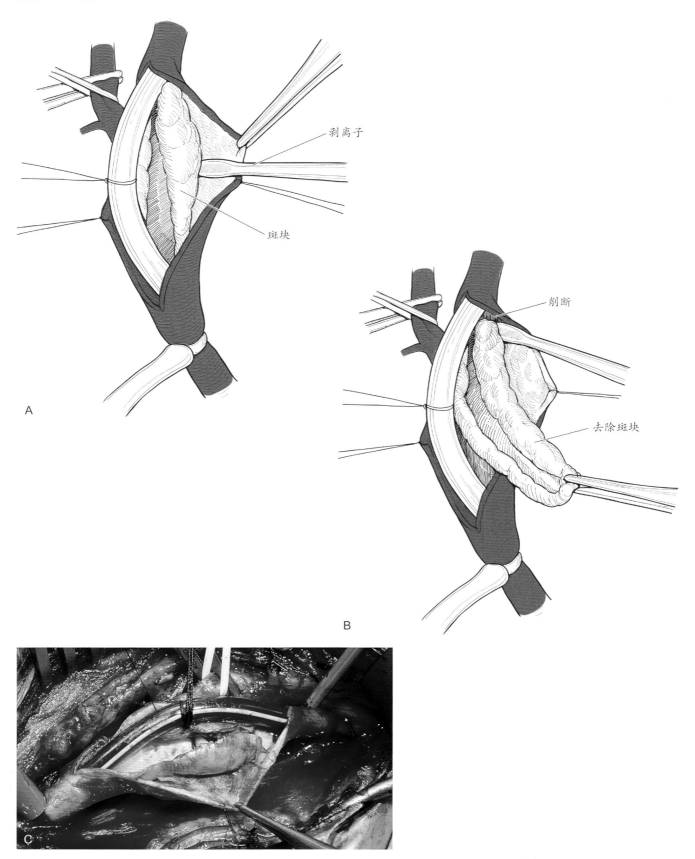

图6-6 （A）沿颈动脉中膜和外膜之间的层次解剖，分离出颈动脉粥样斑块，露出明显的略带粉色的有限外膜组织。用Freer或Penfield剥离子或蚊式钳推走斑块时，用镊子提拉血管壁。（B）自颈总动脉处开始解剖，在ICA远端结束。（C）术中照片显示了动脉粥样斑块和颈动脉外膜之间的略带粉红色的中膜深层平面。

于是斑块取走时可留下紧实的内膜层。可以用显微手术剪剪断斑块的最远端来协助切除斑块。如果远端终结点向血管内膜的转换部不光滑，可以用 7-0 聚丙烯附加缝线固定远端内膜。用生理盐水冲洗动脉，可显露出仍然松动的碎片，用镊子去除之。

补片血管成形术

为了预防围术期卒中和再狭窄，推荐常规使用人工补片（如涤纶、心包膜或聚四氟乙烯）或静脉补片来关闭动脉切口。用 6-0 或 7-0 聚丙烯线把补片固定在远心端顶点，尽可能用最少量的血管壁，从 ICA 侧进针来完成整个动脉的吻合（图 6-7）。另外，可用 3 次间断的褥式缝合来代替，这种方法可提供更好的视觉效果。用 5-0 聚丙烯线关闭补片的近心端顶点。

最终关闭动脉吻合口前，取出转流管，阻断颈总动脉和 ICA，冲洗 3 根血管，去除动脉吻合口附近的碎片。在除去转流管后，止血钳阻断前可用手指阻断颈总动脉。完成动脉切口关闭后，先恢复 ECA 的血流，随后恢复 ICA 血流。用多普勒超声评估修复后的血流动力学。

闭合

评估术野的止血情况，包括补片的吻合口、颈静脉、结扎的面总静脉以及 SCM 肌肉。可用 Valsalva 动作评估颈静脉的完整性。是否使用鱼精蛋白尚有争议，因为有些报道称鱼精蛋白的使用和围术期卒中风险增高有关。关于这一点，血管外科学会指南

性文件未能给出共识[11]。放置 7F 的 Jackson Pratt 引流管，次日可以拔除。用 3-0 可吸收线关闭颈阔肌，用 4-0 皮下线关闭皮肤。如果患者接受的是全麻，器械护士和器械台需保持无菌，直到患者出现适当的神经系统表现，排除再次探查的必要，患者方可离开手术室。

术后护理

- 患者通常于术后次日出院，但建议在家中监测血压。
- 患者在复苏室通过动脉管道监测血压搏动至少 2 小时。如果需要通过药物来维持血压在正常范围，则应将患者转入特护病房，监测过夜。避免严重高血压十分重要。
- 患者手术当日应卧床休息，鼓励次日下床活动。
- 在极少数需要返回手术室的情况下，手术当日需要输液。次日可恢复正常饮食。
- 术前给予一剂头孢菌素，如果青霉素过敏，则用万古霉素，并持续 24 小时（如：头孢唑林 1g 静脉注射，每 8 小时 1 次；万古霉素 1g 静脉注射，每 12 小时 1 次）。
- 颈部切口的不适通常很轻微，第一天后患者可以选择药店销售的止痛药，而不再需要麻醉药品。
- 推荐终身服用阿司匹林（81~325mg/d）。医生可以根据自己的判断，选择术中或术后增加抗血小板药物（如低分子量右旋糖酐），尤其是术前没有服用阿司匹林或氯吡格雷的患者。

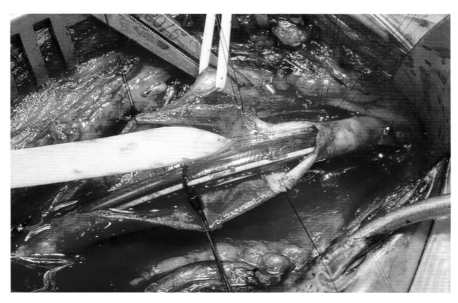

图 6-7　为了降低围术期卒中和再狭窄的概率，推荐常规使用人工补片或静脉补片来关闭动脉切口。6-0 或 7-0 聚丙烯线间断缝合可使缝合精细并提供理想的视觉效果。

• 术后 1 个月时行双功能彩超复查，随后每年定期复查是比较合适的随访策略。

• 需要同时进行降低动脉硬化危险因素的治疗，包括给予血管紧张素转化酶抑制剂和（或）血管紧张素受体拮抗剂以及他汀类药物。适当时候还需给予降压药物治疗。

并发症

心血管并发症

虽然 CEA 的应激比较小，但大部分患者有心血管疾病迹象，并有发生心肌缺血或心血管相关死亡的风险。虽然术后行心电图检查是合适的，但不需常规检查心肌酶谱。

卒中

虽然 CEA 的目的是预防卒中，但卒中也是公认的并发症之一。若患者在麻醉复苏后或稍后一段时间出现神经功能缺陷，则需立即再次探查。出现这种事件最常见的原因是手术部位的血栓形成。小的功能缺陷和（或）一过性的缺陷提示需行急诊 CT 或血管造影。血小板碎片栓塞需行血管重建是最常见的原因。

脑高灌注综合征

脑高灌注综合征发生率小于 1%，但其死亡率超过 30%。高灌注综合征可导致严重头痛、惊厥、神经功能缺陷，并可能最终导致患者死于脑出血。其可能在 CEA 术后 3~6 天出现。危险因素包括同侧高度狭窄（>90%）、对侧颈动脉闭塞、近期卒中病史以及严重的术后高血压。在这些危险因素中，只有术后高血压是可控的。因此，在特护病房用合适的缩血管药物或扩血管药物，能够使波动较大的血压得到最佳控制。不能轻视患者头痛的主诉。

神经损伤

舌下神经损伤或牵拉可导致短暂的舌向手术侧偏斜。舌下神经横断十分少见，并可能需要急诊修复。在这种情况下，患者可能出现吞咽困难和不能清晰发音。需要预防误吸。水肿是比直接的神经损伤更常见的发病机制，因此大部分术后舌偏斜的患者会在 48 小时内恢复。可以通过短疗程的激素治疗和抬高床头来促进恢复。

损伤迷走神经可能导致暂时性或永久性的声音嘶哑。损伤面神经的下颌缘支可导致嘴角下歪。损伤喉上神经可导致发声易疲劳以及出现发音障碍。损伤脊髓副神经并不常见，但可能导致肩关节功能障碍和颈部无力。怀疑脑神经损伤需要请耳鼻喉科医生会诊。

心动过缓

心动过缓是因术中触及颈动脉窦而导致的常见事件。若心动过缓持续存在或合并低血压，则需要给予阿托品。术中可在颈动脉窦神经区域给予利多卡因，但可能会导致反射性高血压。

血肿

约 5% 的患者发生术后切口血肿。这些患者中，小部分需行血肿清除。不断扩大的颈部血肿需要紧急处理以防气道受压。

切口周围感觉减退

如果术中损伤耳大神经，患者可能会主诉耳垂附近麻木。患者出现颈部切口区域感觉减退更为常见，这是术中切断颈神经皮支所致。通常情况下，这些症状会在术后数月恢复。

颈动脉再狭窄

大部分再狭窄是无症状的，多因内膜增生而发生于术后 2 年内。可常规行补片成形术来降低其发生风险。其他推荐的措施包括戒烟以及控制动脉粥样硬化的高危因素。再次手术的指征与第一次手术相同。

（邹思力　译　季相国　校）

参考文献

1. Carrea R, Molins M, Murphy G: Surgery of spontaneous thrombosis of the internal carotid in the neck; carotido-carotid anastomosis; case report and analysis of the literature on surgical cases, *Medicina (B Aires)* 15:20-29, 1955.
2. DeBakey ME: Successful carotid endarterectomy for cerebrovascular insufficiency. Nineteen-year follow-up, *JAMA* 233:1083-1085, 1975.
3. Eastcott HH, Pickering GW, Rob CG: Reconstruction of internal carotid artery in a patient with intermittent attacks of hemiplegia, *Lancet* 267:994-996, 1954.

4. Al-Naaman YD, Carton CA, Cooley DA: Surgical treatment of arteriosclerotic occlusion of common carotid artery, *J Neurosurg* 13:500-506, 1956.
5. North American Symptomatic Carotid Endarterectomy Trial Collaborators: Beneficial effect of carotid endarterectomy in symptomatic patients with high-grade carotid stenosis, *N Engl J Med* 325:445-453, 1991.
6. Barnett HJ, Taylor DW, Eliasziw M, et al: Benefit of carotid endarterectomy in patients with symptomatic moderate or severe stenosis. North American Symptomatic Carotid Endarterectomy Trial Collaborators, *N Engl J Med* 339:1415-1425, 1998.
7. European Carotid Surgery Trialists' Collaborative Group: MRC European Carotid Surgery Trial: Interim results for symptomatic patients with severe (70%-99%) or with mild (0%-29%) carotid stenosis, *Lancet* 337:1235-1243, 1991.
8. Role of carotid endarterectomy in asymptomatic carotid stenosis: A Veterans Administration Cooperative Study, *Stroke* 17:534-539, 1986.
9. Executive Committee for the Asymptomatic Carotid Atherosclerosis Study: Endarterectomy for asymptomatic carotid artery stenosis, *Jama* 273:1421-1428, 1995.
10. Halliday A, Mansfield A, Marro J, et al: Prevention of disabling and fatal strokes by successful carotid endarterectomy in patients without recent neurological symptoms: Randomised controlled trial, *Lancet* 363:1491-1502, 2004.
11. Hobson RW 2nd, Mackey WC, Ascher E, et al: Management of atherosclerotic carotid artery disease: Clinical practice guidelines of the Society for Vascular Surgery, *J Vasc Surg* 48:480-486, 2008.
12. Kresowik TF, Bratzler D, Karp HR, et al: Multistate utilization, processes, and outcomes of carotid endarterectomy, *J Vasc Surg* 33:227-234, 2001.
13. Goodney PP, Likosky DS, Cronenwett JL: Factors associated with stroke or death after carotid endarterectomy in Northern New England, *J Vasc Surg* 48:1139-1145, 2008.
14. McGirt MJ, Perler BA, Brooke BS, et al: 3-hydroxy-3-methylglutaryl coenzyme A reductase inhibitors reduce the risk of perioperative stroke and mortality after carotid endarterectomy, *J Vasc Surg* 42:829-836, 2005.
15. Kang JL, Chung TK, Lancaster RT, et al: Outcomes after carotid endarterectomy: Is there a high-risk population? A National Surgical Quality Improvement Program report, *J Vasc Surg* 49:331-338, 2009.
16. Cunningham EJ, Bond R, Mayberg MR, Warlow CP, Rothwell PM: Risk of persistent cranial nerve injury after carotid endarterectomy, *J Neurosurg* 101:445-448, 2004.
17. Hertzer NR, Feldman BJ, Beven EG, Tucker HM: A prospective study of the incidence of injury to the cranial nerves during carotid endarterectomy, *Surg Gynecol Obstet* 151:781-784, 1980.
18. Massey EW, Heyman A, Utley C, Haynes C, Fuchs J: Cranial nerve paralysis following carotid endarterectomy, *Stroke* 15:157-159, 1984.
19. Schauber MD, Fontenelle LJ, Solomon JW, Hanson TL: Cranial/cervical nerve dysfunction after carotid endarterectomy, *J Vasc Surg* 25:481-487, 1997.
20. Tucker JA, Gee W, Nicholas GG, McDonald KM, Goodreau JJ: Accessory nerve injury during carotid endarterectomy, *J Vasc Surg* 5:440-444, 1987.
21. Rosenbloom M, Friedman SG, Lamparello PJ, Riles TS, Imparato AM: Glossopharyngeal nerve injury complicating carotid endarterectomy, *J Vasc Surg* 5:469-471, 1987.
22. Shaha A, Phillips T, Scalea T, et al: Exposure of the internal carotid artery near the skull base: The posterolateral anatomic approach, *J Vasc Surg* 8:618-622, 1988.
23. Lewis SC, Warlow CP, Bodenham AR, et al: General anaesthesia versus local anaesthesia for carotid surgery (GALA): A multicentre, randomised controlled trial, *Lancet* 372:2132-2142, 2008.
24. Fisher DF Jr, Clagett GP, Parker JI, et al: Mandibular subluxation for high carotid exposure, *J Vasc Surg* 1:727-733, 1984.

第 7 章 外翻式颈动脉内膜切除术及颈动脉外科的特殊问题

R. CLEMENT DARLING III · W. JOHN BYRNE · DHIRAJ M. SHAH

历史背景

常规颈动脉内膜切除术（CEA）是一项历经时间考验且十分优秀的技术。然而，外翻式颈动脉内膜切除术与常规颈动脉内膜切除术相比，前者手术操作更快，避免了假体材料的插入、术后复发与再狭窄等问题[1, 2]。由于其手术操作快，它是颈动脉手术局部麻醉的理想选择。

1985 年，Kieny 及其同事[3] 在 1959 年 DeBakey[4] 和 1970 年 Etheredge[5] 所描述的基础上进行技术改进后实施了第一例外翻式 CEA。DeBakey-Etheredge 技术包括横断颈总动脉、外翻式颈内动脉（ICA）和颈外动脉（ECA）。Kieny 技术仅限于外翻式 ICA。

直到近年来，外翻式 CEA 逐渐被广泛接受。许多外科医生觉得这种技术很难掌握，有人关注适当的远端显露，有人则关注必要时需快速插入转流管。本章将对外翻式 CEA 技术进行综述，并对一般问题和相关策略予以重视以便达到最优结果。

适应证

CEA 旨在防止颈动脉权闭塞性疾病的患者出现卒中[6]。多重性随机前瞻性研究证明，CEA 适用于至少 60% 颈动脉狭窄的无症状患者以及近期有短暂性脑缺血发作（TIA）史或一过性黑矇和同侧至少 50% 颈动脉狭窄的有症状患者。

其他 CEA 适应证已有报道。如果提供的证据有限，决定是否进行推荐的治疗应依据外科医生手术并发症的发生率和患者的选择。需要注意的是，不适于 CEA 的有：①至少 50% 颈动脉狭窄合并非半球症状、椎基底动脉症状、进展性卒中或完全性急性卒中的患者；②溃疡性颈动脉斑块合并同侧小于 50% 颈动脉狭窄的有症状患者。

术前准备

· 所有患者均应进行术前颈部血管彩色超声。

CT 血管造影可用以确认存在有严重狭窄。磁共振较 CT 优势不足，在检测颈动脉血流动力学明显病变中假阳性率较高。几乎不需要行常规的血管造影。

· 患者需行术前心脏评估。

· 服用阿司匹林和氯吡格雷的患者手术期间应继续服用这两种药物。所有患者应服用至少一种抗血小板药物。

· 几乎所有患者均可以在局部神经阻滞下行外翻式 CEA，局部神经阻滞包括深部和表面相结合的颈丛阻滞或仅有表面颈丛阻滞。瑞芬太尼属短效麻醉剂，它的镇静作用应用于患者镇静评分的强效控制。不到 1% 的患者需应用全身麻醉。

· 通过观察患者交谈或回忆简单事实的能力来临床评估大脑功能。一项更客观的措施是在钳夹 ICA 时让患者挤压带有压力传感器的压力装置。

· 术前收缩压应维持在 120~170mmHg，尤其在钳夹颈动脉时，应维持足够的脑灌注。β 受体阻滞剂如拉贝洛尔（盐酸拉贝洛尔）常用作一线药物，静脉注射增至 5mg。肼屈嗪作为二线药物，静脉注射增至 10mg。

手术策略

外科医生选择外翻式 CEA 不需要改变暴露颈动脉的基础技术。外翻式和标准 CEA 在麻醉剂、大脑监控及保护方面相似。外翻式 CEA 优先选择颈丛麻醉，当患者在钳夹颈动脉出现神经系统变化时常选用选择性分流。

外翻式 CEA 可用于治疗几乎所有初期的颈动脉权疾病和一些再狭窄病例。对于一些颈动脉扭曲疾病，它是理想的选择，因为动脉缩短可合并外翻。使用转流术直接安全，在一些病例中，使用转流术可简化手术步骤。一旦插入转流管，它可作为外翻 ICA 的轴心，并可充分清除动脉粥样硬化斑块。颈动脉权的病变范围可影响不同方法实施 CEA 的手术过程。比起扩散到颈动脉权远端的疾病，仅限于或靠近分叉的病例更容易治疗。ICA 的检查可让医生在分离 ICA 之前了解斑块的范围。治疗 ICA 达到或超过二腹肌水平的广泛性病变具有挑战性。这类病例在医生拥有丰富的颈动脉权病灶外翻式 CEA 经验之前，应采用常规 CEA。

虽然外翻技术可用于治疗外翻手术后的颈动脉再狭窄，但其禁用于已行补片血管成形术的常规 CEA 术后的患者。外翻技术可适用于自体静脉的颈动脉修复，但比起未使用补片血管成形术的再狭窄血管病变，前者的失败率较高。外翻技术限于应用放射性颈动脉狭窄，因为难于辨别远端点，故适用于补片血管成形术。

手术方法

暴露颈动脉

外翻式 CEA 和常规 CEA 暴露颈动脉方法相似。但是有几点需强调。在外翻操作中，使用 ICA 周缘远端、斑块以外的流出道很关键，要看到病变未累及的动脉达到淡蓝色水平。血管钳应放置于正常的 ICA，在斑块的远端或过渡区以外，以便外翻和检查动脉内膜切除术的远端点。清除 ICA 外膜所有周围组织便于足够外翻 ICA。该步操作可在横断 ICA 之后进行，以便 ICA 更易于从"伤口之外"剥离，这样可把对脑神经的损害程度降到最低。

肝素处理（30U/kg，平均 2500U/ 人）后，用 Yasargil 神经外科钳夹住 ICA。分离并钳夹 ECA 和颈总动脉。在 ICA 起始部用 11 号刀片和解剖剪将其倾斜横断，然后从外膜周围组织游离。ICA 应从分叉处或颈动脉壶腹部断开，而不是 ICA 近端（图 7-1）。若 ICA 近端被断开，随后将很难吻合。动脉切开可顺着 ICA 内侧延伸 1~2cm（图 7-2）。颈总动脉的切开可延伸相似长度。在该阶段，ICA 应完全充盈并只能在 ICA 远端用 Yasargil 钳固定。

颈内动脉内膜切除术

进行 ICA 的外翻式 CEA 操作。首先确认 ICA 近端的剥离平面。从斑块剥离血管外膜（图 7-3）。随着外翻的进行，粘连在动脉外膜一侧的斑块碎片被移除。不要从动脉提拉出斑块，而是从固定斑块剥离外膜，就像从手上脱下手套一样。外膜剥下后，斑块在脱离外膜之前开始从它结块的地方像羽毛一样脱落。移除大斑块后可看见残留的小斑块，螺旋移除可将正常内膜远端剥离的风险降至最低。用肝素化的生理盐水灌洗可移除斑块的残留碎片并展现更清晰的 ICA 内膜表面的残留丝状物。该操作的关键在于对动脉内膜切除术远端的良好显影，若显影不清，Yasargil 钳可以向 ICA 头侧移动。

在该阶段可能会遇到的两种技术问题如下。

• 缺少远端点。当 ICA 反向时，斑块可能不会像羽毛一样脱落，但可能会随着远端内膜变得连续。这类似于股浅动脉或髂动脉。当 ICA 剥离表现超出或接近颅底水平时，必须停止动脉内膜切除术。有斑块的 ICA 被横断后远端点可能是安全的。如果上述现象未发生，应当用 7-0 或 8-0 聚丙烯缝线固定斑块或行颈总动脉 - 颈内动脉旁路术。

• 远端点不稳定。动脉内膜切除术成功实施后，还须注意 ICA 远端内膜分离，因为恢复血流后可能会导致颈内动脉夹层。用 7-0 或 8-0 聚丙烯缝线缝合固定以保护远端血管内膜。

颈总动脉内膜切除术

在颈总动脉内膜切除术中使用内膜剥脱铲或剥离器。在斑块和动脉外膜之间确认解剖平面。可用 Metzenbaum 或 Potts 剪或 15 号刀片在 ECA 起始部之外最近处横断，如需要，可像 ICA 那样外翻 ECA。在一些罕见病例中，ICA 中可见斑块或不包括颈总动脉。但是以笔者的经验，颈总动脉内膜切除术的失败会导致患者更易发生颈总动脉再狭窄。动脉内膜切除的颈总动脉也更易缝合。

该阶段可能会遇到的技术问题是在颈总动脉中广泛存在斑块。在这种情况下，有必要延伸到切开颈总动脉的近端以实施更广泛的动脉内膜切除。这会导致在颈总动脉和 ICA 起始部之间切开的尺寸错配。因为颈总动脉够宽足以一次性闭合切口而不用缩窄其管腔。可用 6-0 聚丙烯缝线连续缝合颈总动脉切口。然后缝合 ICA 至其起始部，这样就会形成一个 Y 形缝合线。

颈内动脉和颈总动脉吻合术

将 ICA 于其起始部用 6-0 聚丙烯缝线应用降落伞技术连续再吻合于颈总动脉（图 7-4）。吻合术在切口中心实施时具有优势，但不适于头侧范围内。缩窄管腔比较困难。在吻合完成之前，释放钳夹，并用肝素化生理盐水冲洗动脉。钳夹释放后，多普勒超声或双功能彩超确定 ICA 和 ECA 的血流。

该阶段可能面临的技术问题如下。

• ECA 未见血流。ECA 缺少血流提示剥离远端出现问题且 ECA 可能闭塞。该现象在一些患者中可导致下颌或咬肌异常。解决的办法是重新探查 ECA。但是如果手术较难且使用转流管的话，更明智的做法是暂且不处理。

• ICA 未见血流。若 ICA 未见血流，即使患者未出现神经系统缺陷症状，仍需实施重新探查。

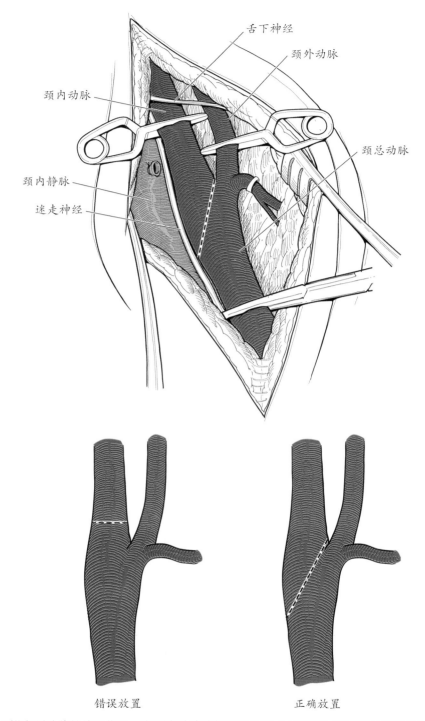

图7-1 Yasargil钳在颈动脉的放置位置。在颈内动脉球部错误放置（左下图）和正确的倾斜放置（右下图）。

• ICA 血栓形成。当出现血栓时，则必须实施重新探查。通常"红色"血栓来源于 ICA，则必须评估和处理其远端点。可使用一个 2F 或 3F Fogarty 取栓导管小心取出血栓。但应测量导管的长度以免造成颈动脉海绵窦瘘。在大多数情况下，来自 ICA 的逆行血流会冲出血栓，故无需导管取栓。如果是"白色"血栓，则可能是由于异常的血小板凝聚以及技术问题而未被发现。随着更多有效的抗血小板假体的发展，可能会考虑应用静脉插入移植物代替 ICA 的动脉内膜切除，如低分子量右旋糖酐。肝素诱发的血小板减少症应排除在外。

外翻式CEA中的转流术

在外翻式 CEA 中放置转流管较常规 CEA 简单，

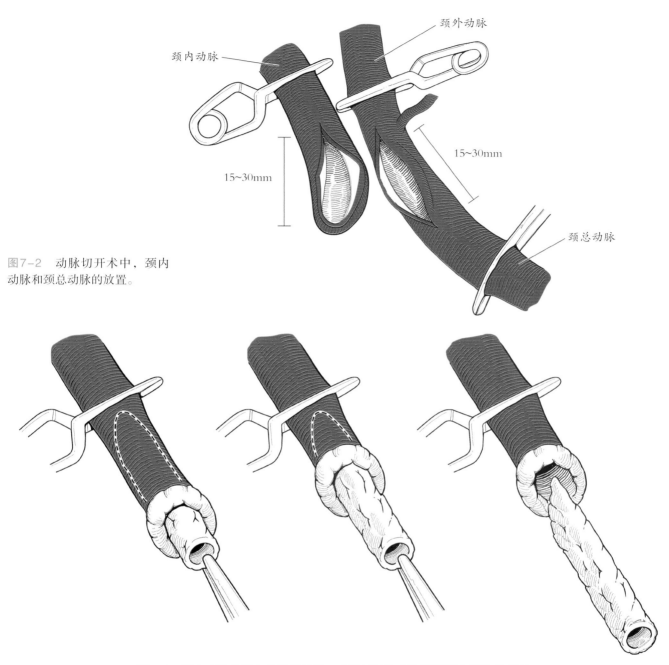

图7-2　动脉切开术中，颈内动脉和颈总动脉的放置。

颈内动脉

颈外动脉

颈总动脉

15~30mm

15~30mm

图7-3　颈内动脉外翻合并远端显影。虚线所示为动脉粥样硬化斑块的范围。

任何常规转流管都可以使用，如 Javid、Sundt 或 Pruitt-Inahara 转流管。快速分离 ICA 并外翻 CEA。然后插入转流管并用分流钳或气囊确认（图 7-5）。转流管远端也可在动脉内膜切除术前插入，这种情况仅限于 ICA 斑块很短以至于 ICA 的横断只能从其中间向远端进行。通常在动脉内膜切除术前向颈总动脉插入转流管的近端并确认。当转流管插入后，多普勒超声确认血流，然后行动脉内膜切除术。最后，在转流管周围，使 ICA 在其起始部吻合于颈总动脉，并在吻合完成之前取出转流管。

术后护理

• 患者通常在手术后第二天出院，但建议患者在家时继续进行血压监控。

• 在苏醒室用动脉管路系统监控患者血压波动至少 2 小时。若需药物维持正常血压，患者需转移至重症监护病房监护过夜。避免血压过高非常重要。

• 患者术后通常卧床休息，术后第二天鼓励适当下床活动。

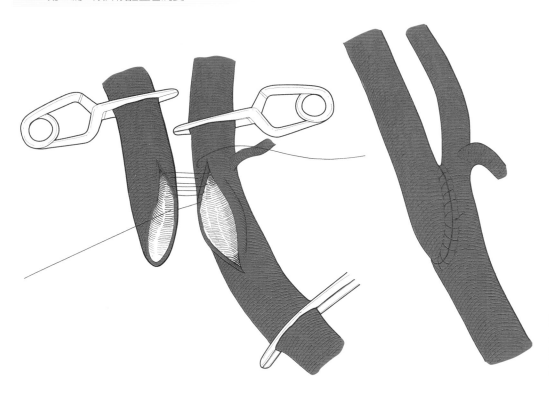

图7-4 颈内动脉与颈总动脉行端-侧吻合。用6-0聚丙烯线先缝合后拆除。

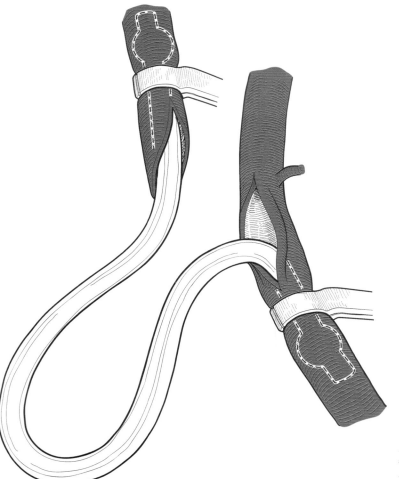

图7-5 外翻式颈总动脉内膜切除术中转流管的插入技术。在转流管插入之前完成斑块摘除。转流管远端首先放置于颈内动脉，然后将转流管近端放置于颈总动脉。

· 手术当天患者进入手术室前推荐使用清洁液。术后第二天患者可恢复正常饮食。

· 术前和术后 24 小时使用一剂头孢菌素，若青霉素过敏，可给予万古霉素。

· 颈部切口通常尽可能要小，患者手术第一天后不再继续使用麻醉剂而使用非处方止痛剂。

· 推荐终身服用阿司匹林（81~325mg/d）。其他术中和术后抗血小板药物，如低分子量右旋糖酐，医生应慎重给药，尤其是术前未服用过阿司匹林或氯吡格雷的患者。

· 术后一个月复查双功能彩超，以后每年复查一次。

· 降低患者动脉粥样硬化罹患风险，包括服用血管紧张素转化酶抑制剂和（或）血管紧张素受体阻滞剂、抑制素制剂以及适量的降压药。

并发症

再狭窄

可依据早期或晚期对再狭窄进行分类。早期再狭窄或许更具永久性再狭窄的特征，术后第一次双功能彩超时常被发现。这常提示技术错误和未进行充分的远端 ICA 或颈总动脉内膜切除。若再狭窄严重（>80%），颈动脉血管支架成形术可发挥作用。晚期再狭窄是由于血管内皮细胞过度增生，常出现在术后 12~18 个月，尤其是首次每年双功能彩超复查发现概率占 1%[7]。处理方式根据再狭窄程度、症状和其他药物情况而定。术后多年发生的再狭窄常常由于动脉粥样硬化复发。

感染

切口感染不常发生，但是由于外翻式 CEA 不使用假体材料，故其严重感染的发生率远低于标准 CEA 和补片血管成形术。然而，个别情况下也会发生动脉感染，表现为带有可能出血的假性动脉瘤或严重出血。处理方式是切除感染组织，用自体隐静脉代替。

特殊情况下的外翻式颈动脉内膜切除术

颈内动脉的扭曲和成卷

ICA 因其较长故适合于外翻技术，可能是外翻式 CEA 的首要适应证。因为在 ICA 从其起始部被分离之后，整个 ICA 在外翻技术中可以活动，所以适当修改 ICA 修剪长度以使 ICA 的方向自然、合适。

很少遇到未伴有狭窄的有症状扭曲和成卷。伴随

TIA 的患者有时头部运动时可见该类情况。处理方式与冗长颈动脉相似。ICA 被整个调整，从其起始部被横断，切除多余的动脉后进行吻合。

纤维肌性发育不良

ICA 纤维肌性发育不良（FMD）的患者不同于其他动脉粥样硬化的患者，大部分为青年、女性患者，症状罕见。近年来才发现 ICA 的 FMD，1964 年才报道第一例[8]。65% 为双侧[9]且 30% 的患者伴有颅内动脉瘤[9]。在球囊血管成形术出现之前，该类疾病的处理方式包括钳夹颈总动脉和 ECA，然后垂直切开颈总动脉，扩张器扩开 ICA，类似于 20 世纪 60 年代的 Dotter 血管成形术。现在的处理方式常用血管成形术。针对该类疾病的外科治疗不限于腔内血管治疗，可用反向静脉嫁接做旁路移植。

二次颈动脉外科手术

颈动脉再狭窄

伴有卒中症状、TIA 或一过性黑矇的高度再狭窄患者需及时治疗。许多患者行支架治疗是因为担心增加术后风险。但是颈动脉再狭窄的开放性手术效果良好且不易复发。内膜较难剥离和广泛性神经损伤其实被过分夸大了[6]。对颈总动脉和 ICA 的外翻式颈动脉内膜切除术或常规补片血管成形术可考虑应用。超过 3/4 的颈动脉再狭窄患者再次接受外翻式 CEA[10]。复发性疾病的患者较广泛，可优先使用补片血管成形术或旁路移植。

颈动脉补片动脉瘤

补片动脉瘤是颈总动脉补片血管成形术的晚期并发症，发生率占 Dacron 或 Gore-Tex 补片的 0.4%。它表现为颈部搏动或偶尔有栓子症状。可全麻下插入移植物替换颈动脉的部分动脉瘤。切除时需注意防止远端栓塞和增加脑神经损害的风险。

颈动脉补片感染

近期有报道称[11]，Dacron 补片的感染率高达0.5%，可能与 CEA 术后血块压迫神经有关。患者出现颈部肿胀或局部引流不畅，细菌培养可见表皮葡萄球菌或金黄色葡萄球菌。虽然 CT 血管造影有争议，但双功能彩超可加以诊断。处理的原则包括切除人造补片和感染严重的组织，适量抗生素治疗，用静脉移植重建颈动脉。

（高鹏译　金杰校）

参考文献

1. Raithel D: Carotid eversion endarterectomy: A better technique than the standard operation? *Cardiovasc Surg* 5:471-472, 1997.
2. Cao P, Giordano G, De Rango P, Zannetti S, et al: A randomized study on eversion versus standard carotid endarterectomy. Study design and preliminary results: The Everest Trial, *J Vasc Surg* 27:595-605, 1998.
3. Kieny R, Hirsch D, Seiller C, et al: Does carotid eversion endarterectomy and reimplantation reduce the risk of restenosis? *Ann Vasc Surg* 7:407-413, 1993.
4. DeBakey ME: Regarding "A randomized study on eversion versus standard carotid endarterectomy. Study design and preliminary results: The Everest trial," *J Vasc Surg* 28:753, 1998.
5. Etheredge SN: A simple technic for carotid endarterectomy, *Am J Surg* 120:275-278, 1970.
6. Coscas R, Rhissassi B, Gruet-Coquet N, et al: Open surgery remains a valid option for the treatment of recurrent carotid stenosis, *J Vasc Surg* 51:1124-1132, 2010.
7. Black JH 3rd, Ricotta JJ, Jones CE: Long-term results of eversion carotid endarterectomy, *Ann Vasc Surg* 24:92-99, 2010.
8. Palubiskas AJ, Ripley HR: Fibromuscular dysplasia in extrarenal arteries, *Radiology* 82:451-455, 1964.
9. Osborn AG, Anderson RE: Angiographic spectrum of cervical and intracranial fibromuscular dysplasia, *Stroke* 8:617-626, 1977.
10. Knight BC, Tait WF: Dacron patch infection following carotid endarterectomy: A systematic review of the literature, *Eur J Vasc Endovasc Surg* 37:140-148, 2009.
12. Shah DM, Darling RC 3rd, Chang BB, Paty PS, Kreienberg PB, Lloyd WE, Leather RP: Carotid endarterectomy by eversion technique: Its safety and durability, *Ann Surg* 228:471-478, 1998.

第**8**章 颈动脉血管成形术和支架植入术

PETER A. SCHNEIDER

历史背景

20 世纪 70 年代后期报道了第一例作为处理颈动脉狭窄方法的颈动脉球囊血管成形术[1]。它被作为治疗高风险和颈动脉解剖异常的颈动脉内膜切除术（CEA）患者的替代方式。早期的试验证明了该方法的可行性，但因其研究不够深入、并发症发生率高且偶尔会使用支架等原因而未被广泛接受[2-4]。颈动脉血管成形术和支架植入术（CAS）在支架放置过程中设备、技术、经验和大脑保护的应用标准方面有了很大进步。

适应证

关键性的尝试帮助医生决定哪些患者可优先使用 CAS，但该问题仍未解决[5-8]。CAS 现行适应证对 CEA 有较高的解剖与生理风险（表 8-1）。

术前护理

• 在术前通过动脉造影、CT 血管造影或磁共振成像（MRI）对动脉弓、颈动脉和大脑解剖有个详细的了解，这样可以确定患者分类和手术方式选择。

• 症状明显或 80 岁以上的患者可通过大脑的 CT 或 MRI 来评估术前大脑病理情况。80 岁以上的高龄患者 CAS 术后罹患卒中的风险更高[9]。

• 进行抗血小板治疗时，术前 5 天使用阿司匹林的剂量为 325mg/d，氯吡格雷为 75mg/d。在术前所有患者都应服用氯吡格雷（总剂量为 300mg）。支架手术当天患者应停服 β 受体阻滞剂，以避免支架术后心动过缓。

• 检查大脑功能，评估卒中危险。

• 在最小剂量或无镇静剂的局麻下行手术治疗，以使患者容易配合并进行大脑功能监测。准备体外起搏器监测。具有严重主动脉狭窄的患者放置暂时性静脉起搏器。因为使用了最小剂量的镇静剂，患者可能会产生焦虑和高血压。在术中避免使用造成急性血压下降的药物，因为支架术后低血压和心动过缓较常见。如需抗高血压药物，最好使用短效制剂。

隐患和风险

• 卒中。CAS 可伴发卒中。术中卒中危险，术后同侧卒中和颈动脉内膜切除术血运重建对比支架（CREST）死亡率分别占无症状和症状明显患者的 2.5% 和 6.0%[9]。虽然 CAS 的未成年人卒中发生率高于 CEA，但二者成年人的卒中发生率和死亡率相近。

• 超选颈动脉的难点。分析扭曲的动脉弓或异常的脉管解剖，制订恰当安全的进入路径。在颈总

表 8-1　在颈动脉内膜切除术中具有高风险患者接受颈动脉血管成形术和支架植入术的适应证

生理标准	解剖标准
不稳定型心绞痛	C2 以上或锁骨以下病变
心肌梗死 30 天内	一系列颈动脉损伤需救治
纽约心脏协会 3 或 4 级充血性心力衰竭	首次 CEA 后再狭窄
多血管冠状动脉疾病（非增加血供型）	颈淋巴结清扫术
左心室射血分数 < 30%	气管造口术
颈动脉手术 30 天内	颈部放疗
慢性阻塞性肺疾病（第一秒用力呼气量 < 30%）	对侧颈动脉闭塞
年龄 > 80 岁	对侧 CEA 并发脑神经损伤

动脉套管插入时可能需要反向弯曲导管。使用加硬导丝来支撑使得鞘管进入颈动脉，但一些有动脉弓疾病的 CAS 应避免此类方法[10]。

• 难以跨越病变。可改变导丝头端的弯曲或用定向导管支撑跨越病变。可改变患者的颈部位置以小角度进行导入。复合病变的残留腔可在使用血流分配器之后处理。在跨越病变时也可使用伴行导管。

• ICA 远端痉挛。如果在 CAS 过程中发现 ICA 痉挛，可向颈动脉鞘注射小剂量硝酸甘油。保护伞和导丝移除后痉挛可缓解。

• 支架术后无血流。保护伞可能被斑块碎片堵塞，移除保护伞前应吸出碎片。

• 低血压、心动过缓或二者兼有。CAS 常伴发低血压和心动过缓，但较少持续发生。可用对应药物进行维持改善。

• 支架再狭窄。CAS 和 CEA 的支架再狭窄发生率相近[11]。通常可重复采用球囊成形术，偶尔再使用支架。颈动脉支架患者很少需要动脉置换。

腔内治疗策略

血管造影解剖

术前掌握动脉弓、颈动脉和脑动脉的解剖位置。可选用动脉造影、CT 血管造影或 MRI，尊重患者选择制订手术方案（表 8-2）。一些解剖因素可能成为 CAS 的相对禁忌证，包括严重的动脉粥样硬化或扭曲、冗长或扭结的颈总动脉、颈动脉权角度过大、ICA 远端扭结和无保护伞着位点。

正常和异常的主动脉弓解剖

动脉弓扭结是威胁安全的重要原因，也是鞘管放置的简便入口[12]。1 型动脉弓是指分支起始于动脉弓顶部，2 型指分支血管起始于动脉弓弯曲外部与内部之间（适当角度），3 型指分支沿着动脉弓上升段起始，近端或尾侧到达动脉弓小弯，或离开升主动脉（角度偏大，图 8-1）。

颈动脉栓塞损伤的风险

CAS 的损伤风险包括伴发周围钙化、严重斑块或无回音斑块，有症状的尤其是最近发生过卒中或短暂性脑缺血发作的颈动脉损伤[13]。

颈动脉的扭曲和成卷

颈动脉扭曲可增加跨越病变的难度，可能会缩短保护伞着位点的距离，或因支架与扭曲的颈动脉权和远端 ICA 不契合而难以放置支架。动脉的扭曲段在放置支架时不会被纠正，反而可能会在从扭曲段向非放置支架动脉段推动的过程中受损。

颈外动脉闭塞

颈外动脉常用作锚定交换导丝的着位点以稳定插入鞘管。当颈外动脉闭塞或颈动脉权包括远端颈总动脉损伤时，颈外动脉的这种支撑作用就会失效，必须采取其他方式以插入鞘管，比如将鞘管插入颈总动脉（图 8-2）。

表 8-2　增加颈动脉血管成形术和支架植入术难度的解剖和病理情况

解剖或病理情况	动脉弓	颈总动脉	颈动脉权	ICA 远端
扭结	较难的鞘管放置位置	术中鞘管的潜在不稳定性	较难的病变跨越	无保护伞放置位置
钙化沉积	钙化动脉弓套管插入增加卒中风险		支架栓塞可能性更大	
扭结和钙化兼有	鞘管放置位置成为禁忌风险	颈总动脉损伤的更高风险	输送支架的潜在失能	
复杂的颈动脉斑块沉积			斑块再沉积；较大的斑块会增加支架放置过程中栓塞的风险	
血栓			游离血栓；使用近端保护措施	
在不便之处的其他病变		在颈总动脉起始部使用其他球囊扩张支架的可能性	颈外动脉闭塞；该颈动脉分支不能用于鞘管放置时锚定交换导丝	
解剖变异	识别和处理可描述的动脉弓变异			脑脉络丛，脑半球

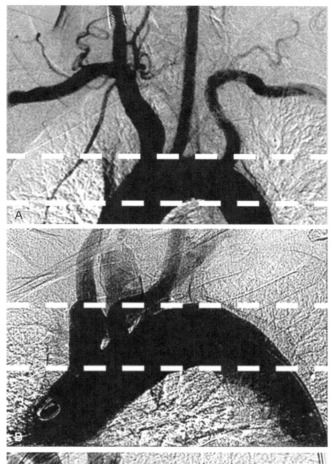

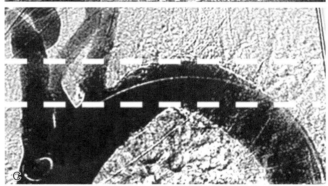

图8-1　动脉弓分类。（A）1型：大血管起始于动脉弓顶部或起始水平与动脉弓外弯曲横切面平行。（B）2型：无名动脉的起始部位于动脉弓弯曲外部与内部之间。（C）3型：无名动脉在动脉弓内曲面横切水平以下。（From Cronenwett JL, Johnston KW, editors: *Rutherford's vascular surgery*, ed 7, Philadelphia, 2010, Saunders, p1472, Fig.96–1.）

严重狭窄和线样征

当几乎没有残留腔时血流可能会变慢或栓子聚集，并且当导丝穿过病变放置时血流可能会停滞。伴发线样征（伴随远端管腔崩塌的严重狭窄）时很难控制远端保护伞，因为颈动脉权病变行血管成形

术后不能确定远端管腔是否会扩张。

颈总动脉串联病变

有时近端颈总动脉（尤其是来自动脉弓的起始部）和分叉处会发生损伤，且这两处损伤都需处理。动脉弓开口球囊血管成形术可为鞘管提供空间。动脉分叉损伤可利用常规远端保护下的支架植入术进行修复，且在完全抽出鞘管前在颈总动脉起始处放入支架。

纤维肌性发育不良

球囊血管成形术对纤维肌性发育不良的治疗效果不错。若残留表面高度不规则或能移动，可使用支架植入术。因为该过程可延伸至颅底，保护伞常设有足够的着位范围且伴随反流血的近端闭塞可用来保护大脑。若有动脉瘤或夹层出现该手术则禁忌[14]。

支架的选择：开放式与闭合式支架设计的比较

开放式支架对扭曲的颈动脉来说更灵活、更适合。闭合式支架网孔更小且向外的径向力更好。二者都可降低卒中的发生率但舒适性均较差[15]。

脑保护装置

近年来，脑保护装置的应用主要集中在保护伞和阻塞装置之间选择（有或无反流血）。大部分支架伴随保护伞一起放置，但随着越来越多技术的应用，近端阻塞相关数据也在不断更新。保护伞装置在不断发展，但保护伞放置技术还不够完善[16, 17]。

二次颈动脉血管成形术

二次球囊血管成形术通常适用于修复颈动脉管腔支架再狭窄，但偶尔需要使用其他支架。

腔内治疗技术

入路

虽然可选用较高位置或颈总动脉作为CAS的进入点，但大多数情况下仍选择股总动脉。入路选择的原则以快捷、安全直达颈动脉权为主。牛角型动脉弓或大血管扭曲的情况下偶尔选择肱动脉或桡动脉做进入。最初穿刺可选用显微穿刺（21G穿刺针），这样可显著降低股动脉穿刺并发症的发生率。导丝进入后，鞘管可放置于股总动脉，其大小与颈动脉放置的支架相当，常为6F或7F。当动脉弓或近端大血管太扭曲或有明显疾病和其他情况而不能进行较

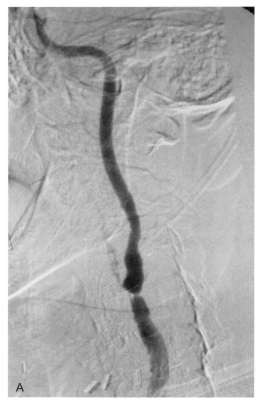

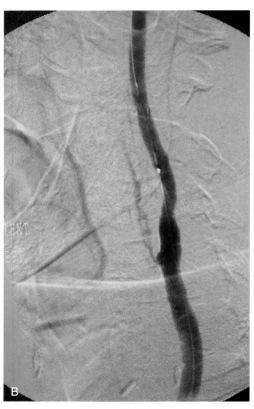

图 8-2　颈外动脉闭塞病例。颈外动脉常用来锚定交换导丝并稳定鞘管插入。当颈外动脉或颈动脉杈包括远端颈总动脉闭塞时，通过鞘管嵌入颈总动脉变得复杂。该患者首次行 CEA 后有支架再狭窄。图示为首次治疗（A）和术后（B）的动脉造影。

短的颈部横向病变时，可钳夹颈总动脉，直接经短鞘管植入支架。可用反流血或保护伞进行脑保护。

颈总动脉导管插入术

使用一或两个预成形导管来完成导管插入术：一个是简单的弯曲导管，如椎动脉导管，或复杂的弯曲导管，如 Vitek 导管（图 8-3）。图像中增亮部分为左前斜位置（LAO），可用骨性标志或影像图来指导导管插入。多数情况下第一选择的导管是简单弯曲导管。由椎动脉导管形成的角度伴随弯曲导丝形成的角度尖端适合于大多数颈总动脉的导管插入术。一旦导丝插入颈总动脉，导管在导丝之前可先行颈总动脉选择性血管造影。未做动脉造影的情况下不要将导丝插入颈动脉杈。因为脑血管造影导管从动脉弓转弯处绕进颈总动脉，然后伸直，导丝才能"跳过"向前。对该导管的操控应在造影下谨慎可视地进行。若导管在操控过程中较难前行，只能轻柔地向前，不至于对管壁造成过多压力。有时让患者深呼吸或咳嗽可帮助导管通过。

当动脉弓扭曲（3 型动脉弓）、颈总动脉弯曲向患者左侧或牛型动脉弓时，通常需要反向角度导管（图 8-4）。近端升主动脉最好使用 VTK，然后由近端推向动脉弓。该过程中较困难的部分是一些动脉分支起始于升主动脉的上斜支。

主动脉弓、颈动脉和脑循环的血管造影术

使用导丝、导管和鞘管的动脉弓操作对神经系统具有一定的风险。在一些 CAS 的研究中，尤其是早前的经验，有高达 1% 的患者在对侧脑半球发生卒中，提示颈动脉开口可能是该发病原因之一[18]。状况较好的患者应选择避免高风险的解剖缺陷以减少这些不利影响。在动脉弓手术前应给予患者全身肝素化。起初动脉弓血管造影是在加强图像的情况下通过猪尾导管在 LAO 位置进行。猪尾导管的头部放置在升主动脉中部。保持 LAO 位置不变，椎导管和猪尾导管可交替使用，向颈动脉超选。颈动脉和脑部血管造影在颈总动脉中部使用导管。导管尖端放置于离颈动脉杈至少几厘米可与每 2 秒 3~4mL/s 对比。上升的速度可为 0.5 秒，这样可使导管尖端注射压的峰值超过约 0.5 秒。每一个颈动脉杈完整的颈动脉造影图可用两种视图进行评估，通常是斜向和横向，有时需要用多种视图。可用横向和头尾向的视图评估脑动脉。如果需要病理学探查，可使用其他视图。通常一个完整的颈动脉血管造影不是作为支架过程的部分来完成的，而是在支架术或 CT 和 MRI 前进行的。

按计划放置鞘管

在 CAS 过程中，选择合适的导管、鞘管、保护伞、

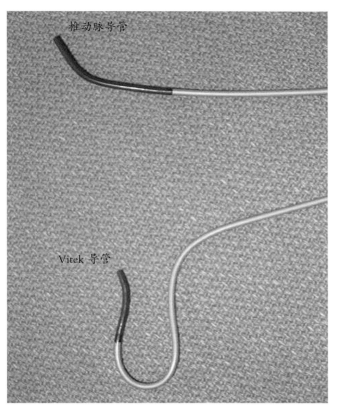

图8-3　动脉分支的导管术既可用简单的弯曲导管，如椎动脉导管（上图），也可用复杂的弯曲导管，如Vitek导管（下图）。椎动脉导管的头部单向简单弯曲。Vitek导管有一系列的弯曲可提供反向曲面，以利于弯曲路径的操控。

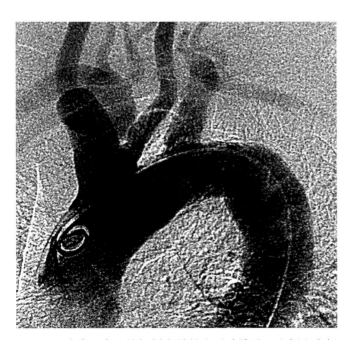

图8-4　动脉弓常见的解剖变异是牛型动脉弓。左侧和右侧颈总动脉起源于无名动脉。当处理来自牛型动脉弓的左侧颈动脉时需要复杂曲面导管，如Vitek导管、JB2或Simmons 2。（From Gronenwett JL, Johnston KW, editors: *Rutherford's vascular surgery*, ed 7, Philadelphia, 2010, Saunders, p1472, Fig.96-2.）

预扩张球囊、后扩张球囊、支架、保护伞回收导管都很重要，在颈总动脉鞘管置入之前准备好所需物品。

颈动脉鞘管进入时需要向颈总动脉放置长度适宜的交换导丝。有时可通过向颈总动脉远端放置交换导丝来达到目的，但通常需要向颈外动脉插入套管并利用该血管来锚定硬质的导丝（图8-5）。必须避免在颈动脉对导丝和导管的盲控。可以使用260cm导丝配合脑血管造影导管超选颈外动脉。远端选取

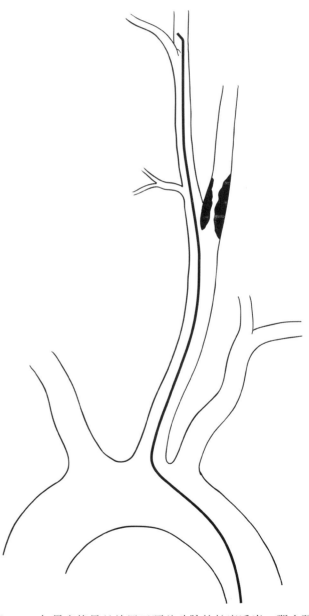

图8-5　如果交换导丝放置于颈总动脉的长度适当，那么颈动脉鞘管入点较简单。脑血管造影导管用来向颈总动脉插套管。可进行颈动脉权图示。导丝优先进入颈外动脉。脑血管造影导管可跨过导丝进入颈外动脉。导管需进入最长且安全的颈外动脉分支。甲状腺上动脉不适于锚定。硬质的交换导丝可通过脑血管造影导管进入颈外动脉。

距离分叉几厘米的安全的颈外动脉分支。不适于选择甲状腺上动脉，因为它过于短小，并且舌动脉应避免，因导丝会误伤，其破裂后会导致气道阻塞。交换导丝通过并进入较小的颈外动脉分支时需格外小心，以防穿破这些分支。可使用6F或7F鞘管进行CAS。然后从椎动脉导管退出导丝，将260cm Amplatz超硬导丝或其他交换导丝放置于颈外动脉。这样可使适当长度的导丝放置于颈动脉杈以外的其他部位，便于放置后续的颈动脉鞘管。如若需要可用动脉造影评估颈外动脉，除非在导管口有明确反流血，否则一定不能在颈动脉系统注射对比剂，会有向系统中推入微小气泡的风险。在颈外动脉，当颈外动脉分支的导管管腔较狭窄时可能会看不到反流血，在这种情况下，脑血管造影导管应缓慢退出直到出现明显的反流血。

导管退出后将 Amplatz 导丝留在颈外动脉。移除腹股沟鞘管。经 Amplatz 导丝向颈总动脉插入一根90cm 长的颈动脉鞘管（图 8-6）。

在鞘管前进的过程中，保持颈外动脉的 Amplatz 导丝头端可见。如果前进鞘管的头端在颈总动脉的

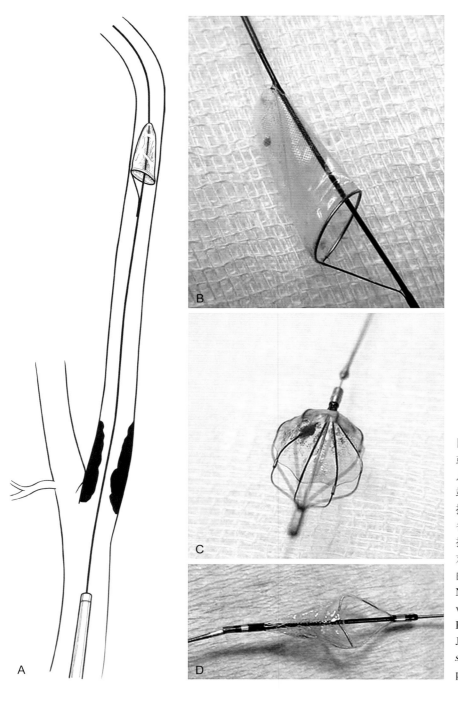

图8-6 （A）沿着硬质交换导丝推动6F或7F颈动脉鞘管。将鞘管尖端放置于颈总动脉远端中部。小心避免将扩张器前端进入颈动脉杈。鞘管放置好后移除交换导丝和插管器。拍摄新的图示。将准备好的远端保护伞跨过病变插入ICA。保护伞要放置在ICA病变距远端几厘米的相对水平的位置。（B~D）选择性保护伞的描述。（B, Courtesy Boston Scientific, Natick, Mass.; C, Courtesy Cordis, Somerville, N.J.; D, Courtesy Abbott Vascular, Redwood City, Calif. From Cronenwett JL, Johnston KW, editors: *Rutherford's vascular surgery*, ed 7, Philadelphia, 2010, Saunders, p1478, Fig. 96-4.）

拐弯处停滞或导丝头端回移，说明鞘管在越过导丝时未正确前行。应再次评估系统弯曲度并确保硬质交换导丝的适当长度。有时当鞘管头端从动脉弓拐入颈总动脉时可让患者深呼吸。该技巧可稍微改变分支起始部的形态并为鞘管的放置提供较为理想的解剖轨迹。

用于 90cm 颈动脉鞘管的鞘芯尖端较长且 X 线检查时不易查见。鞘芯和鞘管进入颈总动脉后，如果需要靠近颈动脉权的部位，稳住鞘芯，向前推送鞘管。可利用解剖标志或图示来确保鞘管头端未插入动脉叉。导丝和鞘芯退出后用长 6F 或 7F 鞘管再次行颈动脉血管造影，同时准备颈动脉权支架图示用于跨过病变。

通过病变和脑保护装置

通过病变和脑保护可在众多脑保护装置中选择一个。保护伞用来维持在介入治疗过程中远端 ICA 的血流。保护伞放置后移动鞘管也可移动保护伞以保证在保护伞放置前鞘管位置稳固。造影图确保鞘管头端位于屏幕下方，且保护伞的着位点在屏幕上方。该处在 CAS 过程中用作提示（图 8-7）。保护伞的着位点可提前评估，使得保护伞能够到达该位置，并且足够长、足够直便于放置保护伞。将保护伞放置在扭曲段可引发血管痉挛或使管壁受损而阻碍功能。在保护伞放置前使活化凝血时间（ACT）达到 250 秒或更高。这些

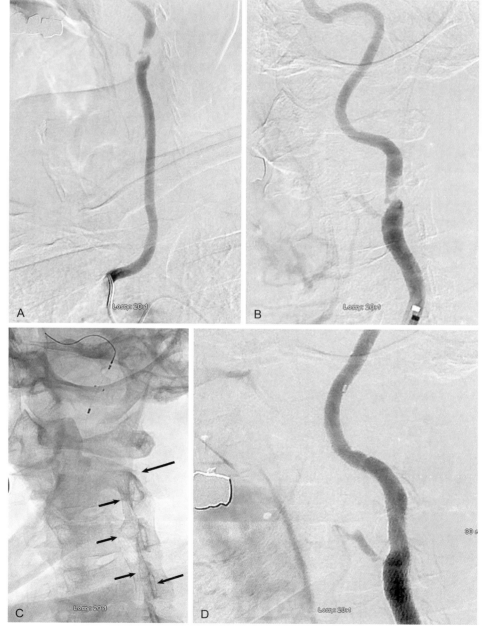

图8-7　（A）用一个Vitek导管向左侧颈总动脉插套管并行颈动脉血管造影。（B）因左侧颈外动脉闭塞，先从导管行交换导丝并将其尖端置入远端颈总动脉。用6F导管越过交换导丝。6F鞘管用嵌入的方式越过交换导丝和鞘管。鞘管的尖端在可视图像平面以下。保护伞的固定位置在ICA远端，该处在可视图像以上。（C）远端保护伞在ICA展开。跨过颈动脉权病变展开支架（箭头所指处为支架）。（D）动脉造影显示开放支架完成。

操作之后，可以经动脉造影看到对比剂通过保护伞。

保护伞系统可为无固定导丝或固定导丝系统。无固定导丝系统指导丝与保护伞分离并穿过病变，且保护伞跨过导丝放置。导丝上有个停止调节器，使保护伞不能从导丝尾端滑出。固定导丝系统指保护伞固定在导丝上，以便整个装置跨过病变。从导丝头端到保护伞传送导管的一部分有个过渡可使保护伞固定，在遇到狭窄或扭曲的病变时该过渡可在跨越时挂起。保护伞放置后若移动导丝，保护伞也会移动。引导导丝的头端有弯曲是为了跨过病变时指引方向。大多数 ICA 近端孤立性病变都位于后壁。当导丝头端进入病变时，最好的路径通常是 ICA 近端前部，正处于血流分配器的后面。包括远端颈总动脉在内的颈动脉杈病变通常更复杂并难以预测。其关键在于导丝头端的引导，不要使导丝成卷并尽量不要触碰病变。

在严重狭窄的病变中，保护伞输送导管的直径可能要比残腔大。完全跨越狭窄的、扭曲的或钙化的病变可能较难。在保护伞放置过程中有时可使用"伴随导丝"（0.010 或 0.014 英寸）以提供支撑。需用较大的鞘管来容纳伴随导丝。也可通过改变患者颈部的位置来改变血管扭曲性。当保护伞不能跨过狭窄的病变时，偶尔（<5%）可使用 2.5mm 直径的球囊行血管成形术。当伴随严重的颈动脉狭窄或颈动脉杈高度扭曲时，无固定导丝保护伞系统（如 Emboshield 或 Spider）比固定导丝系统更具优势（如 Accunet 或 FilterWire）。它可允许保护伞放置之前使导丝跨越并放置在最佳位置上。在该过程中，朝支架输送方向保持导丝扩张，可能会导致保护伞部分回撤。这可能会导致痉挛发生，保护伞导致的碎片泄露或保护伞与支架缠绕，这些都可能会使保护伞难以撤回。

另一个脑保护装置是用反流血阻塞近端（Gore 神经保护系统）或用吸引方式（MO.MA）。鞘管比 CAS 保护伞略大。颈总动脉血流可通过膨胀的气囊阻滞，另一个气囊围绕在鞘管头端并将气囊放置于颈外动脉。颈总动脉鞘管连接于股静脉，产生动静脉瘘并使 ICA 血反流。在该点处经完全保护可进行鞘管植入，因为 ICA 的反流血直到该步骤完成才会出现。此外，使用 MO.MA 装置，血流可被完全阻断，在重建血流之前该区域血流可被抽出。但不管何种情况都无法在近端阻塞之前鞘管植入时保护大脑。也有少数患者不能耐受近端阻塞或反流血系统，因为脑侧支循环较差，甚至是脑半球功能失常（图 8-8 和图 8-9）。

具有 CEA 手术经验的外科医生知道颈动脉杈斑块脱落存在潜在风险。用经颅多普勒对 CAS 的监测证明，在几个阶段的过程中频繁出现栓子的信号，包括跨越病变阶段、预扩张、支架放置和放置后扩张[19]。CAS 术后用弥散式 MRI 扫描显示病变的证据可能是栓子。大多数保护伞允许小于 100μm 的粒子通过，从而导致轻微的通常是无症状的脑损伤，该损伤可被大脑弥散式 MRI 检测[20, 21]。这种类型的远端微血栓尽管与神经缺陷无直接联系，但可能会导致认知障碍。反流血装置可减少 CAS 中发生微血栓的可能[22]。

血管成形术

跨越病变部位后放置保护伞，用 3mm 直径的快速交换球囊预扩张。该球囊通常 4cm 长，以避免膨胀时球囊滑动。除患者有再狭窄外，一些医生在球囊扩张前常规使用小剂量的阿托品（0.25~0.5mg）。用于预扩张的压力是球囊的额定压力，严重钙化狭窄时用较高压力（14~16atm）（1atm=101.325kPa）。如果球囊立即扩张到最大，可以缩短预扩张时间。观察患者以防出现心动过缓甚至心搏骤停。预扩张的目的是扩张狭窄处，使支架通过，因为大多数支架输送导管的直径约 2mm。

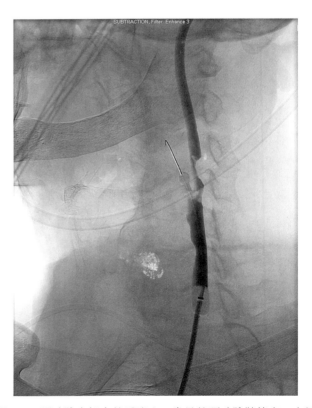

图8-8 颈动脉支架中的反流血。常见的颈动脉鞘管有一个闭塞气囊以防止内流。在颈外动脉中，使单个气囊导丝膨胀以防止反流血将碎片冲到 ICA 的范围。通过鞘管的一个侧孔，建立被动反流，使血液和任何碎片都能穿过保护伞并进入股静脉鞘。用反流血的脑保护装置应在跨越病变部位前就位。

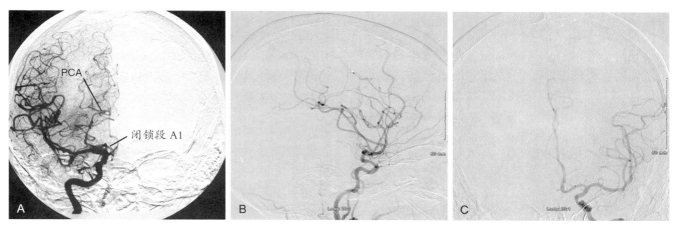

图8-9　（A）偶尔颈动脉病变及大脑半球功能异常时都需要治疗。反流血不应存在。支架放置期间，维持血压并减少导管停留在颈动脉病变的时间很重要。在该图中，从右半球到左半球的跨越部分缺失是因为A1段不通。（B，C）在第2个患者指出了从左半球到右半球的跨越部分缺失。正常的大脑后动脉位于左颈动脉支架后侧。侧面图（B）和横面图（C）。注意前交通动脉的缺失。PCA，大脑后动脉。

支架

　　各种自膨式支架主要由镍钛合金构成，与各自的栓子保护装置共同使用。可用颈动脉权路图引导放置自膨式支架。支架放置的范围为从正常的动脉远端到病变部位，再到正常动脉近端的病变部位。这通常意味着将支架放置在颈外动脉的起始部（图8-10）。自膨式支架放置后通常根据 ICA 的大小用 5mm 快速交换球囊进行后扩张。一般 5mm 球囊刚好适合，6mm 球囊在支架放置后很少用到。应避免过度扩张，即使在多个病变的其他血管也是如此。颈动脉支架可用作固定架来改变病变表面的血流以降低脑梗死的长期风险。术后，支架本身存在径向扩张力，还可避免不必要的损伤，因为这与 CAS 过程中的栓塞有关。可能会再次用小剂量的阿托品进行预处理以降低因拉伸而刺激的颈动脉窦反应。遗留不到 30% 的残余狭窄是能接受的。放置支架后，较短的球囊（2cm）用于扩张支架的狭窄部分，在该部位，通过透视可见支架中残余狭窄（"腰"）的轮廓。用于 PTA 支架后的球囊可放置于支架内以避免扩张动脉的非支架段，避免产生夹层。额定压力用以完全扩张球囊和支架。

　　ICA 的扭结和弯曲在支架植入过程中会产生一个问题。只有当扭曲段是孤立的时候，可以跨过这些扭曲段植入支架。如果超过一个弯曲应避免将支架远端放置到扭结和扭曲的 ICA 处。对于扭曲的 ICA，应该被认为是 CAS 的一个相对禁忌证，如支架放置于扭曲的血管后常引起急性闭塞。此外，在这种情况下，支架输送系统往往很难推进。

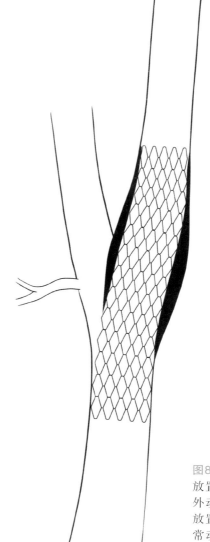

图8-10　颈动脉支架被放置在分叉处并通过颈外动脉的起始部。支架放置的理想位置是从正常动脉跨过病变部位再到正常动脉。

完成研究

通过支架部分的正向血流和保护伞应该存在。支架术后扩张和移除保护伞之前，应做颈动脉造影。如果通过支架的血流正常且没有充盈缺损，可移除保护伞。如果保护伞充满碎片，它可能表现为血流缓慢或保护伞充盈缺损。在这种情况下，保护伞必须通过导管抽吸。当移除整套设备时，重要的是不要完全撤回，因为碎片可能被挤压并栓塞远端。保护伞回收导管应仔细通过支架捕捉保护伞。开孔支架的设计有很好的操作性，也有更多开放的孔径且管腔上有菱形点可以阻滞撤回导管。如果保护伞撤回导管挂在了支架上，撤出导管并改变患者颈部的位置选择更直的通路。大多数手术者在支架部分造影后都愿意再行脑动脉造影。

动脉痉挛、栓塞和急性闭塞的处理

需立即注意 ICA 支架的远端，在该段可能会遇到痉挛。如果遇到严重的痉挛，可使用小剂量的硝酸甘油（50~100μg）直接注射到 ICA。多次小剂量注射比大剂量效果好。痉挛的发生相对比较普遍且可随时发生。有时在保护伞和导丝移除后痉挛才会停止。有时强烈的痉挛、一个打开的保护伞、保护伞或支架的血栓及急性夹层都会导致急性闭塞。如果发生急性闭塞，应紧急处理。检查抗凝状态，使用吸引导管，注射血栓溶解剂（如组织纤溶酶原激活物或 tPA），并确保患者氧气充足，血压稳定。通常导致急性闭塞的情况有据可循。远端夹层比较罕见，一旦出现，应当予以鉴别并使用一个额外的适当大小的支架进行处理。如果存在夹层，那么范围可能是从支架的远端一直到 ICA 引导的末端。

神经救治技术

当发生严重的远端栓塞，要确保患者有良好的救治支持。如果患者躁动或不能给氧，可将患者行全麻，以完成颈动脉权支架植入术。在动脉近端放入支架和保护伞。如果血流正常且支架部分无充盈缺陷的迹象可取出保护伞。通过鞘管的微导管直接进入相应的脑动脉并注射 tPA。保持患者良好的抗凝状态。可考虑注入糖蛋白 II b/III a 受体抑制剂以防止血小板聚集。如果这些措施不能解决栓塞问题，可将一个细口径的球囊放置在充盈缺损部位以扩张动脉和恢复管腔通畅。

术后护理

• 穿刺点处理。在手术结束时根据患者的不同

情况使用合适的动脉闭合装置以达到穿刺点的止血。如果在穿刺时遇到血管钙化或严重病变，则不能使用该装置。用相同口径的颈动脉短鞘管替换长鞘管。当 ACT 小于 180 秒时移除该鞘管，并在适当时间进行手动压迫穿刺点。

• 围术期管理。患者应在医院监护过夜。患者对颈动脉窦扩张引发的心动过缓和低血压并不少见 [23]。偶尔在颈动脉窦适应自膨式支架的径向力之前需要使用血管加压剂或正性肌力支持。避免支架的极端扩张有助于减少 CAS 术后低血压的发生率。在术后不发生心动过缓而发生严重低血压是很少见的。也应该排除其他原因（如穿刺点发生腹膜后出血相关问题）。神经科医生应常规行出院前评估和卒中范围评估。如果患者在出院前的一段时间内一直存在神经性事件，则应进行头颈部的颈动脉超声和 CT 血管造影术。药物治疗包括终身服用阿司匹林 325mg/d，服用 1 个月的氯吡格雷 75mg/d。随访包括 1 个月、6 个月和每年临床评估与多普勒检查。

术后并发症

• 卒中。CAS 风险因素包括年龄超过 80 岁、典型病灶和高风险的解剖部位。CAS 伴随的卒中比 CEA 发生更频繁但往往发生范围小，可能在术后推迟几小时到几天不等 [8]。

• 低血压。由 CAS 引发的低血压不到 5%，但它是一个重要问题并且需要继续住院治疗直到得以解决。

• 过度灌注综合征。过度灌注综合征与严重的双侧闭塞性疾病、卒中史、高血压和高龄相关 [24]。通常头部 CT 扫描后会发现单侧初始症状，常被视为局部水肿。处理时可积极地降低血压。如果未经治疗，可能会进展为脑水肿而诱发嗜睡和昏迷。

• 心脏并发症。可能发生心肌梗死（MI），尤其是因为许多患者选择 CAS 是由于无法耐受 CBA。在 CREST 的研究中，符合危险标准的患者，CEA 术后的 MI 概率高于 CAS[8]。

• 穿刺点并发症。血管内手术中与穿刺点相关的常见并发症包括血肿、假性动脉瘤、动静脉瘘或腹膜后血肿。使用超声引导穿刺和微穿刺针可减少并发症。

• 再狭窄。复发性狭窄可在任何支架发生，3 年不到 10%。在高危患者颈动脉支架成形术和内膜切除术的长期随访试验数据表明，CAS 和 CEA 的再狭窄发生率相似 [11]。

（高鹏 译 金杰 校）

参考文献

1. Mathias K: A new catheter system for percutaneous transluminal angioplasty of carotid artery stenosis, *Fortschr Med* 95:1007-1011, 1997.

2. Kastrup A, Groschel K, Krapf H, et al: Early outcome of carotid angioplasty and stenting with and without cerebral protection devices: A systematic review of the literature, *Stroke* 34:813-819, 2003.

3. Naylor AR, Bolia A, Abbott RJ, et al: Randomized study of carotid angioplasty and stenting versus carotid endarterectomy: A stopped trial, *J Vasc Surg* 28:326-334, 1998.

4. CAVATAS Investigators: Endovascular versus surgical treatment in patients with carotid stenosis in the Carotid and Vertebral Artery Transluminal Angioplasty Study (CAVATAS): A randomised trial, *Lancet* 357:1729-1737, 2001.

5. The SPACE Collaborative Group: 30-day results from the SPACE trial of stent-protected angioplasty versus carotid endarterectomy in symptomatic patients: A randomized inferiority trial, *Lancet* 368:1239-1247, 2006.

6. Mas J-L, Chatellier G, Beyssen B, et al: Endarterectomy versus stenting in patients with symptomatic severe carotid stenosis, *N Engl J Med* 355:1660-1671, 2006.

7. Yadav JS, Wholey MH, Kuntz RE, et al: Protected carotid-artery stenting versus endarterectomy in high-risk patients, *N Engl J Med* 351:1493-1501, 2004.

8. Brott TG, Hobson RW 2nd, Howard G, et al: Stenting versus endarterectomy for treatment of carotid-artery stenosis, *N Engl J Med* 363:11-23, 2010.

9. Hobson RW 2nd, Howard VJ, Roubin GS, et al: Carotid artery stenting is associated with increased complications in octogenarians: 30-day stroke and death rates in the CREST lead-in phase, *J Vasc Surg* 40:1106-1111, 2004.

10. Faggioli GL, Ferri M, Freyrie A, et al: Aortic arch anomalies are associated with increased risk of neurological events in carotid stent procedures, *Eur J Vasc Endovasc Surg* 33:436-441, 2007.

11. Gurm HS, Yadav JS, Fayad P, et al: Long-term results of carotid stenting versus endarterectomy in high-risk patients, *N Engl J Med* 358:1572-1579, 2008.

12. Bohannon WT, Schneider PA, Silva MB: Aortic arch classification into segments facilitates carotid stenting. In Schneider PA, Bohannon WT, Silva MB, editors: *Carotid interventions*, New York, 2004, Marcel Dekker, pp 15-22.

13. Biasi GM, Froio A, Dietrich EB, et al: Carotid plaque echolucency increases the risk of stroke in carotid stenting: The Imaging in Carotid Angioplasty and Risk of Stroke (ICAROS) study, *Circulation* 110:756-762, 2004.

14. Schneider PA: Carotid artery disease: Fibromuscular dysplasia. In Cronenwett JL, Johnston KW, editors: *Rutherford's vascular surgery*, Philadelphia, 2010, Saunders, pp 1487-1496.

15. Hart JP, Peeters P, Verbist J, et al: Do device characteristics impact outcome in carotid artery stenting? *J Vasc Surg* 44:725-730, 2006.

16. Kasirajan K, Schneider PA, Kent KC: Emboli protection filters during carotid angioplasty and stenting, *J Endovasc Ther* 10:1039-1045, 2003.

17. Coppi G, Moratto R, Silingardi R, et al: PRIAMUS—proximal flow blockage cerebral protection during carotid stenting: Results from a multicenter Italian registry, *J Cardiovasc Surg* 46:219-227, 2005.

18. Gray WA, Hopkins LN, Yadav S, et al: Protected carotid stenting in high-surgical-risk patients: The ARCHeR results, *J Vasc Surg* 44:258-268, 2006.

19. Garami ZF, Bismuth J, Charlton-Ouw KM, et al: Feasibility of simultaneous pre- and postfilter transcranial Doppler monitoring during carotid artery stenting, *J Vasc Surg* 49:340-344, 2006.

20. Tavares A, Caldas JG, Castro CC, et al: Changes in perfusion-weighted magnetic resonance imaging after carotid angioplasty with stent, *Interv Neuroradiol* 16:161-169, 2010.

21. Bonati LH, Jongen LM, Haller S, et al: New ischaemic brain lesions on MRI after stenting or endarterectomy for symptomatic carotid stenosis: A substudy of the International Carotid Stenting Study (ICSS), *Lancet Neurol* 9:353-362, 2010.

22. Flores A, Doblas M, Criado E: Transcervical carotid artery stenting with flow reversal eliminates emboli during stenting: Why does it work and what are the advantages with this approach, *J Cardiovasc Surg (Torino)* 50:745-749, 2009.

23. Bussière M, Lownie SP, Lee D, et al: Hemodynamic instability during carotid artery stenting: The relative contribution of stent deployment versus balloon dilation, *J Neurosurg* 110:905-912, 2009.

24. Moulakakis KG, Mylonas SN, Sfyroeras GS, Andrikopoulos V: Hyperperfusion syndrome after carotid revascularization, *J Vasc Surg* 49:1060-1068, 2009.

ALI KHOOBEHI · JAMES L. NETTERVILLE · THOMAS C. NASLUND

历史背景

Reigner 于 1880 年进行了首例颈动脉体瘤（CBT）切除术，但患者并没有存活[1]。1889 年 Albert 首次在脑神经或颈动脉未损伤的情况下行 CBT[2]。1903 年 Scudder 是第一个在美国行该手术的医生[3]。虽然"文献的贡献……是基于个案"报道的时代过去了[4, 5]，但这些肿瘤仍很少见，并且大多数血管外科医生在他们的临床工作中也很少遇到过该病。尽管早期诊断水平提高，诊断方法和技术已有改进，但由于脑神经损伤引起的死亡率仍困扰着临床医生[6, 7]。

术前准备

- 多普勒超声扫描显示富血流量肿块使颈动脉权增宽。动脉粥样硬化的患者中多可出现持续的颈动脉狭窄性疾病。
- 细针穿刺开放活组织检查是疑似 CBT 的禁忌方法，其可导致颈动脉损伤及出血。
- 利用计算机断层扫描（CT）和磁共振成像（MRI）识别 CBT 与估计其大小和程度。可明确其邻近部位的颈部结构。CT 扫描可显示颈内动脉和肿瘤之间是否存在间隙。CT 有助于术前评估肿块能否在不损伤 ICA 的情况下切除。此外，CT 和 MRI 扫描可明确患者是否双侧颈动脉均有肿瘤，其发病率约为 5%。
- 血管造影可显示肿瘤的血液供应和邻近血管结构的关系。CT 血管造影可能优于传统的血管造影，因为它没有栓塞的风险。然而，传统血管造影与围术期巨大肿块栓塞术及气囊阻塞测试结合以明确 ICA 是否可以在切除期间结扎，如果需要结扎，就无法完成重建。
- 应预防性使用抗生素。建议使用大脑动脉内置血压监测和术中监测。

隐患和风险

- 脑神经损伤是最常见的并发症且最常发生于大型肿瘤[8]。
- 卒中。
- 血肿。
- 霍纳综合征。
- 第一口综合征。
- 压力感受器反射失常。

手术策略

颈动脉体瘤的分类和手术解剖

正常的颈动脉体位于颈动脉权血管外膜的后内侧。其血液供应来源于颈外动脉（ECA）。CBT 的颜色变化从红棕色到粉红色，且形如一个软的橡胶样薄纤维胶囊。其可以长得很大，并可扩展或覆盖局部颅底结构。

1971 年 Shamblin 及其同事建立了一个 CBT 分类系统[9]，至今仍在使用（表 9-1）。该系统基于术前肿瘤的影像学表现，但外科医生必须准备将颈动脉分流或重建。患者应该做好可能需要静脉移植的准备，以及置换肿瘤切除后的移植。

避免脑神经损伤

尤其是伴有 Shamblin Ⅱ / Ⅲ 组肿瘤时，脑神经损伤不可避免且需以牺牲脑神经为代价完成整个切除。

表 9-1 Shamblin 的颈动脉体瘤分类系统

Ⅰ 组	肿瘤很小，可以很容易从邻近的血管结构分离
Ⅱ 组	肿瘤部分围绕在毗邻的血管并与周围动脉外膜的附着紧密
Ⅲ 组	肿瘤紧密地附着并包绕邻近的血管结构

Modified from Shamblin WR, ReMine WH, Sheps SG, Harrison EG Jr: Carotid body tumor (chemodectoma): clinicopathologic analysis of ninety cases. *Am J Surg* 122:732-739, 1971.

然而，应仔细辨认毗邻的脑神经以减少损害。为此，全面了解局部解剖至关重要。

舌下神经（CN XII）通过舌下通道穿出颅底，其尾侧处于颈内静脉和 ICA 之间。它从 ICA 和 ECA 内侧及二腹肌的后侧穿过。在走行过程中舌下神经因人而异。尽管典型的走行途径是在头侧至颈动脉杈 2~4cm 处穿过 ICA 和 ECA，也可能位于尾侧朝向颈动脉杈或有时附着于面总静脉的后表面[10]。在 CBT 切除过程中，常可在叠压于肿瘤上表面的筋膜内发现舌下神经。

迷走神经（CN X）通常位于 ICA 的后外侧，偶尔也可在前内侧部位，这使其受伤的风险更高。在 CBT 切除过程中，迷走神经可在其与舌下神经接合处发现，然后伴随于尾侧。随着迷走神经下行，必须将其仔细与肿瘤和颈动脉的附着处分离。在肿瘤的后上筋膜处可以找到喉上神经。它走行于颈内动脉的后侧与外侧分支，并行于甲状腺上动脉的后侧。外侧分支的损伤可能会导致发声受损和简单声音的疲劳。喉返神经走行于气管食管沟中，通常可从手术区域中移开。迷走神经干损伤可能导致声带功能障碍。

面神经的下颌缘支（CN VII）沿咬肌平行走行于下颌支。收缩在下颌骨深部以及切口不经过乳突后侧时风险较高。

脊髓副神经（CN XI）和舌咽神经（CN IX）在靠近颅底附近切除时风险较高。脊髓副神经位于 ICA 的最远端和茎突肌后面的前侧。当脊髓副神经进入胸锁乳突肌时可辨别。舌咽神经从颈内静脉和 ICA 前侧穿过并靠近颅底附近。

肿瘤的深筋膜可能与交感神经干紧密联系在一起。在肿瘤切除时，损伤该结构可能导致霍纳综合征。

避免术中卒中

在处理颈动脉杈时应使用"不接触"技术，特别是伴有动脉粥样硬化时。处理大型肿瘤时，该技术可行性较低。如果需要置换颈动脉应使用肝素。

术前栓塞

术前栓塞可减少术中失血[11]，但能否改善临床结局还有待证实[12]。4~5cm 或以上的肿瘤可不考虑术前栓塞，因为栓塞风险的增加对于减少术中失血弊大于利。

双极电灼术

使用双极电灼术可减少相邻脑神经损伤的风险，而且对分离脑神经与肿瘤时具有特定价值。联合行细致解剖，双极电灼术可减少术中失血。

手术技巧

切口

将卷起来的大床单放置在肩膀下面以促进颈部扩展。头部应远离手术部位尽量后仰，辅以枕垫。颈部、下颌、耳朵和上胸部应该进行术前准备。耳前侧、整个枕颞区和耳后侧也应准备，以尽可能暴露颈部。

横向颈部切口沿着颈部皮纹。接近胸锁乳突肌时，切口弯曲至耳垂。如果需要高位暴露，切口可曲线式延伸到耳后。对年轻患者使用"发际线"切口，沿着颈后侧进行头尾侧切口（图 9-1）。或者沿胸锁乳突肌做一切口，从颅骨延伸至锁骨朝向耳垂，可使颈动脉暴露。

颈动脉杈的暴露

将皮下组织和颈阔肌完全分离。切开颈阔肌，暴露深层组织。

识别出胸锁乳突肌，将其向外侧反折。由于肿瘤转移风险为 5%，将典型的覆盖于 CBT 上的 IIA 淋巴结进行局限性切除很有必要。淋巴结的分离要从下颌下腺后侧延伸至颈内静脉的后缘。一旦松解开淋巴结团块，向外牵拉便可以仔细分离 CBT。任何异常扩大的淋巴结都应行病理活检。

仔细识别迷走神经避免损伤（图 9-2）。对于较大的 CBT，二腹肌应单独识别，且通常必须进行分离。应该小心辨认并避免损伤舌咽神经和脊髓副神经。

游离颈总动脉、ICA 和 ECA。ECA 的近端分支，尤其是咽升动脉，当它们穿过 CBT 深部时可以辨认出。可结扎供应 CBT 的血管分支。

Shamblin I 型颈动脉体瘤切除术

舌下神经和颈袢通常位于 CBT 的前表面。如有需要可游离颈袢。

可通过 Gordon-Taylor 描述的间隙中的"白线"开始游离动脉[4]。通过反向牵拉组织，可暴露 ICA、ECA 及 CBT 之间的白线。分离 CBT 的方向通常描述为从尾侧到头侧的方向[1, 13]，但我们通常沿周缘分离（图 9-3）。当反向张力足够时，使用双极电凝按照白线走行可以很容易地进行分离。遇到供应肿瘤的血管时应将其游离。通常在肿瘤的尾端会有小血管分支紧邻颈动脉杈。需在分叉处进行单个 U 形缝合以便控制这些分支出血。

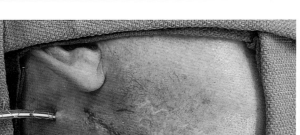
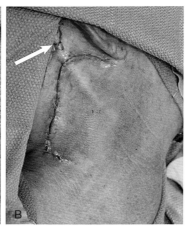

图 9-1　（A）传统切口。（B）"发际线"切口类似整形瘢痕。当需要高位暴露时，切口可延伸至耳前侧。颈阔肌皮瓣可使切口暴露至开放颈动脉视野。引流管出自切口后侧（箭头）。

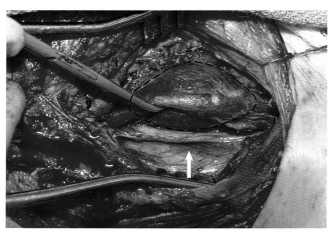

图 9-2　迷走神经（CN X）（箭头）通常位于颈内动脉（ICA）的后外侧。应仔细识别并将其分离，以避免损伤。图像左侧表明手术视野的最优范围。虚线表示颈动脉体瘤。ICA 从前部提拉出，从后方暴露出迷走神经。

一旦完成 CBT 的周缘分离，只剩下深部的残留附件。这些应该在保持一定张力下仔细分离。避免损伤喉上神经，其外侧分支通常位于肿瘤的后表面及甲状腺上动脉的后侧（图 9-4）。

Shamblin Ⅱ/Ⅲ 型颈动脉体瘤切除术

与 Shamblin Ⅰ 型肿瘤切除术类似，Shamblin Ⅱ/Ⅲ 型肿瘤先从外膜周围平面开始分离并依边缘进行。

当肿瘤移动并且可轻松地收回时，供血血管暴露后应将其分离。对于大的肿瘤，早期结扎和分离 ECA 可能有助于切除。可阻断 ECA 的无供血血管作为"把手"，以便于取出 CBT[1]。

肿瘤切除应限于外膜周围组织，不要延伸到 ICA 的中膜。动脉壁的损伤会增加患者术后颈动脉破裂的风险。当涉及动脉壁或处理围绕 ICA 的 Shamblin Ⅲ 型肿瘤时，应该连续进行肿瘤的分离，但保留 ICA

的残端，以便将来进行颈部静脉移植物旁路术。

当切除较大的 Shamblin Ⅱ/Ⅲ 型肿瘤，虽然脑神经损伤通常不可避免，但仍应避免不必要的脑神经损伤。舌下神经通常位于 CBT 的前表面，处于特定风险中（图 9-5）。

当肿块开始松动需要重建 ICA 时，应注意进行颈静脉移植物的植入。考虑到尺寸的不匹配，通常最好采用隐静脉或股浅静脉。只要符合要求，隐静脉是首选。

静脉移植物按标准方式获取，沿移植物可放置直的颈动脉分流器，准备颈动脉阻断时可系统性应用肝素化。一把阻断钳可放在颈总动脉尾侧准备切除的部位，另一把阻断钳夹闭远端 ICA。横断血管后，取适量组织并进行病理分析。

将内置有分流器的静脉移植物放入开放的 ICA。用 Rummel 止血带替换 bulldog 阻断钳，如果反流血可通过分流器，则将从其近端进入颈总动脉。然后移除近端夹子，用 Rummel 止血带进行控制。

ICA 和静脉移植物邻近端都是瘪的。行端-端吻合，省略前外侧的最后几针缝合，以便后期充盈。

静脉移植物的长度可根据吻合于颈总动脉端-端最优长度进行剪裁。应缩短静脉移植物并延伸到有一定张力的程度，以免阻断钳释放后出现冗余的移植物。

近端吻合完成一部分后就可以移除分流器。移除分流器后再次阻断 ICA 和颈总动脉。完成近端吻合后灌注静脉移植物。通过不完整的远端吻合排空 ICA，然后可将其完全吻合（图 9-6）。因为隐静脉移植物是反向的，要通过远端吻合口进行最后灌注以适应移植物存在的瓣膜。进行更广泛的肿瘤切除术时，可考虑放置负压引流。

用可吸收性缝线缝合颈阔肌，并通过皮内缝合闭合皮肤。

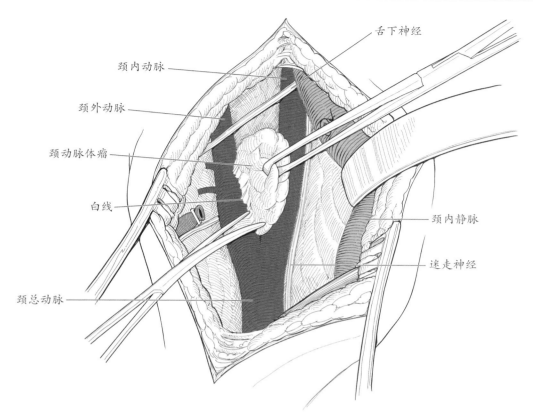

舌下神经

颈内动脉

颈外动脉

颈动脉体瘤

白线

颈内静脉

迷走神经

颈总动脉

图9-3　在颈动脉体瘤和颈动脉杈之间施以相反张力可显示外膜周的白线，该图示出肿瘤最初从颈外动脉分离的情况。分离和结扎面总静脉，并从后侧和外侧拉回颈内静脉（IJV）。分离从周缘进行，必要时电灼或结扎供应CBT的血管。

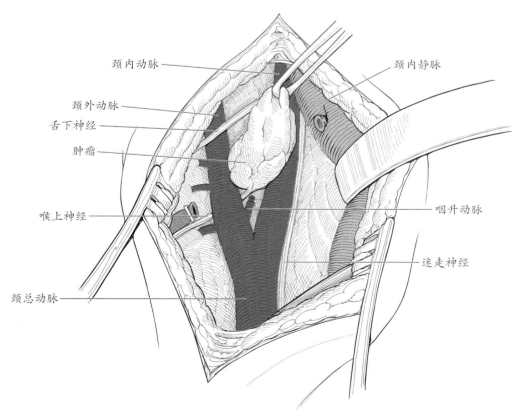

颈内动脉

颈内静脉

颈外动脉

舌下神经

肿瘤

喉上神经

咽升动脉

迷走神经

颈总动脉

图9-4　分离后侧附着处，要特别注意避免损伤通常位于颈动脉体瘤后侧的喉上神经。可能会遇到咽升动脉，可将其分离。

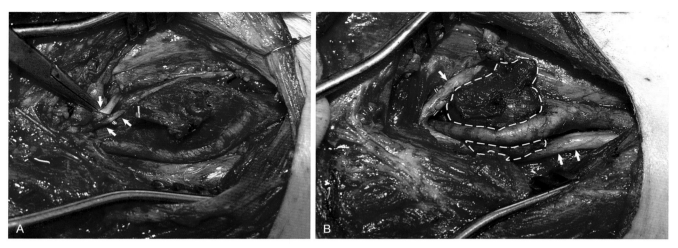

图9-5 （A）舌下神经（CN Ⅻ）（单箭头）和颈袢（双箭头）位于颈动脉体瘤前侧。图像左边部分示出手术视野的最优范围。（B）该CBT已完全分离（虚线），并示出与周围组织的解剖关系。舌下神经（单箭头）和迷走神经（双箭头）已从肿瘤处分离。

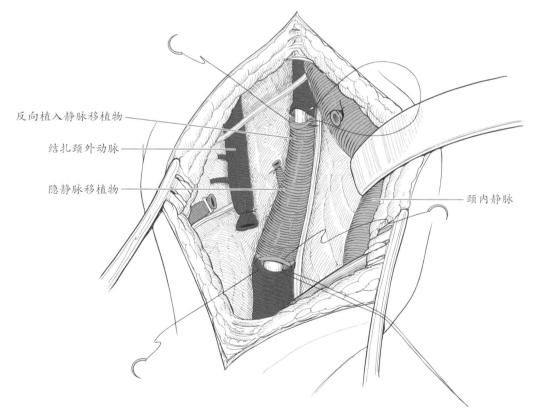

反向植入静脉移植物

结扎颈外动脉

隐静脉移植物

颈内静脉

图9-6 反向植入静脉移植物首先通过近端吻合口进行灌注。移除分流器，完成远端吻合之前进行最后灌注。由于有静脉瓣膜，远端吻合口最后应排空。

术后护理

• 对患者应观察 24 小时，以了解手术部位是否发生血肿。根据切除肿瘤的大小，住院天数为 1~3 天。

• 患者可以恢复正常饮食，鼓励患者术后第一天下床走动。

• 在苏醒室，监测患者血压变化。高血压患者可能需要在重症监护病房（ICU）监护。

• 如果患者在对侧有 CBT 切除史，由于可并发压力感受器反射失常的风险，因此必须在 ICU 进行监护。

术后并发症

- 神经损伤。发生脑神经损伤时，应该通过耳鼻咽喉科和吞咽检测对患者进行评估。如果无法正常吞咽，可放置鼻饲管。脑神经会随着时间的推移逐渐复苏，特别是最初损伤是因牵引或拉伸所造成的。

- 卒中。神经缺陷可能表明植入移植物时有技术问题。应进行紧急多普勒成像或手术再探查，尽量避免永久性神经系统后遗症。

- 血肿。任何大的血肿都要在手术室进行再探查。

- 霍纳综合征。颈交感神经链的手术损伤会导致同侧霍纳综合征。如果部分交感神经链完好，有助于术后恢复。

- 第一口综合征。其特点是患者吃第一口饭后腮腺部位严重痉挛，而且在术后早期尤为严重。随后吃的几口饭疼痛会逐渐减轻。可能是由于损伤了支配腮腺活动的颈交感神经[14]。清淡饮食可减轻症状。在腮腺注射肉毒杆菌毒素可能会缓解症状。

- 压力感受器反射失常。颈动脉窦包括 Hering 神经支配的压力感受器组织，它是舌咽神经的一个分支。双侧 CBT 切除可能会扰乱颈动脉压力感受器组织的负反馈机制，导致压力感受器反射失常。该病变可能导致危及生命的高血压危象[15]。双侧 CBT 切除术后的患者应在 ICU 监测 24~48 小时。应积极处理高血压发作。某些患者血压持续不稳定会严重损害其生活质量。可乐定会降低高血压发作的"高峰"，但在血压正常期影响较小[16]。

（高鹏 译 金杰 校）

参考文献

1. Krupski WC: Uncommon disorders affecting the carotid arteries. In Rutherford RB, editor: *Rutherford's textbook of vascular surgery*, ed 5, Philadelphia, 2000, Saunders, pp 2066-2073.
2. Albert cited by Staats EF, Brown RL, Smith RR: Carotid body tumors, benign and malignant, *Laryngoscope* 76:907, 1966.
3. Scudder CL: Tumor of the intercarotid body: A report of one case, together with all cases in literature, *Am J Med Sci* 126:1384, 1903.
4. Gordon-Taylor G: On carotid tumours, *Br J Surg* 28:163-172, 1940.
5. Peterson EW, Meeker LH: Tumors of the carotid body, *Ann Surg* 103:554-571, 1936.
6. Netterville JL, Reilly KM, Robertson D, et al: Carotid body tumors: A review of 30 patients with 46 tumors, *Laryngoscope* 105:115-126, 1995.
7. Westerband A, Hunter GC, Cintora I, et al: Current trends in the detection and management of carotid body tumors, *J Vasc Surg* 28:84-92, 1998.
8. Smith JJ, Passman MA, Dattilo JB, et al: Carotid body tumor resection: Does the need for vascular reconstruction worsen outcome? *Ann Vasc Surg* 20:435-439, 2006.
9. Shamblin WR, ReMine WH, Sheps SG, et al: Carotid body tumor (chemodectoma): Clinico-pathologic analysis of ninety cases, *Am J Surg* 122:732-739, 1971.
10. Schauber MD, Fontanelle LJ, Solomon JW, et al: Cranial/cervical nerve dysfunction after carotid endarterectomy, *J Vasc Surg* 25:481-487, 1997.
11. Kafie FE, Freischlag JA: Carotid body tumors: The role of preoperative embolization, *Ann Vasc Surg* 15:237-242, 2001.
12. Litle VR, Reilly LM, Ramos TK: Preoperative embolization of carotid body tumors: When is it appropriate? *Ann Vasc Surg* 10:464-468, 1996.
13. van der Bogt KE, Vrancken Peeters MP, van Baalen JM, et al: Resection of carotid body tumors: Results of an evolving surgical technique, *Ann Surg* 247:877-884, 2008.
14. Netterville JL, Jackson CG, Miller FR, et al: Vagal paraganglioma: A review of 46 patients treated during a 20-year period, *Arch Otolaryngol Head Neck Surg* 124:1133-1140, 1998.
15. De Toma G, Nicolanti V, Plocco M, et al: Baroreflex failure syndrome after bilateral excision of carotid body tumors: An underestimated problem, *J Vasc Surg* 31:806-810, 2000.
16. Robertson D, Hollister AS, Biaggioni I, et al: The diagnosis and treatment of baroreflex failure, *N Engl J Med* 329:1449-1455, 1993.

第 **10** 章 椎动脉外科治疗

MARK D. MORASCH

历史背景

Cate 和 Scott 于 1957 年首次描述了通过动脉内膜血栓切除术行锁骨下动脉重建术[1]。一年后，Crawford、DeBakey 和 Fields 介绍了经锁骨下椎动脉内膜切除术[2]。1964 年，Parrott 引入了锁骨下动脉的第二段到颈总动脉的转位技术[3]。1966 年，Clark 和 Perry 通过类似的方法介绍了近侧椎动脉到颈总动脉的转位术[4]。

20 世纪 70 年代，隐静脉被用作椎动脉起始部狭窄的旁路移植物[5]。最终，人们认识到，转位技术[6]是近端锁骨下和椎动脉疾病最优的解决方案，并成为取代动脉内膜切除术和旁路重建的首选方案。椎动脉远端技术首次由 Matas 提出[7]，后来由 Henry[8] 用于外伤的治疗。20 世纪 70 年代后期，类似的方法用于行静脉旁路和颅底转位技术对远端椎动脉进行血运重建[9,10]。

适应证

动脉粥样硬化是影响椎动脉的最常见疾病。其他少见疾病包括创伤、肌纤维发育不良、多发性大动脉炎、骨赘压迫、主动脉夹层、动脉瘤和其他动脉炎。

病变累及椎基底动脉可导致后循环缺血症状。大约 25% 的缺血性卒中发生在椎基底动脉区。有一半患者首发症状是卒中，26% 的患者表现为短暂性脑缺血症状并迅速发展为卒中[11]。对于椎基底动脉短暂性脑缺血的患者，椎动脉疾病预示着 5 年间卒中的风险为 22%~35%[12-14]。后循环卒中的死亡率为 20%~30%，远远高于前循环卒中[15-17]。

影响大脑两个半球的颞枕区或脑干和小脑部位的缺血，其特点是产生双侧症状。椎基底动脉缺血的典型症状包括头晕、眩晕、跌倒发作、复视、口周麻木、感觉异常交替、耳鸣、吞咽困难、构音障碍和共济失调。详见框 10-1。当患者出现两个或以上症状时，极有可能为椎基底动脉供血不足。

一般来说，局部缺血机制可细分为血流动力学和栓塞。出现血流动力学症状会引起如短暂"终末器官"（脑干、小脑、枕叶或所有）灌注不足，并可通过姿势变化或心输出量暂时降低而察觉。来自血流动力学机制的缺血很少导致梗死；相反，症状短暂且反复发作，虽不致命，但很麻烦。血流动力学症状的发生与椎基底动脉、成对脊椎血管或基底动脉存在闭塞直接相关。通过来自 Willis 环的颈动脉的代偿性血供一定是不完整的。另外，血流动力学缺血症状可能来自近端锁骨下动脉闭塞和锁骨下动脉或椎动脉窃血综合征。对于老年患者，常规动脉造影即可见椎动脉狭窄，多表现为头晕。二者的存在不一定具有因果关系。动脉狭窄或闭塞椎体病变的无症状患者并不适合进行手术重建，因为颈动脉穿过后交通循环对患者进行很好的代偿性供血。血流动力学出现症状后需椎动脉重建的基本的解剖要求是：①如果两侧都开放且完整，狭窄大于两侧椎动脉直径的 60%；②如果对侧椎动脉发育不全，结束于后下小脑动脉或闭塞，椎主动脉的狭窄程度相同。无论对侧椎动脉是否通畅，一个单侧的、正常的椎动脉已能够满足基底动脉灌注。

据估计，多达 1/3 的椎基底动脉缺血是由栓子导致的远端血小板栓塞或者锁骨下动脉、椎动脉和基底动脉动脉壁受损所引起的[18]。动脉栓塞可能来自动脉粥样硬化病变，由外源性压迫或反复创伤导致的内膜受损，偶尔由成纤维细胞发育不良、动脉瘤或夹层所致。与血流动力学机制异常相比，虽然栓塞较少见，但椎基底动脉梗死多由栓塞引起。栓塞缺血的患者

框 10-1 椎基底动脉缺血的相关症状	
平衡障碍	吞咽困难
眩晕	构音障碍
头晕	四肢瘫痪
复视	跌倒发作
皮质盲	共济失调
感觉异常交替	口周麻木
耳鸣	

常发展为脑干和小脑的多发性梗死，偶尔累及大脑后动脉供血区。对于继发于椎动脉微栓塞和相应病变的后循环缺血患者，不管对侧椎动脉的状态如何，都应去除栓子的潜在来源。由栓子引起的有症状的椎基底动脉缺血患者，无论对侧椎动脉状况如何，手术为绝对适应证。手术治疗对影像学怀疑病变但无症状的患者并不适用。

术前准备

• 可在一些医疗环境下模拟椎基底动脉缺血。椎基底动脉缺血的准确诊断始于对症状复杂程度的准确评估。对病史的评估有助于明确病因如位置或姿势的变化。另外，还必须努力排除其他病因（框 10-2）。

• 多普勒超声在颈动脉病变的检测方面是一个极好的工具，但其无法检测椎动脉病理改变。多普勒超声主要用于明确椎动脉的血液反流血并检测近端狭窄处的血流速度[19]。

• 增强磁共振血管造影（MRA）三维重建和最大密度投影技术能够提供血管的完全成像，包括大动脉干、颈动脉和椎动脉（图 10-1）。横断磁共振图像可以很容易地诊断急性和慢性颅后窝梗死。由于梗死灶往往较小且 CT 在脑干扫描的分辨率较差，因此 CT 对脑干梗死的敏感性较差。椎动脉重建的患者，在术前应行脑部磁共振扫描，以明确在椎基底动脉供血区是否有梗死发生。

• 选择性的锁骨下和椎动脉造影仍然是椎基底动脉缺血术前评估的金标准。疾病最常见的部位在椎动脉起始部，超声或 MRA 可能成像效果不佳，且常只能用斜位投射显影，不属于标准体位评估。疑似椎动脉受压的患者应进行动态造影，并合并诱发定位。最后，应进行延迟显像以显示颅外椎动脉重建，如枕动脉（图 10-2），或来自同侧锁骨下动脉的分支、甲状颈干的分支（图 10-3）[20]。由于这种网状交通支，尽管椎动脉近端闭塞，但远端及椎基底动脉通常保持通畅。通畅的 V3 段可作为远端重建的目标。

• 术前给予阿司匹林。

• 通过临床问卷或无创性压力测试对部分患者评估心脏风险。

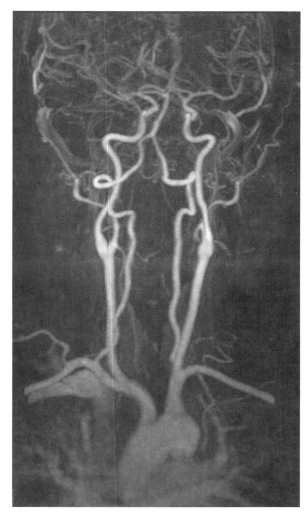

图10-1 4条脑血管磁共振造影。

• 对有颈动脉手术史的患者应事先进行声带功能评估。

• 在术前 1 小时预防性应用抗生素。

• 推荐术中监测动脉血压。

隐患和风险

• 椎体近端重建。
  • 低位（C7）进入椎体横突。
  • 霍纳综合征。
  • 迷走神经损伤。
  • 胸导管或淋巴漏。
• 椎体远端重建。
  • 脊髓副神经损伤。
  • 迷走神经损伤。
  • 静脉丛出血。
  • 颈动脉夹伤和栓塞。

框 10-2　引起或模拟椎基底动脉缺血的非血管及心脏疾病	
心律失常	抗高血压药
心脏起搏器失灵	小脑变性
钙化	黏液性水肿
迷路功能障碍	电解质紊乱
小脑脑桥角肿瘤	低血糖

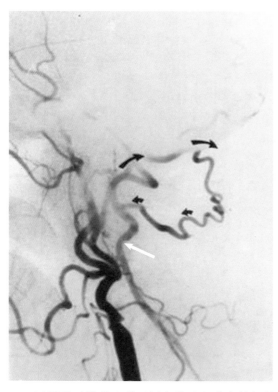

图10-2 远端椎动脉的血供（黑色箭头）来自枕侧的颈外动脉，该患者椎动脉远端闭塞。图示为椎动脉远端逆行灌注（白色箭头）。

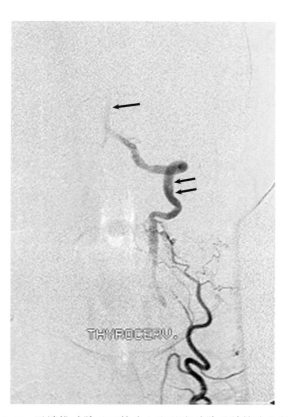

图10-3 远端椎动脉（双箭头）和基底动脉（单箭头）的血供来源于甲状颈侧，该患者近端椎动脉闭塞。

手术策略

疾病的部位决定了所需手术重建的术式。除了极少数外，很多椎动脉重建用以减轻管口狭窄（V1段）[21] 或者管腔狭窄、夹层或脊柱内部分（V2 和 V3 段）的闭塞。

用于治疗 V1 段开口处狭窄性病变的手术有多种，但都倾向于将近端椎动脉移至邻近的颈动脉。同样，对于远端椎动脉重建术，从颈总动脉到 C1 和 C2 之间的椎动脉旁路最易掌握。

椎动脉手术解剖

成对椎动脉的手术解剖一直分为 4 个节段：V1段，椎动脉的起始部，来源于锁骨下动脉，横向进入 C6；V2 段，动脉段深埋在胸锁乳突肌和 C2~C6 的颈横突水平；V3 段，C2 返折段和进入枕骨大孔之前的颅外段；V4 段，颅内部分，起始于寰枕隔膜，终止于两个椎体融合处，从而形成基底动脉（图 10-4）。

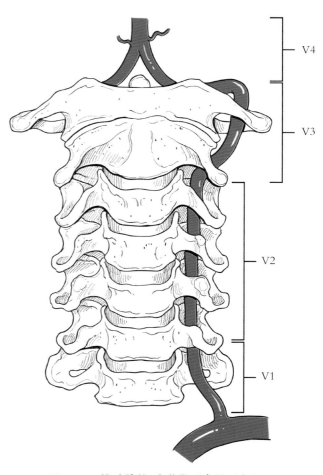

图10-4 椎动脉的4个节段（参见正文）。

手术方法

椎动脉的暴露及椎动脉-颈总动脉转位术

近端椎动脉入路类似于锁骨下动脉 - 颈动脉转位术。患者体位是轻微仰卧位，台面弯曲，背部抬高向上大约 30°，以减少静脉压。该横向切口位于锁骨上一指处，直接高过胸锁乳突肌两个头。建立颈阔肌下皮瓣以利于充分暴露颈阔肌。沿着胸锁乳突肌的肌腹之间直接向下进行分离，并且分离肩胛舌骨肌。将颈静脉向一旁牵拉并进入颈动脉鞘管。迷走神经与颈总动脉中段一并向外牵拉（图 10-5）。颈动脉近端应尽可能暴露，医生可位于患者头侧，视野向纵隔方向则更有利于暴露。将颈静脉、锁骨下静脉和颈动脉进行分离。

在左侧，用直角钳包围胸导管，然后在结扎线之间将其分离，避免缝线转移可能导致淋巴漏。在胸导管的近端双重结扎。定位副淋巴管（通常位于颈部右侧），将其结扎，并分离。到达覆盖前斜角肌和膈神经的脂肪垫完成整个解剖。这些结构在未暴露的手术视野外侧。甲状腺下动脉横向穿过手术野，然后将其分离并结扎。

椎静脉由颈长肌和前斜角肌形成的内角穿出。椎静脉通常走行于椎动脉上端，至视野下方至锁骨下动脉上端。结扎和分离静脉后可暴露椎动脉和锁骨下

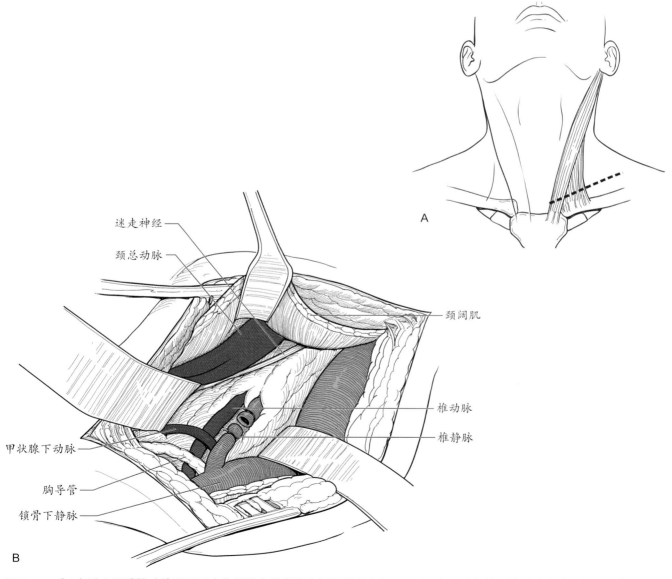

图10-5 （A）进入近端椎动脉要通过在胸锁乳突肌肌腹之间的锁骨上切口。（B）通过向前回缩颈总动脉和向下回缩锁骨下静脉，并分离位于椎动脉上方的椎静脉，进行暴露。

动脉。识别并避免相邻交感神经链的损伤尤其重要。椎动脉向上方分离至颈长肌的肌腱，向下分离到锁骨下动脉的起始部。需游离出椎动脉与位于其后面的交感神经干，不要损伤神经干或星状神经节。

一旦完全暴露动脉，在颈总动脉选择合适的再植位点。全身肝素化后，在颈长肌的边缘下方放置微型夹以提示动脉走向，在该位置夹闭椎动脉 V1 段的远端部分，并避免换位过程中出现轴向扭转。立即用 5-0 聚丙烯缝线在狭窄起始部结扎近端椎动脉。在该水平分离动脉，用止血钳夹闭其近端残端。动脉再转位到颈总动脉，并修整其自由端，以便进行端-侧吻合术。

然后交叉夹紧颈动脉并行动脉切开术，在颈总动脉管壁做一个椭圆形的 5~7mm 开口。吻合口用 7-0 聚丙烯缝线通过降落伞方式进行连续缝合，避免损伤椎动脉，因张力容易造成管壁撕裂（图 10-6）。吻合完成之前，用神经钩适当拉紧松弛的缝线，进行标准对抗充盈，收紧缝线，恢复血流（图 10-7）。放置引流管，缝合颈阔肌，关闭切口，皮内缝合收紧皮肤。

椎动脉V2段的暴露

椎动脉 V2 段，即颈椎的椎间孔内上升的部分，是多种病变好发的部位。然而，手术很少能暴露 V2 段，因为其位置主要在骨间。暴露 V2 段最常见的适应证是出血。最好的处理方式是在 V1 和 V3 段结扎动脉近端和远端。另外，直接暴露 V2 段需要切除颈椎的横突。

V3段的暴露和远端椎动脉重建

常见的远端椎动脉重建包括经过颈总动脉或锁骨下动脉进行大隐或小隐静脉旁路[21]。另外，如没有合适的静脉，可以用桡动脉作为导管。通常在 C1~C2 脊柱段完成远端部分的重建。

皮肤切口位于胸锁乳突肌前侧，与颈动脉切口位置相同，向上延伸到耳垂正下方。在颈静脉和胸锁乳突肌前缘之间进行分离，暴露脊髓副神经（图 10-8）。神经在近侧跨过颈静脉和 C1 横突的前面。通过手指触诊很容易摸到第 1 颈椎。

通过移除覆盖于肩胛提肌的纤维脂肪组织而识别肩胛提肌。一旦找到肩胛提肌前缘，即可见 C2 前支。用前支作为标志，在肩胛提肌下部和前支上部用直角钳滑动，然后抬起肌肉。从其在 C1 横突水平分离肌肉（图 10-9）。C2 支在跨过椎动脉后分为 3 个分支。应在其分支前将其切断（图 10-10），其下可见椎动脉被周围静脉丛包绕，因此要格外小心，一旦出血，很难控制。

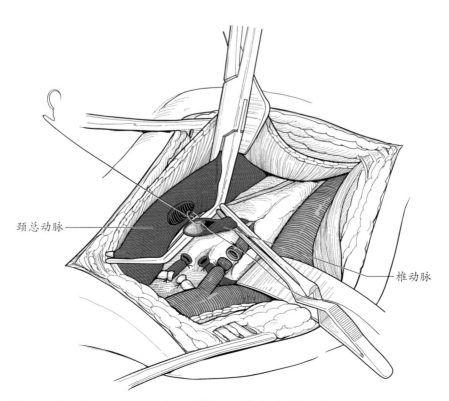

颈总动脉

椎动脉

图10-6　近端椎动脉移位到颈总动脉后壁。结扎并分离胸导管和甲状腺下动脉。（Redrawn from Berguer R, Kieffer E: *Surgery of the arteries to the head.* New York, 1992, Springer-Verlag.）

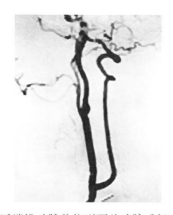

图10-7　近端椎动脉移位到颈总动脉后行血管造影。

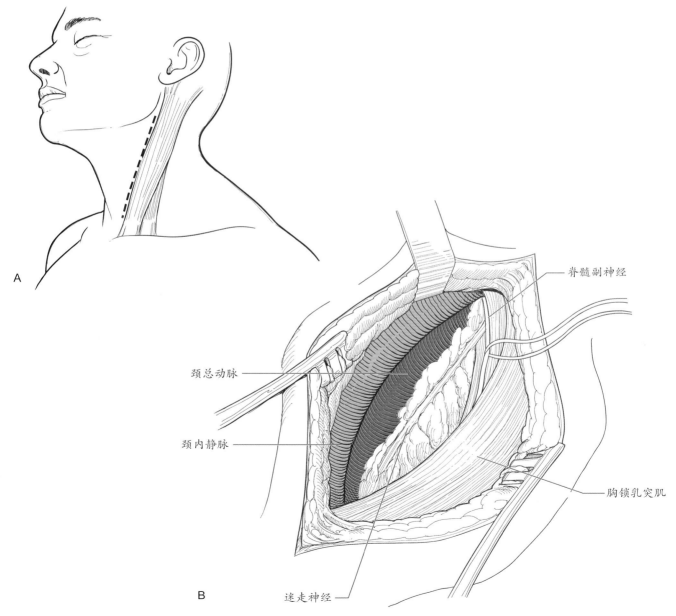

图10-8　颈后入路（A）和脊髓副神经（环绕有血管带）的分离（B）。（Redrawn from Berguer R, Kieffer E: *Surgery of the arteries to the head.* New York, 1992, Springer-Verlag.）

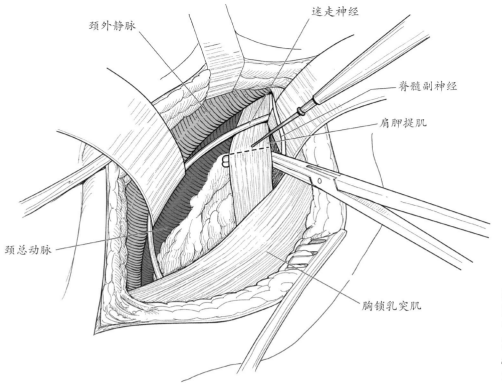

颈外静脉

迷走神经

脊髓副神经

肩胛提肌

颈总动脉

胸锁乳突肌

图10-9　在C2支分离肩胛提肌。迷走神经和颈内静脉位于肌肉前侧。（Redrawn from Berguer R, Kieffer E: *Surgery of the arteries to the head.* New York, 1992, Springer-Verlag.）

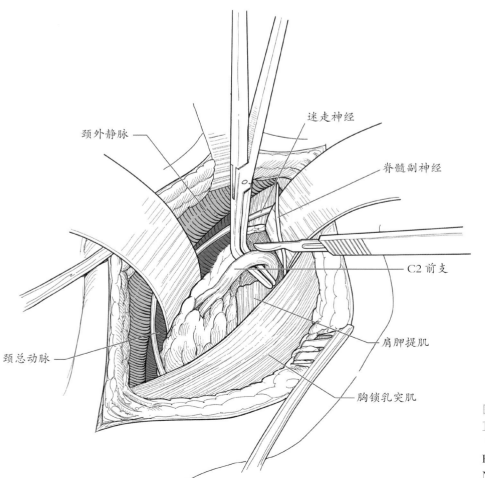

颈外静脉

迷走神经

脊髓副神经

C2前支

肩胛提肌

颈总动脉

胸锁乳突肌

图10-10　分离C2前支，暴露垂直走行于C2前支的下侧椎动脉。（Redrawn from Berguer R, Kieffer E: *Surgery of the arteries to the head.* New York, 1992, Springer-Verlag.）

一旦将椎动脉与周围组织分离，便可分离颈总动脉远端，准备将其作为隐静脉移植物的血流源。不必分离颈动脉权。在颈总动脉上选择用于隐静脉移植物的近端吻合口位置不应太接近分叉部位，因为在该部位进行夹闭会使底层粥样斑块破裂。

获取适当长度的血管。静脉中无瓣膜的片段有利于远端吻合后椎动脉的反向出血。经静脉给予患者肝素。通过轻轻拉动环扎血管环升高椎动脉，并用小的 J 形钳将其夹闭。这样便可分离出用于初始端 - 侧吻合的短血管段。将椎动脉沿纵向切开，切开长度较短，足以容纳静脉移植物的斜面端即可。用 7-0 聚丙烯缝线连续缝合进行端 - 侧吻合。对远端吻合进行反流评估，如果无反流，将血管钳置于吻合口近端的静脉移植物上，移除 J 形钳，通过椎动脉重建血流。

移植物的近端从颈静脉后侧穿过，并靠近颈总动脉的侧面。然后交叉夹闭颈总动脉，用动脉打孔器在其后外侧进行椭圆形动脉切开术，用 6-0 聚丙烯缝线连续缝合，将静脉移植物近端端 - 侧吻合到颈总动脉（图 10-11 和图 10-12）。在吻合完成之前，进行标准灌注冲洗，将缝线打结，重建血流。用吻合口正下方放置的夹子夹闭椎动脉，形成功能性端 - 端吻合，可避免出现竞争性血流或复发性血栓的可能。通过整合颈阔肌并用皮下缝合关闭伤口，不用放置引流管。

进行远端病理检查时，可在 C1 横突水平手术穿刺椎动脉。枕骨下部的手术暴露需要切除 C1 横突及其部分后椎弓。该部位的重建仅限于采用绕过远端颈内动脉的隐静脉旁路。从 C1（枕骨下）水平上方绕过的旁路有一定技术要求，因此仅有少量远端椎动脉重建中有此要求。

在术中使用数字血管造影成像很有用，可供所有类型的椎动脉重建术参考。可识别出技术缺陷进行修补，以防止重建失败。

术后护理

- 患者应在苏醒室恢复几小时，密切监测患者的气道、出血或神经系统并发症。
- 手术当天即可常规饮食，鼓励患者下床，活动同侧手臂，并轻轻转动颈部。
- 在椎动脉穿刺近端放置引流管，若进食后无乳糜漏，术后第二天即可移除引流管。
- 观察 24 小时后，患者便可出院。
- 术后立即给予阿司匹林。

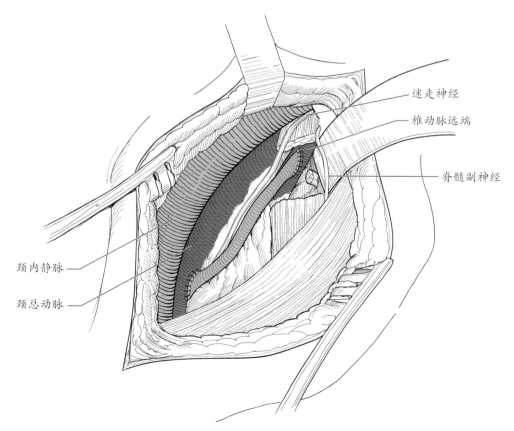

迷走神经

椎动脉远端

脊髓副神经

颈内静脉

颈总动脉

图10-11　行隐静脉旁路术完成颈总动脉到远端椎动脉旁路。（Redrawn from Berguer R, Kieffer E: *Surgery of the arteries to the head.* New York, 1992, Springer-Verlag.）

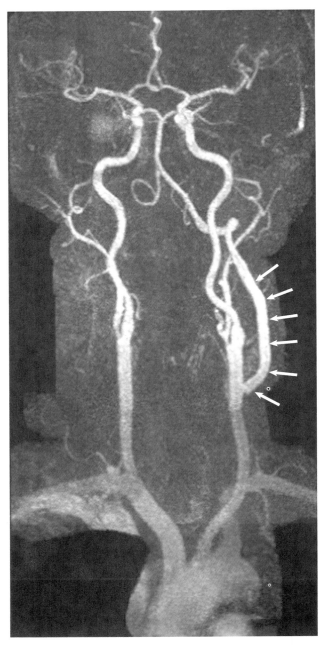

图10–12　随访磁共振血管造影显示椎动脉远端旁路（箭头）。

• 使用对乙酰氨基酚和非甾体类抗炎药来处理患者术后的不适感。

术后并发症

• 卒中。卒中通常是夹闭时间延长或术后即刻出现椎动脉或旁路导管血栓形成的结果。血管造影可有助于预防此类并发症。远端重建的卒中率和死亡率为 3%~4%，比椎动脉近端的卒中率和死亡率高[22]。

• 神经损伤。椎动脉近端重建特有的并发症包括迷走神经和喉返神经麻痹（2%）以及霍纳综合征（8.4%~28%）。椎动脉远端重建包括迷走神经损伤（1%）和脊髓副神经损伤（2%）。

• 霍纳综合征。大多数患者要经历短期霍纳综合征。可密切随访观察。大多数会随时间恢复。

• 迷走神经损伤。迷走神经损伤通常表现为声音嘶哑，通常是由颈部深层结构暴露期间或颈动脉更远端暴露期间牵拉迷走神经所致。由于一般并非由喉返神经损伤所引起，通常恢复缓慢。如果声带麻痹持续超过 3 个月，则有必要进行声带治疗。

• 脊髓副神经损伤。脊髓副神经损伤通常是由于牵拉所致，大多数神经失用型损伤会随着时间慢慢恢复。

• 乳糜漏和淋巴漏或晚期淋巴囊肿和乳糜胸。最初的乳糜漏或淋巴漏，或者晚期淋巴囊肿或乳糜胸，早期适合进行保守治疗，大多数会痊愈。包括局部施压、饮食管理和应用奥曲肽。若泄漏持续超过 3 天，需要对手术部位再探查和直接缝合修复。局部荷包缝合能控制大量淋巴管漏或胸导管漏。若症状持续不缓解，可以考虑通过视频辅助开胸手术结扎胸导管。

（高鹏　译　金杰　校）

参考文献

1. Cate WR Jr, Scott HW Jr: Cerebral ischemia of central origin: Relief by subclavian-vertebral artery thromboendarterectomy, *Surgery* 45:19-31, 1957.
2. Crawford ES, DeBakey ME, Fields WS: Roentgenographic diagnosis and surgical treatment of basilar artery insufficiency, *J Am Med Assoc* 168:509-514, 1958.
3. Parrott JC: The subclavian steal syndrome, *Arch Surg* 88:661-665, 1664.
4. Clark K, Perry MO: Carotid vertebral anastomosis: An alternate technic for repair of the subclavian steal syndrome, *Ann Surg* 163:414-416, 1966.
5. Berguer R, Andaya LV, Bauer RB: Vertebral artery bypass, *Arch Surg* 111:976-979, 1976.
6. Roon AJ, Ehrenfeld WK, Cooke PB, Wylie EJ: Vertebral artery reconstruction, *Am J Surg* 138:29-36, 1979.
7. Matas R: Traumatisms and traumatic aneurysms of the vertebral artery and their surgical treatment with the report of a cured case, *Ann Surg* 18:477-521, 1893.

8. Henry A: *Extensile exposure*, London, 1945, Churchill Livingstone.
9. Carney A, Anderson E: Carotid distal vertebral bypass for carotid artery occlusion, *Clin Electroencephalogr* 9:105, 1978.
10. Corkill G, French BN, Michas C, et al: External carotid-vertebral artery anastomosis for vertebrobasilar insufficiency, *Surg Neurol* 7:109-115, 1977.
11. Wityk RJ, Chang HM, Rosengart A, et al: Proximal extracranial vertebral artery disease in the New England Medical Center Posterior Circulation Registry, *Arch Neurol* 55:470-478, 1998.
12. Cartlidge NE, Whisnant JP, Elveback LR: Carotid and vertebral-basilar transient cerebral ischemic attacks. A community study, Rochester, Minn., *Mayo Clin Proc* 52:117-120, 1977.
13. Heyman A, Wilkinson WE, Hurwitz BJ, et al: Clinical and epidemiologic aspects of vertebrobasilar and nonfocal cerebral ischemia. In Berguer R, Bauer RB, editors: *Vertebrobasilar arterial occlusive disease. Medical and surgical management*, New York, 1984, Raven Press, pp 27-36.
14. Whisnant JP, Cartlidge NE, Elveback LR: Carotid and vertebral-basilar transient ischemic attacks: Effect of anticoagulants, hypertension, and cardiac disorders on survival and stroke occurrence—a population study, *Ann Neurol* 3:107-115, 1978.
15. Jones HR Jr, Millikan CH, Sandok BA: Temporal profile (clinical course) of acute vertebrobasilar system cerebral infarction, *Stroke* 11:173-177, 1980.
16. McDowell FH, Potes J, Groch S: The natural history of internal carotid and vertebral-basilar artery occlusion, *Neurology* 11:153-157, 1961, Pt 2.
17. Patrick BK, Ramirez-Lassepas M, Synder BD: Temporal profile of vertebrobasilar territory infarction. Prognostic implications, *Stroke* 11:643-648, 1980.
18. Caplan LR, Wityk RJ, Glass TA, et al: New England Medical Center Posterior Circulation registry, *Ann Neurol* 56:389-398, 2004.
19. Berguer R, Higgins R, Nelson R: Noninvasive diagnosis of reversal of vertebral-artery blood flow, *N Engl J Med* 302:1349-1351, 1980.
20. Berguer R: Distal vertebral artery bypass: Technique, the "occipital connection," and potential uses, *J Vasc Surg* 2:621-626, 1985.
21. Edwards WH, Mulherin JL Jr: The surgical approach to significant stenosis of vertebral and subclavian arteries, *Surgery* 87:20-28, 1980.
22. Berguer R: Complex carotid and vertebral revascularizations. In Pearce WH, Matsumura JS, Yao JST, editors: *Vascular surgery in the endovascular era*, Evanston, Ill., 2008, Greenwood Academic, pp 344-352.

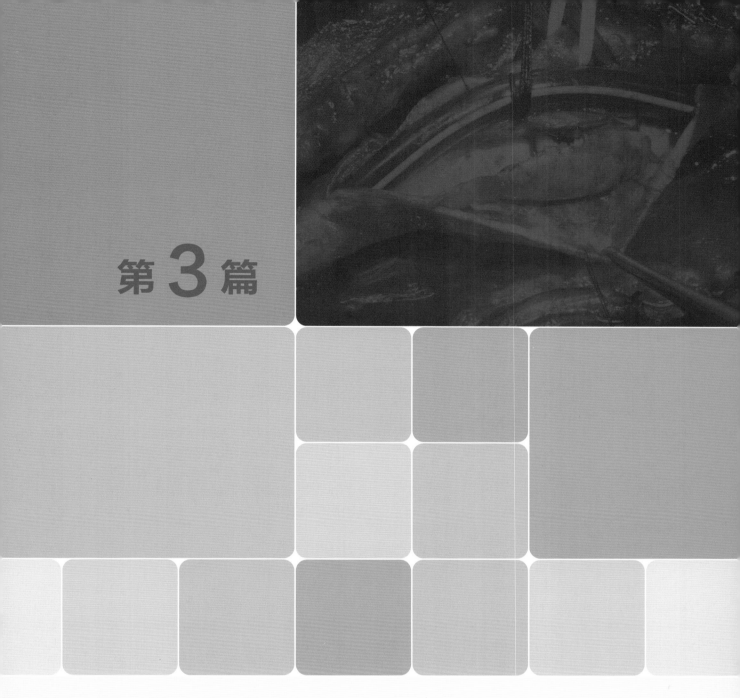

第3篇

主动脉弓上血管

第11章 主动脉弓上血管的开放修复

AMANI D. POLITANO · KENNETH J. CHERRY

历史背景

早在 19 世纪末和 20 世纪初就有关于主动脉弓部血管手术入路的报道 [1,2]。1958 年，DeBakey 和他的助手 [3] 报道一例成功应用尼龙分叉移植物，从升主动脉到锁骨下动脉和颈总动脉，重建闭塞的症状性无名动脉患者。随后在 1969 年，有文献总结了闭塞性无名动脉、颈总动脉和锁骨下动脉的外科治疗 10 年经验 [4]。

适应证

最常见的大动脉外科重建病理病变包括动脉粥样硬化疾病和血管炎症。此外，接受放射治疗的头颈部肿瘤、乳腺癌和淋巴肿瘤患者也会发生血管炎性病变。

动脉硬化是目前最常见的病因 [5,6]。在一系列涉及颈动脉杈、椎动脉或大血管病变的手术中，只有 7.5% 的手术对无名动脉、颈总动脉或锁骨下动脉的病变进行外科干预 [6]。虽然大动脉病变相对于颈动脉杈病变少见，但不少大的中心单位已经发表了他们的经验 [7-15]。动脉硬化疾病在男性和年轻患者中发生率较高，平均发病年龄为 50~61 岁。

在美国，多发性大动脉炎是大动脉病变的第二常见病因。该疾病在年轻女性以及东亚裔和南亚裔的女性患者中常见 [16,17]。常表现为发热、关节痛、体重减轻和疲劳等症状。在疾病后期出现动脉血流动力学显著狭窄，可表现为上肢无力、肾血管性高血压、受累血管局部压痛。也会引起脑部症状包括视力受损、头晕、头痛和卒中，以及心绞痛、心肌梗死和肺动脉高压等心肺系统症状 [16]。

在该疾病的活动期，炎性标记物常会升高，但不能根据炎性标记物来诊断或排除该疾病，而是应当根据病史和体格检查来进行诊断 [18]。大动脉炎的病理改变包括主动脉弓、胸降主动脉和主要分支动脉的长段狭窄病变 [16,17]。锁骨下动脉最常受累。除了标准的影像诊断方法，氟脱氧葡萄糖正电子发射断层扫描也可以显示中央血管的炎性病变 [19,20]。

放射引起的动脉炎表现为内膜纤维化、血管内皮细胞变性和肌内膜增生 [21]。在放射治疗和血管腔内治疗平均 15.2 年后，患者最常出现栓塞或缺血表现 [22]。

对于症状性的外周或者颅内闭塞、狭窄或者栓塞病变，具有明确的手术干预指证。对于无症状性的颈总动脉病变可以参考已经成熟的颈动脉杈疾病指南 [23]。无症状的病变在以下情况下需要进行修复：改善已经存在或预计要建立的血液透析通路的血流，或挽救腋动脉来源的血管移植物 [24,25]。对于多发血管闭塞病变无法精准检测血压的患者，可以考虑手术治疗。若患者因为其他手术需要行胸骨切开，建议同期行血管手术。

术前准备

• 病史。头臂动脉疾病的诊断和定位主要通过症状表现。神经系统症状是前循环、后循环或者二者同时病变导致。虽然大动脉患者神经系统症状表现文献报道差异较大，为 5%~90% [8,9,15]，但同时期几个大的研究结果给出的数据较为集中：为 64%~83% [8,9,14,15]。同样，上肢症状为 5%~63.3% [7,8,12,14,15]。上肢缺血症状常是由于血管狭窄导致血流受限引起的，溃疡性病变相对狭窄性病变更容易出现微栓塞。18%~39% 的患者会同时出现上肢症状和神经系统症状 [14,15]。只有单侧肢体症状的患者，需要分清是动脉粥样硬化疾病还是系统性疾病。

• 体格检查。这类患者需要做颈动脉、颞浅动脉、锁骨下动脉、肱动脉、桡动脉和尺动脉的触听诊。颈动脉或锁骨下动脉血管杂音可以提示血管狭窄。Allen 检查或者该检查的改良方法可以反映动脉闭塞。必须进行双上肢血压测量，如果双上肢动脉狭窄还需要测量下肢动脉血压。皮肤或指甲蓝紫样变、指尖颜色变化、碎片样表现或者网状青斑提示栓塞事件发生。

• 影像表现。患者症状和体格检查常可以明确诊断，但最终确诊、定性和制订病变干预方案需要影像支持。多普勒超声和波形分析有助于上肢病变诊断。经静脉入路的增强 CT，特别是具有三维显影的检查，可以降低弓部血管评估的卒中风险和穿刺部位并发症。以钆作为显影剂的 MRA 也可作为无创检查方式之一[26]。当其他检查结果无法提供足够的病变信息时，血管造影可以采用。如果病变累及颈动脉或者椎基底动脉系统，术前影像需要评估 Willis 环[27]。

• 无症状性病变处理。随着影像检查的开展，无症状性的主动脉弓病变被越来越多地确诊。虽然无症状性病变也有外科干预措施[8,9]，但是正中胸骨切开仍有较高的风险。在 Berguer、Morasch 和 Kline 中心的患者中 13% 没有症状，这些患者没有一例死亡但有一例卒中[9]。他们得出的结论是无症状患者不建议手术治疗。但对于因其他疾病需要行正中胸骨切开的患者，比如接受冠状动脉旁路移植术，则有不同的建议。对于该类患者，是否同期行手术处理大动脉病变应该谨慎，当大动脉病变为症状性需要进一步开胸手术时，二次胸骨切开的死亡率需要重视。

• 弓部血管的手术方式。大动脉病变手术方式可分为直接重建和解剖外重建，解剖外重建是为了降低弓部重建的发病率和死亡率。对于需要重建手术的大部分无名动脉病变患者，常合并有弓上多发病变。在该类患者中，61%~84% 同时合并有弓部和颈动脉权病变[9,14,15,26]。旁路移植可以解决多个区域的狭窄性病变。而对于既定的解剖结构，损伤更小的颈部或者胸外入路更合适，解剖外路径包括同侧锁骨下 - 颈动脉、颈动脉 - 锁骨下动脉旁路，腋 - 腋动脉旁路，颈 - 颈动脉和对侧的颈动脉 - 锁骨下动脉旁路术。颈动脉 - 锁骨下动脉旁路在部分大动脉疾病和腔内微创辅助治疗中应用得较多。关于闭塞性大动脉疾病直接外科手术治疗的死亡率报道越来越多，同时大家也越来越关注解剖外直接修复和开胸手术的远期疗效差异。这些技术是本章的焦点。

隐患和风险

• 伴随的心脏疾病。在对动脉粥样硬化性大动脉疾病进行外科干预前，需要对冠状动脉进行仔细评估，必要时行早期干预或者同期行手术干预[10,13]。大动脉炎患者除了需要评估冠状动脉病变外，还必须行超声心动图评估瓣膜病变、肺动脉高压和左室肥厚疾病[28]。若病变因为放射性动脉闭塞，患者需要进一步评估心肌病变和冠脉疾病。

• 神经损伤。术中需要注意的重要神经组织：位于颈动脉鞘内的迷走神经和喉返神经。若需要解剖双侧病变，还可能会损伤膈神经。

• 胸导管损伤。术中需要仔细解剖和结扎淋巴管，包括左侧胸导管。

• 既往冠状动脉移植或正中胸骨切开病史。若患者既往有冠状动脉旁路移植病史，需要重点保留内乳动脉循环。既往有重建手术病史的患者，其解剖存在变异，同时在该区域再次手术较为困难。

手术策略

主动脉弓及分支血管的外科解剖

弓上血管包括无名动脉、锁骨下动脉和颈总动脉。标准的解剖位为无名动脉，左颈总动脉和锁骨下动脉紧密相邻、依次发出。弓上血管变异较为常见，比如"牛角弓"：左颈总动脉起源于无名动脉。术前明确弓上血管变异情况极为重要。

避免损伤正常解剖结构

解剖颈动脉和锁骨下动脉有可能损伤迷走神经和喉返神经，必须仔细分析和保护。当解剖锁骨下动脉外侧时还会损伤膈神经。臂丛神经位于锁骨下血管后方，如果认识不足可能会损伤。除了有术中直接损伤的风险，牵拉导致神经损伤也不能忽视，这可以通过术前良好的手术计划和器具使用尽量降低风险。

胸导管、锁骨下与颈静脉结合部位于左锁骨上窝区域，需要仔细解剖和结扎，此外，还需要仔细确认和暴露细小淋巴管。对于任何手术操作，充分了解解剖结构和认识潜在的解剖变异，对于避免重要组织的损伤都极为重要。

避免术中卒中

合适的影像评估对于手术方式的选择极为重要，可以评估是否需要术中脑分流装置。同时还需要明确颈动脉和椎动脉的优势侧，并评估 Willis 环的完整性。脑电图监测、脑氧分压和颈动脉残压监测可以在术中一定程度上指导手术，这些监测方法同样适用于颈动脉手术。当同时涉及多支血管无法使用转流管时，可以使用神经保护麻醉剂。当双侧颈动脉都需要手术处理时，先处理病变重的一侧，以保证颅内尽可能多的血流灌注。

选择合适的主动脉弓阻断部位

最合适的主动脉阻断位置需要通过术前影像和术中主动脉触诊情况来确定。对于需要行升主动脉移植的病变，移植物需要尽可能吻合在升主动脉的侧面，以免受到胸骨影响，胸骨关闭后可能压迫移植血管。如果移植物受到胸骨压迫，可以切除胸骨后方部分结构和胸锁关节。应避免在明显的斑块区域阻断。

血管炎患者特殊事项

大动脉炎患者首选开放旁路手术，而非内膜剥脱术或者支架成形术，而对于处于急性炎症期的患者应给予药物治疗，当疾病处于静止期或者药物治疗无效时才能行外科治疗。急性期手术治疗增加吻合口再狭窄的风险[29]。虽然腔内治疗在疾病急性期可以减轻症状，但疾病透壁性特点决定了其容易再狭窄。开放手术对于年轻患者的狭窄性病变获益更多。

手术方法

切口

合适的手术体位有助于更好地暴露术野，患者平卧于手术台上，手臂置于体侧，用治疗巾卷或垫子纵行置于肩胛骨之间，使头部伸展，稍微向左侧倾斜。如果双侧颈动脉都需要处理，头部应置于中间。手术范围包括颈部、胸部和上腹部，应进行标准的皮肤准备和覆盖。最初的切口应沿着正中线行胸骨完全切开，虽然也可以行部分胸骨切开术。该切口沿右胸锁乳突肌前缘稍弯曲延长，有利于暴露无名动脉的分叉部位（图11-1）。如果需要可进一步暴露，可以分离胸锁乳突肌和胸骨的连接处。胸骨牵引器有助于更好地暴露术野。

计划行颈动脉分叉部位旁路术，还需要另行切口。右侧颈动脉手术可以利用正中切口沿着胸锁乳突肌前缘延长切口，必要时可行 CEA 手术，当然也可另行切口，再通过皮下隧道建立通道。左侧颈总动脉吻合常通过原切口就可以实现。

主动脉弓暴露

暴露主动脉弓需要分离胸腺和心包脂肪。左侧无名静脉和头臂静脉经主动脉弓和弓上血管前方穿过，以此可以确认，可游离或结扎这两根血管以达到更好的暴露（图11-2）。直接结扎可以更好暴露手术视野，但增加静脉过度充盈和上肢水肿的风险，幸运的是，这些症状都是暂时的。

升主动脉的移植物吻合需要打开心包腔。升主动脉的近外侧端动脉硬化钙化情况一般较少。完全游离升主动脉，特别是其右外侧缘。

当手术需要建立多支人工血管旁路时，应考虑合适的移植物以适合纵隔的解剖。虽然目前有带分支的人工血管，但移植物体积较大，在有限的空间

内可能导致移植失败、静脉受压甚至气管受压[7]。虽然一些单位应用这种分支移植物取得了不错的疗效，但似乎在这些成功的案例中，都使用了比肾下主动脉移植物更长的主干，来防止高流速的"喷射血流"损伤以及移植物分支的狭窄。

根据需要增加分支的单腿移植物可以减少纵隔内容物。为了确定最合适的移植物放置位置，可以松开胸骨牵引器，模拟纵隔内容物的最终位置。其他的减少纵隔压迫的方法包括移植物部分切除和结扎分离左头臂静脉。

弓上分支血管的解剖

理想的无名动脉暴露包括暴露右锁骨下动脉和颈总动脉，并有合适的阻断位置。注意辨认和保护迷走神经和喉返神经。如果需要向深面进一步游离锁骨下动脉，也需要辨认和保护膈神经。

血管游离的范围应该根据患者疾病情况和远端最适合吻合的血管部位决定，同样需要术前影像学研究和术中血管条件评估。如果右颈总动脉远端有多个吻合，切口需要延长至暴露颈动脉杈。如果计划行左颈总动脉远端旁路，需要另行切口暴露颈动脉杈。

升主动脉–无名动脉旁路

只有当升主动脉和远端吻合血管区域已经充分暴露，才能开始吻合，事先选择并准备好移植物。一般来说，直径 8~10mm 的编织涤纶人工血管适合该旁路手术。需要抗凝直到近端吻合口完成，并确认吻合口止血彻底。部分阻断钳比如 Cooley 多功能阻断钳，用于升主动脉时应尽可能靠外侧（图11-3）。做主动脉垂直切口，移植物近端修剪以适应主动脉切口。单股缝线，一般3-0或4-0普利林线可以用来做吻合。一般吻合结束，应钳夹移植物远端，并松开近端阻断钳明确有无出血。如有出血可加针缝合，一般加针缝合的线比吻合口成形的线小一号。

这时患者全身肝素化，阻断钳应先阻断右锁骨下动脉和颈总动脉，最后控制近端血管，这样的阻断顺序可以预防远端栓塞。无名动脉进一步游离并修剪以适应移植物吻合口（图11-4）。如果左侧头静脉完整，应将移植物置于其后方（图11-5）。远端吻合口完成之前，需要进行吻合口双向冲洗。可以让血液从锁骨下动脉逆行进行充盈以检查是否出血。

恢复血流顺序：应先释放锁骨下动脉阻断钳，再释放移植物近端阻断钳，最后释放颈动脉阻断钳。血管远端需触到搏动。为了使纵隔减压应切除无名动脉中间部分。近端残端需要缝合，可用 4-0 或 3-0 普理林线水平缝合后再连续缝合。

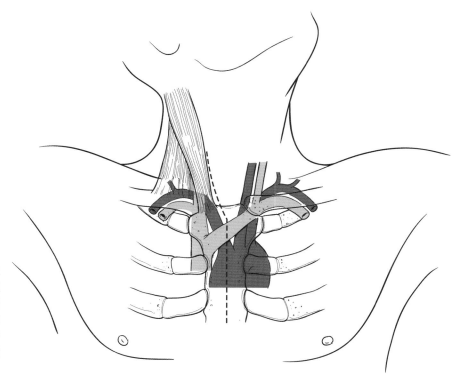

图11-1　初始切口位置。主动脉弓上血管包括无名动脉、左颈总动脉和左锁骨下动脉，暴露主动脉弓和弓上血管需分离胸腺和心包脂肪。左侧无名静脉和头臂静脉经主动脉弓和弓上血管前方穿过，以此可以确认。如果需要，可以沿着胸锁乳突肌前缘延长切口。

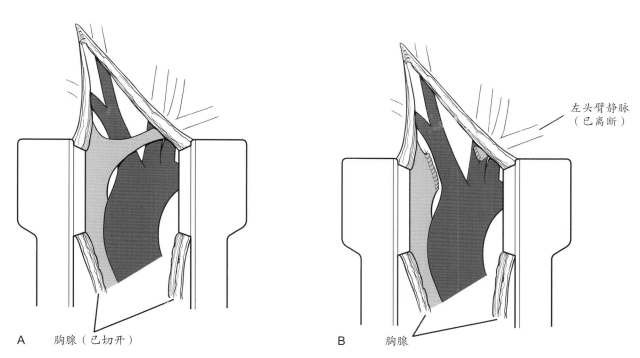

左头臂静脉
（已离断）

A　胸腺（已切开）　　　　　　　　　　　B　胸腺

图11-2　开始解剖主动脉弓。胸腺覆盖在靶血管表面，已将其切开并向两侧牵拉。（A）左侧头臂静脉用血管吊带悬吊，向下牵拉以暴露动脉结构，根据需要结扎静脉的小分支。（B）左头臂静脉完全离断并拉开。

　　如果病变超过分叉部位，影响到锁骨下动脉，需要其他解决方法。可以做原位内膜剥脱并在流出道远端缝合内膜片，或者应用分叉型移植物解决（图 11-6）。

升主动脉–双侧颈动脉旁路

　　该部分手术对于暴露主动脉的处理方法和前面阐述的一样。处理右侧颈动脉病变，可以沿右胸锁

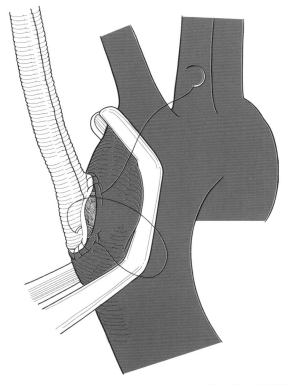

图11-3　准备主动脉吻合。先处理好左头臂静脉，并保留主动脉弓。打开主动脉弓部，由外侧心包腔将侧壁夹置于主动脉弓外侧。

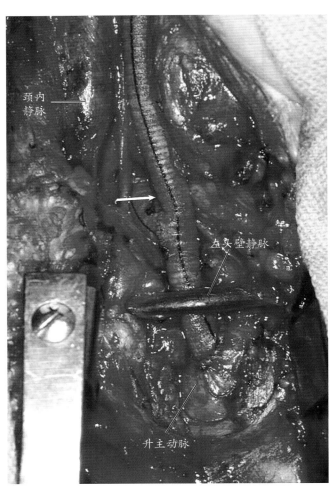

图11-5　主动脉-颈动脉-锁骨下动脉移植物。移植物连接升主动脉和右颈总动脉，带有一侧支连接到右锁骨下动脉，移植物位于左头臂静脉后方。

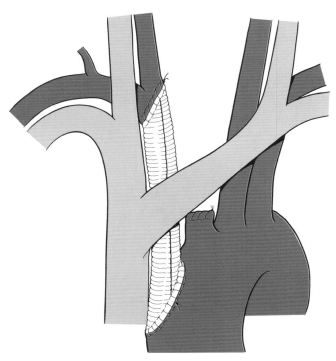

图11-4　将移植物缝合到升主动脉。移植物置于左头臂静脉下隧道，朝向右颈部，无名动脉近端已经吻合，像直接起源于主动脉弓。无名动脉部分切除，所以图中无名动脉距离分叉部位很短。

乳突肌前缘，向上延伸胸骨正中切口；而处理左侧颈动脉病变时，如果计划行标准 CEA 手术，需要另行第二个切口。

升主动脉近端吻合口的处理方法和前面阐述的一样。对于双侧颈动脉病变，建议先行病变重一侧，以尽可能维持脑血流。移植物远端与颈动脉吻合，可以端侧或端端吻合。如果应用带分支的移植物同时行右锁骨下动脉吻合，将该移植物左侧面的分支与颈动脉吻合（图 11-7）。松开胸骨牵引器以观察最佳吻合口位置。

如果需要，可以同时行标准 CEA 手术。远端吻合口关闭前，需要行顺向和逆向冲洗，血流恢复顺序：近端移植物、颈外动脉，最后是颈内动脉。如果需要，可以行三分支移植物，分别与右锁骨下动脉、左侧和右侧颈总动脉吻合（图 11-8 和图 11-9）。若患者同时合并双侧锁骨下动脉病变，即使没有症状，右锁骨下动脉仍然行经典手术重建，以便术后进行

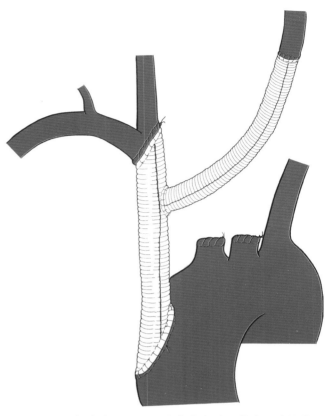

图11-7　无名动脉和左颈总动脉分支移植技术。移植物远端与无名动脉近分叉部位吻合，移植分支从移植物左侧面发出，并与左颈总动脉吻合。在靠近主动脉弓部切除病变的左颈总动脉，并进行人工血管端-端吻合。

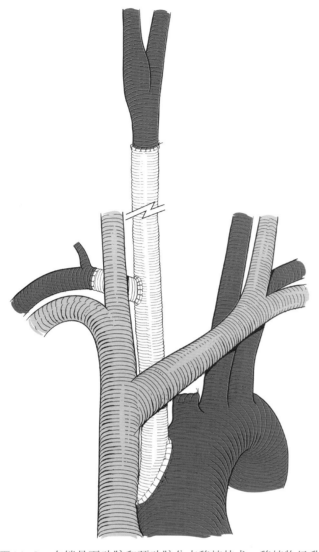

图11-6　右锁骨下动脉和颈动脉分支移植技术。移植物经升主动脉上升于左头臂静脉后方。第二根同样尺寸的移植物，分别与第一根移植物和锁骨下动脉行端-端吻合。

精准血压监测和评估。

闭合

手术视野需确认止血彻底，给予鱼精蛋白拮抗全身肝素。胸腔和纵隔留置引流管，用金属线将胸骨对合，逐层缝合皮下组织和皮肤。

术后护理

检查神经功能和外周血管状态。术后即刻应行神经系统完整检查，同时需要评估双上肢血管搏动情况。

• 血流动力学监测。术后严格控制血压，需要时可以应用血管活性药物。如果为双侧颈动脉重度狭窄或闭塞开通患者，术后预防高灌注综合征。

• 胸腔和纵隔腔引流管管理。严格按照标准流程管理引流管，术后和引流管拔除后 1~3 小时应行胸部 X 线检查，特别是对于呼吸机辅助呼吸的患者更应严格执行。引流管拔除的一般指征为引流液不超过 2mL/（kg·d）或者 200mL/d。

• 物理锻炼。胸骨切开患者术后活动应遵循标准预防措施，并在患者出院前做好宣教。正中胸骨切开后 5~8 周，上肢持物不能超过 5~8 磅（2.27~3.63kg）。如果患者没有胸骨活动、疼痛或者凸起等胸部不稳定症状，可以允许持物 1~3 磅（0.45~1.36kg）和活动。术后应渐进性功能锻炼，以利于胸腔活动度、肺功能和其他功能的恢复。

• 术后随访监测。术后 6 周、6 个月和每年定期随访。必要时可以行增强 CT 复查，但多普勒超声和双上肢血压测量是必需的。

并发症

• 神经系统

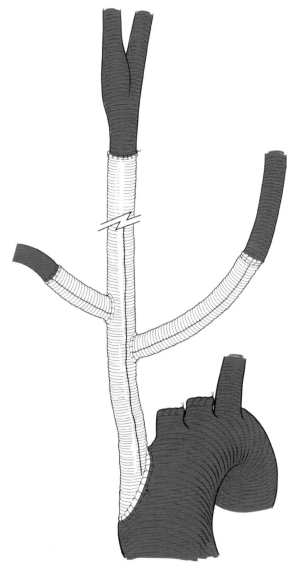

图11-8 升主动脉三分支移植物与右锁骨下动脉、右颈总和左颈总动脉吻合。移植物主体与右颈总动脉吻合，两侧的分支分别与右锁骨下和左颈总动脉吻合。

- 卒中
- 短暂性脑缺血发作（TIA）
- 脑过度灌注综合征
- 神经损伤
  - 霍纳综合征

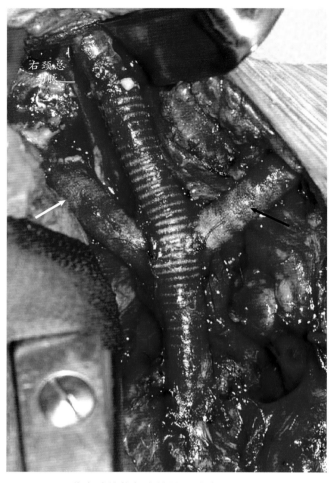

图11-9 三分支移植物与右锁骨下动脉、右颈总和左颈总动脉吻合。涤纶人工血管从升主动脉发出连接右颈总动脉，两侧的分支血管分别连接右锁骨下和左颈总动脉。

- 喉神经麻痹
- 膈神经麻痹
- 臂丛神经损伤
- 血肿
- 淋巴漏
- 气胸、胸腔积血、乳糜胸
  - 置管处理血胸或者乳糜胸

（吴永发 译 柏骏 校）

参考文献

1. Halsted WS: Ligation of the first portion of the left subclavian artery and excision of a subclavio-axillary aneurism, *Johns Hopkins Hospital Bulletin* 3:93-94, 1892.
2. Elkin DC: Exposure of blood vessels, *JAMA* 132:421-424, 1946.
3. DeBakey ME, Morris GC, Jordan GL, et al: Segmental thrombo-obliterative disease of branches of aortic arch: Successful surgical treatment, *JAMA* 166:998-1003, 1958.
4. Crawford ES, Debakey ME, Morris GC, et al: Surgical treatment of occlusion of innominate common carotid and subclavian arteries. A 10 year experience, *Surgery* 65:17-31, 1969.

5. Fields WS, Lemak NA: Joint Study of extracranial arterial occlusion. VII. Subclavian steal. A review of 168 cases, *JAMA* 222:1139-1143, 1972.

6. Wylie EJ, Effeney DJ: Surgery of the aortic arch branches and vertebral arteries, *Surg Clin North Am* 59:669-680, 1979.

7. Carlson RE, Ehrenfeld WK, Stoney RJ, et al: Innominate artery endarterectomy. A 16-year experience, *Arch Surg* 112:1389-1393, 1977.

8. Kieffer E, Sabatier J, Koskas F, et al: Atherosclerotic innominate artery occlusive disease: Early and long-term results of surgical reconstruction, *J Vasc Surg* 21:326-336, 1995.

9. Berguer R, Morasch MD, Kline RA: Transthoracic repair of innominate and common carotid artery disease: Immediate and long-term outcome for 100 consecutive surgical reconstructions, *J Vasc Surg* 27:34-41, 1998.

10. Vogt DP, Hertzer NR, O'Hara PJ, et al: Brachiocephalic arterial reconstruction, *Ann Surg* 196:541-552, 1982.

11. Crawford ES, Stowe CL, Powers RW Jr: Occlusion of the innominate, common carotid, and subclavian arteries: Long-term results of surgical treatment, *Surgery* 94:781-791, 1983.

12. Zelenock GB, Cronenwett JL, Graham LM, et al: Brachiocephalic arterial occlusions and stenoses. Manifestations and management of complex lesions, *Arch Surg* 120:370-376, 1985.

13. Evans WE, Williams TE, Hayes JP: Aortobrachiocephalic reconstruction, *Am J Surg* 156:100-102, 1988.

14. Cherry KJ Jr, McCllough JL, Hallett JW Jr, et al: Technical principles of direct innominate artery revascularization: A comparison of endarterectomy and bypass grafts, *J Vasc Surg* 9:718-723, 1989.

15. Reul GJ, Jacobs MJ, Gregoric ID, et al: Innominate artery occlusive disease: Surgical approach and long-term results, *J Vasc Surg* 14:405-412, 1991.

16. Schmidt WA, Gromnica-Ihle E: What is the best approach to diagnosing large-vessel vasculitis? *Best Pract Res Clin Rheumatol* 19:223-242, 2005.

17. Kerr GS, Hallahan CW, Giordano J, et al: Takayasu arteritis, *Ann Intern Med* 120:919-929, 1994.

18. Ogino H, Matsuda H, Minatoya K, et al: Overview of late outcome of medical and surgical treatment for Takayasu arteritis, *Circulation* 118:2738-2747, 2008.

19. Meave A, Soto ME, Reyes PA, et al: Pre-pulseless Takayasu's arteritis evaluated with 18F-FDG positron emission tomography and gadolinium-enhanced magnetic resonance angiography, *Tex Heart Inst J* 34:466-469, 2007.

20. Kobayashi Y, Ishii K, Oda K, et al: Aortic wall inflammation due to Takayasu arteritis imaged with 18F-FDG PET coregistered with enhanced CT, *J Nucl Med* 46:917-922, 2005.

21. Conomy JP, Kellermeyer RW: Delayed cerebrovascular consequences of therapeutic radiation. A clinicopathologic study of a stroke associated with radiation-related carotid arteriopathy, *Cancer* 36:1702-1708, 1975.

22. Hassen-Khodja R, Kieffer E: University Association for Research in Vascular Surgery. Radiotherapy-induced supra-aortic trunk disease: Early and long-term results of surgical and endovascular reconstruction, *J Vasc Surg* 40:254-261, 2004.

23. Peterson BG, Resnick SA, Morasch MD, et al: Aortic arch vessel stenting: A single-center experience using cerebral protection, *Arch Surg* 141:560-563, 2006.

24. Takach TJ, Reul GJ, Cooley DA, et al: Myocardial thievery: The coronary-subclavian steal syndrome, *Ann Thorac Surg* 81:386-392, 2006.

25. Sullivan TM, Gray BH, Bacharach JM, et al: Angioplasty and primary stenting of the subclavian, innominate, and common carotid arteries in 83 patients, *J Vasc Surg* 28:1059-1065, 1998.

26. Carpenter JP, Holland GA, Golden MA, et al: Magnetic resonance angiography of the aortic arch, *J Vasc Surg* 25:145-151, 1997.

27. Papantchev V, Hristov S, Todorova D, et al: Some variations of the circle of Willis, important for cerebral protection in aortic surgery: A study in Eastern Europeans, *Eur J Cardiothorac Surg* 31:982-989, 2007.

28. Longo MJ, Remetz MS: Cardiovascular manifestations of systemic autoimmune diseases, *Clin Chest Med* 19:793-808, 1998.

29. Fields CE, Bower TC, Cooper LT, et al: Takayasu's arteritis: Operative results and influence of disease activity, *J Vasc Surg* 43:64-71, 2006.

第 **12** 章 主动脉弓上血管的解剖外修复

MARK D. MORASCH

历史背景

第一个描述患者体征和症状提示主动脉弓上血管闭塞的可能是 Savory[1]。接近 20 年后的 1875 年，Broadbent[2] 第一次记录一例双侧无脉搏的患者，尸检证实为头臂动脉和左锁骨下动脉闭塞。1908 年，Takayasu[3] 报道了一例缺血性视网膜病变患者，该患者是由于慢性炎症导致的弓上三支血管完全闭塞，这种病变后来被 Shimizu 和 Sano 命名为"无脉症"[4]，现在这种涉及弓上血管的炎症性病变被命名为"Takayasu"。1960 年，Contorni[5] 第一次描述锁骨下动脉缺血的解剖。

早期开展弓上血管瘤样扩张的病变，多数为梅毒性病变导致。第一个尝试外科处理近端锁骨下动脉瘤的是 Mott，其于 1818 年在纽约[6] 直接结扎无名动脉，但患者术后没有存活。Bahnson[7] 第一个报道应用主动脉同种移植物，对 1 例梅毒性闭塞病变行升主动脉到无名动脉移植。1 年后的 1956 年，Davis 及其同事[8] 报道 1 例症状性动脉硬化病变患者，通过前方胸骨切开行无名动脉内膜剥脱术。1957 年，Cate 和 Scott[9] 首次描述内膜剥脱应用于闭塞性锁骨下动脉病变的血流重建。

Lyons[10] 于 1956 年第一次报道通过颈部切口对 4 例患者行锁骨下动脉 – 颈动脉旁路手术。Parrott[11] 于 1964 年通过同样的切口对 2 例患者行锁骨下动脉 – 颈动脉转位术。Berguer 和 Gonzalez[12] 于 1994 年提出通过咽后路行弓上血管的解剖外血管重建。

适应证

动脉粥样硬化是目前弓上血管病变最常见的病因。少部分闭塞性病变的病因是 Takayasu 动脉炎，或者因为放射性治疗导致的动脉炎。

直径狭窄率超过 75% 的病变定义为严重病变。但对于合并有较深溃疡的病变或动脉内血栓形成的病变，即便狭窄率小于 75%，也定义为严重病变。

多个主干存在病变时，这种闭塞性的病变很有可能是从主动脉弓"蔓延"至各个动脉干的开口。相应的，椎基底系统缺血的典型病理生理改变为血流量不足，一侧主干病变通常表现为半球或上肢栓塞的症状。独立存在的近端病变可引起窃血症状。

症状性动脉粥样硬化病变可以表现为视力、大脑半球和小脑系统的 TIA 或者卒中发生。患者常表现为同时合并前循环和后循环症状。动脉栓塞或者低血流都可以导致脑血管症状。锁骨下动脉窃血的后循环症状是由于血液经基底动脉反流导致的（图 12-1）。另一种类似但较少见的窃血现象：当无名动脉闭塞时，经同侧的颈总动脉和椎动脉供应右上臂血运。还有一种极为罕见的冠状动脉窃血：由于无名动脉或者锁骨下动脉近端病变，通过内乳动脉经冠状动脉窃血。窃血患者可以表现为上肢缺血，症状严重程度差异较大，可以表现为上肢"间跛"，或者动脉闭塞或者栓塞等严重症状。

在过去 10 年，最常见的弓部血管解剖外途径干预是为胸主动脉 / 胸腹主动脉瘤和夹层或主动脉腔内支架移植物修复做准备。放置腔内移植物前，为了保护主动脉和左上肢的血流，同时增加颈部近端"锚定区"，经常需要行左锁骨下动脉甚至左颈总动脉转位（图 12-2）。

术前准备

• 一旦确诊，需要有多维的主动脉弓影像来制订弓部血管血运重建的方案，比如数字减影血管造影、计算机断层扫描（CT）血管成像或者磁共振血管造影。通过增强显示血管起源以及延迟显像来显示通过窃血而来的血管重建，从而全面了解弓部以及弓上四根血管的情况。磁共振和 CT 血管成像作为非侵入性影像学检查具有和侵入性造影检查同样的效果。

• 常应用经食管超声心动图（TEE）来评估心脏功能和排除心脏来源病变。另外，CT 和 TEE 可以更好地评估弓部明显钙化或者粥样硬化病变，这些病变或妨碍开放术中主动脉阻断，或者导致腔内治疗

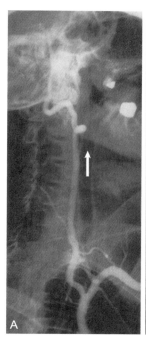
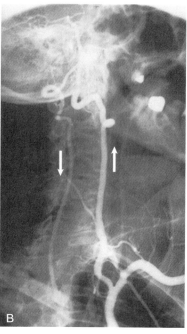
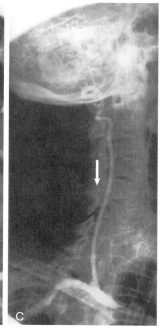

图12-1　右锁骨下动脉闭塞导致的锁骨下-椎动脉窃血影像学表现。（A）经左侧椎动脉的顺向血流（箭头）。（B）经右侧椎动脉的逆向血流（箭头）。（C）血液流到右锁骨下动脉（箭头）。

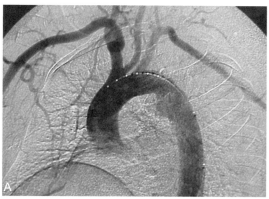
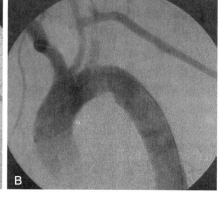

图12-2　（A）血管造影示创伤性主动脉损伤。（B）主动脉外伤腔内治疗后造影，示锁骨下动脉转位。

导管导丝无法通过。

- 合并新近脑梗死的患者（不管有无症状）需要推迟手术，特别是同时行多支病变血管再通患者，可以降低术后再灌注损伤。

- 若患者拟行经颈部入路主干再通手术，术前需要和颈动脉权手术一样行心脏评估。

- 建议术前给予阿司匹林，基于颈动脉手术指南。

- 对于既往颈动脉手术史患者，必须术前评估声带功能。

- 单剂量的预防性抗生素在切开后1小时内给予。

- 建议术中持续监测动脉血压。

手术策略

颈总动脉和锁骨下动脉的外科解剖

主动脉弓一般在上纵隔发出三个主干血管，包括无名动脉、发出椎动脉的锁骨下动脉和颈总动脉。无名动脉和左颈总动脉起源靠近，并在气管两侧上行。左锁骨下动脉是主动脉弓发出的第三根分支，起始部位位于左颈总动脉后方，向上移行为左方。右侧迷走神经和喉返神经越过右锁骨下动脉前方靠近无名动脉分叉（图12-3）。左侧迷走神经靠近左颈总动脉，膈神经与左颈总动脉和左锁骨下动脉交叉，由胸膜覆盖。左侧胸导管汇入颈内静脉和锁骨下静脉交汇处，术中暴露锁骨下动脉近端可以清楚看到，右侧同样有多个淋巴管道存在。

颈动脉-锁骨下动脉转位

锁骨下动脉可转位到相邻的颈动脉，反之亦然。这不仅可以保留椎动脉，另外，行锁骨下动脉转位还可以保留胸廓内动脉。行颈总动脉-锁骨下动脉反向转位时，可以轻松游离出一段足够长的近端狭窄的颈总动脉，将其转位到邻近的锁骨下动脉。

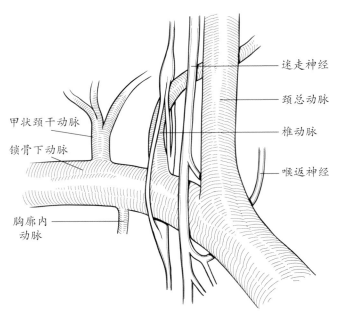

图12-3　右喉返神经。

图中标注：迷走神经、颈总动脉、椎动脉、喉返神经、甲状颈干动脉、锁骨下动脉、胸廓内动脉

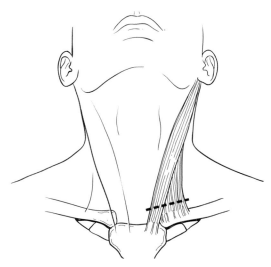

图12-4　锁骨下-颈动脉转位术切口。

该手术通过一个锁骨上正中小横切口完成（图12-4），颈部和胸骨区域需要消毒。先解剖开颈阔肌，然后沿着胸锁乳突肌胸骨头和锁骨头之间进一步解剖。这是和旁路术的重要区别，旁路术是从整个胸锁乳突肌的外侧入路的。结扎或者电凝分离肩胛舌骨肌后，颈静脉就位于切口旁侧，颈总动脉和迷走神经位于切口正中。游离颈动脉全周，并向下进一步解剖直至纵隔。对于左侧切口，需要仔细辨认、分离并结扎胸导管和小的淋巴管。对于右侧切口，需要结扎多支颈部淋巴管。分离椎静脉后，可以在锁骨后方暴露锁骨下动脉和近端分支（图12-5）。可以通过手指触诊进一步明确锁骨下动脉。椎动脉起源于锁骨下动脉后方，位置较为棘手，需要仔细确认和分离。前斜角肌内侧面和锁骨下动脉外侧靠得较近。为了进一步暴露远端的甲状颈干动脉，需要稍横向游离该肌肉；当为了清楚暴露膈神经时，可以毫不犹豫分离该肌肉。锁骨下动脉尽可能向近端和远端游离，解剖过程中可能破坏胸膜腔，可以靠近血管前臂游离，尽可能避免损伤。解剖过程中还需要保护交感神经支，该神经于锁骨下动脉前方穿过，沿着椎动脉上升。全身肝素化后，阻断锁骨下动脉和其近端分支。椎动脉、内乳动脉和甲状颈干可以用小哈巴狗阻断钳临时阻断。锁骨下动脉远端可用环形阻断钳或者深部钳阻断。锁骨下动脉近端可用直角钳或血管钉阻断。一旦锁骨下动脉离断后，需要确保立即控制其近端，如果近端没有处理好会导致灾难性后果，需要开胸或切开胸骨处理。锁骨下动脉处理好后，将颈动脉稍向后方牵拉并阻断颈动脉远近端。在颈动脉做一切口，

将锁骨下和颈动脉行无张力端侧吻合，注意避免锁骨下动脉扭曲。吻合口应该用降落伞技术进行吻合，从血管壁后方开始吻合（图12-6）。极少数情况下，锁骨下动脉太短不能和颈动脉吻合，需要进一步游离颈动脉。最后松开阻断钳，恢复椎动脉血流。可以放置引流管引流淋巴液。拉近颈阔肌并用合适的缝线缝合皮肤。

颈动脉-锁骨下动脉旁路

特殊情况下无法行直视下动脉转位，可以行旁路术。若椎动脉起源于锁骨下动脉太靠近端，无法行转位术。另一种颈动脉-锁骨下动脉旁路指征：锁骨下动脉近端病变，症状性患者预计行覆膜支架植入，潜在冠状动脉窃血，或者行内乳动脉-冠状动脉旁路术患者。行颈部旁路术时，阻断钳不应影响内乳动脉，以免导致心肌缺血。为了更方便行旁路术，可行胸锁乳突肌锁骨头外侧切口，颈静脉正后方就是颈总动脉。该切口解剖过程中注意保护迷走神经，并注意结扎斜角肌脂肪垫防止淋巴漏，该切口外侧注意避免损伤膈神经。旁路是从锁骨下动脉的后斜角肌部分开始或结束的，一般应用人工血管而非静脉，顺序阻断和吻合（图12-7）。在该位置，人工血管相对于静脉长期通畅性更好[13,14]。

颈-颈动脉转流

如果需要行解剖外途径，唯一的流入血管位于颈部对侧，应采用咽后路而非胸骨前方或气管前入路[15]。咽后路更短更直接（图12-8）。胸骨前或气管前入路的移植物可能导致局部皮肤糜烂，若患者需

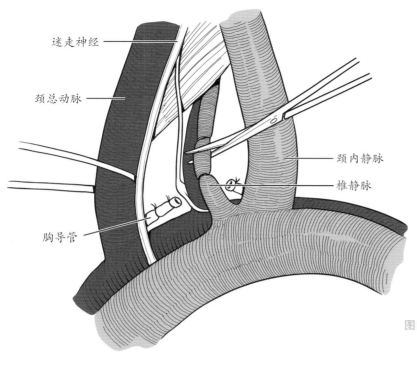

图12-5　左侧锁骨下-颈动脉转位：分离椎静脉。

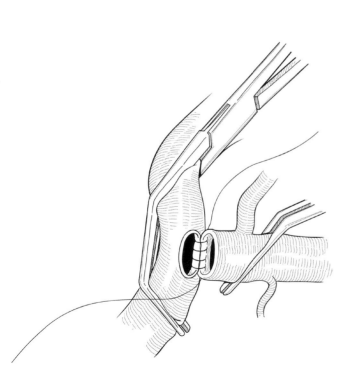

图12-6　左锁骨下动脉-颈动脉转位：端-侧吻合。

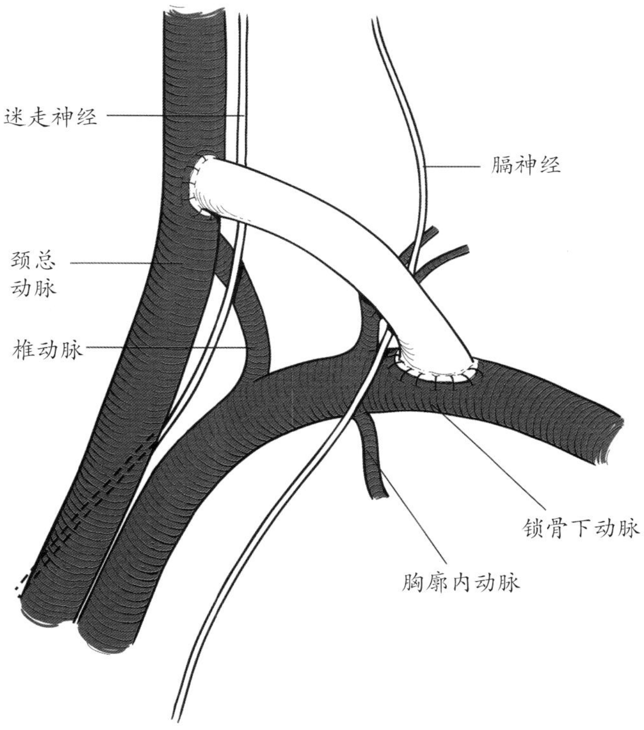

图12-7　颈动脉-锁骨下动脉旁路术。锁骨下动脉吻合口应位于前斜角肌前方，以保护膈神经。

要行胸骨切开或气管切开也会受影响。该通道较容易确认，可用手指通过颈总动脉和食管后方建立移植物通道。鼻胃管和食管镜有助于确认食管后和脊柱筋膜前间隙。除非没有其他通路可选，尽量避免长段的锁骨下–锁骨下动脉、腋–腋动脉和腋–股

动脉旁路术，因为其远期通畅率很低。

隐患和风险

• 迷走神经损伤。

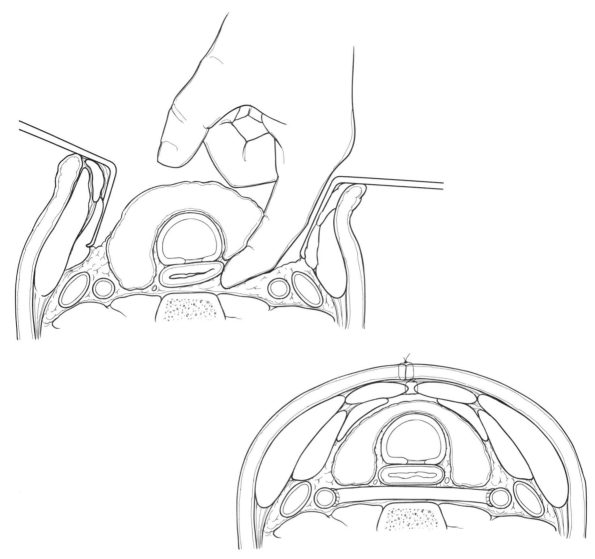

图12-8 咽后路颈部旁路中最短和最直接的通路。比如该图示：右-左颈颈动脉转流。

- 交感神经切除或霍纳综合征。
- 胸导管或淋巴漏。
- 气胸。
- 近端血管控制不良出血。

术后护理

- 患者术后应在苏醒室观察 2 小时，严密观察气道、出血和神经并发症。
- 患者应在手术当天给予常规饮食，鼓励下床活动，并在第二天早晨出院。
- 引流管应留置直到第一餐后排除明显的乳糜瘘，但一般在术后第二天早上可以拔除。
- 术后不适可以用对乙酰氨基酚或非甾体抗炎药对症支持。

- 术后即刻给予阿司匹林抗血小板。
- 血管通畅情况可以通过触诊远端血管或颞浅动脉搏动情况评估。

术后并发症

- 淋巴漏，淋巴囊肿和乳糜胸。保守治疗对于早期的乳糜漏或淋巴漏绝大多数有效，同样适用于迟发性淋巴漏。保守治疗包括压迫、饮食管理和奥曲肽治疗。如果漏持续超过 3 天，需要再次打开伤口尝试直接缝合。单股缝线荷包缝合可以有效控制大的淋巴或胸导管漏。如果这些方法都不行，可以考虑开胸结扎胸导管。
- 气胸或血胸。解剖近端锁骨下动脉时可能导致气胸，气胸发生后较容易确认并应早期治疗。如果术后影像证实气胸持续存在，可以短期应用胸管治疗。

　　• 霍纳综合征。大部分患者至少经历短暂的霍纳综合征，绝大部分患者自我无症状，而是观察者发现，绝大部分可以及时有效恢复。

　　• 迷走神经损伤。表现为声音嘶哑，绝大部分是因为在进行颈部深部解剖时，牵拉迷走神经导致。极少情况下为喉返神经被切除，需要一定的时间和耐心使症状恢复。如果声带麻痹持续时间超过 3 个月，需要进一步治疗。

　　• 膈神经损伤。锁骨上横切口一般不会导致膈神经麻痹，除非切口太靠外侧。前斜角肌暴露和分离，锁骨下动脉中 1/3 旁路时可能会发生膈神经麻痹。表现为呼吸急促费力，胸片上可见膈肌上移。膈神经和膈肌一般几个月内会自主恢复。对于膈神经永久性损伤，膈肌起搏可以考虑。

（吴永发　译　柏骏　校）

参考文献

1. Savory W: Case of a young woman in whom the main arteries of both upper extremities, and of the left side of the neck, were through-out completely obliterated, *Med Chir Trans* 39:205, 1856.
2. Broadbent W: Absence of pulsation in both radial arteries, the vessels being full of blood, *Trans Clin Soc (London)* 8:165, 1875.
3. Takayasu M: Case of queer changes in central blood vessels of retina, *Acta Soc Ophthalmol Jpn* 12:554, 1908.
4. Shimizu K, Sano K: Pulseless disease, *J Neurol Clin Neurol* 145:1095, 1951.
5. Contorni L: The vertebro-vertebral collateral circulation in obliteration of the subclavian artery at its origin, *Minerva Chir* 15:268-271, 1960.
6. Rutkow IM: Valentine Mott and the beginnings of vascular surgery, *Arch Surg* 136:1441, 2001.
7. Bahnson HT, Spencer FC, Quattlebaum JK Jr: Surgical treatment of occlusive disease of the carotid artery, *Ann Surg* 149:711-720, 1959.
8. Davis JB, Grove WJ, Julian OC: Thrombic occlusion of the branches of the aortic arch, Martorell's syndrome: Report of a case treated surgically, *Ann Surg* 144:124-126, 1956.
9. Cate WR Jr, Scott HW Jr: Cerebral ischemia of central origin: Relief by subclavian-vertebral artery thromboendarterectomy, *Surgery* 45:19-31, 1957.
10. Lyons C, Galbraith G: Surgical treatment of atherosclerotic occlusion of the internal carotid artery, *Ann Surg* 146:487-494, 1956.
11. Parrott JC: The subclavian steal syndrome, *Arch Surg* 88:661-665, 1964.
12. Berguer R, Gonzalez JA: Revascularization by the retropharyngeal route for extensive disease of the extracranial arteries, *J Vasc Surg* 19:217-224, 1994, discussion 225.
13. Morasch MD, Berguer R: Supra-aortic trunk revascularization. In Yao JSTP, editor: *Modern vascular surgery*, New York, 2000, McGraw-Hill, p 137.
14. Ziomek S, Quinones-Baldrich WJ, Busuttil RW, et al: The superiority of synthetic arterial grafts over autologous veins in carotid-subclavian bypass, *J Vasc Surg* 3:140-145, 1986.
15. Berguer R: Revascularization across the neck using the retropharyngeal rout. In Veith FJ, editor: *Current critical problems in vascular surgery, seventh volume*, St. Louis, 1996, Quality Medical Publishing.

第13章　主动脉弓上血管——无名动脉、颈动脉及锁骨下动脉的腔内治疗

PETER NAUGHTON · MANUEL GARCIA-TOCA · MARK K. ESKANDARI

历史背景

　　Shimizu 和 Sano[1] 于 1951 年第一次描述了外科手术修复主动脉弓上分支血管粥样硬化病变。早期，开放手术修复通过开胸入路，但逐渐被解剖外旁路取代，Crawford 及其同事 [2] 报道解剖外途径修复死亡率为 5.6%，远低于开胸手术 22% 的死亡率。Berguer 及其同事 [3] 进一步用数据表明该结果：100 例颈部重建的主动脉弓上血管病变患者，其 10 年通畅率为 82%，围术期卒中率为 3.8%，死亡率为 0.55%。

　　Mathias 及其同事 [4] 于 1980 年首次报道经皮腔内血管成形术成功治疗一例弓上闭塞血管病变患者。有研究回顾 423 例锁骨下和无名动脉腔内血管成形术，92% 技术成功，但 5 年再狭窄率高达 19%。随着支架的改良和使用，弓上血管狭窄性病变的治疗结果得到提高 [5-7]。

适应证

　　动脉粥样硬化是主动脉弓上血管闭塞病变的最常见病因，其他病因包括大动脉炎、巨细胞动脉炎和放射性损伤。除了颅外颈动脉闭塞病变，大部分弓上血管狭窄性病变没有症状。一般来说，动脉粥样硬化病变位于动脉开口和近端。一般来说有症状的病变需要干预，这些病变的症状是由于远端栓塞或低灌注导致，可能发生于前、后循环或上肢。对于行左内乳动脉 - 冠状动脉旁路术的患者，锁骨下动脉狭窄可能导致冠状动脉窃血综合征。对于大动脉炎患者，病变为长段、非顺行纤维化性质，而非短段开口局限性病变，腔内治疗不合适 [8]。虽然对于主动脉弓上病变治疗没有明确的指南，但大部分临床医生认为干预指征如下：无症状性患者，无名动脉或颈总动脉狭窄超过 80%；症状性患者，无名动脉、颈总动脉或锁骨下动脉狭窄超过 50%。

术前准备

　　• 评估心血管状态和优化药物治疗。van Hattum 及其同事 [7] 报道一组 18 例弓上血管粥样硬化病变患者，其中 78% 有冠状动脉病变，33% 有颈动脉病变，61% 合并高血压。对于应用内乳动脉 - 冠状动脉旁路术的患者，应特别注意。

　　• 术前物理检查应包括双上肢血压测量。术前行 DSA、MRA 或 CTA 检查，充分评估病变位置、长度、是否为串联病、弓的类型，并评估合适的入路。

　　• 术前患者应接受氯吡格雷（75mg/d）联合阿司匹林（325mg/d）抗血小板治疗 5 天。或者患者可以在手术前一天接受氯吡格雷负荷剂量（300mg）。

　　• 手术可以在全麻、麻醉性监护或局麻下进行。建议进行动脉血压监测和预防性抗生素使用。

隐患和风险

　　• 评估穿刺点并发症。
　　• 穿刺点无法导入鞘管。
　　• 无法到达病变部位。
　　• 卒中。
　　• 血管夹层和破裂。
　　• 椎动脉和内乳动脉窃血。
　　• 对比剂肾病。
　　• 远期支架并发症。

手术策略

造影解剖和常见侧支通路

　　无名动脉起源于主动脉弓右侧，发出右锁骨下和右颈总动脉；左颈总动脉和左锁骨下动脉靠着无名动脉依次发出，为主动脉弓最常见的解剖结构。常见的解剖变异包括"牛角弓"（16%~24%），左椎动脉直接起源于主动脉弓（6%），右锁骨下动脉

变异（0.5%~1%）。

左锁骨下动脉闭塞的代偿通路：血流经右锁骨下动脉到右椎动脉，反流到左椎动脉进入左锁骨下动脉。还有可能来源于颈外动脉、颈升动脉和甲状颈干动脉。

无名动脉闭塞，可以通过右椎动脉反流到右颈总动脉和锁骨下动脉。

主动脉弓部血管解剖评估

当通过股动脉入路，对于血管分支开口处长段闭塞病变通过困难时，同时弓部扭曲严重、鞘管通过也较为困难时，应用逆行颈总入路或者肱动脉入路有助于解决该问题（图 13-1）。

当处理左锁骨下动脉近端或者无名动脉分叉部位病变时，应注意避免影响到优势椎动脉或行冠状动脉旁路术的左内乳动脉。

不利的解剖因素

当左颈总动脉起源于无名动脉时，存在潜在大脑栓塞可能。

血管扭曲严重时会影响腔内治疗。

颈总动脉病变评估

决定颈总动脉病变采用逆行或顺行入路手术的影响因素包括：弓的形态、目标血管扭曲情况、病变位置和长度。

当顺行入路通过困难或为重度狭窄病变时，逆行入路较为合适。当需要同时行 CEA 和颈总动脉近端支架成形时，推荐采用逆行入路。

锁骨下和无名动脉评估

无名动脉病变可以通过经股动脉顺行入路或者经肱动脉 / 颈动脉入路处理。经肱动脉入路可以直接经皮穿刺或者切开穿刺，该入路可以避免其他入路太远的弊端。

病变预扩

对于重度狭窄病变或者位于开口处的病变，为了使支架系统顺利通过，可以采用小口径球囊预扩。该技术同样需要评估远端可能累及的椎动脉和内乳动脉起源。

支架选择

支架理论上存在导致微栓塞的可能。无名动脉或颈总动脉开口处短段病变，最好采用球扩支架，球扩支架定位更精确、径向支撑力和壁面贴附更好。支架覆盖病变部位即可，不应过多覆盖正常血管。

颈总动脉、锁骨下动脉和腋动脉中段病变，一般来说最常使用的是自膨胀的镍钛合金支架。锁骨下动脉远端和腋动脉近端不应采取支架治疗，因为该部位可能受锁骨和第一肋骨影响。少数情况下，对于重度钙化病变，存在迟发性支架断裂的风险（图 13-2）。

栓子保护装置

当采用顺行入路处理颈总动脉、无名动脉和近端

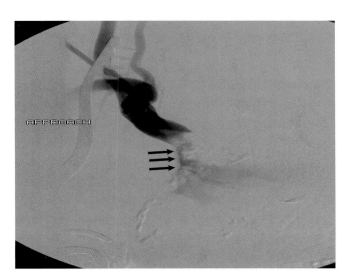

图 13-1 当顺行造影困难时，可以选择逆行颈动脉切开入路造影。箭头示无名动脉开口重度钙化狭窄。

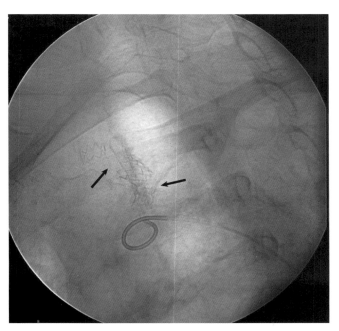

图 13-2 平片示无名动脉多发支架断裂（箭头）。

锁骨下动脉病变时，应尽可能采用栓子保护装置[9]。当采用经颈动脉入路处理颈总和无名动脉病变时，支架释放过程中阻断颈动脉远端血流可以达到保护效果，开放血流前应通过鞘管回吸血液。

椎动脉保护

当病变靠近椎动脉时，应行椎动脉保护，可以通过导入第二根导丝至椎动脉实现。如果使用 0.014 英寸（0.36mm）的导丝，则可以使用通过 0.035 英寸（0.89mm）导丝平台的自膨式支架，确保椎动脉起源被保护到。

手术方法

入路

常用入路包括经皮穿刺股动脉和肱动脉入路，穿刺或者切开颈动脉入路。经股动脉入路，经 6F 鞘管到达靶病变区域，远端保护装置通过病变；或者可以选用 8F 引导鞘管。经肱动脉穿刺入路可以在超声引导下使用微穿刺技术完成：21 号针，0.018 英寸导丝和 4F 鞘管（图 13-3）[10]。腋动脉入路由于血肿和臂丛神经损伤风险较大，较为少用。

经颈动脉入路可以经皮穿刺或者切开。一般来说，采取的是经胸锁乳突肌前沿的 2~3cm 小切口（图 13-4）。操作过程中应采取脑保护，可以在穿刺点远端的颈总动脉上应用阻断钳达到保护作用。在整个过程中可以经股动脉导入猪尾巴导管，以便更好地进行造影评估。

弓上血管造影和导管超选

为了降低远端栓塞的风险，必须尽可能减少导管和导丝的不必要操作。同样，在操作过程中应注意不要让整个系统进入气泡，一些介入专家推荐使用多层技术阻止气泡。左前斜 30°~45° 可以更好地将主动脉弓展开，右前斜 30°~45° 有利于观察无名动脉分叉部位以及右锁骨下动脉和颈总动脉起始部。可以用 4F 或 5F 选择性导管超选弓上血管，包括 Davis、angled Glide 或 vertebral 等普通导管，或者 Vitek、Headhunter 和 Simmons 等复杂导管。导丝导管配合至升主动脉，回撤导丝使导管头端自然成形，然后轻轻回拉导管并逆时针缓慢旋转导管，将导管超选入靶血管。而如果应用复杂导管，部分导管自己成形（比如 Vitek 或 Headhunter 导管），部分导管需要在主动脉弓内成形（比如 Simmons 导管）。Vitek 导管一般在降主动脉近端成形并逆行推送进主动脉弓，使导管顺序进入弓上分支。其他的导管都是在升主动脉成形，然后回撤顺行进入主动脉弓超选。当靶血管超选成功，需注射

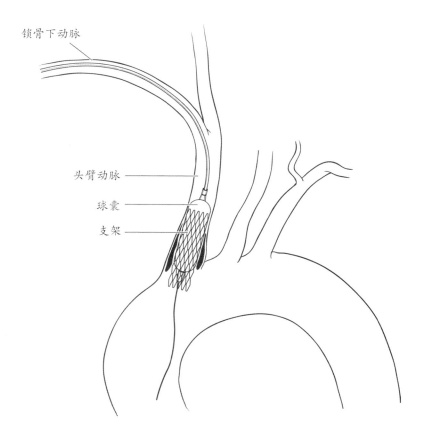

锁骨下动脉

头臂动脉

球囊

支架

图13-3 经肱动脉入路无名动脉支架植入。注意支架需要部分超出主动脉弓。

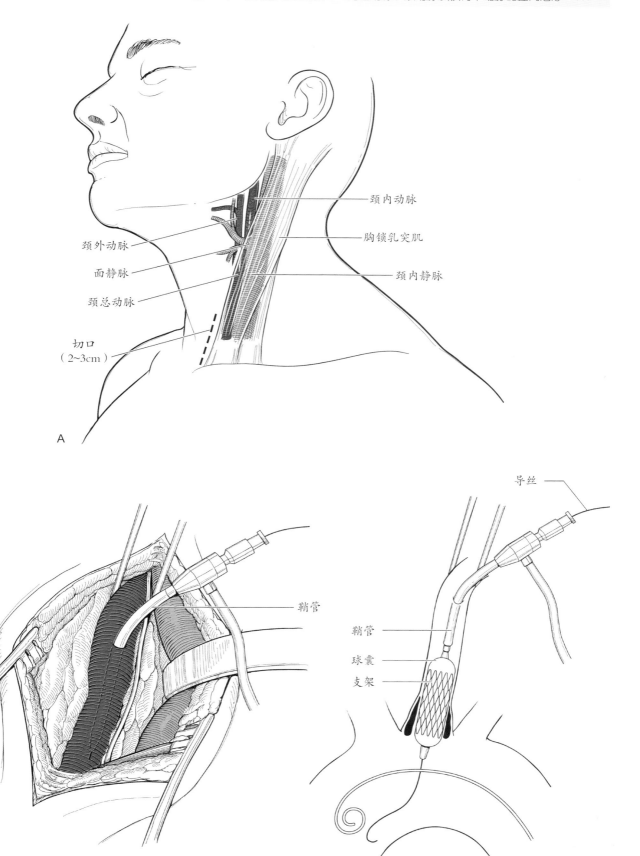

颈内动脉

胸锁乳突肌

颈内静脉

颈外动脉

面静脉

颈总动脉

切口
（2~3cm）

A

鞘管

导丝

鞘管

球囊

支架

B

C

图13-4　（A）沿胸锁乳突肌前缘的颈部切口。（B）6F短鞘置入颈总动脉。（C）颈总动脉开口病变逆行支架植入。颈总动脉远端和鞘之间可阻断，降低颅内栓塞风险。恢复血流前需要通过鞘管回吸血液。

造影剂确认。这些技术有助于导管超选和造影成像，同样适用于接下来的长鞘导入。合适的塑形引导导管（比如 JR4）也可用于该部位操作，特别是对于开口病变或者病变部位明显扭曲更适合。

无名动脉支架成形

无名动脉短且直径大，大部分的粥样硬化闭塞性病变位于近端，所以该部位病变常经右颈动脉入路。或者，可以经股动脉入路诊断性造影，局麻或者全麻下经颈切开入路处理病变。暴露颈总动脉后，直视下穿刺颈动脉并逆行置入 6F 短鞘。全身肝素化后，越过病变。必要时预扩，可以使得支架输送系统更易到位。选用合适尺寸的短球扩支架植入，支架应进入主动脉弓部 2~3mm，以避免开口再狭窄（见图 13-3）。尤其要注意不能根据狭窄远端的无名动脉直径来选择球囊直径，因为该部位血管常存在狭窄后扩张。整个操作过程中，颈总动脉远端需要阻断，并通过鞘管回抽停滞的血液。

椎动脉血管成形和支架植入

虽然有经肱动脉入路行椎动脉支架成形，但大部分椎动脉支架成形术经股动脉入路完成。该狭窄性病变采用 0.014 英寸或 0.018 英寸导丝通过，取冠脉的小口径球扩支架成形。相对于颅外颈动脉，椎动脉血管形成一般不采用脑保护装置。对于 V1 段的病变推荐应用球扩裸支架。

锁骨下动脉和腋动脉支架成形

锁骨下和腋动脉病变推荐采用经股动脉标准入路，6F 或 8F 长鞘支撑下处理。对于开口狭窄病变，最好选用短的球扩支架，注意不要覆盖胸廓内动脉或椎动脉。对于锁骨下动脉中段或远端病变，不应行支架植入，因支架位于锁骨和第一肋骨可导致支架变形。一些情况下，腋动脉可以采用腔内治疗，但开放重建仍然是目前首选。对于右侧近端锁骨下动脉短段病变可以采用腔内治疗，但由于靠近颈总动脉和椎动脉，具有一定难度。另外，该部位的再狭窄率高于其他病变。双侧的锁骨下病变都可以通过肱动脉入路，采用 6F 长鞘治疗。

颈总动脉支架成形

颈总动脉近端病变可以采用股动脉或颈动脉入路。所应用的技术和处理无名动脉或颈内动脉技术类似。经股动脉入路可以采用脑保护装置，经股动脉入路可以阻断颈动脉。

KOMMERELL憩室

主动脉瘤合并右迷走锁骨下动脉被称为"Kommerell 憩室"，预示动脉瘤潜在的破裂风险。相对于高风险的开放手术，杂交技术是不错的选择[10]。杂交手术可以同期或者分期进行。首先行右颈动脉 – 锁骨下动脉旁路或转位，然后应用支架移植物覆盖迷走右锁骨下动脉。如果颈动脉 – 锁骨下动脉旁路术已经早期完成，右锁骨下动脉需要采用栓塞装置或弹簧圈填塞，避免 II 型内漏。

术后护理

- 手术结束后的 12~24 小时需要连续检查患者神经功能。
- 经腹股沟穿刺术后需要卧床休息 4 小时，并常规检查远端灌注，预防局部血肿和假性动脉瘤形成。
- 检测血压，并控制收缩压在 100~140mmHg。
- 双联抗血小板至少 1 个月。
- 术后需要多普勒扫描检查和测量手臂血压，并每年复查。每年两次 X 线检查评估支架的完整性。CTA 检查有助于评估支架内再狭窄。

并发症

- 卒中。脑血管造影术后永久性神经功能受损的发生概率是 0.2%[11]。术前无创或者微创的血管评估可以降低该风险。
- 动脉夹层和栓塞。如果发现动脉夹层需要额外的支架成形，动脉栓塞需要行溶栓治疗。
- 入路位置并发症。包括血肿、夹层和假性动脉瘤。肱动脉穿刺术后血肿尤其要当心，因为其可以导致正中神经压迫。
- 迷走神经损伤。颈总动脉暴露患者术后应注意声带麻痹。
- 再狭窄。术后 5 年约 20% 患者出现再狭窄。
- 支架断裂。可发生迟发性支架断裂并常无症状。在一项回顾性研究中，27 例弓上血管病变患者采用球扩支架治疗，平均随访 34 个月，发现 3 例无名动脉支架断裂，2 例颈总动脉支架断裂[12]。

（吴永发 译　柏骏 校）

参考文献

1. Shimizu K, Sano K: Pulseless disease, *J Neuropath Clin Neurol* 1:37–46, 1951.
2. Crawford ES, DeBakey ME, Morris GC Jr, et al: Surgical treatment of occlusion of the innominate, common carotid, and subclavian arteries: A 10 year experience, *Surgery* 65:17–31, 1969.
3. Berguer R, Morasch MD, Kline RA, et al: Cervical reconstruction of the supra-aortic trunks: A 16-year experience, *J Vasc Surg* 29:239–246, 1999.
4. Mathias K, Gospos C, Thron A, et al: Percutaneous transluminal treatment of supraaortic artery obstruction, *Ann Radiol (Paris)* 23:281–282, 1980.
5. Sullivan TM, Gray BH, Bacharach JM, et al: Angioplasty and primary stenting of the subclavian, innominate, and common carotid arteries in 83 patients, *J Vasc Surg* 28:1059–1065, 1998.
6. Brountzos EN, Petersen B, Binkert C, et al: Primary stenting of subclavian and innominate artery occlusive disease: A single center's experience, *Cardiovasc Intervent Radiol* 27:616–623, 2004.
7. van Hattum ES, de Vries JP, Lalezari F, et al: Angioplasty with or without stent placement in the brachiocephalic artery: Feasible and durable? A retrospective cohort study, *J Vasc Interv Radiol* 18:1088–1093, 2007.
8. Liang P, Tan-Ong M, Hoffman GS: Takayasu's arteritis: Vascular interventions and outcomes, *J Rheumatol* 31:102–106, 2004.
9. Peterson BG, Resnick SA, Morasch MD, et al: Aortic arch vessel stenting: A single-center experience using cerebral protection, *Arch Surg* 141:560–563, 2006.
10. Shennib H, Diethrich EB: Novel approaches for the treatment of the aberrant right subclavian artery and its aneurysms, *J Vasc Surg* 47:1066–1070, 2008.
11. Schneider PA, Silva MB Jr, Bohannon WT: Safety and efficacy of carotid arteriography in vascular surgery practice, *J Vasc Surg* 41:238–245, 2005.
12. Usman AA, Resnick SA, Benzuly KH, et al: Late stent fractures following endoluminal treatment of ostial supra-aortic trunk arterial occlusive lesions, *JVIR* 21:1364–1369, 2010.

R. JAMES VALENTINE

历史背景

尽管动脉压迫是胸廓出口综合征的最少见类型，但有动脉并发症的患者往往最先发现胸廓出口发育的异常。早在公元 2 世纪，Galen 和 Vesalius[1] 报道了颈肋导致的动脉压迫。Mayo[2] 报道了第一例锁骨下动脉异常合并胸廓出口处骨性压迫的病例。1861 年，Coote[3] 首次报道了通过成功切除异常骨质治疗其引发的锁骨下动脉瘤。Peet 及其同事[4] 于 1956 年首先提出胸廓出口综合征的概念并对其导致动脉阻塞的病理学进行了阐述。

食管受压性吞咽困难的历史可以追溯到 3 个多世纪前。早在 1735 年，Hunauld 报道右侧锁骨下动脉变异的解剖结构[5]，但其潜在的导致食管受压性吞咽困难直到 1794 年才由 Bayford 首次报道[6]。Bayford 提出了先天畸形（"自然的嘲弄"）导致的食管受压性吞咽困难这个概念。1946 年，Gross[7] 首次通过左胸切口行变异动脉切除术，成功纠正了食管受压性吞咽困难。1972 年，Orvalt 及其同事[8] 首次通过胸腔外入路对变异锁骨下动脉进行结扎、切除和再植。

术前准备

• 对于锁骨下动脉压迫综合征的患者，术前应行多普勒超声检查是否存在锁骨下动脉瘤或溃疡斑块。胸部和颈部平片有助于明确相关的颈肋。也可考虑行磁共振血管成像、计算机断层扫描（CT）血管成像或于 DSA 下行常规动脉造影（图 14–1）。

• 是否在胸廓出口流出道部位切除锁骨下动脉，取决于动脉受累及的情况。锁骨下动脉外源性压迫并不总是伴有动脉瘤样变性。在某些情况下，压迫解除后狭窄可自发消失。虽然锁骨下动脉瘤的定义仍存在争议，Scher 分类系统[9] 提供了基于累及动脉的胸廓出口综合征治疗指南。这些动脉瘤往往体积不大，但栓塞是常见并发症。

• 若患者因锁骨下动脉瘤远端栓塞出现手部缺血，需考虑行导管溶栓治疗。

• 吞咽障碍和右锁骨下动脉变异患者应行食管钡餐明确外部压迫的位置。其他影像学检查应包括磁共振、CT 或常规导管造影。需行胸部扫描评估是否存在 Kommerell 憩室。

• 应该考虑预防性使用抗生素。

隐患和风险

• 膈神经损伤。
• 胸导管损伤。
• 臂丛神经损伤。
• 椎动脉损伤。
• 气胸。

手术策略

锁骨下动脉和腋动脉的外科解剖

大多数情况下，右锁骨下动脉从头臂干发出，左

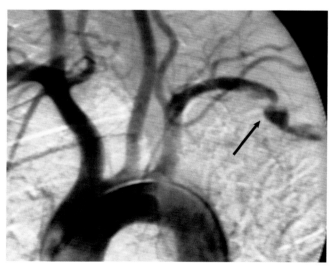

图 14–1　主动脉弓部造影显示左锁骨下动脉瘤合并血栓（箭头）形成。

锁骨下动脉则为主动脉弓的最远端分支。每个动脉都起自纵隔和主动脉弓，穿过同侧颈胸膜和肺顶点，从锁骨和第一肋骨之间经过。在这个路径上，动脉从前斜角肌后侧、锁骨和第一肋骨之间穿过。经过前斜角肌后侧之前，每个动脉散发出三个分支。椎动脉起自锁骨下动脉上后方，并上升进入 C6 的横突孔。接着，胸廓内动脉起自锁骨下动脉的下方，沿着前胸壁的肋软骨后方下行。短的甲状颈干起自靠近前斜角肌的内侧缘第三分支，并迅速分成三或四个小分支。当锁骨下动脉从前斜角肌背后穿过时，从后方发出颈部分支，并从外侧发出一个背肩胛分支。

胸廓出口的关键解剖特征包括胸廓上口致密的神经血管结构，以及膈神经、胸导管和锁骨下静脉的近心端。臂丛神经从前、中斜角肌之间发出，后下降至锁骨下动脉后方，并在第一肋外侧缘靠近动脉进入腋管。膈神经在前斜角肌表面下行时从外侧走行至内侧。它下降至胸腔内时走行于锁骨下动脉和锁骨下静脉之间，紧邻前斜角肌附着在第一肋的斜角肌结节内侧。锁骨下静脉从锁骨下肌后方进入腋管，从前斜角肌前方经过，汇入颈内静脉后形成单支的头臂干后进入纵隔。在左侧，胸导管呈弓形跨过锁骨下动脉上方，并终止于颈内静脉和锁骨下静脉的交界处。

腋动脉从第一肋外侧缘向大圆肌外侧缘延伸。该动脉从结构上被胸小肌分为三段。第一段，肌肉内侧部分，有一个分支：胸上动脉。第二段，肌肉后部分，有两个分支：胸肩峰和胸外侧动脉。第三段，肌肉外侧部分，有三个分支：肩胛下动脉和旋肱前、后动脉。

臂丛的分支和条索在腋动脉周围相互交织形成复杂的结构，极易在解剖腋动脉时受到损伤。臂丛的条索最终形成神经纤维，包绕腋动脉第三段。正中神经干的起源在这一水平从动脉前方跨过，极易在解剖此部位时受到损伤。

变异右锁骨下动脉的解剖因素

变异的右锁骨下动脉为起自主动脉弓的第四个分支，发生于约 1% 的人口，其发生率在并存其他心血管异常的患者中更高，如右位主动脉弓 [10]。变异动脉最常经食管和右颈总动脉后方，穿过纵隔后到达右臂（图 14-2）。不常见的情况是：该动脉可位于食管和气管之间或气管前方 [6]。制订手术方案时，应考虑与变异的右锁骨下动脉相关的解剖异常 [11]。

• 食管压迫。一小部分存在变异右锁骨下动脉的人会出现食管后压迫的症状（食管受压性吞咽困难）（图 14-3）。食管受压性吞咽困难的真实发生

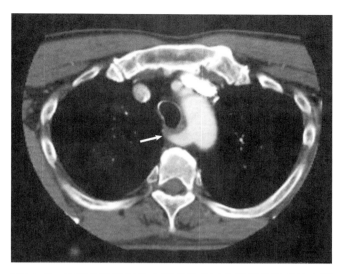

图 14-2　计算机断层扫描血管成像显示食管后位的变异右锁骨下动脉（箭头）。

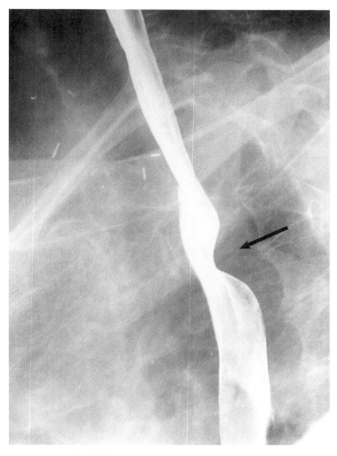

图 14-3　钡餐食管造影显示一例食管受压性吞咽困难患者的食管受到变异的右锁骨下动脉的外向性压迫（箭头）。

率及症状迟发的潜在原因尚不明确。若不存在其他因素，对于这类患者行变异动脉转位术能够有效治疗并获得确切疗效。

• Kommerell 憩室。大约 60% 存在变异右侧锁骨下动脉的人，其主动脉起始部会有扩张，该处被称为 Kommerell 憩室[12]。这部分很容易出现动脉瘤病变，可能会压迫周围组织或发生灾难性的动脉瘤破裂。因此存在 Kommerell 憩室是手术治疗的指征。手术通常需要分步进行，首先是锁骨下动脉转位术，再通过开放手术或者血管腔内技术对憩室进行修复。

• 右侧喉不返神经。右侧锁骨下动脉变异患者中，通常需要考虑是否合并存在喉不返神经。尽管有过左侧喉不返神经的报道，这种异常情况在右侧更常见。神经分支在颈动脉权水平从迷走神经分出，其在颈动脉膨大的解剖过程中，尤其是解剖后侧或内侧时，受损的风险很高[13]。幸运的是，在食管受压性吞咽困难的现代手术治疗过程中（后述），已不需要在这个水平暴露颈动脉了。

• 胸导管异常。右位的胸导管可能呈弓形跨过变异的右锁骨下动脉，汇入颈内静脉和锁骨下静脉交汇处。

避免损伤胸导管

乳糜漏是暴露锁骨下动脉常见的并发症。仔细结扎斜角肌脂肪组织淋巴管，以及暴露左锁骨下动脉过程中早期识别胸导管，可以有效避免其损伤。胸导管走行于脂肪组织内侧，呈弓形跨过锁骨下动脉，汇入锁骨下静脉和颈内静脉交汇处。应仔细结扎和离断导管汇入静脉后壁处。可能会有多个导管直接汇入锁骨下或颈内静脉。右位胸导管可能伴有右锁骨下动脉变异。

避免损伤臂丛神经

大多数臂丛神经损伤是由于过度牵拉导致，尤其常见于切除颈肋的过程中。暴露近端锁骨下动脉的过程中，将自动牵开器小心放置于后侧切口处，避免与起源于前斜角肌后面、下行的神经根和神经干的接触。外侧切口中，神经分支向下走行与锁骨下动脉会合后穿过锁骨下；在这个区域阻断动脉可能导致神经损伤。行第一肋切除时，如果不能确认并分离出神经，也可能造成神经损伤。神经可能走行于异常颈肋骨的上方，行肋骨切除时必须小心，避免过度牵拉。

避免损伤椎动脉

椎动脉起源于锁骨下动脉的后上方，在暴露锁骨下动脉近端的过程中，椎动脉可能会被过度牵拉或者不慎损伤。为了避免这些并发症，在解剖内侧时，应仔细辨认椎动脉。椎动脉位于前斜角肌与颈长肌的夹角之间，毗邻椎静脉和交感神经干，且有甲状腺

下动脉穿过。对于右侧锁骨下动脉变异的患者来说，术中将异位的锁骨下动脉吻合到颈总动脉上时，可能导致右侧椎动脉的扭曲。将锁骨下动脉移向前方，与颈动脉吻合时，保证其足够长度使其保持松弛状态，能够避免此类并发症。

避免锁骨后的损伤

虽然在解剖动脉的过程中很少需要暴露锁骨下静脉，但因静脉与动脉距离非常近，使其在三个位置上很容易受损：第一个是锁骨头附近，与颈内静脉的交汇处过度的牵拉可能导致很难控制的撕裂；第二个位置是锁骨横跨第一肋处：第一肋切除术中，静脉极易受损，因此在肋骨内侧横断过程中应仔细辨认并保护静脉；第三个可能损伤的位置是胸廓出口，静脉跨越第一肋处。在动脉重建的过程中，锁骨上至锁骨下切口的隧道必须在视野范围内重建，以避免损伤静脉（后述）。

移植物的选择

锁骨下动脉直接转位并与颈总动脉行吻合术 5 年通畅率很高，更优于游离移植术。直接转位术通常应用于食管受压性吞咽困难的患者（后述）。

需行锁骨下动脉瘤修复的患者，可用人工合成材料如带环的聚四氟乙烯移植物行短段的间置术，作为动脉瘤切除后的可靠治疗选择[14]。自体大隐静脉移植也曾被应用于此，并具有抗感染的优势。然而，人工血管具有更好的尺寸匹配的优势，外环的支持作用有助于防止移植物在锁骨下方的扭曲。

在颈动脉 – 锁骨下动脉旁路术中，人工合成移植物如带环的聚四氟乙烯与自体大隐静脉移植相比具有更高的通畅率[15,16]。大隐静脉直径较小，而颈部通常存在多轴的活动度，容易造成血管扭结，因而限制了大隐静脉在这一位置的耐久性[15]。

股浅静脉相对于人工血管来讲是一种耐用的可替代选择，具有抗感染和尺寸匹配的优点，大尺寸的移植物还可以抵抗扭曲[17]。

锁骨下动脉瘤的手术修复

体位和切口

患者取仰卧位，头偏向对侧。用一块折叠好的治疗巾垫在肩胛骨的下方来垫高肩部并凸出锁骨上窝。锁骨下动脉瘤的修复通常需要两个切口。锁骨上切口位于锁骨的上方并与其平行，长 1~2cm。于锁骨中 1/3 处的下方约 2cm 处做横切口，向外侧延长约 8cm。

锁骨上切口暴露锁骨下动脉

做穿透皮下组织和颈阔肌的锁骨上切口，离断颈外静脉和肩胛舌骨肌。通过离断胸锁乳突肌的锁骨头进一步暴露术野内侧，但并非所有情况都需要这样处理。游离其下的颈内静脉外侧缘，并向内侧牵开。通过这一暴露，可以暴露下方的斜角肌脂肪组织。仔细结扎离断伴行的淋巴组织，游离脂肪组织内、上、下侧缘，将其翻向切口外侧。在切口左侧，解剖内下方的脂肪组织过程中，要识别出胸导管，并仔细结扎。

前斜角肌位于脂肪组织正下方，膈神经跨过该肌肉时很容易被识别（图 14-4）。在第一肋的附着点横断该肌肉时，需要仔细保护神经。锁骨下动脉位于该肌肉的正下方，在这个位置可以很容易将其游离。

锁骨下动脉瘤的发生常伴有颈肋。这些异常的骨质通常嵌入在中斜角肌的纤维内，可能需切除部分中斜角肌。如前所述臂丛神经走行于前斜角肌和中斜角肌之间；该部位的牵拉引起的神经损伤可能导致严重后果。将颈肋从臂丛神经附近切除后，可以确定锁骨下动脉受压的位置。虽然动脉可在跨越颈肋时被挤压，其通常是被颈肋和下面的第一肋之间延伸的异常纤维带挤压。游离这个位置的锁骨下动脉需仔细解剖。切除肋骨时，必须保护好走行于颈肋上方的臂丛神经（图 14-5）。

腋动脉的暴露

穿透皮下组织和胸肌筋膜，做锁骨下切口。按纤维走行方向分开其下的胸大肌筋膜，暴露下面的锁胸筋膜（图 14-6）。神经血管束和包绕的腋鞘位于锁胸筋膜深部。腋静脉是遇到的第一个结构。通过仔细结扎离断主要的属支，游离出腋静脉。向尾端牵拉静脉，大部分情况下可以轻松识别出动脉。大胸肩峰动脉可在胸小肌近端、于腋动脉起源处被识别（图 14-7）。这个分支通常可以被保留，但若需要向远端暴露更多，可能需要将其结扎。胸最上动脉靠近胸壁，在切除锁骨下 - 腋动脉瘤时可能需要结扎。

锁骨下腋动脉旁路术

在胸廓出口处所有的压迫结构清除后，可以切除锁骨下动脉的动脉瘤段。在锁骨上和锁骨下切口之间的锁骨下方创建一个隧道，小心操作，避免损伤相邻近的静脉。把隧道小心扩大到可以容纳术者的两个手指，移植物通过隧道，在两个切口处以端端吻合的方式缝合在横断的动脉末端。

颈动脉–肱动脉旁路术

我们发现，对于那些腋动脉和锁骨下动脉病变较长的患者，有必要创建更远端的旁路。对于那些锁骨下动脉旁路术后移植物闭塞，并需在原先手术区域以外再次行旁路术的患者也同样需要创建更远

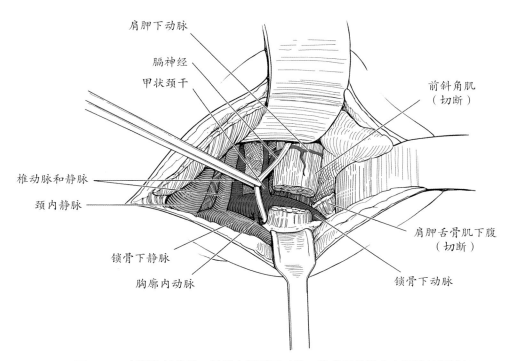

肩胛下动脉
膈神经
甲状颈干
椎动脉和静脉
颈内静脉
锁骨下静脉
胸廓内动脉
前斜角肌（切断）
肩胛舌骨肌下腹（切断）
锁骨下动脉

图14-4　离断前斜角肌，暴露出锁骨下动脉，注意保护肌肉内侧缘的膈神经。

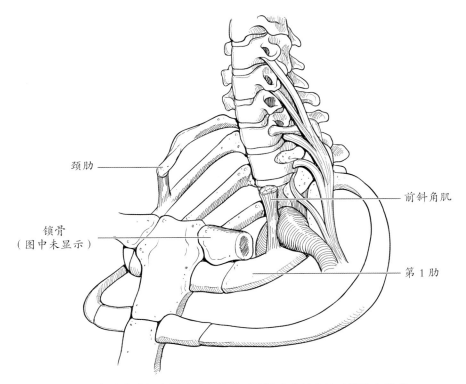

颈肋

锁骨
（图中未显示）

前斜角肌

第 1 肋

图14-5　主动脉弓部造影显示左锁骨下动脉瘤合并血栓（箭头）形成。

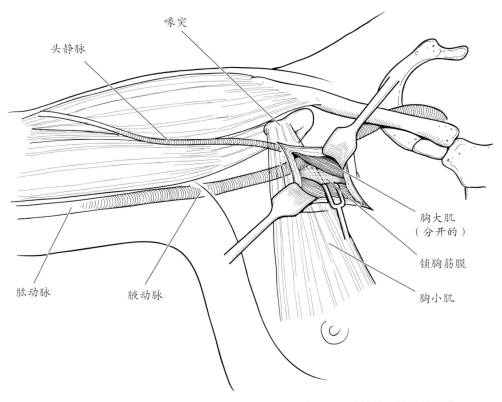

喙突

头静脉

胸大肌
（分开的）

锁胸筋膜

胸小肌

肱动脉

腋动脉

图14-6　经锁骨下切口分开胸大肌的肌纤维，打开其下的锁胸筋膜，暴露腋动脉。

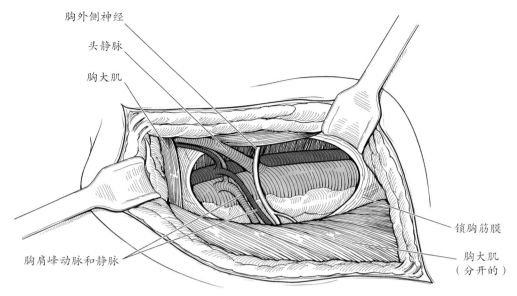

胸外侧神经

头静脉

胸大肌

锁胸筋膜

胸大肌
（分开的）

胸肩峰动脉和静脉

图14-7　腋动脉的第一部分位于胸小肌内侧缘，只有一个分支。

端的旁路。在这些病例中我们发现从颈总动脉起始，跨过锁骨远端 1/3 处，在胸三角肌间沟走行至肱动脉的隧道转流是很有优势的。这种手术方式可以避免在瘢痕区域的再次解剖，另外，移植物被置于锁骨向后弯曲部分的上方，因而可以有效避免扭曲。

闭合

确保没有进入胸膜腔，将斜角肌脂肪组织放回其原先的正常解剖位置，关闭锁骨上切口。这样可以保护人工血管并改进锁骨上窝的外观。逐层关闭颈阔肌、皮下组织和皮肤。不需要常规放置引流管。

在锁骨下切口处，将锁骨下静脉放回到正常的解剖位置，将分开的胸大肌纤维合拢。逐层闭合胸肌筋膜、皮下组织和皮肤。

异位右锁骨下动脉的手术治疗

体位和切口

异位右锁骨下动脉的外科纠正通常采用改良的胸腔外入路[18]。这种手术方式包括离断动脉，将其再植到右侧颈总动脉，以及结扎近心端的锁骨下动脉段（图 14-8）。这些操作可以通过右锁骨上切口完成。如前所述患者取仰卧位，上臂收拢并用巾单固定，头偏向对侧。将一块卷起的治疗巾垫在肩胛之间，使锁骨上窝平坦并使肩部轻度伸展。切口平行于右侧锁骨，位于其上方 1~2cm 处，向内侧延伸到胸锁乳突肌边缘。

异位锁骨下动脉的暴露

从食管后方穿过纵隔时，异位锁骨下动脉的位置会比通常情况更靠后一些。在食管右侧，动脉呈弓形稍向前方走行，正常的位置应该是在右前斜角肌后方。用前述方法分离颈阔肌，牵开斜角肌脂肪组织，离断前斜角肌，就可以暴露出动脉。从离断的前斜角肌下方游离出动脉，并尽可能向内侧暴露，这可以通过离断胸锁乳突肌的锁骨头，将其下的颈内静脉向外侧缘牵拉来实现。需要仔细识别椎动脉，并用血管吊带控制好。

食管后锁骨下动脉的暴露

游离食管后的锁骨下动脉仅需做很少量解剖，而且我们发现将食管向前牵拉，可提供至锁骨下动脉靠近其主动脉起源处的入路，直至食管左侧的远端。

食管后锁骨下动脉的离断结扎

全身抗凝后，应尽可能远离食管左侧离断这根动脉。我们发现将一个长的、弯曲的、类似窄 C 型的血管钳，放置在切口内侧深部，可以控制近端血流。阻断椎动脉和远端锁骨下动脉后，离断该动脉，近端的残端用永久缝线缝合。远心端血管段可以转移至切口内，行至颈动脉的转位术。

锁骨下动脉至颈动脉的转位术

在切口内侧、预先游离好的颈内静脉的后方暴露颈总动脉。应该仔细辨别动脉的内侧迷走神经。

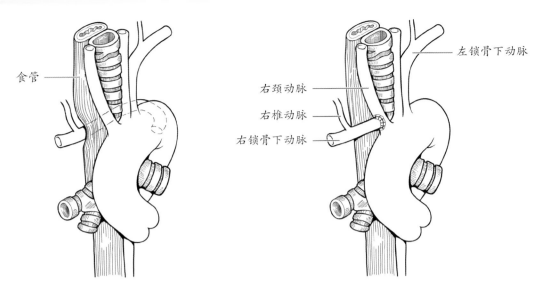

图14-8 在不伴有Kommerell憩室的情况下，可经右锁骨上切口治疗食管受压性吞咽困难。锁骨下-颈动脉转流、结扎受压动脉段，以及食管扩张术可在一次术中同期完成。

异位右锁骨下动脉通常伴有喉不返神经，但其不易被损伤：神经分支在颈动脉权水平直接从迷走神经发出，因此在下颈部解剖分离颈总动脉时不太可能损伤。

一旦游离出足够长度的颈总动脉，异位锁骨下动脉的冗余部分就应予以切除，从而减轻张力，便于与颈总动脉行端侧吻合。通常不需要行移植物间置术，除非残留的锁骨下动脉段存在动脉瘤样变性。由于远端的锁骨下动脉被移至颈总动脉处，应该注意确保椎动脉未被吊起或扭结。一般不需要游离椎动脉的远端。手术过程中不需常规使用颈动脉转流管。

闭合

完成了锁骨下-颈动脉转位后，在手术切口内直视下扩张食管。尽快很多人主张球囊扩张的方法，我们还是支持选用Maloney扩张器逐步扩张到40F（13.2mm）。在关闭切口之前，应该仔细检查确保没有打开胸膜腔。可以通过用生理盐水注满手术切口，同时让麻醉医生给患者膨肺来检查。如果确定不存在漏气，便可以将斜角肌脂肪组织复位，从而关闭切口。逐层缝合颈阔肌、皮下组织、皮肤。不需常规放置引流管。

Kommerell 憩室的手术修复方法

位置和切口

Kommerell 憩室的最佳修复方法需要个体化，因为其常常伴有其他的主动脉畸形，如右位主动脉弓、主动脉弓动脉瘤或降主动脉瘤[19,20]。对于大部分Kommerell 憩室的患者，一般分两步治疗，首先行锁骨下 - 颈动脉转位术，随后再行开胸手术。左位弓的患者最好选择左胸入路；右位弓的患者常规选择右胸入路。至少有一项最新研究显示，用胸主动脉支架覆盖 Kommerell 憩室可以很好替代开胸手术[21]。虽然手术过程需要双侧的锁骨下 - 颈动脉转位，但可以避免开胸。然而治疗 Kommerell 憩室的胸主动脉支架的远期效果并不明确，美国食品和药物管理局尚未批准胸主动脉支架治疗为 Kommerell 憩室的适应证。

经左侧胸入路手术时，患者需被摆成完全的侧卧位，右侧向下，右侧腋窝垫一治疗巾卷。右上肢置于托板上，与身体垂直，左上肢用衬有软垫的臂托固定住。皮肤切口起于肩胛骨与脊柱之间，弧形向下至肩胛骨下方1cm直到左乳头下方。

经胸暴露以控制Kommerell憩室近端

经第4肋间隙解剖能够最佳暴露降主动脉近端（图 14-9）。确定第4肋间隙的位置后，离断第5肋上缘的肋间肌，进入胸膜腔。将肋骨撑开器轻柔放置到位，并小心打开，避免造成肋骨骨折。使左肺塌陷后，可在脊柱前方识别出主动脉弓和降主动脉近端。为确保完全切除 Kommerell 憩室，需要在左颈总动脉和左锁骨下动脉之间暴露出主动脉近端，并要控制左锁骨下动脉的近端。为了更好地保护跨越主动脉弓部分的迷走神经和膈神经，需在迷走神经后方的纵隔胸膜上做一垂直切口。小心向前剥离左侧迷走神经，游离出足够距离的主动脉段来放置阻断钳。

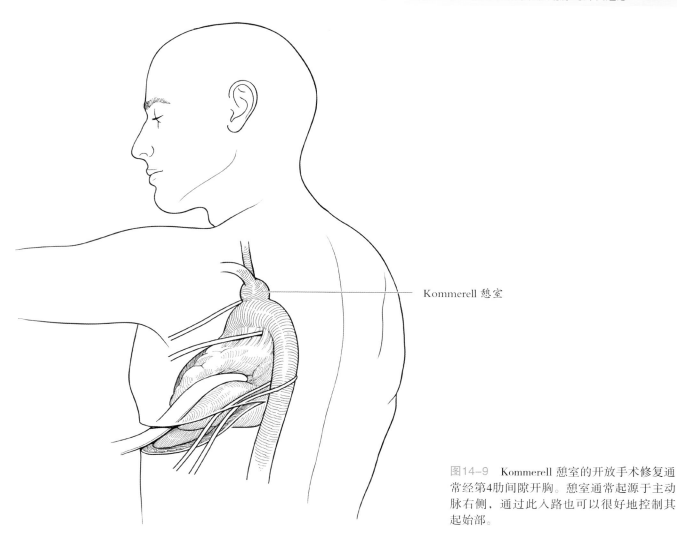

Kommerell 憩室

图14-9　Kommerell 憩室的开放手术修复通常经第4肋间隙开胸。憩室通常起源于主动脉右侧，通过此入路也可以很好地控制其起始部。

暴露远端以控制Kommerell憩室

在憩室下方的降主动脉处切开纵隔胸膜后，用宽血管吊带环绕主动脉，注意保护肋间动脉。

修复Kommerell憩室

Kommerell 憩室修复范围的大小取决于憩室颈的大小及周围主动脉是否存在相关的瘤样退变。如果憩室累及部分小于主动脉周径的 1/3，可以用心耳钳夹住憩室颈，部分阻断主动脉。完成切除后，主动脉缺损处用人工材质行补片缝合，如涤纶补片。若憩室较大或伴有瘤样退变，通常需行主动脉置换。如果考虑行主动脉置换术，大多数研究者推荐行远端循环支持，如心房股动脉转流来减少截瘫的发生[19]。

闭合

确切止血后，留置两根胸腔引流管于胸膜腔内，重新鼓肺。用大的间断缝合线拉近肋骨，关闭胸部

切口。逐层缝合肌肉筋膜、皮下组织和肋骨。

术后护理

锁骨下动脉修复

- 患者术后通常需监护一晚，术后 1~2 天可安排出院。
- 手术当天可恢复正常饮食，并鼓励下床活动。
- 术后第二天，鼓励患者多做肩关节活度范围的练习。某些情况下，需要行阶段性的门诊物理治疗。
- 手术 1 小时内给予一剂头孢菌素或万古霉素，并在术后持续使用 24 小时。
- 手术切口的疼痛可以通过口服镇静药物得以很好控制。
- 外科医生可根据具体情况给予81mg阿司匹林。
- 测量术后双上臂血压，以评估移植物通畅性。
- 比较合适的随访策略是：术后 1 个月、随后

每年行彩超检查，评估移植物通畅性和血流速度。

Kommerell憩室修复

· 患者术后通常在重症监护室观察一晚，次日转到普通病房。

· 大多数患者在手术室拔管，术后当天可以进食清流质。

· 转到普通病房后，鼓励患者在协助下适当走动。

· 胸部导管保持负压吸引，直至引流量很少，并且无气体泄漏。导管予以水封，如通过胸片检查确定没有再发的气胸，则可拔除引流管。

· 对于不伴有主动脉异常疾病的行开放手术治疗的患者，不需在长期随访过程中行影像学检查。

术后并发症

· 淋巴漏。术后并发淋巴漏通常是比较棘手的，它的存在常常提示术中伤及胸导管或锁骨上区较大的附属导管。只要不存在乳糜胸，首选保守治疗，包括局部加压，调整饮食结构，并给予奥曲肽。持续 3 天以上的漏则需行干预治疗。虽然重新打开切口，

直接缝合修复是合理的，大多数患者最终需要在胸腔镜辅助下开胸结扎胸导管。

· 气胸或血胸。发现气胸或血胸多是因为锁骨下动脉暴露过程，无意中进入了胸膜腔。很少伤及肺实质。大多数患者可以通过短期的胸腔造口引流来处理。

· 臂丛神经损伤。幸运的是，在锁骨下动脉或腋动脉解剖暴露过程中，臂丛神经损伤是十分罕见的并发症。大多数是一过性的，可能是术中过度牵拉引起的。应当记录神经损伤的部位及程度，并给予积极的物理疗法。

· 膈神经损伤。膈神经麻痹是锁骨下动脉暴露过程中罕见的并发症，解剖主动脉弓后可能出现。胸部透视检查发现同侧膈麻痹可以诊断膈神经麻痹。大多数患者症状轻微，一般数月内可以完全恢复。

· 复发性吞咽困难。在少数病例中，当患者行锁骨下动脉转位和食管扩张后，出现复发性吞咽困难，再次行扩张治疗是有效的。如症状持续存在，则需通过食管镜检查和食管动力检测排除其他病理性因素。

（季相国 译　王晓民 校）

参考文献

1. Murphy JB: The clinical significance of cervical ribs, *Surg Gynecol Obstet* 3:514-520, 1906.
2. Mayo H: Exostosis of the first rib with strong pulsations of the subclavian artery, *Lon Med Phy J* 11:40, 1831.
3. Coote H: Exostosis of the transverse process of the seventh cervical vertebra, surrounded by blood vessels and nerves: Successful removal, *Lancet* 1:360-361, 1961.
4. Peet RM, Hendriksen JD, Anderson TP, Martin GM: Thoracic outlet syndrome: Evaluation of a therapeutic exercise program, *Proc Mayo Clin* 31:281-287, 1956.
5. Hunauld M: Examen de quelques parties d'un singe, *Hist Acad Roy Sci* 2:516-523, 1735.
6. Bayford D: An account of singular case of obstructional deglutition, *Mem Med Soc London* 2:275, 1794.
7. Gross RE: Surgical treatment of dysphagia lusoria in the adult, *Ann Surg* 124:532-534, 1946.
8. Orvalt TO, Sheerer R, Jude JR: A single cervical approach to aberrant right subclavian artery, *Surgery* 71:227-230, 1972.
9. Scher LA, Veith FJ, Haimovichi H, et al: Staging of arterial complications of cervical rib: Guidelines for surgical management, *Surgery* 95:664-669, 1984.
10. Ramaswamy P, Lytrivi ID, Thanjan MT, et al: Frequency of aberrant right subclavian artery, arch laterality, and associated intracardiac anomalies detected by echocardiography, *Am J Cardiol* 101:677-682, 2008.
11. Epstein DA, DeBord JR: Abnormalities associated with aberrant right subclavian arteries. A case report, *Vasc Endovasc Surg* 36:297-303, 2002.
12. Ota T, Okada K, Takanashi S, et al: Surgical treatment for Kommerell's diverticulum, *J Thorac Cardiovasc Surg* 131:574-578, 2006.
13. Valentine RJ, Wind GG: Carotid arteries. In Valentine RJ, Wind GG, editors: *Anatomic exposures in vascular surgery*, 2nd ed. Philadelphia, 2003, Lippincott Williams & Wilkins, pp 23-50.
14. Davidovic LB, Koncar IB, Kuzmanovic IB: Arterial complications of thoracic outlet syndrome, *Am Surg* 75:235-239, 2009.
15. Ziomek S, Quinones-Baldrich WJ, Busuttil RW, et al: The superiority of synthetic arterial grafts over autologous veins in carotid-subclavian bypass, *J Vasc Surg* 3:140-145, 1986.
16. AbuRahma AF, Robinson PA, Jennings TG: Carotid-subclavian bypass grafting with polytetrafluoroethylene grafts for symptomatic subclavian artery stenosis or occlusion: A 20-year experi-

ence, *J Vasc Surg* 32:411-419, 2000.

17. Modrall JG, Joiner DR, Seidel SA, et al: Superficial femoral-popliteal vein as a conduit for bra-chiocephalic arterial reconstructions, *Ann Vasc Surg* 16:17-23, 2002.

18. Valentine RJ, Carter DJ, Clagett GP: A modified extrathoracic approach to the treatment of dys-phagia lusoria, *J Vasc Surg* 5:498-500, 1987.

19. Cinà CS, Althani H, Pasenau J, et al: Kommerell's diverticulum and right-sided aortic arch: A cohort study and review of the literature, *J Vasc Surg* 39:131-139, 2004.

20. Keiffer E, Bahnini A, Koskas F: Aberrant subclavian artery: Surgical treatment in thirty-three adult patients, *J Vasc Surg* 19:100-111, 1994.

21. Shennib H, Diethrich EB: Novel approaches for the treatment of the aberrant right subclavian artery and its aneurysms, *J Vasc Surg* 47:1066-1070, 2008.

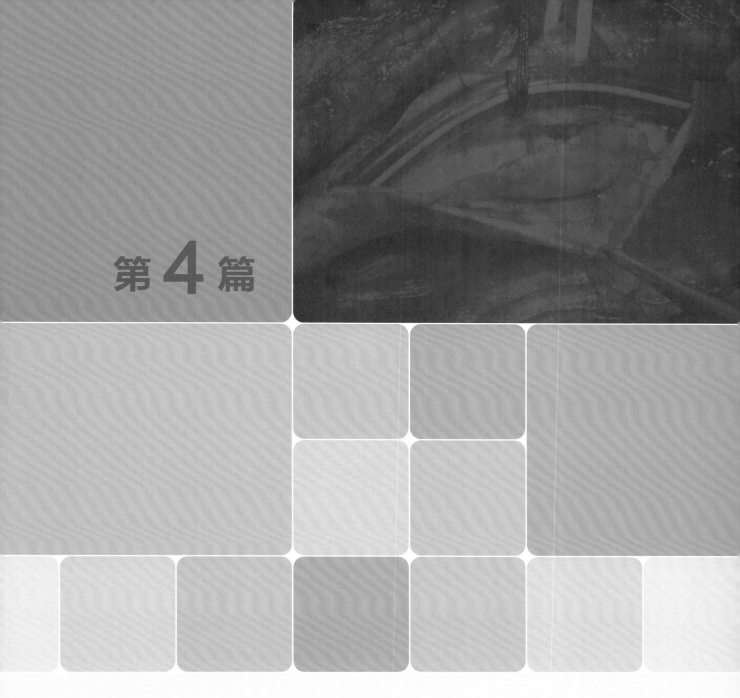

第 4 篇

上肢血管病变

胸廓出口综合征的锁骨上入路手术治疗

YAZAN M. DUWAYRI · ROBERT W. THOMPSON

历史背景

胸廓出口综合征（TOS）公认有三种类型：①神经性胸廓出口综合征，由于斜角肌间隙和（或）喙突下间隙的臂丛神经根受压而导致；②静脉性胸廓出口综合征，由于腋静脉和（或）锁骨下静脉受压而导致；③动脉性胸廓出口综合征，由锁骨下动脉受压引起，导致动脉狭窄、动脉瘤形成以及血栓栓塞。胸廓出口综合征早期的手术治疗主要是经锁骨上入路行颈肋切除治疗锁骨下动脉瘤[1, 2]。最初发展起来的治疗神经性 TOS 的手术也使用锁骨上入路，包括第一肋切除术、斜角肌切开术和早期的斜角肌切除术[3-6]。1966 年提出了经腋入路的第一肋切除术并被广泛应用，特别是随着对常见的解剖变异以及斜角肌疾病在神经性胸廓出口综合征中作用的认识，但是到了 20 世纪 80 年代，由于有报道称其可造成臂丛神经损伤，导致严重并发症，便不再那么普遍被应用[7-11]。1979 年，锁骨上入路手术再次被提出，最初用于治疗复发的神经性胸廓出口综合征，虽然很快有人描述了经腋入路或锁骨上入路与更精致的技术结合用于锁骨上减压的早期手术[12-15]。随后的报道强调了锁骨上减压在各种胸廓出口综合征中的作用，列举了一系列大规模的临床研究[16, 17]。因此本章所描述的技术是建立在丰富多样的实践经验之上的，在此基础上做了一些改进，以增强锁骨上入路治疗上述三种胸廓出口综合征的有效性。

术前准备

· 神经性胸廓出口综合征的诊断根据框 15-1 所列举的标准进行临床评估，并通过其他相关检测过程来排除其他可能疾病[18]。斜角肌间隙或喙突下间隙引起的臂丛神经压迫程度也是由体格检查来判断的。

· 胸部 X 线片用来确定颈肋存在与否，而臂丛神经的其他影像学检查往往并无帮助。

· 传统的肌电图和神经传导检查（EMG/NCS）可以用来排除周围神经或颈神经根压迫性疾病，但是在神经性胸廓出口综合征中，这些检查结果往往是阴性或非特异性的。

· 临床诊断以后，几乎所有的患者需要进行前斜角肌或胸小肌短效局麻来支持神经性胸廓出口综合征的临床诊断，以及帮助预测治疗后症状的可逆性[18]。

· 经过神经性胸廓出口综合征方面的专家指导予以适当的理疗以后，没有取得明显疗效的病情严重的患者推荐手术治疗。手术后的患者如果仍有神经性胸廓出口综合征症状或手术后复发，如果恰当的保守治疗后效果不佳，经过筛选仍推荐其进行手术治疗。我们发现上述每一种情况，无论是否切断胸小肌，锁骨上减压是最确切的手术路径。

· CT 或 MRI 血管成像术用于确定是否存在锁骨下动脉瘤。有颈肋或第一肋畸形的患者，怀疑有动脉性胸廓出口综合征。对上肢动脉血栓栓塞的患者进行相似的影像学检查，用于发现锁骨下动脉或腋动脉中栓子的近心端来源。所有锁骨下动脉瘤患者推荐锁骨上减压手术治疗。对于已经形成远端栓塞的锁骨下动脉瘤、影像学证实的内膜溃疡或附壁血栓及病变部位直径大于锁骨下动脉标准直径 2 倍等情况，手术治疗需包括动脉重建。

· 静脉性胸廓出口综合征最常表现为腋 - 锁骨下静脉的"用力后血栓形成"综合征，其最初的诊断方法是上肢静脉造影。这种情况下，由于假阴性率高，锁骨下静脉的双功成像通常不准确。对比剂静脉造影后，最好使用现有的药物机械通路，即刻进行溶栓治疗。完成静脉造影能够揭示锁骨下静脉在第一肋处典型的残余段狭窄或闭塞，通过体位操作常可使狭窄加重。在这些狭窄处行球囊血管成形术通常不能起到作用，而且也十分不推荐在锁骨下静脉处放置支架。

框 15–1 神经性胸廓出口综合征的诊断特点

单侧或双侧上肢症状至少持续 12 周并且符合下列三条标准中的至少一条，尚不能用另外一种疾病做出合理解释：

- **明显的症状**
  - 颈部、胸部前外侧、背部内上侧、肩部、手臂和（或）手部疼痛
  - 诉手部麻木或感觉异常，特别是第 4、5 指
  - 诉手臂或手部无力
  - 锁骨上或锁骨下间隙放射至手臂或手的感觉异常
- **临床病史**
  - 头部、颈部或上肢损伤引起的症状（职业性的或娱乐性的）
  - 日常活动或工作包括反复的负重引起症状加重
  - 存在颈肋或之前锁骨或第一肋的骨折
- **体格检查**
  - 触诊斜角肌间隙和（或）喙突下间隙有局限性压痛
  - 触诊斜角肌间隙和（或）喙突下间隙可再次出现手或手指麻木
  - 抓握无力、固有肌、第 5 指或手掌或小鱼际萎缩
  - 上肢拉伸试验阳性或 3 分钟抬臂负荷试验阳性

排除其他病变，特别是体格检查中非特异性的或阴性发现（Spurling 试验、轴压试验、腕管或肘管的 Tinel 征以及 Phalen 试验），影像学检查（颈椎及肩部磁共振）和传统的神经电生理检查（上肢肌电图和神经传导检查）。Adapted from the preliminary consensus diagnostic criteria developed by the Consortium for Research and Education on Thoracic Outlet Syndrome.

Thompson RW: Development of consensus-based diagnostic criteria for NTOS. In Illig KA, Thompson RW, Freischlag JA, Donahue DM, Jordan SE, Edgelow PI, editors: *Thoracic outlet syndrome*, London, 2013, Springer, pp143–155.

- 对于前述的腋 – 锁骨下静脉血栓形成的患者，如在抗凝治疗、限制活动的基础上仍然有症状，或对于无症状患者，但不能坚持长期抗凝和限制上肢活动的，推荐行第一肋切除术。需要时可在锁骨下增加一个切口，与锁骨上入路联合起来，保证完整切除第一肋的内侧，同时便于锁骨下静脉的直接重建[19]。

隐患和风险

- 减压不充分及复发。
  - 斜角肌切除不完全。
  - 臂丛神经松解不完全。
  - 第一肋切除不完全。
  - 神经周围纤维化预防不充分。
  - 锁骨下静脉残留狭窄或闭塞。
- 神经损伤。
  - 臂丛神经根。
  - 膈神经。
  - 胸长神经。
  - 第一肋间神经。
- 血管及淋巴管损伤。
  - 锁骨下动脉。
  - 锁骨下静脉。
  - 胸导管。

手术策略

胸廓出口的外科解剖学

正确地理解治疗区域内肌肉骨骼和神经血管之间的结构关系，以及可能遇到的各种结构变异（图 15–1），决定了三种胸廓出口综合征手术治疗的成功实施。与其他方法相比，锁骨上入路的主要优势之一是可使相关解剖部位充分暴露，使得减压更充分。为了在最安全的程度下实现这一点，我们明确了在锁骨上减压过程中需要被顺序获得的 6 个外科解剖学"关键点"（框 15–2）。

避免不适当的减压及复发

臂丛神经受压症状持续存在或复发仍然是神经源性胸廓出口综合征手术治疗最具挑战的方面之一。锁骨上入路的目的是解决以下问题，避免复发的最常见原因。

- 斜角肌切除范围。有大量文献记录，经过简单的斜角肌切开术、部分切除术或腋下第一肋切除术之后，前斜角肌重新附着是神经性胸廓出口综合征复发的主要原因[20]。在这种情况下，前斜角肌可以重新与第一肋的剩余部分相连，连接于切除第一肋

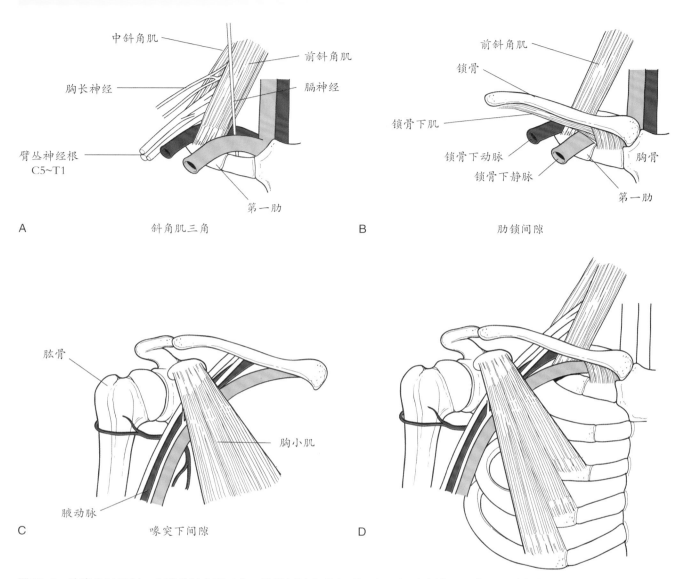

图15-1　胸廓出口解剖，主要是斜角肌三角、肋锁间隙和喙突下间隙。（A）斜角肌三角是以前斜角肌、中斜角肌和第一肋为界。臂丛和锁骨下动脉通过这个间隙和第一肋，而锁骨下静脉在斜角肌三角前面直接跨过第一肋。（B）肋锁间隙位于锁骨与第一肋之间，上部与锁骨下肌相接，内侧以肋锁韧带、后方以附着在第一肋的前斜角肌肌腱为界。臂丛和锁骨下动脉通过后面的肋锁间隙第一肋，而锁骨下静脉越过第一肋的肋锁间隙前部。（C）喙突下间隙位于锁骨下方，在胸小肌肌腱下，略低于其在喙突的附着点。所有的神经血管束在到达腋窝之前均通过这个间隙。（D）胸廓出口的解剖概要。

框 15-2　锁骨上胸廓出口减压术中的六个关键点

1. 将斜角肌脂肪组织向外侧牵拉后观察术野，需看到前斜角肌、膈神经、臂丛、锁骨下动脉、中斜角肌，以及胸长神经。

2. 分离附着在第一肋顶部的前斜角肌前，需查看附着在第一肋的前斜角肌下部、前斜角肌后方和臂丛、锁骨下动脉前方的空间需足以让一个手指通过。

3. 在分离前斜角肌起源之前，在颈椎横突水平查看前斜角肌的上部，观察与C5、C6神经根的关系。

4. 从第一肋外侧顶部分离中斜角肌附着点前，将臂丛的五个神经根和锁骨下动脉向内牵开，胸长神经向后牵开，查看中斜角肌在第一肋的附着点。

5. 分离第一肋后部前，查看颈后第一肋，T1神经根从肋骨下穿过，汇入C8神经根形成臂丛下干。

6. 分离第一肋前部前，查看第一肋前部，将肋骨剪放置于斜角肌结节内侧。

的基部及胸外膜筋膜，或者直接与臂丛神经根相连。如果斜角肌不切除，异常的斜角肌和纤维筋膜带可能使臂丛神经持续受压。因此，建议在锁骨上胸廓出口减压过程中把前、中斜角肌以及可能见到的异常的斜角肌和纤维筋膜带切除。

• 臂丛神经松解术。在大多数接受手术治疗的神经源性胸廓出口综合征患者中，可见围绕臂丛神经根周围的纤维瘢痕组织，这是之前手术损伤和炎性组织愈合的表现。这些纤维组织可能导致神经的固定和刺激，当这部分组织有保留时，可能引起残余的神经症状。因此，建议在胸廓出口减压（外部神经松解术）过程中仔细清除臂丛神经根周围的神经纤维瘢痕组织。

• 第一肋和颈肋切除术。关于在锁骨上胸廓出口减压过程中第一肋切除的必要性仍然存在一些争论，一些倡导者支持常规切除第一肋，另一些鼓励在斜角肌切除和臂丛神经松解术后，根据术中的发现采取更多的可选择方法 [21]。目前尚不清楚保留第一肋是否有明显的优势，而第一肋部分切除术通常被认为是导致神经性胸廓出口综合征复发的因素之一 [22]。因此，建议神经性胸廓出口综合征锁骨上减压包含第一肋切除术，并向后延伸到 T1 神经根水平，向前延伸至肋软骨结（内侧的斜角肌结节）。有颈肋的患者，其第一肋通常是异常的。行孤立的颈肋切除术后，异常的第一肋可能是引起神经持续受压的原因之一。因此，有颈肋的患者行颈肋切除术时，提倡同时行第一肋切除术，以确保实现最大程度的减压。对于静脉性胸廓出口综合征，锁骨下静脉通常是在跨过第一肋时，在锁骨下方直接受压。因此，静脉性胸廓出口综合征的手术中为了防止锁骨上静脉持续性或复发性阻塞，第一肋的前面部分切除被认为是非常重要的，但是不能仅仅通过锁骨上入路的方法实现。因此，为了提供更完整的腋 - 锁骨下静脉入路（如：需行直接静脉重建），静脉性胸廓出口综合征锁骨上入路的手术中，可以增加锁骨内侧下方的切口 [19]。

• 胸小肌切断术。胸小肌压迫臂丛神经已日渐被认为是导致神经性胸廓出口综合征的因素之一 [24]。根据我们的经验，约 20% 神经性胸廓出口综合征的患者可表现出与喙突下间隙无关的体征，30%~40% 的患者可表现出与斜角肌三角和喙突下间隙相关的体征。即使患者阳性体征主要定位于斜角肌三角，来自于胸小肌的部分神经压迫也可能是引起神经性胸廓出口综合征持续存在或复发的原因之一。喙突下方胸小肌肌腱的简单分离可使臂丛神经受压立即大幅缓解，同时几乎不增加手术过程；因此，根据术前的临床表现，锁骨上减压应包含胸小肌切除术。

• 止血及积液。术后出血和渗液的积聚可以促进局部伤口愈合反应，促进纤维化，从而可能引起胸廓出口减压术后迟发的神经受压和复发症状。出血通常来源于离断的第一肋末端和切除的斜方肌或肋间肌边缘。尽管这些部位的出血通常是微量的且具有自限性，但是也应尽量减少积聚于术野中的液体。为此，应在离断的斜角肌边缘放置局部止血剂，将斜角肌脂肪组织紧密靠近臂丛神经，以减少伤口的潜在间隙。打开胸膜顶部，以促进术野引流，手术结束时，在锁骨上间隙放置闭式引流装置。

• 可吸收膜屏障。胸廓出口综合征术后，臂丛神经根周围出现瘢痕组织是难免的，致密的神经周围纤维化是复发性神经卡压和刺激的潜在原因之一。就像在一些其他需要暴露神经的手术中，推荐使用某些为了防粘连而开发的材料，用可吸收的防粘连膜包绕臂丛神经根，以降低后期神经卡压的可能性 [25]。

避免神经损伤

在胸廓出口综合征的手术中，潜在的神经损伤是一个主要问题，其可能由术中横断、电灼或过度牵拉引起。对于经验丰富的医生而言，这些并发症的发生率可以忽略不计，但在锁骨上胸廓出口减压中，有几个因素可能会提高神经损伤的风险，包括意外的解剖变异、病理因素、术中出血以及再次手术等。

• 臂丛神经根。直视下剖析神经周围组织，密切观察单一神经根的收缩程度。这些精细的手术技术，对避免臂丛神经根损伤是至关重要的。颈肋或韧带的存在可能代替臂丛神经，比平时预期的影响更大，且斜角肌异常（例如，斜角小肌）和成纤维筋膜带可能会掩盖下神经根。把前斜角肌从第一肋上分离，将手指放置在肌肉、底层臂丛和锁骨下动脉之间，使用剪刀而不是电刀完成。在中斜角肌切除术前，臂丛神经施加适当的刺激，使得所有五个神经根可见并轻微收缩。还可以将 T1 神经根全部裸化，T1 神经根于第一肋后颈分离之前，在第一肋下方汇入 C8 神经根。

• 膈神经。膈神经位于前斜角肌表面，在降入后方的锁骨下静脉之前，从前斜角肌的外侧缘向内侧缘通过进入纵隔。即使仅对膈神经行必要的轻微移动来完成前斜角肌切除，术中牵拉以及术后神经周围的炎症也可能引起暂时的神经失用症和同侧膈肌麻痹。因为膈神经的麻痹可能是毫无症状并被对侧代偿，所以在进行对侧手术之前，十分有必要证实既往胸廓出口综合征手术侧膈神经功能正常。副膈神经通常起自臂丛神经边缘，继而向内侧汇入邻近前斜角肌下方的主膈神经。在某些情况下，主膈神经或副膈神经行经锁骨下静脉前方，称为"静脉前"膈神经。这种异常可以是静脉性胸廓出口综合征锁骨下静脉阻塞的潜在原因之一，并且只能在锁骨上或锁骨下静脉暴露的情况下才可以观察到。

• 胸长神经。胸长神经形成于中斜角肌内，由三个独立分支汇成，然后从肌肉中穿出，越过第一肋的后缘。在中斜角肌切除术过程中，通过直视下操作和轻柔向后牵拉来保护胸长神经。

• 第一肋间神经。肋骨切除术时，第一肋间神经束损伤可能会导致疼痛剧烈的术后神经瘤。在离断骨质之前，将神经转移至远离第一肋后侧颈部，可以避免神经损伤形成术后神经瘤。钝性分离时，使分离面保持着紧贴在肋骨下缘，也有利于避免神经损伤。

避免血管和淋巴管损伤

• 锁骨下动脉。锁骨上减压时会直接暴露锁骨下动脉，手术时要避免其损伤。通过结扎和分离起源于上部的小动脉分支（如甲状颈干），彻底游离锁骨上动脉，有利于避免牵拉或撕裂而伤及血管主干。

• 锁骨下静脉。尽管神经性胸廓出口综合征锁骨上减压时不会直接暴露锁骨下静脉，但其在锁骨内侧下方汇入颈内静脉处很容易受损。在静脉性胸廓出口综合征中，锁骨上间隙通常可以见到增多的血管网。保留较大的侧支血管，如颈外静脉，小静脉侧支应分离结扎，以尽量减少术中出血。应密切观察锁骨减压的过程中可能出现的任何局部出血并止血，防止血液遮挡术野，从而降低神经损伤的风险。

• 胸导管。胸导管在左侧靠近颈内静脉和锁骨下静脉交汇处汇入静脉系统。游离斜角肌脂肪垫时容易损伤胸导管，因此，在手术早期，要找出胸导管并在丝线结扎后直接离断。手术过程中发现淋巴漏时，应找出漏的部位并用聚丙烯缝线缝合，在缝合伤口之前要在此处应用局部止血剂和纤维蛋白胶。

手术方法

位置和切口

在全身麻醉下，患者仰卧位并床头抬高 30°。臀部与膝部自然弯曲，颈部伸展并转向对侧。将一个甲状腺充气枕垫置于双肩之间来伸展颈部。颈部、上胸部以及患侧上肢均在术野内，并将手臂包裹在弹力织物内舒适地放置在腹部（图 15-2）。

紧贴锁骨上方做与其平行的颈部横切口，从胸锁乳突肌的外侧缘延伸至斜方肌前缘（图 15-2）。切口穿过颈阔肌，抬起胸锁乳突肌边缘并牵向内侧，

游离斜角肌脂肪垫，从颈内静脉的外侧缘开始分离其内侧面。短段切除肩胛舌骨肌。将斜角肌脂肪垫与其相邻的上下组织游离开。因为淋巴漏是潜在的并发症，需谨慎分离与结扎。在左侧，胸导管通常在靠近斜角肌脂肪垫的内下方进入静脉系统，在此将其用丝线结扎后离断。

暴露

将斜角肌脂肪垫抬高并用指尖在其下方小心地剥离。脂肪垫外侧逐渐显现，暴露出其下方的前斜角肌和膈神经。进一步游离斜角肌脂肪垫显露出沿前斜角肌外侧缘的臂丛神经，紧接着的是臂丛神经后方的中斜角肌，它与第一肋外侧缘的上部相连。随着中斜角肌穿过第一肋的外侧缘即可见胸长神经。在剥离的过程中，可以给予神经小的刺激来定位神经，但这通常没有必要。行锁骨上减压时，所有前述结构都要直视下进行，这是手术的第一个关键点（图 15-3）。随后用丝线牵拉斜角肌脂肪垫使其在位，并用三臂式 Henley 自动牵开器来进行术野的暴露。用牵开器的第三臂来撑开胸锁乳突肌的边缘。

斜角肌切除术

将臂丛神经和锁骨下动脉从前斜角肌外侧缘下方剥离，使指尖能伸进第一肋上方的肌肉后方。用指尖钝性分离前斜角肌后方，将后方的神经血管等结构推开，并向其内侧缘继续分离，此处，必须将锁骨下动脉近心端和膈神经暴露得十分清楚，并加以保护。一旦前斜角肌在第一肋上的附着点在直视下被游离出来（图 15-4），即可将其锐性离断。

抬起离断的前斜角肌断端，分离相邻的肌肉、筋膜或肌腱，包括直接附属于锁骨下动脉的肌肉和增厚的胸膜外筋膜。随着前斜角肌后部相邻组织的分离和臂丛神经根的保护，前斜角肌通过下方到达膈神经的内侧面，并逐渐向更远处走行，直到它仅连接于颈椎横突（图 15-5）。随后，从其根部将前斜角肌锐性离断，并切除整块肌肉。

斜角肌小肌异常通常是在前斜角肌切除术时才会发现。表现为起源于中斜角肌表面并附着于胸膜外筋膜或第一肋之前穿过臂丛神经根的附属肌纤维（伴行或独立于前斜角肌）（图 15-6）。因此，在前斜角肌切除术时发现的所有斜角肌小肌在手术过程中都应被切除。前斜角肌切除后也可能发现许多不同的异常纤维筋膜带，通常在下臂丛神经根前面通过（见图 15-6）。当遇到这些结构时均应切除，以确保完全减压和神经根的充分松解。

从中斜角肌的前缘分离臂丛神经根，依次确定

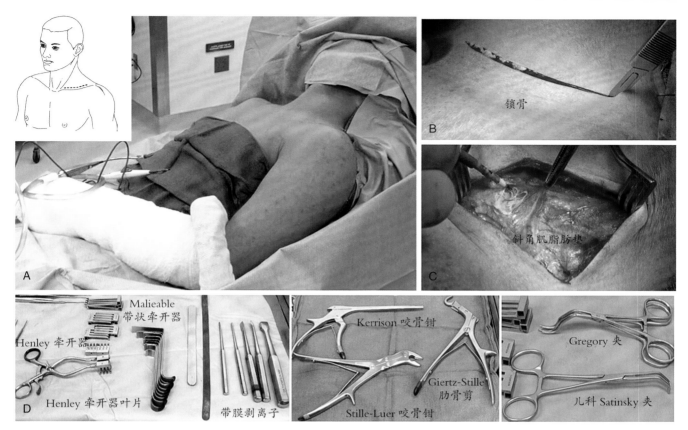

图15-2　锁骨上胸廓出口减压术的体位、切口、器械。（**A**）锁骨上胸廓出口减压患者体位和预计切口（左侧）。（**B**）皮肤切口平行于锁骨上方，从胸锁乳突肌外侧缘延伸至斜方肌前缘。（**C**）开始游离斜角肌脂肪垫。（**D**）锁骨上减压术中常用的器械。

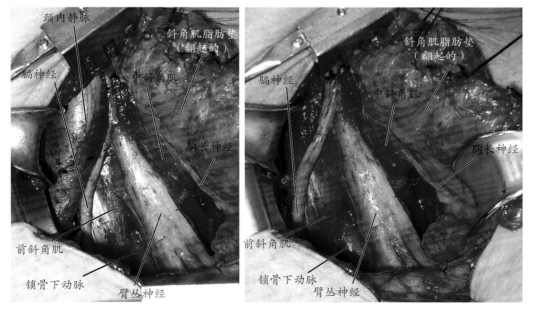

图15-3　初始暴露（关键点 1）。斜角肌脂肪垫游离并翻向外侧后，可直视颈内静脉（**A**）和前斜角肌、膈神经、锁骨下动脉、臂丛神经、中斜角肌以及胸长神经（**A，B**）。在开始减压术的下一个步骤前，所有这些结构充分暴露是至关重要的。图像显示患者左侧，头部位于图像顶部。

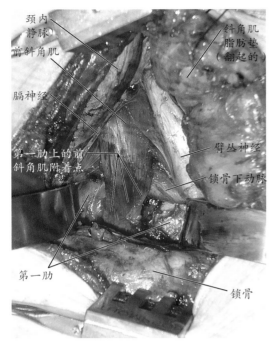

颈内
静脉
前斜角肌

膈神经

第一肋上的前
斜角肌附着点

第一肋

斜角肌
脂肪垫
（翻起的）

臂丛神经

锁骨下动脉

锁骨

图15-4　前斜角肌，附着点（关键点2）。从前斜角肌下部周围游离，使其与其下的锁骨下动脉和臂丛神经根分离，游离其在第一肋上的附着点。一旦一个指尖可以通过前斜角肌后部，以保护锁骨下动脉和臂丛神经，即可从第一肋顶端锐性切断前斜角肌的附着点。图像显示患者左侧，头部位于图像的顶部。

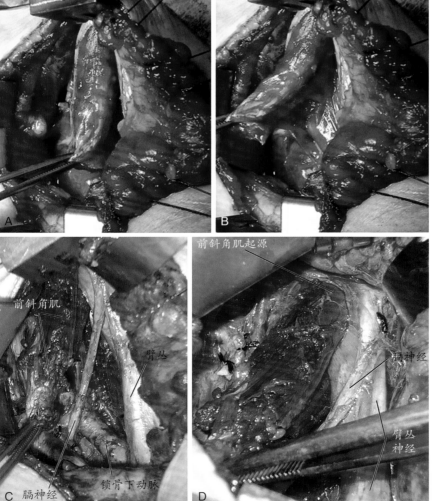

前斜角肌

臂丛

膈神经

锁骨下动脉

前斜角肌起源

膈神经

臂丛
神经

图15-5　前斜角肌切除术，起源（关键点3）。（A，B）抬起离断的前斜角肌断端，分离其下的相邻组织，直至其在颈椎横突起源水平。在解剖过程中需保护好其下的锁骨下动脉及臂丛神经。图像显示患者左侧，头部位于图像的右侧。（C）从下部穿过前斜角肌至膈神经内侧，以利于解剖肌肉上部。（D）游离前斜角肌在颈椎横突根部和臂丛上部之后，可以安全离断前斜角肌。图像显示患者左侧，头部位于图像上方。

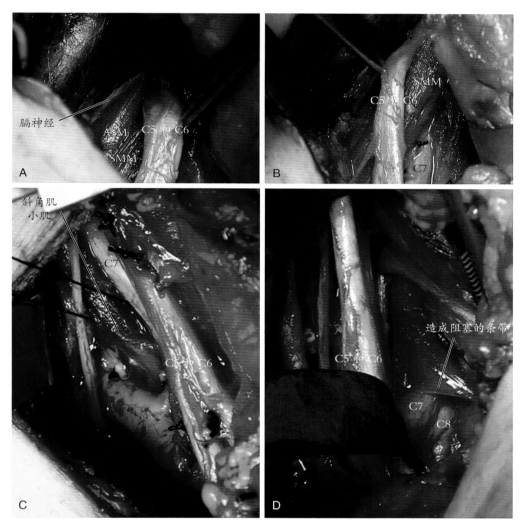

图15-6　斜角肌异常和纤维筋膜带。（A，B）一块较大的斜角肌小肌从C6 和C7 臂丛神经根之间穿过。（C）一块斜角肌小肌从C7 神经根前方绕过，并附着在锁骨下动脉后方的胸膜外筋膜。（D）一个异常的成纤维筋膜条带阻挡了C7 和C8 神经根。图像显示患者左侧，头部在该图的顶部。ASM，前斜角肌；SMM，斜角肌小肌。

C5~T1 的神经根，直到可伸展的小牵开器可以放在臂丛神经后方。然后，向内侧牵拉臂丛神经，向后外侧翻转胸长神经，暴露中斜角肌在第一肋外侧的附着点（图 15-7）。首先用电刀分离肋骨顶部的中斜角肌前部。沿着第一肋顶部向后移动，进一步用电灼和骨膜剥离器分离中斜角肌，直到与 T1 神经根平行。胸长神经斜行走行，确定了中、后斜角肌的分离平面，以在此水平穿过肌肉的两或三条分支为标志。中斜角肌位于神经的前方；游离这块肌肉时，注意勿损伤胸长神经，随后切除中斜角肌。

第一肋切除术

前、中斜角肌切除术完成后，直视下，使用电灼或骨膜剥离器将附着于第一肋外侧缘的肋间肌剥离。将指尖放在臂丛神经和第一肋的内侧之间，钝性分离胸膜外组织并将其清除干净。T1 神经根从肋下出现，汇入肋上 C8 神经根，形成了臂丛下干，在此平面暴露第一肋后。用直角钳于肋下分离剩余的肋间肌并暴露第一肋间神经。于 C8 和 T1 神经根直视下，将改良的 Giertz-Stille 肋骨剪插在第一肋周围（图 15-8）。确认神经完全游离，随后切断肋骨。用 Kerrison 咬骨钳去除多余的骨质，确保第一肋残端不损伤下部的神经根，并用骨蜡封闭骨端。

通过锐性和钝性分离剩余的肋间肌和第一肋前部的附属筋膜，直到斜角肌结节水平。使用小 Richardson 牵开器将锁骨抬高，必要时使肋骨近端向下移位，用指尖压在肋骨游离末端以打开肋骨前间隙。直视下，将 Giertz-Stille 肋剪插在第一肋前端，并直接定位于斜角肌结节内侧面（图 15-9）。随后分离第一肋近端并切除（图 15-10）。使用 Kerrison、Stille-Luer 鸭嘴咬骨钳打磨第一肋前端表面，并用骨蜡封闭残端。

当颈肋存在时，常在斜角肌切除过程中的中斜角肌平面，臂丛神经和锁骨下动脉的后方遇到颈肋。颈肋的前端可以是游离的，与韧带延伸连接于第一肋；也可能于第一肋交界处终止，并常常形成真性关

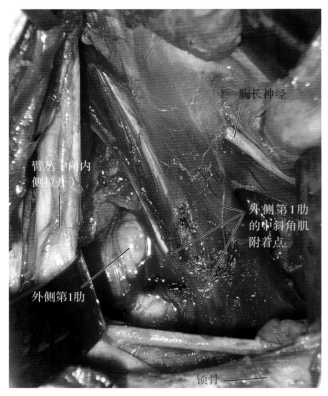

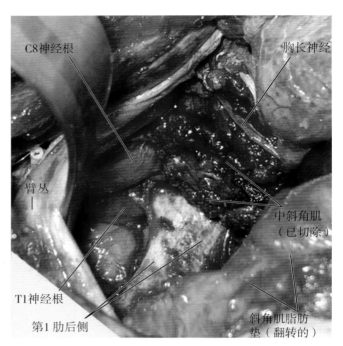

图15-7 中斜角肌切除术，附着点（关键点4）。通过轻微向内牵拉臂丛神经，向后外侧牵拉胸长神经，暴露中斜角肌在第一肋的附着点，其位于中斜角肌内部。随着这一暴露，可以通过电刀或骨膜切除器将中斜角肌附着点从第一肋上部切除，沿着骨质切除直达第一肋后部。任何位于胸长神经前部的肌肉组织均被认为是中斜角肌，可予以切除。后部的斜角肌位于胸长神经深部及后部，不附着于第一肋，因此并不作为锁骨上减压的一部分被切除。图像显示患者左侧，头部位于图像的顶部。

图15-8 第一肋切除，后部（关键点5）。中斜角肌切除后暴露出第一肋的后部，随而可见整个臂丛神经根。紧邻第一肋后侧上方可见C8神经根，而紧邻第一肋下面可见T1神经根。一旦这一暴露得以实现，将改良的Giertz-Stille肋骨剪放在第一肋后部周围，以备离断骨质。肋骨剪剪断骨质后，剩余第一肋后部用Kerrison咬骨钳进一步重塑，将在这水平内侧与T1神经根紧邻的边缘磨光。图像显示患者左侧，头部位于图像的顶部。

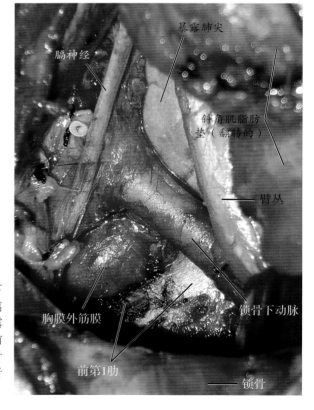

图15-9 第一肋切除术，前部（关键点6）。在锁骨和锁骨下静脉下方暴露第一肋的前部，在紧邻斜角肌结节的内侧将其离断。钝性分离肋骨底部，使其和附着的胸膜外筋膜分离，通常需进入胸膜腔，暴露肺顶。一旦充分暴露，即可将改良的Giertz-Stille肋骨剪放在第一肋前部周围，以备离断骨质。肋骨剪剪断骨质后，将第一肋移除，用咬骨钳重塑剩余第一肋前部，将其在锁骨下方的边缘磨光。图像显示患者左侧，头部位于图像的顶部。

节。沿着颈肋的走行将其小心暴露，注意保护臂丛神经，正如前述的中斜角肌和第一肋。大多数情况下，行第一肋切除术前先将颈肋后部分离切除并用同样的方式将其后部暴露分离。随后离断颈肋前部，并将其切除。当颈肋与第一肋形成真性关节时，完整切除第一肋时保留其真性关节，将两者整体移除（见

图 15-10E）。

臂丛神经松解术

　　斜角肌和第一肋切除术后，注意力回到臂丛神经，以确保每一根神经根经过精细的剖析后无神经纤维瘢痕组织形成。直到 C5~T1 的神经根走行在术

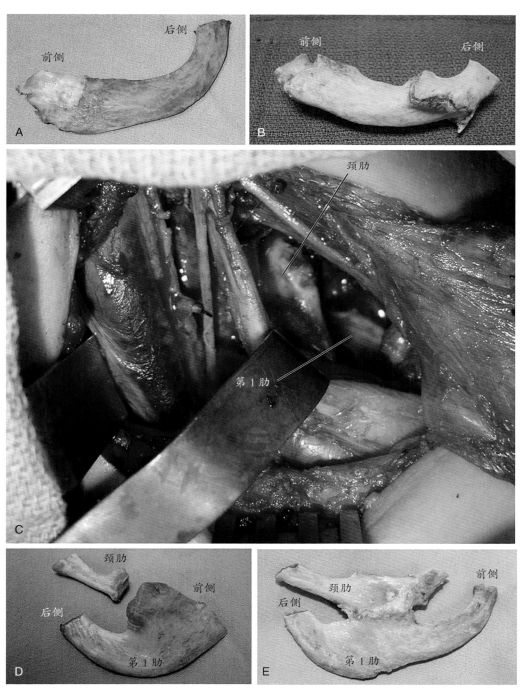

图15-10　第一肋和颈肋标本。（A）切除的第一肋标本。（B）切除的第一肋标本，显示后侧骨折。（C）手术图像显示通过将臂丛神经牵向内侧，暴露颈肋和第一肋。图像显示患者左侧，头部位于图像的右侧。（D）切除的颈肋和第一肋标本，以及一个不完整的（纤维）连接。（E）切除的颈肋和第一肋标本，通过完全骨性融合相连。

野中被解剖清除，并能保证完全游离，这步手术操作才算完成。

胸小肌切断术

为了确保神经源性胸廓出口综合征臂丛神经受压完全缓解，如果之前存在临床表现，则作为锁骨上胸廓出口减压手术的附加操作，需行胸小肌切断术；另外，如果胸小肌的位置是神经受压综合征的主要部位，也可单独行胸小肌切断术。如有明确的定位表现，之前通过其他方式进行胸廓出口减压的持续性或复发性神经性胸廓出口综合征患者，也可能需行胸小肌切断术。

在胸三角肌间沟做短的纵行锁骨下切口，起点略低于喙突（图15-11）。离断三角肌和胸大肌之间的筋膜直至头静脉内侧，并用自动牵开器分离。将胸大肌的外缘轻轻向内侧牵拉并抬起以暴露底层筋膜。暴露胸小肌，并包绕其在喙突的附着点，要注意保护底层神经血管束（图15-11）。随后，在直视下，距喙突2cm内用电刀离断胸小肌肌腱。将离断肌肉的内缘缝合以止血，打开余留的锁胸筋膜直至锁骨水平。一旦将胸小肌离断，就不再需要对臂丛神经和腋血管进行进一步的解剖。

相关锁骨下动脉瘤的处理

动脉性胸廓出口综合征患者的特点是形成狭窄后锁骨下动脉瘤，通常出现在斜角肌三角、锁骨下方，锁骨下动脉越过第一肋的几厘米范围内。锁骨下动脉瘤的发生总是和颈肋或异常的第一肋相关。无论大小或破裂的潜在性，这些病变常合并内膜溃疡、附壁血栓和远端血栓栓塞。因往往合并肱、尺、桡动脉的栓塞，手术治疗可能首先需要治疗远端动脉栓塞。通过术中导管造影，血管内超声或两者联合等锁骨下动脉的确切影像学检查来确诊内膜溃疡、附壁血栓或血管壁增厚。对于一些无溃疡或附壁血栓的微小动脉瘤，仅胸廓出口减压就足够；然而，对于一些存在溃疡或有血栓栓塞史的微小动脉瘤则需要手术修复。

如前所述，对于神经性胸廓出口综合征在锁骨上减压后（包括颈肋和第一肋切除），需要游离锁骨下动脉，为动脉瘤的移植物间置做准备。有一些情况下，如果仅锁骨上暴露，瘤体远端的锁骨下动脉不能得到满意的控制，此时需行锁骨下横切口，离断胸小肌肌腱，并游离腋动脉来控制远端血管。紧邻椎动脉远端夹闭锁骨下动脉近端，并紧邻瘤体远端夹闭锁骨下动脉远端。切除病变的锁骨下动脉段，并用斜行的端端吻合术完成移植物的间置术。翻转的隐静脉移植对锁骨下动脉置换术来说口径太小，更适合这种类型重建的移植物包括涤纶或聚四氟乙烯人工血管移植物，冷冻保存的股动脉同种异体移植物以及自体深静脉（例如股浅静脉）或动脉（例如髂动脉）移植。大部分情况下，通过完整的血管造影来评估上肢在不同位置时的锁骨下动脉重建，并重新评估远端血液循环。

相关锁骨下静脉狭窄或闭塞的处理

如前所述，静脉性胸廓出口综合征的手术处理同样先要行锁骨上减压，不同之处在于第一肋前端尚未被离断。为了完全切除第一肋前内侧，在低于

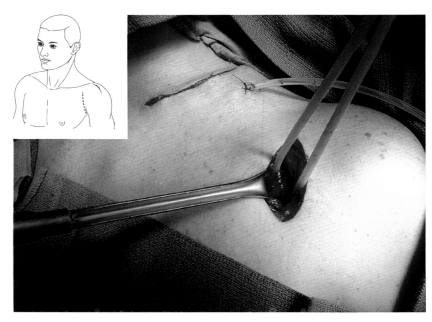

图15-11 胸小肌切断术。在胸三角肌间沟做纵向切口，由此入路暴露胸小肌，将胸大肌向内牵拉后将其游离。紧邻其喙突附着点的下方，用电灼将胸小肌离断。图片显示左侧，完成锁骨上胸廓出口减压后切除胸小肌。

锁骨内侧一指做第二个皮肤横切口。拉开胸大肌上段和中段，可见第一肋前内侧软骨部。自锁骨上切口用指尖下压分离第一肋后部，有利于第一肋前内侧软骨的暴露，这一动作使第一肋内缘和锁骨之间的组织存在张力，并且可以通过锁骨上切口使第一肋的上缘与其周围软组织分离。直视下，将锁骨下肌腱、肋锁韧带以及第一肋间肌全部离断而不触及锁骨下静脉，用 Giertz-Stille 肋骨剪在靠近胸骨处离断第一肋。随后，将完整的第一肋整体从术野中取出。

通过锁骨下切口暴露外侧部分，可见肋骨下方的腋 - 锁骨下静脉，将其仔细地与锁骨下肌分离。结扎并离断汇入锁骨下静脉的侧支静脉分支，并将锁骨下肌切除。通过锁骨上切口，进一步暴露锁骨下静脉，并继续向内分离，直到锁骨下和颈内静脉交汇形成无名静脉处。颈内静脉充分暴露几厘米向上到达与锁骨下静脉交汇处，无名静脉暴露几厘米到达上纵隔。锁骨下静脉的重要侧支通常在锁骨内缘下，必须分离结扎使锁骨下静脉远离锁骨。同样必须注意膈神经在上纵隔内的走行，并在其从锁骨下静脉下穿过时加以保护。

通过视诊和触诊评估锁骨下静脉中段的病理改变。因为锁骨下静脉通常是慢性反复性损伤引起纤维壁增厚的重要部位，需要切除静脉周围残留的瘢痕组织（静脉外周松解术）。高达 50% 的患者有静脉性胸廓出口综合征，这将导致先前收缩的静脉段再膨胀；如果其下静脉触诊柔软且易压扁，随呼吸变化可迅速充盈或排空，则可能不需做进一步静脉重建。当静脉外周松解术不能缓解锁骨下静脉阻塞时，或尽管静脉外周松解术已明显成功，但术中造影显示残余狭窄，则需再行静脉重建。全身抗凝后（葡聚糖和肝素），血管钳阻断远端锁骨下和颈内静脉，并用儿科 Satinsky 钳控制无名静脉上部。沿锁骨下静脉上缘纵行切开静脉，全面检查管腔。如管腔表面光滑且无血栓，则利用大隐静脉段或冷冻保存的股静脉移植进行静脉血管补片成形术。做这一操作时，有必要沿病变血管全程行血管补片成形术，应当包括狭窄段近端和远端，并延伸至无名静脉的前内侧面。

如果行静脉外周松解后，锁骨下静脉壁仍见致密纤维化，或血管腔内可见溃疡和附壁血栓，则可以切除并用旁路替代受侵犯的锁骨下静脉段。用宽大的斜行端端吻合法将间置的移植物远端重建到无病变的腋 - 锁骨下静脉。用宽大的斜行端侧吻合法做近端吻合口，将移植物延长到无名静脉的前内侧。因为隐静脉的口径太小通常不能和锁骨下静脉相匹配，使用隐静脉需要做一组移植以使隐静脉直径增加为原来的 2 倍。另外，锁骨下静脉旁路可以用冷冻保存的同种异体股静脉进行，在不需要一组移植物重建的情况下轻松获得合适的尺寸。

最后，通常通过前臂远端头静脉行术中造影，来评估锁骨下静脉重建的情况。我们的手术方式还常包括在腕部建立头静脉远端和桡动脉侧壁的临时桡 - 头动静脉瘘，在术后的最初几个月用来增加上肢静脉的血流量。该动静脉瘘可保留直到术后 12 周，到 12 周时可在局麻下将其结扎，并做静脉造影以随访。

闭合

打开胸膜顶部，将一根 19F 的 Blake 胸腔负压引流管（Ethicon，新泽西州，萨默维尔）经套管针单独戳口，置于锁骨上野，臂丛神经后，其尾端位于胸膜腔后上方（图 15-12）。将两根长 12.5cm 小的多孔导管放置在伤口内，一根放置在臂丛神经旁，另一根置于切除的第一肋床内。从毗邻的伤口处退出导管，并与持续输注递送系统连接，术后经此导管输注 0.25%~0.5% 的丁哌卡因（On Q PainBuster 系统，I Flow/Kimberly Clark，400mL，经导管 2mL/h 输注，货号 PM028 A）。将 100mm × 130mm × 0.02mm 的可吸收聚乳酸薄膜（SurgiWrap，Mast Biosurgery，货号 27202-05）放置在臂丛神经根周围，以减少术后神经周围纤维化。将薄膜用几根 5-0 聚二恶烷酮缝线（Ethicon）连接在一起，并缝到斜角肌脂肪垫的底部。再将斜角肌脂肪垫盖在臂丛上，并用 3-0 丝线间断缝合到胸锁乳突肌的后部和锁骨旁筋膜上。间断缝合颈阔肌，皮下缝合皮肤。

术后护理

- 术后每天做直立位胸部 X 线检查。观察是否存在少量气体或胸腔积液，期待其能够自行恢复。
- 通过静脉注射阿片类药物（自控镇痛）来实现术后止痛，直到仅通过口服药物即可实现充分的镇痛。术后 3 天，停止持续输注麻醉系统。出院可常规带口服麻醉剂、肌肉松弛剂及非甾体类抗炎药，持续服用至少术后数周。
- 静脉性 TOS 患者静脉持续滴注右旋糖酐 48 小时后改用肝素或华法林和氯吡格雷。术后 12 周停止抗凝和抗血小板治疗，并门诊行动静脉瘘结扎和随访造影。
- 患者通常术后 4~6 天出院。术后 7~10 天，当引流量已减少到低于 50mL 时可于门诊拔除胸腔引流管。
- 术后第一天恢复物理治疗，出院后继续。患者应避免头部过伸或用患肢提重物，并告诫其不要

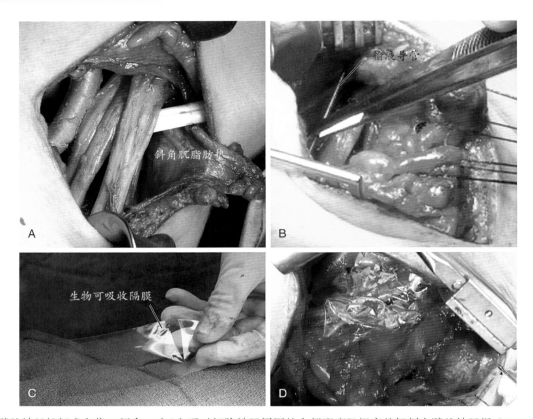

图15-12　臂丛神经松解术和伤口闭合。（A）通过切除神经周围的全部瘢痕组织完整解剖出臂丛神经根（C5~T1），以确保其在整个锁骨上间隙的游离度。在臂丛神经后放置闭式负压引流，其尖端位于打开的胸膜腔内。（B）在臂丛神经周围经皮放置多孔输液导管来实现术后持续输注局麻药物。（C，D）在将斜角肌脂肪垫覆盖之前，将一生物可吸收聚合物薄膜包裹在臂丛神经根周围，以减少术后神经周围纤维化。图像显示患者左侧，头部位于图像的顶部。

进行可能导致肌肉拉伤、痉挛，以及斜方肌和其他颈部肌肉显著疼痛的活动。

· 鼓励逐步恢复使用上肢，允许大多数患者术后4~6周谨慎从事轻体力活动。防止在恢复的早期阶段从事重体力活动，尤其要避免过度使用上肢提物或做可能引起术后不适的重复活动。

· 尽可能长时间的物理治疗，可以让患者恢复到最佳功能水平，在第一年患者至少每3个月复查一次以评估长期疗效。

术后并发症

· 残余神经症状。手或手指的麻木和刺痛是胸廓出口减压后早期常见症状，这是之前的神经损伤、术中臂丛神经松解及术后炎症反应和神经周围伤口愈合的结果。为控制疼痛连续使用局部麻醉输注也可能导致感觉神经症状。更明显的神经功能障碍，包括运动缺陷很少见，特别是手臂无力和握力下降，但其可能是暂时性臂丛神经失用症或疼痛限制运动性的表现。这些症状通常数天到数周之内可自行缓解，但也可能持续数月。长期神经性胸廓出口综合

征的患者通常可表现为疼痛麻木、感觉迟钝、乏力以及其他一些胸廓出口减压不能消除的残余症状。虽然这些症状可以耐受，有望逐步改善，外科医生必须在恢复和康复的延长期提供持续的支持和安慰。

· 胸腔积液。常在锁骨上减压后手术侧观察到轻至中度胸腔积液，积液在数天或数周内可自行吸收。虽然大多数患者耐受良好，但是一些患者可能会出现呼吸急促、呼吸困难，直至积液完全吸收。这些患者的胸部X线片有助于分辨因膈神经功能障碍膈肌抬高引起的胸腔积液。

· 出血。术后出血尽管少见但可导致伤口血肿，大量出血时可能导致血胸。静脉性胸廓出口综合征术后早期抗凝治疗可增加出血并发症的风险。虽然出血通常是自限性的，锁骨上伤口再探查可直接检查手术部位并且控制特定部位的出血。通常可以通过这种方法止血，从而避免了放置胸腔引流管。

· 淋巴漏。如果淋巴液持续流出或超过250mL/d，特别是外观呈乳糜状且在左侧，要保持流质饮食，并给予奥曲肽以降低淋巴流量，延缓拔除闭式负压引流管直至漏消除。持续大量淋巴漏（＞500mL/d，＞5d）或乳糜胸建议早期锁骨上再探查。

• 膈神经功能障碍。术后胸片显示同侧膈肌抬高提示存在膈神经功能障碍，其可能与劳累或仰卧位呼吸急促以及下外侧胸部不适有关。大多数人对侧膈肌和肋间肌可很好的代偿，而且有许多患者短期内并无症状，但存在严重潜在性肺部疾病的患者可能有重大残疾的风险。术后膈神经功能障碍通常因术中神经松解或术后局部输注麻醉剂导致，多为短暂性，但有时膈神经失用症可以持续数周；在极少的情况下，在神经移植术的指征出现前，膈神经失用症可能要延长到 9~10 个月。大多数患者都需要积极处理。

• 胸长神经功能障碍。胸廓出口减压后偶见术后胸长神经功能障碍，这是由于前锯肌的肌无力导致翼状肩胛缺陷。这种缺陷导致的肩胛功能障碍在体检时很容易被发现，并且其可能会干扰肩胛带力学和物理治疗，从而延长术后全面恢复的时间。虽然没有特殊的治疗，胸长神经失用症通常是自限性的，预期在几个月内可恢复。

（季相国 译　　王晓民 校）

参考文献

1. Coote H: Exostosis of the left transverse process of the seventh cervical vertebra, surrounded by blood vessels and nerves; successful removal, *Lancet* 1:360-361, 1861.
2. Halsted WS: An experimental study of circumscribed dilatation of an artery immediately distal to a partially occluding band, and its bearing on the dilatation of the subclavian artery observed in certain cases of cervical rib, *J Exp Med* 24:271-286, 1916.
3. Murphy JB: Cervical rib excision: Collective review on surgery of cervical rib, *Clin John B Murphy* 5:227-240, 1916.
4. Adson AW, Coffey JR: Cervical rib: A method of anterior approach for relief of symptoms by division of the scalenus anticus, *Ann Surg* 85:839-857, 1927.
5. Ochsner A, Gage M, DeBakey M: Scalenus anticus (Naffziger) syndrome, *Am J Surg* 28:696-699, 1935.
6. Adson AW: Surgical treatment for symptoms produced by cervical ribs and the scalenus anticus muscle, *Surg Gynecol Obstet* 85:687-700, 1947.
7. Roos DB: Transaxillary approach for first rib resection to relieve thoracic outlet syndrome, *Ann Surg* 163:354-358, 1966.
8. Roos DB: Congenital anomalies associated with thoracic outlet syndrome, *Am J Surg* 132:771-778, 1976.
9. Machleder HI, Moll F, Verity MA: The anterior scalene muscle in thoracic outlet compression syndrome: Histochemical and morphometric studies, *Arch Surg* 121:1141-1144, 1986.
10. Sanders RJ, Jackson CG, Banchero N, et al: Scalene muscle abnormalities in traumatic thoracic outlet syndrome, *Am J Surg* 159:231-236, 1990.
11. Dale A: Thoracic outlet compression syndrome: Critique in 1982, *Arch Surg* 117:1437-1145, 1982.
12. Sanders RJ, Monsour JW, Gerber FG, et al: Scalenectomy versus first rib resection for treatment of the thoracic outlet syndrome, *Surgery* 85:109-121, 1979.
13. Qvarfordt PG, Ehrenfeld WK, Stoney RJ: Supraclavicular radical scalenectomy and transaxillary first rib resection for the thoracic outlet syndrome. A combined approach, *Am J Surg* 148:111-116, 1984.
14. Sanders RJ, Raymer S: The supraclavicular approach to scalenectomy and first rib resection: Description of technique, *J Vasc Surg* 2:751-756, 1985.
15. Reilly LM, Stoney RJ: Supraclavicular approach for thoracic outlet decompression, *J Vasc Surg* 8:329-334, 1988.
16. Sanders RJ: *Thoracic outlet syndrome: A common sequelae of neck injuries*, Philadelphia, 1991, J. B. Lippincott Company.
17. Hempel GK, Shutze WP, Anderson JF, et al: 770 consecutive supraclavicular first rib resections for thoracic outlet syndrome, *Ann Vasc Surg* 10:456-463, 1996.
18. Emery VB, Rastogi R, Driskill MR, et al: Diagnosis of neurogenic thoracic outlet syndrome. In Eskandari MK, Morasch MD, Pearce WH, Yao JST, editors: *Vascular surgery: Therapeutic strategies*, Shelton, Conn. 2010, People's Medical Publishing House, pp 129-148.
19. Melby SJ, Vedantham S, Narra VR, et al: Comprehensive surgical management of the competitive athlete with effort thrombosis of the subclavian vein (Paget-Schroetter syndrome), *J Vasc Surg* 47:809-820, 2008.
20. Sanders RJ, Pearce WH: The treatment of thoracic outlet syndrome: A comparison of different operations, *J Vasc Surg* 10:626-634, 1989.
21. Cheng SW, Reilly LM, Nelken NA, et al: Neurogenic thoracic outlet decompression: Rationale for sparing the first rib, *Cardiovasc Surg* 3:617-623, 1995.

22. Youmans CRJ, Smiley RH: Thoracic outlet syndrome with negative Adson's and hyperabduction maneuvers, *Vasc Surg* 14:318-329, 1980.

23. Sanders RJ, Hammond SL: Management of cervical ribs and anomalous first ribs causing neurogenic thoracic outlet syndrome, *J Vasc Surg* 36:51-56, 2002.

24. Sanders RJ: Pectoralis minor syndrome. In Eskandari MK, Morasch MD, Pearce WH, Yao JST, editors: *Vascular surgery: Therapeutic strategies*, Shelton, Conn. 2010, People's Medical Publishing House, pp 149-160.

25. Sanders RJ, Hammond SL, Rao NM: Observations on the use of seprafilm on the brachial plexus in 249 operations for neurogenic thoracic outlet syndrome, *Hand* 2:179-183, 2007.

第16章 经腋下肋骨切除术治疗胸廓出口综合征

GEORGE J. ARNAOUTAKIS · JULIE ANN FREISCHLAG · THOMAS REIFSNYDER

历史背景

关于胸廓出口的首次解剖学描述可追溯至公元150年，当时Galen从人体解剖中发现颈肋。但是，直到1742年颈肋和上肢症状之间的关系才由Hunauld确定下来。1821年，Cooper描述了一系列与胸廓出口相关的神经血管症状。1936年，Ochsner将这些症状命名为斜角肌综合征，并称其为继发于重复性损伤后的肌肉畸形[1]。Peet及其同事[2]于1956年首次提出胸廓出口综合征（TOS）这一专业术语，并应用于动脉、静脉和神经源性疾病。

1861年，Coote[3]首次对诊断为第七颈椎"外生骨疣"的胸廓出口病变患者进行手术治疗。在其描述中，Coote切除了一部分横突，患者的症状即得到改善。1910年，Murphy[4]首次报道了通过切除第一肋治疗神经性胸廓出口综合征。随后，Adson和Coffey[5]于1927年进行了单纯的前斜角肌切除术，但不同时切除肋骨。由于复发率较高，Claggett于1962年重新提出切除第一肋以治疗TOS的概念并改为经后路进行[1]。又由于这种术式创伤较大，1966年，Roos[6]引入了经腋路的第一肋和前斜角肌切除术式。随后的几十年，新的技术不断涌现，包括锁骨上的斜角肌切除术，可同时行第一肋骨切除术；经锁骨上和锁骨下途径，或者两者组合。近年来，经胸腔镜肋骨切除术也有报道。本章着重介绍经腋入路的第一肋切除及部分斜角肌切除术治疗胸廓出口综合征。

适应证

诊断为TOS的患者，若适合外科手术治疗，应该通过手术行胸廓出口减压。TOS可细分为三种类型：神经源性、静脉型和动脉型。应本着个体化原则，依据患者的症状、解剖特点和外科医生的经验，制订最佳治疗方案。经腋路之所以被众多外科医生所青睐，不仅因为其操作相对简单、低风险，还因为有资料表明它确实能提高患者生活质量[7, 8]。这种手术方式能有效解除胸廓出口压力，可作为神经和血管源性TOS的保留术式。如果预计需行血管重建，则应选择其他方式，因为经腋入路将限制近端动脉的暴露。

TOS类型可通过详细询问病史和体格检查来确定。神经源性TOS占绝大多数（>95%）[9]，女性多见，症状包括患侧肢体麻木、疼痛，肩部、手臂、手力量受损，以及发生于枕区的头痛和颈部不适。这类患者多存在一些既往史，如颈部过伸损伤或多次颈部外伤等。患者时常表现有肩膀、乳突区或锁骨上窝或前斜角肌区域压痛。三种体格检查结果可支持神经源性TOS的诊断：

- 旋转颈部，头向对侧倾斜可引出患侧手臂疼痛。
- 上肢拉伸试验：首先患者双臂外展90°，同时保持肘部位置固定，其次腕部背屈，最后头向一侧倾斜。每一步都可增加臂丛神经的牵拉程度，前两个动作可引起身体同侧不适，而头倾斜动作引起的是对侧疼痛。
- 抬高手臂压力测试：患者双手直接举过头顶，反复进行握拳－松开的动作，60秒内可引出神经源性TOS的特征性上肢症状。

手掌冰凉并且颜色苍白提示可能存在神经源性TOS。其本质是血管痉挛，不要与动脉型TOS中的手指或前臂微血管栓塞相混淆。通过仔细的血管体格检查可确认循环是否正常。

静脉型TOS患者的典型症状是急性上肢钝痛，伴肢体肿胀和发绀。可能会出现感觉异常，但大多是受肿胀影响的，而不是胸廓出口神经受压所致。此类患者一般长期从事涉及上肢的重体力或需重复运动上肢的工作，包括运动员，而且大都比较年轻。这种情况被称为Paget Schroetter综合征或劳损性静脉血栓，为锁骨下静脉长期受到卡压后引起。有些患者仅存在慢性锁骨下静脉闭塞而无血栓形成，表现为伴随活动而出现的间歇性肿胀。无论如何，静脉型 TOS 的病因是机械性压迫，治疗目的不仅是消除静脉阻塞，而且需要处理压迫并损害静脉的肌肉束。

动脉型 TOS 有三种典型的表现方式：无症状，手臂跛行无力，指端严重缺血。这些患者大多有颈肋，该颈肋可能与第一肋骨融合，也可单独存在。颈肋最常位于锁骨下动脉后方。颈肋的存在造成锁骨下动脉在胸廓出口位置的慢性反复性损伤，构成了动脉型 TOS 的主要病因。损伤可引起锁骨下动脉狭窄，但更常见的是动脉扩张或形成真性动脉瘤。无症状患者在体格检查时可触及搏动性肿块或闻及锁骨上窝杂音。手臂跛行源于血管狭窄，而且狭窄的位置可能是固定的，但由于长时间的损伤，渐渐地随之发生血管畸形或扩张。严重缺血主要是因为栓塞，大多为动脉瘤节段的动脉壁发生溃疡后，富含纤维蛋白的血小板凝聚于该处而形成附壁血栓脱落所致。这种动脉瘤通常比较小，不易通过血管成像而发现，而且它的易栓塞性主要与位置相关，而不是大小。

术前准备

• 诊断为神经源性 TOS 的患者术前应当进行至少 8 周的物理治疗，目的是改善姿势并实现更大的活动范围。若患者经过 8 周的物理治疗后仍持续存在神经症状，则推荐外科干预。据统计，至少 60% 的患者经过物理治疗和改变生活方式，症状有所改善。

• 超声引导下局麻（利多卡因）穿刺前斜角肌区域药物注射，可缓解症状数小时。疑似神经源性 TOS 患者常存在一系列身体不适，但并非全部症状都是由此引起。斜角肌阻滞不仅有助于确诊，而且能模拟预期的术后效果。这有助于使患者和医生确信，患者可通过手术干预获益，并能明确哪些症状可以得到改善。作为一种替代外科手术的治疗，患者可以选择接受肉毒杆菌素 A 注射（Botox，Allergan，加利福尼亚州，尔湾）。肉毒杆菌素平均两周起效，可重复使用一次。这种方法联合物理疗法能使症状缓解 2~3 个月。然而，并不是所有患者都对肉毒杆菌素起作用。两次注射以后，前斜角肌纤维化而形成瘢痕，不再因肉毒杆菌素起作用。这种治疗方式尤其适用于进行过颈椎融合或肩部手术的患者，因为能够加强颈部及背部的肌肉，从而改善 TOS 症状。

• 所有接受外科手术治疗的 TOS 患者术前均推荐行胸片检查，以排除多余的颈肋骨。

• 对于神经源性 TOS，症状典型的年轻患者（小于 40 岁），无需做大量的术前测试；而对于年龄偏大或既往颈部外伤史的患者，应当进行 MRI 检查排除颈椎间盘病变。

• 神经源性 TOS 患者的神经传导检查一般都是正常的，但可用于鉴别腕管综合征或肘管压迫综合征中的神经卡压情况。

• 多普勒超声是用于确诊动脉型 TOS 病变的初始诊断方法。尽管它有助于诊断疑似静脉型 TOS 患者的腋静脉 - 锁骨下静脉血栓形成，但通常是多余的。因为，当静脉型 TOS 患者表现出急性典型症状时，应当立即进行静脉造影，既能诊断，又能进行治疗。该类患者应同时进行对侧肢体造影，明确有无对侧累及，因为双侧静脉受压的概率达 3%~21%[10]。

• 术前系统性华法林抗凝只适用于有明确证据表明是慢性静脉型 TOS 的患者。手术之前需过渡到皮下低分子肝素抗凝。

• 围术期预防性使用抗生素。首选一代头孢菌素，对于青霉素过敏者，可选用克林霉素或万古霉素。

隐患和风险

• 误诊。成功的手术取决于准确的术前诊断。详尽的病史询问和体格检查，加上前斜角肌阻滞有助于准确判断出神经源性 TOS 患者以行相应的手术。

• 臂丛神经损伤。适当的定位和小心的回撤可防止臂丛神经因过度牵拉而导致损伤。

• 误判第一肋位置。准确判断第一肋的位置有赖于外科医生的仔细观察，因为它的解剖位置通常比我们想象的更靠向头侧。

• 第一肋切除不完整。第一肋残留与 TOS 的高复发率相关[11, 12]。

手术策略

胸廓出口的外科解剖学

狭义的胸廓出口是指由颈和肩膀围绕而成的解剖学区域，位于胸腔之上锁骨之下。从外科医生的角度可将其视为一个解剖三角：两边分别是前斜角肌和中斜角肌，底部是第一肋骨（图 16-1）。图中动脉和静脉分别标记以不同的颜色。起自下颈椎的斜角肌，由于反复颈部运动或轻微创伤，可能会变肥大。这种肥大改变会增加对胸廓出口的压迫，在神经源性 TOS 中尤其明显。

锁骨下动脉及臂丛的 5 对神经根（C5~T1）位于胸廓出口区域。其中，锁骨下动脉走行于臂丛神经根的前方，并于第一肋上方前斜角肌后缘穿出胸廓。颈神经根在胸廓出口锁骨下动脉后方参与形成臂丛

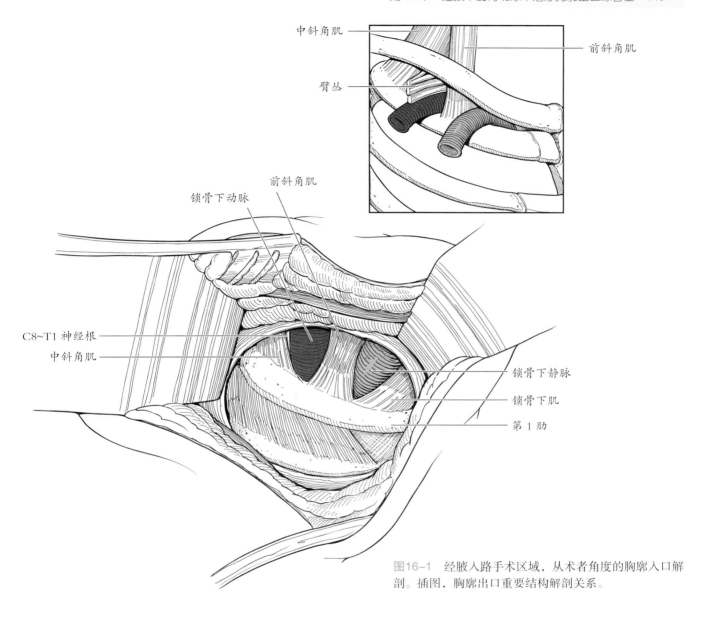

图16-1　经腋入路手术区域，从术者角度的胸廓入口解剖。插图，胸廓出口重要结构解剖关系。

神经干，并在胸廓出口外融合或分化形成臂丛的不同节段、神经束或神经末梢。其他与胸廓出口密切相关神经还包括胸长神经、膈神经。膈神经由 C3~C5 发出的神经纤维组成，在前斜角肌中部边缘，从外向内，斜行下降，并在锁骨下静脉后方进入胸腔。胸长神经由 C5~C7 的神经纤维组成，在斜角肌中部穿过，沿胸壁走行，分布于前锯肌。

严格地讲，锁骨下静脉并不通过胸廓出口，而是在前斜角肌前方经过第一肋。但是，锁骨下静脉中段仍易受压，主要受压于第一肋、锁骨后方和锁骨下肌之间（图 16-1）。一些运动员，锁骨下肌和肌腱发达，常并发静脉型 TOS。

几种解剖变异需要引起医生的重视，因为这些变异可能促使患者发展为 TOS。最常见的是颈肋，通过术前胸片足以发现。如果存在颈肋，其征象似乎是 C7 横突延长。颈肋可能部分或完全附着于第一肋前端，或呈漂浮状态，而且它的前端可能是纤维组织，无骨化成分，因此不能完全在胸片上显示。由于颈肋的存在，胸廓出口明显受限，因此更容易出现神经血管组织的压迫。普通人群颈肋的发生率是 0.5%~1%，但在 TOS 患者中达到 5%~10%[13]。此外，C7 横突过长或第一肋分叉也与 TOS 发生有关。

避免臂丛损伤

行第一肋切除时发生臂丛损伤其实非常罕见，但是毕竟存在一定神经损伤的概率，外科医生还是应当十分警惕。手术中使用 Machleder 牵开器以固定手臂的角度时，手臂外展的固定角度不能大于 90°（图 16-2），牵开器应当随时调整（每 20~25 分钟），以减少对臂丛张力。如果是助手协助牵拉手臂，间断

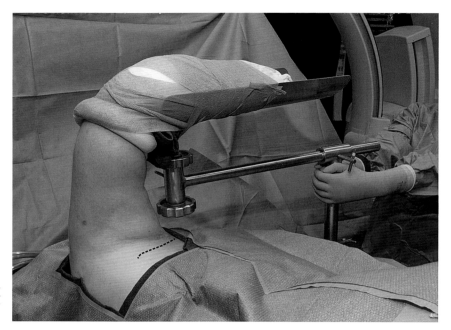

图16-2 右腋入路第一肋切除患者体位；棉垫包裹手臂，Machleder 肘托支撑，防止神经损伤。患者左侧卧位、沙袋固定、腋下放置棉垫。虚线表示首选的皮肤切口。

休息不仅对于缓解助手疲劳，同时对于避免臂丛处于长期张力状态都是十分必要的。因为手术操作区域受限，负责牵开器的助手往往无法看到术野情况，常需要外科医生不定期查看牵拉器位置，防止损伤神经。此外，当分离肋骨或使用咬骨钳处理肋骨残端时，也可能损伤臂丛。这时规范操作，如使用骨锯或咬骨钳前，至少先定位检查两遍；也可以在臂丛前方放置 Roos 牵开器，轻轻牵开后方的神经束，也可实现有效的保护。

手术方法

切口

全身麻醉，如果需要气管插管，应当使用短效的神经肌肉阻滞剂，从而使臂丛附近解剖更安全。取侧卧位，沙袋辅助保持体位，注意用棉垫支撑腋和头部。消毒范围包括手臂、腋和肩膀。将可调节式 Machleder 肘架固定在手术台上，保持垂直杆固定，并与患者下颌处于同一水平。厚棉垫包绕前臂，固定在肘架的臂托上，防止正中神经和尺神经在肘关节处受压。之后，主刀医生确认背阔肌前缘和胸大肌背侧面，在腋毛下缘和上述两肌肉之间做横行皮肤切口。

暴露

用电刀分离皮下组织直至胸壁表面的薄层疏松结缔组织，用 Weitlaner 自动撑开器暴露切口。接近胸壁时，若解剖位置正确，术者可选用 Kittner 剥离器或"花生米"剥离器，或仅通过手指将组织自胸壁表面钝性分离。这一步分离是向头侧进行的，可很快将第二肋分离暴露入视野，这时可见位于第二肋间的肋间臂神经，虽然通常难以绕开该神经，但还是应当小心操作，避免过多的牵引，该神经损伤后可引起近端内侧臂麻木或感觉迟钝。此时，升高 Machleder 肘架，可更好地暴露第一肋和胸廓出口。应用置有光纤照明装置的 Deaver 撑开器有助于将操作部位显露得更清楚，或术者佩戴头灯也可达到该效果。第一肋在胸锁关节附近的附着处得以确认、通常比预期位置高。然后用 Kittner 剥离器或"花生米"剥离器轻轻去除覆盖在臂丛、锁骨下动-静脉、斜角肌表面的疏松纤维组织。有时，为了更好地暴露手术野，需要分离并结扎锁骨下动脉的小分支。

下一步是完全暴露肋骨。根据患者的解剖情况，一般首先向旁侧清除肋间肌，虽然任何种类的骨膜起子都可选用，但 Cobb 效果最好（图16-3）。分离沿着前后两个方向进行，最终将附着在肋骨上的肋间肌全部剔除。然后用起子提起第一肋，从其下方的壁层胸膜分离，接着从臂丛后方开始行后向分离，越过锁骨下静脉至其前方而继以前向分离。最后处理第一肋上缘，骨膜起子钝性分离附着于肋骨的斜角肌纤维。这时应注意，胸长神经在这里走行，但一般看不到。手术过程中避免锐性分离中斜角肌，防止神经损伤。紧贴肋骨表面附近行钝性分离，也是避免胸长神经损伤的关键。

此时，前斜角肌很容易区分，它是从第一肋上缘

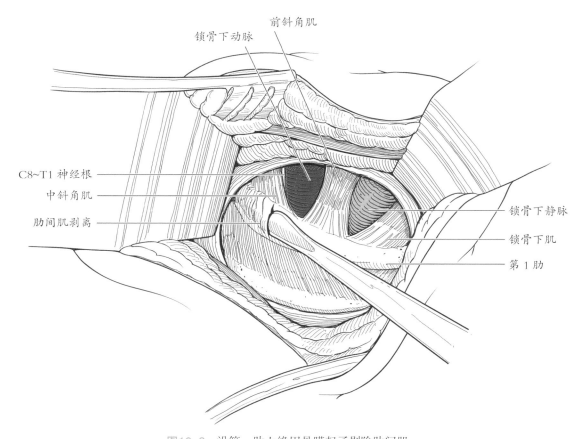

图16-3　沿第一肋上缘用骨膜起子剔除肋间肌。

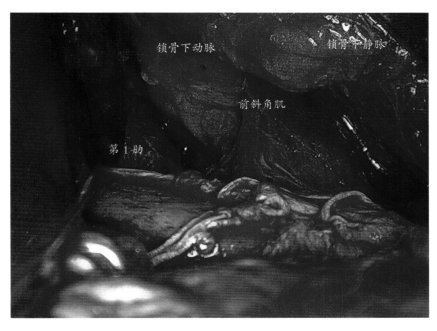

图16-4　实体解剖示意图，显示第一肋、前斜角肌、锁骨下血管之间的关系。

内侧发出（图 16-4）。将一直角钳在斜角肌结节附近穿到前斜角肌后方，轻轻提起肌肉，保护穿行于后方的锁骨下动脉（图 16-5）。在用 Metzenbaum 剪离断前，最好游离出数厘米长的肌肉组织，因为已经证实，这种剪除部分前斜角肌的方法，相比于从肌肉根部附着点切断全部斜角肌，能减少复发率[14, 15]。至此，锁骨下肌显露出来，呈新月形附着于第一肋，紧邻锁骨下静脉。此时，为了不损伤锁骨下静脉，应当用剪

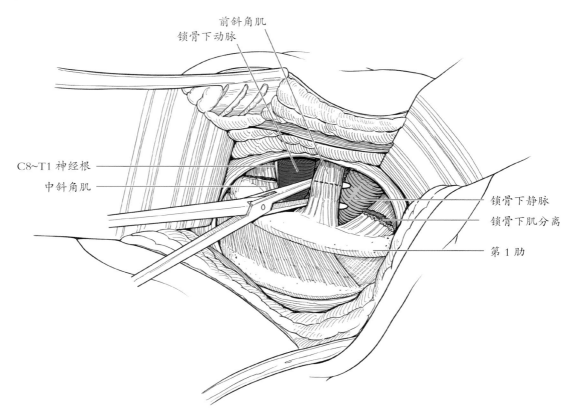

图16-5　直角钳绕到前斜角肌后方。轻轻提起，将肌肉推开，显露下方的锁骨下动脉，防止离断肌肉时损伤血管。锁骨下肌呈新月形，以肌腱的形式附着于第一肋，紧邻锁骨下静脉，该肌应用剪刀行锐性离断，以避免损伤锁骨下静脉。

刀锐性离断锁骨下肌。

肋骨切除

待肋骨松动后，用骨刀切除。通常按由前向后的顺序切除，但有些患者存在个体差异，反向进行反而更容易（图16-6）。前方在毗邻锁骨下静脉，后方在臂丛的前方分离肋骨，这样可确保神经根不至在无意中损伤。肋骨移除后，用咬骨钳修剪残端并打磨光滑，防止残端刺伤神经。操作过程中应当使用Roos牵拉器或其他同类的器械以保护神经（图16-7）。

另外，很重要的一点就是，确保没有残存的纤维从前斜角肌穿过锁骨下动脉下方，嵌入致密的胸膜顶端的Sibson筋膜。此类纤维都需要认真辨别并清理干净。

闭合

再次检查术区有无出血，轻微的出血只要短暂压迫即可止血。然后再次检查伤口，仍出血可用电刀精确烧灼。生理盐水浸泡伤口，这时进行正压通气，可通过浸泡伤口的生理盐水评估有无术后气胸。如怀疑气胸，可放置一小号，如12F胸腔引流管。如

果冲洗时，生理盐水流入胸膜腔但没有气胸，就不需要胸腔引流管了，只要取一12F或14F的橡胶引流管放置于第一肋床即可，加以适当的负压慢慢将液体吸出。放低肘架，以在无张力状态下关闭切口。缝合浅筋膜并使其包绕引流管，但缝线暂不打结。然后由麻醉师配合将患者保持在Valsalva呼吸状态，这时迅速移除吸引管并收紧筋膜。这样能够避免发生术后临床显著性气胸。最后通过2-0可吸收线缝合筋膜，4-0可吸收线皮下缝合皮肤而关闭切口。

术后护理

• 在苏醒室即进行胸片检查。第二天胸片随访可能出现很小的没有临床症状的气胸。

• 如果口服药能起到足够的镇痛效果，患者于术后第1天即可出院。

• 术后由于疼痛可能活动受限。有时悬吊手臂会舒服些，但最好是尽可能让手臂活动。

• 无论病因是什么，所有经腋入路第一肋切除的患者，术后2周都要按规定进行物理治疗，恢复肢体的活动范围和力量。对于神经源性TOS患者，需要8~12周的物理治疗。若症状复发，加强物理治疗

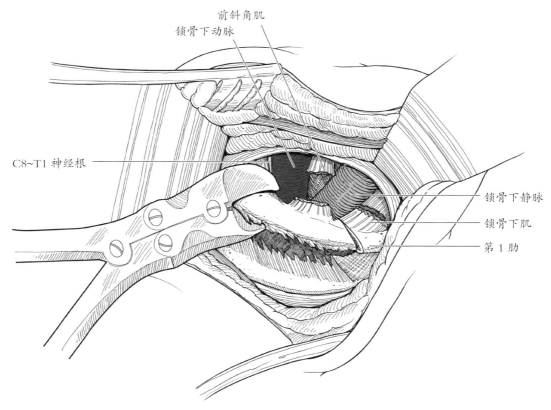

前斜角肌
锁骨下动脉

C8~T1 神经根

锁骨下静脉
锁骨下肌
第 1 肋

图16-6　用骨刀在前后两端分别离断肋骨，肋骨移除后，用咬骨钳打磨残端。

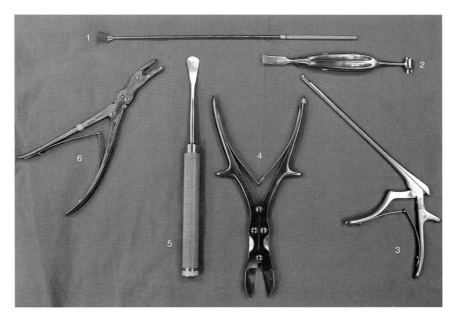

图16-7　从图片上方顺时针依次展示了以下器械：（1）Roos 牵开器，（2）Alexander 骨膜刀，（3）Kerrison 打孔器，（4）双动式骨剪刀，（5）Cobb 骨膜剥离器以及（6）咬骨钳。

会有效果。若 1 年后复发，周围的肌肉可能存在痉挛，在这些肌肉中注射肉毒杆菌素可帮助患者更好地配合物理治疗。

　　• 对于静脉型 TOS，术后治疗取决于具体的术前表现。对于急性血栓形成，常规做法是术前先尝试溶栓，过渡到华法林抗凝，约 4 周后进行第一肋切除或部分斜角肌切除。编者单位一些证据表明，该类患者术前溶栓和单纯抗凝对预后影响没有差别。在准备行第一肋切除时，需将华法林调整为低分子肝素；并且在术后，应停止抗凝直至术后 3 天，以减少术后出血的风险。目前，静脉型 TOS 患者术后管理没有统一的指南，通常 2 周后进行静脉造影，如有必要，可行血管成形术。抗凝一般维持3个月，若症状不出现，抗凝即可安全停止[16, 17]。

· 动脉型 TOS 患者，无论何种治疗方式进行血管重建或解压（静脉或移植物），都需要阿司匹林抗血小板治疗。

术后并发症

· 血管损伤。据一项全国性调查的统计结果，锁骨下血管损伤是神经源性 TOS 经腋入路肋骨切除术最常见的并发症，发生率为1%~2%[18]。血管损伤令住院天数大大延长，相应住院费用也会升高[7]。经腋入路很难暴露血管近端，因此术者在血管附近解剖时应当极其谨慎。

· 神经损伤。重要神经损伤一直以来是 TOS 外科治疗最常见的并发症。但是，大量病例统计结果否认这个观点，因为经腋入路第一肋切除患者臂丛损伤概率接近0[7, 18]。由于过度牵拉或肋间神经离断，造成短暂或持久的手臂内侧皮肤麻木的发生率高达10%。但随时间推移，症状会逐渐改善。

· 气胸。气胸的发生率为2%~10%。因此，在苏醒室即应常规进行立位胸片检查。影像检查发现的气胸，若出现症状或持续扩大，则需置胸腔引流管。钝性分离时紧贴肋骨下缘，可防止术后气胸。

· 复发。TOS 症状复发发生率为10%~20%[12, 15]。两种术中因素可减少复发率：①仅切除大部分前斜角肌（2~3cm），而不是从插入点处切断；②技术上确保第一肋后缘尽可能切除，残端越短越好。与损伤后复发相比，自发性复发患者，二次手术效果较差。绝大多数复发发生于本次手术3个月以后，18个月以内，这一发现更加说明神经源性 TOS 患者术后至少随访2年的必要性，以确定手术是否成功。

（金杰 译 蒋庆君 校）

参考文献

1. Atasoy E: History of thoracic outlet syndrome, *Hand Clin* 20(1):15-16, V, 2004.
2. Peet RM, Henriksen JD, Anderson TP, et al: Thoracic-outlet syndrome: Evaluation of a therapeutic exercise program, *Proc Staff Meet Mayo Clin* 31:281-287, 1956.
3. Coote H: Exostosis of the left transverse process of the seventh cervical vertebra, surrounded by blood vessels and nerves. Successful removal, *Lancet* 1:360-361, 1861.
4. Murphy T: Brachial neuritis caused by pressure of first rib, *Aus Med J* 15:582-585, 1910.
5. Adson AW, Coffey JR: Cervical rib: a method of anterior approach for relief of symptoms by division of the scalenus anticus, *Ann Surg* 85:839-857, 1927.
6. Roos DB: Transaxillary approach for first rib resection to relieve thoracic outlet syndrome, *Ann Surg* 163:354-358, 1966.
7. Chang DC, Lidor AO, Matsen SL, et al: Reported in-hospital complications following rib resections for neurogenic thoracic outlet syndrome, *Ann Vasc Surg* 21:564-570, 2007.
8. Chang DC, Rotellini-Coltvet LA, Mukherjee D, et al: Surgical intervention for thoracic outlet syndrome improves patient's quality of life, *J Vasc Surg* 49:630-635, 2009.
9. Sanders RJ, Hammond SL, Rao NM: Diagnosis of thoracic outlet syndrome, *J Vasc Surg* 46:601-604, 2007.
10. Burihan E, de Figueiredo LF, Francisco Junior J, et al: Upper-extremity deep venous thrombosis: Analysis of 52 cases, *Cardiovasc Surg* 1:19-22, 1993.
11. Geven LI, Smit AJ, Ebels T: Vascular thoracic outlet syndrome. Longer posterior rib stump causes poor outcome, *Eur J Cardiothorac Surg* 30:232-236, 2006.
12. Mingoli A, Feldhaus RJ, Farina C, et al: Long-term outcome after transaxillary approach for thoracic outlet syndrome, *Surgery* 118:840-844, 1995.
13. Urschel HC Jr: Anatomy of the thoracic outlet, *Thorac Surg Clin* 17:511-520, 2007.
14. Ambrad-Chalela E, Thomas GI, Johansen KH: Recurrent neurogenic thoracic outlet syndrome, *Am J Surg* 187:505-510, 2004.
15. Sanders RJ, Haug CE, Pearce WH: Recurrent thoracic outlet syndrome, *J Vasc Surg* 12:390-400, 1990.
16. de Leon RA, Chang DC, Hassoun HT, et al: Multiple treatment algorithms for successful outcomes in venous thoracic outlet syndrome, *Surgery* 145:500-507, 2009.
17. Fugate MW, Rotellini-Coltvet L, Freischlag JA: Current management of thoracic outlet syndrome, *Curr Treat Options Cardiovasc Med* 11:176-183, 2009.
18. Altobelli GG, Kudo T, Haas BT, et al: Thoracic outlet syndrome: Pattern of clinical success after operative decompression, *J Vasc Surg* 42:122-128, 2005.

第 **17** 章　锁骨下-腋静脉血栓的腔内治疗

KARL A. ILLIG · ADAM J. DOYLE

历史背景

锁骨下 - 腋静脉血栓形成，又被称为 Paget Schroetter 综合征或者"劳损性静脉血栓形成"，即位于胸锁关节的原发性锁骨下静脉血栓形成。原发性锁骨下 - 腋静脉血栓形成相对罕见，在美国年发病为 3000~6000 例。最近一项调查表明，每年因静脉性的胸廓出口综合征而行第一肋切除术的患者不到 1000 例[1]。这是一种发生于胸廓出口区域的综合征，锁骨下静脉在此通过第一肋与锁骨的交叉点（图 17-1），常见于健康的年轻人做上抬手臂超过头顶的剧烈活动中[2]。

Paget 于 1875 年首次对其进行描述，并称之为上肢痛风性静脉炎，实际上是锁骨下静脉的自发性血栓[3]。1884 年，von Schroetter 提出该症实际上是由于肌肉反复拉伸对静脉造成的直接牵拉性损伤[4]。1949 年，Hughes 将这种情况称为 Paget von Schroetter 综合征[5]。

如果不予干预，可能导致 78% 以上的患者出现上肢静脉梗阻，并造成比例分别为 41%~91% 及 39%~68% 的持续性症状和永久性残疾[2]。从长远结果看，单纯抗凝治疗，效果"优"或"良"的病例只占 29%。尽管有明显的差异，但目前仍建议溶栓，而后通过切除第一肋而行胸廓出口减压。起初认为最好间隔几个月后再行减压，但目前多数提倡立即手术可减少血栓再形成的风险。继发性静脉血栓主要与中心静脉置管有关，治疗主要包括抗凝和导管拔除。

术前准备

- 真性劳损性血栓形成常表现有急性症状，患者通常以手臂肿胀、青紫和疼痛等症状就诊于门诊或急诊。临床病史主要包括剧烈运动史，常有患侧手臂举过头顶的病史、急性肿胀、肿胀可间断发作以及与运动相关的发绀，二者合并出现也很常见。在胸壁或肩部可存在明显的侧支循环。

- 通常要进行多普勒检查来明确诊断。

- 如果多普勒是阴性或可疑的，可以考虑 CT、

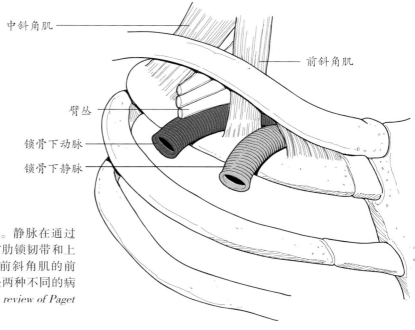

图17-1　胸廓出口前面部分的静脉解剖结构。静脉在通过锁骨和第一肋的结合部位时，可能会受到前方肋锁韧带和上方锁骨下肌腱的挤压。胸廓出口的静脉通过前斜角肌的前面。因此神经源性和静脉型胸廓出口综合征是两种不同的病症。（From Illig KA, Doyle AJ: *A comprehensive review of Paget Schroetter syndrome*. 51：1538–1547，2010.）

中斜角肌

前斜角肌

臂丛

锁骨下动脉

锁骨下静脉

MRV 检查。多普勒显示静脉血栓的患者应当进行抗凝治疗，静脉通路应在对侧肢体建立。

· 快速建立起导管引导的溶栓治疗，缩短从起病到干预的时间间隔，是治疗成功的第一步。因此，即使不是急诊患者，诊断明确后数小时，除非存在禁忌证，最多一天内必须开始治疗。尽管治疗原则不同，经腋入路行第一肋切除术后，再继以药物或药物结合机械溶栓被广泛认可。在行溶栓治疗前，应行妊娠试验和肾功能检查。

隐患和风险

· 肺栓塞。
· 静脉穿孔。

· 溶栓后数小时或数天行手术治疗将增加胸廓出口解压后的出血风险。
· 溶栓后数天即行手术治疗，胸廓出口解压后静脉闭塞的可能性为 5%，若手术推迟数月，静脉闭塞的可能性将增至 10%~33%。

腔内治疗策略

血管显影的相关解剖和常见的侧支循环

· 深静脉系统主要由成对的前臂静脉汇合成成对的肱静脉，在肘窝处与肱动脉伴行（图 17-2）。这些静脉与下肢的胫静脉和腘静脉在解剖上类似。贵要静脉在上臂的中段或腋窝汇入，到达小圆肌的下

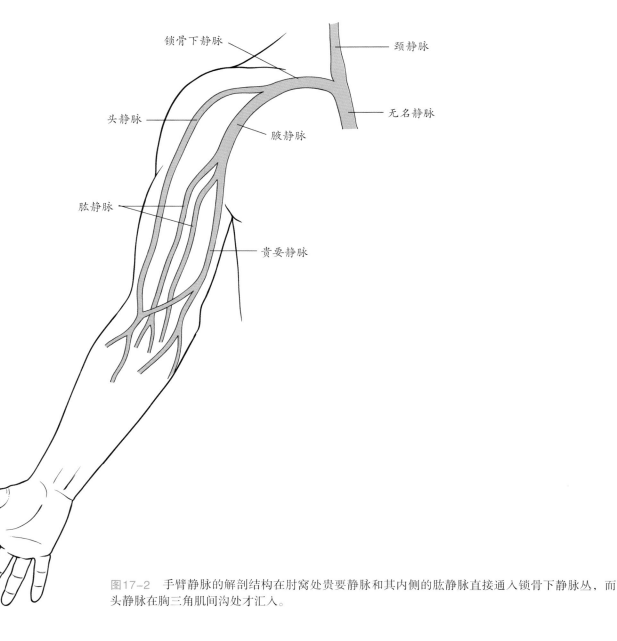

图17-2　手臂静脉的解剖结构在肘窝处贵要静脉和其内侧的肱静脉直接通入锁骨下静脉丛，而头静脉在胸三角肌间沟处才汇入。

界时成为腋静脉，在第一肋的外缘成为锁骨下静脉。在腋窝处，肱静脉汇入腋静脉。

- 浅静脉系统主要由头静脉组成，该静脉在肘窝处与深静脉系统交通，后在三角胸肌间沟处汇入锁骨下静脉。如前所述，贵要静脉穿过表面筋膜和腋鞘后在上臂中部和腋窝汇入深静脉系统。

- 存在两条主要的侧支循环通路：一条被称为"第一肋旁路侧支通路"，当患者出现锁骨下－腋静脉栓塞时为主要通路。更重要的在肋锁关节头端，头静脉分支汇入颈内和颈外静脉，而第二条通路由肱静脉分支汇入肋锁关节尾端，主要包括胸廓静脉和肋静脉（图 17-3）。

- 静脉造影显示的侧支循环的存在或消失是提示溶栓成功或残余栓塞依旧存在的重要线索。

治疗时机

- 溶栓——启动。血栓形成后尽早行置管溶栓是最有效的治疗措施。如果症状出现后数天内治疗成功率接近 100%，但推迟 7~14 天治疗成功率明显下降。在 3 组试验中，超过 7、8 和 10 天后溶栓的患者，没有 1 例溶解成功[8-10]。过去 10 年，在 Rochester 医学院中，症状出现 14 天之内溶栓的患者成功率为 84%。

- 血栓溶解——持续期。血栓溶解应持续几乎48 小时，直到确定血栓全部溶解。最新报道显示，应用 AngioJet（Medrad Interventional/Possis；明尼苏达州，明尼阿波利斯），EkoSonic（EKOS，华盛顿，

博塞尔），或 Trellis（Bacchus Vascular，加利福尼亚州，圣克拉拉）系统的机械溶栓在数分钟至数小时使闭塞的血管再通可获益最大。若仍有血栓残留，可继续实验性使用标准置管溶栓术。

- 减压。尽管血栓溶解持续期的时机仍有争议，血凝块溶解后，胸廓出口必须减压来缓解肋锁关节的压迫症状。最初建议胸廓减压需推迟至 3 个月，以促进血管愈合及减少术后并发症[12]。然而，随后发现血栓再形成的风险为 1/3。目前多数建议溶栓后尽快行减压治疗——理论上同时进行。这样可能增加手术并发症，但远期效果较好。目前统计学显示患者术后长期无症状率可达 95%~100%。

- 减压术前血管成形术和支架植入术。溶栓后相当多的患者显示内在静脉缺陷，而且所有患者在胸廓出口处受到外在压迫。对于这部分患者，血管成形术甚至支架植入术是诱人的，但是胸锁关节不易弯曲，减压之前血管成形术一般都会失败[14]。研究表明，减压前行血管成形术可能损伤静脉壁而影响血管通畅[15]。支架植入术后某些可能导致支架断裂，几乎所有患者均伴有支架变形，而再栓塞率可高达40%[14]。支架需要后期修复，因此并不提倡使用。

- 减压术后血管成形术和支架植入术。胸廓出口减压后血管成形术及支架植入术，或二者同时进行同样是诱人的。最新一项研究表明，14 例患者减压后行支架植入术，3.5 年后支架通畅率为 64%，而单纯行血管成形术的 9 例患者 4 年后通畅率为 100%[16]。尽管这可能仅仅表明更多残余病灶患者的选择，但有证据表明减压后行气囊血管成形术对残余病灶的远期效果较好。经验表明至少在某些病例，许多残留的外在的瘢痕导致的内在缺陷及外在的血管松解可减少腔内治疗的必要（图 17-4）。Molina 建议胸廓出口减压后积极行血管重建可消除支架植入术和成形术的必要[13, 17]。许多临床医生忽略了这些病变，几乎所有患者长期都不出现症状。

腔内治疗技术

图 17-5 显示锁骨－腋静脉溶栓后是否行腔内治疗的图示。

入路

手臂四周必须做好手术准备，使得无菌和手术区域最大化。找到深静脉的入路相当重要——按如下优先次序：肘窝内侧的贵要静脉，上臂中部的肱－腋静脉，肘窝处环绕肱动脉的肱静脉，后者对患者不方便。头静脉或肘前静脉并不适宜，因为深静脉

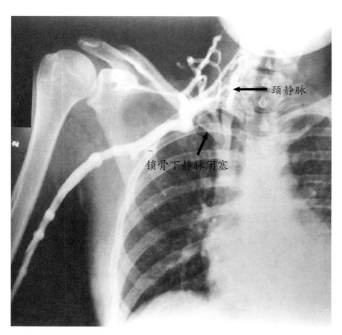

图17-3　静脉造影显示"第一肋旁路侧支通路"将锁骨下静脉与颈外静脉和颈内静脉相连接（箭头1），在该水平上静脉闭塞的特征性血流动力学变化（箭头2）。

（图中标注：颈静脉；锁骨下静脉闭塞）

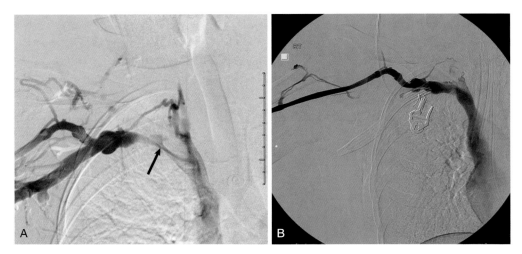

图17-4　静脉血管造影显示第一肋切除术后积极行手术静脉溶解术治疗的意义。（A）溶栓后减压前静脉造影显示明显的残余病变（箭头）和主要侧支循环形成。（B）第一肋切除术后对无名静脉行360°松解术（未行腔内治疗）显示，术前的静脉侧支明显消失。

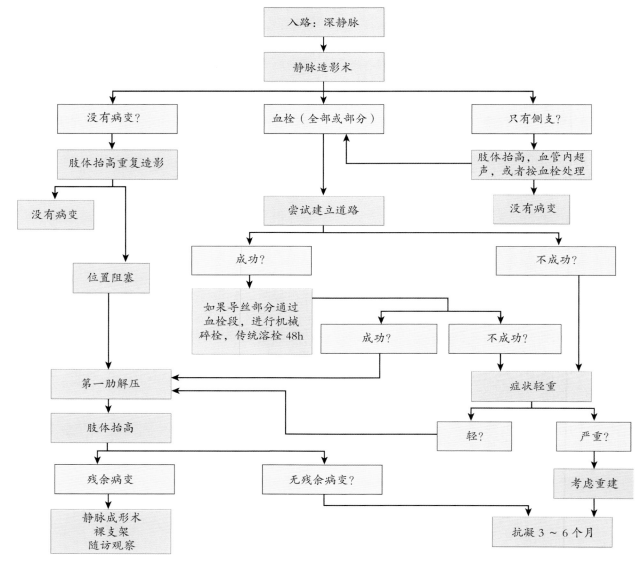

图17-5　锁骨下-腋静脉血栓治疗流程图。棕色框内显示的是关键治疗点。

汇入点在手臂靠上的胸三角肌间沟。因此，腋静脉、肱静脉和贵要静脉并非可视或易于接近。即使病理对于胸三角肌间沟相当重要，很难进入中心静脉，并且导致头静脉闭塞的风险很高。由于可能导致腋鞘血肿，位于其内的中心肱 – 腋静脉也并非好的选择。所有的血管穿刺最好在超声引导下进行。

鞘管定位

导丝置入后，放置常规鞘管。由于很可能需要介入治疗及建立良性的静脉通路，操作又相对简单，通常置入 6F 的常规鞘管。

溶栓治疗

溶栓治疗前先进行诊断性静脉造影术，注射 20mL 50% 的增强造影剂提供完美的视野，尽管使用电力注射器可以减弱外科医生的射线暴露。位于整个手臂中央的肱静脉鞘管通常部分或全部栓塞，但是我们必须关注肋锁关节。如果完全栓塞，可观察到典型的伴或不伴有半月板的流空现象（图 17-6），而手臂通过主要的侧支回流。即时病变并没有出现危象，侧支循环可提示血流动力学变化。如果回流通畅，而没有观察到侧支静脉，可将上肢外展大于 90° 重复观察。如果狭窄、闭塞或观察到新的侧支循环，肋锁关节处的静脉压迫即可明确，尽管并不需要溶栓治疗。最后，如果诊断仍不明确，可采用血管内超声，即使它的敏感性和特异性尚未明确。

与其他溶栓过程一样，第一步为导丝通过病变，

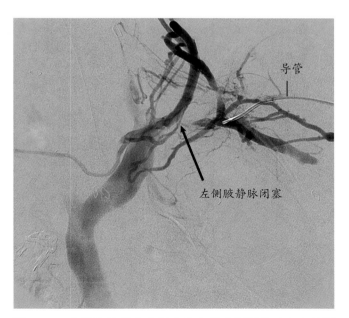

图17-6　左侧腋静脉完全阻塞的血管造影图像（向上的箭头）。左臂头静脉置入一根鞘管（垂直的箭头）。大量的第一肋侧支循环旁路形成，与主要的无名静脉连接。

将锥形的导管和亲水的导丝相结合比较合适。如果支撑体不充分，可更换为长鞘管置于病变部位。与血管闭塞相同，需要一定的熟练度和经验来辨别血管外导丝通道。如果有必要，导管内注入造影剂可辨别导丝在血管内还是血管外。若导丝未进入血管内也不是很棘手，我们可以拔出导丝，在另一个平面重新置入导管导丝。当然，若病变在上腔静脉，导丝置入血管外则可能导致致命性血管填塞。

对于闭塞的动脉，导丝成功置入意味着溶栓的成功，然而对于原发的腋 – 锁骨下静脉血栓却并非如此。对于许多患者，导丝往往能成功置入，但由于血管的纤维化损伤，致使其不能成功地扩张。此外，还可以应用传统的药物溶栓和机械溶栓，分别描述如下：

• 传统的药物溶栓：行静脉造影以明确栓塞节段的长度，并且选择一根足够覆盖病变长度的导管。多数情况下病变的长度比最短的导管都要短，此时导管将越过病变范围。可采用药物溶栓，以组织纤溶酶原激活剂（tPA）加肝素疗法最常用，分别以 1mg/h、500U/h 的速度注入。患者可入住普通病房，且不需要行常规实验室检查。理论上，8~12 小时后重复行静脉造影，但由于多数患者较年轻，病变非常短，静脉回流压力较小，第二天复查即可。如果发现残留栓塞，溶栓可持续 48 小时以使获益最大化。

• 通过采用配有电子脉冲喷射模式的血管喷射装置的机械溶栓是一种极好的方式（图 17-7）。将 20mg 的 tPA 加入 250mL 的生理盐水中配成溶剂，在荧光镜引导下，压力推动将 10mg tPA 完全注入并浸润血栓，整个过程大于 5 分钟，后保持 20~30 分钟。然后应用传统的吸气装置注入生理盐水并反复成像，如果血栓部分溶解，吸气继续。一旦静脉完全充盈，继续吸气意义不大，可停止。如果部分充盈，可留置鞘管以便于胸廓出口解压后造影检查。如果残余病变认为由于外在因素或纤维化导致，进一步溶栓意义不大。

• 导管应用腔内超声促进血凝块溶解，而 Trellis 设备则通过旋转导丝来溶解血栓，二者皆可应用于临床。尽管原则上，后者适用于没有分支的长血管，对于非常短的病变实用性不强，目前尚无应用于腋 – 锁骨下静脉血栓的报道。

血管成形术和支架植入术

胸锁关节减压后，残余病变可行血管成形术，事实上，并非必要。第一肋切除术后可行血管成形术；因此，如果溶栓后即刻行手术治疗，应当保留鞘管以便于术者反复造影。减压前支架植入术可能是有害的，减压后也并非必须。

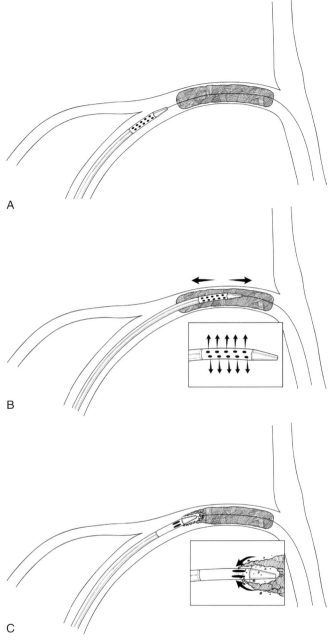

图17-7　应用新鲜血栓抽吸术行机械溶栓过程。（A）导丝通过病变。（B）运用电子脉冲方式，将血栓中注入10mg tPA。（C）注入溶栓剂20~30分钟后，应用传统的抽吸装置将tPA-血栓混合物吸出。对于残余病变的治疗需个体化，但只有在骨解压术后才能行进一步介入治疗。

对于介入治疗后仍完全闭塞静脉的治疗目前存在争议。一些学者建议第一肋切除，由于相当一部分患者血管自发再通，而且大部分症状消失。强制性植入支架可能最终导致支架断裂和血栓再形成。

总结

如果观察到残余血栓，可行鞘管置留术以便于第

一肋切除术后血管造影进一步行个体化血管成形术。

术后护理

• 术后第一天复查胸片以排除气胸。胸片若发现第一肋切除术后没有任何意外，可行再次手术。溶栓后伴有出血风险，必须密切监测实验室检查和胸片结果。

• 抗凝。术后 6 小时以 500U/h 静脉滴注阿司匹林，12~18 小时后转为完整抗凝治疗。术后第一天早晨静滴华法林。对于健康的年轻患者术后 2 天 10mg 为合适的负荷剂量。当国际化标准比值达到 2.0~3.0 时患者即可出院，此时患者可以自行注射低分子肝素钙。抗凝治疗必须持续 3~6 个月。

• 止痛。患者术后即可使用止痛泵，术后第一天可行麻醉镇痛治疗。

• 引流。如果留置引流管，在排除了明显出血、乳糜液及气胸后，术后第一天即可拔除。

• 物理疗法。术后第一天可开始适当的活动，3~4 周后恢复正常活动。

• 术后影像学检查。术后 3~4 周复查超声，6 个月后进行病情重新评估。如果为人造血管，可停用华法林，1 年后复查，以后每年复查 1 次。如果血管依旧闭塞，可继续口服华法林，6 个月后随访是否出现副作用。如果 2 年后没有实现再通，则可停用香豆素类药物。

术后并发症

• 穿刺部位并发症。由于只涉及静脉系统，局部并发症很轻。动脉穿刺偶尔可发生腋鞘血肿及末梢局部缺血或栓塞，超声引导并且尽量选择外周静脉可减少此类并发症发生率。

• 局部出血。局部出血相当常见，但一般较轻。通过加压、稳固敷料或者导管周围荷包缝合可改善。

• 全身出血。全身出血较罕见。无需必要常规监测纤维蛋白降解产物，大多数患者住在外科病房。

• 肺栓塞。临床上静脉溶栓时肺栓塞相当罕见，但是没有临床症状的栓塞可能常见[11]。

• 并发症发生率。最新调查显示第一肋切除术后并发症发生率大于 5.6%[1]。胸廓出口减压后数小时至数天内行手术治疗，出血发生率明显上升。如果发生在胸腔，主要表现为创伤性血肿或血胸。

（金杰　译　蒋庆君　校）

参考文献

1. Lee JT, Jordan SE, Illig KA: Clinical incidence and prevalence: Basic data on the current scope of the problem. In Illeg KA, Thompson RW, Frieschlag JA, et al, editors: *Thoracic outlet syndrome*, London, 2013, Springer-Verlag.

2. Illig KA, Doyle AJ: A comprehensive review of Paget-Schroetter syndrome, *J Vasc Surg* 51:1538–1547, 2010.

3. Paget J: *Clinical lectures and essays*, London, 1875, Longmans, Green & Co.

4. von Schroetter L: Erkrankungen der gefasse. In Nothnagel CWH, et al, editors: *Handbuch der pathologie und therapie*, Wein, 1884, Holder.

5. Hughes ES: Venous obstruction in upper extremity, *Brit J Surg* 36:155-163, 1948.

6. Urschel HC Jr, Razzuk MA: Paget-Schroetter syndrome: What is the best management? *Ann Thorac Surg* 69:1663-1668, 2000.

7. Adams JT, McEvoy RK, DeWeese JA: Primary deep venous thrombosis of the upper extremity, *Arch Surg* 91:29-42, 1965.

8. Zimmerman R, Morl H, Harenberg J, et al: Urokinase therapy of subclavian-axillary vein thrombosis, *Klin Wochenschr* 59:851-856, 1981.

9. Wilson JJ, Zahn CA, Newman H: Fibrinolytic therapy for idiopathic subclavian-axillary vein thrombosis, *Am J Surg* 159:208-211, 1990.

10. Adelman MA, Stone DH, Riles TS, et al: A multidisciplinary approach to the treatment of Paget-Schroetter syndrome, *Ann Vasc Surg* 11:149-154, 1997.

11. Doyle AJ, Wolford HY, Davies MG, et al: Management of effort thrombosis of the subclavian vein: Today's treatment, *Ann Vasc Surg* 21:723-729, 2007.

12. Machleder HI: Evaluation of a new treatment strategy for Paget-Schroetter syndrome: Spontaneous thrombosis of the axillary-subclavian vein, *J Vasc Surg* 17:305-317, 1993.

13. Molina JE, Hunter DW, Dietz CA: Paget-Schroetter syndrome treated with thrombolytics and immediate surgery, *J Vasc Surg* 45:328-334, 2007.

14. Meier GH, Pollak JS, Rosenblatt M, et al: Initial experience with venous stents in external axillary-subclavian vein thrombosis, *J Vasc Surg* 24:974-983, 1996.

15. Lee MC, Grassi CJ, Belkin M, et al: Early operative intervention after thrombolytic therapy for primary subclavian vein thrombosis: An effective treatment approach, *J Vasc Surg* 27:1101-1108, 1998.

16. Kreienberg PB, Chang BB, Darling RC 3rd, et al: Long-term results in patients treated with thrombolysis, thoracic inlet decompression, and subclavian vein stenting for Paget-Schroetter syndrome, *J Vasc Surg* 33:s100-s105, 2001.

17. Molina JE: Treatment of chronic obstruction of the axillary, subclavian, and innominate veins, *Int J Angiol* 8:87-90, 1990.

18. deLeon R, Chang DC, Busse C, et al: First rib resection and scalenectomy for chronically occluded subclavian veins: What does it really do? *Ann Vasc Surg* 22:395-401, 2008.

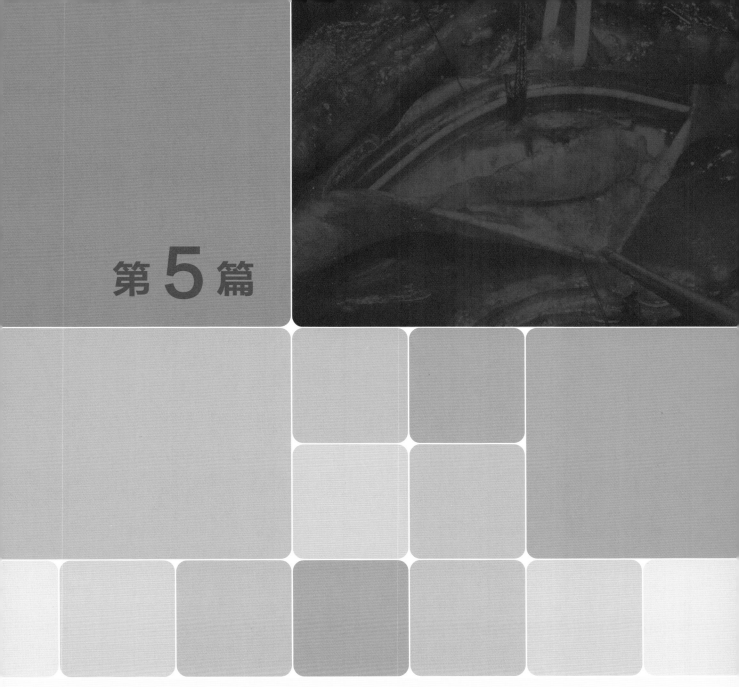

第5篇

胸主动脉

第18章 胸主动脉瘤/胸腹主动脉瘤的开放修复

HAZIM J. SAFI · ANTHONY L. ESTRERA

历史背景

第一位修复胸腹主动脉瘤（TAAA）的外科医生是 Etheredge[1]，1955 年，他应用同种移植物进行Ⅳ型胸腹主动脉瘤的治疗。1956 年，DeBakey 及其同事[2]报道了 4 例 TAAA 患者的外科治疗方式——切除病变部位，同种移植物置换。术中使用涤纶材料的移植物作为降主动脉和肾下腹主动脉之间的转流管。从而进行腹腔干、肠系膜上动脉、双侧肾动脉的重建，但需要注意限制肝脏、胃、肠及肾脏的缺血时间在 10~15 分钟以内。随后的报道利用涤纶移植物代替同种移植物进行主动脉的重建，附带分支血管重建内脏动脉，并且成为 20 世纪 50~70 年代的最主要的治疗方式。

1965 年，Crawford[3] 开创了现代 TAAA 及降主动脉瘤（DTAA）治疗的新纪元。制订了三个原则：①包裹技术，最初由 Matas、Javid 和 Creech[3, 4] 描述的，即瘤壁不摘除，避免损伤周围组织结构；②由 Carrel[5] 描述，即肾动脉、肠系膜上动脉、腹腔干动脉的重建，要么在移植物主体造孔，要么与主体进行斜面吻合；③重建肋间动脉，防止截瘫，最初是 Spencer[6-8] 根据犬的模型描述的。20 世纪 70~90 年代，这种"阻断后缝合"技术成为治疗动脉瘤最主要的方法。

从 20 世纪 60 年代开始，引进了多种方法防止截瘫。侧脑室外引流（CSFD）作为一种早期的辅助措施，分别由 Miyamoto 及其同事[9] 在 1960 年，以及 Blaisdell 和 Cooley[10] 在 1962 年所描述。尽管 TAAA 修复时，降低脑脊液压力的获益在犬模型中被证实，但是直到 20 世纪 80 年代 CSFD 才在临床流行。1975 年，Korompai 和 Hayward[11] 首次描述了从降主动脉至双肾动脉、腹腔干动脉、肠系膜上动脉的灌注导管的应用。

Hollier 及其同事[12] 证实了 TAAA 修复时 CSFD 的获益，但 Crawford 及其同事[13] 最初报道认为 CSFD 并不能改善预后。尽管早期对于 CSFD 是存在争议的，但随后的研究证实了 TAAA 修复时 CSFD 是有益的[14]。

1956 年，DeBakey 及助手[15]，后来的 Connolly 及同事[16] 首次报道了远端动脉灌注（DAP）及局部旁路术的应用，以减少远端缺血和心脏后负荷。20 世纪 80~90 年代，DAP 的获益被多个研究所证实[17]。

术前准备

· 心脏评估。超声心动图可确定心室功能和瓣膜是否存在异常。正常心室功能 TAAA 术后预后较好。当存在严重瓣膜功能障碍时，若无 TAAA 急症，应当优先处理瓣膜。心功能评估包括体格检查和运动耐受能力。如果存在冠脉疾病，将由病变的程度、位置及伴随症状决定治疗顺序。TAAA 修复前应当避免使用药物涂层支架，因为期间禁用氯吡格雷。如果需要，至少在 TAAA 修复前 6 周进行冠脉旁路术。

· 肺功能。常规进行肺功能检测及动脉血气分析。严重的慢阻肺患者，FEV1<0.8L/min，术前应当由呼吸科专家评估，并进行支气管扩张剂治疗，恢复肺功能。

· 营养及胃肠道状况。巨大动脉瘤可能引起"主动脉吞咽困难"，主要因为动脉瘤压迫低位食管，导致营养不良，但可术前通过肠内营养纠正。

· 肾功能。术前肾功能是影响 TAAA 修复术后死亡率的重要因素，而且在评估预后方面，肾小球滤过率比血肌酐更加敏感[18]。肾功能不全患者，术前适当水化是有好处的。进展性的、不可逆转的肾衰竭是手术的相对禁忌证。

手术策略

胸腹主动脉瘤可分为 5 种解剖类型：Ⅰ型，从左锁骨下动脉延伸至肾动脉上方；Ⅱ型，从左锁骨下动脉至主动脉分叉处；Ⅲ型，从第 6 肋间隙至主动脉分叉处；Ⅳ型，从第 12 肋间隙至主动脉分叉处；Ⅴ型，从第 6 肋间隙至肾动脉稍上方（图 18-1）。这种分类方法常用来评估并发症发生情况，尤其是脊髓缺血的风险，它在Ⅱ型 TAAA 中发生率最高。

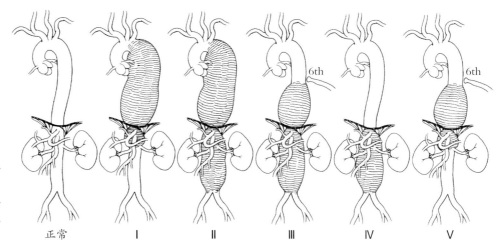

图18-1　改良的Crawford解剖分类法。（From Rutherford RB：*Vascular surgery*, ed 6. Philadelphia, 2005, Saunders, p 1491, Fig. 103-2.）

正常　　I　　II　　III　　IV　　V

针对胸降主动脉瘤，已经设计了一套单独的分类方法。A 型，从左锁骨下动脉远端至第 6 肋间隙；B 型，位于第 6~12 肋间隙之间，膈肌以上；C 型，从左锁骨下动脉远端至第 12 肋间隙。

避免脊髓缺血

脊髓保护可以通过远端动脉灌注实现：一端插入左心房或左下肺静脉，另一端插入股动脉或远端主动脉，直接或通过移植物血管，作为导管套管，远端与股总动脉行端 - 侧吻合。此外，还应当进行侧脑室引流，术中及术后 3 天，保持脑脊液压力低于 10mmHg。尽管存在一定的争议[19-21]，术中应当对分布于 T8~T12 明显可见的肋间动脉进行重建[22]。通过躯体诱发电位和运动诱发电位检查[23]，可能对选择性的肋间动脉重建有所帮助。

避免内脏缺血

避免内脏动脉缺血主要取决于有序的主动脉阻断、远端主动脉灌注与逆向灌注以及利用球囊灌注导管对内脏动脉和肾动脉的直接灌注。主动脉阻断后 DAP 可逆向灌注腹主动脉，避免内脏动脉和肾动脉缺血。球囊导管的内脏和肾动脉灌注需要离心泵和两个灌注头，使血液注入腹腔干和肠系膜上动脉，而且需要往肾动脉注入冷藏液，维持肾脏温度低于 68°F（20°C）。

凝血障碍

评估患者既往史有无出血或容易凝血。阿司匹林一般不用停药，但氯吡格雷和华法林必须停药。术中必须仔细止血，减少凝血障碍。如果出现持续的凝血异常，则腹腔留置真空负压吸引。术后输注富血小板血浆也是有帮助的。

避免栓塞

经食管超声、CT 或 MRI 都能确定近端胸降主动脉的动脉粥样硬化斑块程度。如果动脉粥样硬化疾病严重，则需要考虑评估深低温停循环和重建时主动脉没有夹紧的潜在影响。

避免膈肌麻痹

传统方式上，放射状地分离主动脉周围的膈肌，能很好地暴露术区，但绝大部分都会造成膈肌麻痹，影响呼吸功能。另一种替代方案是，在分离膈肌脚作为移植物主动脉裂孔后，行膈肌前方部分分离，避免损伤膈神经（图 18-2）。这种方法不但可减少膈肌麻痹的发生率，而且能够使患者及早拔管[24]。

避免损伤迷走神经

迷走神经进入胸腔后，贴着主动脉弓前方，靠近左锁骨下动脉和喉返神经走行，之后平行于降主动脉及食管下行。迷走神经的解剖从肺门水平起始，朝向头侧，自降主动脉直达主动脉弓小弯侧；并且分离动脉导管，此处喉返神经绕过主动脉弓，上行至颈部。

避免损伤食管

食管直接位于胸主动脉后方。DTAA 或 TAAA 患者术中行近端吻合时，主动脉周围环形分离并远离食管，防止吻合时出现食管 - 移植物瘘（图 18-3）。

躯体感觉和运动诱发电位监测

神经监测由一名神经专家或神经生理学家协同麻醉进行。SSEP 分三个水平，双侧记录。术前记录获取 SSEP 基线。所有后续数据都与基线比较。异常应答是指潜伏期改变超过 10%，或振幅改变超过

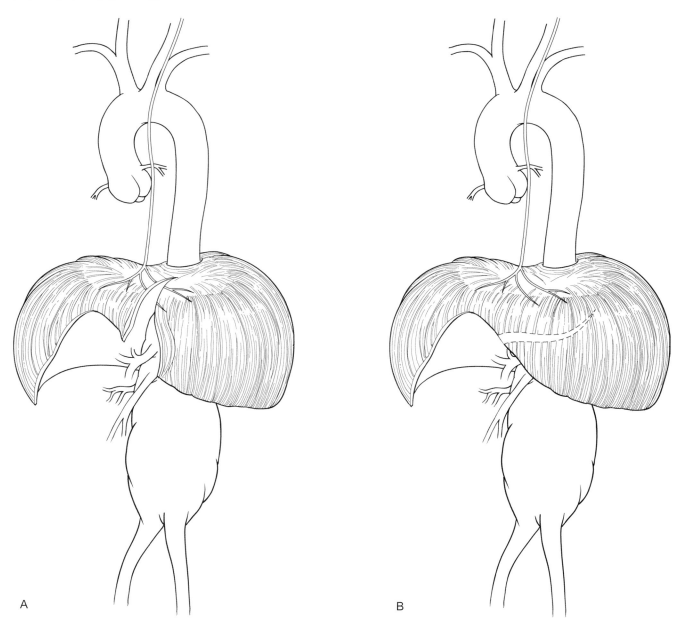

A　　　　　　　　　　　　　　　　　　　　　　　B

图18-2　（A）放射状膈肌切口能较好地暴露视野，但影响术后呼吸功能。（B）部分横向切口，联合打开主动脉裂孔（未显示）能保护膈神经，加强术后膈肌和呼吸功能恢复。

50%。三个通道中有一个用于区分脊髓损伤来源：周围神经缺血或脑神经损伤[25]。对于 MEP 监测，电极安置在 C3、C4，以及能记录双侧肌电活动的小趾展肌和蹈趾展肌。复合肌肉动作电位检查以"全"或"无"形式贯穿整个手术过程。

术中纠正措施

如果基于躯体感觉和运动诱发电位异常，出现潜在的脊髓功能障碍征象，需要立即进行一系列的纠正措施，包括升高血压，至少 80/60mmHg，通过引流降低脑脊液压力及输血提高血红蛋白。此外，必要

时，术中应适当重建部分肋间动脉，尤其是 T4~T7，以及 L1 段。

术中注意事项

定位

患者右侧卧位于手术台，双侧腋下以沙袋固定。臀部倾斜 60°，便于术中股动脉解剖。左侧膝盖屈曲，两腿之间垫一个枕头（图 18-4）。患者用沙袋保护，支撑杆支撑，以保证安全。可以用胶布固定，但不

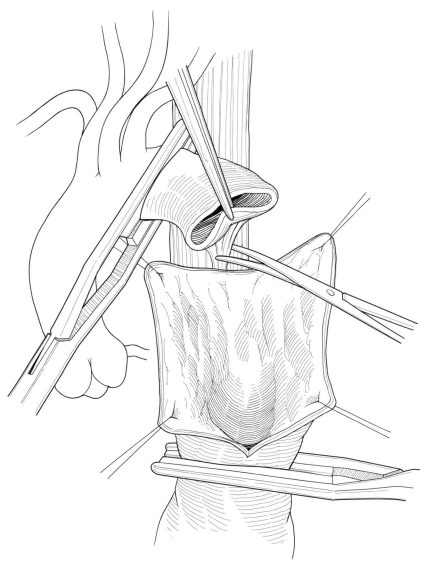

图18-3　DTAA和TAAA术中行近端吻合时，切断胸主动脉近端并提起，使其远离食管，防止移植物–食管瘘。

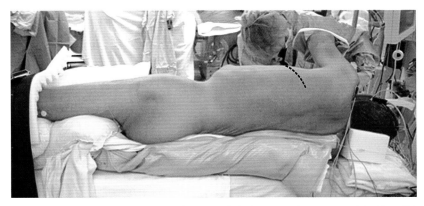

图18-4　患者侧卧在手术台，沙袋垫高，右肩与床缘呈直角，臀部倾斜60°，腋下和两腿之间放置棉垫，皮肤切口以及进入胸腔的肋骨间隙选择取决于动脉瘤近端的范围。胸间隙一般从第12肋顶端开始计数。近端切口，Ⅳ型TAAA选择第8肋间隙（第9肋上缘），Ⅲ/Ⅴ型TAAA选择第6肋间隙（第7肋上缘），Ⅰ/Ⅱ型TAAA选择第5肋间隙（第6肋上缘）。若术中主动脉近端需要暴露更完全，可切断第4/5肋骨后端。

能暴露在外。为了更多屈曲对侧，便于暴露腹膜后区域，可屈曲手术台，在髂脊稍上方垫高腰腹部（肾脏区域）。

切口

左胸后外侧切口，从肩胛骨内侧缘的顶端至第6肋软骨，伴行第6肋，适用于 A 型 DTAA，以及 Ⅰ/Ⅱ 型 TAAA。对于绝大部分胸腹主动脉瘤来说，切口近端，如前所述，是在肩胛骨水平或以下，取决于近端瘤体范围，然后沿着腹壁前外侧缘下行，另于脐或耻骨水平横向腹直肌鞘，这取决于远端瘤体的范围。这类切口适用于 Ⅲ/Ⅳ/Ⅴ 型 TAAA。切口上半部分选择以及选择哪个肋间隙进胸，取决于瘤体近端范围，胸部间隙通过从第12肋的顶端向上计数定义。近端切口，Ⅳ 型 TAAA 选择第8肋间隙（第9肋上缘），Ⅲ/Ⅴ 型 TAAA 选择第6肋间隙（第7肋上缘），Ⅰ/Ⅱ 型 TAAA 选择第5肋间隙（第6肋上缘）。若术中主动脉近端需要暴露更完全，可切断第4/5肋骨后端。

腹膜后或经腹膜的胸腹部暴露

常规手术时，暴露范围需要从主动脉中段至主髂动脉分叉处，因此，左侧肾脏及空腔脏器常被推向一边。腹膜后入路有明显的优势，因为它防止了空腔脏器（特别是小肠）干扰术区，而且也促进伤口愈合，减少水分和热量丢失。

远端主动脉灌注

左下肺静脉用作主动脉流出道。暴露左下肺静脉，切开心包膜进入心包腔，然后于左下肺静脉做横行切口后，用 3-0 聚丙烯线预置荷包缝合备用。此时静脉是扩张的，将导管插入左心房，连接离心泵和内嵌式热交换机（图 18-5）。股动脉处可以直接插管灌注，但为了防止左下肢热缺血，最好在股动脉处缝合连接一段 8mm 人工血管，作为导管套管（便于阻断）。此外，另一种方法可避免经股动脉灌注，可以使用单分支移植物首先吻合远端主动脉[26]，然后移植物分支连接流入端，形成远端灌注回路。

在使用离心泵时，通过左心房到左侧股动脉旁路灌注是有优势的，它能够保持近端压力在 100mmHg 以上，远端压力在 60mmHg 以上。此外，内嵌式热交换器能使患者在手术后半段有效地保持体温。

近端阻断部位选择

对于 Ⅰ、Ⅱ 型胸腹主动脉瘤，主动脉近端阻断位置一般在左锁骨下动脉近端或远端，取决于是否

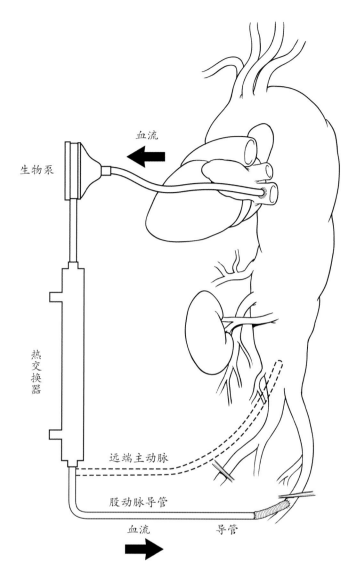

血流

生物泵

热交换器

远端主动脉

股动脉导管

血流　　　导管

图18-5　建立远端主动脉灌注，流出导管插入左下肺静脉，流入导管插入左侧股总动脉或远端腹主动脉或胸主动脉。

有动脉粥样硬化碎片，当然也适用于 A 型胸主动脉瘤（图 18-6）。

远端阻断部位选择

顺次有序地阻断远端主动脉能有效地减少远端缺血事件，通常是可行的，因为胸降主动脉有许多扭曲和分支。

使用球囊导管阻断血管

球囊导管不是用来控制近端或远端主动脉，但是 3F 的 Fogarty 导管的球囊端能用来阻断肋间动脉，尤其是 T8~T12（图 18-7）。而灌注球囊导管可以用来阻断髂动脉、肠系膜上动脉及双侧肾动脉（图 18-8）。

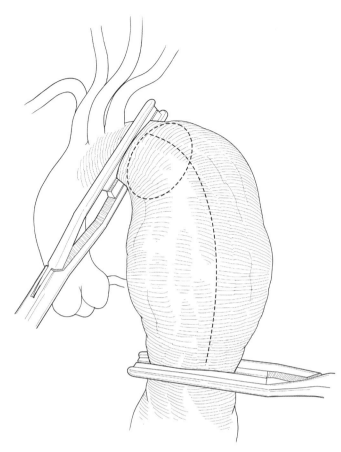

图18-6　近端阻断位置一般在左锁骨下动脉近端或远端，取决于是否有动脉粥样硬化碎片以及胸主动脉或胸腹主动脉瘤的范围。

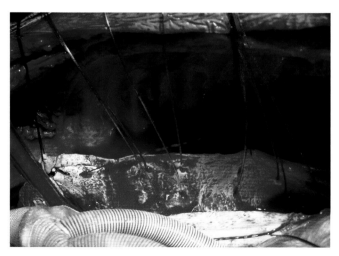

图18-7　小口径球囊导管用于重建时临时阻断肋间动脉。

注意存在慢性夹层

慢性 A 型或 B 型夹层，真假腔之间必须存在一个分割或内膜片。那么对于远端吻合，典型做法是

将移植物修剪成带孔的形状，而且吻合时不需要包裹内膜片或隔膜，因为很难区分真假腔。

胸降主动脉瘤修复手术方法

切口（改良的胸腹部切口）

切口从肩胛骨下方起始，沿曲线至第 6 肋软骨。左肺抽气后从第 5 肋间隙进胸腔。楔形切断肋软骨，更容易接近术区。

近端吻合

进行近端吻合时，缝线的选择取决于主动脉本身的质量。最常用的是 3-0 聚丙烯缝线。如果是年轻患者，急性外伤性主动脉夹层，建议选 4-0 聚丙烯缝线比较好。主动脉非常厚伴钙化严重的患者，可用 2-0 聚丙烯缝线。缝合时，首先吻合主动脉后壁，后壁一般用 3-0 或 4-0 聚丙烯缝线或毡条选择性地加固。之后再进行前壁吻合，释放阻断钳检查有无吻合口出血，任何吻合口出血都需要缝线加固。

肋间动脉移植术

是否重建肋间动脉取决于主动脉阻断期间的神经功能监测结果。如果阻断早期 MEP 和 SSEP 即出现改变，那么，重要的、明显的肋间动脉（T8~T12）应当及时重建。对于年轻患者，比如结缔组织病——马方综合征，术中可以使用一根单独的移植物，称为"环形移植物"（图 18-9）进行侧 - 侧吻合；而对于老年患者，可修剪成岛状补丁进行重建。如果术中没有监测到神经功能改变，明显的肋间动脉可以用 3F 球囊导管临时阻断，至余下步骤全部完成。至此还是没有神经功能监测改变，可以直接缝扎肋间动脉。从基因角度分析，马方综合征与胸主动脉瘤相关，建议进行肋间动脉重建。之前描述的都是利用 Carrel 补片或直接旁路术重建肋间动脉，现在首选 14~16mm 涤纶管状环形移植物。特别指出，明显的肋间动脉通过侧 - 侧吻合，移植到小号的涤纶血管上，然后每个断端再吻合到主动脉移植物主体。相比于传统的分支血管端 - 端吻合，这种方法减少了移植物血栓形成的风险。

远端吻合

完成远端吻合之前，需要让患者头低位，释放远端阻断钳，让血液充满人工血管，排出空气以及碎屑。然后缓慢释放近端阻断钳，顺行冲刷人工血管。期间，协调麻醉情况，避免突发血压过低。

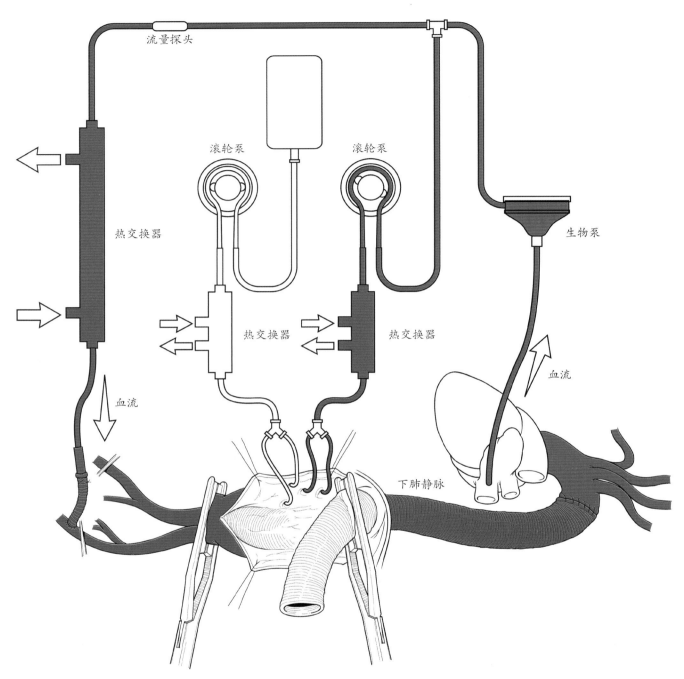

流量探头

滚轮泵　　　　　滚轮泵

热交换器

生物泵

热交换器　　　热交换器

血流

血流

下肺静脉

图18-8　髂动脉、肠系膜上动脉及肾动脉放置球囊灌注导管。双侧肾动脉（冷晶体），内脏动脉（血液温度32℃~34℃）分开灌注。

远端主动脉灌注脱机

一旦远端主动脉吻合完成，患者鼻咽温度接近96.8°F（36℃），远端动脉灌注（DAP）即可终止。此时从患者身上拔除各种插管，进行相应组织缝合都是相对安全的。同时需要给予鱼精蛋白对抗肝素化作用。

闭合

放置3根36号引流管，一前一后，还有一根放在右侧拐角，膈肌上方，防止横隔膜裂隙积液。肋间部位用2号可吸收缝线间断缝合，此时肺已经复膨，相邻肋骨间缝合是安全的。1号可吸收尼龙线用来缝合强壮的肌肉筋膜，从前锯肌到背阔肌逐层缝合。

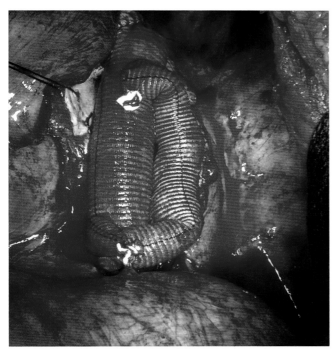

图18-9 环状涤纶移植物（12/4mm）用于行侧-侧吻合，重建明显的肋间动脉（T8~T12）。

缝皮用皮钉或缝线。最后调整患者仰卧位，如果没有并发症，麻醉师可用单腔管替换双腔管。

I 型胸腹主动脉瘤修复手术方法

I 型 TAAA 修复术相比于 DTAA 修复术，除了切口选取在肋缘下 2~5cm 外，基本相似。这能够使膈肌以下器官充分地暴露，如腹腔干动脉、肠系膜上动脉。如果尾部需要暴露更完全，则可以沿着膈肌前缘对膈肌进行部分或环形切开。一旦进入腹膜后区域，腹部相关结构均能呈现。

切开主动脉，清除血栓，识别标记低位肋间动脉。如果肋间动脉（如 T8~T12）潜在大量出血，应用 2~3F 球囊导管控制出血。如前所述，是否重建肋间动脉主要取决于 MEP 和 SSEP，至于手术方式选择，包括环形移植物应用，在本章之前已经提及。检查腹主动脉分支——腹腔干动脉、肠系膜上动脉开口，确定术中能否进行肾下阻断。如果涤纶血管缝合在左侧股总动脉，那么从左心辅助装置的血流就是流向左下肢。识别标记腹腔干动脉和肠系膜上动脉，而且如果动脉瘤范围较大，术中需要扩大主动脉切开区域，那么左右肾动脉开口可能会显露出来。移植物修剪成斜面，缝合到腹主动脉上。再释放远端阻断钳，评估出血情况。然后释放近端阻断钳，恢复腹腔干动脉、肠系膜上动脉及双侧肾动脉血流。最后，

患者复温至鼻咽温度 36℃。

II 型胸腹主动脉瘤修复手术方法

切口

II 型 TAAA 修复术需要暴露的范围是从左锁骨下动脉至主动脉分叉处。切口沿着第 6 肋顶端延伸，从肩胛骨水平跨过肋缘，顺着腹壁后缘下行，至脐下方。比较瘦的患者，这种切口甚至可以显露到髂血管。若要显露到髂外动脉，切口需要延伸到耻骨联合。切开膈肌脚当作主动脉裂孔，至于近端主动脉及肋间血管的重建，如前所述。

重建内脏动脉

一旦近端主动脉吻合完成后，阻断肾下主动脉，开放内脏动脉。当肾下腹主动脉太大而无法阻断时，内脏动脉开放，腹腔干动脉、肠系膜上动脉灌注依靠导管灌注低温血（32℃~34℃）。左右肾动脉分别灌注冷晶体溶液，肾脏温度维持在 20℃ 以下。如果腹主动脉无法放置阻断钳，就停止远端灌注，直接取带分支的人工血管，用 3-0 或 2-0 聚丙烯缝线缝合到主动脉分叉上（图 18-10）。阻断钳夹闭人工血管，通过人工血管分支恢复盆腔循环。或者阻断髂总动脉也能够恢复持续盆腔灌注。

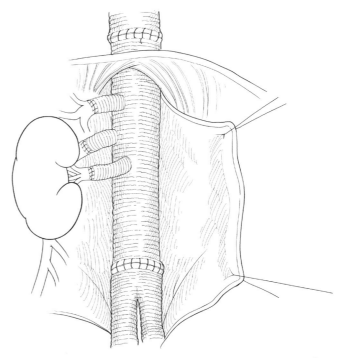

图18-10 定制的带分支胸腹主动脉移植物（STAG）重建腹腔干动脉、肠系膜上动脉、左侧肾动脉。

检查内脏动脉和肾动脉开口，清理动脉粥样硬化碎片。如果开口闭塞（距离 >2cm），需要用补片进行重建。如果血管本身是从其他血管分出来的，最常见的是左肾动脉，就需要用一个 10mm 涤纶管状移植物进行单独的旁路移植术。如果是马方综合征或其他结缔组织病患者，年龄小于 60 岁，或合并血管开口间距大于 3cm，可以选用定制的带分支胸腹主动脉移植物（STAG），各分支单独建立旁路（图 18-10）[26]。术中操作是连续的，先是腹腔干动脉和肠系膜上动脉，最后吻合左侧肾动脉。用 4-0 聚丙烯缝线便于进行各分支血管的缝合。

对于慢性主动脉夹层，由于真假腔之间存在隔膜，那么明显的肋间动脉应当加以标识并重建。

闭合

术后胸部切口关闭与 DTAA 和 I 型 TAAA 相似。膈肌使用 1 号线做最大限度永久性缝合。腹部使用 1 号线分层关闭，包括筋膜层及肌肉层。

Ⅲ 型胸腹主动脉瘤修复手术方法

Ⅲ 型 TAAA 的手术切口与 V 型 TAAA 相似，Ⅲ 型入路可能靠近并通过第 5 肋间隙，在第 6 肋上方。在这块区域，不需要环形切除降主动脉，因为此处它与食管不是毗邻的。内脏动脉和肾动脉的处理同 Ⅱ 型 TAAA。

Ⅳ 型胸腹主动脉瘤修复手术方法

切口

Ⅳ 型 TAAA 修复时，需要在第 8 肋上方的第 7 肋间隙进胸腔，作为处理远端降主动脉的入路。

暴露主动脉

在膈肌水平阻断主动脉，其余的步骤基本和 Ⅱ 型 TAAA 修复相似。

重建

对于 Ⅳ 型 TAAA 的修复，术中首先重建腹腔干动脉、肠系膜上动脉和左侧肾动脉，需要用到多分支移植物，按顺序进行重建，移植物近端起源于正常的胸降主动脉。有代表性的是 14mm×6mm 分叉型移植物，额外再加两个分支。腹腔干动脉、肠系膜上动脉和左侧肾动脉重建完成后，阻断远端胸主动脉及髂动脉，切开瘤体，用第 4 根分支重建右侧肾动脉。

然后主动脉就被插入的移植物所重建。鉴于这种序贯的内脏血管重建，远端动脉灌注一般是不需要的。

术后护理

- 所有患者术后进重症监护室。
- 平均动脉血压维持在 80mmHg 以上，准确判断输血或成分血。
- 血红蛋白应该保持高于 10g/dL。
- 监测脑脊液压力，维持在 10mmHg 以下。密切关注引流脑脊液的特点。如果液体不清或血性的，需要进行神经功能检测及头颅 CT 检查，若没有出血的证据，继续脑脊液引流或者用新导管在其他位置引流。如果导管扭曲或脱出，即使在夜间也要立即更换[27]。

并发症

- 死亡。TAAA 开放手术早期死亡率保持在 10%~14%，GRF 是独立危险因素。当肾功能正常，GRF>90mL/（min·1.73 ㎡）时，TAAA 修复死亡率为 5%。
- 截瘫。在过去的 20 年，人们改进了很多措施预防截瘫的发生。如 DAP 和 CSFD 联合亚低温治疗的应用，使得 DTAA 和 I 型 TAAA 修复术后截瘫的发生率从 15% 下降到 1% 以下，Ⅱ 型 TAAA 从 33% 下降到 4% 以下[28]。尽管目前仍然很难证明肋间动脉重建的获益，但是有关 MEP 和 SSEP 改善的间接证据表明脊髓灌注改善就是潜在的获益。相反的，有些人反对上述附带效应，基于并行的血管网络系统，称之为脊髓循环[29]。
- 延迟性瘫痪。正常活动一段时间后发生的延迟性瘫痪或下肢轻瘫，依然是灾难性的并发症。这种情况尽管比较罕见，但实践中发现低脑脊液压力和低血压一般是延迟性瘫痪的前兆[30]。截瘫发病高峰是在术后第二天，因此诸如脑脊液引流情况、吸氧情况以及患者的状态分级（简称 COPS）等规范，应当早期执行（图 18-11）。患者平卧，此时如果引流管仍在位通畅，就继续引流 7 天[27]。血红蛋白应当保持在 10g/dL，心输出量保持最优水平 [CI 2.5L/（min·㎡）]。这样处理后，超过 75% 的患者肌力会逐渐恢复[31]。通过 MRI 或 CT 检查排除硬膜外血肿。
- 肾衰竭。肾功能不全的危险因素包括：动脉瘤累及范围，术中涉及左肾动脉，内脏灌注的应用以及术前肾功能不全等。肾功能不全是 Ⅱ 型 TAAA 术后最常见并发症，发生率高达 35%。但幸运的是，

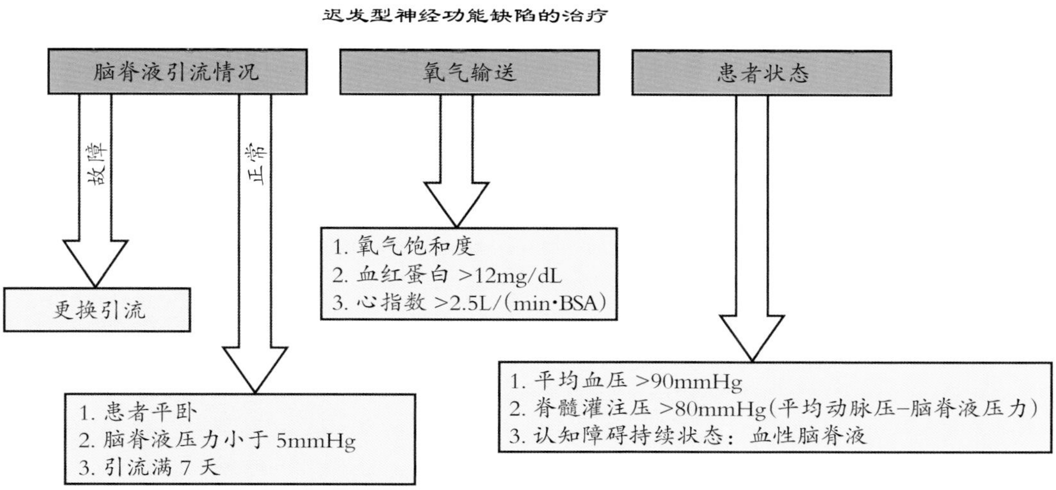

迟发型神经功能缺陷的治疗

| 脑脊液引流情况 | | 氧气输送 | 患者状态 |

```
        故障            正常
```

更换引流

1. 氧气饱和度
2. 血红蛋白 >12mg/dL
3. 心指数 >2.5L/(min·BSA)

1. 患者平卧
2. 脑脊液压力小于 5mmHg
3. 引流满 7 天

1. 平均血压 >90mmHg
2. 脊髓灌注压 >80mmHg（平均动脉压－脑脊液压力）
3. 认知障碍持续状态：血性脑脊液

图18-11　针对延迟性瘫痪治疗的COPS方案。BSA，人体表面积。

这种肾功能不全是暂时的，绝大多数患者能够恢复，只有约 3% 的患者需要永久透析[32]。由于动脉插管导致股动脉闭塞后，造成下肢热缺血而形成的肌红蛋白尿，会引起 TAAA 术后肾功能不全[33]。因此动脉插管时应当用一段人工血管缝合在股动脉上，防止发生下肢缺血[34]。

• 胃肠道并发症。胃肠道（GI）并发症发生率约为 7%[35]。涉及 GI 并发症死亡率达 39.5%。它的危险因素主要是术中涉及内脏动脉的修复以及术前肾小球滤过率较低。

• 肺部并发症。TAAA 修复术后，肺部并发症高达 20%。主要因为长时间通气（>72h），危险因素包括高龄、吸烟、总阻断时间、单位红细胞输注量及术中膈肌的分离[24]。

（金杰　译　蒋庆君　校）

参考文献

1. Etheredge S, Yee J, Smith J, et al: Successful resection of a large aneurysm of the upper abdominal aorta and replacement with homograft, *Surgery* 138:1071-1081, 1955.

2. DeBakey ME, Creech O Jr, Morris GC: Aneurysm of the thoracoabdominal aorta involving the celiac, mesenteric and renal arteries. Report of four cases treated by resection and homograft replacement, *Ann Surg* 179:763-772, 1956.

3. Crawford ES: Thoraco-abdominal and abdominal aortic aneurysms involving renal, superior mesenteric, celiac arteries, *Ann Surg* 179:763-772, 1974.

4. Crawford ES, Crawford JL, Safi HJ, et al: Thoracoabdominal aortic aneurysms: Preoperative and intraoperative factors determining immediate and long-term results of operations in 605 patients, *J Vasc Surg* 3:389-404, 1986.

5. Lawrie GM: Profiles in cardiology. The scientific contributions of Alexis Carrel, *Clin Cardiol* 10:428-430, 1987.

6. Laschinger JC, Cunningham JN Jr, Nathan IM, et al: Experimental and clinical assessment of the adequacy of partial bypass in maintenance of spinal cord blood flow during operations on the thoracic aorta, *Ann Thorac Surg* 36:417-426, 1983.

7. Cunningham JN Jr, Laschinger JC, Merkin HA, et al: Measurement of spinal cord ischemia during operations upon the thoracic aorta: Initial clinical experience, *Ann Surg* 196:285-296, 1982.

8. Grossi EA, Krieger KH, Cunningham JN Jr, et al: Venoarterial bypass: A technique for spinal cord protection, *J Thorac Cardiovasc Surg* 89:228-234, 1985.

9. Miyamoto K, Veno A, Wada T, et al: A new and simple method of preventing spinal cord damage following temporary occlusion of the thoracic aorta by withdrawing cerebrospinal fluid, *J Cardiovasc Surg* 16:188-197, 1960.

10. Blaisdell FW, Cooley DA: The mechanism of paraplegia after temporary thoracic aortic occlusion and its relationship to spinal fluid pressure, *Surgery* 51:351-355, 1962.

11. Korompai FL, Hayward RH: Preservation of visceral perfusion during resection of thoraco-abdominal aneurysm, *Cardiovasc Dis* 2:349-351, 1975.

12. Hollier LH, Symmonds JB, Pairolero PC, et al: Thoracoabdominal aortic aneurysm repair.

Analysis of postoperative morbidity, *Arch Surg* 123:871-875, 1988.

13. Crawford ES, Svensson LG, Hess KR, et al: A prospective randomized study of cerebrospinal fluid drainage to prevent paraplegia after high-risk surgery on the thoracoabdominal aorta, *J Vasc Surg* 13:36-45, 1991.

14. Coselli JS, Lemaire SA, Koksoy C, et al: Cerebrospinal fluid drainage reduces paraplegia after thoracoabdominal aortic aneurysm repair: Results of a randomized clinical trial, *J Vasc Surg* 35:631-639, 2002.

15. DeBakey ME, Creech O Jr, Morris GC Jr: Aneurysm of the thoracoabdominal aorta involving the celiac, mesenteric and renal arteries. Report of four cases treated by resection and homograft replacement, *Ann Surg* 179:763-772, 1956.

16. Connolly JE, Wakabayashi A, German JC, et al: Clinical experience with pulsatile left heart bypass without anticoagulation for thoracic aneurysms, *J Thorac Cardiovasc Surg* 62:568-576, 1971.

17. Coselli JS, LeMaire SA: Left heart bypass reduces paraplegia rates after thoracoabdominal aortic aneurysm repair, *Aneurysms Thorac Surg* 67:1931-1934, 1999.

18. Huynh TT, van Eps RG, Miller CC III, et al: Glomerular filtration rate is superior to serum creatinine for prediction of mortality after thoracoabdominal aortic surgery, *J Vasc Surg* 42:206-212, 2005.

19. Safi H, Miller CI, Carr C, et al: The importance of intercostal artery reattachment during thoracoabdominal aortic aneurysm repair, *J Vasc Surg* 27:58-68, 1998.

20. Etz CD, Halstead JC, Spielvogel D, et al: Thoracic and thoracoabdominal aneurysm repair: Is reimplantation of spinal cord arteries a waste of time? *Ann Thorac Surg* 82:1670-1677, 2006.

21. Estrera AL, Sheinbaum R, Miller CC III, Harrison R, Safi HJ: Neuromonitor-guided repair of thoracoabdominal aortic aneurysms, *J Thorac Cardiovasc Surg* 140:S131-S135, 2010.

22. Safi H, Miller CI, Carr C, et al: The importance of intercostal artery reattachment during thoracoabdominal aortic aneurysm repair, *J Vasc Surg* 27:58-68, 1998.

23. Estrera AL, Sheinbaum R, Miller CC III, et al: Neuromonitor-guided repair of thoracoabdominal aortic aneurysms, *J Thorac Cardiov Surg* 140:S131-S135, 2010.

24. Engle J, Safi HJ, Miller CC III, et al: The impact of diaphragm management on prolonged ventilator support after thoracoabdominal aortic repair, *J Vasc Surg* 29:150-156, 1999.

25. Keyhani K, Miller CC III, Estrera AL, et al: Analysis of motor and somatosensory evoked potentials during thoracic and thoracoabdominal aortic aneurysm repair, *J Vasc Surg* 49:36-41, 2009.

26. De Rango P, Estrera AL, Miller CC III, et al: Operative outcomes using a side-branched thoracoabdominal aortic graft (STAG) for thoraco-abdominal aortic repair, *Eur J Vasc Endovasc* 41:41-47, 2011.

27. Estrera AL, Sheinbaum R, Miller CC, et al: Cerebrospinal fluid drainage during thoracic aortic repair: Safety and current management, *Ann Thorac Surg* 88:9-15, 2009.

28. Safi HJ, Miller CC III, Huynh TT, et al: Distal aortic perfusion and cerebrospinal fluid drainage for thoracoabdominal and descending thoracic aortic repair: Ten years of organ protection, *Ann Surg* 238:372-380, 2003.

29. Etz CD, Luehr M, Kari FA, et al: Paraplegia after extensive thoracic and thoracoabdominal aortic aneurysm repair: Does critical spinal cord ischemia occur postoperatively? *J Thorac Cardiov Surg* 135:324-330, 2008.

30. Azizzadeh A, Huynh TT, Miller CC III, et al: Postoperative risk factors for delayed neurologic deficit after thoracic and thoracoabdominal aortic aneurysm repair: A case-control study, *J Vasc Surg* 37:750-754, 2003.

31. Estrera AL, Miller CC III, Huynh TT, et al: Preoperative and operative predictors of delayed neurologic deficit following repair of thoracoabdominal aortic aneurysm, *J Thorac Cardiov Surg* 126:1288-1294, 2003.

32. Safi HJ, Estrera AL, Azizzadeh A, et al: Progress and future challenges in thoracoabdominal aortic aneurysm management, *World J Surg* 32:355-360, 2008.

33. Miller CC III, Villa MA, Sutton J, et al: Serum myoglobin and renal morbidity and mortality following thoracic and thoraco-abdominal aortic repair: Does rhabdomyolysis play a role? *Eur J Vasc Endovasc Surg* 37:388-394, 2009.

34. Miller CC III, Grimm JC, Estrera AL, et al: Postoperative renal function preservation with nonischemic femoral arterial cannulation for thoracoabdominal aortic repair, *J Vasc Surg* 51:38-42, 2010.

35. Achouh PE, Madsen K, Miller CC III, et al: Gastrointestinal complications after descending thoracic and thoracoabdominal aortic repairs: A 14-year experience, *J Vasc Surg* 44:442-446, 2006.

主动脉弓及胸腹主动脉瘤的腔内修复

TIMOTHY A.M. CHUTER

历史背景

同第一款分叉型支架移植物一样，第一款多分支支架移植物[1, 2]也是一体化设计，通过专门的导管系统将支架整体插入并展开。由于主动脉弓的分支顺血流方向，使得它的制作比胸腹主动脉版本稍微简单一点，但是二者都显示出高度的复杂性，这也限制了它们的应用，只有小部分技术精湛的日本人在使用[3]。

模块化的多分支支架移植物，由主体支架和一个或多个覆膜支架组成，区别主要在于各组件之间的连接类型。第一款用于修复胸腹主动脉瘤（TAAA）[3]和主动脉弓动脉瘤（ArAA）[4]的模块化支架系统，呈纵向的袖口样设计，就像典型的分叉型模块化支架上加了一个附件。第一款用于ArAA修复的模块化系统是简单倒置的分叉型支架移植物，它包括一条长腿，插入无名动脉后展开，余下的在主动脉展开，作为修复降主动脉扩张的附着点[4]。

第一例复合手术治疗TAAA[5]和ArAA[6]的报道约在10多年前，这些技术大概比腔内治疗的应用更加广泛。潜水技术首次被描述用来治疗近肾动脉瘤[7]。这种技术推广到ArAA及TAAA的治疗也是近期的事情[8–11]。

适应证

腔内修复最常见的适应证是存在较大的无症状主动脉瘤。尽管TAAA和ArAA在自然史方面的资料没有腹主动脉瘤那么有力，但我们很清楚的是，主动脉瘤破裂的风险主要取决于动脉瘤大小；此外，研究证实，女性、家族史、动脉瘤相关症状以及合并慢性阻塞性肺疾病都会增加动脉瘤破裂的风险。加州大学旧金山分校将这一类型患者纳入研究，要求最小动脉瘤直径为60mm。增大动脉瘤直径治疗阈值的因素包括严重并存疾病，将会增加手术风险，减少平均寿命，同时降低了免于破裂的获益。减小

动脉瘤直径治疗阈值的因素包括女性、假性动脉瘤、囊状动脉瘤、症状或现象显示即将破裂。

影响主动脉夹层远期预后的因素包括假腔和动脉瘤形成，但夹层仍不是主动脉弓[12]及胸腹主动脉瘤腔内治疗的常见指征，原因如下：真腔狭窄，主动脉分支开口可能被真假腔之间的隔膜分开，胸腹主动脉夹层尤为常见。这些因素通常不会影响到复合手术，它主要通过旁路移植术绕过夹层复杂的腔内解剖。对于许多由慢性夹层引起的动脉瘤患者，若很年轻，存在相应症状或二者皆有，开放手术仍然是最主要的治疗方法。

患者选择

患者的选择取决于开放手术和腔内手术的相关风险评估。由于预后方面缺乏良好的长期随访数据，使得腔内修复术只能归为ArAA和TAAA治疗中的辅助角色。但腔内修复术为那些不适合保守治疗，但身体条件无法耐受开放手术的巨大动脉瘤患者提供了最后的治疗方法。大多数腔内修复术治疗的ArAA和TAAA候选患者都已经进行了全面的评估，确定他们适合手术，包括心功能、肺功能及肾功能等。这些患者通常都具有明确的手术指征，以测量动脉瘤直径的形式实现。腔内修复术是否可行取决于一般的解剖因素，比如支架植入部位状况，主动脉分支的距离，髂动脉直径以及有无附壁血栓等。其他区域以及装置特异性解剖因素主要涉及特殊技术的潜在风险。例如，经颈动脉置入的升主动脉分叉型支架就需要患者右侧的颈动脉足够粗大，TAAA的多分叉修复技术则要求内脏动脉水平的管腔直径至少20mm。

术前准备

• 心肺功能。一般来说，针对于TEVAR手术的心功能分级既没有证据，也没有基于指南的专家共识；但应用与开放手术相同的模式似乎又不合逻辑。近期放置过冠脉支架的患者，尤其是药物涂层支架，

要求整个围术期都要服用诸如氯吡格雷等进行抗血小板治疗。这种患者术中出血的风险对于腔内手术来说是很低的，但对于复合手术可能就是手术禁忌证。

• 术前影像学检查。术前影像学检查提供了我们所需要解剖学资料，便于进行患者筛选，拟定手术计划及确定支架尺寸。而且，术前影像学检查有助于鉴别狭窄或分支区域，它们可能会限制术中支架进入主动脉及其分支，所以还是很有必要的。一般来说，越是复杂的支架，越是需要更加精确的解剖数据。特别是开窗支架，因为开窗的分布必须与主动脉分支的分布相匹配。模块化的带分支支架移植物要求更加苛刻。成像技术包括CT、MRI、MRA或导管造影、血管内超声。

• 对比增强螺旋CT成像。高分辨率三维资料可以显示解剖细节。TeraRecon（iNtuition）和OsiriX（OsiriX MD）提供的图像处理软件能够让术者亲自测量，并通过处理医疗文件中的原始图像和它们间的关系，鉴别潜在的隐患。此外，它们还能提供很多服务项目，如M2S，能结合软件的分析和展示，以可访问的形式提供预处理的资料。

• 磁共振成像。MRI产生体积数据，适合3D分析，但缺乏立体分辨率。MRA的成像质量增强，主要通过静脉注入钆。然而，由于钆副作用少见，但非常严重，几乎不用于肾功能不全患者。

• 血管造影。血管造影用于评估和术前治疗CT发现的特殊病变，如肾动脉或腹腔动脉狭窄。

• 血管内超声。尽管血管内超声是主动脉夹层腔内修复术中有用的辅助措施，但是它在术前是没有作用的。IVUS能够精确测量支架植入部位直径，当然，CT成像也可以做到，IVUS衍生的长度测量一般是不可靠的。

• 复合手术和腔内修复术。复合手术的生理性压力也许会降低，通过分步进行的开放手术和腔内手术，或者进行介入手术，避免传统的外科干预。

• 术前分支动脉狭窄的干预。术前干预的目的是形成一个扩大的、金属支撑的、不透射线的动脉开口，保证动脉血流通畅。

腔内治疗策略

解剖因素

ArAA和TAAA的治疗比降主动脉瘤或肾下型腹主动脉瘤更加困难。外科医生无法轻易地隔绝体循环内的动脉瘤，因为它的分支供应脑或腹部脏器，往往难以耐受缺血。

尽管保留分支的4种基本方法广泛应用于所有的ArAA、TAAA和髂总动脉瘤的腔内修复术，但是每个分支都有它特定的解剖学特性，会影响到腔内技术的选择。主动脉弓往往是比较宽的，呈倒弧形，靠近主动脉瓣，但远离股动脉。它的分支靠近颈根部。胸腹主动脉则较窄，较直，远离主动脉瓣，靠近股动脉。它的分支主要在腹部。髂总动脉只有两个分支：一个是保留供应骨盆，另外一个越过骨盆边缘到达腹股沟。

分支动脉保留的基本技术

复合手术[5、6、13、14]主要指从远处动脉旁路转流到瘤体区域的每一根分支。"去除分支"的动脉瘤，就可以用标准的腔内技术治疗。此外，如果瘤体仅累及部分主动脉分支区域，那么术中旁路可以起源于一个分支，止于另外一个分支。这种方法最常见的例子就是TEVAR术中（见第20章），左颈动脉–锁骨下动脉旁路，它也是复合手术中适度的"外科手术部分"。在其他范围，用4分支血管行肾脏或内脏的"去分支程序"，使得胸腹主动脉能够实行腔内修复术。此时，"去分支"是主要的外科步骤。

使用下列类型的支架移植物：

• 开窗支架移植物[7、15、16]，已经在主体的主要位置上开孔（见第27章）。目的是通过开窗支架灌注重要分支，但不灌注瘤体（Ⅲ型内漏）。

• 带分支支架移植物[1-4、12、17、18]带有小的侧支，每一个侧支通过支架主体向相对应的动脉分支供血。开窗支架可以转变成带分支支架，用一款覆膜支架代替开孔的部分即可。

• 潜望镜或烟囱支架[8-11]是沿着覆膜支架从非扩张的主动脉到分支动脉放置。主动脉的覆膜支架很少能够完美吻合烟囱支架的外表面，导致血液通过残留的通道跨过分支动脉进入瘤体（Ⅰ型内漏）。多个分支管道会产生多个通道，因而形成内漏的概率更大。

技术选择

关于ArAA和TAAA腔内修复术的结果方面的数据较少，无法说明复合手术、开窗支架、分支支架及潜望镜技术之间的相对优点。然而，接下来的概述或许有用：复合手术中的外科操作部分，已经很熟悉且经过验证的，而腔内操作部分则相对简单，而且是可预测的。潜望镜和烟囱都是取决于支架和主动脉壁之间的止血密封性的建立。当分支开口位于扩张主动脉段时，容易内漏。制作分支时，开窗支架的边缘和球囊扩张式覆膜支架之间的连接比主体管腔和自膨式覆膜支架之间的连接差一些，后者更安全，止血更好，更准。主体表面的轴向分支应当能够改变长度和方向，以适应分支血管分布的变化。因此，现成的支架移植物就能够结合其他的支架或覆膜支架，对有症状的 TAAA 进行多分支腔内修复术了。

相比于高水平的腔内技巧和复杂的腔内技术的有效性，器具的特性在技术选择方面显得不那么重要了。如支架用于复合手术和潜望镜技术都在广泛应用。成百上千的外科医生已经植入了成千上万的开窗支架。从技术角度来说可能很复杂，但至少都很相似。简单的开窗可以转换成分支，仅仅是用覆膜支架替换裸支架。全球很少有中心使用超过 12 个分支的支架。其一，不熟悉必要的技术，影响广泛应用；另外一个原因是费用太高。多分支支架是由许多元件组装的，都是分开卖的。开窗支架和 cuffed 支架目前在全世界都能买到，除了美国和日本。

模块化分支支架修复主动脉弓部动脉瘤

下面将主要描述模式化多分支技术修复 ArAA，而潜望镜技术和复合修复技术使用的标准的腔内器具和技术会在其他章节全面介绍。只有模块化的分支支架有潜力代替开放手术成为最主要的治疗方法。复合修复涉及太多外科手术，而潜望镜或开窗技术的内漏风险太大。小口径开窗术需要精确的数据，由于主动脉弓是曲面的，所以很难实现。一旦支架位置偏差，可能会堵塞脑血流，引起卒中。大口径开窗或开槽，则不需要精确数据，卒中的风险也较低，但是很可能会增加内漏相关的风险。一体化多分支支架移植物太复杂，不适于广泛应用。

模块化多分支支架移植物，根据置入路径分两组，即经颈动脉和经股动脉。两组都要求输送系统的顶端跨过主动脉瓣。其中，经颈动脉组路径更短、更直，输送系统不需要经过主动脉弓，而且支架定位也易于控制。经颈动脉入路支架的基本形式是只

有一个弓上分支，放置支架时基本不需要主动脉额外固定，因为无名动脉的血流就是从支架的主要分支通过的。但是，如果置入大口径的输送系统，常常需要经无名动脉输送。经颈入路需要进行必要的外科暴露，这就否定了腔内修复术的一些优势。

经股动脉途径又长又弯曲，而且输送系统常常是从一个方向进入主动脉弓，从另一个方向退出。此外，大口径输送系统的尖头短而软，很难沿着瘤样的主动脉弓的形态弯曲。鉴于上述难点，经股动脉入路要求一款低剖面支架结构，抗打结，前弯的鞘管及防扭曲的机制。所有这些都需要数年的研究。大量的体外试验和早期临床研究的短期结果表明，经股动脉支架有很好的前景。

模块化经颈动脉分支支架移植物

支架设计

分叉型支架移植物（图 19-1）是长腿和短腿类型器具的倒置版本，过去用于治疗腹主动脉瘤。窄的长腿在回撤途中插入弓上一个分支，通常是无名动脉（图 19-2A）。颈 – 颈和颈 – 锁骨下动脉旁路移植术将血液转流至左颈动脉和左锁骨下动脉（图 19-2B）。宽的短腿在主动脉打开，形成附着区，用于降主动脉的延伸。

TX2 输送系统（Cook Medical，印第安纳州，伯明顿）是短（30~40cm）宽（22~24F）型。触发线位于支架分支，输送系统中段的长腿位置。

植入过程

分叉型支架移植物植入主动脉弓过程如下：

1. 经股静脉或锁骨下静脉插入起搏导管。理想状态下，当心率超过 200 次 / 分，允许心脏处于有节律停滞状态。另外，起搏导管可以作为腺苷诱导心脏抑制后，恢复心脏节律的一种手段。无论哪种方式，插入起搏导管时应当检测其性能。

2. 患者仰卧于可透视手术台。左臂应当包括在手

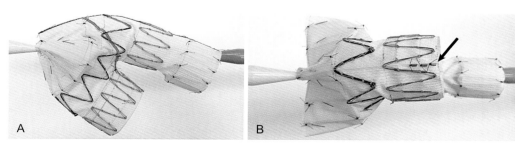

图19-1 （A）经颈弓部支架显示输送系统附着于支架的主干和长腿，短腿在升主动脉自行打开。（B）经颈弓部支架侧面观显示支架短腿上的标记线（箭头）。

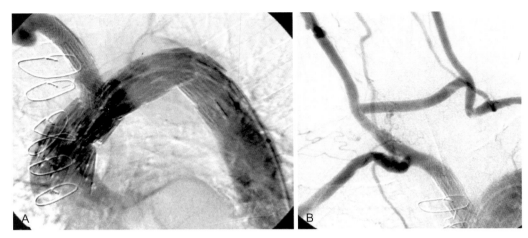

图19-2 （A）造影显示主动脉弓内的分支支架移植物。（B）外科手术改良的头臂动脉循环造影显示多个旁路移植物连接无名动脉与残余的头臂循环。

术操作区内，同时消毒铺巾，便于弓上分支在锁骨上暴露。在患者右颈部放一张桌子，铺无菌单，作为血管造影的操作台。

3. 按标准方式进行左颈动脉－锁骨下动脉旁路术和颈动脉－颈动脉旁路术。伤口可以暂时旷置或用皮钉稍微固定，当所有手术结束后再关闭。

4. 如果右侧颈动脉太细，不能容纳主体输送系统，那么就需要建立一根管道至远端无名动脉。经颈部暴露无名动脉有时比较困难，适当牵拉颈动脉和锁骨下动脉会有帮助。入路途径不是从管道（无名动脉）末端，而是其旁边的穿刺部位。

5. 静脉给予肝素（100IU/kg），术中适当补充，保持活化凝血时间（ACT）高于300秒。

6. 解剖股动脉，置入短鞘，引入猪尾导管（仔细冲洗），上行至近端升主动脉，连接高压注射器。另一个猪尾导管，经右侧颈动脉（或无名动脉）插入，并旋转通过主动脉瓣进入左心房，交换双曲度Lunderquist导丝（Cook Medical）。猪尾导管与Lunderquist导丝交叉的位置标记为无名动脉的开口。

7. 主体输送系统应用之前都会在荧光显微镜下检查支架的定位及确认所有标记。输送系统一般是循Lunderquist导丝送入。只有一个不透X线的重要标记，在分叉支架短腿的末端。术中应当让它靠近无名动脉开口，并且朝向主动脉弓的小弯侧。在此过程中，血流是通过颈动脉－颈动脉旁路，自左向右方向的。

8. 经股动脉的猪尾导管行造影检查，明确无名动脉位置。

9. 在腺苷诱导的心脏停搏（或导管诱导的心室静止）期间，回撤鞘管至无名动脉分叉处，展开支架（图19-3A），去除触发导丝，释放近端附件，同时松开头端保险，回撤中央鞘管，将输送系统头端撤出心房。

10. 小心回撤支架外的猪尾导管，交换选择性导管，直接超选进支架短腿的远端末梢。在近端植入部位水平，通过旋转导管确定准确的位置，但是这一区域空间太小，导管头端很难自由旋转，所以经常会出现导管落在支架外面。最后撤走选择导管，保留双曲度Lunderquist导丝，引导降主动脉延长段输送系统的植入。

11. 第二枚支架（胸降主动脉）植入之前，血流是通过分叉型支架的长腿向上至修复后的右颈动脉，经过颈－颈动脉旁路供应的。一旦第二枚支架打开，血液全部从支架的短腿流入降主动脉，于是，从左颈动脉和左锁骨下动脉近端的顺行血流也就停止了。

12. 降主动脉支架常规放置。倒刺和一节半长的支架与第一枚支架尾端部分重叠，确保连接元件之间不漏血。

13. 最后，结扎闭塞左侧颈总动脉和左锁骨下动脉，防止动脉瘤逆行漏（Ⅱ型漏），手术结束。颈总动脉闭塞通过分离、缝合或封堵器封堵实现。左锁骨下动脉是利用Amplatzer Ⅱ型（AGA Medical，明尼苏达州，普利茅斯）在靠近内乳动脉和椎动脉开口位置封堵（图19-3B）。

隐患和风险

• 脑卒中。引起脑卒中可能的原因是升主动脉和主动脉弓的动脉粥样硬化碎片栓塞、空气栓塞或一个／多个弓上分支血流闭塞。理论上，分叉型升主动脉支架越简单，越能降低脑卒中的风险，主要是通过限制近端主动脉固定的范围。颈动脉－颈动脉和

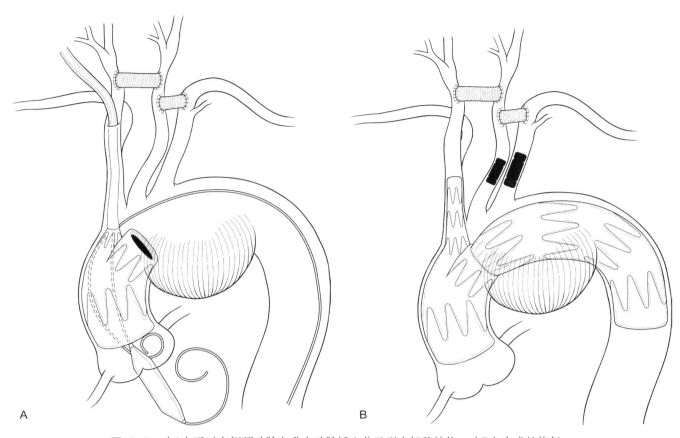

图19-3　（A）通过右侧颈动脉向升主动脉插入分叉型支架移植物。（B）完成的修复。

颈动脉 – 锁骨下动脉旁路术取代了额外的支架分支。两种支架输送系统都需要用生理盐水冲洗，直至鞘管末端出现泡沫。术中，左侧颈动脉和左锁骨下动脉作为另一个血流来源供应双侧大脑，因为右侧动脉被支架输送系统主体占据。

- 左心房穿孔。左心房穿孔没有补救措施。Lunderquist 导丝过于坚硬，术中通过引导输送系统的尖端，在心房壁周围沿着曲线行进，给予适当保护。Meier 导丝也不是合适的替代品。在推进过程中，Meier 导丝在从硬到软过渡的地方会出现折叠，产生一个硬的末梢，同样也可能造成心房穿孔。
- 设备移位。第二个输送系统（胸降主动脉的延伸段）的前端可能会卡在第一枚支架（分叉）的末端，致其前移。理论上，逆向近端前移可能会导致冠状动脉闭塞。但实际上不太会发生。几乎不可能通过推一端而让 Gianturco 支架外骨架的另一端移动。这种情况下，支架可能会塌陷，而不会移动。但是，确实存在的风险是，分叉支架塌陷的主干可能会将长腿从无名动脉中牵拉出来。这种情况很容易处理，只要右侧的导丝仍在位，顺导丝嫁接一枚支架即可。为了防止术中支架移位，应当在引入第二枚支架时，用第一枚支架的输送系统适当牵拉分

叉支架的远端。这样，如果第二个输送系统的锥形头较长，术中刮蹭的风险就大大降低了。

模块化的经股动脉多分支支架移植物

支架设计

经股动脉用于修复 ArAA 的多分支支架移植物（图 19-4A），和修复 TAAA 的多分支支架移植物相似。二者都是自膨式的，由涤纶和"Z"形结构支架组成，都是含有倒刺、锥形主体及其上多个短分支，这些分支是用作内脏动脉延伸的附着点。它们的主要区别是分支插入的方向：主动脉弓支架的分支是通过弓上主干或它们的下游分支植入的，而胸腹主动脉支架的分支则是通过远处的血管植入的。因此，弓部 cuff 的设计就是便于导管从支架外空间插入腔内；而胸腹主动脉 cuff 的设计是便于导管从腔内插入支架外。

多分支 ArAA 支架有两处锥形设计（图 19-4B），支架外径分别是 12mm 和 8mm（图 19-4C）。支架表面的不透 X 线标记表明每个分支近端和远端位置。

ArAA 输送系统是基于 TX2 输送系统设计的，但是它用四根触发线代替了原先的一根，分别控制支

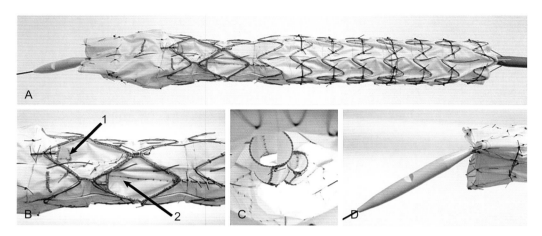

图19-4 （A）经股动脉入路的弓部支架固定收纳在输送系统上。（B）支架上方特写，显示外孔的近端（箭头1）和远端（箭头2）覆膜情况。（C）通过支架近端，内表面上方特写，显示近端和远端的分支覆膜支架。（D）支架近端图示，输送导管头端凹痕的位置及其固有的曲度。

架各个部位的释放。输送系统近端15cm处固定的曲度设计（图19-4D），有助于确保支架在主动脉弓内准确定位。

植入过程

经股动脉多分支支架植入，在很多方面同之前所描述的经颈动脉权型支架植入相同：准确定位是关键，输送系统头端进入左心房，主体支架在腺苷诱导的心室停搏或快速心室起搏后，很短的一段时间内释放。

两者基本的差别，包括输送路径和分支数量，它们影响支架植入术中其他的步骤。经股动脉入路的支架，头臂循环两侧都有分支。近端较大的分支植入无名动脉，远端较小的分支进入左侧颈动脉或左侧锁骨下动脉，具体取决于个体解剖和释放时支架的位置。这种情况下，颈动脉-颈动脉旁路就不必要了。大口径的颈部入路也不需要了，因为支架主体已经股动脉输送，只需分支需要经颈部植入。

1. 患者仰卧于DSA手术台。双手、双侧腹股沟及双侧颈部均作为手术区域，消毒铺单。颈动脉-锁骨下动脉旁路术后，双手展开，便于经肱动脉入路的操作。

2. 按标准术式进行左颈动脉-锁骨下动脉旁路术。切口通常暂时旷置或用皮钉稍微关闭。当其他手术操作完成以后，确定缝合关闭。

3. 静脉给予肝素（100IU/kg），术中追加，保持ACT大于300秒。

4. 解剖右侧肱动脉，置入短鞘，引入猪尾导管，前进至升主动脉近端，连接高压注射器，注意导管需要仔细冲洗。

5. 另外一根猪尾导管经暴露的股动脉引入，至升主动脉并旋转着进入左心房，交换双曲度Lunderquist导丝。第一根猪尾导管和Lunderquist导丝一般交汇于无名动脉边缘。

6. 主体的输送通常在透视监视下进行，检查支架的定位，并识别所有的标记。

7. 输送系统是循左心房内的Lunderquist导丝插入的。

8. 经股动脉处猪尾导管造影，确认无名动脉位置，窦管脊位于主动脉窦远端，升主动脉管段和左侧冠状动脉交汇处。支架的近端或尾部应当远离左侧颈动脉，而且覆膜的标记应当靠近相应的主动脉开口。

9. 腺苷诱导的心室停搏后（导管诱导的心室静止），在非常短的时间内，立即撤出鞘管。支架自动释放，只要移除所有触发线，除外其中一个。最后一根先打开一半，释放输送系统的头端，然后松开保险，后撤中央鞘管，远离心室。有时它能够维持第一枚支架的远端或头侧和输送系统之间的连接，防止第二枚支架植入过程中，第一枚支架出现移位。

分支支架植入的步骤基本相同，与分支的直径和覆膜的位置无关：

1. 通过弓上目标血管的分支（头臂动脉或颈动脉）引入一根导管（图19-5A）。

2. 直接调整导管穿过支架，从弓上动脉开口到达相应的覆膜支架位置。

3. 覆膜支架内行球囊扩张，确保导管在位。

4. 植入一枚覆膜支架或支架移植物，连接覆膜支架分支和目标血管。

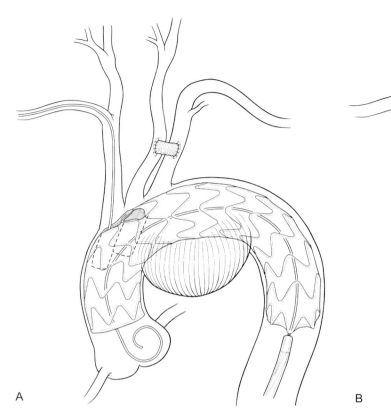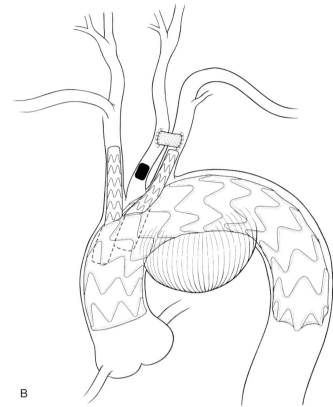

图19-5　（A）通过右侧肱动脉进导管插入无名动脉cuff导管。（B）支架的所有cuff导管都连接在主动脉的分支，并且封堵器置于颈总动脉。

支架一个分支植入无名动脉，另外一个分支植入左颈总动脉或左锁骨下动脉，主要取决于个体的解剖情况。例如，牛鼻支架指的是锁骨下动脉分支。

在一些病例中，支架远端足够长，足够宽，能够到达远端降主动脉。否则，就需要植入第二枚主动脉支架（图 19-5B）。

任何没有连接分支支架的弓上血管都必须人为闭塞，以防止 Ⅱ 型内漏。颈动脉近端可以在颈动脉–锁骨下动脉旁路平面以下任何位置结扎或切断，因为这个节段没有重要的邻近分支。锁骨下动脉用 Ⅱ 型封堵器很容易闭塞，因为它的闭塞位置必须低于内乳动脉和椎动脉，而且它的这个节段或许就在手术暴露区域范围内。

隐患和风险

- 左心室穿孔。
- 脑卒中。
- 装置移位。
- 影响支架外周血流。多分支支架的主体覆膜部分在整个主动脉弓内延伸。那么，主动脉弓上分支的血流只能通过覆膜支架外围空间供应。如果支架和主动脉弓的上表面挤压太厉害，消除了外周间隙，不但支架的外表面会闭塞弓上分支开口，而且主动脉的内面可能会闭塞分支支架，也就切断了脑血流的唯一路径。弓上血流不足的表现包括肱动脉、颈动脉搏动减弱；经无名动脉导管造影时支架外间隙不显影。术中处理措施是利用鞘、球囊或抓捕器推动支架从弓部移位，重建外周间隙。

- 定位错误。支架移植物展开时，方向和位置必须准确，便于覆膜支架导管插入及分支支架导入。因为弓上分支通常指向主动脉瓣，所以覆膜支架不可能离上游太近。但如果它们位于目标分支开口的下游，导管就无法插入了。一般地，输送系统稍屈曲，可确保支架定位准确。随着支架到达指定位置，如果输送系统头端凹槽标记与弓上分支不在同一平面，那么输送系统必须撤出，旋转后重新插入。尝试在主动脉弓内旋转输送系统通畅无效，而且容易引起栓塞。为了增加分支植入成功的概率，可以尝试多种不同组合，用两枚覆膜支架对接匹配弓上三分支。近端的覆膜分支用于无名动脉，而另一支可植入余下左颈总动脉或左锁骨下动脉。可以想象，单个分支通过颈部一系列旁路，就能够供应全部弓上分支的血流，同经颈的分叉型支架移植物一样。

胸腹主动脉瘤腔内修复术

在加州大学旧金山分校，一种完全腔内的 TAAA 修复术已经应用，主要基于一款覆膜的多分支模块化支架移植物。大多数 TAAA 都可以用标准设计的现成的支架治疗。

经股动脉模块化分支支架

支架设计

标准的分支支架有一个锥形主体和四个朝向尾部的小分支：两根肾动脉，一根腹腔干和一根肠系膜上动脉（图 19-6）。覆膜的范围延伸到支架近端的倒钩。

分支支架各组件的设计可用于各种各样的近端和远端需要延长的病变的处理。有些是专门为此设计的（图 19-7）；其他主要是现有的 TX2 和 Zenith 支架（Cook Medical）。是否延长主要取决于病变程度和修复前的形态。因为模块化支架是从近端（上游）

向远端（下游）组装的，每一个连续支架的近端必须和前一个支架的远端一样宽或更宽。

倒刺确保组件之间紧密连接。预防潜在的倒刺损伤覆膜的办法是：增加支架之间的重叠区。

分支支架的输送系统（内径 20~22F）有 3 个触发线，用于近端附着，支架扩张和远端附着。它没有像标准的 Zenith 腹主动脉支架一样的顶盖装置。

植入过程

多分支胸腹主支架移植物植入步骤如下：

1. 左上肢外展支撑。右上肢内收。双侧腹股沟区和左上肢中段消毒铺单。左手边额外放一张操作台，摆放经肱动脉操作的导管、鞘和导丝等。

2. 一个显示器放置在患者左臀部位置。另一个放置在左臂上方。

3. 解剖暴露股总动脉和左侧肱动脉。

4. 对于既往行髂股动脉旁路术的患者，此次手术入路取决于远端吻合口位置。如果吻合口位于髂外动脉远端，股动脉的解剖和穿刺按常规操作，导丝直接进入人工血管。但如果远端吻合口位于股总动脉远端，解剖位置局限于腹股沟韧带区域，勿暴露

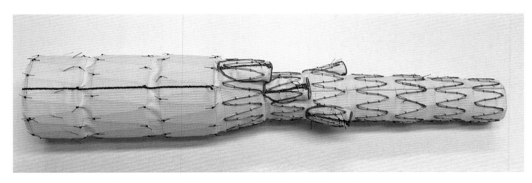

图19-6 标准的TAAA支架呈锥形，覆膜区直径18~34mm。

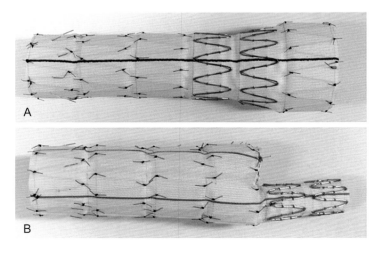

图19-7 （A）管状末端延长适应证：患者既往进行腹主动脉瘤开放手术，存在较长的铆钉区。（B）分叉远端延长适应证：无铆钉区，注意对侧肢体附着区的反转。

人工血管。

5. 动脉穿刺前全身肝素化，100IU/kg。术中追加，维持 ACT 大于 300 秒。

6. 透视检查确认输送系统方位及辨认标识。

7. 大动脉支架输送系统循超硬导丝（Lunderquist），从一侧股动脉（或导管）植入。对侧股动脉作为选择性内脏动脉导管入路。

8. 分支支架何时释放和内脏动脉导管的位置相关（图 19-8A）。首要目标是确保各分支（15~20mm）定位在相应的动脉开口位置上方。至于插入导管哪根动脉，取决于术中评估，通常是分支最接近动脉开口。最理想的情况是，四根分支和内脏动脉之间

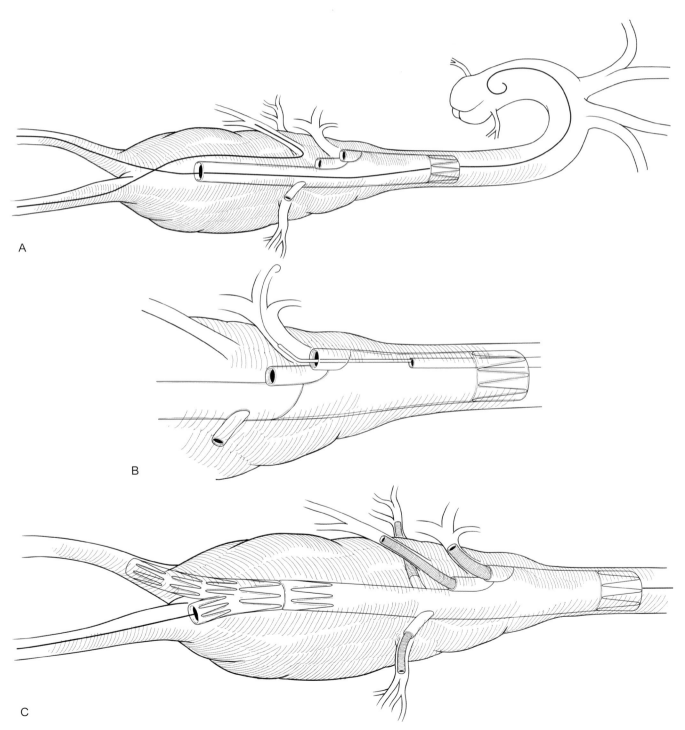

图19-8 （A）多分支胸腹主动脉支架移植物释放，参考肠系膜上动脉内导管位置。（B）经肱动脉导管定位腹腔干动脉。（C）通过定位的分支向胸腹主动脉的四支血管内植入覆膜支架。

的距离都一样，但几乎不可能，因为分支和内脏动脉分布经常是不同的。次要目标是避免主动脉造影和对比剂剂量最小化。选择性内脏动脉造影每次只需要 5~8mL 半量稀释的对比剂。

9. 去除所有的 3 根触发线后回撤鞘管。支架分支几乎不受导管导丝影响，因为支架主体呈锥形，而且导管相对比较容易插入支架分支。

10. 当所有的支架植入完成后，撤出输送系统，缝合穿刺点，恢复下游血流。对侧股动脉的鞘比较小，不会阻碍血流，通常到手术结束后再拔除。在此期间，左肱动脉至股动脉的细导丝（0.014 英寸），可以从剩余的动脉鞘退出。

左肱动脉鞘（一般 10~12F；Cook Medical）和肱动脉 – 股动脉导丝插入方式如下：

1. 当支架主体到位，从内脏动脉回撤导管，重新插入主体支架腔内（通常通过一个分支，但有时是通过对侧的髂支）。

2. 推进导管至主动脉弓。

3. 保留导丝，交换导管为 5F 鞘管。

4. 经鞘管引入三环抓捕器。

5. 经左锁骨下动脉引入长的椎动脉导管和软导丝，抓捕器抓捕导丝，从对侧股动脉鞘管拉出。

6. 交换左锁骨下动脉长鞘（长 40~45cm；10~12F）。导丝两端保持牵引，缓慢推进长鞘，注意防止反弹。

7. 沿左肱动脉 – 股动脉导丝再次引入椎动脉导管（125cm）。

8. 用更长（260~300cm）、更细（0.014 英寸）的导丝替换原先的 0.035 英寸导丝。

9. 两个小止血钳夹住导丝两端，保持张力：一个夹在股动脉鞘开口处，另一个通过橡皮筋固定在无菌单上。

10. 穿刺左肱动脉鞘边缘，再引入一根导丝。

剩下的步骤就是植入一系列的覆膜支架，连接 cuff 导管和内脏动脉，组成完整的分支。覆膜支架的尺寸可能会不同，但植入的步骤基本如下：

1. 经左肱动脉处较小的鞘管引入导管导丝，沿着支架腔内的长鞘下行。左肱动脉穿刺点区的另外一根鞘管偶尔能帮助止血，尤其在导管和输送系统交换时。

2. 导管直接选入其中的一个 cuff 导管，穿过支架进入相应的目标动脉（图 19-8B）。

3. 小剂量（5~8mL）对比剂造影确认导管位置。

4. 加硬导丝维持通路，退出导管，交换 Fluency（Bard Medical，佐治亚州，科文顿）自膨式覆膜支架（图 19-8C 和图 19-9）。

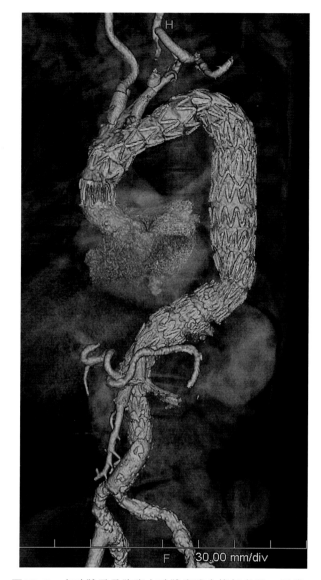

图19-9　主动脉弓及胸腹主动脉瘤腔内修复术后CT重建。

5. 为增加覆膜分支的支撑力，可以在 Fluency 基础上再植入另外一枚稍长一点的裸支架。

采取以下措施保护脊髓血流灌注：

1. 植入最后一枚分支支架前，立即引流出 20mL 脑脊液，术后按 10mL/h 引流。

2. 术后静脉补液、输血，升高血压，收缩压至少维持在 120mmHg 水平。

3. 术后评估下肢神经功能。存在功能缺陷则提示需要增加脑脊液引流和升高血压。

隐患和风险

• 栓塞。主动脉附壁血栓是腔内修复术的相对禁忌证。术中需要最大限度降低栓塞脑卒中的风险。经肱动脉操作相对安全，因为操作选择在左臂和左锁骨下动脉，而不是右臂和右无名动脉。此外，经肱动脉介入是在长鞘内操作，长鞘的头端是在支架内，与主动脉壁无接触。

• 脊髓缺血。根据 UCSF 经验，由于脊髓或腰骶丛神经缺血，高达 20% 的患者会出现下肢神经功能改变，但是很少（5%）患者是终身缺陷。早期诊断、及时的脑脊液引流及避免低血压非常重要。同时，警惕迟发性的神经功能缺陷也十分必要。

• 装置定位不准。理论上，支架移植物设计或植入错误会导致 cuff 导管定位不准，以及分支支架植入困难。实际上，适度的偏差还是能够接受的。唯一无法弥补的情形是，支架的 cuff 导管的尾部刚好定位在对应内脏动脉的开口上。

• 支架周围血流改变。支架植入后，主动脉腔变窄，支架周围血流供应减少将会影响内脏动脉灌注，而且使分支植入更加困难。但是，这并不是问题，只要不是真腔被压闭塞的主动脉夹层。较窄的、主干直径 18mm 的支架足以保证支架周围的操作空间，此外球囊扩张也可以打开支架周围空间，允许导管通过。现在，这些病例中，分支支架压缩并不是一个难题，或许是因为额外的自膨式支架增加了管腔的支撑力。

• 难以进入内脏动脉。从左肱动脉至内脏动脉管腔的路径又长又扭曲，当导管、鞘或支架输送系统遇到一定的阻力（锐角或不规则斑块），鞘管就可能弯曲成环，甚至反弹进升主动脉，导丝的头端也就被拉回来了。术中选用加硬导丝（Rosen or Amplatz、Cook Medical）、抗扭曲的肱动脉鞘管以及保持肱动脉–股动脉导丝的张力均能防止上述成环情况发生。导丝头端成型能够避免输送系统蹭刮 cuff 导管或斑块。6F Shuttle Select 鞘管，配合 6.5F 的 JB-1 导管（Cook Medical），或许能通过钝端的 Fluency 支架的输送系统无法通过的地方。如果是这样的，在 cuff 导管和内脏动脉之间内衬 Wallstent 裸支架，解决了 Fluency 植入时的很多困难。最后，形成 Fluency Wallstent 的三明治结构，虽然贵，但很稳定。

• 肾动脉过短，严重成角畸形。这种肾动脉，在不损伤下游分支的情况下，很难固定导丝。最安全的是使用 Rosen 导丝，它头端软，约 1.5mm 呈 "J" 形，损伤较小。此时，成像系统的角度方向十分重要。显示肾动脉开口最好的角度是向对侧倾斜，而显示肾动脉余下部分最好的角度是向同侧倾斜。

（金杰　译　蒋庆君　校）

参考文献

1. Saito N, Kimura T, Odashiro K, Toma M, et al: Feasibility of the Inoue single-branched stent-graft implantation for thoracic aortic aneurysm or dissection involving the left subclavian artery: Short-to-medium-term results in 17 patients, *J Vasc Surg* 41:206-212, 2005.

2. Inoue K, Iwase T, Sato M, et al: Transluminal endovascular branched graft placement for a pseudoaneurysm: Reconstruction of the descending thoracic aorta including the celiac axis, *J Thorac Cardiov Surg* 114:859-861, 1997.

3. Chuter TAM, Gordon RL, Reilly LM, et al: An endovascular system for thoracoabdominal aortic aneurysm repair, *J Endovasc Ther* 8:25-33, 2001.

4. Chuter TA, Schneider DB, Reilly LM, et al: Modular branched stent graft for endovascular repair of aortic arch aneurysm and dissection, *J Vasc Surg* 38:859-863, 2003.

5. Quinones-Baldrich W, Jimenez JC, DeRubertis B, et al: Combined endovascular and surgical approach (CESA) to thoracoabdominal aortic pathology: A 10-year experience, *J Vasc Surg* 49:1125-1134, 2009.

6. Criado FJ, Clard NS, Barnatan MF: Stent graft repair in the aortic arch and descending thoracic aorta: A 4-year experience, *J Vasc Surg* 36:1121-1128, 2002.

7. Greenberg RK: Aortic aneurysm, thoracoabdominal aneurysm, juxtrarenal aneurysm, fenestrated endografts, branched endografts and endovascular aneurysm repair, *Ann NY Acad Sci* 1085:187-196, 2006.

8. Hiramoto JS, Schneider DB, Reilly LM, et al: A double-barrel stent-graft for endovascular repair of the aortic arch, *J Endovasc Ther* 13:72-76, 2006.

9. Criado FJ: Chimney grafts and bare stents: Aortic branch preservation revisited, *J Endovasc Ther* 14:823-824, 2007.

10. Ohrlander T, Sonesson B, Ivancev K, et al: The chimney graft: A technique for preserving or rescuing aortic branch vessels in stent-graft sealing zones, *J Endovasc Ther* 15:427-432, 2008.

11. Sugiura K, Sonesson B, Akesson M, et al: The applicability of chimney grafts in the aortic arch, *J Cardiovasc Surg* 50:475-481, 2009.

12. Verhoeven EL: Endovascular reconstruction of aortic arch by modified bifurcated stent graft for Stanford type A dissection, *Asian J Surg* 30:296-297, 2007.

13. Bergeron P, Mangialardi N, Costa P, et al: Great vessel management for endovascular exclusion

of aortic arch aneurysms and dissections, *Eur J Vasc Endovasc Surg* 32:38-45, 2006.

14. Muehling BM, Bischoff G, Schelzig H, et al: Hybrid procedures for complex thoracoabdominal aortic aneurysms: Early results and secondary interventions, *Vasc Endovascular Surg* 44:110-115, 2010.

15. Anderson JL, Berce M, Hartley DE: Endoluminal aortic grafting with renal and superior mesenteric artery incorporation by graft fenestration, *J Endovasc Ther* 8:3-15, 2001.

16. Sonesson B, Resch T, Allers M, et al: Endovascular total aortic arch replacement by in situ stent graft fenestration technique, *J Vasc Surg* 49:1589-1591, 2009.

17. Imai M, Kimura T, Toma M, et al: Inoue stent-graft implantation for thoracoabdominal aortic aneurysm involving the visceral arteries, *Eur J Vasc Endovasc Surg* 35:462-465, 2008.

18. Chuter TA, Rapp JH, Hiramoto JS, et al: Endovascular treatment of thoracoabdominal aortic aneurysms, *J Vasc Surg* 47:6-16, 2008.

第20章 胸主动脉瘤的腔内治疗

VENKATESH G. RAMAIAH · ALEXANDER KULIK

历史背景

　　成年人中发生于降主动脉（DTA）的动脉瘤发病率为每10万人中3~4人[3, 4]。随着 DeBakey、Cooley等人[1]一系列开创性的工作，主动脉瘤的外科手术治疗起步于19世纪50年代。经过多年的发展，降主动脉瘤的围术期处理及手术技巧均得到了长足的进步。现在已常规进行脑脊液（CSF）引流、阻断后缝合的技术、心脏远端旁路、完全心肺旁路，或者低体温停循环等方法[2-4]。这些进展给手术切除的患者带来更好的预后。然而，许多降主动脉瘤患者因为年龄较大以及多种并存疾病而不能行开放切除手术。为了避免开放手术给这一类高危人群带来的危害，将血管腔内覆膜支架应用于胸主动脉疾病的概念应运而生。

　　血管腔内支架技术应用于降主动脉瘤已经有将近20年的历史[6]。而该技术最初由 Parodi 及其同事提出[5]，当时用于治疗腹主动脉瘤（AAA）。在20世纪90年代早期，由于覆膜支架修复腹部动脉瘤取得了良好的预后，斯坦福大学的医疗团队首先尝试将覆膜支架应用于降主动脉瘤的治疗。他们使用定制的覆膜支架治疗了13例不能行开放手术的高风险降主动脉瘤患者。定制支架以自膨式 Gianturco 支架（Cook Medical，印第安纳州，伯明顿）上覆盖涤纶隔膜（DuPont，特拉华州，威尔明顿）构成。通过外周血管导入后释放覆膜支架，隔绝瘤腔并降低瘤腔内压力，从而避免了胸廓切开和主动脉阻断的程度。13例患者中支架释放均很成功，其中12例患者支架周围的动脉瘤腔血栓化形成[6]。由于理想的早期结果，随后的研究另外增加了103例降主动脉瘤患者，其中许多患者均被认为不适合传统的开放手术治疗，最终都均取得了高度满意的结果[7]。

　　第一代腔内装置多为"自制"，其明显的局限性在于输送系统柔韧性差，难以通过弯曲的主动脉，故无法保证安全地跨越成角主动脉弓到达锚定区。多年的降主动脉瘤和腹主动脉瘤腔内修复积累起来

的经验促进了支架技术的改进和覆膜支架的商业化生产。在2005年，戈尔公司的 TAG 系统胸主动脉支架成为第一个经美国食品和药品监督管理局（FDA）批准用于胸主动脉瘤治疗的血管内支架。随后 Talent 系统（Medtronic Vascular，加利福尼亚州，圣罗莎）和 TX2 Zenith 系统（Cook Medical）相继被批准。这些移植物的覆膜成分为聚四氟乙烯（PTFE）或涤纶，而支架成分为镍钛合金或不锈钢。适用于降主动脉瘤的支架移植物具备以下特点：柔韧性好，输送系统日渐小巧（20~28F 的入路），更致密的移植材料，更大的顺应性和更多的样式及大小型号可供选择。

　　腔内治疗降主动脉瘤创伤较小，患者可以更好耐受，ICU 住院时间短，术后输血概率降低。与开放手术相比，围术期死亡率和截瘫风险也较低。

适应证

　　血管腔内治疗已经成为降主动脉瘤患者的微创治疗方案。即使对于老年患者，血管腔内治疗仍具有良好的耐受性，并且可减少重症监护时间和输血需求。与开放手术相比，在围术期死亡率和截瘫率方面均具有优势。

　　降主动脉瘤的定义是，主动脉局部或弥漫性扩张，直径至少超过相邻的正常主动脉的50%。一名中等身高的老年男性，其远端主动脉弓直径为2.8cm，如果邻近的降主动脉的直径扩张到5.6cm 或更大，就可确定为动脉瘤[4]。发生在主动脉的动脉瘤样改变，最常见的风险因素包括吸烟、慢性阻塞性肺疾病、高血压、动脉粥样硬化、二叶主动脉瓣膜和部分遗传性疾病。当无症状性降主动脉瘤患者的主动脉直径扩张超过7cm 时，其破裂或夹层形成的风险将以超过每年40%的速率递增[8]。因此对于无症状性降主动脉瘤，在直径达到6cm 之前预先干预，这能极大地降低其破裂风险[4]。身体健康状况良好且解剖学上血管适合腔内修复的无症状性降主动脉瘤患者，当其直径达到5.5cm 或偏心性增宽超过2cm 时，也可视为是进行干预的指征[9]。相对于无症状动脉瘤，症状性动脉瘤在

排除禁忌证后，无论大小均应外科干预治疗，因为出现症状即被认为是动脉瘤先兆破裂的征象。由于瘤体对周围组织压迫或侵蚀作用，降主动脉瘤可能导致背部疼痛、腹痛、发声嘶哑、吞咽困难、呼吸困难及咯血。脊髓压迫或脊髓动脉血栓形成可能导致下肢轻瘫或截瘫。粥样斑块碎屑引起的栓塞可能会导致远端器官，如腹腔内脏、肾脏或下肢等处的缺血。动脉瘤急性破裂将导致循环骤停。

市面上的胸主动脉支架移植均仅被 FDA 批准用于降主动脉瘤的治疗。然而，实际上却常常超过使用范围应用于其他胸主动脉疾病，包括主动脉穿透性溃疡（PAU）、主动脉壁内血肿（IMH）、主动脉夹层、外伤性主动脉疾病。PAU 表现为一个动脉粥样硬化斑块破裂，血流渗透到主动脉的内弹性膜层。虽然 PAU 进展缓慢，但它可能会导致主动脉瘤形成，严重的疼痛或主动脉破裂等后果[10]。IMH 被认为是主动脉滋养血管的自发性破裂，导致出血进入主动脉中层。IMH 可能与临床症状疼痛有关，并可能导致主动脉内膜撕裂和夹层形成。处于进展期的或有症状的 PAU 和 IMH 被认为是降主动脉支架修复的适当的适应证。主动脉夹层和外伤性主动脉破损的血管腔内治疗在本书的其他章节讨论。

术前准备

• 心脏评估。应进行无创性心肌负荷测试，比如运动平板试验、多巴酚丁胺负荷超声心动图或潘生汀铊实验。对于临床意义的冠状动脉疾病，行冠状动脉造影应属必要。

• 颈动脉多普勒超声检查。

• 血管图像。CTA 或三维重建将更好地直观显示主动脉图像，包括动脉瘤的直径、血栓特点、分支血管的解剖特点和主动脉钙化的程度。磁共振成像（MRI）也能提供血管图像和三维重建图像。MRI 虽然避免了电离辐射，但不能用于紧急情况或植入了心脏起搏器的患者。最好获得能反映胸部、腹部、骨盆和远端动脉血流的薄层 CTA，以及主动脉的三维重建图像（图 20-1）。

• 评估主动脉锚定区。DTA 腔内支架修复需要动脉瘤近端及远端的主动脉段都具备适当的长度和直径（图 20-2）。动脉瘤近端与无名动脉之间，以及远端与腹腔动脉之间需要足够长的锚定区来确保安全释放支架。一般来说，近端和远端锚定区必须有 2cm 的长度，并且没有血栓和钙化，才能做到封堵完全且没有内漏。市面上可用的支架直径为 22~46mm，而一般植入支架直径需超过血管直径的 10%~20%，所以锚定区直径必须大于 19mm 且小于 43mm。

• 评估入路血管——髂股动脉。术前必须检测髂股动脉的直径、曲折和钙化情况，以决定是否需要髂动脉桥接导管。

隐患和风险

• 预防脑卒中。DTA 支架修复后脑卒中的风险早期报道高达 8%，被认为与主动脉弓及其弓上分支内进行导管和鞘的操作有关[6]。早期的支架输送系统，需要使用大且僵硬的鞘管和扩张器通过弓部。而新的输送系统只需要一个导丝来通过弓部，因此减少

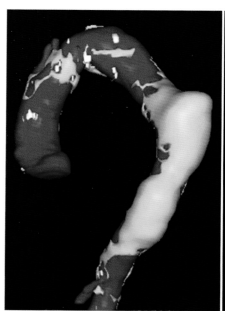
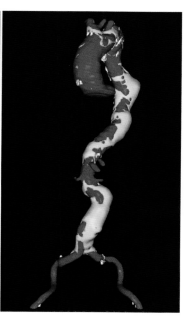

图 20-1　胸部 CT 扫描重建，显示一个直径 6cm 的胸主动脉瘤伴有轻度扭曲及钙化，髂血管直径足够，符合作为入路的条件。

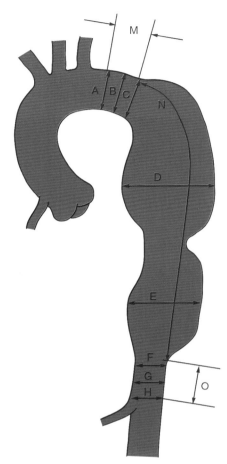

图20-2　评估血管解剖条件是否适合腔内修复的标准化术前量表。图中标识了典型的治疗计划所需测量的解剖部位。（A）近端锚定区（直径30mm）。（B）锚定点近端1cm。（C）锚定点外2cm（直径32mm）。（D）动脉瘤直径（60mm）。（E）第二个动脉瘤（不适用）。（F）锚定点远端2cm处。（G）锚定点远端1cm处（直径29mm）。（H）远端锚定区（直径28mm）。（M）动脉瘤长度（5cm）。（N）远端瘤颈（从动脉瘤到腹腔干3cm）。（O）总治疗长度（9cm）。

了弓部的血管内操作。与其改进措施相关，最近报道的脑卒中风险为3%~4%[11-18]。左锁骨下动脉被覆盖后可能会增加后循环脑卒中的风险，特别是在右侧椎动脉缺失或狭窄的情况下。然而，脑卒中主要的病因是动脉粥样硬化性栓塞。因此弓部的导丝、导管操作应该保持在最低限度以内。

• 预防截瘫。据报道，DTA 支架修复术后脊髓缺血性损伤风险为2%~4%[11-18]。如果在之前曾行主动脉手术，脊髓的侧支供血减少，截瘫或下肢轻瘫的风险就更大。这些手术包括开放或腔内腹主动脉瘤修复，以及术中进行了单侧或双侧髂内动脉闭塞的手术。同样，如果胸主动脉支架覆盖范围广泛，或者当前 DTA 治疗计划中需要覆盖左锁骨下动脉，都将增加截瘫的风险。因为支架植入的修复操作中无法

重建肋间动脉的供血，所以术中应注意避免过度覆盖 DTA 远端，并尽可能多保留开放的肋间动脉。左锁骨下动脉通过椎动脉供应脊髓前动脉的上段部分，因此可能是脊髓血流灌注的一个重要的侧支代偿来源。这一点在既往腹主动脉瘤腔内修复的患者中更突出。一些报道表明 DTA 支架修复中覆盖左锁骨下动脉会增加截瘫的风险，并建议术前常规行颈动脉-椎动脉旁路术重建椎动脉血供。但是，也有报道并不认同[14, 15]。如果为预防脊髓缺血截瘫或需覆盖长段的主动脉，则需要术前行脑脊液引流并保留到术后48 小时。术后将血压提高到140~160mmHg 以保证脊髓血流灌注。如果术后出现延迟性神经损伤的表现，提升系统血压并建立脑脊液引流则可能会逆转神经损伤。对于同时合并腹主动脉瘤的降主动脉瘤的患者，应分期进行修复，先修复较大的动脉瘤，在此期间建立脊髓侧支循环。

• 预防上肢缺血。因为有很大一部分的 DTA 动脉瘤接近左锁骨下动脉，因此有时支架有必要将锁骨下动脉起始部覆盖住，这样才有足够的固定区域确保完全隔绝动脉瘤。以下情形需要在支架植入前行左锁骨下动脉的血管重建：左椎动脉优势；既往左侧胸廓内动脉来源的冠状动脉旁路术；尚在使用的左上肢动静脉瘘。不存在这些绝对适应证时，则需要辨明是否需要常规术前行左锁骨下动脉重建。一些中心报道了与左锁骨下动脉覆盖有关的并发症——左臂间歇性无力，椎基底供血不足等，从而提倡 DTA 支架修复术前常规左锁骨下动脉重建。作者发现，只有 2% 的患者出现术后左上肢缺血，因此推荐一个标准的方法[14-19]。治疗左上肢缺血，左锁骨下动脉血管重建是一个方便有效的方法。为确定患者是否需要行左颈动脉-椎动脉旁路，术前有必要常规行颈、椎动脉多普勒超声和 CTA 检查，评估椎动脉的开放程度、尺寸及部位等情况，以排除左侧椎动脉起源于主动脉弓的可能，并查看 Willis 环的完整性。

• 预防近端Ⅰ型内漏。近端Ⅰ型内漏是 DTA 支架修复术后最常见的内漏类型，它提示支架和血管壁之间的贴合不紧密，从而导致动脉血液流入间隙内。胸主动脉的Ⅰ型内漏比腹主动脉更为常见，因为主动脉弓的存在导致了短而扭曲的锚定区。近端至少需要 2cm 的锚定区来避免近端Ⅰ型内漏。虽然近端Ⅰ型内漏偶尔会自发密闭，但如果自发愈合没有发生，常会因为动脉瘤腔内压力持续增高而增加患者远期动脉瘤破裂的风险。因此在支架刚植入时识别和处理近端Ⅰ型内漏至关重要[20]。支架植入后直接造影可以直观形象地显示是否有近端Ⅰ型内漏。近端Ⅰ型内漏通常可以用大直径的顺应性球囊行血管成形

术来纠正。通过球囊成形有助于确保支架完全展开，增加支架与主动脉壁的贴合。如果经过球囊成形后内漏仍持续存在，这时应该考虑延长支架长度增加封堵范围。这种情况下的支架植入可能需要覆盖左侧锁骨下动脉并到达左侧颈总动脉的起始部，以获得足够的近端锚定区，或者附加颈 – 颈转流术以进一步延长近端锚定区（图20-3 和图20-4）。同时，在某些特殊的情况下，使用一个球囊扩张型金属裸支架来增加近端锚定区支架对主动脉的贴合程度，也能治疗近端 I 型内漏。

• 预防远端 I 型内漏。DTA 支架植入时，至少要有 2cm 长度的远端锚定区来避免远端 I 型内漏。支架植入后如果发现远端 I 型内漏，应即刻行球囊成形术以确保远端支架完全展开，并改善支架与主动脉壁的贴合。如果远端 I 型内漏持续存在，则需要进一步处理，如在远端植入覆膜支架的延伸部件，或植入球囊扩张型裸金属支架以延长封堵区域并增加支架与主动脉壁的贴合。如果内漏持续存在，或远端锚定区需延伸至腹腔干动脉的起始部位，可开腹行腹腔干内脏动脉去分支术，也可以栓塞腹腔干后植入远端延伸部件并同时覆盖（图20-5 和图20-6）。如采用后一种方法，可能需重建腹腔干，否则将会有内脏缺血的风险。

• 预防近端 II 型内漏。来自被支架覆盖的锁骨下动脉的反向血流可能导致 II 型内漏[19]。对于持续存在的 II 型内漏，可在日后进一步治疗。

• 预防内脏缺血。DTA 覆膜支架植入时，为避免内脏缺血，尽量不要刻意覆盖腹腔干。如果远端锚定区过于接近腹腔干导致锚定长度不足而必须牺牲腹腔干，应首先行血管造影评估腹腔动脉和肠系膜上动脉之间的侧支循环。使用球囊临时阻断腹腔干的血流，行选择性肠系膜上动脉造影，从而确定肠系膜上动脉能否通过胃十二指肠动脉提供足够的侧支血流代偿。如果代偿充分，即刻行弹簧圈栓塞腹腔干，并将支架远端覆盖至肠系膜上动脉开口处。但是通过覆盖腹腔干来延长远端锚定区的经验仍然十分有限。

腔内治疗策略

入路血管的大小和形状

良好的血管入路对 DTA 覆膜支架的安全送入至关重要，所以术前血管图像评估必须包括髂股动脉。当前 DTA 支架设备需要一个大口径输送系统，尺寸范围为 20~24F（0.7~0.8cm）。因此在小的、曲折的或钙化的髂血管中推进输送支架的鞘时是有危险的，

这类患者髂动脉破裂的风险较高。扭曲的髂血管将促使相对僵硬的输送导管在越过弯曲时遇到各种角度，每经过一个弯曲时必然增加了摩擦力，降低了设备的可推进性（图20-7）。用力过度可能导致髂动脉损伤。

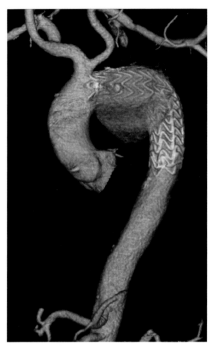

图20-3 CT扫描显示颈动脉–左锁骨下动脉旁路，而胸主动脉支架覆盖于分出左锁骨下动脉和无名动脉的共同主干稍远的部位。

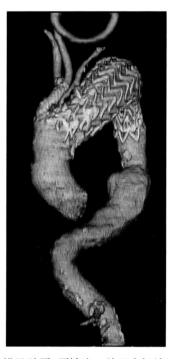

图20-4 CT扫描显示颈–颈转流，并且支架放置位置恰当。

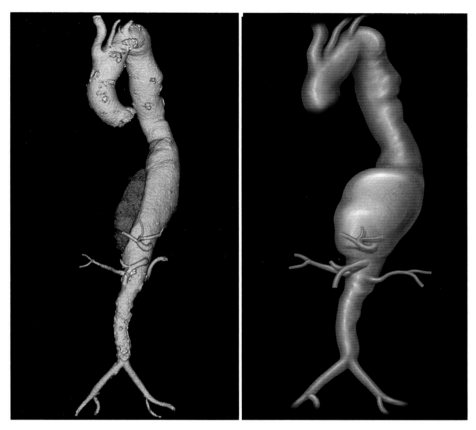

图20-5　CT扫描显示修复前的胸腹主动脉瘤。

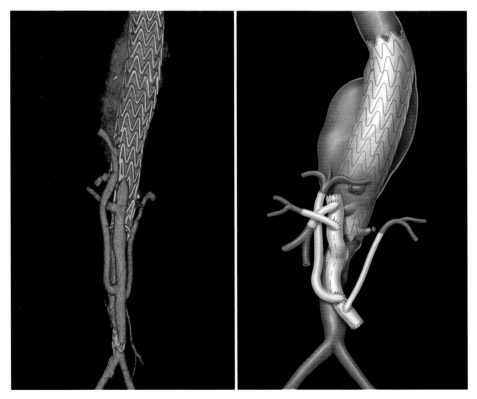

图20-6　CT扫描显示复合手术治疗胸腹主动脉瘤，胸主动脉支架结合腹腔动脉旁路手术，重建来源于肾下主动脉分支人工血管与腹腔干动脉、肠系膜上动脉及双侧肾动脉之间的旁路。

幸运的是，可通过使用超硬导丝来克服髂动脉过于弯曲这一问题，如 Amplatz SuperStiff、Meier（Boston Scientific，马萨诸塞州，内蒂克）、Lunderquist（Cook Medical）。这些导丝能够挺直髂血管系统，改善路径，使输送系统将设备输送到位。

可以尝试用 Coons 扩张器（Cook Medical）逐步扩张口径偏小的髂股动脉，对于轻中度的动脉粥样硬化狭窄，也可用该扩张器来改善入路血管条件。对于局灶性髂动脉狭窄，也可以通过球囊预扩来引入输送系统，并在手术结束后以球囊扩张型支架解除狭窄（图 20-8）。然而，遇到钙化并且口径狭小的髂股动脉时，最安全、最常用的技术是从腹膜后显露髂总动脉，然后以 10mm 的涤纶人工血管构建髂股动脉人工通路（图 20-9 和图 20-10）。将人工血管与髂总动脉近端吻合后，从建好的通路送入支架。人工通路可经皮下隧道从腹股沟韧带下穿出，也可在下腹壁戳孔引出，以避免移植物和自身血管之间锐性成角。在支架释放完毕后，再将人工血管与股动脉吻合而建立髂股转流。在 Gore TAG Ⅱ 阶段临床试验中，这种腹膜后建立人工通路的比例为 15%，而在系列报道中该比例为 22%[21]。

在股动脉不佳不适合作为入路血管时，另一种替代方法是，经腹膜后显露髂动脉后直接置管。完成操作拔除鞘管后用 4-0 聚丙烯缝线行双荷包缝合以加强止血。如遇到髂血管管径狭小或病变严重的，可以选用无需使用鞘管就能输送的 Gore TAG 产品，称为无鞘（bareback）技术。然而因为这种方法有支架导致髂动脉损伤的潜在可能，在 W.L. Gore 的产品说明中并不推荐这种方法。对于管径狭小而钙化严重的髂血管，如果不使用腹膜后路径，还可以考虑先建立腔内导管，再通过腔内导管来输送装置的办法。先经股动脉进入，在髂总动脉植入直径为 8~10mm 的覆膜支架，如 Viabahn（W.L. Gore）、iCast（Atrium Medical，新罕布什尔州，黎巴嫩），或者 Fluency（Bard Medical，佐治亚州，科文顿），覆盖至髂内动脉的起始部（图 20-11）。在植入的腹膜支架内，通过一个尺寸偏大的非顺应性球囊，在扩张髂动脉的同时挤碎钙化斑块。然后通过这一腔内通道送入主动脉修复装备。这一技术的主要风险是当使用大型输送系统时，覆膜支架可能发生移位。

修复装备释放后，在撤除输送外鞘时，应谨慎地把持住导丝。为防备在送入输送系统时发生髂动脉损伤，手术室应备有血并准备大型的动脉闭塞球囊（图 20-12）。撤出输送鞘管后即行逆行髂血管造影，如果存在髂动脉破裂，即行球囊封堵，并从腔内植入覆膜支架封闭破裂区段，或者行开放手术修补。

主动脉弓

在弯曲的主动脉弓部位准确放置支架的确是一个不小的挑战。在释放时支架仅略微地向远端移位就足以造成近端无法固定牢靠，这就需要在近端放置额外的"袖套"组件来加强支架近端的固定。在角度

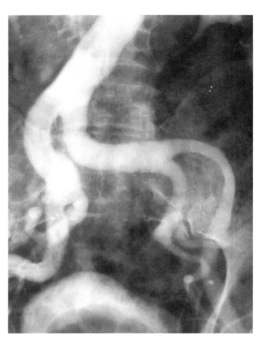

图20-7　扭曲的髂动脉图像。使用超硬导丝克服扭曲的髂血管，这些导丝能够拉直髂动脉，使之成为能输送腔内移植物到位的合适路径。

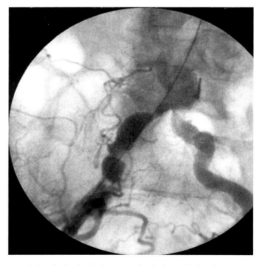

图20-8　逆行髂动脉造影显示髂动脉扭曲合并局灶性狭窄。对于局灶性髂动脉狭窄，可以先通过球囊扩张处理，使植入装置能完全输送通过，在结束操作前再植入球囊扩张型支架行彻底治疗。

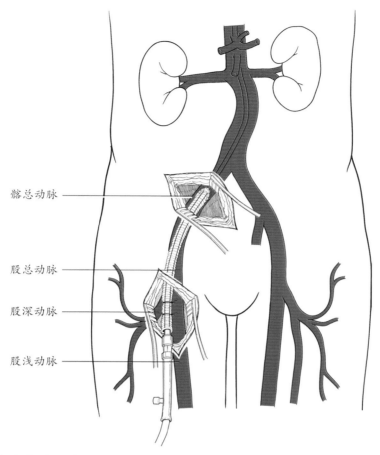

髂总动脉

股总动脉

股深动脉

股浅动脉

图20-9 通过右侧腹膜后切口将10mm人工血管吻合至右侧髂总动脉，末端再与胸主动脉支架输送鞘相连。

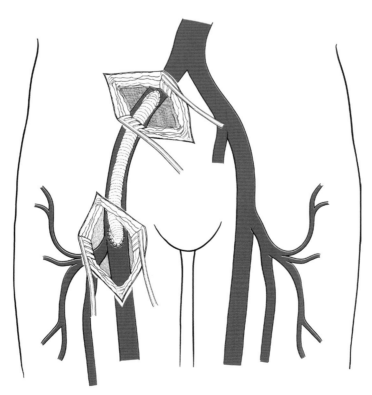

图20-10 经腹膜后，将一髂动脉桥接移植物按照旁路术的方式，端-侧吻合至右侧股总动脉，建立髂股旁路。

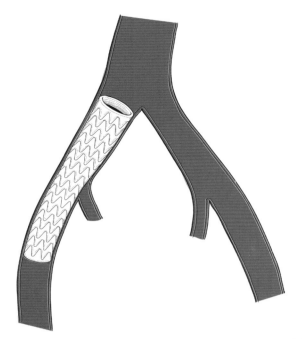

图20-11 在右侧髂总动脉及髂外动脉放置Viabahn覆膜支架建立腔内通路，从而增大髂血管的管径，防止随后胸主动脉支架通过时导致髂血管破裂。

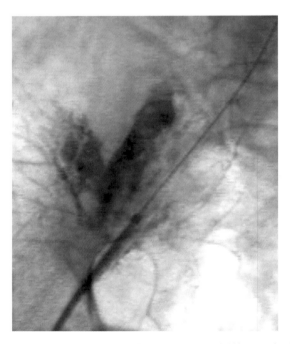

图20-12 撤鞘后逆行髂血管造影显示对比剂外漏，表明髂动脉发生破裂。

较大的主动脉弓放置支架，可能会导致支架成"鸟嘴"形，并导致近端 I 型内漏。支架塌陷是最严重的并发症。如果有必要，支架可以向主动脉弓更近端延伸甚至覆盖弓上分支，以获得足够的锚定区，同时对主

动脉弓行去分支化处理，行颈动脉 – 左锁骨下动脉旁路、颈 – 颈转流或者两者均做。在弓部释放支架时，降低血压和心输出量，对于确保支架准确释放和防止支架移位是至关重要的。可以使用血管扩张剂、腺苷、快速右室起搏，或者使患者保持 Valsalva 状态，均可达到效果。

主动脉扭曲

可以通过使用超硬导丝来克服动脉扭曲的问题，比如 Lunderquist 导丝，不仅能拉直髂股动脉，也能矫直胸腹主动脉和主动脉弓，改善支架输送系统的推进能力。期间必须注意导丝尖的位置，注意避免医源性损伤主动脉及主动脉弓分支血管，这些结构的损伤可能导致主动脉破裂或卒中。弯形的 Lunderquist 超硬导丝有一个富有柔韧性的末端，可以避免损伤主动脉弓和主动脉瓣。

还有一种技术可用来处理严重扭曲的主动脉，即置入肱股入路导丝，可以拉直最严重的扭曲成角。这种技术也被称为"体线（body floss）技术"，包括在右肱动脉置入鞘管，在此引入 260cm 导丝和导管并进至降主动脉，然后经股动脉用抓捕器取出导丝或直接切开股动脉取出导丝（图 20-13）。采用该技术时应注意要在肱动脉导丝放置保护性导管以防左锁骨下动脉损伤。当覆膜支架的输送系统到达主动脉时，同时在两端拉紧导丝以拉直主动脉。

锚定区

近远两端的锚定区至少要有 2cm 长度，才能保证降主动脉瘤充分隔绝。锚定区不足时，无论是在近端还是在远端，都需要建立解剖外旁路来提供额外的锚定长度。为确保足够的封堵，同时作为锚定区的主动脉段，最远端和最近端的直径减少率（锥度）要尽可能小（<15%），并且少有扭曲成角，否则均会影响隔绝效果。血栓及钙化也是需加以考虑的影响锚定质量的因素。锚定区血管存在环形血栓和广泛的钙化，将影响支架与管壁的贴合，导致内漏。所以术前影像应包括有锚定区特性的详细信息，如长度、直径和血栓存在情况。同时术中也可通过血管内超声（IVUS）来评估主动脉锚定区情况。

腔内移植物的选择及尺寸

术前影像学

术前影像学评估对于 DTA 血管腔内支架修复是至关重要的。选择移植物的直径或长度尺寸不正确，

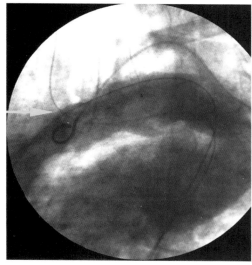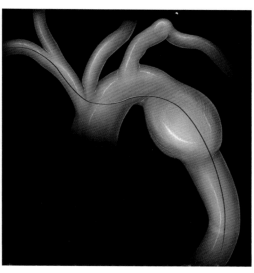

图20-13　血管造影显示巨大胸主动脉瘤伴随主动脉严重成角，经肱动脉置入到股动脉的导丝已到位（箭头）。

将导致动脉瘤隔绝不完全、支架移位、支架塌陷或主动脉分支被意外封堵。术前胸、腹及盆腔的增强 CT 扫描通常能够获得足够的测量主动脉大小的信息来决定修复支架的型号。然而，胸腔的主动脉段的图像往往是斜切面的，很难准确测量该部位主动脉的直径。CT 三维重建图像提供了真正的正交（短轴）主动脉横断面图像，帮助正确测量主动脉近端和远端锚定区的直径（TeraRecon，加利福尼亚州，圣马特奥；M2S，新罕布什尔，西黎巴嫩）。如果没有条件获得术前 CT 图像或者 CT 图像质量不佳，可以在术中行血管造影及血管内超声来评估。

相对于锚定区血管直径，覆膜支架的直径应比血管直径大 10%~20% 才能达到完全的隔绝。支架尺寸过小将导致贴合不良，引发支架移位或内漏。然而，支架尺寸过大，超过 20% 的比例，将导致支架塌陷或主动脉撕裂。根据现有的支架尺寸，直径为 19~43mm 的主动脉都能得到安全的治疗。支架一般是由近端向远端释放，但是当近端锚定区直径大于远端锚定区或者远端锚定区需要精确定位到腹腔动脉水平，这时改为由远向近的释放顺序则更为有利。

术中影像学

早期 DTA 支架修复术中使用 X 线透视，当时既没有便携式 C 臂机，也没有固定的 C 臂机。常规使用 IVUS 来补充 X 线透视的不足。IVUS 能测量近远端锚定区的主动脉直径和需行支架覆盖的主动脉长度；主动脉各分支，如左锁骨下动脉和腹腔干动脉；识别锚定区的钙化或血栓情况。IVUS 还能帮助医生减少静脉注射对比剂的剂量，从而减少肾功能损伤（图 20-14）。

主动脉弓最佳成像的 C 臂角度为左前斜 45°~50°，而腹腔动脉的成像角度为侧位。在支架释放前，应行诊断性动脉造影以确认支架已布置到位，确认其锚定区和动脉瘤的位置关系。DSA 技术能够去除骨性结构在内的背景图像，从而得到增强主动脉图像的可视性。路图技术（road mapping）能将主动脉造影作为背景叠加到动态的实时图像上，从而有助于支架的准确定位。依靠该技术，左锁骨下动脉和腹腔动脉能清楚显示，使得支架在释放时定位更准确（图 20-15）。

降主动脉瘤的血管腔内修复技术

股动脉通常能提供足够的血管入路来植入 DTA 覆膜支架。在腹股沟韧带水平斜行切开一个小口暴露右侧股总动脉。使用脐束带和止血带控制近端和远端出血。18G 穿刺针直接穿刺右股动脉，然后使用 Seldinger 技术逆行引入一个 0.035 英寸（0.89mm）的软头、顺应性好、头端成角的导丝。在透视下将导丝引入到主动脉弓。最后将 9F 鞘管置入右侧股总动脉。18G 穿刺针经皮穿刺左股总动脉，同样在透视下引入柔软的导丝及置入 5F 鞘。之后肝素化（70U/kg 体重），活化凝血时间超过 200 秒。

透视下从左侧腹股沟引入 5F 猪尾导管到主动脉弓。将 C 臂定位于左前斜 45°~50° 角，之后通过 5F 猪尾导管行胸主动脉造影，显示主动脉开口及 DTA 动脉瘤的图像。随后，通过右侧 9F 鞘引入 8.2F 探头（Volcano Corp.，加利福尼亚州，兰乔科尔多瓦）的 IVUS 来评估动脉瘤的大小、血栓和钙化的情况，以及远近端瘤颈的直径和长度。评估完结，通过 IVUS 导管交换 260cm 的 Lunderquist 超硬导丝，并定位于

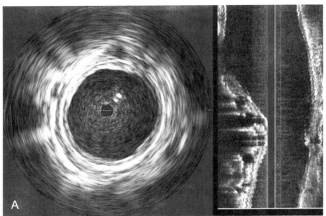

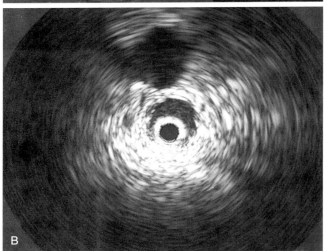

图20-14 （A）血管内超声（IVUS）显示胸主动脉瘤远端瘤颈没有明显血栓形成。（B）IVUS显示髂总动脉直径为8.5mm，伴轻度钙化，无血栓形成。

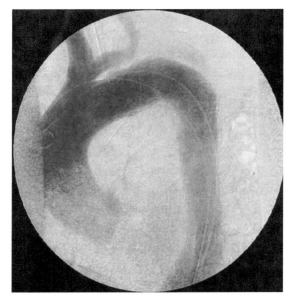

图20-15 血管造影显示牛形主动脉弓，胸主动脉支架覆盖了左锁骨下动脉的起始部。

升主动脉。

接下来，如果拟植入的装置为 Medtronic Vascular 或 Cook Medical 公司生产，将 9F 鞘交换为 DTA 覆膜支架装置；如果使用的是 W.L Gore 公司的产品，则更换为引导鞘管。在覆膜支架输送到位但还未释放前，先行主动脉造影证实动脉瘤的位置并确定支架相对于锚定区的位置。使用路图技术能帮助精确释放。覆膜支架释放前，可将系统血压降至 100mmHg 以下来减少支架移位。释放支架后沿导丝从支架后方撤出猪尾导管，并再次定位至主动脉腔行主动脉造影。

如果需要放置第二枚支架，则沿 Lunderquist 导丝与第一枚支架的输送装置交换，并且支架间至少重叠 5cm 以避免 III 型或交界性内漏。锚定区以及支架重叠区需以球囊扩张来达到最佳的贴合以防止内漏形成。在透视监视下，按照由近端向远端的顺行逐步以球囊扩张。一般使用一个顺应性的球囊，并且不推荐过度扩张，以避免主动脉夹层或支架断裂的风险。

支架释放后，行血管造影确认 DTA 动脉瘤隔绝满意，没有内漏存在。之后才从股动脉退出输送系统。如果怀疑存在血管损伤，Lunderquist 导丝应保留在原处。重新置入股动脉鞘，并逆行髂血管造影。如果动脉损伤确实存在，即刻引入球囊到破损处近端并充盈球囊可控制出血。如果确认没有损伤，撤除所有的导丝和鞘，适当的顺行和逆行冲洗股总动脉后，在恢复血流下横行缝合关闭动脉创口。左股动脉鞘穿刺部位可以直接压迫止血闭合，也可用血管闭合装置闭合。

Gore TAG腔内覆膜支架的释放

TAG 覆膜支架是一个可膨胀的 PTFE 管腔，整个外部覆盖以镍－钛合金自膨式支架。在向外展开又带有圆齿的两端，均设计有环绕一周的"袖带"样结构以加强贴合并消除内漏。在向外展开的底部，附有两个不透射线的黄金标识，为支架植入时及以后的随访中提供参照。TAG 支架的最初结构由含有两根金属丝的两层 PTFE 材料构成。由于多次发生金属丝断裂，支架被重新设计。去掉了金属丝，另增加了一个 PTFE 层，并且对 PTFE 材料也做了改进，强度更高，增加了多孔性材质。TAG 支架的直径范围为 26~40mm，长度包括 10cm、15cm、20cm。不同大小的支架必须选择不同大小的引导鞘（20F、22F 或 24F）（图 20-16）。覆膜支架呈收缩状态放置在 PTFE 套管内。

释放按钮位于输送装置的控制端，释放器内置有一根释放导丝贯穿导管的全长并与套筒相连。旋开并

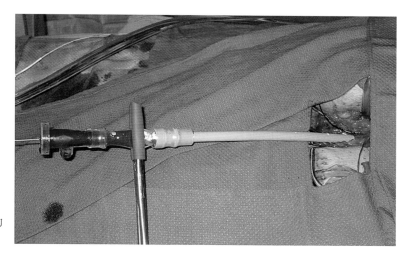

图20-16　一个22F输送鞘（W.L. Gore）置入股动脉，用于腔内支架的释放。

拉出释放按钮，将释放导丝从支架内拉出从而完成释放。自膨机制让支架从中心展开并向前后两端同时扩展（图 20-17）。这种快速释放机制让支架在血管腔内受到尽可能小的来自动脉血流的冲力。当要放置多个不同直径的支架时，推荐支架之间至少重叠 3cm。如果相同直径的多个支架重叠使用，推荐重叠 5cm。支架植入后可能需要行腔内整复以使之扩展完全，这时建议选择三腔球囊（W.L. Gore），因为该球囊在膨胀状态下也允许血流持续通过（图 20-18 至图 20-20）。

Zenith腔内支架的释放

　　Zenith 覆膜支架有整体一件套（TX1）或不同组件组成的两件套（TX2）两种设计，为模块化的腔内支架系统。该设备为不锈钢的 Z 形自膨式支架上缝合了涤纶织物。除了在移植物的远近两缘，Z 形支架位于涤纶织物的内侧外，其余部分均缝合于涤纶织物的外侧。黄金的不透射线的标记物位于移植材料的边缘，用于增强支架边缘在透视下的可视性。为了预防支架的移位，支架还设计了在近端朝向尾端及在远端朝向头端的倒刺。

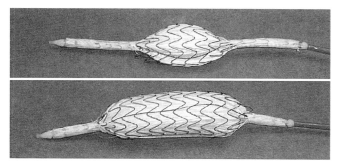

图20-17　一个部分释放的TAG装置（W.L. Gore）。

　　TX1 系统仅适用于长度小于 12cm 的相对较短的 DTA 动脉瘤。该设备的长度可达 202mm。TX2 系统的近端和远端固定系统分开设计在不同的组件上，它仅适用于长度超过 12cm 的 DTA 动脉瘤（图 20-21 至图 20-23）。第一个组件（TX2P）大小相当于从近端封堵区段到动脉瘤的远侧端，第二个远端组件（TX2D）大小相当于从动脉瘤的近端到远端封堵区段。TX2D 的特点是具有可选择的非覆盖作用的末端支架来补充固定。TX2 的长度范围为 120~207mm。支架直径范围为 22~42mm，支架配套装置的大小为 18~22F。

　　通过包装中自带的亲水涂层鞘管送入 Zenith 支架。设备与作为输送系统的扳机导丝组装在一起。释放支架时，一手握住支架保持原位，同时另一手撤回输送系统的外鞘。支架固定在位后，移除扳机导丝来释放金属倒刺，加强支架与主动脉壁的固定。通常无需另行球囊加固。如果使用了两个组件，将 TX2D 套在 TX2P 内，两个支架的重叠区域尽可能小。

美敦力公司腔内血管移植物的释放

　　Talent 胸主动脉覆膜支架系统（Medtronic Vascular）是由多聚酯（涤纶）膜缝在自膨式的镍钛合金材质的、由纵向导丝连接的环形支架上而构成的（图 20-24）。不透射线的"8"字形标记缝在膜上帮助透视时增加支架的可视性。Talent 装置是一个模块化的系统，移植物尺寸：直径范围为 22~46mm、长度范围为 112~116mm。移植物有四种类型可供选择，包括近端和远端主体部件及近端和远端扩展部件。近端主体部件和远端扩展部件均设计有无覆膜的裸区，裸区能够安全放于左锁骨下动脉近端及腹腔干动脉远端而不阻断其血流。每个移植物都加载在一个内部导管上，并压缩包装在一个 20~25F 聚四氟乙烯外套管内。回拉外鞘后通过棘齿样机制的传动装置来释

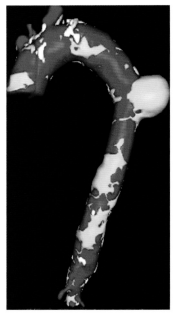

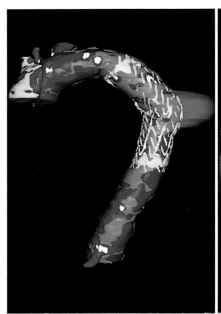

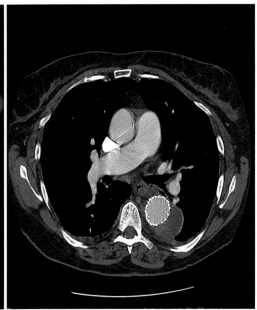

图20-18   三维CT重建展示一个囊状的DTA动脉瘤。

图20-19   胸降主动脉瘤成功被隔绝。

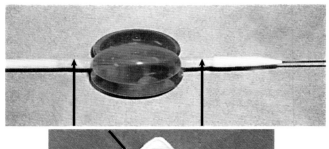

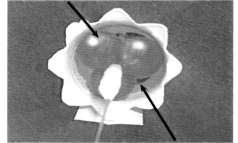

图20-20   用于充盈TAG覆膜支架的三腔气囊（W.L. Gore）。

放 Talent 支架，从而使支架自膨并紧贴于主动脉（图20-25 至图 20-27）。释放完毕，可以用 Raliant 球囊（Medtronic Vascular）来确保支架移植物与主动脉的贴合。

Valiant 胸主动脉支架移植物系统（Medtronic Vascular）是在 Talent 系统做了一些改进的基础上推出的，在释放的准确性、设备的灵活性和技术易用性方面均有所提高。移除了 Talent 系统的长连接杆，重新调整了支架间隔而改善了柱状支撑，与 Talent 覆膜支架的 5 个裸露的顶端导丝相比，Valiant 共有 8 个裸露的顶端导丝，从而减少了施加在每个接触点的压力。Valiant 装置有封闭的网状结构、直筒结构和楔形结构可供选择，长度在 100~227mm，近端颈部直径 24~46mm，局部为 2mm 增粗。远端的裸弹簧设备可以避免覆盖腹腔动脉。使用 Xcelerant 输送系统达到可控的棘轮释放。

术后护理

- 重症监护。术后，患者应在重症监护室监护 48 小时。实行遥测技术连续监测血流动力学参数、血氧等指标，按标准复苏程序行术后处理。

- 神经功能的评估。患者应尽快从麻醉状态苏醒过来以进行早期神经功能的评估。

- 脊髓灌注。为了保持脊髓灌注，在覆膜支架修复后第一个 48 小时内收缩压应维持在 140~160mmHg。一旦怀疑存在脊髓损伤，而之前未行脑脊液引流，急救措施包括立即行脊髓置管引流，将脑脊液压力控制于 10mmHg 以下，并维持到术后 3 天，同时适当提高全身血压，补液扩容，给予类固醇类药物。

- 术后影像学。肾功能正常的患者在术后第 1 天及第 2 天行胸、腹、盆腔增强 CT 扫描，以检查支架位置及内漏情况。

- 出院计划。患者通常术后第二天或第三天可

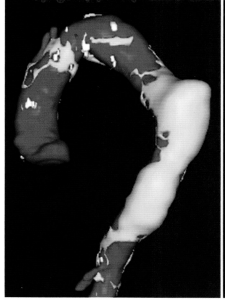
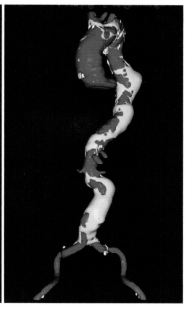

图20-21　三维CT重建显示，一个直径6cm的胸主动脉瘤；髂血管直径大小足够用作入路，仅轻微的扭曲和钙化。

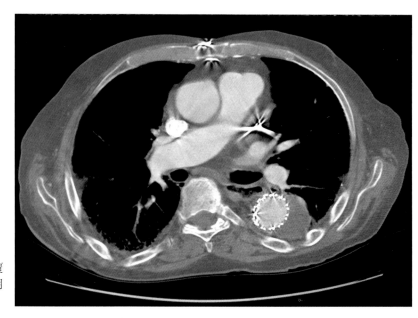

图20-22　术后CT检查，横断面显示使用TX2覆膜支架（Cook Inc.）胸动脉瘤完全被隔绝，无明显内漏。

以出院，2~3 周内评估切口。

* 术后监测。第 3、6、12 个月及以后每年进行 CT 扫描随访。虽然 MRA 也能检测支架情况，但 CTA 是检查内漏情况中应用最广泛的成像方式。已发表的文献指出，患者行 DTA 覆膜支架修复后二次干预率为 6%~12%[11-18, 22]。

并发症

* 死亡、卒中及截瘫率。使用斯坦福大学确认的能用于 DTA 覆膜支架修复术的第一代设备，结果表明手术死亡率为 9%，卒中率为 7%，截瘫为 3%[6, 7]。

死亡危险因素包括老龄、既往卒中史，还有因存在手术禁忌证而转为行腔内修复的病例。PAU 患者的支架修复的手术死亡率高达 12%，被考虑为高风险人群[10]。据亚利桑那州心脏研究所 2000—2006 年的统计结果，行 DTA 覆膜支架修复术的 289 例患者中，手术死亡率、卒中和脊髓损伤率分别为 4.8%、3.8% 和 4.2%[14]。Gore TAG 的早期试验数据表明，DTA 覆膜支架修复术相对于开放手术能减少围术期风险。然而，最近的一项 Meta 分析指出，将胸主动脉瘤按解剖类型分类后，腔内手术和开放手术具有类似的并发症率。Gleason 和 Benjamin[3] 对 5 大系列开放手术修复（1716 例）和 17 大系列的血管内支架修复

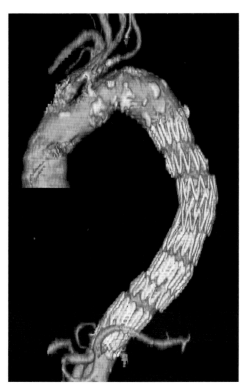

图20-23 术后三维CT重建显示使用TX2支架移植物（Cook Inc.）治疗的1例降主动脉瘤。

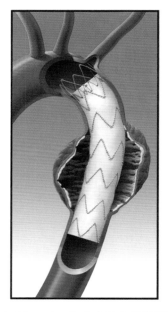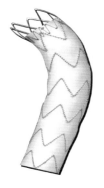

图20-24 Talent胸主动脉支架移植物（Medtronic, Inc.）。

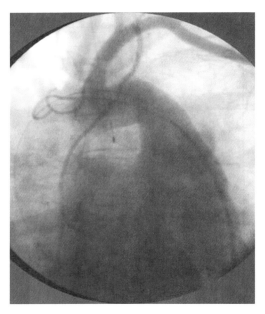

图20-25 胸主动脉造影显示一个胸降主动脉瘤，其最大直径为9cm。

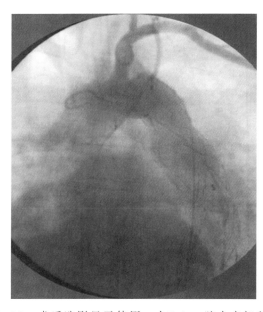

图20-26 术后造影显示使用一个Talent腔内支架移植物（Medtronic, Inc.），胸主动脉瘤被完全封堵。

（1342例）进行了数据合并，比较了DTA的预后。结果显示，开放手术的结果与支架相比几乎相同（开放手术和腔内手术相比：手术死亡率分别为4.8%和6.3%，$P=0.51$；截瘫分别为2.9%和1.4%，$P=0.11$；卒中分别为3.2%和2.4%，$P=0.52$）。

• 外周血管并发症。栓塞、血栓形成和血管损伤的发病率可能高达14%。

• 主动脉夹层。使用过大尺寸的腔内移植物和过于猛烈的球囊扩张可能会导致主动脉夹层。

• 支架移位或断裂。在所有的腔内移植物中均可能发生，从而强调了持续监测的必要性。

• 内漏。亚利桑那州心脏研究所提供的249例DTA覆膜支架腔内修复的病例中，38例（15.3%）发

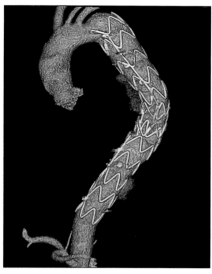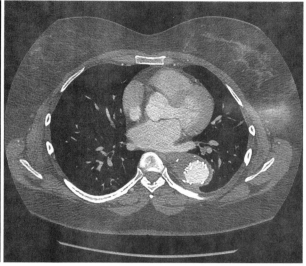

图20-27　CT图像显示胸主动脉瘤封堵完全，没有明显内漏。

生了内漏，其中包括 15 例远端 I 型内漏，13 例近端 I 型内漏，8 例 II 型内漏，2 例 III 型内漏[20]。并且 12 例（4.8%）需要使用一个额外覆膜支架进行再次介入干预，4 例（1.6%）需要转为开放手术治疗。大多数术后初次 CT 扫描发现的 II 型内漏能自发愈合。持续存在的 II 型内漏可以用线圈栓塞治疗，或者如果认为与左锁骨下动脉逆流有关，可以通过同侧肱动脉植入血管栓[19]。

（王亮　译　杨復唐　校）

参考文献

1. DeBakey ME, Cooley DA: Successful resection of aneurysm of thoracic aorta and replacement by graft, *J Am Med Assoc* 152:673-676, 1953.
2. Kulik A, Castner CF, Kouchoukos NT: Replacement of the descending thoracic aorta: Contemporary outcomes using hypothermic circulatory arrest, *J Thorac Cardiovasc Surg* 139:249-255, 2010.
3. Gleason TG, Benjamin LC: Conventional open repair of descending thoracic aortic aneurysms, *Perspect Vasc Surg Endovasc Ther* 19:110-121, 2007.
4. Svensson LG, Kouchoukos NT, Miller DC, et al: Expert consensus document on the treatment of descending thoracic aortic disease using endovascular stent-grafts, *Ann Thorac Surg* 85(Suppl 1):S1-41, 2008.
5. Parodi JC, Palmaz JC, Barone HD: Transfemoral intraluminal graft implantation for abdominal aortic aneurysms, *Ann Vasc Surg* 5:491-499, 1991.
6. Dake MD, Miller DC, Semba CP, et al: Transluminal placement of endovascular stent-grafts for the treatment of descending thoracic aortic aneurysms, *N Engl J Med* 331:1729-1734, 1994.
7. Demers P, Miller DC, Mitchell RS, et al: Midterm results of endovascular repair of descending thoracic aortic aneurysms with first-generation stent grafts, *J Thorac Cardiov Surg* 127:664-673, 2004.
8. Coady MA, Rizzo JA, Hammond GL, et al: Surgical intervention criteria for thoracic aortic aneurysms: A study of growth rates and complications, *Ann Thorac Surg* 67:1922-1926, 1999.
9. Diethrich EB, Ramaiah VG, Kpodonu J, Rodriguez-Lopez JA: Endovascular and hybrid management of the thoracic aorta: A case-based approach, *Hoboken: Blackwell Publishing Ltd*, 2008.
10. Demers P, Miller DC, Mitchell RS, et al: Stent-graft repair of penetrating atherosclerotic ulcers in the descending thoracic aorta: Mid-term results, *Ann Thorac Surg* 77:81-86, 2004.
11. Fattori R, Nienaber CA, Rousseau H, et al: Results of endovascular repair of the thoracic aorta with the Talent Thoracic stent graft: The Talent Thoracic Retrospective Registry, *J Thorac Cardiov Surg* 132:332-339, 2006.
12. Patel HJ, Williams DM, Upchurch GR Jr, et al: Long-term results from a 12-year experience with endovascular therapy for thoracic aortic disease, *Ann Thorac Surg* 82:2147-2153, 2006.
13. Stone DH, Brewster DC, Kwolek CJ, et al: Stent-graft versus open-surgical repair of the thoracic aorta: Mid-term results, *J Vasc Surg* 44:1188-1197, 2006.

14. Wheatley GH III, Gurbuz AT, Rodriguez-Lopez JA, et al: Midterm outcome in 158 consecutive Gore TAG thoracic endoprostheses: Single center experience, *Ann Thorac Surg* 81:1570-1577, 2006.

15. Buth J, Harris PL, Hobo R, et al: Neurologic complications associated with endovascular repair of thoracic aortic pathology: Incidence and risk factors. A study from the European Collaborators on Stent/Graft Techniques for Aortic Aneurysm Repair (EUROSTAR) registry, *J Vasc Surg* 46:1103-1110, 2007.

16. Brown KE, Eskandari MK, Matsumura JS, et al: Short and midterm results with minimally invasive endovascular repair of acute and chronic thoracic aortic pathology, *J Vasc Surg* 47:714-722, 2008.

17. Greenberg RK, Lu Q, Roselli EE, et al: Contemporary analysis of descending thoracic and thoracoabdominal aneurysm repair: A comparison of endovascular and open techniques, *Circulation* 118:808-817, 2008.

18. Hughes GC, Daneshmand MA, Swaminathan M, et al: "Real world" thoracic endografting: Results with the Gore TAG device 2 years after U.S. FDA approval, *Ann Thorac Surg* 86: 1530-1537, 2008.

19. Peterson MD, Wheatley GH III, Kpodonu J, et al: Treatment of type II endoleaks associated with left subclavian artery coverage during thoracic aortic stent grafting, *J Thorac Cardiov Surg* 136:1193-1199, 2008.

20. Preventza O, Wheatley GH III, Ramaiah VG, et al: Management of endoleaks associated with endovascular treatment of descending thoracic aortic diseases, *J Vasc Surg* 48:69-73, Jul 2008.

21. Bavaria JE, Appoo JJ, Makaroun MS, et al: Endovascular stent grafting versus open surgical repair of descending thoracic aortic aneurysms in low-risk patients: A multicenter comparative trial, *J Thorac Cardiov Surg* 133:369-377, 2007.

22. Makaroun MS, Dillavou ED, Wheatley GH, et al: Five-year results of endovascular treatment with the Gore TAG device compared with open repair of thoracic aortic aneurysms, *J Vasc Surg* 47:912-918, 2008.

KARTHIKESHWAR KASIRAJAN

历史背景

Nichools（1699—1778）在国王乔治二世的尸检结果中第一次描述了急性胸主动脉夹层。急性无并发症 B 型夹层的医学治疗可追溯到 1967 年，首次由 Palmer 和 Wheat 提出的一个基于降低血压和心室收缩力评估值的方案[1]。急性无并发症 B 型夹层的 30 天死亡率从 20 世纪 60 年代的 40% 下降到如今的不足 10%。然而，仍有 20%~30% 的病例存在发生延迟性动脉瘤的风险，并且大约有 18% 的患者仍然有主动脉破裂的风险而导致灾难性的后果。Dialetto 及其同事[2] 报道，28.5% 的单纯性 B 型夹层在经医学治疗后平均于第（18.1±16.9）个月发生瘤样扩张。动脉瘤性退行性变的风险因素是存在明显的假腔，并且远端主动脉扩张，直径到 40~45mm 甚至更大。

Gurin 及其同事在 1935 年首次尝试了手术修复并做了报道。他们在髂动脉进行了一个远端反流点来减轻假腔的压力。早期尝试手术治疗的还有 Abbott[4]，他在 1955 年用玻璃纸包裹腹主动脉瘤。DeBakey 及其同事[5] 引入了一种新的涉及切除内膜破裂口、闭合假腔以及直接吻合或移植物植入的手术治疗方法，这是一种革命性的开创工作。然而，对有症状的 B 型胸主动脉夹层施行开放手术死亡率高达 20%~80%，尤其在合并肠缺血的情况下。这就激发了微创技术的发展，比如开窗技术和血管腔内支架治疗技术。第一例胸主动脉腔内修复术（TEVAR）治疗 B 型主动脉夹层的系列报道由 Dake 及其同事于 1999 年报道[6]。

适应证

虽然腔内植入法治疗单纯性 B 型胸主动脉夹层是临床研究中一个活跃的领域，但是药物治疗仍然是当前治疗该疾患的标准方法[7-9]。介入干预的适应证包括症状性 B 型夹层，症状体现在主动脉破裂，肢体或内脏的终末器官缺血（框 21-1）。由于血管腔内介入有较低的死亡率和发病率，所以情况允许时，相对于开放手术优先选择介入治疗[10-11]。然而，对于合并有孤立性下肢缺血的 B 型胸主动脉夹层，仍需要在原有血管解剖路径基础上建立额外的髂-股或股-股旁路。在充分的控制血压后胸痛持续存在，也是介入干预的适应证。然而，对于"胸痛持续存在"尚没有明确的界定，其持续时间在不同学者之间差异很大，从 48 小时到 14 天不等。对于结缔组织综合征的患者，只有当其他的可选治疗方法无效时才选择使用 TEVAR 治疗。相对于 B 型夹层，所有的 A 型夹层推荐立即行直接开放手术修复。

术前准备

- 重症监护。怀疑急性主动脉夹层患者应立即入住重症监护室，进行血压控制和诊断评估。

- 鉴别诊断的注意事项。需要排除胸部和背部疼痛的其他原因，如急性心肌梗死（心电图、心肌酶）和肺栓塞（胸部 CTA）。

- 疼痛和血压的控制。可以选用硫酸吗啡和静脉应用 β 受体阻滞剂（拉贝洛尔、美托洛尔或艾司洛尔）以快速有效地控制疼痛和血压。难治性高血压需要血管舒张药物（硝普钠）或血管紧张素酶抑制剂。无并发症的急性 B 型夹层，药物治疗仍是一线治疗方法。B 型夹层合并腹痛提示肠缺血，除非存在其他

框 21-1　放置胸主动脉覆膜支架的适应证

- 破裂
- 肢体缺血
- 内脏缺血
- 急性假腔扩大
- 穿透性溃疡
- 主动脉夹层部位的直径 >4cm
- 难治性高血压合并背部疼痛
- 充分控制血压仍存在持续性背痛
- 部分假腔内血栓形成

情况可以证明是腹痛的原因。

• 术前水化。夹层累及肾脏动脉、合并低血压以及术前和术中成像中使用的对比剂，均可以导致急性肾衰竭。充足的水化应特别引起注意并列为必需步骤。

• 成像。经食管超声可以证实主动脉夹层，并能区分 A 型和 B 型[12]。然而，64 排 CT 能够在 1 分钟内提供一个从颈部到腹股沟的血管影像，为最佳的胸主动脉的评估方法。CT 不仅能确诊，区分 A 型和 B 型夹层，还能识别受累的分支血管和可能存在的血管破裂。

隐患和风险

• 内脏缺血。B 型夹层合并腹痛必须怀疑存在肠缺血的可能，除非有其他明确原因。患者在支架移植物封堵破口后需要立即行 CT 诊断，并且可能需要开腹探查。如果肠道灌注不是持续存在，即使近端支架已隔绝完全，而且真腔已扩大，仍推荐内脏血管支架植入真腔（图 21-1）。当夹层撕裂广泛累及分支血管时就需要行内脏血管旁路术。如果存在肠坏死，首选二次剖腹探查和肠切除术。

• 区分胸主动脉夹层的真、假两腔。夹层的 TEVAR 手术治疗坚持的原则是将支架移植物植入真腔并封堵撕裂入口。术者必须在术前通过 CT 图像明确真假腔的相对位置，并在术中通过血管内超声（IVUS）进一步证实。真腔通常小于假腔，并且在造影下颜色更深（图 21-2）。在最初的引导导丝置入时，如果导丝位于假腔，通常不容易沿着主动脉弓输送至升主动脉，反而容易在左锁骨下动脉远处扭曲成襻。然而，如不发生上述情况，不能就此确认导管已置入真腔。确认导丝置入真腔的可靠方法包括：术前仔细评估 CT 图像以选择合适的入路血管，术中再通过 IVUS 检测加以证实；如果经股动脉逆行入路不能可靠地进入真腔位置，可选择经右肱动脉入路。弓部造影时，对比剂首先填充真腔，假腔通常延迟数秒后显示（图 21-3）。这一点在选择经股动脉入路时确认导丝进入主动脉弓的真腔是至关重要的，IVUS 在监测导丝行走路径中最为可靠。没有充分将真腔与假腔区分开来可以导致多种并发症，包括破裂、增大破口、A 型夹层、急性真腔闭塞（图 21-4）。

• 动脉入路。大口径设备需要大的入路鞘。有关胸主动脉覆膜支架放置的研究表明并发症常发生于提供入路的髂股血管。在 W.L. Gore 赞助的 TEVAR 多中心研究中，髂血管损伤或血栓形成发生率为 14%。股动脉入路并发症最常见于使用接近髂动脉直

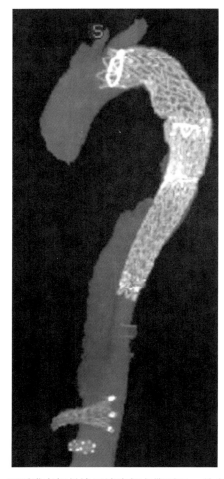

图21-1 用覆膜支架封堵近端胸部主撕裂口，并在肠系膜上动脉和腹腔干动脉另外放置支架以处理肠道缺血。注意内脏支架的位置跨越了整个假腔并延伸到真腔。

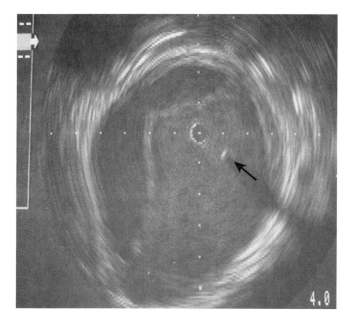

图21-2 IVUS提示导管位于假腔内（箭头）。假腔通常是两个腔道中较大、较亮的那个。

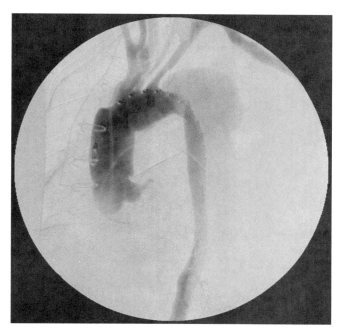

图21-3　诊断性血管造影显示，被压扁的真腔相对快速地被充填，假腔延迟显影。

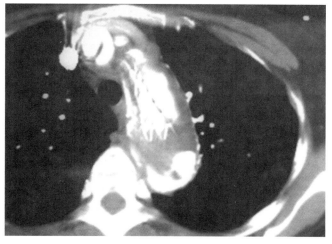

图21-4　覆膜支架错误地植入假腔，导致真腔急性压缩并转变为急性A型夹层。

径的24F鞘时。髂动脉直径较小，再加上钙化和扭曲，将进一步增加髂血管夹层或破裂的风险。下至股总动脉水平的CT图像应列入术前准备中。需要进行增强和非增强两种CT扫描，用以评估髂动脉的最小直径和钙化程度。评估扭曲的最好方法是三维重建或常规血管造影。一般来说，如果一个管道被认为是必要的，它几乎总是必要的。同样重要的是在透视下全程监视鞘进入主动脉的过程。理想情况下，鞘应通过硬的 Lunderquist 导丝或 Meier 导丝引入。大多数的髂动脉损伤通常是在撤鞘时才被注意到。因

此，如果需要额外的力来将鞘引入，尽管鞘是向前移动的，撤鞘时亦可发生髂动脉撕裂。如果鞘不能被轻松地撤出，这时明智的做法是，将鞘保留于原位，解剖显露髂动脉，或将一 12F 鞘从对侧股动脉引入，送入 Reliant 或 Coda 阻塞球囊来紧急控制主动脉。同样重要的是不要撤去导丝，因为重新经导丝将鞘引入，结合扩张器的应用，损伤的髂动脉可能得到暂时的填塞，从而开始修补。

- 髂动脉假性动脉瘤。在鞘撤出后，可发现有内膜碎片附着在鞘上。在关闭股动脉开口后，最终的盆腔血管造影可发现髂动脉假性动脉瘤。该动脉瘤可能发生迟发性破裂。所以术中如果需要两个或两个以上的设备，建议置入一个引导鞘来防止在随后的设备引入时损伤髂股动脉。

- 血管扭曲。降主动脉可能存在锐角扭曲，影响设备跨过。许多策略可以帮助解决这个问题。首先，使用超硬 Lunderquist 导丝置于主动脉根部近端可能提供更多的支持力。如果这样还不能解决问题，可从对侧股动脉引入另一个加硬导丝，利用"双导丝技术"帮助拉直降主动脉。最后，使用肱－股导丝（"体线"技术）可以防止导丝在降主动脉弯曲。因为大多数急性 B 型夹层的病例少有弓部动脉粥样硬化病变，所以弓部栓塞的风险比胸主动脉瘤低。经皮穿刺置管建立右肱动脉入路可较容易到达真腔，尤其适合通过股动脉置管难以进入真腔的患者。值得注意的是，这种技术经常能通过防止导丝扭曲从而允许设备越过降主动脉扭曲段。

- 避免造成一个新的 A 型夹层。在夹层患者中常规球囊扩张腔内移植物是不明智的，特别是在近端位置，因为这有可能发生脑血管意外，并可能使夹层转变成 A 型（图 21-5）。球囊扩张应作为内漏或支架展开不全时的保留办法。将平均动脉压降低至 70mmHg 以下也有助于防止近端夹层内膜片在腔内移植物放置过程中向近端扩展，并降低远端移植物移位的风险。

腔内治疗策略

术前影像学

　　初始影像检查首选 CTA。MRA 对于对含碘对比剂过敏、肾衰竭或怀孕的患者具有价值。MRA 的空间分辨率低于 CTA。此外，金属物体对 MRA 可造成影响，手术夹和支架都可产生伪像而影响对结果的观察。装有心脏起搏器、心脏除颤器和某些心脏瓣膜的患者不可以接受 MRA 检查。在评估分支血管和获

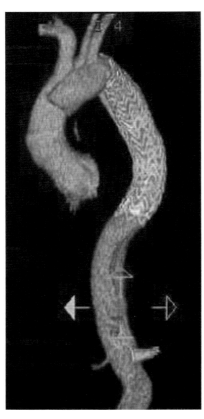

图21-5 对近端封堵区域施行球囊扩张导致夹层向近端延伸到弓部。

取有关支架放置位置的数据方面首选 CT。超声心动图可导致患者不必要的活动，往往仅限于不稳定的患者或 CTA 及 MRA 图像不可靠时。术中经食管超声心动图可以帮助排除支架植入后是否并发 A 型夹层。

A型和B型夹层的区分

A 型夹层仍然仅能通过开放手术治疗，并且 A 型夹层中仅存在一个位于降主动脉的孤立的破入口是非常罕见的。A 型夹层中，在降主动脉植入覆膜支架往往是致命的，因为假腔出口突然关闭后，导致升主动脉的假腔压力快速增加，从而引起主动脉瓣关闭不全和主动脉破裂至心包腔。

确定治疗范围

覆盖的范围取决于适应证。一般来说，覆盖入口能促进假腔内血栓形成和主动脉重塑（图 21-6）。大多数的破口发生左锁骨下动脉远端数厘米处。胸主动脉的这一部分通常是高度成角的，这一角度标志着主动脉弓转换为降主动脉，最好避免将支架移植物放置在这个部位。支架最好置于左侧颈总动脉开口远端，这样支架的近端部分就能较好地贴合整个动脉壁。将支架植于该部位远端可能会因为内弯贴合不完全，进而导致支架受压变形甚至闭塞，并

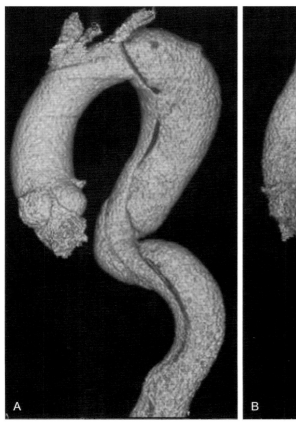

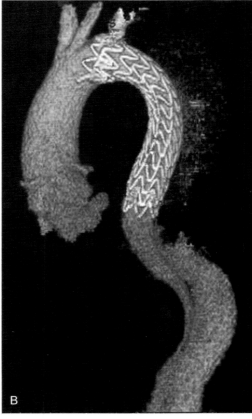

图21-6 （A）一例典型的入口恰好位于左锁骨下动脉远端的急性B型夹层的CT图像。（B）破入口被覆膜支架消除后，虽然远端破口仍然存在，但假腔内血栓形成，其范围超过支架植入的部分。

转变为急性 A 型夹层，或锚索弹开（图 21-7）。左颈总动脉的以远和左锁骨下动脉末端的以近部分的主动脉段为支架最稳定的锚定区。这时，一些患者可能需要加以颈动脉 - 左锁骨下动脉旁路术（框 21-2）。胸主动脉覆膜支架 15cm 的长度通常足够，并且最好小于 20cm。唯一的例外情况是游离型破裂，建议的覆盖范围是从左侧颈总动脉开口以远的部位直到腹腔干。主动脉夹层中覆盖范围与截瘫发生率有关，因为多个开放的肋间动脉在该段动脉。

全弓置换术后的TEVAR

胸主动脉支架植入非常适合全弓置换术的第二阶段。弓部置换后，余留在降主动脉近端的游离的移植物末端可以用作近端锚定区（图 21-8A）。这需要在弓部置换手术一开始时进行一些重要的步骤。开放手术时"象鼻"移植物的长度至少需要 6cm，因为在植入后有缩短倾向。用不透射线的物体放置在"象鼻"的末端作为标记，协助后面置管和支架植入部位的辨认。在支架植入时，经股动脉路径的"象鼻"置管可能会遇到困难，因为该移植物在降主动脉内会自由游动。通过经肱动脉置入导丝能快速解决这个问题，最好采用右肱动脉入路，这样便于 C 臂

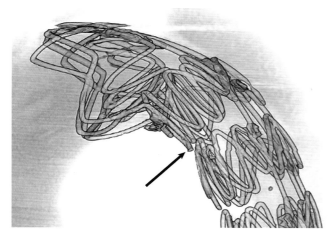

图21-7　导丝（箭头）在沿着主动脉内弯行进到近端后弹出，原因为近端锚定区选择不当。

机移动并且在象鼻管置入时无需调整方向。这根导丝可以一直送至显露的股动脉，或通过一个单独的股动脉圈套器抓捕，然后用来输送支架。覆膜支架覆盖范围应包括涤纶血管至少 2cm，远端应包括至少 15~20cm 的范围（图 21-8）。

开窗或腔内移植修复

开窗法是低灌注综合征最早的经皮治疗方法之一。这种技术已基本不再应用，取而代之的是胸主动脉支架和选择性分支血管支架。如果行开窗术，需靠近受损的靶器官。例如，在胸主动脉开窗对于减轻肢体缺血通常是无效的。针对肢体缺血的开窗需建立在靠近主动脉分叉的部位。缓解终末器官缺血很少需要开窗法，并且应该尽量避免。通过随访发现，在胸主动脉和主动脉内脏段大面积开窗常常导致假腔急剧扩大。既往行开窗术的病例因假腔扩大形成动脉瘤，这时很少有可行的血管腔内治疗方法可选，常需要复杂的开放手术。

避免卒中

脑卒中仍然是近端主动脉覆膜支架植入的一个主要的不良事件。不同于 TEVAR 术后截瘫，绝大多数的脑卒中是不可逆的，可造成患者残疾。因此，识别脑卒中的高危患者是非常重要的。夹层处理有一个独特之处在于手术要覆盖左锁骨下动脉，这将导致左侧椎动脉血流的急性中断，除非事先已行颈动脉 - 锁骨下动脉旁路术。当前数据不支持在所有患者中常规使用颈动脉 - 锁骨下动脉旁路术，因为这会造成术中牺牲左锁骨下动脉。然而，需要注意某些重要的椎动脉解剖变异可能导致严重的脑卒中。这些变异包括：①优势左椎动脉；②左椎动脉终止于小脑后下动脉（PICA）而不是基底动脉（牺牲该血管可能导致左椎基底动脉缺血）；③右椎动脉终止于 PICA（牺牲左椎动脉可能导致广泛的脑干梗死）；④无名动脉或右锁骨下动脉闭塞或狭窄。必须在覆盖左锁骨下动脉前行 CT、MR 或术中血管造影显示双侧椎动脉颅外及颅内部分。如果存在前面所提及的任何一种变异，需行从左侧颈动脉到左锁骨下动脉的血管重建来防止这种严重的脑卒中。所幸的是，仅有不到 10% 的患者符合前面所述的几种情况而需建立颈动脉 - 锁骨下动脉旁路。

此外，弓部广泛动脉粥样硬化的患者，应限制导丝、导管及支架的操作。对于这类患者，不应使用裸弹簧装置来跨越颈动脉固定的操作。对支架近端部分做球囊扩张也有可能导致碎片脱落至大脑，应该避免在夹层患者和弓部存在广泛斑块的患者中应用。

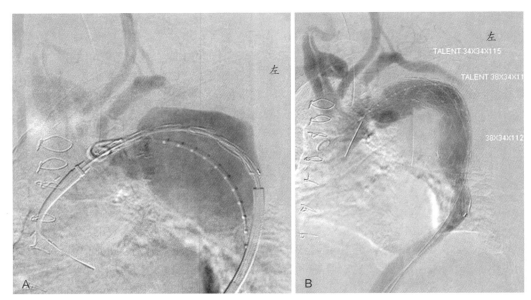

图21-8 （A）胸主动脉支架输送到位后，在"象鼻"区域释放前的诊断性造影。注意使用金属夹标记"象鼻"的末端。（B）胸主动脉支架隔绝假腔，近端锚定区设在"象鼻"部位。

避免截瘫

不同于退行性变导致的动脉瘤，TEVAR 治疗夹层患者，其截瘫的风险可通过覆盖的范围进行预测。退行性变的动脉瘤患者通常伴有广泛的管腔内血栓形成，导致肋间动脉不同程度堵塞。这种术前已经存在的肋间动脉闭塞在很大程度上可减小这类患者术后截瘫的风险。夹层患者与之不同，大多数肋间动脉处于开放状态。因此，长段主动脉被覆盖后往往导致下肢轻瘫或截瘫。所以除了夹层破裂，支架覆盖的长度应限于 15cm 或 20cm 之内。大多数患者仅需要覆盖近端破口。对于急性夹层，覆盖近端破口后，不管远端破口是否存在，主动脉即得以重塑[13-15]。鉴于仅覆盖破口部位的较短的主动脉段引起截瘫的发生率并不高（<2%），不需要例行脑脊液引流。不需常规行运动和感觉诱发电位检查，更何况该检查的预测价值尚未完善。此外，除了需要行左锁骨下动脉血管重建外，夹层的 TEVAR 治疗可以在局部麻醉下进行，此时不必进行运动和感觉诱发电位检测。

避免破裂

夹层破裂的 TEVAR 治疗中，覆盖区域要广泛，包括从左侧颈总动脉到腹腔动脉的范围，以防止血流经远端破口反流至假腔。对这些患者行腹部主动脉造影往往在髂动脉处发现一个再入破口，所以可能需要在髂动脉另外放置覆膜支架。因为有截瘫的风险，在TEVAR 术后应常规放置脑脊液引流管并纠正凝血障碍。

医源性破裂常常由导丝和鞘操作不当引起。从一开始导丝就位于假腔的情况下，医源性破裂就很常见。因此需要 IVUS 确认导丝位于真腔。正如前面提到的，在 IVUS 图像中真腔是两个腔道中较小的，并且因为层流的原因而较暗。因为假腔的质地较脆弱，在假腔中操作过多，或错误地将鞘或覆膜支架插入假腔可能导致血管破裂。所有植入物的操作和放置在关键点上都需要在透视监视下进行，以避免血管穿孔或破裂。剧烈的球囊扩张也应该避免，以防止支架远端破裂（图 21-9）。

避免内脏缺血

内脏缺血可涉及的血管包括腹腔动脉、肠系膜上动脉和肾动脉。任何患者如有腹痛的主诉时应考虑有肠道缺血的可能。动脉血流类型通过术前 CTA 或 MRA 很容易获取。在腹痛患者中，覆膜支架覆盖近端破口，然后在靶器官动脉的真腔内植入支架（图21-1）。如果影像学或临床征象提示明显的肠系膜缺血，需行开腹探查术，并在首个 24 小时内再入手术室进行二次探查，如有肠道坏死需行切除。探查发现肠道坏死者往往有超过 60% 的死亡率。

肾缺血通常表现为顽固性高血压，或在 CT 或磁共振成像上可看到肾脏梗死。与动脉粥样硬化性肾动脉狭窄不同，夹层患者的肾脏缺血为血流动力学受限型，为真腔被假腔压缩并蔓延至肾脏所致，这时入肾的血流在舒张阶段消失。可跨越假腔植入肾动脉支架，解除这种血流动力学的压缩状态，从而解

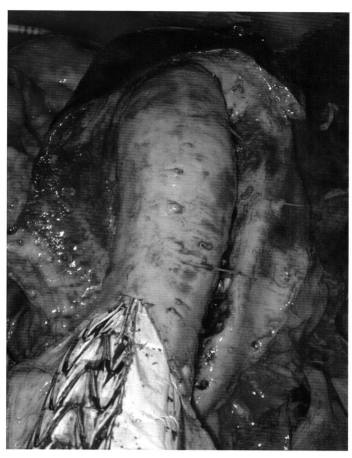

图21-9 剧烈的球囊扩张导致破裂。真假腔之间的隔膜已破损。

决这个问题。通常情况下，先将导管在无夹层的肾动脉水平置入真腔并跨越假腔。然后将大型自膨式支架（8mm×30mm 镍钛合金）从肾动脉远端开始，跨过整个假腔，植入真腔中。应避免使用球囊扩张式支架。

杂交手术

框 21-2 为多种弓部去分支血管手术类型。

主动脉弓完全去分支

全主动脉弓的去分支技术是整个主动脉弓除左锁骨下动脉以外的所有血管在近端的重新定位。大多数患者的左锁骨下动脉在覆膜支架修复时为预防逆行 Ⅱ 型内漏，术中需用线圈加以封堵。全主动脉弓去分支技术的目的在于将升主动脉和主动脉弓的远端转变为支架的近端锚定区。该技术包括正中胸骨切开，然后分离近端升主动脉（或一个之前植入的升主动脉移植物），然后显露无名动脉和左颈总动脉。结扎无名静脉以便于术野显露。结扎无名动脉一般不导致上肢肿胀。12mm 涤纶移植物端－侧吻合于近端

升主动脉侧壁。钳夹主动脉侧壁不致给心脏造成很大的应激，即使射血分数小于 20% 的患者也能承受。将移植物吻合在主动脉侧壁上可避免在关闭胸骨正中切口时被压扁。然后，移植物远端以端－端吻合的方式吻合至无名动脉。通常无名动脉旁路完成前将 8mm 的侧支吻合至 12mm 的涤纶移植物上，再将无名动脉端－端吻合至左颈总动脉（图 21-10A），而无名动脉和左颈总动脉的起始部则予以结扎。

然后可将整个动脉弓和升主动脉远端用作近端锚定区（图 21-10B）。首选经股动脉入路放置胸主动脉支架。主动脉弓严重成角的患者，动脉弓成形和支架放置是同时进行的，这便于在支架输送过程中通过手动加压操控支架通过动脉弓。一个临时的侧支也可以吻合至移植物上远离升主动脉来顺行放置支架，这尤其适用于主动脉弓锐性成角的患者。

颈-颈和颈-锁骨下旁路

建立解剖外旁路使支架近端覆盖部位延伸到左颈总动脉和左锁骨下动脉的起始部，这样覆膜支架可直接放置于无名动脉的远端。左锁骨下动脉重建

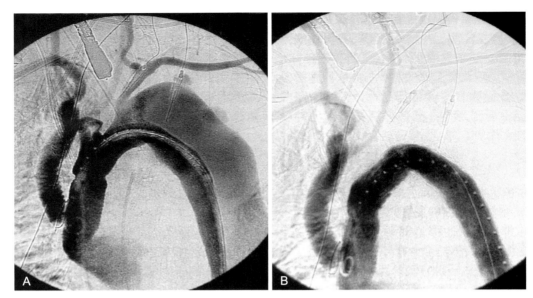

图21-10　（A）典型的升主动脉去分支，并无名动脉和左颈总动脉人工血管重建。（B）腔内移植物放置完成后血管造影显示，血流通过升主动脉人工血管流入大脑循环，并且假腔得以消除。

框 21-3　左颈－锁骨下动脉旁路术的适应证
• 左胸廓内动脉已用于冠状动脉旁路术
• 左椎动脉优势
• 右锁骨下动脉或无名动脉狭窄
• 左椎动脉异常起源于主动脉弓
• 左肱动脉闭塞
• 右锁骨下动脉异常起源于左锁骨下动脉的左侧
• 全弓和腹部内脏血管去分支
• 左或右椎动脉中止于PICA
• 左臂存在用于透析的动静脉瘘透析或人工血管

的适应证列于框 21-3。

避免腔内手术能使患者并发症发生率最小从而恢复更快。颈－颈旁路的技术非常类似于颈动脉内膜切除术的显露过程，但在颈总动脉更近端的部位。颈总动脉位于颈部两侧。外科医生应该注意始终保持靠近血管操作以避免损伤脑神经。打通皮下隧道置入一个 8mm 带环的聚四氟乙烯人工血管。除非患者非常瘦，在这种情况下可以使用一个咽后隧道，注意保持隧道在椎前筋膜之前（图 21-11）。如果需要同时行颈－颈和颈－锁骨下旁路，一种选择是行右侧颈总动脉到左锁骨下动脉的旁路，然后离断左侧颈总动脉并再植到人工血管上（图 21-12）。这使血管吻合更少并且方便建立隧道。在某些患者中，可能在椎动脉近端结扎左锁骨下动脉很困难。在这种情况下，可以在覆膜支架放置时使用血管栓闭塞左锁骨下动脉。

腔内血管技术

主动脉开窗技术

尽管随着 TEVAR 的出现开窗术已较少被采用，有时为平衡真假腔间的压力，治疗末梢器官的缺血，该技术仍不失为一种可供选择的措施，并且有多种技术可供选择[16]。这些技术涉及单纯的球囊扩张、支架植入或者将导丝穿透隔膜。开窗过程中的颇具技术挑战性的部分主要是确立血流受限部位并在该部位通过导丝的应用穿透真假腔之间的隔膜。通常在双侧股总动脉建立股动脉入路并尝试操作导丝穿透隔膜。如果通过多种预成形导管未能成功开窗，可尝试提供有穿刺针的 Outback 导管（Cordis Corp.，新泽西州，布里奇沃特）、Pioneer 导管（Medtronic Vascular，加利福尼亚州，圣罗莎），或使用经颈静脉肝内门体静脉分流的手术装备。为防止针尖无意穿透正常的主动脉壁，可以将一球囊置于真腔中，然后将针尖送入假腔，从假腔一侧楔入并刺破球囊，从而获得到真腔的通路。将穿刺针交换为导丝，用 16mm 或更大的球囊来建立一个较大的窗口。如果开窗倾向于塌陷，可以在所开的窗口植入一个大型 Wallstent 或镍钛合金支架。还可以在穿刺隔膜时在透视成像下配合使用 IVUS，尤其是在使用 Pioneer 导管时。另有技术为将导丝跨过隔膜成襻，成为回反通路。在这种情况下，可以将一个导丝从真腔中撤出股总动脉，另一个导丝从假腔退出对侧股动脉，向下牵引并做轻柔的拉

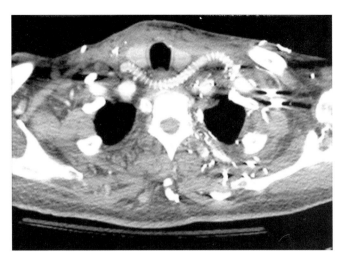

图21-11　从左到右的颈-颈旁路术的椎前位置。

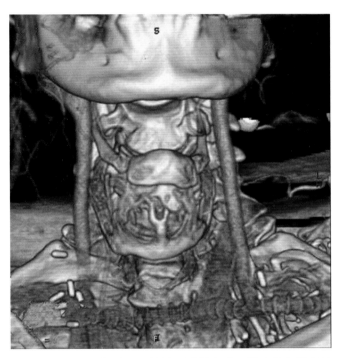

图21-12　从右到左的颈-锁骨下动脉旁路，并且将左侧颈总动脉重建到该旁路上。

锯运动，在隔膜上建立线性撕裂口，从而完成开窗。因为大多数开窗目的在于平衡真假两侧腔道之间的压力，所以应在真假两腔中记录各自的压力以确认开窗的尺寸是否足够。

腔内移植物放置的技术

　　术前从 CTA 或 MRA 中获取入路血管大小的有关信息并加以评估，制订胸主动脉覆膜支架的尺寸。腔内移植物的大小是基于左颈总动脉和左锁骨下动脉之间正常的无夹层病变的胸主动脉段来确定。不

需要注意夹层部分较小的真腔，因为它在覆盖破入口后能迅速扩大。支架尺寸不应超过所测量的正常主动脉段尺寸的10%，对于长度，一般15cm已足够。在引入覆膜支架前经 IVUS 确认引导导丝位于真腔内。通常，支架就放置在左颈总动脉的左侧。结束后造影确认破口封堵足够。应避免球囊扩张，除非存在支架压缩或展开不足（图 21-13）。此处行球囊扩张易导致血管破裂，或导致夹层转换为 A 型。在结束前用 IVUS 来确认支架展开完全，没有内膜破裂向近端延长，直到支架植入部位远端的真腔扩张充分。对于急性 B 型夹层的患者，术后即刻 IVUS 会发现假腔已明显贴合。

术后护理

　　• 血流动力学监测。所有患者最好在重症监护室监护。平均动脉压应维持在70mmHg或以下，以防止支架塌陷或转换为 A 型主动脉夹层。截瘫或脑卒中高风险的患者可能需要稍高的血压水平。
　　• 神经功能监测。患者应该不断评估外周和中枢神经系统状态的任何变化。
　　• 脑脊液引流。在术后3天中通过持续腰椎引流装置，并将脑脊液压力保持在10mmHg以下。
　　• 术后监测。肾功能正常的患者，在出院前应行胸、腹和盆部增强 CTA，来评估假腔中血流和支架位置情况。在术后第3、6和12个月以及之后的每年随访行增强 CT 扫描。

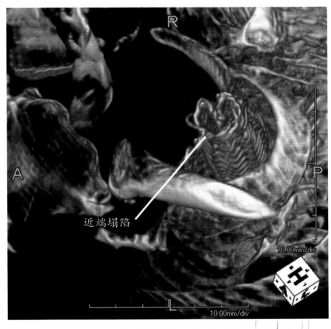

图21-13　胸主动脉覆膜支架因为展开不足导致内折。

并发症

- 迟发型截瘫。虽然截瘫可能发生在 TEVAR 术后几天，而且常与腰椎穿刺引流故障有关。但存在另一个原因，那就是支架塌陷导致的远端灌注压降低。

- 迟发性脑卒中。后期转变为 A 型夹层或支架塌陷可能导致脑卒中。

- 内脏缺血。原因不明的乳酸酸中毒或清醒患者存在腹痛，均提示内脏缺血可能，这提示可能需要进一步影像学检查。

- 肾功能障碍。尿量减少可能是由于对比剂肾病或肾血流量减少引起。甚至有时需要临时透析处理。

- 急性肺损伤。病因尚不清楚。但一些研究人员推测，急性肺损伤可能是继发于急性支气管动脉闭塞。某些患者可能需要长期机械通气支持乃至气管造口术。

- 腔内移植物塌陷。上、下肢血压差异显著提示支架塌陷，通过床边胸片或 CT 能进一步证实。在气管插管的患者中，这种情况可能表现为突然发作的严重高血压。治疗包括支架的重衬，球囊扩张，必要时置入可用球囊扩张的大型支架。

- 假腔内血流持续存在。鉴于存在多个潜在的很难显示的破口和再入口，所以预测患者假腔内持续血流存在的风险依然很难。这类患者需要继续监测，观察有无假腔出现动脉瘤性退行性变。

（王亮 译　杨復唐 校）

参考文献

1. Palmer RF, Wheat MW Jr: Treatment of dissecting aneurysms of the aorta, *Ann Thorac Surg* 4:38-52, 1967.
2. Dialetto G, Covino FE, Scognamiglio G, et al: Treatment of type B aortic dissection: Endoluminal repair or conventional medical therapy? *Eur J Cardiothorac Surg* 27:826-830, 2005.
3. Gurin D, Bulmer JW, Derby R: Dissecting aneurysms of the aorta: Diagnosis and operative relief of arterial obstruction due to this cause, *N Y State J Med* 35:1200, 1935.
4. Abbott OA: Clinical experiences with application of polythene cellophane upon aneurysms of thoracic vessels, *J Thorac Surg* 18:435, 1949.
5. DeBakey ME, Cooley DA, Creech O Jr: Surgical considerations of dissecting aneurysm of the aorta, *Ann Surg* 142:586-610, 1955.
6. Dake MD, Kato N, Mitchell RS, et al: Endovascular stent-graft placement for the treatment of acute aortic dissection, *N Engl J Med* 340:1546-1552, 1999.
7. Parsa CJ, Schroder JN, Daneshmand MA, et al: Midterm results for endovascular repair of complicated acute and chronic type B aortic dissection, *Ann Thorac Surg* 89:97-102, 2010.
8. Khoynezhad A, Gupta PK, Donayre CE, et al: Current status of endovascular management of complicated acute type B aortic dissection, *Future Cardiology* 5:581-588, 2009.
9. Nienaber CA, Rousseau H, Eggebrecht H, et al: Randomized comparison of strategies for type B aortic dissection: The Investigation of Stent Grafts in Aortic Dissection (INSTEAD) trial, *Circulation* 120:2519-2528, 2009.
10. Sachs T, Pomposelli F, Hagberg R, et al: Open and endovascular repair of type B aortic dissection in the Nationwide Inpatient Sample, *J Vasc Surg* 52:860-866, 2010.
11. Cambria RP, Crawford RS, Cho JS, et al: A multicenter clinical trial of endovascular stent graft repair of acute catastrophes of the descending thoracic aorta, *J Vasc Surg* 50:1255-1264, 2009.
12. Evangelista A, Avegliano G, Aguilar R, et al: Impact of contrast-enhanced echocardiography on the diagnostic algorithm of acute aortic dissection, *Eur Heart J* 31:472-479, 2010.
13. Conrad MF, Crawford RS, Kwolek CJ, et al: Aortic remodeling after endovascular repair of acute complicated type B aortic dissection, *J Vasc Surg* 50:510-517, 2009.
14. Khoynezhad A, Donayre CE, Omari BO, et al: Midterm results of endovascular treatment of complicated acute type B aortic dissection, *J Thorac Cardiov Surg* 138:625-631, 2009.
15. Kische S, Ehrlich MP, Nienaber CA, et al: Endovascular treatment of acute and chronic aortic dissection: Midterm results from the Talent Thoracic Retrospective Registry, *J Thorac Cardiov Surg* 138:115-124, 2009.
16. Slonim SM, Miller DC, Mitchell RS, et al: Percutaneous balloon fenestration and stenting for life-threatening ischemic complications in patients with acute aortic dissection, *J Thorac Cardiov Surg* 117:1118-1127, 1999.

第 22 章　创伤性胸主动脉破裂的腔内治疗

MARK A. FARBER · MARC A. CAMACHO

历史背景

创伤性主动脉破裂是主动脉血管壁高速或减速损伤的结果。通常发生在动脉韧带水平，第 3 肋间动脉近端。能送达医院的患者，损伤通常局限于内膜或中膜，而穿透全层。损伤范围从内膜下出血，伴或不伴内膜撕裂，到完全的横断伤。如果三层结构均发生损伤，出血将极其迅猛。然而，如果外膜层完好无损，主动脉邻近组织填塞后将形成假性动脉瘤，从而使患者有机会被送达附近的医疗机构。创伤性主动脉损伤是一种不稳定状态，受伤后患者的病情可以随时迅速恶化。

Parmley 及其同事回顾分析了 275 例外伤性主动脉破裂，在 1958 年首先建立了早期诊断和治疗的原则[1]。这些病例中，38 人（13.8%）到达医院救治，3 人在 1 小时内死亡，23 人（61%）明确后 1 周内死于破裂。后继的研究已经表明，多达 70% 的患者能幸存下来接受外科治疗[2]。随着微创技术的进步，现在大部分主动脉外伤使用血管腔内修复的方法治疗。

适应证

受伤 4 小时以上且病情稳定的患者，如高危的老年患者合并主要并发症，或者外伤相关的头颅损伤、肺损伤、凝血障碍等情况下，可以考虑选择延迟胸主动脉损伤修复。解剖基础上的损伤分级方案（I ~ IV 级）已经制订出，I 或 II 级损伤可能适合较为保守的方法 5（图 22-1）。但不幸的是，对于内膜损伤的病例，病程是趋于稳定还是向破裂方向进展，该分级无法区分。而大约 10% 表现为"稳定"的患者会在修复术前发生破裂。因此血流动力学不稳定的患者应考虑紧急修复，比如纵隔血肿扩大或胸腔积液恶化的患者。

术前准备

• 疑诊胸主动脉损伤的患者应该立即转移到一级创伤中心来治疗有关的外伤，并维持呼吸及循环稳定。

• CTA 对于外伤性主动脉横断性损伤的诊断敏感性几乎达到 100%[6]。虽然经食管超声心动图也能诊断主动脉损伤，但不如 CTA 敏感。

• 主动脉破裂在胸片上的表现包括：纵隔增大，气管右移，主动脉结模糊，主动脉与肺动脉主干间的接缝不透明，以及左侧血胸（表 22-1）[7-9]。

• 怀疑存在主动脉损伤时，严格控制血压，必须使用 β 受体阻滞剂，减小后负荷从而减少主动脉壁的压力。

• 如果患者病情不稳定，并且胸片显示主动脉可能破裂，推荐立即转到手术室行血管造影，如果存在主动脉破裂即刻行修复术。

• 三维 CT 成像有助于术前计划，包括覆膜支架的选择，入路血管扭曲及钙化情况的评估。因为腔内修复通常需要覆盖左锁骨下动脉，所以了解椎动脉的解剖情况以及既往有无左侧胸廓动脉移植物的冠脉旁路手术史是非常重要的。合并的骨盆骨折是使用髂血管入路的一个相对禁忌证。

• 应行头颅 CT 来排除隐蔽的颅脑损伤，一旦发现应避免抗凝治疗。

腔内治疗策略

腔内覆膜支架的尺寸

为避免设备塌陷或隔绝主动脉损伤部位的失败。了解每个设备有关尺寸扩大和灵活性的特征是至关重要的。在主动脉损伤的实际情况中，由于血容量减少，主动脉直径可能会减小，这可能使真正的主

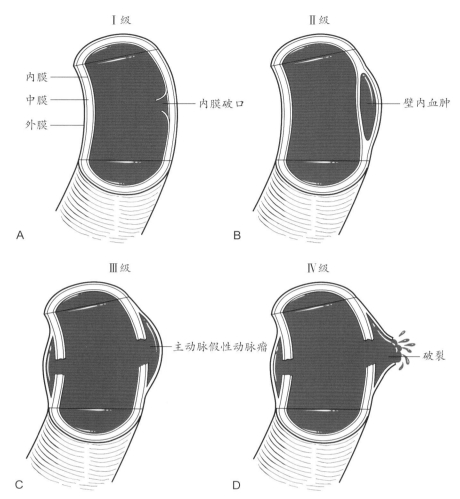

图22-1　创伤性胸主动脉损伤的分级方案。（A）Ⅰ级：内膜破口。（B）Ⅱ级：壁内血肿。（C）Ⅲ级：主动脉假性动脉瘤。（D）Ⅳ级：破裂。（From AzIzzadeh A，Keyhani K，MIller C，et al：Blunt traumatic aortic injury：Initial experience with endovascular repair. *J Vasc Surg* 49：1403-1408，2009.）

表22-1　提示胸主动脉创伤性损伤的异常 X 线表现及其发生频率

表现	可疑的胸主动脉损伤胸片表现 *（%）	造影证实损伤（%）
纵隔＞8cm	76	27
模糊的降主动脉弓轮廓	76	5
模糊的主动脉轮廓	12	85
气管偏向右侧	61	78
胃管或食管偏向右侧	67	87
左侧气管主干下移	53	84
肺尖帽征	37	68
第 1、2 肋骨骨折	17	70

From Kadir S: Arteriography of the thoracic aorta. In Kadir S, editor: Diagnostic angiography, Philadelphia, 1986, Saunders, pp 124.171.
* 若胸部 X 线检查无法诊断约 11% 患者的外伤性胸损伤，推荐疑似损伤患者行 CT 检查。（Data from Matsumura JS, Cambria RP, Dake MD, et al: International controlled clinical trial of thoracic endovascular aneurysm repair with the Zenith TX2 endovascular graft: 1-year results. *J Vasc Surg* 47:247, 2008.）

动脉直径被低估。关键的测量数据包括，主动脉损伤范围头侧近端 2cm 处的正交直径，以及近端封堵区域以远 8~10cm 处的主动脉直径。近端范围通常累及锁骨下动脉，但几乎从不涉及左颈总动脉。

修复范围

关键要注意主动脉近端封堵区域的弯曲率，因为这可能会影响支架的性能和选择。为避免支架出现故障，正确评估贴合部位的内弯程度是至关重要的。10cm 长度的支架适用于大部分修复手术。在罕见的情况下，主动脉损伤可以向下扩展延伸一定的长度，这时所需支架就需要超出这一长度。

腔内治疗技术

患者取仰卧位，经皮穿刺或开放切开同侧腹股沟建立入路。次选的入路可选择通过 Seldinger 技术穿刺左侧肱动脉或对侧股动脉。除非有颅脑损伤等抗凝的禁忌证，推荐使用肝素。在这种情况下，不需抗凝即可以进行修复，抗凝主要预防股深、浅动脉血管循环闭塞。如果支架输送系统相对于股动脉而言过大而难以置入，在这种情况下，就必须显露主髂动脉。不存在动脉粥样硬化的年轻患者中，尽管血管相对于支架来说偏小，但血管弹性通常会允许标准的腔内设备通过。

一旦建立入路，即行血管造影识别病变位置。对于损伤部位确定，图像增强器相对于损伤部位的正交角度可通过术前 CT 阅片来决定，一般取大于 45°的左前斜位。未行 CT 成像时，血管内超声（IVUS）可作为辅助诊断方法来查找主动脉损伤的近端和远端范围。最终确定支架的选择需要依据 IVUS 图像，因为血容量减少时主动脉在 CT 图像上是缩小的。

支架的选择应基于主动脉损伤处的近端和远端的直径和损伤段的长度。用于治疗主动脉的腔内设备的直径范围为 16~42mm，长度范围为 10~20cm。由于主动脉病理性蜕变，老年患者主动脉的曲率半径通常较小，所以支架应该沿主动脉内侧弯放置，否则可能导致定位不当。如果需要覆盖锁骨下动脉，术前影像有助于确定是否需要颈动脉 - 锁骨下动脉的转位或旁路，或者选择分支或开窗支架。

在高血压患者中释放支架时，为了更精确地定位，可能需要临时用腺苷诱导心脏骤停。一旦支架放置完毕，可以用 IVUS 和血管造影来评估病变是否被充分隔绝，支架与主动脉壁贴合是否完全。如果贴合不佳或存在内漏，可能需要一个顺应性或半顺应性的球囊进行塑形。然而，过度的球囊扩张会加剧主动脉损伤，应注意避免。

手术结束时，将输送鞘交换为 6~10F 导管并保持导丝在位，行血管造影来排除入路部位的动脉夹层或破裂（图 22-2 和图 22-3）。

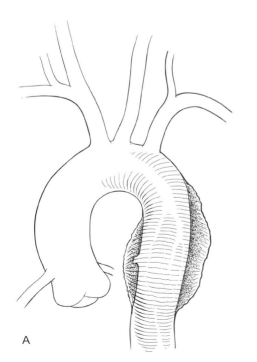 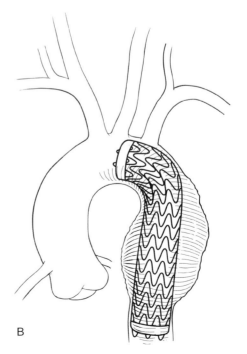

图22-2　胸主动脉损伤腔内修复术前（**A**）和术后图像（**B**）。腹膜支架覆盖了左锁骨下动脉。

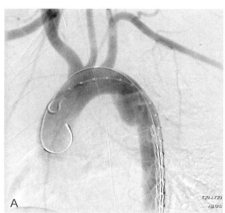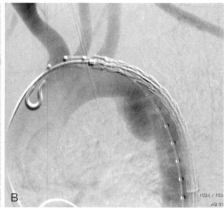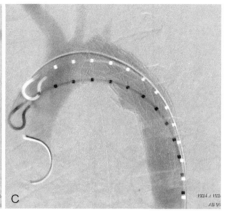

图22-3　胸主动脉的 III 级外伤性损伤的修复。（A）主动脉造影显示创伤性胸主动脉损伤。（B）在放置和释放血管内支架前先进行定位。（C）放置并释放后支架成功覆盖了损伤区域及左锁骨下动脉。

术后护理

• 一旦血管腔内修复术隔绝了主动脉损伤，为了相关的颅脑损伤的优化治疗，可能需要增加全身收缩压。

• 因为胸主动脉外伤很少需要广泛覆盖，所以截瘫的风险很低。如果存在术后截瘫或下肢轻瘫，需评估外伤性或缺血性可能。如果因为缺血性，应考虑行腰椎穿刺引流，并将平均动脉压保持在 90mmHg 以上。

• 应在术后第一个 24~48 小时内进行支架检测，检查 CT 成像或常规胸片的四个视角（前后位、侧位、右前斜位、左前斜位）。仔细检查有无支架的塌陷，支架断裂，或移位。

• 应在术后第 1、6 和 12 个月及之后每年随访监测，包括胸片和胸部 CTA，监测修复是否完全，已经排除支架塌陷、支架断裂或移位。12 个月后一旦证实损伤完全修复，后续的影像学检查仅需普通非增强 CT，根据需要进行补充的影像学检查。

并发症

• 死亡率和并发症发病率。TEVAR 术后死亡率和并发症发病率随主动脉病变的病理性质的不同而不同，但创伤性主动脉损伤的 TEVAR 术后死亡率和发病率却高达 12% 和 19%，显著高于退行性动脉瘤的择期 TEVAR 治疗[10-15]。

• 脑卒中。存在动脉粥样硬化病变的病例，发生脑卒中的原因有以下两点：主动脉弓部的导管操作导致的栓塞事件，或者关键的血管分支被覆盖导致缺血。左侧椎动脉优势的病例，覆盖左锁骨下动脉可能发生后循环的脑卒中。

• 脊髓缺血。创伤性主动脉损伤 TEVAR 术后截瘫是罕见的，因为术中主动脉覆盖区域是有限的。

• 入路血管并发症。为避免髂动脉损伤，需要术前仔细地计划并挑选合适的支架。

• 手臂缺血。严重的上肢缺血是罕见的，一旦存在，可以行选择性的颈动脉 – 锁骨下动脉旁路或转位手术处理。

• 支架塌陷。所报道的支架塌陷发生率为 0.8%。原因包括小的主动脉腔选择过大直径的设备，或主动脉弓缺乏顺应性[13]。单纯通过血管成形术处理支架塌陷通常是不成功的，通常必须另外放置其他设备。

• 支架移位。TEVAR 术后 1%~3% 的病例在 6~12 个月的随访中可发现植入的支架向尾端移位超过 10cm，但这种现象较少发生于创伤性主动脉损伤的病例，原因为该情况下植入的设备与主动脉壁贴合的面积较大。

（王亮 译　杨復唐 校）

参考文献

1. Parmley LF, Mattingly TW, Manion WC: Nonpenetrating traumatic injury of the aorta, *Circulation* 17:1086-1101, 1958.
2. Kirsh MM, Behrendt DM, Orringer MB, et al: The treatment of acute traumatic rupture of the aorta: A 10-year experience, *Ann Surg* 184:308-316, 1976.

3. Demetriades D, Velmahos GC, Scalea TM, et al: Operative repair or endovascular stent graft in blunt traumatic thoracic aortic injuries: Results of an American Association for the Surgery of Trauma multicenter study, *J Trauma* 64:561, 2008.

4. Xenos ES, Abedi NN, Davenport DL, et al: Meta-analysis of endovascular vs open repair for traumatic descending thoracic aortic rupture, *J Vasc Surg* 48:1343, 2008.

5. Azizzadeh A, Keyhani K, Miller C, et al: Blunt traumatic aortic injury: Initial experience with endovascular repair, *J Vasc Surg* 49:1403-1408, 2009.

6. Sammer M, Wang E, Blackmore CC, et al: Indeterminate CT angiography in blunt thoracic trauma: Is CT angiography enough? *AJR Am J Roentgenol* 189:603-608, Sep 2007.

7. Kadir S: *Diagnostic angiography*, Philadelphia, 1986, Saunders, 124–171.

8. Ekeh AP, Peterson W, Woods RJ, et al: Is chest x-ray an adequate screening tool for the diagnosis of blunt thoracic injury? *J Trauma* 65:1088-1092, Nov 2008.

9. Matsumura JS, Cambria RP, Dake MD, et al: International controlled clinical trial of thoracic endovascular aneurysm repair with the Zenith TX2 endovascular graft: 1-year results, *J Vasc Surg* 47:247, 2008.

10. Bavaria JE, Appoo JJ, Makaroun MS, et al: Endovascular stent grafting versus open surgical repair of descending thoracic aortic aneurysms in low-risk patients: A multicenter comparative trial, *J Thorac Cardiov Surg* 133:369, 2007.

11. Stone DH, Brewster DC, Kwolek CJ, et al: Stent-graft versus open-surgical repair of the thoracic aorta: Mid-term results, *J Vasc Surg* 44:1188, 2006.

12. Makaroun MS, Dillavou ED, Wheatley GH, et al: Five-year results of endovascular treatment with the Gore TAG device compared with open repair of thoracic aortic aneurysms, *J Vasc Surg* 47:912, 2008.

13. Demetriades D, Velmahos GC, Scalea TM, et al: Diagnosis and treatment of blunt thoracic aortic injuries: Changing perspectives, *J Trauma* 64:1415-1419, 2008.

14. Neschis DG, Moainie S, Flinn WR, et al: Endograft repair of traumatic aortic injury: A technique in evolution: A single institution's experience, *Ann Surg* 250:377-382, 2009.

15. Mohan IV, Hitos K, White GH, et al: Improved outcomes with endovascular stent grafts for thoracic aortic transections, *Eur J Vasc Endovasc Surg* 36:152-157, 2008.

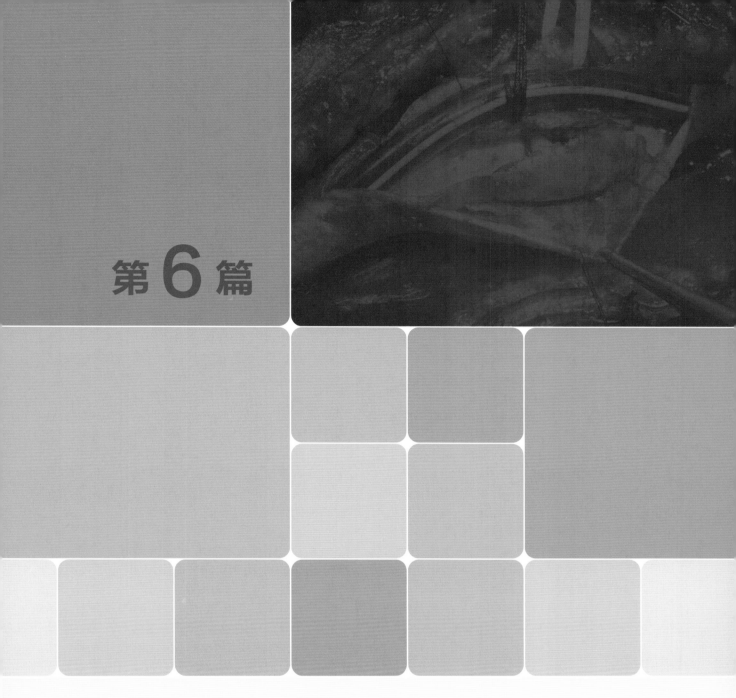

第6篇

腹主动脉和髂动脉

第 23 章　肾下腹主动脉瘤和髂动脉瘤的开放修复

ANDRES SCHANZER・MICHAEL BELKIN

历史背景

在 16 世纪，解剖学家 Vesalius 第一次描述了腹主动脉瘤[1]。现代外科技术出现之前，之前的治疗方法集中于动脉瘤结扎、诱发血栓形成或预防破裂的包裹，但都收效甚微。直到 1951 年，Dubost 及其同事[2]首次成功地使用主动脉同种移植物进行了腹主动脉瘤修复。从此，腹主动脉瘤的治疗进入了现代外科时代。这一成就将患者的寿命延长了 8 年，与之前治疗方法的结果形成了鲜明对比。下一个重大进步发生在 1953 年，Blakemore 和 Voorhees 首次使用假体移植物修复了一个主动脉瘤[3]。尽管有了这些早期的进步，但手术死亡率仍约为 20%[4]。20 世纪 70 年代，随着麻醉管理和手术技术的改进，手术死亡风险降到了 4%~9%[5]。这些进步中部分要归功于采用了 Creech[6]倡导的嫁接技术。除了术中心脏和液体管理外，术前心脏评估的优化和改进，使围术期死亡率低于 5%[7, 8]。

术前准备

• 在测量腹主动脉瘤的最大直径中，经腹超声是一个优秀的筛查工具。一旦决定动脉瘤需要修复，CTA 检查对于手术规划是至关重要的。动脉造影在当代的实践中很少使用。然而，在合并广泛主髂动脉闭塞或有意义的肾动脉狭窄的患者中，导管干预可以减少腹主动脉瘤开放手术修复的范围。

• 高危患者应行基于临床病史、心电图（ECG）和其他无创检查的心脏风险评价。

• 腹主动脉瘤的存在本身也是反映心血管风险的一个指标[9]，所以围术期他汀类药物[10]和抗血小板治疗[11]都是有益的。也有学者认为 β 受体阻滞剂有助于降低心血管风险，虽然最近有文献提出质疑[12]。

• 主动脉开放手术的标准措施和原则包括：预防性使用抗生素、术中留置胃管、动脉血压监测、中心静脉置管、导尿、大口径静脉通路和一个硬膜外置管。

隐患和风险

• 主动脉的近端及远端控制。在手术前，应根据 CT 图像及外科解剖学计划好主动脉钳夹的位置和切除的范围。

• 静脉损伤。为了避免损伤肾静脉，可通过结扎肾静脉属支来增大移动范围，或者如果需要，可将肾静脉靠近下腔静脉处离断，而通过肾上腺静脉、性腺静脉、肾腰静脉分支维持到下腔静脉的回流。为了将髂静脉损伤的风险降到最低，仅将主动脉和髂动脉的前、外侧和内侧面解剖分离出来即可，而无需四周全部游离。

• 远端灌注受损。

• 远端栓塞。推荐在切开动脉瘤颈前先手动挤压瘤腔，但应当隔着圈垫进行，以保证尽可能轻柔。此外，应先使用髂动脉阻断钳，再使用近端的阻断钳。

• 阻断钳损伤髂动脉。阻断钳阻断时为了避开斑块，应该仔细触诊和评估髂动脉，并且阻断钳应当放置在血管无钙化的部位，或者调整到一个后壁斑块能与血管前壁贴紧但又不致被阻断钳挤碎的程度。

• 逆行射精或性无能。为了避免逆行射精或性无能，应保留沿主动脉分叉左侧、肠系膜下动脉、左侧髂总动脉处的自主交感神经纤维，髂内动脉血流供应予以保留。

• 肠道损伤。为防止十二指肠损伤，需要将十二指肠第三段从动脉瘤近端仔细解剖出，避免热损伤。

• 输尿管损伤。输尿管从前面跨过远端髂总动脉的部分存在被损伤的风险。

• 肠道缺血。至少保留一侧髂内动脉是至关重要的。在恢复骨盆血流后，如果创面出血迟缓、肠系膜动脉多普勒信号微弱、乙状结肠颜色暗淡，这时应考虑肠系膜下动脉重建。

• 牵引器相关损伤。自动固定牵开器牵引是神经或其他组织器官，如脾脏和肠系膜上动脉损伤的风险因素。

手术策略

经腹膜腔暴露

经腹膜腔暴露技术的主要优点与这种方法提供的较大的腹部暴露有关（框 23-1）。并且术中仔细探查腹腔，可能发现伴随的疾病，包括恶性肿瘤(4%~12%)，胆石病（4%~19%），或肠道憩室炎 [13]。对于下腹或侧支血流灌注受损，比如结肠切除史的患者，直接评价左结肠的缺血证据尤为重要。经腹膜腔路径的另一个优点是易于暴露并修复延伸到右髂动脉的动脉瘤。虽然很少有必要，但是解剖暴露股动脉行血栓切除或远端吻合也简单。同样，暴露右侧肾动脉行旁路手术或动脉内膜切除术，以及后续的血流评估，也最适合通过经腹膜腔路径进行。对于大多数外科医生，精通经腹膜腔路径可使修复手术变得简易且迅速。

经腹膜腔路径方法的缺点在于动脉瘤形态和既往外科手术史（框 23-1）。尽管肾旁动脉瘤可以通过经腹路径来解剖暴露并进行修复，但是真性肾上动脉瘤却难以通过这种路径来处理，通常需要做复杂的修正，比如内侧内脏的旋转。同样，对于炎症性动脉瘤或近端吻合口的假性动脉瘤患者，经腹膜腔路径下可能难以实现对血管近端的控制。合并马蹄肾的动脉瘤也难以通过经腹膜腔路径的方法来修复。此外，既往多次腹部手术史的患者经常有严重腹腔粘连，这将使解剖暴露变得复杂，手术时间也将延长，还可能意外切开肠道而带来移植物感染的风险。经腹膜腔路径下，肠道或输尿管穿孔也使解剖暴露和修复复杂化。

腹膜后路径暴露

腹膜后路径极大促进了肾上段主动脉、左肾动脉及近端肠系膜血管的解剖暴露（框 23-2）。因伴随的病理原因，如腹部粘连、气孔、马蹄肾，或炎性动脉瘤、吻合口假性动脉瘤等，使得采用经前方的路径暴露动脉瘤困难重重，这时可以凸显出腹膜后路径的其他优点。

框 23-2 中已经列出腹膜后路径的缺点。虽然当怀疑腹腔内疾病时可以进入腹腔，但一般不检查腹腔内的脏器组织。解剖暴露右侧髂股血管很繁琐，而且可能需要一个反向切口来充分解剖暴露髂动脉。通过左腹膜后路径行经主动脉右肾动脉内膜切除术是可行的；然而，后续肾血流量评估以判断并修复相关技术问题将变得很困难。通过左侧入路来对右侧肾动脉直接实施手术是不可能的。在围术期后，

腹膜后切口可能比经腹路径的腹正中切口更疼痛，并且，腹膜后切口常会遗留永久性切口周围突出物，这通常是因为腹壁肌肉组织去神经营养后变弱引起，而非腹斜疝。

肾静脉离断

大多数情况下没有必要离断肾静脉，尤其是在能够将肾静脉从周围组织中完整解剖出来，并且肾上腺、性腺、肾腰静脉及其属支均能顺利结扎离断，有足够的空间牵开肾静脉时（图 23-1）。碰到再次手术或肾上型动脉瘤的病例，解剖难度往往很大，这时使用内镜下血管吻合设备离断肾静脉有助于其后的操作，因而是可以接受的。

肾下动脉瘤颈性质的评估

基于当代高质量的 CT 成像，术前即可获得主动脉瘤颈的性质资料，包括钙化、血栓、动脉瘤性退行性变，并且据此可预估放置阻断钳的最合适位置。术中手指触诊有助于找到最合适的阻断位置，以尽可能减少主动脉瘤颈部斑块穿孔的风险，但通过该法难以辨别能引起栓塞的主动脉壁上的斑块碎片。

框 23-1　经腹路径动脉瘤腔内修复

优点

1. 大多数外科医生熟悉解剖
2. 术野范围较大，完整地探查腹腔
3. 易于解剖暴露右股动脉、髂动脉和肾动脉

缺点

1. 在"困难"腹部手术：多次腹部手术史
2. 需行腹壁造口术
3. 解剖较困难的主动脉：肾上主动脉瘤、复发性主动脉瘤、炎症性动脉瘤、马蹄肾

框 23-2　腹膜后路径动脉瘤修复

优点

1. 改良了肾上主动脉和内脏段主动脉的暴露
2. 改良了复杂主动脉瘤的暴露，包括肾上型动脉瘤、复发性动脉瘤、炎症性动脉瘤、马蹄肾
3. 避免了敌对的腹部和腹壁造口术
4. 文献表明胃肠道并发症：肠梗阻或小肠梗阻较少

缺点

1. 许多外科医生对于解剖的熟悉有限
2. 腹腔内容物有限的可视性
3. 右股动脉、髂动脉和肾动脉解剖困难或受限
4. 增加切口疼痛和伤口经久不愈的问题

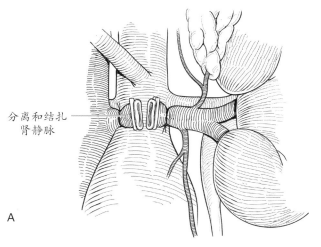

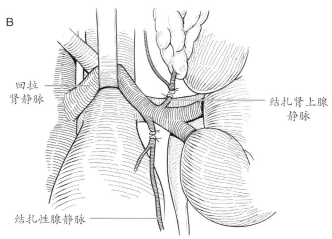

分离和结扎
肾静脉

A

B

回拉
肾静脉

结扎肾上腺
静脉

结扎性腺静脉

图23-1 为了改善主动脉瘤颈的解剖暴露，左肾静脉可以切开（A）或（B）做大范围游离，并同时结扎和离断上方的肾上腺静脉和下方的性腺静脉。

末端的位置选择和控制

大约60%的肾下型AAA可以行管状移植物修复术。如果髂总动脉没有发生动脉瘤样改变，可直接将移植物远端缝合至主动脉分叉处行吻合成形。指南指出，如果髂总动脉直径大于2cm，就需要分叉型移植物，但也需要视特定患者的年龄和健康而有所改变。髂动脉瘤疾病很少有必要日后再次手术。如果存在严重的髂动脉闭塞性疾病，可行主－股动脉转流来确保足够的下肢动脉灌注。或者，对于特定的患者，先进行血管腔内治疗，再采用开放手术植入管状移植物。

用球囊导管来控制血管

对于严重钙化的血管，相对于用其他导管，通过球囊导管来暂时性闭塞血管，具有更小的创伤，安全性也更好，而且更有效。配有直径5~7mm球囊

的Fogarty导管在大多数髂动脉中效果很好。大的柔韧性球囊很少用于控制近端主动脉。

评估结肠灌注是否充足

在动脉瘤修复手术结束时，目测检查结肠评估其存活情况是可行的。髂内动脉闭塞、既往结肠手术史及粗大的肠系膜下动脉离断后未进行重建的患者，肠缺血的风险就较大。在高危患者中，评估结肠系膜对缘的多普勒信号，或使用荧光透镜来评估肠道灌注可能具有帮助。如果结肠灌注呈现临界状态，此时应该重建肠系膜下动脉，并且重新审视手术是明智的选择。

动脉瘤破裂

对于动脉瘤破裂导致的腹膜后血肿，经常需要先解剖出主动脉近端瘤颈。但必须注意避免损伤左肾静脉，因为在血肿中它经常是闭塞的，不易发现。在某些情况下，一开始就控制腹腔干以上的主动脉可能是必要的。通过切断胃肝韧带进入小网膜囊，将胃和食管牵至患者的左侧，同时将肝和隔膜推向上方以帮助暴露。置入鼻胃管有助于识别食管，以避免在解剖时损伤食管。切开膈肌脚，用手指钝性分离腹干上部主动脉的两侧，然后以十字阻断钳在术者手指上方平椎体水平进行阻断。

炎性动脉瘤

如果是炎性动脉瘤，十二指肠和主动脉之间的解剖层面因炎症和纤维化而变得模糊不清，从而在分离操作时增加损伤十二指肠的风险。同样也可能累及腔静脉、左肾静脉和输尿管。因为腹膜后路径及腔内修复的方法不需要游离这些结构，所以优先选择这两个方法。在某些情况下，炎症性动脉瘤要等到经腹膜腔路径的主动脉瘤修复术中，发现覆于动脉瘤前方表面并延伸至瘤颈的白色纤维化病变时，才能诊断。为了避免损伤十二指肠，可使用15号刀片从十二指肠下方，对动脉瘤壁进行表浅切割逐步将其从十二指肠上锐性分离下来。

马蹄肾

马蹄肾限制了到达主动脉的可及空间，并且有多个来自主动脉和髂动脉的肾动脉，给操作带来了技术挑战[15]。如果是经腹膜腔路径，肾脏峡部不应该分离出，除非肾脏极度萎缩。应该建立肾下隧道放置移植物，并且大而明显的动脉一般是供应肾实质特定区域，如果离断，应予以重建。也可能遇到比正常解剖位置更靠前的输尿管并成双出现。腹膜后

入路可以避开这些麻烦，适用于合并马蹄肾的患者。

移植肾

移植肾的血流通常来自髂总或髂外动脉。通过创建一个临时的腋股动脉旁路，利用逆行灌注来维持移植肾的血流。因为只是临时的，故无需建立隧道，并且术后可以移除该旁路。

静脉异常畸形

主动脉后位的左肾静脉，环绕主动脉前后方的肾静脉，以及左位或双股的下腔静脉，都是腹主动脉瘤修复术中可能遇到的最常见的静脉畸形[16]。肾静脉畸形通常不会妨碍主动脉的暴露。左位腔静脉通常在肾静脉水平从前方跨越到右侧，这时可能需要将其松解以暴露主动脉。主动脉后位的左肾静脉，人群中发生率为 4%，通常斜行跨向下腔静脉，而且比典型的主动脉前肾静脉更靠下方。这时，在主动脉后位肾静脉的头端环形分离出主动脉瘤颈部是可行的。然而，应谨慎操作，避免术中损伤仍然至关重要。

主动脉髂静脉瘘

如果主动脉瘤侵蚀了腔静脉，手术治疗不仅包括传统的动脉瘤修复术，而且包括从动脉瘤内部缝合结扎瘘口。在瘘口的上方用海绵棒压闭腔静脉后，从动脉瘤腔内操作关闭瘘口。操作中保证腔静脉为关闭状态，以最大限度地减少空气或附壁血栓引起肺栓塞的风险。

肾下型主动脉瘤修复术的手术方法

切口

通过腹正中切口打开腹腔并探查。切口的长度取决于动脉瘤的范围和拟行修复手术的类型。使用管状移植物时，取剑突至脐与耻骨中点间切口。使用分叉型移植物时，切口需延伸到耻骨上方。

暴露腹主动脉

首先移开横结肠和大网膜囊。然后要么将小肠挤进右上腹部，要么将内脏取出并包裹在潮湿毛巾内。使用固定在手术台上的自固定牵开器系统有助于术野的暴露。沿着十二指肠第三和第四部分的下缘剪开腹膜，然后将十二指肠横向缩回患者右侧。用剪刀或者灼烧器（电刀）纵向打开主动脉上覆盖的腹膜和结缔组织，暴露动脉瘤前方表面。

切开主动脉上的腹膜，越过左肾静脉水平继续

向下直到主动脉分叉。使用锐性分离和钝性解剖相结合的方法暴露动脉瘤略上方的及左肾静脉下方的主动脉前面和外侧，将其从周围组织中游离出来（图 23-2）。不要尝试解剖主动脉的背侧，不要用带子围绕瘤颈。沿主动脉侧壁继续解剖足够的长度，直到瘤颈能容易地被阻断钳压缩，并在该水平上使用阻断钳。肾动脉附近和肾周动脉瘤可能需要解剖暴露左肾静脉（图 23-1）。解剖动脉瘤的侧壁仅限用于帮助牵开器的布置，而牵开器有助于解剖更近端的瘤颈、扩大术野及提供暴露。将动脉瘤壁从下腔静脉旁移开是不必要的，但是将腔静脉前面暴露出来是常用的方法。

髂动脉的暴露

锐性分离双侧髂总动脉的前壁和侧壁，但不要将其与后方的髂总静脉分离出来。

近端和远端控制

按 80U/kg 体重的剂量静脉注射肝素（成人平均 4000~6000U）。在全身抗凝后，用大的直的 Fogarty 血管钳阻断双侧髂总动脉，以 Fogarty 或 DeBakey 反角主动脉钳阻断主动脉瘤颈。如果存在钙化斑块，注意钳子成角阻断以避免斑块破裂或斑块导致的血管不慎穿孔。

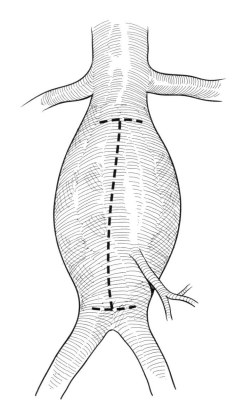

图 23-2　经腹膜腔路径下，将大肠翻向上方、小肠和十二指肠翻向右侧，纵向切开腹膜后腔暴露主动脉。

主动脉切开

使用电灼纵行切开主动脉的浆膜层（表浅）及外膜层，以减少主动脉壁出血（图23-3）。然后用Mayo剪打开动脉瘤。侧向切开动脉瘤的两端增加动脉瘤腔的暴露。移除瘤腔内所有的附壁血栓和松散的动脉粥样硬化斑块碎片。应避免疏忽性地将血栓或动脉粥样硬化斑块碎片嵌入到髂动脉的起始部。

出血的腰动脉以3-0聚丙烯外科缝线缝合。对于脆弱的肠系膜下动脉，如果存在背侧出血并且之前没有用带圈或血管环控制肠系膜下动脉，可以缝合其起始部。

近端吻合

不存在髂动脉瘤时，可以使用胶原浸润的编制涤纶管状（直筒型）移植物。尽管环形切开主动脉袖口是外科医生的偏好，但是分离主动脉的后壁仍然是不必要的。用双股3-0聚丙烯缝线来吻合。通过均匀缝合增加后段吻合缝线的强度，来将正常的主动脉颈和动脉瘤壁缝合起来。如果存在钙化斑块，那么就有必要对缝合环行限制性动脉内膜切除术。

应环绕动脉瘤颈缝合并在前面打结。然后钳夹住直筒型移植物后短暂性释放主动脉阻断钳来检测近端吻合是否渗漏。另外，也可以用球形注射器将移植物内装满盐水来评估吻合口。渗漏通常出现在3点及9点位置，可以用8字缝合或3-0聚丙烯缝合横向小垫子修复。将主动脉上的阻断钳移到移植物吻合口下端，用一个圈垫覆盖缝线，然后用一个固定牵开器轻轻压住圈垫。

远端吻合

用吸管排出移植物内所有的血液，修剪移植物到合适的长度，注意避免缝合至主动脉分叉时移植物冗长或过紧。吻合使用一个3-0双臂聚丙烯缝线连续缝合。主动脉分叉存在钙化时，可能需要小心地进行动脉内膜切除术以便于缝合。

在缝合完成打结前，顺行冲洗移植物和逆行冲洗髂动脉。释放一个髂动脉阻断钳，检查吻合泄漏情况，必要时修复吻合口（图23-4）。在血压监测下，逐渐释放近端主动脉阻断钳。在确保血流动力学稳定后再释放第二个髂动脉。检查髂动脉搏动是否充足，并触诊检查股动脉搏动是否存在。股动脉搏动缺失时表明存在髂动脉血栓形成或限制血流的斑块，应立即处理。术中评估下肢循环是必需的，通常评估足部多普勒信号是否存在。

重建肠系膜下或副肾动脉

不管是肠系膜下动脉还是副肾动脉重建，均需一个带有齿的Satinsky血管夹夹于主动脉移植物上。然后用5-0聚丙烯缝线采取端-侧吻合的方式直接将分支血管单层连续缝合到主动脉移植物上，并且可以利用血管起始部的主动脉周围组织作为Carrel补丁加强吻合口。

移植物覆盖

采用缝合、结扎或电凝的方法处理动脉瘤壁上残留的出血点，用3-0聚丙烯缝线连续缝合关闭动脉瘤壁，并将瘤壁组织包裹缝合于假体上，这有助于止血并将假体与十二指肠和其他脏器隔绝开。用可吸收缝线将后腹膜和主动脉周围的淋巴组织拉近并覆盖在主动脉上，可在假体和十二指肠后壁之间另外建立一个层次。

闭合

根据动脉瘤修补持续时间和手术野渗血情况，选择是否用硫酸鱼精蛋白来中和肝素。用1号不可吸收缝线连续缝合关闭腹直肌筋膜，皮钉关闭皮肤

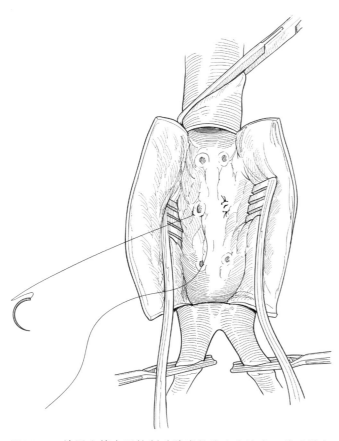

图23-3 放置血管夹以控制动脉瘤的流入和流出。然后纵向打开动脉瘤，取出附壁血栓，缝扎腰动脉。

而完成关腹。

髂动脉瘤修复的手术方法

如果存在髂总动脉瘤，手术过程按照肾下型主动脉瘤修复术进行。然而需注意的是，阻断钳置于髂外动脉上，同时注意避免损伤输尿管，因为它通常跨越髂总动脉远段。虽然右侧髂动脉及其远端分支通过延长后腹膜切口很容易得到暴露，但是最好在乙状结肠外侧另行一单独切口来暴露左侧髂外动脉。有时髂总动脉动脉瘤较大，这时也许不能直接钳夹髂内动脉，而需要通过球囊来阻断。逐层纵向打开髂动脉瘤，在动脉瘤两端做侧向 T 形切口。将分叉型移植物髂支从动脉瘤内缝合到髂总动脉上（图 23-5）。为移除致密的钙化灶，行局限的动脉内膜切除可能是必要的。如果必须将髂支吻合到髂外动脉上，可以从动脉瘤腔内缝合髂内动脉的开口。如果必须恢复髂内动脉，

一侧髂支的远端可以先吻合到髂内动脉开口和近端肢体，然后以端侧吻合方式吻合至移植物髂支主体上。

对于巨大的左髂动脉瘤，通过缝合非瘤段髂总动脉开口来隔绝动脉瘤可能更方便，然后将移植物左侧分支在乙状结肠系膜下方端侧吻合至髂外动脉；或者，如果有必要，也可以吻合至股动脉。

腹膜后暴露的手术方法

患者右侧卧位在一个气垫床上，肩部垫高约60°，下肢和骨盆位置相对水平（图 23-6）。自第十一肋尖向腹直肌侧平脐水平做一斜行侧面切口。对于跨过肋缘的肾上型动脉瘤，另在偏头向部位沿第九肋间做一切口，作为胸腹联合切开，有时还需将膈肌行有限的横向切开。分离下方的肌肉组织，保留完整的腹直肌后鞘和下方附着的腹膜。在肋缘水平外侧进入腹膜后腔，将腹膜从腹壁前方和侧方钝性分离开，并将腹腔内容物轻轻牵向内侧。沿腹膜从腹直肌后鞘上分离，可以切开后鞘来增加内侧的暴

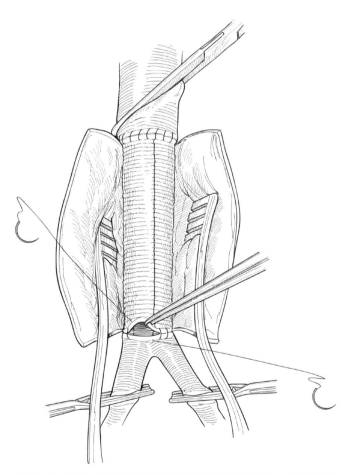

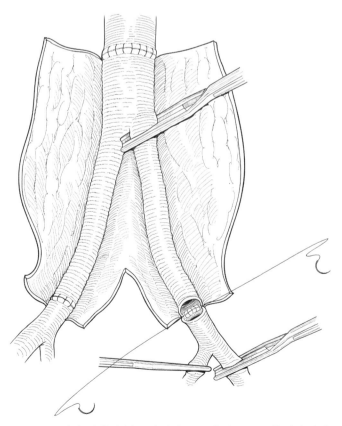

图23-4　用3-0聚丙烯缝线完成近端和远端吻合，特别注意缝合后壁时应有较大的边距以确保缝合牢固。必要时，对远近两端的缝合环行有限的动脉内膜切除，来获得足够的适合缝合的组织。如果发生缝线点出血，以水平褥式将脱脂棉垫缝合在出血点上。

图23-5　当主动脉瘤累及髂动脉，重建需要一延伸到髂动脉分叉的分叉型移植物。可以通过钳夹远侧髂总动脉，也可在髂内外动脉放置单独的血管夹来实现远端血流控制。通常需要将乙状结肠游离并推向内侧来暴露左髂动脉分叉。

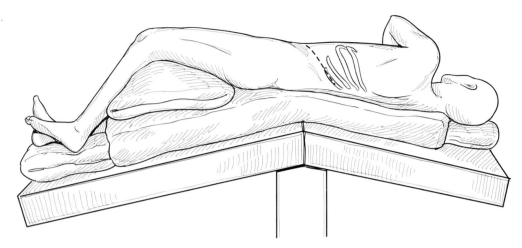

图23-6 患者以改良的右侧卧位躺在一个气垫上，胸部位于60°角的同时骨盆几乎水平。弯曲手术床，并抬高肾区来打开肋缘和骨盆上缘之间的空间。自第十一肋尖或第十二肋尖开始向中线做一斜行切口。

露。如果造成了腹膜撕破，可以用 3-0 聚糖乳酸 910（Polyglactin 910）可吸收缝线修补。

对于肾下型主动脉瘤的修补，我们通常更喜欢在肾前筋膜前的层面中分离，从而将左肾保持于原位。另外，也可以上抬肾脏，并和其他腹腔内容物一起移向前内侧。对于肾旁和肾上型病变，当打算在肾上放置十字夹子时，这是一种较为合适的处理方法。一旦分离出腹膜后间隙，就能很容易暴露整个腹主动脉和左髂系统。

动脉瘤修复本质上与经腹路径的步骤相同。为到达右侧髂总动脉，可离断肠系膜下动脉，因为肠系膜下动脉离断后，腹膜组织便能轻松地从动脉瘤和主动脉分叉部位彻底地扫除。

术后护理

• 在适当的情况下，患者可在手术室里拔管。通过硬膜外导管，把握好给药剂量，良好的疼痛控制有助于改善肺部呼吸状态，在成功的早期拔管中发挥重要的作用。

• 患者在重症监护室监护 24 小时，并留置动脉导管、中心静脉导管、导尿管及鼻胃管。使用血管活性药来避免高血压过高或过低，可根据需要补液扩容。

• 患者手术当天通常建议卧床休息，在第二天鼓励下床走动。使用肝素来预防深静脉血栓，直到患者能开始自由走动。

• 围术期抗生素应用需持续到术后 24 小时，一般使用头孢菌素，对于青霉素过敏者可使用万古霉素。

• 硬膜外导管用于围术期疼痛控制。如存在硬膜外置管的禁忌证，可以应用患者自控的镇痛设备。

• 患者出院后，都应服用阿司匹林和他汀类药物以降低动脉粥样硬化风险。有的患者还应给予抗高血压治疗。

• 术后 1 个月随访，然后在 1 年和 5 年内行非增强 CT 检查。

并发症

• 心脏并发症。大多数心脏缺血性事件发生在术后 72 个小时内。建议心脏风险较高的患者，在此期间进行重症监护，重点是确保足够的氧气输送到心脏。行腹主动脉瘤修复的所有患者应常规行术后心电图检查。

• 出血。动脉缝合处或静脉损伤处的出血通常在术中即可发现，术后这些部位的明显出血不太常见。更常见的是，术中大量失血，加上由低体温和凝血因子、血小板耗竭导致的继发性弥漫性出血更常见。这时治疗措施包括积极复温结合凝血因子的补充。

• 结肠缺血。结扎，或动脉粥样斑块栓塞造成的肠系膜下动脉或髂内动脉血流损害，均能危及乙状结肠的血流灌注。相对于择期手术，这种情况在破裂动脉瘤的修复术后发生更频繁。识别结肠缺血通常很困难，所以重要的是临床上要保持高度的警惕。血便、腹泻、腹部胀、酸中毒或原因不明的发热、白细胞增多、少尿均提示结肠缺血可能，需紧急行乙状结肠镜检查。局限的肠黏膜损伤经常可以通过体液补充和肠道休息而恢复，但肠道全层坏死常需要行肠切除术。

• 肾衰竭。动脉瘤修复后肾功能不全的最常见原因与动脉粥样化斑块碎片进入肾动脉造成的栓塞有关。主动脉瘤颈部轻柔操作以及小心选择十字钳阻断该部位有助于减少这种风险。当肾旁主动脉存在大量的动脉粥样硬化碎片或血栓时，在阻断主动脉前先用血管袢或条带闭合肾动脉，阻断主动脉后再谨慎地松开闭合肾动脉的条带。一些医疗团队一直提倡使用呋塞米来维持尿量，使用甘露醇作为氧自由基清除剂，尽管这些措施对肾脏的保护效果仍存在争议。在肾上主动脉阻断的情况下，可以直接经肾动脉灌注冷的肾脏保存液来减轻缺血性肾损伤。

• 末梢循环灌注受损。下肢缺血可能继发于髂动脉斑块破坏或栓塞。斑块破裂能导致股动脉搏动消失。其治疗方法包括主–股动脉旁路、股–股转流、逆行支架植入。对于栓塞有多个治疗方法，不需要拘泥于某个特定治疗，但对于大栓子，可能要外科手术取出栓子。更常见的是，栓子很小而导致皮肤斑片状色泽暗淡，严重时可能引起趾端缺血，形成垃圾足或垃圾臀部综合征。

• 性功能受损。自主神经损伤或髂内动脉供血减少可能导致性无能或逆行射精。

（王亮 译　杨復唐 校）

参考文献

1. Friedman SG: *A history of vascular surgery*, ed 2, Malden, Mass., 2005, Blackwell Publishing.
2. Dubost C, Allary M, Oeconomos N: Resection of an aneurysm of the abdominal aorta: Re-establishment of the continuity by a preserved human arterial graft, with result after five months, *Arch Surg* 64:405-408, 1952.
3. Blakemore AH, Voorhees AB Jr: The use of tubes constructed from vinyon N cloth in bridging arterial defects: Experimental and clinical, *Ann Surg* 140:324-334, 1954.
4. DeBakey ME, Crawford ES, Cooley DA, et al: Aneurysm of abdominal aorta analysis of results of graft replacement therapy one to eleven years after operation, *Ann Surg* 160:622-639, 1964.
5. Hicks GL, Eastland MW, DeWeese JA, et al: Survival improvement following aortic aneurysm resection, *Ann Surg* 181:863-869, 1975.
6. Creech O Jr: Endo-aneurysmorrhaphy and treatment of aortic aneurysm, *Ann Surg* 164:935-946, 1966.
7. Brady AR, Fowkes FG, Greenhalgh RM: Risk factors for postoperative death following elective surgical repair of abdominal aortic aneurysm: Results from the UK Small Aneurysm Trial, *Br J Surg* 87:742-749, 2000.
8. Lederle FA, Wilson SE, Johnson GR, et al: Immediate repair compared with surveillance of small abdominal aortic aneurysms, *N Engl J Med* 346:1437-1444, 2002.
9. Young JR, Hertzer NR, Beven EG, et al: Coronary artery disease in patients with aortic aneurysm: A classification of 302 coronary angiograms and results of surgical management, *Ann Vasc Surg* 1:36-42, 1986.
10. Schouten O, Boersma E, Hoeks SE, et al: Fluvastatin and perioperative events in patients undergoing vascular surgery, *N Engl J Med* 361:980-989, 2009.
11. Antiplatelet Trialists Collaboration: Collaborative overview of randomised trials of antiplatelet therapy I: Prevention of death, myocardial infarction, and stroke by prolonged antiplatelet therapy in various categories of patients, *BMJ* 308:81-106, 1994.
12. Devereaux PJ, Yang H, Yusuf S, et al: Effects of extended-release metoprolol succinate in patients undergoing non-cardiac surgery (POISE trial): A randomised controlled trial, *Lancet* 371:1839-1847, 2008.
13. Weinstein ES, Langsfeld M, DeFrang R: Current management of coexistent intra-abdominal pathology in patients with abdominal aortic aneurysms, *Semin Vasc Surg* 8:135-143, 1995.
14. Samson RH, Lepore MR Jr, Showalter DP, et al: Long-term safety of left renal vein division and ligation to expedite complex abdominal aortic surgery, *J Vasc Surg* 50:500-504, 2009.
15. Starr DS, Foster WJ, Morris GC Jr: Resection of abdominal aortic aneurysm in the presence of horseshoe kidney, *Surgery* 89:387-389, 1981.
16. Baldridge ED Jr, Canos AJ: Venous anomalies encountered in aortoiliac surgery, *Arch Surg* 122:1184-1188, 1987.

第 24 章　近肾和肾上腹主动脉瘤的开放修复

JAMES H. BLACK III

历史背景

腹主动脉瘤的外科处理可追溯到 1923 年，Matas[1] 报道采用直接结扎主动脉的方法治疗腹主动脉瘤。同样的，1906 年开始，Halsted 和 Reid[2] 在 Johns Hopkins 医院尝试置入部分闭塞的金属条带治疗 5 例肾上腹主动脉瘤患者。后续的策略包括经腰动脉置入腔内导丝使主动脉瘤部分或完全血栓化，以增加瘤壁的厚度并减少破裂的风险[3]。1949 年，Nissen 借鉴了 Rea[4] 描述的一种技术，将 Albert Einstein 的腹主动脉瘤外包裹了玻璃纸。Einstein 的动脉瘤最终在 6 年后破裂[5]。1951 年，Dubost 及其同事[6] 首次报道了腹主动脉瘤完全切除并使用人工血管置换的案例，但是这种方法常并发邻近大静脉组织严重出血。运用经皮穿刺覆膜支架腔内置换术的腔内腹主动脉瘤治疗方法在 20 世纪 60 年代经 Creech[7] 介绍后开始流行，并且至今仍然是大多数腹主动脉瘤包括近肾腹主动脉瘤（jAAA）和肾上腹主动脉瘤（sAAA）的常用治疗方式。左侧腹膜后途径手术治疗腹主动脉瘤首创于 Williams[8] 并广泛应用。

适应证

手术修补无症状的 jAAA 和 sAAA 的术后并发症发生率远大于手术修补肾下腹主动脉瘤[9]。瘤体最大直径为 6cm 是无症状动脉瘤的手术适应证。女性患者和有破裂风险者可放宽至 5.5cm[10]。症状性的 jAAA 和 sAAA 应该急诊手术。

术前准备

• 术前使用 β 受体阻滞剂，将患者的心率控制于低于 70 次 / 分钟[11]。

• 阿司匹林和他汀类药物可能降低围术期心血管风险，其应用应贯穿整个围术期及术后恢复期[12]。

• 应在术前 7~10 天停用噻吩并吡啶，以降低术中出血过多的风险。但如果作为双重抗血小板治疗方案的一部分用于接受药物洗脱冠脉支架术的患者，应在术后恢复期使用[12]。

• 在左肺隔离术的患者行 jAAA 和 sAAA 修复术时，无需双腔气管插管。

• 建议术中行有创动脉血压监测。

• 建立中心静脉通路便于快速输液，对于心脏功能障碍患者必须置以肺动脉导管。

• 术中自体血回输设备用于回输动脉瘤腔和腰动脉出血中收集的红细胞。

• 注意保持体温。

• 术中每回收 1500mL 血液，围术期预防性抗生素应给予 24 小时。

隐患和风险

• 由于人工血管组织破裂或者未辨认出的左肾静脉医源性损伤造成术中近端吻合出血。

• 主动脉阻断后血流动力学快速变化和再灌注导致心肌损伤和肾功能不全。

• 由于近端动脉阻断、切开造成的栓塞或者未识别的内脏血管狭窄导致的内脏缺血。

• 由于对肠系膜下动脉或来源于盆腔的血液供应的干扰造成的结肠缺血。

手术策略

腹膜后或经腹膜入路

对于 jAAA，可选择腹膜后或经腹膜的手术入路。随机试验未证明两种方法在效果方面存在明显的差异。一般来说，经腹膜入路可快速暴露腹主动脉且有利于存在较大髂动脉瘤时双侧髂动脉的暴露，但上腹部器官限制了腹主动脉内脏支的暴露。经腹膜入路时，可将左肾静脉离断，以利于肾下腹主动脉阻断，但有可能并发左肾功能不全。左腹膜后入路便于腹主动脉上部的暴露，利于在肠系膜上动脉或腹腔干水平或以上的位置进行阻断，这在处理 sAAA 中十分有利，但会限制右髂动脉的暴露，并且需要腔内手段控制右侧髂动脉的血流（框 24-1）。

近端主动脉阻断位置的选择

术前计算机断层扫描（CT）检查是确定近端主动脉阻断水平的必备手段。合适的阻断位置的特点主要包括没有严重的钙化或附壁血栓，动脉管径相对正常。jAAA 意味着动脉瘤延伸到肾动脉最低部，需要在肾上阻断主动脉，这样可沿着肾动脉下缘行血管吻合。在实践中，如果没有严重的动脉粥样硬化、附壁血栓或钙化，阻断钳可以放置于 jAAA 的瘤颈，之后可打开 jAAA，排空瘤腔内的血液，清除附壁血栓，缝扎腰动脉，继而向上移动阻断钳至肾动脉上方，行血管吻合术。如果可行，这种策略可以显著减少肾缺血时间。

对于 sAAA，动脉瘤延伸到包括肾动脉和（或）内脏血管起源的不同部分。主动脉腹腔干动脉和肠系膜上动脉之间的部分口径也许正常，但肠系膜上动脉附近的盆腔病变将使该区域无法实施阻断。如果腹主动脉内脏支存在严重的病变，主动脉近端的阻断位置应高于腹腔干，以避免栓子掉入内脏血管造成栓塞。腹腔干上段主动脉比起肠系膜上动脉和腹腔干之间的区域也更容易暴露。

手术方法

肾上主动脉的控制

肾上主动脉可以从经腹膜或腹膜后入路暴露。沿着胰腺下缘的腹膜后组织被打开，在脾静脉汇入处分离肠系膜下静脉，放入自动拉钩将胰腺向头侧牵拉。左肾静脉跨越并覆盖肾动脉根部并与其伴行。离断汇入左肾静脉的腰静脉及生殖静脉支，牵开左肾静脉可以帮助寻找并确定肾上主动脉的阻断区。

腹腔干动脉上主动脉的控制

选择腹膜后入路治疗 jAAA 或 sAAA 时，左侧腹腔的结构暴露于切口中间位置。沿着左侧后腹膜间隙

向上游离，将脾脏推向中线方向，直到暴露左侧膈肌纤维。肾上主动脉被左侧膈肌和连接胸膜的一层厚厚的筋膜所覆盖。在将分离钳或食指伸入其层面下方，并在主动脉左侧分离出手术间隙后，均可用电刀离断这两层结构。短小的穿支动脉很少遇到，但如果遇到，直接使用 4-0 聚丙烯缝线缝扎于主动脉壁水平。对于包绕内脏血管起始部位的腹膜后组织，则通过锐性解剖将它们分离出来，以便于安全地阻断主动脉，同时减少出血和近端主动脉阻断造成的栓塞。位于腹腔干上方的前后部分组织很容易被游离，便于近端主动脉的阻断。

腹膜后的暴露

近肾腹主动脉瘤的切口

第 10 肋间入路可用于大多数 jAAA 患者（图 24-1）。沿第 11 肋上缘行 4~6 英寸的切口。对于某些患者，为分离第 10 和第 11 肋，还需切开部分膈肌组织，但在关闭时必须首先修复膈肌切口，并且无需行左侧胸腔置管。在第 11 肋尖端进入腹膜后间隙（图 24-2），从前腹壁底面移开网膜囊。前腹部切口应与肋骨保持平行，以避免横断肋间神经束，从而减少胁腰肌失神经支配后的肌肉肿胀的发生率。将前面的切口延伸至腹直肌外侧缘，如果需要暴露髂动脉而进一步延长切口，可在上方或下方绕过脐部。

肾上腹主动脉瘤的切口选择

第 9 和第 10 肋间切口适用于大多数 sAAA 患者（图 24-1）。沿肋骨后缘行 4~6 英寸切口。第 9 和第 10 肋骨的肋缘在前端发生融合。在游离前腹部肌肉及组织后，必须用电刀或截骨剪分离连接两者的肋软骨。通常，腹壁上动脉必须在肋软骨切断处的下方结扎。分离开肋弓前缘后，腹膜后间隙和膈肌便暴露清楚。在膈肌上做一个 4~6 英寸的切口，以便于分离后腹膜间隙，游离左侧腹部脏器。从前腹壁底面移开网膜囊。向前延伸切口，先与第 10 肋骨保持平行，然后转向下，在左侧腹直肌外侧进行，并延长至超过脐的水平。

修复累及髂动脉的近肾腹主动脉瘤

切口

患者仰卧位，取正中切口，从剑状至耻骨。打开腹膜，探查腹腔后，将横结肠系膜向上翻至胸部，用热毛巾包裹防止干燥。小肠留在腹腔内，用湿毛巾保护推向右侧腹腔。在肠系膜起始部游离十二指肠，

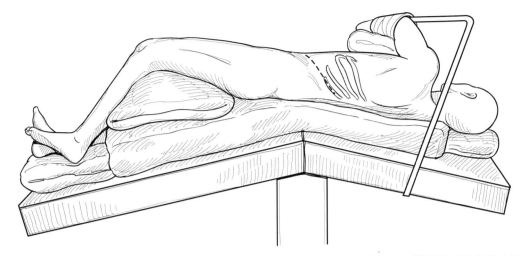

图24-1 腹主动脉手术腹膜后入路的患者体位及切口选择。患者取右侧卧位，肩膀垂直，臀部尽可能保持水平。手术床适当向下折起，以适应患者的体位。腰部的垫子可置入肋缘和髂嵴之间的躯干下，用来进一步提升和平缓手术区域。左侧面和双侧腹股沟区是手术操作区域，但右腹股沟区暴露可能是有限的。可用沙袋来保持患者的体位。虽然切口在第12肋的上部，但可以根据近端主动脉瘤的累及程度和患者的体型进行调整。例如，第10肋间切口适用于大多数近肾腹主动脉瘤暴露。

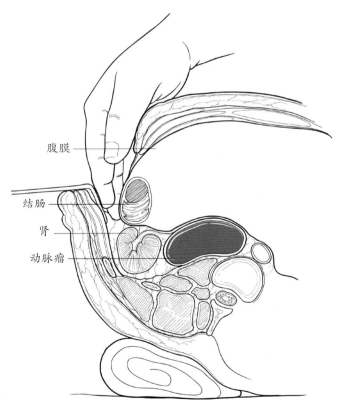

腹膜

结肠

肾

动脉瘤

图24-2 合理选择经过左侧脏器的腹膜后入路。经典的方法是抬高左肾使之离开肾窝，但也有特殊情况如主动脉后左肾静脉，这时解剖层面应选择在肾脏前方进行而不移动左肾。

这时可发现jAAA就位于十二指肠后方。自动撑开器固定于手术台。宽腹腔拉钩挡住小肠与结肠系膜，浅拉钩稳定左侧腹壁和两侧下腹部。

腹主动脉的暴露

分离正中线部位的腹膜后纤维脂肪组织，暴露jAAA。使用电刀分离主动脉前面腹膜后间隙，辨认并分离肠系膜下动脉。如果肠系膜下动脉通畅良好，则需要保留，并根据结肠血供是否充分，决定是否吻合到用于主动脉重建的人工血管上。打开覆盖髂总动脉的组织，选择合适的阻断远端髂动脉位置。

髂血管的暴露

累及双侧髂总动脉的AAA患者，需要分别控制髂动脉分支以便于远端的血管吻合重建。分离髂动脉分叉处时，应该紧贴血管壁进行，以降低输尿管损伤的风险。巨大的髂总动脉瘤可能阻碍髂内血管的暴露，打开髂动脉瘤后再通过腔内技术控制也许是唯一的方法。如果髂内动脉可见，应沿其侧壁而不是周围进行游离，避免医源性髂静脉损伤。一旦髂动脉分叉与周围组织得到充分的解剖分离，更换更深的牵开器，拉开远端吻合部位侧面的输尿管和结肠结构。

肾静脉的分离

经腹膜腔入路治疗jAAA，肾静脉游离是保证安全的肾上阻断的关键。碰到扭曲的主颈动脉瘤，应该考虑尽早分离左肾静脉，注意保护左侧性腺及肾上腺静脉。在许多患者中，通过简单的向下牵拉动脉瘤即可拉直瘤颈，再通过仔细的钝性分离便可以安全解剖出左肾静脉。如果通过向下牵拉动脉瘤即可清楚暴露位于肾脏上方的瘤颈，可无需分离肾静脉。在左侧肾静脉下缘结扎左腰和性腺静脉，完成头向游离，取一个窄深的拉钩置于左肾静脉下方。向头侧方牵拉左肾静脉，暴露肾上主动脉直到暴露肠系膜上动脉根部。

近端及远端阻断

阻断前，患者应静脉注射肝素（100IU/kg）。右肾动脉和肠系膜上动脉可能互相靠近，使得不可能在肠系膜上动脉和双侧肾动脉以上进行阻断。如果主动脉瘤颈在右侧肾动脉和稍低的左肾动脉之间，在此位置可以继续近端阻断，只是左肾可能会因为阻断而缺血。如果肾旁主动脉没有合适的安全阻断区，腹腔干上主动脉可作为阻断区域（框 24-2）。尽管腹腔干动脉和肠系膜上动脉会出现血液反流，可以在外科操作时管腔内置入球囊予以阻断止血。

在可行的情况下，远端髂血管先阻断，其后阻断肠系膜上动脉，以降低近端主动脉阻断后内脏动脉栓塞的风险。此外，外科医生和麻醉师的沟通至关重要，应确保肾上或腹腔干动脉上阻断前适当的血压控制，避免近端主动脉压力升高后心脏后负荷增加而产生不利影响。

主动脉切口

jAAA 的动脉切口应在血管中线，切开后排出附壁血栓。使用自体血回输设备回收从动脉瘤腔和腰动脉流失的血液。如果存在潜在慢性动脉夹层，腰动脉的出血量可能较大，且自体血回输血也不一定有效。行中线主动脉切开术时应该避免主动脉附近的肠系膜下动脉，留下一个主动脉袖口，以备以后再植术（第23章）。如果肠系膜下动脉的反流血明显，可使用血管吊带或纱带和小橡胶圈轻松控制。

近端吻合

动脉瘤囊腔成功止血后，动脉瘤动脉壁和动脉瘤颈的光滑膜结合部可作为近端吻合的缝合部位。

框 24-2　腹腔动脉控制步骤

1. 切开肝脏左叶的三角韧带，向内侧和头向牵开肝脏。
2. 胃和胃食管交界处应推向左下象限。触摸胃管以确定其位置，避免食管受伤。
3. 膈肌在腹主动脉前部横向切开。
4. 手指钝性分离胸膜和纵隔周围组织，判断腹腔干上主动脉和脊柱边缘及间隙。
5. 腹腔干上主动脉阻断使用长而直的阻断钳，在外科医生另一只手的食指和中指引导下将阻断钳放置于适当的位置。

如果没有发现这样的区域，或略低于肾血管，那么可以在高于肾血管位置行吻合，再分别吻合肾动脉。这种情况可以经术前 CT 进行评估，在近端阻断前便分别在主动脉侧壁重新吻合。

近端吻合选择 3 -0 聚丙烯缝线，根据术者的偏好选择间断或连续缝合进行加固。术前 CT 成像或涵盖大多数血管管径的术中塑料主动脉颈筛选器，可以帮助指导选择一个适当的人工血管。通常，无论使用哪种评估方法，人工血管管径比瘤颈外壁小 2mm。对于 jAAA，常规分离动脉瘤颈是不明智的，这可能损伤动脉后的静脉。因此一个标准动脉瘤内缝合技术与克里奇后固定是比较理想的。

如果需要直接重建肾血管，可使用带有侧支的人工血管与所需重建肾动脉行端侧吻合。近端肾动脉予以结扎，以防止出血。或者，可以将人工血管直接吻合到肾动脉根部，但如果并行的主动脉直径几乎是正常的，则供其吻合的空间会受到限制。

分叉型人工血管与远端髂外动脉吻合

若动脉瘤累及髂总动脉时，则要根据情况设计远端吻合方式。如果髂内、外动脉根部口径正常且接近，则可行端-端吻合。髂动脉瘤非常大时，这些血管根部可能会相隔较远，每只血管的端-端吻合并不合适。在这种情况下，最好使用涤纶的分叉型人工血管，首先根据降落伞技术标准及时行人工血管与髂内动脉端-端吻合。如果髂内动脉冗长，髂外动脉远端可以吻合到人工血管髂内支或者直接吻合到单独的人工血管。

移植物修复

一旦多普勒超声确认主动脉分支及下肢灌注恢复后，使用鱼精蛋白拮抗全身性抗凝。恢复灌注后，检查动脉瘤囊腔内是否有来自腰动脉、盆腔以及下肢的潜在出血。缝合动脉瘤囊壁，包裹并保护修复的主动脉。关闭腹膜后组织将修复的主动脉隔绝于十二指肠。

肾上主动脉瘤的修复手术

切口

患者取右侧卧位，肩膀垂直，旋转臀部以尽可能保持水平。手术床适当向下折起，以适应患者的体位。左侧面和双侧腹股沟消毒备用，但右腹股沟区域在肥胖患者中可能暴露不佳。对于 sAAA，通过第9肋间行切口进入到左侧后腹腔，前至腹直肌外侧，然后弯至脐或以下水平（图 24-1）。为了暴露侧下方，在左下象限平行于左侧髂血管处放置直角牵开器。对于上侧和内侧部分的伤口，使用深的直角牵开器置于第9肋头部，宽的扇形牵开器拉开腹膜囊。单独的、深而窄的拉钩可用于暴露内脏血管和右髂动脉。如果不是优势供血血管，可分离肠系膜下动脉以促进向右移动腹膜内容物，以利于右侧髂动脉的暴露。

腹主动脉的暴露

一旦暴露腹部结构和输尿管（图24-2），即可触及左侧肾动脉的搏动。在大多数患者，左侧腰肾静脉向左侧肾动脉走行，现在解剖回到其主动脉起源。继续向上打开弓状韧带中部，容易识别腹腔干，继而沿着主动脉向肠系膜上动脉暴露，肠系膜上动脉通常被纤维组织和周围神经丛包绕。此外，在sAAA瘤颈扭曲时，肠系膜上动脉可能出现在左肾动脉后方。在这种情况下，左肾动脉周围腹膜后组织需打开以便观察其来源（图24-3）。电刀分离左侧腹膜后组织或腹主动脉上组织。

髂动脉的暴露

暴露左髂总动脉并行阻断。经左腹膜后途径时，左髂动脉可以直接暴露，但输尿管需钝性分离并应用牵开器牵开以避免损伤。对于较瘦的患者，向右侧推开腹膜后间隙直到主动脉右边，辨认右髂总动脉起源以便阻断。如果有需要，可以识别右髂动脉并行腔内阻断。

近端及远端阻断

静脉给予肝素（100IU/kg），由远及近使用阻断钳，无损伤的血管钳阻断肠系膜上动脉及腹腔干。主动脉阻断后心脏后负荷增加，可静滴血管扩张剂以减少这种变化造成的影响。一旦血压稳定，横行阻断腹腔干上主动脉。

主动脉切口

纵向切开主动脉，小心向椎体前部水平靠近，向后方绕过左肾动脉开口（图24-4）至正常近端主动脉水平。肾动脉冷灌注可降低肾缺血性损伤的风险[13]，但应该权衡全身性低体温带来的不利影响。近端吻合前切开左肾动脉，用冷盐水冲洗。

近端主动脉吻合

对于典型的sAAA，下至右肾动脉的起源，上至肠系膜上动脉水平之间的主动脉段，均适合行吻合。然而，主动脉后方与脊柱相贴的部分不适合行吻合。虽然主动脉的后壁不进行分离，但主动脉前壁纵切口

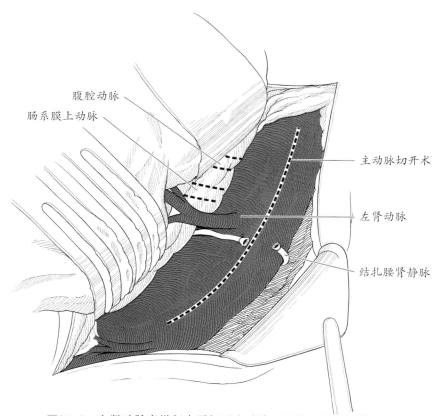

腹腔动脉
肠系膜上动脉
主动脉切开术
左肾动脉
结扎腰肾静脉

图24-3 左肾动脉旁纵行水平切开主动脉。结扎左侧腰肾静脉。

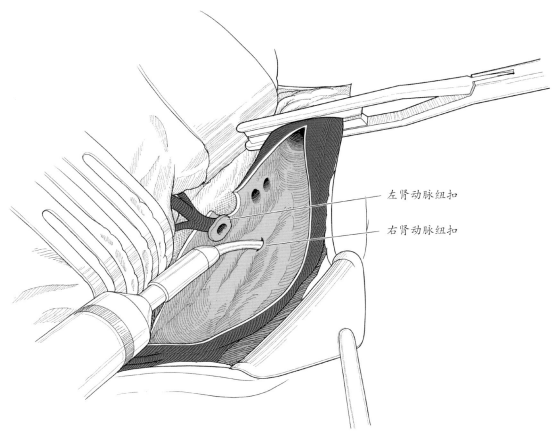

图24-4　离断左肾动脉开口处并安装卡雷尔纽扣，向右肾动脉滴注肾保存液。左肾动脉通过卡雷尔纽扣重新移植于主动脉侧壁，或重建于分叉人工血管。

在近端时因呈 "T" 字形，而向后方及脊柱的方向延伸。因此，45° 角修剪人工血管，以适应右肾动脉、肠系膜上动脉，如果需要，可离断腹腔干。动脉瘤腔内缝合技术用于吻合口后壁，每针缝合方向向后向上。如果主动脉的条件较差，那么可以使用毡条对前、后进行加固，在出针前通过毡条。左肾动脉通过卡雷尔纽扣重新移植于主动脉侧壁，或重建于带分支的人工血管。后者的优点是留出空间供主动脉移植物的阻断，在左肾血管再生之前可以恢复内脏和右肾动脉灌注（图 24-5）。在这个图中，主动脉重建可以满足 Ⅳ 型胸腹的动脉瘤（如移植物本身向上经腹腔干动脉开口）。

远端动脉吻合

远端动脉吻合术可直接吻合于主动脉分叉、髂动脉的开口，或髂动脉的分叉。如果可行，在主动脉分叉处远端吻合可加快手术进程。优先行主动脉瘤修复，中、小型髂动脉瘤可以延期干预[14]。

闭合

内脏动脉、肾动脉以及下肢动脉恢复灌注后，

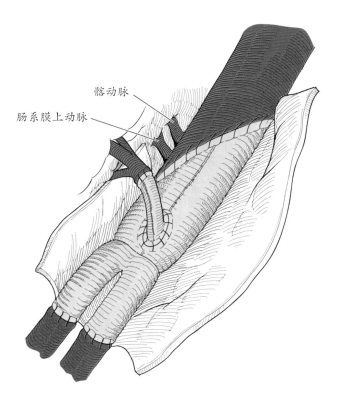

图24-5　完整的主动脉、左肾动脉和髂动脉重建。

使用鱼精蛋白拮抗肝素。动脉瘤囊壁使用0号线缝合，注意避免弯折左肾动脉重建，肾脏通常在左侧腹膜后间隙。取开放或闭合式引流管通过隧道通入主动脉周围，从前通过腹壁引出以引流术后出血。用0号线关闭肋缘附近的膈肌裂隙。通常不需要侧胸腔引流管，但有时在肺部边缘可以吸引积液，有利于患者手术后头几天的恢复。

前腹壁采用连续或间断一层缝合。肋缘采用2号可吸收缝线，胸壁肌肉也使用2号可吸收缝线对合。

术后护理

· 拔管应该推迟到患者体温正常。通常在术后1~2天。

· 建议血流动力学监测和血红蛋白检查。

· 继续术前 β 受体阻滞剂、阿司匹林、他汀类药物治疗。

· 术后24小时预防性使用抗生素。

术后并发症

· 死亡率。在大多数中心 jAAA 外科修复术后死亡率是 1%~3%[15]，而 sAAA 死亡率为 3%~10%[16,17]。

· 肾功能。在肾上主动脉阻断的患者，术后肾功能损伤不少见（10%~20%），但术前肾功能正常的患者术后肾功能损伤并且需要透析的患者很少见（<1%）[17]。

· 心脏并发症。随着手术期麻醉的改善、β 受体阻滞剂的应用、重症监护和术前筛查潜在的心脏疾病，心脏相关并发症趋于减少。

· 胃肠道并发症。在使用镇静剂的患者，胃肠道并发症可不知不觉出现。一些技术因素，如骨盆血管再灌注和肠系膜下动脉再植术，其导致结肠缺血的风险大小尚无定论。

（柏骏 译 刘炎东 校）

参考文献

1. Matas R: Ligation of the abdominal aorta: Report of the ultimate result, one year, five months, and nine days after the ligation of the abdominal aorta for aneurysm of the bifurcation, *Ann Surg* 81:457, 1925.
2. Reid MR: Aneurysms in the Johns Hopkins Hospital, *Arch Surg* 12:1-21, 1926.
3. Power DA: The palliative treatment of aneurysms by "wiring" with Colt's apparatus, *Br J Surg* 9:27, 1921.
4. Rea CE: The surgical treatment of aneurysm of the abdominal aorta, *Minn Med* 31:153, 1948.
5. Cohen JR, Graver LM: The ruptured abdominal aortic aneurysm of Albert Einstein, *Surg Obstet Gynecol* 170:455, 1990.
6. Dubost C, Allary M, Oeconomos N: Resection of an aneurysm of the abdominal aorta: Reestablishment of the continuity by a preserved arterial graft, with result after five months, *Arch Surg* 64:405, 1952.
7. Creech O: Endo-aneurysmorrhaphy and treatment of aortic aneurysm, *Ann Surg* 164:935, 1966.
8. Williams GM, Schlossberg L: *Atlas of aortic surgery*, Baltimore, 1997, Williams and Wilkins, pp 77-90.
9. Chaikof EL, Brewster DC, Dalman RL, et al: The care of patients with an abdominal aortic aneurysm: The Society for Vascular Surgery Guidelines, *J Vasc Surg* 50:1S-48S, 2009.
10. Brown LC, Powell JT: For UK Small Aneurysm Trial participants: Risk factors for aneurysm rupture in patients kept under ultrasound surveillance, *Ann Surg* 230:289-296, 1999.
11. Feringa HH, Bax JJ, Boersma E, et al: High-dose beta blockers and tight heart rate control reduce myocardial ischemia and troponin T release in vascular surgery patients, *Circ* 114:I344-I349, 2006.
12. ACC/AHA 2007 Guidelines on Perioperative Cardiovascular Evaluation and Care for Noncardiac Surgery: Executive Summary, *Circ* 116:1971-1996, 2007.
13. LeMaire SA, Jones MM, Conklin LD, et al: Randomized comparison of cold blood and cold crystalloid renal perfusion for renal protection during thoracoabdominal aortic aneurysm repair, *J Vasc Surg* 49:11-19, 2009.
14. Conrad MF, Crawford RS, Pedraza JD, et al: Long term durability of open abdominal aortic aneurysm repair, *J Vasc Surg* 46:669-675, 2007.
15. Knott AW, Kalra A, Duncan AA, et al: Open repair of Juxtarenal aortic aneurysms remains a safe option in the era of fenestrated endografts, *J Vasc Surg* 47:695-701, 2008.
16. Jean-Claude JM, Reilly LM, Stoney RJ, et al: Pararenal aortic aneurysms: The future of open aortic repair, *J Vasc Surg* 29:902-912, 1999.
17. Chong T, Nguyen L, Owens CD, et al: Suprarenal aortic cross clamp position: A reappraisal of its effects on outcomes for open abdominal aortic aneurysm repair, *J Vasc Surg* 49:873-880, 2009.

第 25 章　肾下腹主动脉瘤的腔内治疗

ATUL S. RAO · MICHEL S. MAKAROUN

历史背景

1987 年，在前苏联的哈尔科夫，Volodos 及其团队[1] 施行了第一例支架植入修复主动脉病变。但 Parodi、Palmaz 和 Barone[2] 是在 20 世纪 90 年代早期推广这项技术的先驱。Scott 和 Chuter[3] 率先在早期的单管结构移植物基础上开发出分叉结构的移植物，从而能够处理更复杂的腹主动脉瘤，扩展了适应证。众多创新改善了移植物的固定，克服了早期失败模式，扩展了这些移植物的适应证，有效地治疗具挑战性的动脉瘤。三项大规模的随机前瞻性试验证实了腹主动脉瘤腔内修复术（EVAR）与传统开放手术相比在死亡率和并发症发生率上的优势[4-6]。EVAR 并发症很大程度上发生于手术后的 2 年内；相关并发症是后期死亡的主要原因[7, 8]。

目前应用于 EVAR 的器械及移植物的种类越来越多。尽管大多数设备包括模块化组件，可在术中组装以简化释放操作，有些则由单个一体式分叉结构组成。分叉型移植物被用于大多数患者，但锥形髂动脉栓塞装置需要行股动脉 – 股动脉血管旁路术进行下肢血管重建，也可用于挑战性髂动脉和远端动脉病变。各种自动和手动的肾下或肾上固定系统也可以加强移植物与主动脉壁的固定。

术前准备

• 体格检查。多数无症状动脉瘤是在偶然情况下经影像学检查发现的，瘤径超过 5cm 的腹主动脉瘤 75% 可在体检时被触及而发现[9]。

• 超声筛查。在对目标人群的筛查中，3%~10% 的动脉瘤可通过超声筛查检出[10, 11]。有主动脉瘤家族史的 65 岁以上的吸烟男性，应行超声筛查[12]。

• 超声监测。直径 3.5~4.4cm 的小动脉瘤可每年行超声检查。直径 4.5~5.4cm 的动脉瘤应每 6 个月行超声检查和评估。5.5cm 或更大的动脉瘤则需行增强 CT 评估并有手术指征[13]。需要注意的是，如果选取短轴中心线进行测量，将能获得较接近于中心线测量的结果，而这些测量结果通常会小于最大直径的测量。

• 术前影像学检查。术前需要行三维（3D）CT 成像（0.6~2.5mm 层厚）以便选择移植物。图像处理工作站与曲线线性处理可帮助精确测量动脉瘤直径、角度以及中心线长度。肾下动脉瘤瘤颈长度测量从最低的肾动脉开始到动脉瘤起始部位，对于锥形瘤颈从不同的部位测量直径。髂动脉分叉前髂总动脉的直径应选取多个位点进行测量，需重点关注远端释放位置。应分别记录主动脉分叉到两侧髂动脉分叉间的距离。

• 术前风险评估。术前应进行风险评估，特别应注意肾功能。对于肾功能处于临界水平的患者，应充分水化，给予碳酸氢钠、N– 乙酰半胱氨酸，并使用等渗对比剂。

• 术前血管检查。在手术实施前对全身各处血管进行全面的检查。

• 抗凝和抗血小板药物。对于长期抗凝治疗的患者，EVAR 之前有必要停止抗凝，但是抗血小板药物可以继续使用，除非拟施行硬膜外麻醉。

• 麻醉。EVAR 可在全身麻醉、硬膜外麻醉或静脉复合麻醉下进行。对于清醒的患者，不宜镇静过深，这样患者可以屏住呼吸以利于在腹主动脉造影。建议术中动脉监测，可以选择性使用中央静脉监测。

• 预防感染和深静脉血栓形成。围术期使用抗生素，皮下注射肝素。

隐患和风险

• 移植物选择。术前测量，选择适当尺寸的移植物对 EVAR 的成功至关重要。移植物过短可导致内漏和移位。移植物过大则导致主动脉损伤或打折（图 25-1）。

• 动脉损伤。钙化且狭窄的股动脉或髂动脉在导入和移出输送系统时易受损伤。导丝必须始终在位，直到移植物释放完成并推出输送系统。当髂动

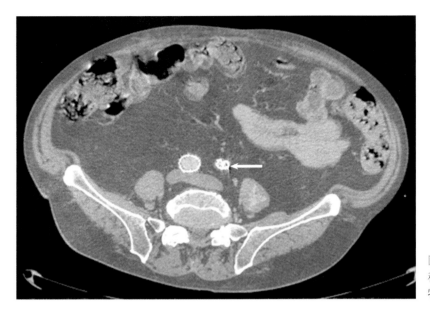

图25-1　EVAR术后行CT复查。箭头表示由于移植物尺寸过大造成植入左侧髂动脉内的移植物打折。

脉太小时可使用髂动脉管道以便鞘管通过。大号的非顺应性球囊应避免在主动脉颈和髂动脉使用，球囊扩张应该局限在移植物内。

• 动脉分支覆盖。精确的血管造影应贯穿于整个过程。多角度调整C形臂角度避免产生分视差。例如，对动脉瘤颈的造影应采用前侧位，髂动脉造影则取后侧位。肾动脉开口和髂动脉分叉部位的显示应取左或右斜位。

• 栓塞和血栓形成。设备和导丝的操作应尽可能规范，以降低手术操作相关的栓塞风险。释放完成后行造影确认移植物无打折，以避免随后的下肢动脉血栓形成。

• 内漏。Ⅰ型和Ⅲ型内漏在主动脉和髂动脉移植物固定部位以及组件结合处易于发生，且会增加术后主动脉破裂的风险。动脉瘤颈角度大于60°，或长度小于15mm，或者伴有大量的血栓和钙化，也易于发生ⅠA型内漏。主动脉延长片加强固定，或球囊扩张Palmaz支架植入是处理近端ⅠA型内漏的有效手段。移植物组件连接部位的Ⅲ型内漏主要依靠组件间适当的重叠来避免。

腔内治疗策略

移植物尺寸的选择

移植物口径通常超过动脉管径的10%~20%[14, 15]，移植物长度应从肾动脉下端延伸至髂动脉分叉，最好沿着直线方向进行测量。最好准备好其他尺寸的移植物以备选择，包括近端移植物主体和远端移植

物分支。对于分叉部位，模块化的移植物配有单一分支组件，如Excluder（W.L. Gore and Associates，特拉华州，纽瓦克），同侧移植物应该选择和该侧髂动脉直径和长度匹配的移植物。比较灵活的是使用带有双侧髂血管分支的分叉结构移植物，如Zenith系统（Cook Medical，印第安纳州，伯明顿）。在一侧下肢情况复杂时，如髂外动脉闭塞性疾病，可使用髂动脉支架闭塞对侧髂总动脉，而后行股动脉–股动脉血管旁路术。

经皮穿刺EVAR

超过90%的患者可行经皮穿刺EVAR，成功率超过95%，与股动脉切开方式相比可缩短手术时间，减少伤口并发症。然而，导入动脉直径小于5mm，经皮穿刺EVAR失败的风险可能较大。保持导丝在位，以便EVAR后如需暴露股动脉，可重新导入股动脉鞘。最广泛使用的穿刺闭合技术是缝线闭合装置（Prostar XL或Perclose ProGlide，Abbott Vascular，加利福尼亚州，红木城）。经皮闭合的禁忌证包括股总动脉环状或前壁钙化，股动脉狭窄或小口径股动脉，以及股动脉分叉位置较高。

附属的髂动脉血管成形术

行EVAR时，狭窄的髂外或髂总动脉将阻碍大管径鞘管置入，这种情况可使用球囊成形预处理。尽管存在移植物释放完成后髂外动脉出现夹层而需要植入支架予以成形，但是在髂总动脉，无需额外置入支架，因为移植物的髂动脉分支已经可以覆盖病变部位。避免植入移植物前使用髂动脉支架修复闭塞性病变。

髂动脉入路

细口径髂外动脉、严重钙化、闭塞性疾病或过度扭曲，均可能阻碍输送系统。作为替代方案，髂动脉通路可提供进入髂总动脉的直接导入通道。髂动脉通路可以通过以下两种方法：①进行开放手术将人工血管吻合于正常的髂动脉段；②通过腔内技术置入覆膜支架或行髂动脉球囊成形术。有计划地选择入路与术中导入失败而建立临时通路相比，并发症率较低[16]。

腔内治疗技术

动脉入路

股动脉切开

在双侧腹股沟韧带上方行与之平行的短斜行切口，长 1~2cm。解剖股动脉鞘，结扎淋巴管及静脉分支。解剖腹股沟韧带远侧，暴露一小段股动脉并使用血管吊带悬吊。存在严重的血管闭塞时，适当暴露髂外动脉远端，因为它可能会提供较少的钙化部位以供导入。用穿刺针在动脉前壁选择血管壁相对正常的部位行动脉穿刺，导入 0.035 英寸导丝并前行到近端主动脉。导丝引导下将一个 6~8F 短鞘导入股总动脉。如遇到髂动脉异常曲折或瘤腔存在较大的动脉瘤，采用 5F 成角导管，如 Kumpe（KMP；Cook Medical），或者 Berenstein 鞘管（Infiniti Medical，加利福尼亚州，门洛帕克）可以帮助导丝直接进入近端主动脉。在同侧，交换加硬的 Amplatz 或 Lunderquist 导丝。将一个按每 1cm 长度标有刻度的猪尾血管造影导管从对侧股动脉导入至主动脉，全身肝素化。

经皮穿刺入路

许多术者不经常使用超声引导下股动脉穿刺。提倡这种方法的术者认为应用超声探头可更好地识别股总动脉和股动脉的分叉部位。根据前壁钙化的程度及前壁、后壁有无动脉斑块来决定股总动脉穿刺的最佳部位。在预穿刺部位行一小的皮肤切口，超声引导下止血钳钝性分离皮下组织直至股总动脉前壁。超声直视下行血管穿刺，将一小型穿刺针置入股总动脉。透视证实穿刺点高于股骨头位置。

0.035 英寸导丝导入股总动脉，导丝引导下置入 7F 扩张器。扩张动脉和皮下组织后，将 6F Perclose ProGlide 经导丝导入股总动脉。因为需要导丝位于装置的一侧，在 ProGlide 通过穿刺点后立即退出导丝以免动脉损伤。可见搏动血液从标记管内流出，可确认 ProGlide 已经进入股动脉且位置正确。撤出 ProGlide。在 ProGlide 撤出股总动脉后重新置入导丝。将缝线缝于无菌巾单并用 Kelly 钳固定，可无需收紧缝线。沿导丝导入第二个 ProGlide，确认装置置入血管腔内后，去除导丝，撤除装置并重新置入导丝。这回使用 Crile 钳固定缝线以便与第一个区别开。25cm 7F 鞘管导入股动脉。

对侧腹股沟重复前面的步骤，置入两套 ProGlide。两个装置在 11:59 和 12:01 释放，装置需略微倾斜但不刺穿动脉侧壁，以避免血管变窄或穿刺失败。全身肝素化，如果 7F 鞘管周围有出血，在 Amplatz 或 Lunderquist 导丝引导下导入 12F 鞘。更换更大型号的鞘管前使用 Coons 扩张器进行序贯扩张。

建立髂动脉通路

在脐和腹股沟韧带之间行下腹壁斜切口。逐层解剖腹壁肌肉层，直到显露腹膜外脂肪。将腹膜轻柔推向内侧上方，暴露髂动脉，在主动脉分叉处行阻断。髂总、髂外动脉交汇处用 10mm 人工血管行端 - 侧吻合。通过这个位置可以向远端髂总动脉释放移植物，并且可修复病变好发的髂外动脉区域。对于较瘦的患者，人工血管可直接通过后腹膜切口导入，而对于肥胖的患者，则需在远端腹壁另外做一小切口。阻断人工通道远端，穿刺鞘可以通过人工血管前壁的穿刺点或小切口导入。EVAR 后，髂动脉人工通道或是在髂动脉吻合部位离断并缝合加以关闭，或是通过在腹股沟韧带下打通一个隧道，通过隧道与股总动脉吻合，从而转变为髂 - 股动脉人工血管旁路。

腔内通路

覆膜支架或髂血管支架系统的髂支可作为腔内通路的较好选择[17, 18]。为了实现这一点，一旦导丝通过狭窄的髂动脉段，覆膜支架或支架系统的髂支即可输送至狭窄段并行释放。然后行球囊成形术。更大的鞘管便可通过髂动脉。

血管造影

开始使用猪尾标记导管行主 - 髂动脉造影，猪尾标记导管放置在肾动脉水平，通过高压注射器以总量 15mL，速度 15mL/s 进行造影（图 25-2），若主动脉管径稍小，10mL/s 的速度可能更合适。当动脉瘤腔较大或患者心输出量较低时，可能需要更大剂量的对比剂。辨清肾动脉在尾部的主干和附属分支的数量和位置，评估髂内动脉通畅与否，并确定拟植入装置的长度。

同侧动脉入路导入移植物主体后，放大造影图像指导近端移植物定位和释放（图 25-3）。参考术

前 CT 成像，斜位投影，同时取头侧角度并适当放大可以改善肾动脉起始部位的显示。通过高压注射器以总量 5~7mL，速度 15mL/s 进行造影，以确认肾动脉最尾端相对于植入物的位置。

再次造影以对对侧分支的长度做出选择，在导管导入对侧接口后释放植入物的对侧分支组件（图 25-4）。将 C 形臂定位于尾端，针对右侧髂动脉取左前斜位（LAO），或者针对左侧髂动脉取右前斜位（RAO）。通过事先置入髂血管内的加硬导丝引导标记猪尾导管导入，通过鞘管逆向手推造影明确髂内动脉起始处的位置。

移植物释放完毕后，用高压注射器以总量 15mL，15mL/s 的速度对从主动脉到髂动脉分叉进行造影，通过宽屏但不放大的图像进行观察（图 25-5）。嘱患者暂停呼吸一段时间，数字减影下查看有无内漏发生。所有移植物在近端都有数个不透射线的标记。调整至最佳投影位以利于精确评估移植物近端与肾动脉的位置关系。将导管重新定位于移植物近、远端及移植物内部以检查有无内漏并判断内漏的类型。

移植物释放及对侧肢体超选

移植物主体通过所建立的通路输送至最佳位置

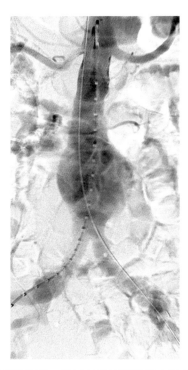

图25-2　开始造影。猪尾标记导管放置在肾动脉水平。

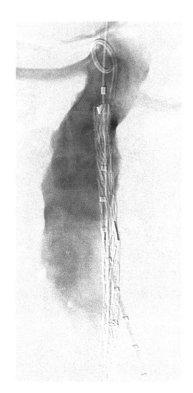

图25-3　移植物主体释放后前行的血管造影。为将支架放置在肾动脉开口处，应该放大图像以精确定位。头向调整C形臂角度以减少视差。

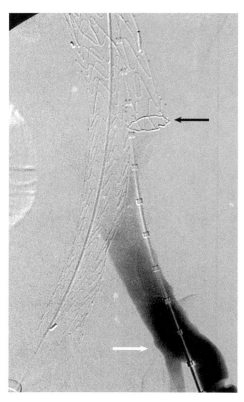

图25-4　再次造影评估对侧肢体长度，经鞘管向左侧髂动脉内手推造影。黑色箭头表示移植物分叉处的对侧肢体接口。白色箭头表示髂动脉分叉。

（图 25-6）。整个输送及释放过程均在透视下进行。所有移植物均有独一无二的不透射线的标记，以便输送、定位以及各个释放步骤的观察。标记标示了移植物近端区域，对侧肢体接口及移植物远端。非常重要的是，要正确将对侧接口与移植物对侧支连接，交叉下肢移植物有利于完成对接，避免移植物在远

端主动脉打折，特别是髂总动脉与主动脉明显成角发出，或腹壁下动脉距离较近（图 25-7）。

为超选对侧肢体，将一加硬的直角亲水导丝通过标记猪尾导管置入对侧肢体，再将标记猪尾导管换成成角多功能导管。扭转器通过超滑导丝（Terumo Medical Corp.，新泽西州，萨默塞特）有助于超选接口。此外还有很多策略可以用来协助成功对接对侧肢体。为了更好地观察对侧接口，调整 C 形臂至多个角度以便观察，可塑形导管可以用来更好地调整角度便于进入接口。如果对侧肢体接口处动脉瘤腔很大，8F 指引导管可以用来再次成角。如果多次尝试超选失败，可以使用软导丝在成角导管比如 Sos Omni 或者 VS1 导管引导下，从同侧肢体导入穿过移植物分叉，而后在对侧肢体使用圈套器将导丝套住并拉出。另外，导丝也可从左肱动脉导入，通过移植主体至对侧肢体接口。一旦超选成功，导丝引导下导入猪尾导管，在动脉瘤颈内旋转，确保导管确实位于主体内而不是从移植物外部穿入。导入加硬导丝并穿过接口，引导移植物从对侧肢体进入。

移植物释放

Excluder 系统

大多数情况下，Excluder C3（W.L. Gore）需要使用 30cm 的 18F 长鞘来释放。同侧鞘最好送入主动脉，但在导入困难时也可以置于左髂动脉内。如果移植物髂动脉分支直径在 12~14mm，对侧应选择 12F 鞘管。对于更大的管径，则需要 18F 鞘管，并通过对侧接口。移植物释放前，为防止影响移植物显现，应该将鞘

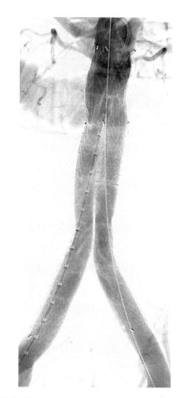

图25-5 释放完成后造影。以15mL/s，总量15mL 造影，取宽屏、非放大图像，查看有无内漏发生。

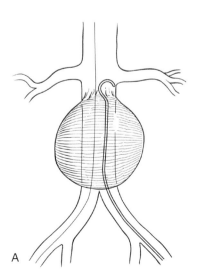
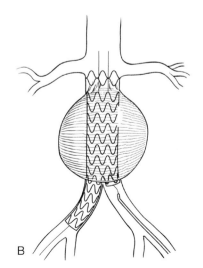
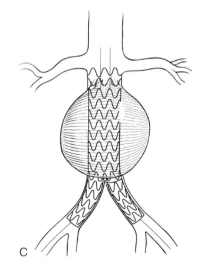

图25-6 移植物释放。（A）移植物主体定位于肾动脉下端，猪尾导管从对侧入路导入至肾动脉水平。（B）释放移植物主体，打开对侧肢体接口。释放主体前，后撤猪尾导管至动脉瘤腔。交换多功能导管，超选至对侧接口。（C）超选对侧肢体接口成功后，交换加硬导丝，释放对侧肢体，球囊扩张近端和远端移植物重叠连接区域。

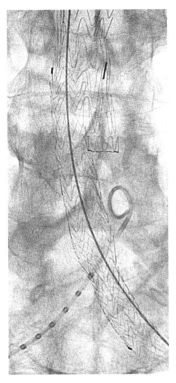

图25-7　将移植物的肢体交叉有利于对侧肢体接口的超选。

管撤回。对于较小尺寸的移植物，则应选择更小号的鞘管。

快速释放 Excluder 前，要释放移植物外部的约束套筒。Excluder C3 的释放系统包括一个可复位的管状结构。在使用该设备时，外部释放旋钮用于释放移植物主体和同侧肢体，但这时同侧肢体仍然未被打开。C3 的近端主干可被再次回到约束状态，以便重新定位，直到内部旋钮释放，从而解除约束并固定移植物主体。最后，对侧肢体导入后，释放最内层的旋钮，打开同侧移植物肢体。主体和对侧肢体要有 3cm 重叠区，用 14mm×4cm 球囊予以扩张贴合。较短的释放系统只需要 180cm 长的导丝和 65cm 长的导管。输送系统撤出后可保留鞘管，用于导丝、导管、球囊的交换以及后续的操作。

Endurant 系统

Endurant 系统是美敦力公司（Medtronic Vascular，加利福尼亚州，圣罗莎）第二代移植物产品，打包在亲水性鞘管内，直接在加硬的 0.035 英寸导丝引导下释放。批准用于治疗近端肾动脉下瘤颈短于 10mm 的腹主动脉瘤。释放系统包括易操纵且控制准确的旋转装置，缓慢回撤的鞘管，通过鞘管的回撤以显露移植物。Endurant 系统，类似于其前代产品 Talent 支架，但不同于 AneuRx（均获得 FDA 批准），配有肾动脉上的裸支架以及固定锚钉。此外，Endurant 肾上支架仍处于包裹约束状态，直到到达预定部位而释放。移植物释放完成后，必须将鞘管交换成带有止血阀的标准导入鞘管来继续进行球囊、导管或其他肢体的导入。

Zenith 系统

Zenith 系统（Cook Medical）由一个移植物主体和双侧肢体延伸部分组成，打包在亲水套管内，使用 0.035 英寸导丝输送。系统的释放需要 260cm 长的导丝和 100cm 长的猪尾导管。主体的释放通过缓慢地手动回撤鞘管暴露移植物来完成。近端固定是带有倒钩的肾上支架，打包于帽状保护套中处于约束状态，直到到达瘤颈的预定部位而释放。释放近端支架时需将主体固定于某位置。此时，同侧肢体仍然为约束状态。对侧肢体导入接口后，通过逆行造影明确对侧肢体长度后再释放。释放同侧肢体后，撤出近端保护套。撤回扩张器和移植载体，带有止血阀的鞘管仍保留于原位。然后扩展同侧肢体至髂动脉分叉。Cook 公司已推出柔顺性更好的镍钛合金的髂动脉肢体部件，可减少肢体扭曲。由于鞘管很长，逆行造影需注射对比剂的量较大。

PowerLink 和AFX 系统

PowerLink 和 AFX（Endologix，加利福尼亚州，尔湾）是一体式支架移植物，打包在各自的鞘管内。AFX 安置在 17F 鞘管内，而 PowerLink 则使用 19F 鞘管。释放始于捕获经股动脉导入并固定在对侧下肢的移植物。双腔导管可协助完成这个过程，移植物需输送至主动脉分叉以上部位以充分显示，完全释放前需将移植物回撤至分叉部位。释放后在近端增加一个延伸部件，从而完成操作。

Ovation Prime系统

Ovation Prime 系统（TriVascular，加利福尼亚州，圣罗莎）是一个由三个组件构成的模块化分叉结构，配有肾动脉上裸支架和固定锚定。其密封区配有两个填充有聚合物材料的环状结构，以加强对不规则瘤颈的密封。它通过小号的 14F 鞘管组装，这使得该移植物适合治疗小口径的髂动脉入路的腹主动脉瘤。主体释放后，聚合物便填充于主体的环状闭合结构。当聚合物硬化后，超选对侧肢体接口并导入髂动脉分支，紧接着通过类似的操作导入同侧肢体。

Aorfix系统

Aorfix 系统（Lombard Medical Technologies，英国，

牛津郡）是由两个组件构成的模块结构，近端呈鱼嘴形状并配有倒钩以加强固定。其包装在自身的鞘内，同侧肢体为 22F 鞘管，对侧为 20F 鞘管。移植物主体及同侧肢体释放后，超选对侧肢体接口并导入对侧肢体。该移植物系统可以治疗近端瘤颈严重扭曲成角达 90° 的 AAA。

主–单髂（Aortouniiliac）系统

对于单侧髂动脉存在严重扭曲、钙化或阻塞性病变，因为分叉型移植物难以安全通过，可以选择主–单髂类型的移植物（图 25-8 和图 25-9）。因为无需超选对侧肢体接口，所以释放过程相对简单。对侧髂动脉如未完全闭塞，需要被栓塞。目前有多种腔内封堵装置可完成栓塞，并实施股动脉–股动脉人工血管旁路以复通对侧肢体的血流灌注。

围术期并发症的处理

主动脉或髂动脉破裂

钙化明显并且管径狭小的患者是潜在灾难性并发症的高风险人群。这类事件多数可通过腔内技术成功治疗[19]。腔内修复的关键在于，在所有移植物相关操作完成前，必须保持导丝始终在位。因为这类损伤大多不会立刻体现，故必须保持高度的警惕。在可疑破裂点上方置以球囊可暂时控制出血。在不能明确破裂点时，可选用主动脉球囊，如 Equalizer、Reliant 或者 Coda 球囊，置于腹腔干动脉以上的部位以行阻断。如果移植物尚未释放，则可以在保持主动脉球囊阻断下释放移植物，并在释放相应的组件时交换并调整球囊的位置[20]。如果移植物已经释放完成，需将延伸组件置入主动脉或髂动脉来隔绝发生破裂的血管段。如果出血来源无法确定或腔内修复失败，则需开放手术进行修复。此时，主动脉球囊继续保持阻断，直至开放手术通过阻断钳对主动脉实施了阻断。

主动脉夹层

动脉夹层诱发因素，常发生在髂动脉或股动脉，包括严重的动脉钙化或动脉硬化以及严重的扭曲[21]。这些损伤可在移植物释放时不知不觉地发生，导致肢体动脉闭塞[22]。多数血流受限的动脉夹层可使用金属裸支架，或在移植物的髂动脉肢上置以延伸组件加以修复。

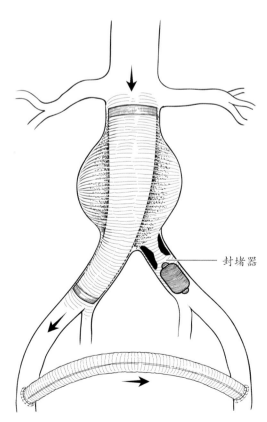

图25-8 主–单髂动脉移植物结构，包括对侧髂动脉栓塞和股–股动脉人工血管旁路。

封堵器

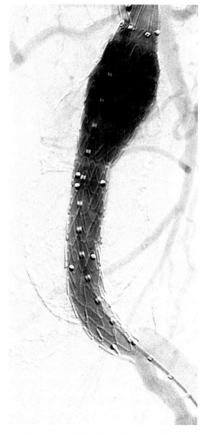

图25-9 移植物释放后造影。

远端肢体血管栓塞

粥样硬化斑块碎片可致远端肢体动脉栓塞。此外，肝素化不充分可导致血栓形成，尤其在术前即存在严重的下肢血管狭窄的情况。手术结束时如发现两侧动脉搏动不一致，应行动脉造影检查，必要时切除动脉斑块。少量斑块碎片引起的远端肢体小范围栓塞也可导致术后下肢疼痛及脚趾颜色改变，需行相应的处理。

肢体动脉闭塞

忽视肢体低灌注或异常扭曲状态，将导致后期肢体血管血栓形成。易发因素包括支架材料无足够的支撑力[23]、移植物扭曲打折、狭窄移植物的型号太小及移植物向髂外动脉移位[24, 25]。造影检查应在撤除所有刚性导丝后进行，否则会掩盖肢体动脉的扭曲状态。

肾动脉阻塞

在靠近肾动脉的部位释放移植物可能导致肾动脉开口狭窄或闭塞。如果植入的是没有近端倒钩的移植物，可在移植物分叉部位行低压球囊扩张，或置入跨股导丝后轻轻向下牵拉，在一些情况下可能暴露肾动脉开口。如果肾动脉开口只是部分闭塞，可以尝试经股动脉或肱动脉导入导丝，放置球囊扩张型支架来解除狭窄。如果两侧均发生闭塞，则需要转为开放手术来建立肾动脉旁路。

出血

经皮缝合装置的使用可实现微创化处理穿刺点。然而，一旦缝合失败，则导致活动性出血，需要紧急切开来暴露股动脉。切开暴露时，将导丝保留在位，以备导入鞘管来控制出血。如果因为动脉已被部分缝合导致无法导入鞘管，压迫止血和保持导丝在位可协助动脉显露。

腹主动脉瘤腔内修复的辅助技术

腹壁下动脉栓塞

伴随髂总动脉瘤的 AAA 可能导致远端密封区不足，除非移植物延伸至髂外动脉段。腹壁下动脉栓塞是避免Ⅱ型内漏的有效手段，但如果髂内动脉在其开口处存在病变或源自未发生扩张的远端髂总动脉段，则可能不需要行此步骤。虽然有些术者选择在腔内手术前几周用弹簧圈栓塞腹壁下动脉，但栓塞也可与腔内修复同期进行。根据主－髂动脉的角度及扭曲程度，可以从同侧或对侧股动脉入路进入髂内动脉。将一鞘管或导引导管放置在髂内动脉开口，以避免栓塞装置无意进入不拟操作的部位引起栓塞。Amplatzer 栓塞接头（St. Jude Medical，明尼苏达州，圣保罗）可以一步完成近端髂内动脉栓塞。也可以选用多个适当大小的弹簧圈选择性地放置于腹壁下动脉起始段而非远端分支，从而避免术后发生同侧的臀肌性跛行[26]。

髂外动脉–髂内动脉旁路术

为了避免双侧髂内动脉闭塞，可考虑对髂内动脉行旁路术。可通过人工血管与髂内动脉行端–端吻合，再端–侧吻合至远端髂外动脉或股动脉。另一种方法是植入主–单侧髂动脉覆膜支架，接以髂外动脉–髂内动脉旁路术（图 25-10）。最新研制的带有髂内动脉分支的腔内移植物，以后可能不再有行腹壁下动脉栓塞的必要。

术后管理

• 患者术后送至麻醉苏醒室观察 1~2 小时，包括持续血流动力学监测、下肢血管脉搏和神经功能的评估。

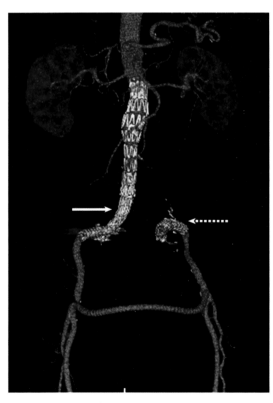

图25-10　主–髂覆膜支架植入术后三维CT 血管重建（粗箭头），从右到左的股–股动脉人工血管旁路术外加左侧髂外动脉到髂内动脉的腔内旁路（虚线箭头）。

· 如果恢复正常行走、排便，能正常饮食，并且疼痛能够通过口服药物控制，术后第一天即可出院。

· 出院后 1 个月至门诊随访，行 CT 复查。如果 1 个月内发现内漏或其他异常情况，则 6 个月时还需随访检查。护则，12 个月内无需行 CT 成像。如果动脉瘤稳定或缩小，且无内漏，则每年行一次超声复查，5 年行一次 CT 检查。

术后并发症

· 心脏。不推荐常规进行术后心电图或心脏同工酶检查，但在术前风险评估基础上合适的病例应例行检查。

· 肾。手术后数小时内充分水化，术后第一天检查血清肌酐水平。

· 切口 / 穿刺口并发症。定期检查腹股沟切口 / 穿刺口。

· 臀肌性跛行。约 1/3 的单侧髂内动脉栓塞的患者可出现臀肌性跛行，急性双侧腹壁下动脉栓塞患者可能出现盆腔缺血。

（柏骏 译　刘炎东 校）

参考文献

1. Volodos NL, Karpovich IP, Troyan VI, et al: Clinical experience in the use of self-fixing synthetic prosthesis for remote endoprosthetics of the thoracic and abdominal aorta and iliac arteries through the femoral artery and as intraoperative endoprosthesis for aorta reconstruction, *Vasa Suppl* 33:93-95, 1991.

2. Parodi JC, Palmaz JC, Barone HD: Transfemoral intraluminal graft implantation for abdominal aortic aneurysms, *Ann Vasc Surg* 5:491-499, 1991.

3. Scott RA, Chuter TA: Clinical endovascular placement of bifurcated graft in abdominal aortic aneurysm without laparotomy, *Lancet* 343:413, 1994.

4. Prinssen M, Verhoeven E, Buth J, et al: A randomized trial comparing conventional and endovascular repair of abdominal aortic aneurysms, *N Engl J Med* 351:1607-1618, 2004.

5. Endovascular Aneurysm Repair Trial participants: Comparison of endovascular aneurysm repair with open repair in patients with abdominal aortic aneurysm (EVAR trial 1), 30-day operative mortality results: Randomized controlled trial, *Lancet* 364:843-848, 2004.

6. Lederle FA, Freischlag JA, Kyriakides TC, et al: Outcomes following endovascular vs open repair of abdominal aortic aneurysm: A randomized trial, *JAMA* 302:1535-1542, 2009.

7. Blankensteijn JD, de Jong S, Prinssen M, et al: Two-year outcomes after conventional or endovascular repair of abdominal aortic aneurysms, *N Engl J Med* 352:2398-2405, 2005.

8. Endovascular Aneurysm Repair Trial participants: Endovascular aneurysm repair versus open repair in patients with abdominal aortic aneurysm (EVAR trial 1): Randomized controlled trial, *Lancet* 365:2179-2186, 2005.

9. Lederle FA, Simel DL: The rational clinical examination: Does this patient have abdominal aortic aneurysm? *JAMA* 281:77-82, 1999.

10. Webster MW, Ferrell RE, St Jean PL, et al: Ultrasound screening of first-degree relatives of patients with an abdominal aortic aneurysm, *J Vasc Surg* 13:9-13, 1991.

11. Lederle FA, Johnson GR, Wilson SE, et al: The aneurysm detection and management screening program: Validation cohorts and final results, *Arch Intern Med* 160:1425-1430, 2000.

12. U.S. Preventive Services Task Force: Screening for abdominal aortic aneurysm: Recommendation statement, *Ann Intern Med* 142:198-202, 2005.

13. Chaikof EL, Brewster DC, Dalman RL, et al: SVS practice guidelines for the care of patients with an abdominal aortic aneurysm: Executive summary, *J Vasc Surg* 50:880-896, 2009.

14. Prehn JV, Schlosser F, Muhs BE, et al: Oversizing of aortic stent grafts for abdominal aneurysm repair: A systematic review of the benefits and risks, *Eur J Vasc Endovasc Surg* 38:42-53, 2009.

15. Sternbergh WC, Money SR, Greenberg RK, et al: Influence of endograft oversizing on device migration, endoleak, aneurysm shrinkage, and aortic neck dilation: Results from the Zenith multicenter trial, *J Vasc Surg* 39:20-26, 2004.

16. Abu-Ghaida AM, Clair DG, Greenberg RK, et al: Broadening the applicability of endovascular aneurysm repair: The use of iliac conduits, *J Vasc Surg* 36:111-117, 2002.

17. Hinchliffe RJ, Ivancev K, Sonesson B, et al: "Paving and cracking": An endovascular technique to facilitate the introduction of aortic stent-grafts through stenosed iliac arteries, *J Endovasc Ther* 14:630-633, 2007.

18. Peterson BG, Matsumura JS: Internal endoconduit: An innovative technique to address unfavorable iliac artery anatomy encountered during thoracic endovascular aortic repair, *J Vasc Surg* 47:441-445, 2008.

19. Fernandez JD, Craig JM, Garrett E, et al: Endovascular management of iliac rupture during endovascular aneurysm repair, *J Vasc Surg* 50:1293-1300, 2009.

20. Malina M, Veith F, Ivancev K, et al: Balloon occlusion of the aorta during endovascular repair of ruptured abdominal aortic aneurysm, *J Endovasc Ther* 12:556-559, 2005.

21. Tillich M, Bell RE, Paik DS, et al: Iliac arterial injuries after endovascular repair of abdominal aortic aneurysms: Correlation with iliac curvature and diameter, *Radiology* 219:129-136, 2001.

22. Hingorani AP, Ascher E, Marks N, et al: Iatrogenic injuries of the common femoral artery (CFA) and external iliac artery (EIA) during endograft placement: An underdiagnosed entity, *J Vasc Surg* 50:505-509, 2009.

23. Baum RA, Shetty SK, Carpenter JP, et al: Limb kinking in supported and unsupported abdominal aortic stent-grafts, *J Vasc Interv Radiol* 11:1165-1171, 2000.

24. Carroccio A, Faries PL, Morrissey NJ, et al: Predicting iliac limb occlusions after bifurcated aortic stent grafting: Anatomic and device-related causes, *J Vasc Surg* 36:679-684, 2002.

25. Cochennec F, Becquemin JP, Desgranges P, et al: Limb graft occlusion following EVAR: Clinical pattern, outcomes, and predictive factors of occurrence, *Eur J Vasc Endovasc Surg* 34:59-65, 2007.

26. Lin PH, Chen AY, Vij A: Hypogastric artery preservation during endovascular aortic aneurysm repair: Is it important? *Semin Vasc Surg* 22:193-200, 2009.

W. CHARLES STERNBERGH III

历史背景

自从 1999 年底在美国首次被商业化使用以来，主动脉腔内支架技术已经有了巨大的发展。第二代和第三代移植物已经进入市场，并且很多性能得到了改进，包括固定、尺寸、功能多样化、柔韧性及输送系统等方面。这些进步使得早期一些难以治疗的具有挑战性的病变可以通过腹主动脉瘤腔内修复术（EVAR）进行有效的治疗。尽管如此，解剖学制约因素仍然存在。这就需要有经验的操作者在安全第一的原则下，根据患者的病情及术中出现的情况对移植物做出合适的选择。

术前准备

• 详细的计算机断层扫描（CT）血管成像对主动脉瘤颈、髂动脉入路或髂内动脉灌注情况等方面做出正确的评价是至关重要的。
• 移植物尺寸的选择及相关决策应由手术者做出决断。
• 对于存在解剖学限制因素的病例，应预先想到可能需要的一些辅助技术或器械。
• 一系列可能使用到的辅助设备（支架、导丝、导管和鞘管），必须常规准备。

隐患和风险

• 持续性 IA 型内漏，可能源于不恰当的病例选择，或移植物定位不准确，或两者兼而有之。
• 髂动脉穿孔和出血可能发生于髂动脉入路条件不佳时尝试过于激进的操作。
• 应注意由于扭曲、外部压缩或移植物尺寸过大等原因造成的髂动脉闭塞，特别是移植物延伸到髂外动脉。

• 粥样斑块栓塞或双侧同时髂内动脉闭塞可导致结肠缺血。

困难解剖条件的腔内治疗策略

入路血管

严重的髂动脉闭塞性疾病、钙化和曲折均可导致行 EVAR 时的导入困难。当只有一个解剖问题存在时，可以通过辅助技术可以解决困难，但是，如果合并存在多个解剖问题，则可能使 EVAR 操作困难甚至难以完成。市面上常用的移植物尺寸一般为 14~20F，因此需要髂动脉直径至少为 5~7mm。尽管局段性的髂动脉闭塞可较容易被克服，从而解决进入主动脉的问题，但弥漫性的髂动脉病变则较难处理。使用长球囊行血管成形术或通过加硬导丝引导下应用亲水性 Coons 扩张器，可能有助于这些情况的解决。行 EVAR 之前应避免在髂血管内植入裸支架。最后，对于解剖上合适的病例，可以考虑手术建立髂股动脉通道。近端髂动脉吻合口应该选择在髂动脉分叉处，从而帮助同侧移植物肢体进入髂总动脉。

另一种通过广泛的髂动脉闭塞性病变的方法是通过腔内方法建立"腔内血管通路"，即在髂外血管内植入覆膜支架，然后进行强力扩张到所需的管径。覆膜支架可防止血管大幅度扩张时形成夹层和血管破裂，但必须保证该覆膜支架有足够范围的近端和远端密封区以确保操作安全进行。尽管这些技术的成功结果被大量报道[1, 2]，但仍需大样本研究来明确这种方法的安全性。

严重扭曲的髂血管可通过加硬导丝纠正，如 Lunderquist 或 Amplatz 导丝（Cook Medical，印第安纳州，布卢明顿）。严重的环形钙化合并血管曲折时必须谨慎操作，因为即使最硬的加硬导丝也不一定能使之纠正。少数情况下，需要第二根导丝辅助。动脉造影前将超硬导丝交换成 J 形导丝。否则，导丝造成的"折叠"效应会导致髂外动脉高度狭窄的假象。将超硬导丝替换成软导丝，这些"病变"随之消失，因此不需要干预。

在 EVAR 出现的较早阶段，为了解决扭曲和困难的入路，通常使用"贯通技术"或肱动脉 – 股动脉通路。如今很少需要用到上述技术了，这要归功于更小的亲水输送系统。

主动脉颈

长度小于 15mm、较大角度（> 60°）并且成锥形的主动脉颈，就当前市场上供选择的移植物种类而言，并不太适合通过 EVAR 治疗。对于存在多种不良解剖特点的主动脉颈，术后无论近期还是长期效果都可能欠佳。

主动脉分叉

近端移植物肢体直径范围在 12~16mm，所以把两个移植物肢体置于小管径的腹主动脉末端，该部位主动脉分叉直径小于 20mm 时，将使分叉型移植物的肢体处于缩窄状态。故放置好移植物的肢体后，使用非顺应性球囊并运用"亲吻"技术分别扩张双侧肢体可使移植物释放更充分。如果有显著的残余狭窄，则可植入球囊扩张型支架。

移植物的选择

95% 以上的 EVAR 使用分叉型覆膜支架移植物，例如，Endurant（Medtronic，明尼阿波利斯）、Excluder（Gore，亚利桑那州，弗拉格斯塔夫）、Ovation（Trivascular，加利福尼亚州，圣罗莎）、Powerlink（Endologix，加利福尼亚州，尔湾）或者Zenith（CookMedical）。对于因钙化导致的主动脉末端管径偏小，严重的单侧髂动脉闭塞，短主体移植物植入后移位，或者当需要保存髂内动脉血流时，可使用主 – 单髂型支架。

I 型内漏的治疗

对于 IA 型内漏的初次治疗可在最接近肾动脉以下位置放置移植物。如果这个距离小于 3mm，则锚定区需要使用顺应性球囊如 Coda（Cook Medical）或者 Reliant（Medtronic）予以扩张成形。如果超过 5mm，可另外放置一个主动脉袖以增强锚定区。主动脉袖放置后，通过顺应性球囊对主动脉颈进行成形。至关重要的是，在以上辅助方法使用前，要将发射放射线的吊臂进行适当的调整，以精确地测量移植物和肾动脉之间的距离。采用较大角度的头侧倾斜位，

从左或右的角度才能做到与主动脉颈和最低位肾动脉方向垂直，从最佳的位置完成评估。吊臂的位置也应参考移植物近段不透射线的标记进行调整并与之对线和对位。

大型Palmaz支架的放置

如果以上措施均不能有效治疗 IA 型内漏，则应放置大型的 Palmaz 支架（Cordis Corp.，新泽西州，布里奇沃特）[3]（图 26-1）。这种支架可在闭合区提供更大的径向支撑力以治疗大多数 I 型内漏。3010、4010 或 5010 型号的 Palmaz 支架，以略微不对称的方式手动安装在适当大小尺寸的瓣膜成形球囊上（Z-Med，B. Braun Interventional Systems，宾夕法尼亚州，伯利恒）。这样近端部分的球囊可先膨胀。选择合适尺寸的球囊与主动脉颈相匹配。支架的选择取决于动脉瘤颈的直径和移植物主体的长度。支架膨胀后会显著缩短。Palmaz 5010 长度为 5cm，扩张后长度可达 10mm，释放后长度在 33.8cm[3]。我们通常使用 Palmaz 5010，与较长主体的移植物，如 Zenith 配合使用。如果使用短主体的分叉型移植物（Endurant，Excluder，Ovation），则需更短的支架（Palmaz 4010 或 3010）和球囊，以避免干扰髂血管远端的分支血流。

支架主体可装入专门设计的输送鞘，或另外选取同等大小的鞘管，鞘管必须能越过预定的释放区域。Palmaz 支架即通过鞘管小心地输送至预定的释放区域。操作需在持续的透视观察下进行，以确定其相对于球囊的位置不发生改变。为了防止球囊扩张时支架向头端移位，在球囊开始扩张时，支架远端 2/3 仍然位于输送鞘内（图 26-2A）。因为采取略微不对称的方式安装支架，所以支架不会发生位移。支架近端扩张后，小心翼翼地回撤鞘管，逐渐释放剩余部分的支架（图 26-2B）。最后，采用顺应性球囊扩张支架以充分贴合动脉瘤颈（图 26-2C）。对于呈锥形的动脉瘤颈，最后一步球囊扩张是至关重要的。

髂内动脉栓塞

当合并髂总动脉瘤时，腔内修复必须扩展到髂外动脉。制订治疗策略中重要的一步是隔绝髂内动脉。最常用的是栓塞髂内动脉近端以消除 II 型内漏的可能。可通过使用标准弹簧圈或封堵器（Amplatzer II）进行栓塞。在大多数解剖情况下，可以经对侧股动脉顺行完成此项操作。如果髂内动脉和髂外动脉之间的角度不呈典型的锐角，可经同侧股动脉逆行方法完成操作。无论采取何种入路，关键是为弹簧圈或封堵器建立稳定的输送平台。导入弹簧圈或封堵

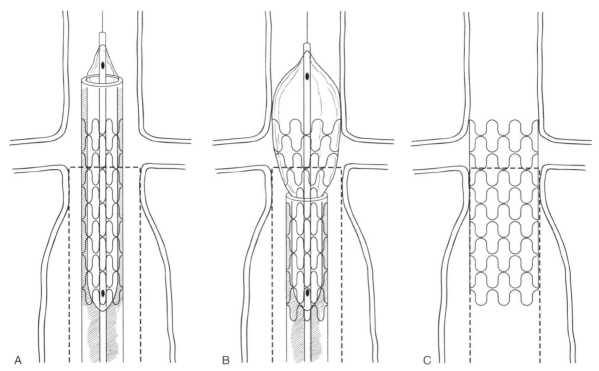

图26-1　Palmaz支架治疗肾动脉周围IA型内漏的释放步骤示意图。虚线代表之前EVAR时覆膜支架释放的位置。为了清晰地说明Palmaz支架释放过程，覆膜支架的细节已经省略。（A）将Palmaz支架（Palmaz 3010、4010或5010）手工收起并不对称地安装于瓣膜成形的球囊外。球囊支架在透视下通过鞘管被输送并定位在目标区域。（B）部分回撤鞘管、扩张球囊，支架近端（前端）被打开。非对称地安装支架可以确保它不会释放位置太高或者释放过程中前跳、后滑，而鞘管可以防止支架后移。（C）支架完全释放后。（From Kim JM，Tonnessen BH，Noll ER Jr. et al: A technique for increased accuracy in the placement of giant Palmaz stents for treatment of type I endoleaks following EVAR. *J Vasc Surg* 48:755-757，2008.）

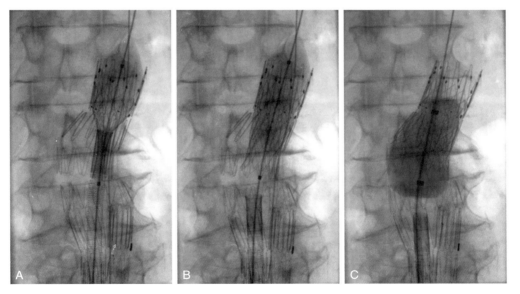

图26-2　（A）开始释放Palmaz大型支架。支架前端被扩张而远端仍然在输送鞘内。（B）回撤鞘管，球囊完全膨胀以充分扩张Palmaz支架的尾端部分。（C）在这例患者中，动脉瘤颈呈锥形，使用顺应性球囊（Coda或Reliant）以贴合支架远端。

器前必须确定鞘管固定在适当的位置。可以通过导入直导丝（Newton wire guides，Cook Medical）并超过导管顶端1~2cm来确保以上操作。如果操作中导管开始"后退"，则提示输送平台不够稳定。这种情况下引入弹簧圈可能导致弹簧圈不会位于预定的位置，从而导致股动脉栓塞。

理想情况下，髂内动脉栓塞应在血管的近端，而保存远端分支[4]。这样可保留远端的血流，减少臀肌性跛行的发生。如果需要行双侧髂内动脉栓塞，建议分期进行。

保留髂内动脉的血流

保存髂内动脉血流可以通过多种方法来实现。最直观的方法是使用一个专门为此设计的分支型支架。虽然在美国没有该类商品供应，但在世界其他地区正在进行有关这类器械的临床试验。

髂外-髂内覆膜支架

第二种保存髂内动脉血流的方法是在髂内动脉植入覆膜支架并通到同侧的髂外动脉[5]。主-单髂动脉覆膜支架植入，结合以股动脉-股动脉人工血管旁路术，可将髂外动脉的血流逆向引入髂内动脉。由于髂内动脉和髂外动脉之间为一明显的锐角，需在严格选择合适的病例情况下才采用这一方法。在进行此操作时，从股总动脉引入导丝逆行至同侧髂内动脉的远端分支。这时需要选择合适尺寸的自膨式覆膜支架如 Viabahn（Gore）或 Fluency（Bard Peripheral Vascular，亚利桑那州，坦佩），并通过加硬导丝为覆膜支架提供足够的支撑力。如果髂内-外动脉角度较小，则将支架导入预定位置会比较困难。如果髂内动脉的直径明显小于髂外动脉，则可能需要两个覆膜支架以达到支架与血管尺寸的精确匹配。诸如 Viabahn 品牌的覆膜支架无需选择尺寸大于血管直径过多的产品。由于尺寸过大会导致支架释放后不充分展开，将增加血栓形成及内漏的风险。Fluency 品牌的支架可减少此类问题的发生。一旦覆膜支架植入完成，行开放的股-股动脉人工血管旁路术，旁路建立后便有逆向的血流流入髂内动脉，同时保留顺向供应下肢的血流（图 26-3）。

主-髂动脉覆膜支架的释放

尽管分叉型覆膜支架运用于 95% 以上的 EVAR，对于合适的病例，主-单髂动脉支架植入结合股-股动脉人工血管旁路术对一些病例仍然具有实际价值。这些情况包括：同侧髂血管严重阻塞性疾病，腹主动脉下端管径较细（<15mm）无法容纳分叉型移植物的两根肢体，或者短主体移植物植入术后移植物移位。Medtronic 和 Cook 公司均提供了一种主-单髂动脉覆膜支架。这些移植物系统有肾动脉上固定装置，一致的分叉结构和髂血管延伸移植物系统可以适应不同的血管长度和管径。

近端部分的释放与分叉型覆膜支架相同。远端肢体释放时要与近端至少有 3cm 的重叠范围，移植物延伸至髂总动脉末端。如果对侧髂动脉没有慢性阻塞，则可同期进行栓塞。可通过逆行股动脉入路使用特殊设计的 Zenith 组合封堵器，或大型血管栓塞装置（Amplatzer II）。髂总动脉植入栓塞装置是为了有反流血灌注髂内动脉，以减少臀肌性跛行的发生率。如果髂内动脉慢性阻塞，则开放手术结扎髂外动脉末端可获得同样的效果。切口可取之前的股动脉切口，并适当游离腹股沟韧带。尽量在近端结扎而保留内外侧旋支，使得有持续的血流通过股-股人工血管旁路，为供应盆腔的侧支循环形成提供重要的血供来源。标准的股-股动脉旁路是通过选用管径为 8mm 的人工桥接血管连接两侧股动脉来实现的。

II 型内漏

主动脉支架释放后即刻造影常可见 II 型内漏。因为这一类型的内漏大多数是因为腰动脉或肠系膜

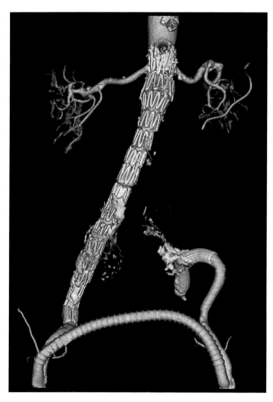

图26-3　三维CT 成像显示使用主-单髂动脉覆膜支架治疗的患者，使用8mm PTFE 人工血管构建从右至左的股-股动脉人工血管旁路，左侧髂内动脉至髂外动脉植入覆膜支架。股-股动脉人工血管旁路为髂内动脉提供了逆向血流，顺向的血流流向左侧下肢。

下动脉引起，多数能自行消失，很少需要在发现当时即行处理。持续存在的 Ⅱ 型内漏，如果影像学随访提示动脉瘤腔增大超过 5mm，则是处理的指征。在处理 Ⅱ 内漏前，必须明确该内漏不是 Ⅰ 型或 Ⅲ 型内漏。

Ⅱ 型内漏的处理手段包括：经动脉选择性弹簧圈栓塞，经腰动脉胶水或弹簧圈栓塞瘤腔及其供应血管，或者通过腹腔镜或开放手术阻断分支血管的血供[7-10]。经腰动脉栓塞往往是首选方式，因为比较微创且效果持久。患者取俯卧位，经腰动脉入路穿刺至动脉瘤腔。进入瘤腔内内漏发生的区域会使得效果更好。对比剂造影将明确供血血管。缓慢注射生物兼容性胶水，在近端闭塞供应血管，解决内漏的根源。注射后期望快速形成聚合物。腰动脉或肠系膜下动脉栓塞有脊髓或左半结肠缺血的风险。经腰动脉导入弹簧圈虽然导致靶器官缺血风险稍小，但直接导入供应血管难度较大。

经动脉弹簧圈栓塞近期成功率较高，但复发率也较高[8]。一段时间后，其他侧支血管也往往会开放，

Ⅱ 型内漏将再次出现。经动脉弹簧圈栓塞要获得持久的疗效，需要通过供应血管进入动脉瘤腔，这样可栓塞引起内漏根源的血管。腰动脉的持续血供多来源于同侧髂内动脉的分支。超选进入这些远端的供应血管并成功留置鞘管（3F Tracker 管）后，可以导入更小的弹簧圈进行栓塞。可通过肠系膜上动脉弓形血管经 Riolan 弧形入路进入畅通的肠系膜下动脉。使用微导管进入肠系膜下动脉近端后植入弹簧圈。为了最大程度保留结肠血流，理想的做法是将弹簧圈导入至肠系膜上动脉第一分支的近侧。

术后护理

• 影像学随访。腔内治疗 4 周后行 CT 扫描来检查有无内漏。对于没有早期内漏发生的患者，长期随访通过每年双功超声检查进行[11]。然而，对于动脉瘤颈边缘漏以及需要二次处理的内漏患者，则有必要增加 CT 检查的频率。

（柏骏 译　刘炎东 校）

参考文献

1. Peterson BG, Matsumura JS: Internal endoconduit: An innovative technique to address unfavorable iliac artery anatomy encountered during thoracic endovascular aortic repair, *J Vasc Surg* 47:441-445, 2008.
2. Hinchliffe RJ, Ivancev K, Sonesson B, et al: "Paving and cracking": An endovascular technique to facilitate the introduction of aortic stent-grafts through stenosed iliac arteries, *J Endovasc Ther* 14:630-633, 2007.
3. Kim JM, Tonnessen BH, Noll ER Jr, et al: A technique for increased accuracy in the placement of giant Palmaz stents for treatment of type I endoleaks following EVAR, *J Vasc Surg* 48:755-757, 2008.
4. Kritpracha B, Pigott JP, Price CI, et al: Distal internal iliac artery Embolization: A procedure to avoid, *J Vasc Surg* 37:943-948, 2003.
5. Bergamini TM, Rachel ES, Kinney EV, et al: External iliac artery-to-internal iliac artery endograft: A novel approach to preserve pelvic inflow in aortoiliac stent grafting, *J Vasc Surg* 35:120-124, 2002.
6. Thomas BG, Sanchez LA, Geraghty PJ, et al: A comparative analysis of the outcomes of aortic cuffs and converters for endovascular graft migration, *J Vasc Surg* 51:1373-1380, 2010.
7. Kasirajan K, Matteson B, Marek JM, et al: Technique and results of transfemoral superselective coil embolization of type II lumbar endoleak, *J Vasc Surg* 38:61-66, 2003.
8. Stavropoulos SW, Park J, Fairman R, et al: Type 2 endoleak embolization comparison: Translumbar embolization versus modified transarterial embolization, *J Vasc Interv Radiol* 20:1299-1302, 2009.
9. Nevala T, Biancari F, Manninen H, et al: Type II endoleak after endovascular repair of abdominal aortic aneurysm: Effectiveness of embolization, *Cariovasc Inter Rad* 33:278-284, 2010.
10. Richardson WS, Sternbergh WC III, Money SR: Minimally invasive treatment of type II endoleaks from patent inferior mesenteric artery following endovascular abdominal aortic aneurysm repair, *J Laparoendosc Adv Surg Techniques* 13:355-358, 2003.
11. Sternbergh WC III, Greenberg RK, Chuter TAM, et al: Redefining post-operative surveillance after EVAR: Recommendations based on 5 year follow-up in the U.S. Zenith multi-center trial, *J Vasc Surg* 48:278-285, 2008.

RONALD M. FAIRMAN · GRACE J. WANG

历史背景

近肾动脉腹主动脉瘤是指腹主动脉瘤的肾动脉下瘤颈≤1cm，并累及肾动脉腹主动脉瘤即腹主动脉瘤累及一支或两支肾动脉。Browne 及其同事[1] 在 1991 年首先介绍了开窗支架的设计，在覆膜支架侧壁留一个孔，通过预留的孔道在肾动脉内植入球扩式裸支架。2005 年，Anderson[2] 将开窗支架技术运用到肾动脉以上动脉瘤，治疗累及腹腔干动脉的主动脉瘤。2001 年，Chuter 和他的团队 [3] 首先报道分支支架治疗胸腹主动脉瘤。分支支架及开窗支架很大程度上丰富了腔内治疗的方式。开窗支架现在美国已经销售。作为分支支架和开窗支架的替代，Greenberg 及其同事[4] 在 2003 年首先使用"潜望镜"或"烟囱"技术，即沿着覆膜支架侧方向肾动脉植入支架治疗近肾腹主动脉瘤。其他学者将此技术推广到累及肾动脉腹主动脉瘤的治疗 [5]。杂交手术或开放、腔内复合手术是治疗累及腹腔干动脉的复杂主动脉瘤的又一方法，由 Quinones Baldrich 及其同事 [6] 于 1999 年首次报道。

术前准备

• 需要使用 TeraRecon（加利福尼亚州，圣马特奥）或者 M2S（新罕布什尔曼州，西黎巴嫩）设备获取主动脉详细的轴向和三维重建图像数据。内脏血管的径向方向往往按照钟表的时针方向。

• 详细记录每支血管的直径以及从血管根部到人工血管的距离，每支血管之间的距离。

• 对于肾功能不理想的患者需考虑术前充分水化。

• 如果需要使用长段胸主动脉覆膜支架治疗内脏动脉，则需准备脊椎动脉导管引流。

• 围术期常规使用抗生素和皮下肝素预防感染及深静脉血栓形成。

腔内治疗策略

使用覆膜支架腔内隔绝内脏动脉段动脉瘤且要保留重要分支血管血流。肾动脉、腹腔干动脉及肠系膜上动脉血运通过经动脉入路进行保留。当分支血管起源的位置被覆膜支架覆盖时，在覆膜支架上做一个小孔洞或开窗即可解决流入道问题。当分支血管起源于动脉瘤腔内，那么必须使用分支支架连接分支血管开口与支架，从而建立血流至分支血管 [7]。

开窗支架

目前开窗支架（图 27-1）主要由 Cook（印第安纳州，伯明顿）公司生产。覆膜材料主要是编织的聚酯材料，支架由不锈钢制成。覆膜支架前、后均有不透射线标记，以便术中辨认。开窗主要分为三种类型：

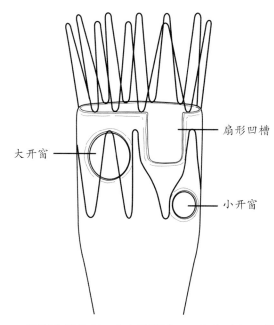

图27-1 开窗支架设有一个扇形凹槽、一个小开窗以及一个大开窗。

标签（图中）：扇形凹槽、大开窗、小开窗

扇形凹槽、小开窗以及大开窗。扇形凹槽在支架边缘是开放的，小开窗是在支架的金属框架之间开取洞口，而大开窗则需跨越支架的金属框架开取洞口。开窗的大小及在覆膜支架上的具体位置主要依据相关的分支血管开口的位置和大小。因为设备限制，小开窗可位于支架之间不固定位置，所以这种开窗覆膜支架不可能大量复制生产。股动脉至主动脉扭曲的入路使我们必须关注分支血管开口和相关开窗位置的几何关系。覆膜支架开窗越多，在释放时允许对支架自由调整的程度越低。因为覆膜支架尺寸需要较血管稍大，所以需要整个支架系统有一定的灵活性，以便可以在导管引导下将开窗口导入到适当位置。桥接支架的使用可以使得系统对齐收紧时能够开放开窗[7-9]。

分支支架

　　和开窗支架不同，分支支架允许覆膜支架主体和分支血管的覆膜支架间有一定程度的重叠，这样可防止组件脱离及内漏。分支支架的方向应轴向平行于覆膜支架主体和主动脉的方向，在大多数病例中，分支支架的内侧开口向头端对应目标分支血管。相对间接路线在分支血管导入中相比开窗的方法更加灵活，当目标分支血管较多时，这种方式是首选。一般来讲，目标分支血管是尾端定向，因此分支支架也多是尾端定向的，以便更容易地通过肱动脉导入并对接（图 27-2A）。肾动脉偶尔面向头端，决定了分支支架从覆膜支架主体不同的开口方向，且相比于股动脉入路更容易对接。

腔内治疗技术

开窗支架植入

　　开窗支架系统由覆膜支架主体、分支组件以及桥接支架组成。显露两侧股总动脉，患者全身肝素化。导入开窗支架输送系统，行动脉造影。输送开窗支架至预定位置，将开窗部位与相应的分支血管相对应。回撤鞘管，释放支架主体并根据情况适当调整。

　　导丝导管配合通过窗口超选至目标分支血管，导入分支支架鞘管进入目标血管。除去输送系统上部的束带，回撤输送系统，释放桥接分支支架，最后导入球囊予以扩张。之后，导入并释放肾下分叉型覆膜支架。

分支支架植入

　　分支支架系统主要有三个组件：带有多个内脏

动脉分支开口的胸腹主动脉支架主体，由一个主动支架主体和两个髂支组成的肾下主动脉支架组件，以及用于扩张胸腹主动脉分支血管的小型支架。股动脉暴露及全身肝素化后，对侧导入加硬导丝及造影导管，导丝引导下导入胸腹主动脉支架输送系统。行主动脉造影以明确腹腔干动脉，胸腹主动脉覆膜支架远端定位于腹腔干动脉开口上 1~2cm。回撤鞘管，退出安全导丝前需造影明确移植物位置，释放覆膜支架。接下来的重点是对接分支支架。

　　因为多数分支开口向尾端朝向，所以多从肱动脉或腋动脉入路导入分支支架。而头向开口的分支需从股动脉入路进行对接。股动脉穿刺后导入 7F 短鞘，导入加硬导丝及导管进入降主动脉，交换 10F Flexor长鞘。联合使用导引鞘管或导管配合及成角导管，超选进入分支支架接口，而后进入相应的分支血管。交换 Rosen 长导丝，导入鞘管或导引导管进入分支血管至少 2cm。交换输送系统的内脏血管延长支。与分支支架一样，内脏血管延长支释放后与内脏血管有15mm 重叠区域（图 27-2B）。在每一个内脏血管处重复以上步骤。

　　接着在胸腹主动脉支架内释放肾下支架主体，最后释放髂支支架（图 27-2C）。所有释放完成后，再次主动脉造影，撤出所有鞘管、导丝及导管，封堵肱动脉。如果分支血管对接比较困难且耗费时间较长，则可数小时或数天后再次尝试完成，内脏血管可通过支架周间隙维持血液灌注。

"潜望镜"或"烟囱"技术

　　有些患者的覆膜支架部分覆盖肾动脉开口，这时则需要另外的肾动脉支架[10]。作为"侵入"技术，覆膜支架的上缘将被肾动脉支架向下推移。使用"潜望镜"技术时，平行于主动脉覆膜支架主体方向植入覆膜支架，并向近段突出，形似烟囱。这样便可保留已经被支架覆盖的肾动脉血流。"潜望镜"技术作为开窗支架的替代方法，可作为紧急情况或者 EVAR术中意外情况的补救措施（图 27-3）。经股动脉穿刺对于"潜望镜"技术非常重要。

复合手术及腔内处理

　　复合手段包括肾动脉的重建，当腹腔干动脉区域不可用时，可行脾 - 肾或肝 - 肾动脉人工血管旁路，也可以使用髂动脉进行肾动脉、肠系膜上动脉及肝动脉重建（图 27-4）[11, 12]。这些手段使得主动脉脱分支，从而允许覆膜支架覆盖内脏血管。肾动脉往往起源于主动脉不同平面，所以外科医生应该尽可能覆盖位置最低的肾动脉，另一支肾动脉行脾 - 肾或肝 - 肾

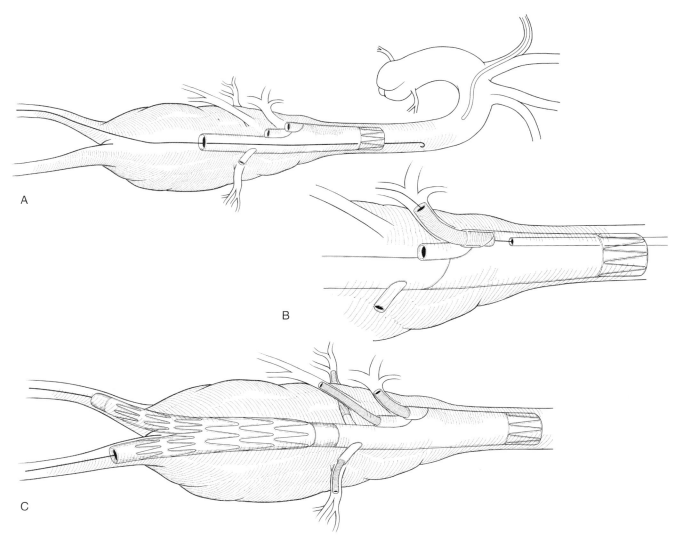

图27-2 （A）分支支架位于内脏血管段，尾部分出分支支架接口对应相应分支血管。（B）通过分支支架接口超选至分支血管，之后导入并释放分支支架。（C）所有四支内脏血管分支支架均导入并释放完成，肾下覆膜支架组件也成功释放。

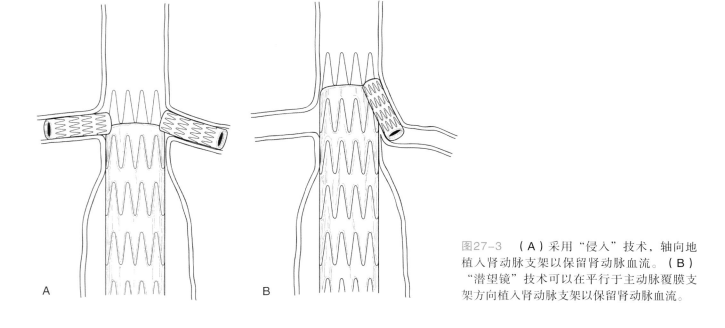

图27-3 （A）采用"侵入"技术，轴向地植入肾动脉支架以保留肾动脉血流。（B）"潜望镜"技术可以在平行于主动脉覆膜支架方向植入肾动脉支架以保留肾动脉血流。

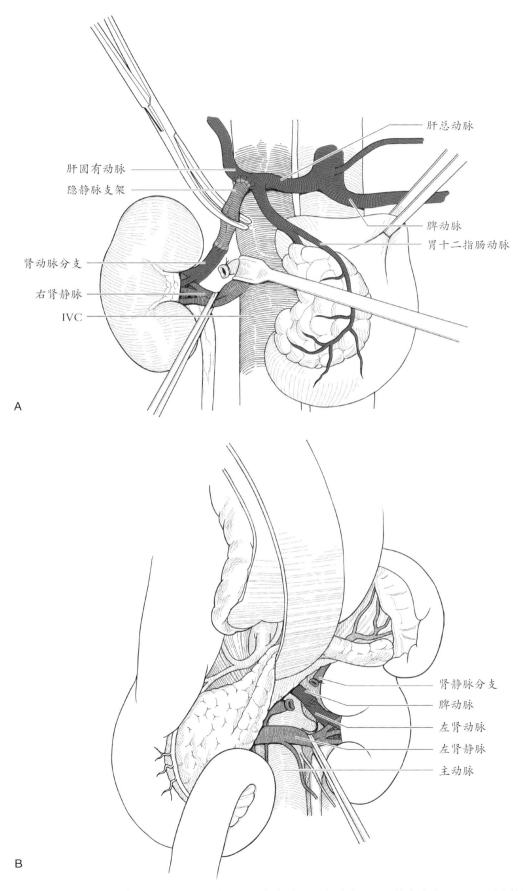

肝总动脉

肝固有动脉
隐静脉支架

脾动脉
胃十二指肠动脉

肾动脉分支
右肾静脉
IVC

A

肾静脉分支
脾动脉
左肾动脉
左肾静脉
主动脉

B

图27-4　复合手术联合腔内手段行肝-肾（A）或脾-肾（B）动脉人工血管旁路术。IVC，下腔静脉。

动脉人工血管旁路术。随着更多的内脏血管被重建，继而也降低了发病率及死亡率[12、13]。开放手术下使用 Viabahn 行血管重建技术，被誉为标准血管吻合的简捷、快速的替代方式。在外科暴露并确认清除后，Seldinger 方式穿刺血管，肾动脉或内脏动脉内植入自膨式覆膜支架[14]。露在血管外的支架尾部缝合至主体人工血管上。

术后护理

• 术后在重症监护室观察一夜，持续检测血流动力学，频繁检查外周动脉脉搏、肾功能及神经功能。

• 使用升压药物适当提高血压以增加脊髓血流，最大程度避免脊髓缺血。

• 术后评估包括 CT、超声、X 线片及肾功能检测，在术后 1、6 和 12 个月进行，并且以后每年进行。

术后并发症

• 内漏。使用开窗支架的 EVAR 完成后，据报道有 6% 的患者出现近端及远端 I 型内漏，70% 的患者出现 II 型内漏。术后 1~2 年随访发现，II 型内漏发生率约为 20%[15-18]。

• 内脏血管狭窄。使用开窗支架的 EVAR 完成后，3% 的患者出现目标血管闭塞。中远期随访，肾动脉狭窄或闭塞发生率高达 10%[17、18]。目前一项系统性回顾研究纳入 629 例患者，随访 14~25 个月，综合评估分支血管通畅率、肾功能损害情况和二次干预率分别为 93.2%、22.2% 和 17.8%[19]。

• 脊髓缺血。

• 移植物移位、分离。

（柏骏 译　刘炎东 校）

参考文献

1. Browne TF, Hartley D, Purchas S, et al: A fenestrated covered suprarenal aortic stent, *Eur J Vasc Endovasc Surg* 18:445-449, 1999.
2. Anderson JL, Adam DJ, Berce M, et al: Repair of thoracoabdominal aortic aneurysms with fenestrated and branched endovascular stent grafts, *J Vasc Surg* 42:600-607, 2005.
3. Chuter TA, Gordon RL, Reilly LM, et al: Multi-branched stent-graft for type III thoracoabdominal aortic aneurysm, *J Vasc Interv Radiol* 12:391-392, 2001.
4. Greenberg RK, Clair D, Srivastava S, et al: Should patients with challenging anatomy be offered endovascular aneurysm repair? *J Vasc Surg* 38:990-996, 2003.
5. Ohrlander T, Sonesson B, Ivancev K, et al: The chimney graft: A technique for preserving or rescuing aortic branch vessels in stent-graft sealing zones, *J Endovasc Ther* 15:427-432, 2008.
6. Quinones-Baldrich WJ, Panetta TF, Vescera CL, et al: Repair of type IV thoracoabdominal aneurysm with a combined endovascular and surgical approach, *J Vasc Surg* 30:555-560, 1999.
7. Chuter TA: Fenestrated and branched stent-grafts for thoracoabdominal, pararenal and juxtarenal aortic aneurysm repair, *Semin Vasc Surg* 20:90-96, 2007.
8. Greenberg RK: Aortic aneurysm, thoracoabdominal aneurysm, juxtarenal aneurysm, fenestrated endografts, branched endografts, and endovascular aneurysm repair, *Ann N Y Acad Sci* 1085:187-196, 2006.
9. Verhoeven EL, Muhs BE, Zeebregts CJ, et al: Fenestrated and branched stent-grafting after previous surgery provides a good alternative to open redo surgery, *Eur J Vasc Endovasc Surg* 33:84-90, 2007.
10. Hiramoto JS, Chang CK, Reilly LM, et al: Outcome of renal stenting for renal artery coverage during endovascular aortic aneurysm repair, *J Vasc Surg* 49:1100-1106, 2009.
11. Fulton JJ, Farber MA, Marston WA, et al: Endovascular stent-graft repair of pararenal and type IV thoracoabdominal aortic aneurysms with adjunctive visceral reconstruction, *J Vasc Surg* 41: 191-198, 2005.
12. Patel R, Conrad MF, Paruchuri V, et al: Thoracoabdominal aneurysm repair: Hybrid versus open repair, *J Vasc Surg* 50:15-22, 2009.
13. Chiesa R, Tshomba Y, Melissano G, et al: Hybrid approach to thoracoabdominal aortic aneurysms in patients with prior aortic surgery, *J Vasc Surg* 45:1128-1135, 2007.
14. Donas KP, Lachat M, Rancic Z, et al: Early and midterm outcome of a novel technique to simplify the hybrid procedures in the treatment of thoracoabdominal and pararenal aortic aneurysms, *J Vasc Surg* 50:1280-1284, 2009.
15. O'Neill S, Greenberg RK, Haddad F, et al: A prospective analysis of fenestrated endovascular grafting: Intermediate-term outcomes, *Eur J Vasc Endovasc Surg* 32:115-123, 2006.
16. Bicknell CD, Cheshire NJ, Riga CV, et al: Treatment of complex aneurysmal disease with fenestrated and branched stent grafts, *Eur J Vasc Endovasc Surg* 37:175-181, 2009.

17. Greenberg RK, Sternbergh WC III, Makaroun M, et al: Intermediate results of a United States multicenter trial of fenestrated endograft repair for juxtarenal abdominal aortic aneurysms, *J Vasc Surg* 50:730-737, 2009.

18. GLOBALSTAR: Registry: Early results of fenestrated endovascular repair of juxtarenal aortic aneurysms in the United Kingdom, *Circulation* 125:2707-2715, 2012.

19. Linsen MAM, Jongkind V, Nio D, et al: Pararenal aortic aneurysm repair using fenestrated endografts, *J Vasc Surg* 56:238-246, 2012.

第 **28** 章　主–髂动脉闭塞的开放修复

ROBERT S. CRAWFORD · DAVID C. BREWSTER

历史背景

主动脉末端和髂动脉段是慢性动脉硬化性疾病的好发部位。此类病变通常是节段性的，会表现出一系列典型的临床特征，且能够耐受外科重建手术。主–髂动脉闭塞性疾病（AIOD）的外科手术治疗，自 20 世纪 40 年代至 50 年代以来发展迅速。尽管 AIOD 常常合并存在腹股沟韧带以下血管病变，单纯解决流入道病变通常能有效改善临床症状[1]，并且如果计划行远端动脉重建，解决流入道问题对取得持久的效果也是至关重要的。

适应证

综合病史、体格检查、影像学检查及生理学检查，详细评估疾病的严重程度。间歇性跛行、性能力减弱、股脉搏动缺失被称为 Leriche 综合征之三联征。一些 AIOD 患者表现为大腿、臀部、骶尾部的间歇性跛行，还有一些伴有严重流出道疾病的患者主要为小腿间歇性跛行。间歇性跛行等不适显著影响患者的工作或生活质量，可作为需要手术干预的指征。缺血性静息痛和组织坏疽是血管重建的明确指征。

体格检查时，下腹部或腹股沟区血管杂音、皮肤苍白、汗毛稀疏及皮肤萎缩均是典型的缺血表现。局部缺血性溃疡、坏死或坏疽往往在疾病的晚期出现。有些患者可能会出现远端微栓子导致的血栓栓塞，即所谓的蓝趾综合征。

对于保守治疗，戒烟、减肥、治疗高血压和糖尿病、抗血小板治疗及积极的降脂都是可取的。定期锻炼可以通过改善肌肉的代谢功能增强步行能力。最后，根据以往试验，药物治疗如西洛他唑（培达）可以改善一些患者的症状；然而，在病情严重的患者效果不明显。

术前准备

- 肺功能、肾功能或凝血功能异常者应该积极处理。纠正措施，如短暂的胸部物理治疗和支气管扩张药物治疗，可改善肾前性肾功能损害。
- 评估颈动脉循环情况。
- 术前评估冠状动脉是必要的，评估血管手术的一些可控制的危险因素十分重要。开放主动脉重建术相比血管腔内手术被认为存在高风险。术前可通过铊成像技术识别围术期心肌梗死的高危患者[2]；然而，大多数此类检查的预测价值比较有限，最好对所有血管病患者潜在的冠状动脉疾病加以评估和管理。
- 节段性肢体血管多普勒超声检查和脉搏流量记录有助于明确诊断、建立客观的诊断基准和具体化疾病过程。他们还提供有用的量化信息帮助确定是否有些病变可以自行修复。另外，锻炼前和锻炼后踝–肱指数可作为增加诊断敏感性的非侵入性研究。
- 血管造影一直被认为是评估病变位置、范围及 AIOD 严重程度的金标准，但其他血管成像技术的进展使得计算机断层扫描血管造影和磁共振血管造影在大多数情况下已可取代血管造影。在合适的患者，测量股动脉压可能会有较大价值。在评估 AIOD 时，有意义的血流动力学包括静息状态下收缩期峰值压差超过 5mmHg，反应性充血或经 30mg 罂粟碱药物诱导或 3~5 分钟的扩张后下降超过 15%，即可提示有血流动力学意义的流入道疾病。
- 腹股沟下血管流量的评估具有较好的指导作用，因为远端血管的状态对近端血管有相当大的影响。它还有助于之后制订人工血管旁路术。
- 适当的预防性抗生素（头孢唑啉）应在术中及围术期使用。
- 桡动脉插管在许多单位常规使用。选择性使用 Swan-Ganz 肺动脉导管，尤其对于严重的心脏疾病，可能需要肾上血管阻断，或有明显的血流动力学紊

250

乱的风险。

· 联合使用硬膜外和全身麻醉，规范术后疼痛的药物治疗管理。

手术策略

简单地将疾病分为三种类型（Ⅰ~Ⅲ型），疾病分型将更好地帮助区分症状表现、疾病进程以及决定适当的手术策略（图28-1）。Ⅰ型病变局限于远端腹主动脉和髂总动脉。这种类型并不多见，通常发生在年轻患者，以腰部和臀部跛行为主要症状。至少一半的患者是女性，通常有重度吸烟史，特征明显，称为主动脉发育不良综合征。Ⅱ型患者（约25%）病变主要局限于腹主动脉。Ⅲ型患者（约65%）病变扩展至腹股沟韧带上方和下方，通常年龄较大，多伴有糖尿病、高血压和严重的缺血症状。

近端血管端–端吻合及端–侧吻合

主动脉端–端吻合术适用于大多数患者，主要有以下一些原因。所有的流量都可以通过人工血管，避免竞争性血流并减少髂支人工血管发生血栓风险。端–端吻合后血流动力学更稳定，并且减少吻合及血液复通后的血液湍流，减少动脉粥样化病变复发或吻合后动脉瘤形成。同时较少导致远端动脉的粥样硬化性栓塞，可被腹膜后组织较好覆盖，因而不

容易发生人工血管–肠瘘。

端–侧吻合需要一定的解剖条件，如患者存在一起源于肾动脉下腹主动脉的较大管径的肾副动脉，或需要保留肠系膜下动脉，或病变主要位于髂外动脉。在这些病例中，流向髂内动脉的逆向血流将受到限制，导致盆腔循环障碍，引起阳痿、结肠缺血，甚至腰骶脊髓缺血或马尾综合征。

步骤选择

采用哪种方法进行血管重建，这也是当前处理主–髂动脉疾病的一大争论热点[3, 4]。手术风险、病变的范围、个人偏好和既往的外科培训均可能对手术治疗决策产生影响。直接原位（解剖内）重建，解剖外路径、导管辅助等方法均可采用。

对于低危患者，如年轻、一般健康状况良好但病变广泛，主–双侧股动脉覆膜支架是首选，也是"金标准"。血管成形术、股–股动脉旁路术或单侧髂股动脉移植术可考虑用于病变较为局限的患者。尽管当前实际诊疗中主–髂动脉内膜切除术这种开放手术已在很大程度上让位于腔内的支架成形术，该术有时仍用于少数远端主动脉病变，但仅限于病变局限在主动脉末端和髂总动脉的患者。对于两侧髂动脉病变或者腹膜后重度瘢痕或感染的高危患者，可以考虑行腋–股动脉人工血管旁路术，尽管其远期通畅率可能较低。

主–髂动脉内膜切除术

适合于Ⅰ型病变的主–髂动脉内膜切除术，目前已较少应用。其优点包括不需要假体材料，没有感染风险，保留顺行进入髂内动脉的血流。禁忌证包括动脉瘤性病变，到达肾动脉水平的主动脉完全闭塞，病变扩展到髂外部动脉及远端血管。虽然目前经皮腔内血管成形术（PTA）和支架成形术已经取代了动脉内膜切除术作为局限的主–髂动脉疾病的一线治疗方法，但对于合适的患者动脉内膜切除术仍是一个可行的选择（图28-2）。从技术角度看，应该于髂动脉分叉处取尽动脉粥样硬化斑块以确保完整切除，并且终点不应超过并进入髂外动脉1~2cm。双侧纵向动脉切开术，一个从远端主动脉延伸到髂总动脉，另一个局限于髂总动脉。适当的动脉内膜切除层面需包括外膜的弹力层。切口关闭时使用补片，静脉或人工材料均可。在切口终点附加缝合以确保稳固的内膜切开末端。

移植物的选择

涤纶和聚四氟乙烯（PTFE）材料均常用于临床。

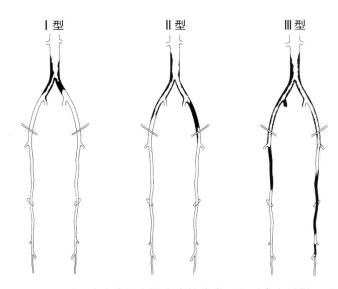

图28-1　主–髂动脉闭塞性疾病的分类。Ⅰ型病变局限于远侧腹主动脉和髂总动脉。Ⅱ型病变也位于腹主动脉但病变分布更广泛。Ⅲ型病变累及多个部位，伴有腹股沟下股动脉闭塞性病变，需要同时治疗。（From Brewster CD: Direct reconstruction for aortoiliac occlusive disease. In Cronenwett JL, Johnston KW, editors: *Rutherford's vascular surgery*, ed 6, Philadelphia, 2005, Saunders, p 1106, Fig. 79-1.）

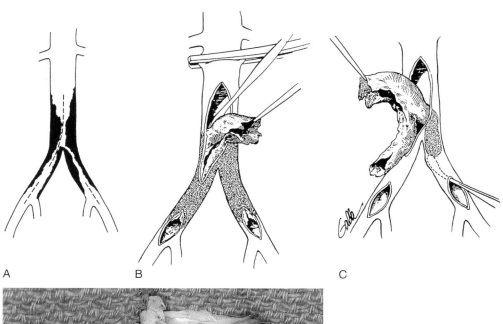

A   B   C

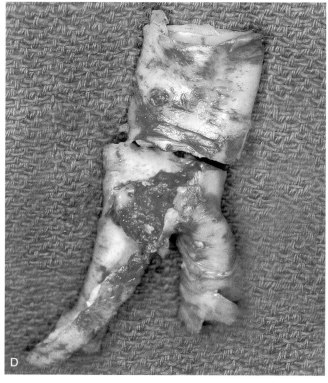

D

图28-2 主-髂动脉内膜切除术的步骤。（A）闭塞性疾病局限在远端主动脉和髂总动脉。沿着虚线所示的位置行典型的动脉切开术。（B）解剖到动脉内膜的层面，准备切除近端主动脉阻断平面至分叉部位之间的粥样硬化性病变。（C）在髂动脉分叉做一合适的末端切口，向近端进行切除步骤。在切口终点处附加缝合可确保一个适当、稳固的终点。（D）取出的手术标本。（From Brewster CD: Direct reconstruction for aortoiliac occlusive disease. In Cronenwett JL, Johnston KW, editors: *Rutherford's vascular surgery*, ed 6. Philadelphia, 2005, Saunders, p1114, Fig.79-5.）

许多外科医生选择涤纶材料的移植物，因为其柔韧性和处理简单，虽然他们知道涤纶暴露于动脉压时会扩张10%~20%[5]。适当大小的人工血管，而不是人工血管类型，可防止血流缓慢、迟发的移植物破裂和碎片脱落移位，这些通常在过大尺寸的移植物选择时更易发生。16mm×8mm或14mm×7mm适用于多数女性患者。

完全闭塞、钙化和小管径主动脉

主动脉完全闭塞患者的手术处理取决于闭塞性病变是否延伸至近肾段主动脉。主动脉远端局限性闭塞，通常延伸至肠系膜下动脉或腰动脉分支，常规采用主动脉人工血管置换。当血栓扩展到近肾动脉段时，则手术时需要控制肾上主动脉且需阻断保护肾动脉以避免血栓脱落进入肾动脉。切除近肾主动脉血栓后，调整阻断钳位置至肾下主动脉。常规行人工血管置换术。

第二个问题可能是出现密集的主动脉钙化。在这些情况下通过向肾动脉靠近来完成主动脉吻合，因为此处的主动脉可能更正常，或者通过对近端阻断位置的动脉端进行内膜切除并修理。这种情况下，推荐采用间断脱脂棉垫缝合技术（图 28-3）。

第三个特殊情况即小口径主动脉的处理。小口径主动脉已经被定义；同样，主动脉发育不全综合征也被定义。一些人主张对这类患者行动脉内膜切除术。如果需要行旁路术，首选端－侧吻合。需要准备小尺寸的血管移植物，一些数据显示 PTFE 适用于这些病例 [6]。最重要的是，因为主动脉直径较小，必须严格执行技术细节。

辅助或替代方式

累及肾动脉或内脏动脉的病变

一般不建议同时纠正肾动脉疾病；相反，每种情况必须单独考虑，因为同期血管重建术可能会增加发病率和死亡率 [7]。相同类型病变如伴有内脏动脉病变时也应慎重。当腹腔干动脉和肠系膜上动脉均有严重病变，则应该小心保护肠系膜下动脉。

同期远端下肢动脉人工血管旁路术

同期行远端下肢动脉人工血管旁路术，需要良好的临床判断。行此手术的原因应包括通过手术能更完全地缓解远端缺血，同时又能避免再次腹股沟手术的相关并发症。经验表明，如果存在诸如术前

影像学检查或股动脉无搏动（或两者兼而有之）可充分表明严重主－髂动脉病变的术前证据，建立良好的流入道并且技术过硬足以缓解远端缺血。这时，如术中进一步证实股深动脉有足够大小和长度，通常可提示能取得较好的临床效果 [1]。然而，对于严重的慢性缺血性疾病，如严重的组织缺坏死或需要截肢（或两者兼而有之），但近端却不存在与之相对应的严重的病变，则还需行同期远端血管重建 [8]。

胸主动脉-股动脉人工血管旁路术

存在诸如既往腹部手术、败血症、放疗治疗病史，或近肾动脉水平动脉闭塞等情况时，由腹主动脉导入将遇到困难，对于低风险的患者可建议将胸主动脉作为流入道。这种利用升主动脉及经典的降主动脉的方法，虽然较少采用，但比腋动脉－股动脉重建可取得更为持久的效果。

主动脉-股动脉人工血管旁路的手术方法

切口

有多种途径暴露肾下部分的腹主动脉，长正中切口可达到最佳的暴露效果。腹膜后入路也可以使用，

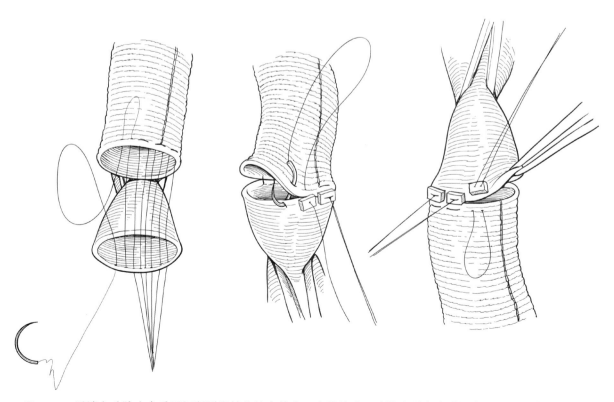

图28-3　近端主动脉吻合采用间断脱脂棉垫缝合技术。这是首选于动脉脆弱或内膜切除后的主动脉吻合口。

这时肩膀和躯干向右侧旋转 45°，而臀部和四肢尽可能保持水平位以便于股动脉的暴露。采用左肋腹斜行切口，从十二肋的顶端开始，至正中线脐下部位。这个切口适用于右侧通气的患者，既往曾行包括主动脉手术的腹部手术的患者。这种腹膜途径可以减少肠梗阻和术后心肺负担。

腹主动脉的暴露

行从剑突至耻骨联合的切口，同时腹腔探查有无其他器官病变。然后使用标准的肾下入路暴露腹主动脉。将横结肠和大网膜牵向头侧，并使用湿纱布保护。将整个小肠收在一起，用棉垫覆盖保护，将降结肠和乙状结肠牵向外侧和尾侧的方向。接着，切开在十二指肠和肠系膜下静脉之间的壁腹膜，沿着主动脉长轴的方向切开。肠系膜下静脉可能需要游离以充分暴露近端主动脉。注意保留主动脉至左髂总动脉前外侧的自主神经纤维。这些神经纤维参与支配男性性功能。游离十二指肠的第四部分，延长切口并暴露左肾静脉跨越主动脉前方的部位。在远端，将主动脉暴露至超过肠系膜下动脉起源的部位。这样可方便其后即将进行的近端吻合和建立移植物分支的隧道。

股动脉的暴露

从技术上的操作性和便于关闭两方面考虑，首选双侧腹股沟斜切口。切口位于腹股沟韧带解剖位置稍上方以确保足够的暴露空间。富含淋巴的组织应钳夹后切断，以减少淋巴漏的发生。离断腹股沟韧带的尾部，以确保足够的空间建立隧道。建立隧道时，必须注意结扎经过髂外动脉远端顶部的旋浅静脉以避免在建立隧道时发生损伤和出血（图 28-4）。分离股总、股浅、股深动脉并加以阻断，大的股动脉分支也应该通过束带控制血流但尽可能保留。

远端股深动脉暴露

根据术前影像学，可能需要行股深动脉成形术，可在行主 – 双股动脉人工血管旁路术的同时完成。为完成股深动脉成形，至少需要显露 2~3cm 的股深动脉段。这可能需要分别控制股动脉分叉，并结扎股静脉的一个分支，该分支的起始部分在股深动脉前方与之相伴而行。

隧道的建立

完成股深动脉的分离操作后，再通过食指行钝性分离来建立从腹股沟到主动脉分叉的隧道。须注意隧道必须从输尿管下方通过，从而避免可能引起的肾盂积水。隧道可容纳长烟卷引流管，或 16 F 红色橡胶导管，或脐带穿过，以方便以后人工血管移植物的分支通过（图 28-4）。

离断和关闭远端主动脉

全身肝素化，在左肾静脉尾端水平阻断主动脉，也可在肠系膜下动脉的头端或尾端水平进行。横断主动脉，结扎通向腰椎的分支，远端主动脉断端用 3-0 血管缝线缝合。对于明显钙化的主动脉远端，在按照内膜切除的技术简单处理钙化斑块后，通过脱脂棉垫缝合技术来缝合并闭合。

近端移植物吻合

主动脉端-端吻合

距移植物分叉 3~4cm 处剪开，做成一个主体或主干较短的分叉型人工血管。做成这种形状，可在闭合时易于腹膜后组织覆盖在移植物上，并可将十二指肠与吻合口隔开，还能减少移植物肢体成角，从而防止肢体弯折，减少潜在的移植肢体血栓形成。标准的吻合使用 3-0 聚丙烯缝线连续缝合，从前后两缘的正中位置开始，分别按顺时针和逆时针的方向缝合，直至在主动脉侧面汇合并结紧。对于病变严重的患者，在行近端移植吻合之前，可按内膜血栓切除术的方式处理从近端主动脉断缘至近端主动脉阻断部位的主动脉段。这时，建议使用脱脂棉垫技术并行间断缝合，因为动脉内膜切除后动脉外膜比较薄且脆弱（图 28-5 和图 28-3）。

主动脉端-侧吻合

需要在近端和远端钳夹以完全阻断一段主动脉时，建议使用侧壁阻断钳。吻合口尽可能靠向头部，从前向后呈一个约 60° 角剪裁人工血管，使断面呈一斜面并吻合至主动脉分叉部位。主动脉切开处的切缘做适当修剪，使之成椭圆形的开口以备吻合。吻合采用两根 3-0 缝线，一根置于尖端，另一根置于根端，前后分别缝合完成后在主动脉侧壁汇合并互相结紧。在最后结紧前松开阻断，让反流血流冲洗管腔，可防止碎片栓塞远端血管（图 28-6）。

股动脉吻合

人工血管分支在事先放置的烟卷引流管和一个大号 DeBakey 动脉钳的协助下送到股动脉处。小心操作，避免分支发生扭曲。股动脉吻合必须确保有足够的血流进入股深动脉（图 28-7）。要做到这一点，除了详细的术前影像学评估，术中在吻合开始

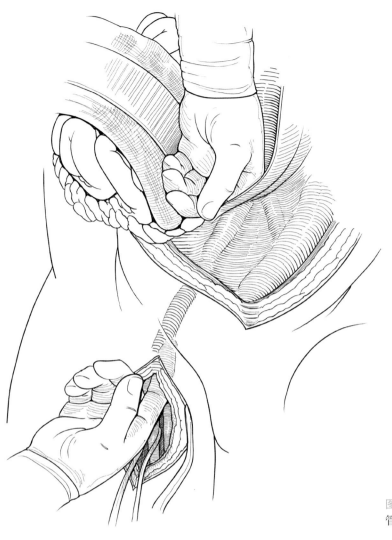

图28-4 腹膜后股动脉隧道的建立。必须注意人工血管肢体位于输尿管下方。

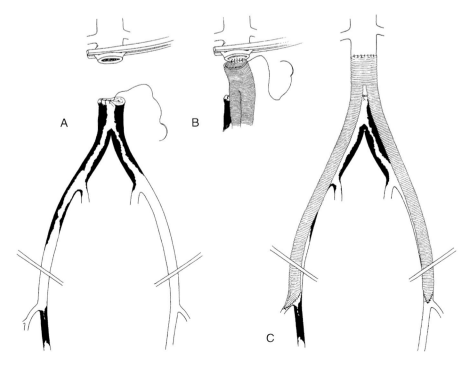

图28-5 主-双股人工血管。（A）主动脉病变段切除，缝合远端主动脉残端。（B）近端主动脉端-端吻合。（C）完成血管重建。（From Brewster CD: Direct reconstruction for aortoiliac occlusive disease. In Cronenwett JL, Johnston KW, editors: *Rutherford's vascular surgery*, ed 6. Philadelphia, 2005, Saunders, p1115, Fig.79-6.）

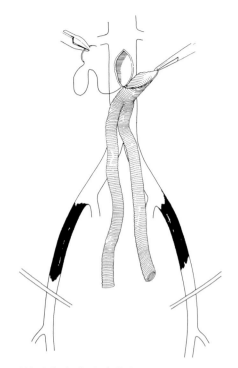

图28-6　近端动脉端-侧吻合技术。（From Brewster CD: Direct reconstruction for aortoiliac occlusive disease. In Cronenwett JL，Johnston KW，editors: *Rutherford's vascular surgery*，ed 6. Philadelphia，2005，Saunders，p1116，Fig.79-7.）

前还要通过 3.5~ 4.0mm 扩张器予以探查，以保证股深动脉没有显著的狭窄性病变。使用 5-0 血管缝线进行标准的端-侧吻合，可行尖端-跟端褥式缝合法，也可使用"降落伞"缝合技术。对于股深动脉开口存在严重的病变，行动脉切开时应向下延伸到股深动脉并越过狭窄，而且在大多数情况下，可同时进行股深动脉成形术。这时，推荐在尖端行 3~5 针间断褥式缝合。吻合前如果发现股总动脉严重病变，也可行股总动脉内膜切除术。如果需要，可以在动脉内膜切除端附加缝合以固定内膜片，防止以后内膜瓣形成。在这两种情况下，缝针必须是由外向内穿入缝合人工血管，再由内到外穿出缝合自体血管。这可以防止内膜斑块从血管壁掀起而成为阻碍血流的内膜瓣。对于股浅动脉明显病变或者闭塞的患者，通过人工血管建立流向股深动脉的充足的血流，对于保证通路畅通是至关重要的。提前提醒麻醉师后，开放阻断钳进行血流冲洗，检查人工血管分支是否得到充足的血流灌注，以及自体动脉反流回血是否通畅，之后完成吻合，移除阻断钳。股动脉吻合口制作的好坏，是后期通畅率的一个最重要的预测因素。有时会碰到一些困难的情况，如因既往腹股沟手术史而没有合适的组织覆盖吻合口，可在手术结束时将缝匠肌转位到吻合部位来对之包裹和保护。临床

经验表明需要行此步骤的可能性并不高。

髂-股动脉旁路术

随着基于导管的腔内血管重建技术的进步，包括血管成形术和支架植入术，需要行开放手术重建的单侧髂血管病变已不多见。当腔内方法不可行时，单侧髂-股动脉人工血管旁路术、股-股动脉人工血管旁路术或者局部髂动脉内膜切除术均显示了较好的疗效及远期通畅率。单侧重建也可以结合局部动脉内膜切除术、股深动脉成形术或远端旁路术及远端血管腔内治疗等方法同时进行[9, 10]。

并发症

早期并发症

• 出血。细致的止血应贯穿于手术的整个过程，还要做到术后适当控制血压，避免静脉损伤。除此以外，正确管理术中抗凝、预防术后凝血障碍以及根据实验室检查结果及时输注血制品也是至关重要的。

• 急性肢体缺血。主-股动脉人工血管旁路术后早期急性肢体缺血发生率达 3%[11]。移植物分支弯折或扭曲，血流量不足，近端血管碎片脱落，因阻断时抗凝不足导致血栓栓塞，动脉内膜切除范围不足导致远端内膜片形成，都是公认的移植物相关的失败原因。早期识别该并发症较为困难，因为术后远端肢体灌注改善通常需要 4~6 小时。移植物肢体血栓清除术可以通过腹股沟切口完成，如果存在技术问题可同时校正。更多远端的胫血管栓塞可能需要取腘窝切口，或行挽救性远端血管旁路术，或者两者皆需。

• 肾衰竭。肾衰竭是主动脉瘤手术中尤其是急诊手术中较为常见的并发症，而在闭塞性疾病的手术重建中并非常见[12]。避免术中（阻断时）和术后低血压，足够的循环容量、再灌注后正确处理肌红蛋白尿，以及避免肾毒性药物的使用在预防肾衰竭中都很重要。更令人担忧的是，必须避免因钳夹等操作有病变的近肾段主动脉而造成动脉粥样硬化斑块碎片脱落栓塞所致的肾衰竭。在进行主动脉钳夹操作时，阻断病变较少的腹腔干上主动脉段或单独控制肾动脉，可以避免潜在的不可逆性肾功能损伤。

• 输尿管损伤。一个相关的问题是术中输尿管的保护，特别是在再次手术的情况下，术前放置输尿管支架可能是明智的。注意解剖关系对于避免损伤是非常重要的。术后可见肾盂积水，这通常是没有临床意义的，但有时可能是晚期并发症的信号，

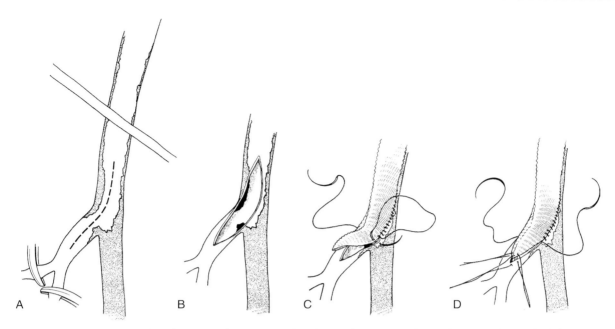

图28-7　伴随多种病变的股动脉吻合。（A）伴有股腘动脉闭塞性疾病，股深动脉开口病变可限制移植物分支的血流和远期通畅率。（B）切开股总动脉并将切口延伸至近端股深动脉，超过开口处的狭窄。（C）将移植物末端修剪成斜面后，截面的跟端吻合至股总动脉。（D）与股动脉的吻和完成后，移植物顶端向下延伸到股深动脉，并完成股深动脉补片成形术。先在顶端间断置3~5 根缝合线，但暂不打结，以便于观察并准确定位。自此沿着动脉切开的两缘分别缝合至各自的中点，汇合并完成吻合。（From Brewster CD: Direct reconstruction for aortoiliac occlusive disease. In Cronenwett JL, Johnston KW, editors: Rutherford's vascular surgery, ed 6. Philadelphia, 2005, Saunders, p 1117, Fig.79–8.）

如感染或外在的压迫[13]。

· 肠道缺血。鉴于其死亡率（50%~75%）和发病率（2%）[14]，肠缺血是 AIOD 严重的手术并发症。缺血可表现为两种解剖学分布：一种是常见的左半结肠缺血；另一种是累及小肠和大肠的弥漫性肠缺血，虽少见但常常是致命的。长时间牵拉肠系膜根部将影响肠系膜上动脉的血流，手术完成前需对其进行评估。术后早期出现的腹泻、脓毒症、腹胀和无法解释的代谢性酸中毒应该引起警惕。术前影像学评估是至关重要的，因为某些解剖情况会增加肠缺血的风险。第一个是髂内动脉的情况。血管重建必须确保至少一支髂内动脉的血流，从股动脉直接或逆行的均可。第二，也许最重要的肠道缺血的可控因素是，如果肠系膜下动脉足够粗大并且通畅，可行再植术。这种再植术在肠系膜下动脉粗大而肠系膜上动脉闭塞的病例中尤其值得推荐。

· 逆行射精和勃起功能障碍。性功能障碍发生的原因是损伤了沿主动脉分叉的左侧、肠系膜下动脉和左髂总动脉分布的自主交感神经纤维。这对于年轻患者确实是较大困扰，术中应注意保护这些纤维。手术前应该告知患者这些风险。

晚期并发症和长期疗效

· 死亡率。麻醉和重症监护管理可显著降低围术期死亡率。局部病变的 AIOD 患者，较之于病变多发并伴有冠状动脉闭塞和内脏血管闭塞性疾病者，无论是围术期死亡率还是长期死亡率，往往均较低。

· 移植物通畅率。综合多篇文献报道，5 年移植物通畅率在 85%~90%，10 年通畅率在 70%~75%。移植物闭塞是最常见的晚期并发症，最常见的情况是伴随着股深动脉闭塞的进展而出现肢体血管闭塞，因为大多数患者已经有慢性股浅动脉闭塞症[15]。近端吻合口失败通常是技术问题，即移植物未放在充分接近肾动脉的位置，并常发生在那些继续吸烟的患者。通过血栓切除导管行人工血管内血栓切除术以复通闭塞的肢体血管，同时解决流出道问题，可较好地解决人工血管闭塞的问题。通过腹膜后入路将人工血管延伸至股动脉平面可以用于主 – 髂动脉人工血管重建失败的患者。最后，股 – 股动脉人工血管旁路术可用于下肢动脉慢性闭塞性疾病。

（柏骏 译　刘炎东 校）

参考文献

1. Brewster DC, Perler BA, Robison JG, et al: Aortofemoral graft for multilevel occlusive disease. Predictors of success and need for distal bypass, *Arch Surg* 117:1593-1600, 1982.
2. Brewster DC, Okada RD, Strauss HW, et al: Selection of patients for preoperative coronary angiography: Use of dipyridamole-stress–thallium myocardial imaging, *J Vasc Surg* 2:504-510, 1985.
3. Brewster DC: Direct reconstruction for aortoiliac occlusive disease. In Cronenwett JL, Johnston KW, editors: *Rutherford's vascular surgery*, ed 6, Philadelphia, 2005, Saunders.
4. Brewster DC: Current controversies in the management of aortoiliac occlusive disease, *J Vasc Surg* 25:365-379, 1997.
5. Nunn DB, Carter MM, Donohue MT, et al: Postoperative dilation of knitted Dacron aortic bifurcation graft, *J Vasc Surg* 12:291-297, 1990.
6. Burke PM Jr, Herrmann JB, Cutler BS: Optimal grafting methods for the small abdominal aorta, *J Cardiovasc Surg (Torino)* 28:420-426, 1987.
7. Tarazi RY, Hertzer NR, Beven EG, et al: Simultaneous aortic reconstruction and renal revascularization: Risk factors and late results in eighty-nine patients, *J Vasc Surg* 5:707-714, 1987.
8. Dalman RL, Taylor LM Jr, Moneta GL, et al: Simultaneous operative repair of multilevel lower extremity occlusive disease, *J Vasc Surg* 13:211-219, 1991. discussion 9-21.
9. Brewster DC, Cambria RP, Darling RC, et al: Long-term results of combined iliac balloon angioplasty and distal surgical revascularization, *Ann Surg* 210:324-330, 1989. discussion 31.
10. Faries PL, Brophy D, LoGerfo FW, et al: Combined iliac angioplasty and infrainguinal revascularization surgery are effective in diabetic patients with multilevel arterial disease, *Ann Vasc Surg* 15:67-72, 2001.
11. Brewster DC: Reoperation for aortofemoral graft limb occlusion. In Veith F, editor: *Critical problems in vascular surgery*, St. Louis, 1989, Quality Medical Publishing, pp 341-351.
12. Diehl JT, Cali RF, Hertzer NR, et al: Complications of abdominal aortic reconstruction. An analysis of perioperative risk factors in 557 patients, *Ann Surg* 197:49-56, 1983.
13. Wright DJ, Ernst CB, Evans JR, et al: Ureteral complications and aortoiliac reconstruction, *J Vasc Surg* 11:29-35, 1990. discussion 35-37.
14. Brewster DC, Franklin DP, Cambria RP, et al: Intestinal ischemia complicating abdominal aortic surgery, *Surgery* 109:447-454, 1991.
15. Nevelsteen A, Suy R: Graft occlusion following aortofemoral Dacron bypass, *Ann Vasc Surg* 5:32-37, 1991.

第 **29** 章　主－髂动脉闭塞的解剖外修复

历史背景

对于直接行主动脉手术风险过高的患者，或腹部情况不佳（如主－髂系统原发性感染或先前进行过主－髂系统假体修复置换术）的患者，解剖外方法的发展为之提供了除主－股动脉直接旁路术以外的替代方案。最早的解剖外方法于 1952 年由 Freeman 首次报道[1]，即用于治疗主－髂动脉闭塞性疾病的股－股旁路术。1962 年，Vetto[2] 首次通过大宗病例数据分析全面描述了其临床结果。Blaisdell[3] 和 Louw[4] 于 1963 年首次报道了腋－股旁路术；到 1968 年，越来越多的临床经验支持其可作为直接主动脉重建术的一种安全的替代方案。早在 1961 年就有胸－股旁路术的可靠性报道[6]，但直到 20 世纪 80 至 90 年代，回顾性研究才证实该方法的远期疗效[7-10]。1963 年，Fogarty 及其同事[11] 发明了经球囊血栓栓子切除术，其对于治疗主－髂继发性栓子的有效性很快被相关报道证实[12, 13]。

术前准备

• 预防性应用抗生素。解剖外旁路术几乎都会用到修复材料，材质多为膨体聚四氟乙烯（ePTFE）或聚酯纤维制成。移植部位的感染可能会导致截肢并增加死亡风险。因此在移植物材料植入之前，应尽量控制已有感染；抗生素的应用也能降低移植物继发性感染的风险。

• 风险评估。术前应评估并改善心功能、肺功能和肾功能。

• 突发或紧急干预。动脉栓子切除术多为突发或紧急处置，所以术前准备通常仅有容量复苏、输血等，以改善器官功能。动脉栓子切除术相关的死亡率仍很高[14]，主要是高龄和并发症，特别是心源性疾病。

隐患和风险

• 腋动静脉、锁骨下动静脉、臂丛神经的损伤。腋－锁骨下动脉不如股动脉粗壮，容易在分离、钳夹或缝合时损伤。若不慎损伤，则可能需要横断锁骨、切开胸骨甚至打开胸廓才能修复。腋动静脉、臂丛神经也可能在腋－股移植物隧道成形术时损伤。

• 腋动脉吻合口破裂。腋动脉吻合口应尽量置于中间位置（邻近锁骨），为腋－股移植物的腋动脉端留出空间。这样能减少"腋部牵拉"和上臂外展所致腋动脉吻合口破裂的风险[15]。腋－股移植物还应置于腋中线位置以减少躯体弯曲时绞缠的风险。

• 膀胱或小肠损伤。股－股隧道成形时，若移植物位于筋膜间隙或患者有耻骨上疝，特别是该部位有手术史时，容易损伤到膀胱和小肠。

• 栓子切除术的医源性损伤。栓子切除术可能会导致动脉穿孔、破裂和断裂。导管置入时不应"强制推进"（如当置管遇到阻力时，应退回适当距离，旋转导管顶端一定角度再推进）。外科医生应培养双手触感（如感知导管推进时的阻力和球囊充气后退回时的阻力），以及用注射器对球囊打气时的阻力感。球囊过度充气退回时会造成短期内不可修复的损伤，导致严重的血管痉挛，特别是膝下动脉。

股－股旁路术

切口和暴露

股－股旁路术依赖于"供体"髂动脉能够提供足够的血流，同时灌注"供体"和"受体"下肢（图 29-1）。可采用沿腹股沟皮褶的斜切口，但外科医生常用的是更加灵活的、位于股动脉和腹股沟韧带起点之间的正中垂直切口。切口长度取决于患者体型。股总动脉端吻合口可延伸至抑或直接置于股深

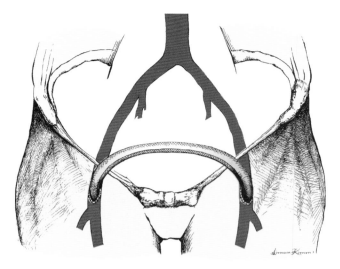

图29-1 股-股旁路术经典图示：采用双侧腹股沟纵行切口，耻骨上方建立皮下隧道，连续弓曲以避免移植物绞缠。此项操作通用皮肤纵行切口。（From Schneider JR: Extra-anatomic bypass. In Cronenwett JL, Johnston KW, editors: *Rutherford's vascular surgery*, ed 7. Philadelphia, 2010, Saunders, pp 1633–1652.）

动脉或股浅动脉。最终方法的确定取决于股动脉暴露、视诊、触诊评估，也依靠完备的术前影像学检查。股动脉分离范围、器材的使用（血管钳、硅胶血管环或球囊导管）取决于吻合口部位、术者偏好及有无暴露股动脉的手术史。

旁路移植物隧道的建立

多数股-股移植物直接建立在浅筋膜前。隧道起点应与吻合术所要求的动脉切开位置一致，并且应弯制成连续弓曲，避免突然直角弯曲，以减少移植物绞缠的风险和继发血栓形成的风险。隧道可直接用两食指从两端建立，至中线处汇合。隧道建立可采用诸如 DeBakey 主动脉血管钳、宫腔填塞钳等大型钳具，但外科医生一定要注意切勿穿透筋膜或疝囊中潜在的空腔脏器。可用该钳具将移植物从一侧牵拉至对侧，注意避免在隧道中扭曲。某些外科医生喜欢采用更大直径的移植物，但尚无证据表明直径大于 6mm 的移植物血流动力学上有优势，或通畅性更好[16]。可采用 6mm 直径、具有外部支撑的膨体聚四氟乙烯移植物，但无证据证实采用外部支撑或采用膨体聚四氟乙烯材料较聚酯纤维更有优势[17]。

吻合

全身肝素化或其他适当的抗凝剂处理，在吻合部位做动脉切开，切口多为纵行或稍倾斜。局部解剖特点决定了吻合口须位于股动静脉系统更远端，如股

深动脉或股浅动脉，以减少腹部膨隆患者矢状面上移植物绞缠的趋势。对于端-侧吻合，动脉切开长度须为移植物直径的3倍。用弯止血钳钳夹移植物两端，用手术刀沿止血钳内侧曲切断膨体聚四氟乙烯移植物，使其断端呈凹勺状。用 5-0 或 6-0 的聚丙烯缝线，或 CV-5 或 CV-6 的聚四氟乙烯缝线，连续缝合端-侧动脉吻合口。可先吻合任意一侧，甚至可由两名外科医生同时进行两侧吻合，但更常见的做法仍是先吻合供体侧。保留一侧吻合口，通常是受体侧，直至打开血管钳和血管环，血液将气体、血栓或其他组织碎片都冲出后再完成吻合。

闭合

手持式连续波多普勒探测器经消毒后用于检查供体侧和受体侧的血流，确保受体侧灌流量更加充足，在探测器上表现为多普勒频移增高、移植物开放多于关闭。可复用抗凝剂，创面用可吸收线连续皮下缝合，皮肤多可用皮钉缝合。

腋-股旁路术

供体血管的选择

采取何种腋-股旁路术取决于一侧腋-锁骨下动脉是否能提供足够的血流，多数情况下，来自供体上肢的血流足够灌流两侧下肢，可行腋-双股旁路术；若供体上肢的血流无法足够灌流两侧下肢，则行腋-单股旁路术。两侧腋动脉均可能成为供体血管，但在腋-单股旁路术（图 29-2）中，几乎均为同侧腋动脉。如果有情况提示供体血管存在狭窄，如肱动脉或桡动脉搏动减弱，或较对侧肢体血压更低，须行术前血管造影检查。

切口和暴露

手术要求患者取仰卧位，用质软的敷料卷或凝胶垫抬高同侧胁腹至供体血管水平。该操作多于全麻下进行。良好的术前准备和铺单对术野的暴露至关重要，包括同侧锁骨区、下颈部、前胸部、胸骨区、胁腹部、腹部和腹股沟区。外展同侧上肢90°，可将手部和前臂远端用弹性敷料固定。腹股沟区切口做法前文已述。在锁骨和胸小肌之间、锁骨中部下方数厘米处做一个约 5cm 的横切口，暴露腋动脉第一段。沿切口平行方向切开深筋膜，分离胸大肌纤维，暴露包绕腋动、静脉及其属支的脂肪组织。从周围组织中游离出腋动脉，必要时可结扎其从锁骨中部至胸小肌中段边缘的细小分支。通常可见至少一支

粗大静脉穿过腋动脉，分离结扎以便暴露腋动脉。分离胸小肌附着点亦有助于术野暴露。

旁路移植物隧道的建立

在腋动脉和同侧腹股沟切口之间建立皮下隧道。该隧道沿胸小肌后方走行。可用管状隧道器轻易地完成隧道建立。前文阐述过在隧道中段做一"中继"切口，但若采用 65cm Gore 隧道器（W.L. Gore and Associates，特拉华州，纽瓦克）则无需行该切口。移植物跟随管状隧道器前进，注意防止移植物在通道中绞缠。可采用 8mm 外支撑膨体聚四氟乙烯移植物。更大管径的移植物可能会导致血栓形成。尚无证据表明采用外部支撑或特定材料的移植物能提高临床获益[17]。

腋动脉吻合

用肝素或其他抗凝剂对患者进行全身抗凝处理。钳夹腋动脉，做一个 1.5~2cm 的纵行切口。腋动脉在用血管钳拉至切口时很容易绞缠，因此在行动脉切开时要避免损伤血管后壁。此外，在胸肩峰支与腋动脉的分叉处分离该支，作为 Potts 剪的入口。用弯止血钳钳夹移植物的腋动脉端，用手术刀沿止血钳内侧面切断移植物，使其断端呈凹勺状，将端 - 侧移植物吻合至腋动脉上，用 5-0 或 6-0 的聚丙烯缝线或 CV-5 或 CV-6 聚四氟乙烯缝线进行连续缝合。除了将腋动脉吻合术部位置于中间，还可使移植物长度在腋部稍有盈余，以降低由手臂外展腋部额外牵拉造成的风险[15]。

股动脉吻合

若采用腋 - 单股旁路方式吻合，则将移植物远端吻合口置于股动脉系统之上。若采用腋 - 双股旁路，如前文所述，通常有两种远端吻合方式。较为常见的做法为：先建立股 - 股移植物，在其同侧的"移植物吻合帽"上做一个卵圆形切口，然后再将凹勺状的腋 - 股移植物的股端吻合于股 - 股移植物切口端上（图 29-2C）。另外一种做法为：先建立腋 - 单股移植物，在腋 - 单股移植物的股端吻合帽上做一卵圆形切口，再将同侧的股 - 股移植物吻合于其上（图 29-2D）。目前已有多种方式对股动脉进行血运重建[17]。批量生产的股 - 股"侧臂"组件也已问世。完成远端吻合之前要冲洗移植物，以排出空气、血栓或组织碎片。

闭合

采用消毒后的手持多普勒超声探头来检查血流量，以确认开放移植物较夹闭移植物时血流量确有增加。完成所有吻合以后，通过桡动脉搏动情况来评估供体手臂腋部吻合口远端的灌流情况，这一点非常重要。供体侧手臂血供不良提示操作失误、血栓或不明原因引起灌流减低的损伤，须立即处理以确保供体手臂维持足够的血供。

胸 - 股旁路术

切口和暴露

胸 - 股旁路术的操作尚未标准化，存在多种方式[17]。图 29-3 大体上描述了在降主动脉至股动脉之间旋转移植物的操作。手术时，将左侧胸部抬起 45°，骨盆尽量保持水平以便暴露股动脉。该旁路术基于胸降主动脉，需在第七、八、九肋间行左侧开胸术以完成暴露。在暴露和吻合降主动脉时，需用双腔气管插管使左肺塌陷。若已有股 - 股移植物，则仅需暴露左侧腹股沟。若要在双下肢建立旁路，则需暴露两侧腹股沟。

旁路移植物隧道的建立

在无腹部对口切开、无引导的情况下，从胸部到左侧腹股沟的移植物隧道建立方法上文已述，但某些学者推荐暴露左侧胁腹部腹膜后作为对口切开。从胸部至腹股沟单移植物隧道建立时，宜采用前者，但后者却有助于移植物臂从腹膜后隙至右侧腹股沟通道的建立。若不采用腹部对口切开，则需将橄榄尖或管状隧道装置从左侧腹股沟切口置入腹膜后隙，所形成的隧道走行于髂动脉侧面，经腰大肌前面，左肾、胰尾、脾后面，直至隧道器尖端在左膈肌后内侧能被触及。用隧道器尖端刺破膈肌，推进至左侧胸腔。注意避免移植物在通道中缠绕。当采用左侧胁腹部腹膜后对口切开时，打开横隔膜，直视下将移植物经该横隔膜孔推入左侧腹股沟。抗凝前用手指钝性分离、DeBakey 主动脉夹或环钳等方式，先建立好通往右侧腹股沟的前腹膜筋膜后的隧道。可在主动脉吻合之前先建立移植物隧道，但某些外科医生更偏向于在主动脉吻合之后才将移植物穿过隧道，认为移植物受到的压力可减少通道中缠绕的风险。建立至双下肢的旁路时推荐使用 14mm × 7mm 或 16mm × 8mm 带分叉的聚酯移植物。该移植物的长度可能不足以拉伸至右股动脉，所以左侧支应当节余部分长度，以供右侧支缝合。若旁路仅需在左侧腹股沟建立，则可采用 10mm 聚酯纤维或膨体聚四氟乙烯移植物。

吻合

在适当节段切开纵隔胸膜，暴露主动脉，使主动

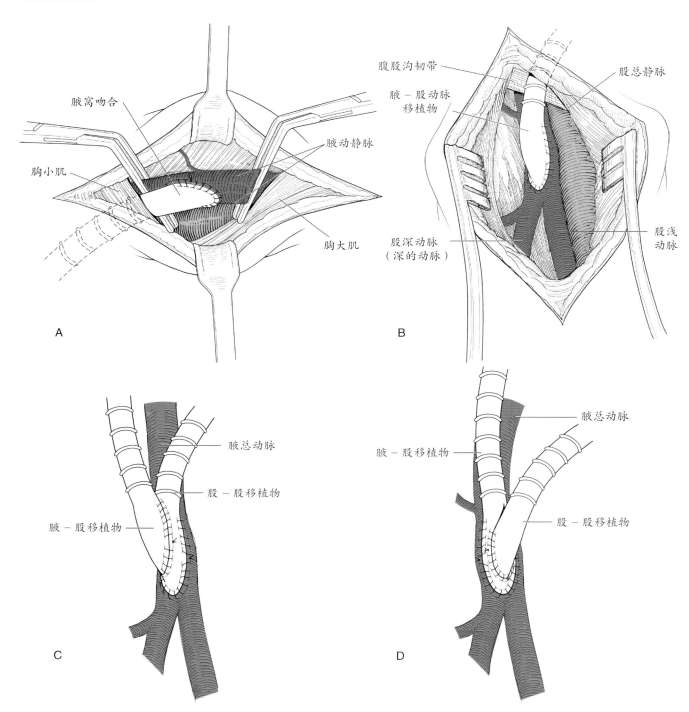

图29-2 基于右侧腋动脉的腋-股旁路术示意图。（**A**）在锁骨下做一横行切口，在锁骨中段至胸小肌侧缘之间，暴露供体腋动脉。（**B**）移植物隧道形成于胸小肌下方，沿腋中线皮下走行。（**C**）先完成股-股移植物，之后再吻合腋-股移植物远端臂至同侧股-股移植物帽之上。（**D**）吻合腋-股移植物远端臂至股动脉，之后再吻合同侧股-股移植物帽至股-股移植物帽之上。

脉吻合口在离横隔膜上方足够远，防止移植物呈锐角或绞缠。这样通常需要分离肺下韧带，注意不要损伤肺下静脉。夹闭主动脉前须抗凝处理。视主动脉尺寸和情况而定，可能需要使用部分闭塞的侧咬钳；对拟吻合部位上下方的完全控制和钳夹会让近端吻合操作更为容易。主动脉上方可用 Cosgrove 夹钳或类似的铰钳来钳夹固定，下方可采用钳夹后不影响吻合操作的血管钳。纵行切开主动脉至适当的长度，使得吻合口能满足呈直角、侧-端、主动脉-移植物吻合的要求，用 3-0 聚丙烯线连续缝合。按要求将远端吻合口与固有股动脉、髂动脉或已成型的移植物吻合。用多普勒探头确认流出血管血流增加。

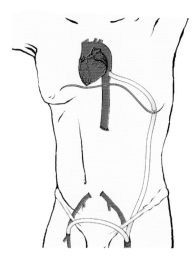

图29-3　胸-股旁路术：将左侧胸部抬起45°，通过左侧开胸术吻合至降主动脉。（From Schneider JR: Extraanatomic bypass. In Cronenwett JL, Johnston KW, editors: *Rutherford's vascular surgery*, ed 7. Philadelphia, 2010, Saunders, pp 1633–1652.）

逆转抗凝状态，留置胸导管，关闭所有切口。

主–髂动脉取栓术

主 – 髂动脉闭塞相关的急性下肢缺血可由"马鞍型"栓塞，或者主 – 髂动脉闭塞性疾病、主动脉瘤或急性主动脉夹层基础的血栓形成引起[18]。栓子来源多为心源性，但从目前临床实践看，疾病性质已从风湿性瓣膜病转变为缺血性心脏病[14]。此外，经皮血管内取栓技术也不断发展[19, 20]。除了栓塞外，许多病因均可引起急性缺血，而这些病因多不能通过栓子切除术治疗。一些外科医生主张，除房颤患者外，所有急性缺血患者均应行影像学检查[21]，但这必然会增加再灌注前的缺血时间。对于房颤、突发一侧下肢严重缺血但对侧下动脉肢搏动尚可或双下肢无慢性缺血病史的患者，最好立即尝试经股主 – 髂动脉取栓术。广泛动脉粥样硬化但不伴有严重缺血的窦性心律患者，最好在术前或术中行传统的基于动脉导管的血管造影，也可在术前行计算机断层扫描的血管成像，以协助干预措施的制订。但遗憾的是，选择指征并非总是明确的，外科医生常陷入尴尬境地：一方面要求下肢立刻再灌注；另一方面，没有影像学检查，术中可能遇到解剖情况复杂而局面难以把控的风险。

切口和暴露

急性动脉闭塞时行早期肝素抗凝治疗以预防远端血栓进展，对其重要性已有多年认识[13, 22, 23]。术中、术后均需持续抗凝治疗，但这会增加手术部位血肿的风险。可采用射线通透性手术台，以便术中行血管造影。主动脉和盆腔造影的基本设备要求有：用于推注对比剂的高压注射器；便携式 C 形臂 X 线透视机；成套的导丝、护套和导管。如前文所述，取栓之前或遇到取栓术不能解决的问题时，需要行血管造影。患者下腹部、双侧腹股沟和双腿均应做好术前准备。可采用腹股沟纵行切口，以便管理和重建股动脉。若病变为单侧，则只需处理患侧；但如果怀疑主动脉分叉处存在"马鞍型"病变或双侧髂动脉都有栓子，则需暴露双侧股动脉。若考虑行栓子切除术，则在动脉病变最轻、有足够操作空间的部位，用硅橡胶圈圈套控制股动脉深支和浅支。股总动脉的病变常更为严重，且寻找一处 Potts 环可控但又不会损伤血管的部位会相对困难。在这些案例中，常采用 Cooley 钳或类似钳具横向或平行地钳夹主要斑块的尾部。对于存在"马鞍型"栓子的患者，同侧股总动脉切开前，须夹闭对侧股动脉[24, 25]。

股动脉切开术和栓子切除术

若股部动脉病变较轻，可做横行切口。在股总动脉远端，便于暴露股深、浅动脉起始点的部位，延长该切口至血管周径一半长度（图 29-4A）。若股动脉病变严重，则最好做纵行切口，以便行动脉内膜切除术、补片修补术或旁路术。将 5F 或 6F 的球囊取栓导管从近端推进至髂动脉（图 29-4B），若怀疑有主动脉栓子或者"马鞍型"栓子，则钳夹对侧股总动脉。取栓导管上标记有 10cm 增量的刻度条。球囊推进不应超过 30cm，因为导管可能会不慎进入进而损伤内脏血管。若只有一名术者操作，需要同时控制用于球囊充气的注射器和导管，以便能感知导管在退出过程中的异常阻力[25]。常会有明显出血，但失血量可通过指压股动脉或 Potts 硅胶圈来控制。若导管退出时阻力增大，需减少球囊充气量才能通过，则提示管腔狭窄；若栓子切除术后灌流仍不足，则需要处理该狭窄。可将导管反复多次通过血管，直至活跃出血并且不再有栓子物质被抽出。用肝素化的生理盐水冲洗该动脉（每毫升生理盐水配 10 单位肝素）并夹闭。如有必要，对侧进行同样的操作。之后，在起初的同侧重复该操作，以防对侧球囊导管操作让栓子进入同侧。

将 3F 或 4F 的球囊取栓导管置入股深、浅动脉，直至没有栓子成分抽出。导管置入股深动脉 10~15cm 已足够。不管股深动脉和膝下血管是否需切除栓子，都要注意避免因取栓球囊过度充盈引起的动脉意外损伤。

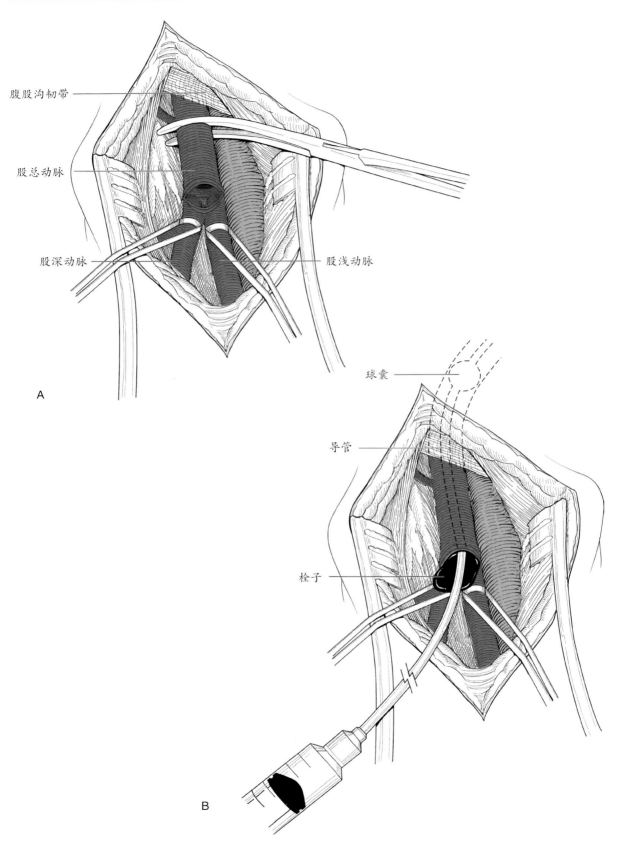

腹股沟韧带

股总动脉

股深动脉

股浅动脉

A

球囊

导管

栓子

B

图29-4 经股动脉栓子切除术。（A）若可行，于远端股总动脉做一横行切口，暴露股深、股浅动脉口，并延长切口至1/2血管周径。若股动脉病变严重，则纵行切口更为合适，因为可能会需要补片修补缝合，或该切口可能会作为旁路移植物的流入或流出端。（B）将球囊充气并轻拉，感知导管"拉力"的增加和充气阻力的增加，提示球囊充满管径。栓子成分随球囊的撤出从切口处被拉出，伴随活跃出血。

闭合

在获得满意的前向出血和回血并通过脉搏或多普勒评估远端灌流后，可用聚丙烯或聚四氟乙烯缝线缝合动脉切口。如果仍担心栓子切除是否彻底，可简单地通过股浅动脉置入合适的套管并手动注射对比剂来评估。某些球囊导管具有可通过导丝的通道设计。实际上，在当今的临床实践中，"单纯性栓子切除术"常合并于腔内操作技术中。这可能包括在透视下导丝从股动脉切开部位超选择性进入远端的血管，再通过导丝推进球囊导管的操作。横行动脉切口可直接关闭；纵行动脉切口需用补片关闭，除非该动脉足够粗。

考虑筋膜切开术

在开展栓子切除术的早期，已意识到需要联合筋膜切开术来治疗骨筋膜室综合征[13]。再灌注建立以后，前、侧、后筋膜触之"坚硬"、测得筋膜内压增高，或者缺血病史超过 6 小时，则在操作中行一期筋膜切开术至关重要。若不行筋膜切开术，则患者应在起初 24 小时内反复检查评估。若有心源性栓子，因栓塞复发率高，需后续抗凝治疗。

（杨俊林 译　黄通 校）

参考文献

1. Freeman NE, Leeds FH: Operations on large arteries: Application of recent advances, *California Medicine* 77:229-233, 1952.
2. Vetto RM: The treatment of unilateral iliac artery obstruction with a trans-abdominal, subcutaneous, femoro-femoral graft, *Surgery* 52:343-545, 1962.
3. Blaisdell FW, Hall AD: Axillary-femoral artery bypass for lower extremity ischemia, *Surgery* 54:563-568, 1963.
4. Louw JH: Splenic-to-femoral and axillary-to-femoral bypass grafts in diffuse atherosclerotic occlusive disease, *Lancet* 281:1401-1402, 1963.
5. Mannick JA, Nabseth DC: Axillofemoral bypass graft. A safe alternative to aortoiliac reconstruction, *New Engl J Med* 278:461-466, 1968.
6. Stevenson JK, Sauvage LR, Harkins HN: A bypass homograft from thoracic aorta to femoral arteries for occlusive vascular disease: Case report, *Ann Surgery* 27:632-637, 1961.
7. Feldhaus RJ, Sterpetti AV, Schultz RD, et al: Thoracic aorta-femoral artery bypass: Indications, technique, and late results, *Ann Thoracic Surg* 40:588-592, 1985.
8. McCarthy WJ, Rubin JR, Flinn WR, et al: Descending thoracic aorta-to-femoral artery bypass, *Arch Surg* 121:681-688, 1986.
9. Canepa CS, Schubart PJ, Taylor LM Jr, et al: Supraceliac aortofemoral bypass, *Surgery* 101:323-328, 1987.
10. Kalman PG, Johnston KW, Walker PM: Descending thoracic aortofemoral bypass as an alternative for aortoiliac revascularization, *J Cardiovasc Surg* 32:443-446, 1991.
11. Fogarty TJ, Cranley JJ, Krause RJ, et al: A method for extraction of arterial emboli and thrombi, *Surgery, Gynecol Obstet* 116:241-244, 1963.
12. Cranley JJ, Krause RJ, Strasser ES, et al: Catheter technique for arterial embolectomy: A seven-year experience, *J Cardiovasc Surg* 11:44-51, 1970.
13. Fogarty TJ, Daily PO, Shumway NE, et al: Experience with balloon catheter technic for arterial embolectomy, *Am J Surg* 122:231-237, 1971.
14. Abbott WM, Maloney RD, McCabe CC, et al: Arterial embolism: A 44 year perspective, *Am J Surg* 143:460-464, 1982.
15. Taylor LM Jr, Park TC, Edwards JM, et al: Acute disruption of polytetrafluoroethylene grafts adjacent to axillary anastomoses: A complication of axillofemoral grafting, *J Vasc Surg* 20:520-526, 1994.
16. Schneider JR, Besso SR, Walsh DB, et al: Femorofemoral versus aortobifemoral bypass: Outcome and hemodynamic results, *J Vasc Surg* 19:43-55, 1994.
17. Schneider JR: Aortoiliac Disease: Extra-anatomic bypass. In Cronenwett JL, Johnston KW, editors: *Vascular surgery*, vol 2, ed 7, Philadelphia, 2010, Saunders, pp 1633.
18. Kornmesser TW, Trippel OH, Haid SP: Acute occlusion of the abdominal aorta. In Bergan JJ, Yao JST, editors: *Surgery of the aorta and its body branches*, New York, 1979, Grune & Stratton, p 329.
19. Sharafuddin MJ, Hicks ME: Current status of percutaneous mechanical thrombectomy. Part III. Present and future applications, *J Vasc Intervent Radiol* 9:209-224, 1998.
20. Sharafuddin MJ, Hicks ME: Current status of percutaneous mechanical thrombectomy. Part II. Devices and mechanisms of action, *J Vasc Intervent Radiol* 9:15-31, 1998.

21. Cambria RP, Abbott WM: Acute arterial thrombosis of the lower extremity. Its natural history contrasted with arterial embolism, *Arch Surg* 119:784-787, 1984.

22. Haimovici H, Escher DJ: Aortoiliac stenosis: diagnostic significance of vascular hemodynamics, *Arch Surg* 72:107-117, 1956.

23. Panetta T, Thompson JE, Talkington CM, et al: Arterial embolectomy: A 34-year experience with 400 cases, *Surg Clin North Am* 66:339-353, 1986.

24. Livesay JJ, Atkinson JB, Baker JD, et al: Late results of extra-anatomic bypass, *Arch Surg* 114: 1260-1267, 1979.

25. Fecteau SR, Darling RC III, Roddy SP: Arterial thromboembolism. In Rutherford RB, editor: *Vascular surgery*, vol 1, ed 6, Philadelphia, 2005, Saunders, pp 971.

第**30**章 主-髂动脉闭塞的腔内治疗

RICHARD J. POWELL

历史背景

1964 年，Dotter 和 Judkins[1] 首次报道将经皮腔内血管成形术作为治疗动脉粥样硬化性狭窄和闭塞的一种技术。1974 年，有报道称这种方法应用于髂动脉闭塞性疾病的治疗[2]。1974 年 2 月，Grüntzig 和 Hopff[3] 介绍了一种新型球囊导管的临床使用；1979 年，Grüntzig 和 Kumpe[4] 报道用这种方法治疗髂动脉病变，2 年通畅率达 87%。1985 年，Tegtmeyer 及其同事[5] 首次报道了双球囊技术在主动脉分叉区域血管成形术中的应用，俗称"对吻球囊"技术。1987 年，Johnston 及其同事[6] 前瞻性地分析了 984 例单独髂血管成形术的结果，并记录了 88% 的初始复通率，以及 48% 的 5 年持续通畅率。1992 年，Palmaz 及其同事[7] 报道了 486 例应用球囊扩张支架治疗髂动脉疾病患者的多中心临床试验结果。初始成功率达到 99%，而 43 个月的持续成功率为 68%。1995 年，报道了应用自膨胀支架治疗髂动脉病变的长期结果[8]。2004 年，一项多中心前瞻性随机试验比较了使用两种不同自膨胀支架的髂动脉支架植入的结果，两者 1 年原始通畅率均大于 90%[9]。荷兰髂动脉支架试验研究[10] 评估了选择性支架植入在原始髂动脉支架植入术或血管成形术中的作用，这是一项前瞻性随机的多中心研究。两个组报道了相似的结果：经治疗的髂动脉节段，约有 80% 能保持 5 年，无需再次进行血运重建[11]。在最近一次对 19 个非随机队列研究的系统回顾中，跨大西洋学会间共识（TASC Ⅱ）C 级和 D 级的主-髂动脉病变 4 年的原始通畅率为 69%~88%，而大多数临床医生报道的 4 年原始通畅率为 75%~80%[12]。

适应证

主-髂动脉闭塞性疾病腔内治疗的适应证是跛行影响日常生活、夜间痛或缺血性溃疡。不常见的适应证包括血管源性勃起功能障碍和下肢动脉粥样硬化

性栓塞。最适合腔内治疗的主-髂动脉病变可以遵照新修订的 TASC Ⅱ 指南（图 30-1 和表 30-1）[13]。腔内治疗是 TASC Ⅱ A 级和 B 级有症状患者的一线治疗，而外科治疗通常被认为适用于 TASC Ⅱ D 级病变和 TASC Ⅱ C 级的低风险患者。尽管不如开放手术持久，但腔内治疗可以适用于合并有其他疾病的高风险患者，如重度慢性阻塞性肺疾病、无法重建的冠状动脉疾病以及伴有心脏射血分数明显减低并且出现严重肢体缺血的 TASC Ⅱ C 和 D 级病例。

术前准备

• 术前和术后使用阿司匹林（81~325mg/d）或氯吡格雷（75mg/d），已作为广为接受的治疗，有助于减少围术期并发症。

• 患者应该进行非侵入性检查以反映动脉的生理情况，如踝肱指数和脚趾压力测量，以及一些用来评估动脉闭塞性疾病的位置和范围、病灶钙化程度的其他诊断性检查。

• 一般不将动脉造影单纯用于诊断。已有多种可以提供解剖细节并且侵袭性小的成像方式，可以使患者免受侵袭性操作。

• 主-髂动脉段和股总动脉的超声多普勒动脉描绘（DAM）能够充分评估血流动力学显著性病变的位置。这种方式对于存在对比剂引起的肾功能不全风险的患者尤其适用。DAM 的缺点在于：只能对髂动脉的钙化程度做半定量评估，因肠道气体的重叠或体型原因，在某些患者髂动脉系统不能得到充分显示，需要较长时间来评估，并且需要配备训练有素的血管方面的技术人员。

• 磁共振动脉造影已经发展到能够对主-髂动脉的不同节段进行可靠的评估，但对于此种方法的精确性而言，学术上仍存在差异。磁共振动脉造影的主要缺点是它不能准确地评估主-髂动脉病变的钙化程度。增强磁共振动脉造影不适用于肾功能不全的患者。

• CT 动脉造影已被成功用于介入操作之前的

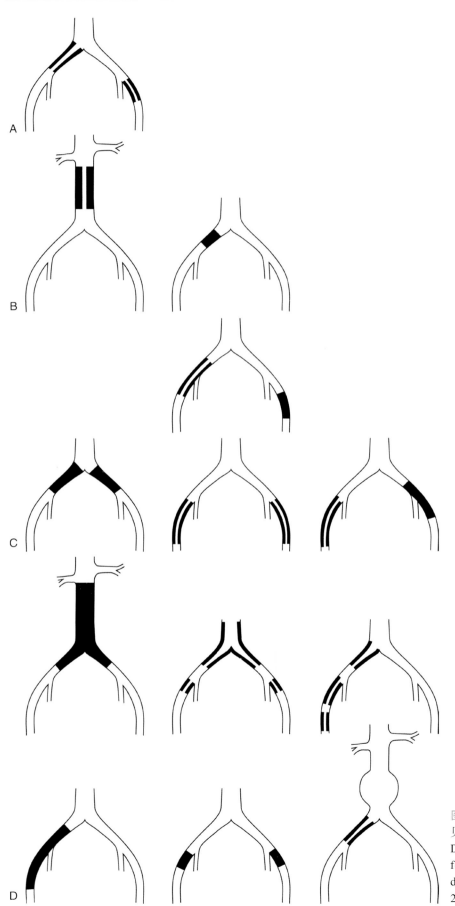

图30-1 主-髂动脉病变TASC Ⅱ分级。见表30-1。（From Norgren L, Hiatt WR, Dormandy JA et al: Inter Society Consensus for the management of peripheral arterial disease [TASC Ⅱ]. *J Vasc Surg* 45:S5–S67, 2007, Fig. F1.）

表 30-1 主－髂动脉病变跨大西洋学会间共识分级

病变类型	指南
A	CIA 单侧或双侧狭窄
	EIA 单侧或双侧短段（≤ 3cm）狭窄
B	肾下主动脉短段（≤ 3cm）狭窄
	单侧 CIA 闭塞
	单个或多个狭窄总计达 3~10cm，累及 EIA 但不累及 CFA
	单侧 EIA 闭塞不累及髂内动脉或 CFA 的起点
C	双侧 CIA 闭塞；双侧 EIA 狭窄 3~10cm 长且不延伸到 CFA
	单侧 EIA 狭窄累及 CFA
	单侧 EIA 闭塞，累及髂内动脉和（或）CFA 的起点
	严重钙化的单侧 EIA 闭塞，累及或不累及髂内动脉和（或）CFA 的起点
D	肾下主动脉闭塞
	累及主动脉和双侧髂动脉并需要治疗的弥漫性病变
	累及单侧 CIA、EIA 和 CFA 的弥漫性多发狭窄
	CIA 和 EIA 的单侧闭塞
	EIA 的双边闭塞
	需要治疗且适合放置移植物的腹主动脉瘤患者的髂动脉狭窄，或其他需要开放主动脉或髂动脉手术的病变

From Norgren L, Hiatt WR, Dormandy JA, et al: Inter-Society Consensus for the management of peripheral arterial disease (TASC Ⅱ). *J Vasc Surg* 45:S5-S67, 2007, Table F1. CFA, *股总动脉*；CIA, *髂总动脉*；EIA, *髂外动脉*。

主－髂动脉节段的评估。这种造影方式的主要缺点包括暴露于电离辐射和需要碘对比剂，从而有对比剂诱发肾功能不全的相关风险。对适合的患者行 CT 动脉造影可以准确评估病变的部位、范围和钙化程度。TASC Ⅱ 指南中主－髂动脉和股动脉疾病的严重程度分类就是基于 CT 动脉造影的评估结果。

• 术前进行补液和低渗或等渗对比剂可降低诱发肾病的风险，对比剂肾病定义为血管内注射对比剂 3 天内血清肌酐升高超过 25% 或 0.5mg/dL（44.2 μmol/L）且缺乏可引起该现象的其他原因。虽然效果可能很小，但术前治疗中使用 N-乙酰半胱氨酸（NAC）可能减少对比剂肾病的风险。因为自由基被认为介导了对比剂肾病的发生，所以用碳酸氢钠碱化肾小管液已被证明能够减小损伤。使用 NAC 和碳酸氢钠可能会有更多的保护作用。以至少 1.5mg/dL 血清肌酐为基线的患者在注射对比剂之前应该立即接受长达 1 小时的 3mL/（kg·h）（154mEq/L 碳酸氢钠葡萄糖水）的静脉注射[14, 15]。患者应在对比剂暴露期间以 1mL/（kg·h）的速率接受相同的液体方案并

持续到术后 6 个小时。我们也推荐在造影前一天和当天口服 NAC 1200mg，每日两次。利尿剂注射应保留到对比剂应用的当天。

隐患和风险

• 支架移位或栓塞。
• 内膜下夹层。在通过吸引血液越过闭塞之后，应确认导管置于动脉管腔内。
• 髂动脉或主动脉破裂。
• 脂肪栓塞。
• 髂动脉闭塞。在对同侧髂总动脉行介入操作过程导致对侧髂总动脉斑块破裂或狭窄。
• 近期再狭窄。风险因素包括 TASC Ⅱ C 或 D 级病变和髂外动脉病变。

腔内治疗策略

根据术前造影确定疾病的位置和范围，可计划施行同侧逆行、对侧、双侧股动脉或肱动脉治疗。

初次术中成像

在介入操作时可进行动脉造影检查，包括髂动脉的倾斜骨盆成像，以确定髂内动脉和股总动脉分叉处病变的位置。对侧倾斜投影可显示髂动脉分叉，而同侧倾斜投影对观察股动脉分叉最有价值。在大多数患者进行介入治疗之前，腹股沟下对流成像是必要的，它能确定远端闭塞的病因是由于先前存在的疾病，而不是介入治疗过程中出现的栓塞。

血流动力学评估的意义

对于中度狭窄，应测定跨病变压力，通过将导管枢纽和血管鞘的侧臂连接到动脉内压力监测器而测得，并且导管应至少比血管鞘小 1F。其他方法包括回拉法，即由近端到远端通过 0.014 英寸的导丝或压力线抽回端孔导管，使其通过病变部位。静息期间的峰间收缩压梯度为 10mmHg 或以上表明病变有血流动力学意义。远端股浅动脉阻塞引起的静息梯度消失，可通过向患肢动脉内注射硝酸甘油（100~200 μg）扩张远端血管后再测定压力梯度来确定其血流动力学意义。

伴发的股总动脉疾病

进行经皮腔内治疗还是使用切开股动脉的方法取决于是否存股总动脉疾病。影像学中至少 30%~50% 的患者股总动脉狭窄，通常采用混合方法治疗，即开

放性股动脉内膜切除术和补片血管成形术，同时置入主－髂动脉支架或支架移植物。对于不太严重的股总动脉疾病患者，采用单纯经皮方法治疗。

钙化

钙化的严重程度对手术或介入治疗有决定性意义。超过1mm厚的环状钙化是主－髂动脉血管成形术和支架植入术的相对禁忌证。存在广泛主－髂动脉段钙化但又不适合行开放手术的患者，特别是髂外动脉段钙化的老年女性，应考虑使用支架移植物。支架移植物的潜在优点是降低出血风险，并能更充分地扩张髂动脉段（图30-2）[1]。虽然最近设计上的改进已经简化了这些设备所需的鞘管外形，但是一套较大的动脉鞘管作为输送装置可能还是必需的。

主动脉分叉以上的病变

主动脉分叉以上病变常呈外向型生长和钙化。血管造影结果虽然不能达到尽善尽美，但对避免主动脉破裂至关重要。对于外向型生长的病变或存在近期脂肪栓塞病史的患者，支架植入过程中可能导致潜在的脂肪栓塞碎片脱落。应用支架移植物时也应多加考虑破裂的风险。

腔内治疗技术

动脉入路

首先放置动脉鞘以实现导管交换。髂总动脉疾病采取同侧入路。如果髂总动脉闭塞，应考虑放置对侧冲洗导管，以便在介入治疗开始之前提供完整的诊断，并保护对侧髂总动脉在处理同侧髂总动脉期间免受损伤。髂外动脉疾病的治疗一般从对侧进入，便于在必要时将治疗范围延伸至股总动脉近端部分（图30-3）。

跨髂动脉病变

逆行法

使用导管导丝结合体通过髂动脉病变。首先用软头导丝穿过病变，紧接着使用角尖导管（angle tip catheter）。在困难的情况下，可以使用亲水导丝（图30-3B）。在导管通过病变后，回抽若有回血即表示导管尖位于管腔内。

顺行法

在许多情况下，采取逆行法再通闭塞的髂动脉时，导丝可能会循着血管内膜下路径走行。一旦发生这种情况，可能很难重新引导导丝进入管腔，而采用对侧股总动脉顺行的方法往往能够成功，特别当髂总动脉没有完全闭塞的时候。使用弯曲导管探测闭塞，然后使用亲水导丝，大多数病例可成功通过病变（失败率为5%~20%）。一旦导丝通过病变进入同侧髂外动脉管腔，即进入了同侧股总动脉。然后用逆行方法在导线末端上方将一短导管通过导丝末端插入腹主动脉，并到达病变的近端。通过从主动脉导管回抽血液以确认导管位于动脉管腔内。然后移除亲水导丝，

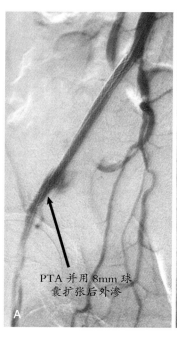

PTA 并用 8mm 球
囊扩张后外渗

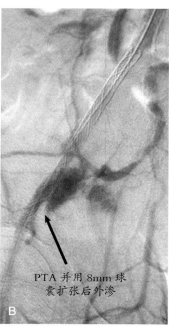

PTA 并用 8mm 球
囊扩张后外渗

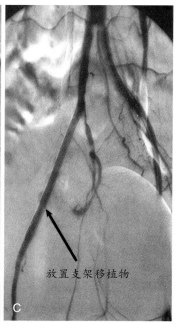

放置支架移植物

图30-2　支架植入法治疗破裂的髂外动脉。（A，B）裸金属支架放置并用8mm的球囊扩张后。（C）放置支架以止血。

并插入工作导丝完成介入治疗。

合并的股总动脉疾病

　　对于术前影像显示有股总动脉疾病的患者，谨慎采用开放股部的方法（图 30-4）。从旋股外侧支远端到股动脉分支处，暴露股总动脉。在直视下行股总动脉穿刺，并在动脉内膜切除术之前通过髂动脉的病变。通过这一技术实现了将导丝送入动脉内膜切除位置远端的管腔内。如果导丝不能逆行通过，那么可以采用经皮方法经由对侧股动脉或肱动脉来

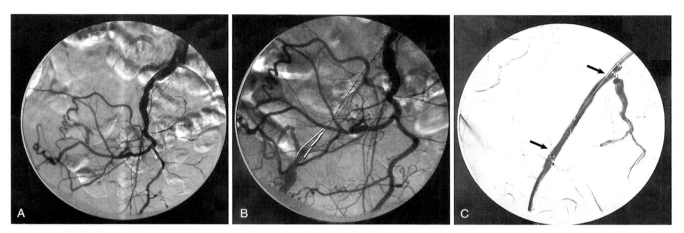

图30-3　（A）从对侧股总动脉接近髂外动脉闭塞。（B）使用再入导管内膜下穿过完全的闭塞。（C）通过股总动脉近端部分的延伸将裸金属支架（箭头）对侧植入髂外动脉。

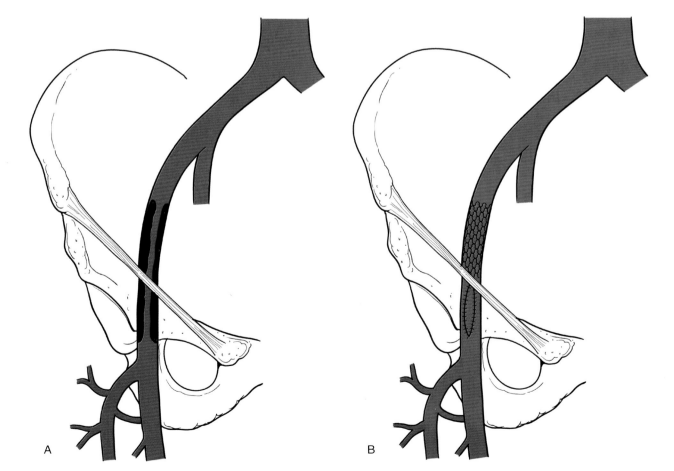

图30-4　（A）髂外动脉和股总动脉的重度阻塞性疾病。（B）通过结合股总动脉内膜切除术和髂外动脉支架修复。可以使用裸金属支架或覆膜支架。

越过髂动脉病变，并经过股动脉带出导丝。

肱动脉通路

偶尔会遇到髂总动脉完全闭塞，这时通过病变对侧通过病变的方法一般不会成功。可以尝试经肱动脉或同侧逆行方法来通过病变。左肱动脉途径降低了主动脉夹层的风险，有利于导丝和导管的"推进力"。左锁骨下动脉狭窄的存在妨碍了这种方法，需要预处理。

导管再进入

近年来，导管再进入的发展提高了逆行同侧方法通过完全闭塞的动脉的能力。在闭塞以外的内膜下空间，使用亲水导管将亲水导丝换成长 300cm、0.014 英寸的导丝。然后取出导管，在连续透视下再将导管推入至主动脉分叉处水平（图 30-50A）。造影是通过由对侧入路套管提高的导管进行的，以确定（导管）通过了阻塞部位以及导管的侧面出口在闭塞以上的主动脉分叉处。通过校正透视引导标志或使用血管内超声，确认精确的位置和侧面出口的方向，这取决于导管的类型（图 30-5）。

连续透视下将镍钛合金针从侧口刺出。在迅速部署套管时，稳固应用但控制向前压力，有助于成功穿刺。0.014 英寸导丝的自由通道显示了真腔通路，通过导管注射对比剂证实。然后将导管换成 4F 或 5F

的导管。通常在导管或支架植入之前，内膜下通道需先行球囊血管成形术。直径 3mm 的血管成形球囊通常用于扩张内膜穿刺部位，以建立导管通道并换成 0.035 英寸的导丝以便于支架植入，这项操作可以常规进行（图 30-6）。

主动脉分叉疾病

主动脉分叉病变传统采用对吻球囊技术治疗。然而，人们经常提倡在双侧髂总动脉起始点同时扩张球囊，即使是在存在单侧病变的情况下，以保护对侧髂总动脉难免发生夹层或斑块脱落后栓塞。由于主动脉分叉处的钙化病变不适合单纯球囊扩张，可能有必要使用"对吻支架"或主动脉重建技术（图 30-6C）。尽管人们担心延伸到远端主动脉（主动脉升段）的支架近端部分可能作为血栓形成的病灶，但是有报道称此项技术的并发症发生率较低。Smith 及其同事们[16]挑战了这项长期的实践。在一项回顾性分析中，175 例患者有单侧髂动脉开口处病变，在没有对侧保护的情况下经血管成形术或支架植入术治疗，只有 2 例患者出现了对侧无保护髂总动脉轻度狭窄。

伴随的股动脉内膜切除术

导丝从左侧进入，控制近端和远端，纵向切开动脉，施行标准内膜下动脉内膜切除术。然后行补片血管成形术。在补片血管成形术完成之前，用 18G

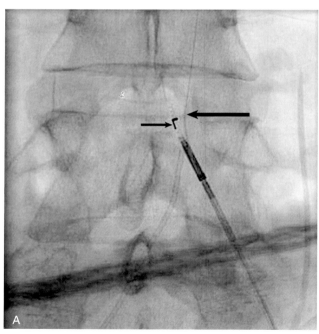
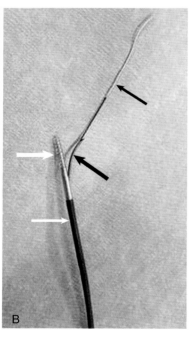

图30-5　再次置入导管。（A）内在导管。使套管（大箭头）从导丝的自由通道进入主动脉真血管腔。注意L形构造（小箭头）。（B）内在LTD导管。部署套管（大黑色箭头），并穿过0.014 英寸导丝（黑色小箭头）。鼻锥（白色大箭头）具有不透X线的"LT"定位标记。导管轴用白色小箭头表示。

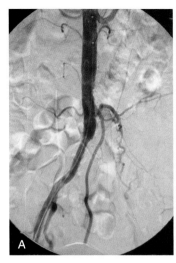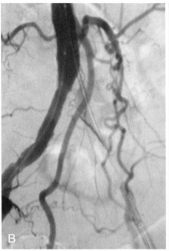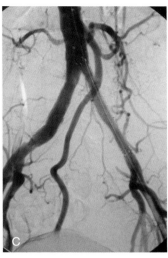

图30-6　再次置入导管的结果。（A）盆腔动脉造影显示左髂外动脉完全闭塞。（B）再进入主动脉分叉之后，滑动导管进入主动脉。（C）支架移植物逆行植入髂总动脉。注意对侧裸金属髂总动脉支架。

的针在补片中心穿刺，然后从补片中心带出导丝。补片血管成形术完成后，血流也随之恢复。随后进行髂动脉支架植入术，使支架的远端端点恰好在动脉内膜切除术和补片血管成形术的近端（图30-4）。

球囊和支架尺寸的选择

建议球囊和支架超过5%~10%，除非有严重钙化病变可能破裂。从邻近正常血管段或从对侧的相对应血管判断最佳的血管直径。校准成像系统使直径和长度的测量变得方便，但是进行血管测量需要插入校准的导管。球囊或支架的长度应涵盖不损伤正常血管的病变区域。如果有疑问，一开始选用较小尺寸的球囊或支架扩张病变是很明智的。对于自扩张支架植入，这个规则不适用，因为小尺寸支架不能换成最佳的支架。球囊膨胀要循序渐进，以避免损伤邻近的正常血管。通过出现球囊腰部确认病变，并在病变处扩张成功时消失。在扩张时因外膜拉伸产生轻微的疼痛是正常的；持续过度的疼痛可能表明动脉破裂（图30-2A，B）。剩余狭窄小于20%以及收缩压梯度小于10mmHg可以判定技术成功。

球囊扩张支架的植入需要通过病变，特别是当原始支架植入的病变严重狭窄时，以避免支架脱位。

采用骨性标志或道路图将球囊式支架通过病变。然后抽回套管，并充起球囊以扩张支架。自膨胀支架安装在载体装置上面；由外护套约束。导引套管不需要通过病变。用一只手拿着载体装置植入支架，另一只手收回外护套。髂动脉支架的选择取决于操作人员对特定设备的熟悉程度以及病变的特征，包括长度和弯度。偏心钙化的短病变通常发生在主动脉分叉处，最好用球囊扩张支架治疗，由于其放置精度高。如果路径曲折或支架从对侧放置，因其灵活性，自膨胀支架是有效的。无论是球囊扩张还是自膨，支架移植物发挥着日益重要的作用，在钙化或有潜在破裂风险的小段髂动脉的患者中尤其有用[17]。

术后护理

• 抗血小板治疗。抗血小板治疗应在术前开始并在腔内治疗后继续。

• 临床监测。间歇期病史、周围脉搏检查、测量踝肱指数，应在术后立即进行，每6个月一次，至少2年，此后每年一次。

（杨俊林　译　黄通　校）

参考文献

1. Dotter CT, Judkins MP: Transluminal treatment of arteriosclerotic obstruction. Description of a new technique and a preliminary report of its application, *Circulation* 30:654-670, 1964.
2. Dotter CT, Rosch J, Anderson JM, et al: Transluminal iliac artery dilatation: Nonsurgical catheter treatment of atheromatous narrowing, *JAMA* 230:117-124, 1974.
3. Grüntzig A, Hopff H: Perkutane rekanalisation chronischer arterieller VerschlUsse mit einem neuen dilatationskatheter. Modifikation der Dotter-Technik, *Dtsch Med Wochenschr* 99: 2502-2505, 1974.

4. Grüntzig A, Kumpe DA: Technique of percutaneous trans-luminal angioplasty with the Grüntzig balloon catheter, *Am J Roentgenol* 132:547-552, 1979.

5. Tegtmeyer CJ, Kellum CD, Kron IL, et al: Percutaneous transluminal angioplasty in the region of the aortic bifurcation. The two-balloon technique with results and long-term follow-up study, *Radiology* 157:661-665, 1985.

6. Johnston KW, Rae M, Hogg-Johnston SA, et al: 5-year results of a prospective study of percutaneous transluminal angioplasty, *Ann Surg* 206:403-413, 1987.

7. Palmaz JC, Laborde JC, Rivera FJ, et al: Stenting of the iliac arteries with the Palmaz stent: Experience from a multicenter trial, *Cardiovasc Intervent Radiol* 15:291-297, 1992.

8. Martin EC, Katzen BT, Benenati JF, et al: Multicenter trial of the Wallstent in the iliac and femoral arteries, *J Vasc Interv Radiol* 6:843-849, 1995.

9. Ponec D, Jaff MR, Swischuk J, et al: The Nitinol SMART stent vs Wallstent for suboptimal iliac artery angioplasty: CRISP-US Trial results, *J Vasc Interv Radiol* 15:911-918, 2004.

10. Tetteroo E, van der Graaf Y, Bosch JL, et al: Randomised comparison of primary stent placement versus primary angioplasty followed by selective stent placement in patients with iliac-artery occlusive disease. Dutch Iliac Stent Trial Study Group, *Lancet* 351:1153-1159, 1998.

11. Klein WM, van der Graaf Y, Seegers J, et al: Long-term cardiovascular morbidity, mortality, and reintervention after endovascular treatment in patients with iliac artery disease: The Dutch Iliac Stent Trial Study, *Radiology* 232:491-498, 2004.

12. Jongkind V, Akkersdijk GJM, Yeung KK, et al: A systematic review of endovascular treatment of extensive aortoiliac occlusive disease, *J Vasc Surg* 52:1376-1383, 2010.

13. Norgren L, Hiatt WR, Dormandy JA, et al: Inter-Society Consensus for the management of peripheral arterial disease (TASC II), *J Vasc Surg* 45:S5-S67, 2007.

14. Merten GJ, Burgess WP, Gray LV, et al: Prevention of contrast-induced nephropathy with sodium bicarbonate: A randomized controlled trial, *JAMA* 291:2328-2334, 2004.

15. Briguori C, Airoldi F, D'Andrea D, et al: Renal insufficiency following contrast media administration trial (REMEDIAL): A randomized comparison of 3 preventive strategies, *Circulation* 115:1211-1217, 2007.

16. Smith JC, Watkins GR, Taylor FC, et al: Angioplasty or stent placement in the proximal common iliac artery: Is protection of the contralateral side necessary? *J Vasc Interv Radiol* 12:1395-1398, 2001.

17. Rzucidlo EM, Powell RJ, Zwolak RM, et al: Early results of stent-grafting to treat diffuse aortoiliac occlusive disease, *J Vasc Surg* 37:1175-1180, 2003.

第31章 主-髂动脉闭塞腔内治疗的特殊问题

DANIEL G. CLAIR · JESSICA M. TITUS

历史背景

近年来，主-髂动脉闭塞性疾病（AIOD）的治疗已经从开放手术治疗转变成腔内治疗[1]。跨大西洋学会间共识（TASC）A级病变的血管内治疗被认为是标准[2]。对于更复杂的疾病，治疗建议尚不明确，包括TASC B级和C级病变，但即使是这些病变也经常通过介入治疗而达到优秀的结果[3-6]。以导管为基础的介入治疗已经改良，治疗范围已扩大到包括TASC D级病变（表31-1）。虽然手术方法依然被推荐用于复杂主动脉和髂动脉 TASC D级病变的低手术风险患者，但是近年来的研究已经表明，同开放重建相比，类似的技术也可以获得成功和持久性[6-8]。延伸到股动脉闭塞性疾病的混合治疗方法进一步提高了选择 AIOD 血管内的机会[8-10]。

术前护理

• 术前体检应包括踝指数测定；评估并发症的严重程度，包括肾脏、心脏和功能受限；以及预期寿命的估计。若患者不能耐受全身麻醉且寿命有限，功能表现最小，或腹腔情况不理想（如手术引起的粘连，失去正常解剖结构）采取血管内治疗更好。

• 术前造影确定主-髂动脉疾病的范围，特别关注股总动脉或腹股沟下相关疾病。CT 血管造影优于常规血管造影和磁共振血管造影，因为其具有评估动脉钙化的能力。肾功能不全的患者［预计肾小球率过滤率小于 $45mL/(min \cdot 1.73m^2)$］，造影前后都推荐水化。

• 并发症的控制如下：

• 在水化干预前就应该确认显著肾功能不全的患者。碳酸氢钠和 N-乙酰半胱氨酸的容积负荷证明可以降低肾衰竭的风险[11-13]。

• 戒烟降低移植物衰竭、心肌梗死的风险和外周动脉疾病的进展[14, 15]。

• 心脏病患者在围术期推荐使用 β 受体阻滞剂[16]。

• 建议阿司匹林每日剂量为 162~325mg，氯吡格雷（75mg）证明可降低缺血性事件的风险[17, 18]。

• 大多血管内的程序可以在局部麻醉和睡眠状态下进行。然而，如果计划行混合治疗，那么推荐区域麻醉或是全身麻醉。建议经历血管外科手术的患者进行心脏压力测试[19,20]，但最近的证据表明可以应用心脏风险指数选择适当的测试方法[21,22]。

隐患和风险

• 破裂。在女性患者中经常可以观察到小钙化血管的破裂风险增加。髂外动脉最为脆弱。在高风险情况下应在起始端选择接入护套以便输送覆膜支架。

• 夹层。

表 31-1　主-髂动脉支架植入术对跨大西洋学会间共识 (TASC) B 级、C 级以及 D 级病变的疗效

研究	患者数（技术成功率，%）	随访（年）	一期通畅率（%）	二期通畅率（%）	保肢率（%）
Uher 等[4]	73（97）	3	69	81	NR
Henry 等[5]	105（88）	6	52	66	NR
Leville 等[6]	92（91）	3	76	90	97
Kashyap 等[8]	86（100）	3	74	95	98
Rzucidlo 等[10]	34（100）	1	70	88	100

NR，无报道。

- 栓塞。
- 血栓。活化凝血时间（ACT）在接入期间应保持在 250~300 秒。
- 穿刺点出血。

腔内治疗策略

主–髂动脉闭塞性疾病的 TASC 分类为衡量血管内治疗选择和结果提供了一个框架（表 30–1）。腔内治疗是 TASC A 类和 B 类病变的首选。然而，对 TASC C 类以及 D 类低手术风险的患者应该考虑手术治疗，而腔内方法则用于高风险患者或有其他因素的患者，如腹部情况不理想，会使修复手术变得复杂。

对于髂总和髂外动脉解剖结构不理想的干预

大的不规则钙化，尤其是靠近主动脉或髂动脉分叉的钙化，增加了植入支架或扩张时引起血管破裂的风险，而且可能需要覆膜支架。病变范围延伸到股总动脉，妨碍了在这一区域的支架植入，并应该考虑股动脉内膜切除术的混合方式。

辅助溶栓和经皮机械性血栓切除术

Motarjeme 和他的同事[23]发现短疗程的溶栓治疗可能有助于主–髂动脉闭塞性病变。然而，即使没有溶栓，大多数病变也可以通过，因此常规溶栓并不必要。溶栓治疗可以在支架植入术作为一种减少肾栓塞的手段之前，减少近肾动脉血栓的负荷。经皮机械性血栓切除术在亚急性或慢性疾病中的作用尚不明确，并有远端栓塞的固有风险[24]。

避免栓塞、夹层和破裂

在高风险栓塞病变中，例如伴不规则粥样硬化斑块或溃疡的重度钙化，导丝和导管通过病变时最好尽量减少操作，并应在早期术中行抗凝治疗。在严重钙化的血管，低剖面、预扩张的球囊应紧接着原始支架植入后进行。支架植入后的侵袭性球囊扩张可以减少栓塞的风险，因为支架困住了潜在的栓塞碎片。

往往很难避免严重钙化的髂动脉发生夹层。在扩张前可以用血管内超声（IVUS）确定血管直径和病变长度，并保证适当的设备大小，从而减少血管破裂的潜在风险。自膨胀支架还允许用于更加控制性的扩张，覆膜支架允许用于有破裂风险的血管扩张。如果担心血管扩张不充分，IVUS 可用于确认达到适当的血管直径。髂动脉血管成形术可出现疼痛，但严重的疼痛可能是破裂的征象。

腔内治疗技术

主动脉闭塞

套管置入

病变的顺行再通比逆行穿越更容易，穿刺点应定在手臂和双侧腹股沟。使用 4F 套管逆行穿过肱动脉，操纵导丝通过胸降主动脉和腹主动脉到达闭塞点。行冲洗主动脉造影，包括腹部和骨盆，扩展血管造影超出闭塞以准确确定血管重建的位置。然后将多功能角度（MPA）导管如 Cook Medical（印第安纳州，伯明顿）中的一种，或直导管如 Quick Cross（Spectranetics，科罗拉多州，普林斯），推进到闭塞的水平。

通过病变

使用钻孔技术操纵成角滑动导丝（Terumo Medical Corp.，新泽西州，萨摩赛特）通过闭塞"帽"。这一过程包括推进导管至闭塞的水平，用正向力保持导管位置，然后快速旋转导丝"钻"过闭塞，推进导管从而创建一个通道（图 31–1）。闭塞最难通过的部分是近端帽，这里往往很难穿透。一旦通过近端帽，外科医生可以更容易地推进导丝。在穿过导丝和推进套管通过闭塞之后，要通过移除导丝并注意套管的血液回流确认其位置在管腔内。对导管进行压力测量或注射对比剂以保证管腔再入。当通过病变并重新进入主动脉真腔证明了其挑战性，混合应用顺行和逆行入路实现贯穿手臂和腹股沟的通路。

建立同侧腹股沟的通路，并用上面的导丝创建肱股通路。然后套管和导管可以从腹股沟穿过闭塞推进到胸主动脉水平。拉回肱动脉导管，但留在旁边以备稍后使用。用 4~5mm 的球囊扩张主动脉通道。

为了创建通过对侧髂动脉的通路，从手臂推进MPA 导管通过先前到过的主动脉段。成角导管十分有用，因为它允许在狭小的主动脉通道里定位导丝朝向目标的髂动脉系统。一旦导管到位并适当瞄准，用钻孔技术建立顺行再通通路，方法和主动脉一样。再次确认管腔再入。从腹股沟套住来自手臂的导丝，并从腹股沟推进套管和导管通过闭塞至胸主动脉。现在就有了闭塞平面以上的双侧腹股沟通路。髂动脉的扩张应该用小截面 4~5mm 的血管成形术球囊施行以保证通过闭塞的通道畅通。移除肱动脉导管，但将套管留在闭塞以上主动脉处用于介入期间造影。

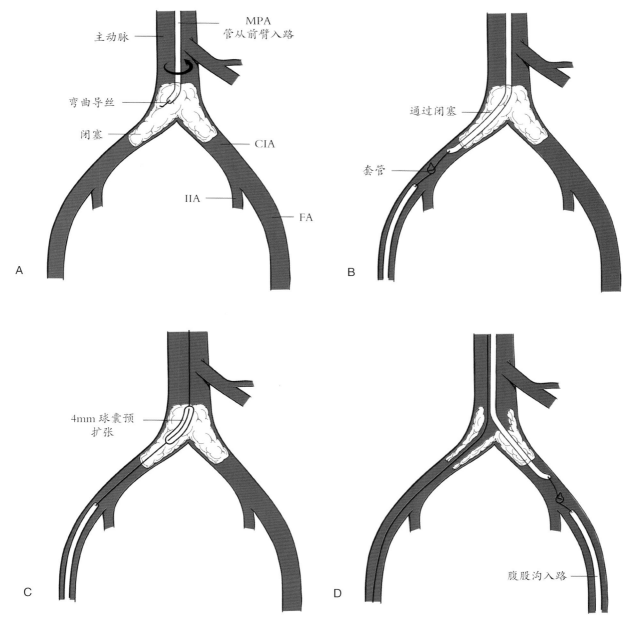

图31-1　通过主动脉闭塞技术。（A）使用从手臂接入点进入的导丝采取钻孔技术的顺行方法通过主动脉闭塞。（B）创建腹股沟通路，从下面用这根导丝通过闭塞。（C）使用4mm球囊预扩张通道。（D）再次用肱动脉通路通过闭塞到达对侧腹股沟，同样是从下面穿过导丝。CIA，髂总动脉；FA，股动脉；IIA，髂内动脉。

血管成形术和支架植入术

建议常规支架植入[25,26]。IVUS 有助于确定主 - 髂动脉的直径，而且可以用校准动脉导管确定支架的长度。自扩张 12~14mm 支架通常足以通过主动脉通道。主动脉支架应放置在距分支 1cm 以内的地方，从一侧腹股沟递送过来，并扩张到 8~10mm。必须操控从对面来的腹股沟导丝，以重新进入主动脉支架。如果存在困难，可利用肱动脉通路顺行进入主动脉支架，然后圈套住导丝。

有了从两侧腹股沟通过主动脉支架的通道，可放置对吻髂动脉支架来重建分支。用球囊扩张支架进行定位，以便于精确和对称地放置，将两个支架植入主动脉，支架约 5mm 并扩张到足够的大小。

髂总动脉闭塞

套管置入

可用三种通路方法治疗髂动脉病变：同侧腹股沟通路合并逆行血管再通，对侧腹股沟通路合并使用反向弯曲的顺行血管再通，以及肱动脉通路合并顺行血管再通。可以使用或需要这些方法的任何组合通过困难的病变。髂动脉系统的闭塞倾向于在血管内近端出现增高的斑块直径，这使得在试图使用逆行方式时，真腔再入变得困难。然而，尽管逆行再通可能有点困难，但是最初的尝试是合适的，因为需要同侧腹股沟通路传递支架。

通过病变

可使用钻孔技术或内膜下技术疏通病变。在后者的方法中，用含成角亲水导丝且轻微倾斜的4~5F导管创建内膜下剥离平面（图31-2）。一旦推进导丝通过了病变的帽并继续向前，会自然形成一个J环。持续推进导丝环和导管穿过平面，直到感觉失去阻力。在这一点上已经通过闭塞了，重新进入原始管腔到超越闭塞的水平。通过观察导管内的血液以及注射对比剂填充真腔，确认通过这根导丝的导管在真腔内。

在困难的长节段病变中，从近端和远端接入点都可以使用内膜下技术。在内膜下平面内，不论从近端或远端进入的导丝都可以从另一个接入点套住。在某些情况下，该平面内套圈和导丝的操作极具挑战性，导丝可能不驻留在同一平面。在这种情况下，可以用小直径4mm的球囊扩张，以扩大内膜下空间，在某些情况下，可以直接连接导丝所在的通道。扩张后，再一次尝试套住导丝应该可以成功。使用再入装置是另一种选择。

血管成形术和支架植入术

在闭塞的情况下，应行常规支架植入[26]。球囊扩张支架应用于髂总动脉，特别是当累及髂孔时。如果闭塞在邻近主动脉分叉的5mm以内，应考虑放置对吻髂动脉支架。如果距分叉有足够的距离，可放置单侧支架，但可能有必要使用同时球囊闭塞以保护对侧边。这个动作可以防止对侧腿以下的栓塞以及从主动脉分叉的相关置换限制对侧孔的狭窄。

髂外动脉闭塞

套管置入

髂外动脉闭塞的治疗不是从对侧腹股沟就是从手臂进行，因为可能需要支架接近腹股沟韧带。假设从接入点近端到治疗区域，同侧腹股沟进入和闭合都很难。

如果阻塞延伸到股总动脉，建议使用混合方法。这包括有限的腹股沟切口暴露股总、股浅和股深动

脉。要么行常规动脉内膜切除术合并大隐静脉补片，要么行外翻式动脉内膜切除术。外翻式动脉内膜切除术包括横断分叉附近的股总动脉，然后同时外翻近端和远端以去除斑块（图31-3）。当疾病延伸到股浅动脉和股深动脉时，靠近分叉的横断尤为重要，因为这提供了远端外翻期间两个血管的通道。通过连续缝合后壁和间断缝合前壁的方法使股总动脉重新吻合。

通过病变

髂外动脉病变节段往往更长，所以此处选择内膜下技术更受青睐。

血管成形术和支架植入术

治疗闭塞建议行常规支架术。自膨胀支架是首选，因为髂外动脉受到髋关节运动的屈曲和拉伸。髂外动脉因为其尺寸小和钙化倾向比髂总动脉更易破裂。

动脉夹层、栓塞、闭塞和破裂的管理

动脉夹层可以发生在严重钙化血管的血管成形术或过度扩张之后。可通过对夹层皮瓣两侧存在对比剂来辨认夹层。其治疗可采用低压、延长球囊扩张时间来尝试"钉住"夹层瓣。然而，如果夹层限制了血流，则应行支架植入。

如果出现严重的远端栓塞或闭塞，重要的是要确保患者充分肝素化。栓塞碎片可以使用抽吸导管取出——机械血栓切除术装置，或在某些情况下使

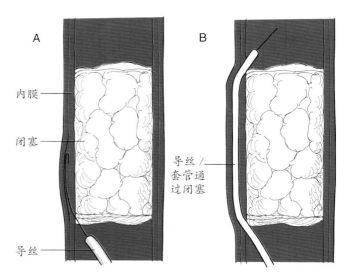

图31-2　通过闭塞的内膜下技术。（A）导丝穿入内膜下平面。形成特征性J环。（B）一旦通过闭塞，导丝重新进入真腔，形成绕过阻塞的新通道。

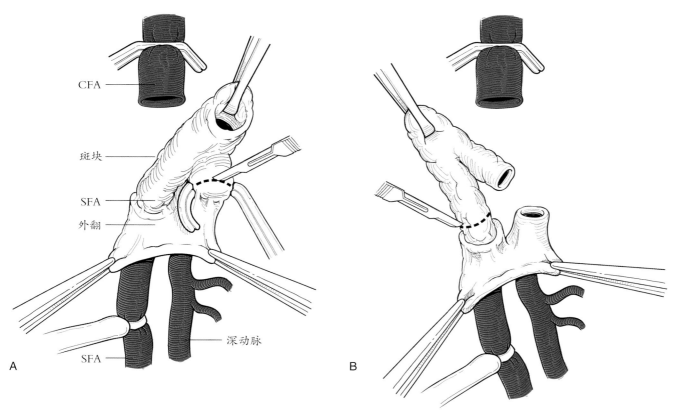

图31-3 外翻股动脉内膜切除术技术。如果需要的话，在接近分叉的位置切开动脉以允许股浅动脉和股深动脉外翻。CFA，股总动脉；SFA，股浅动脉。

用经皮腔内斑块旋切术，用或不用血栓溶解剂。如果这些方法均告失败，可能需要开放手术取栓。

血管破裂可以通过清醒患者随后低血压及严重疼痛的主诉确认。如果随着扩张注意到明显的疼痛，但血管直径不理想，可以在球囊柄的周围频繁注射造影剂以评估破裂，并进行缓慢、渐进的扩张。如果发生破裂，可膨胀球囊达破裂的水平以阻塞血流并覆盖穿孔放置覆膜支架。在该点上方或下方的球囊膨胀都会允许破裂继续出血。套管往往是不足以输送覆膜支架，需要更换。如果患者需要球囊闭塞以达到血流动力学稳定，那么必须从另一个介入点创建通路，在套管置入期间在损伤区域至上进行闭塞。然后就可以放置覆膜支架，并可以收缩近端阻塞球囊。

若球囊排气后患者一般情况稳定，应备好更大的鞘管和覆膜支架；迅速将球囊排气，同时将球囊和鞘管移除。更换大尺寸鞘管后，球囊再次充气可为再灌注和评估动脉撕裂程度及修复范围争取时间。可在球囊体周围行造影，撤除球囊后可放置支架移植物。若穿孔位于分叉处或位于主动脉，应从对侧腹股沟处放置主动脉闭塞气囊。双侧髂动脉近端可能会用到覆膜支架。如果造影充分且器材尺寸适当，则很少会出现主动脉或髂动脉破裂。

术后护理

• 整夜观察术后患者和评估其肾功能。
• 肾功能不全的患者继续应用碳酸氢钠和 N- 乙酰半胱氨酸。
• 继续使用氯吡格雷 4~6 周 [17]。
• 办公室评估和无创造影，包括4~6周后行彩超、节段下肢压力。如果进行主动脉介入，也可考虑CT血管造影。

并发症

• 肾功能不全。当介入治疗慢性肾下闭塞时，肾衰竭的风险可能会更高。
• 局部伤口并发症。假性动脉瘤、出血和血栓形成的发生率与介入点相关，为 1%~3%[28]。手臂入路的并发症风险可能更高，因其主要考虑保证手术暴露而不是经皮穿刺[29]。

（杨俊林 译 黄通 校）

参考文献

1. Upchurch GR, Dimick JB, Wainess RM, et al: Diffusion of new technology in health care: The case of aorto-iliac occlusive disease, *Surgery* 136:812-818, 2004.
2. Park KB, Do YS, Kim DI, et al: The TransAtlantic InterSociety Consensus (TASC) classification system in iliac arterial stent placement: Long-term patency and clinical limitations, *J Vasc Interv Radiol* 18:193-201, 2007.
3. Carnevale FC, De Blas M, Merino S, et al: Percutaneous endovascular treatment of chronic iliac artery occlusion, *Cardiovasc Inter Rad* 27:447-452, 2004.
4. Uher P, Nyman U, Lindh M, et al: Long-term results of stenting for chronic iliac artery occlusion, *J Endovasc Ther* 9:67-75, 2002.
5. Henry M, Amor M, Ethevenot G, et al: Percutaneous endoluminal treatment of iliac occlusions: Long-term follow-up in 105 patients, *J Endovasc Surg* 5:228-235, 1998.
6. Leville CD, Kashyap VS, Clair DG, et al: Endovascular management of iliac artery occlusions: Extending treatment to TransAtlantic Inter-Society Consensus class C and D patients, *J Vasc Surg* 43:32-39, 2006.
7. Sixt S, Alawied AK, Rastan A, et al: Acute and long-term outcome of endovascular therapy for aortoiliac occlusive lesions stratified according to the TASC classification: A single-center experience, *J Endovasc Ther* 15:408-416, 2008.
8. Kashyap VS, Pavkov ML, Bena JF, et al: The management of severe aortoiliac occlusive disease: Endovascular therapy rivals open reconstruction, *J Vasc Surg* 48:1451-1457, 2008. 1457 e1–e3.
9. Nishibe T, Kondo Y, Dardik A, et al: Hybrid surgical and endovascular therapy in multifocal peripheral TASC D lesions: Up to three-year follow-up, *J Cardiovasc Surg (Torino)* 50:493-499, 2009.
10. Rzucidlo EM, Powell RJ, Zwolak RM, et al: Early results of stent-grafting to treat diffuse aortoiliac occlusive disease, *J Vasc Surg* 37:1175-1180, 2003.
11. Merten GJ, Burgess WP, Gray LV, et al: Prevention of contrast-induced nephropathy with sodium bicarbonate: A randomized controlled trial, *JAMA* 291:2328-2334, 2004.
12. Kelly AM, Dwamena B, Cronin P, et al: Meta-analysis: Effectiveness of drugs for preventing contrast-induced nephropathy, *Ann Intern Med* 148:284-294, 2008.
13. Eisenberg RL, Bank WO, Hedgock MW: Renal failure after major angiography can be avoided with hydration, *AJR Am J Roentgenol* 136:859-861, 1981.
14. Tonstad S, Farsang C, Klaene G, et al: Bupropion SR for smoking cessation in smokers with cardiovascular disease: A multicentre, randomised study, *Eur Heart J* 24:946-955, 2003.
15. Faulkner KW, House AK, Castleden WM: The effect of cessation of smoking on the accumulative survival rates of patients with symptomatic peripheral vascular disease, *Med J Aust* 1:217-219, 1983.
16. Fleisher LA, Beckman JA, Brown KA, et al: 2009 ACCF/AHA focused update on perioperative beta blockade incorporated into the ACC/AHA 2007 guidelines on perioperative cardiovascular evaluation and care for noncardiac surgery: A report of the American College of Cardiology Foundation/American Heart Association Task Force on practice guidelines, *Circulation* 120:e169-e276, 2009.
17. Mehta SR, Yusuf S, Peters RJ, et al: Effects of pretreatment with clopidogrel and aspirin followed by long-term therapy in patients undergoing percutaneous coronary intervention: The PCI-CURE study, *Lancet* 358:527-533, 2001.
18. King SB III, Smith SC Jr, Hirshfeld JW Jr, et al: 2007 focused update of the ACC/AHA/SCAI 2005 guideline update for percutaneous coronary intervention: A report of the American College of Cardiology Foundation/American Heart Association Task Force on practice guidelines, *J Am Coll Cardiol* 51:172-209, 2008.
19. Hertzer NR, Beven EG, Young JR, et al: Coronary artery disease in peripheral vascular patients. A classification of 1000 coronary angiograms and results of surgical management, *Ann Surg* 199:223-233, 1984.
20. Eagle KA, Berger PB, Calkins H, et al: ACC/AHA guideline update for perioperative cardiovascular evaluation for noncardiac surgery: Executive summary, *Circulation* 105:1257-1267, 2002.
21. Fleisher LA, Beckman JA, Brown KA, et al: ACC/AHA 2007 guidelines on perioperative cardiovascular evaluation and care for noncardiac surgery: A report of the American College of Cardiology Foundation/American Heart Association Task Force on practice guidelines, *Circulation* 116:e418-e499, 2007.
22. Bauer SM, Cayne NS, Veith FJ: New developments in the preoperative evaluation and perioperative management of coronary artery disease in patients undergoing vascular surgery, *J Vasc Surg* 51:242-251, 2010.
23. Motarjeme A, Gordon GI, Bodenhagen K: Thrombolysis and angioplasty of chronic iliac artery occlusions, *J Vasc Interv Radiol* 6:S66-S72, 1995.

24. Duc SR, Schoch E, Pfyffer M, et al: Recanalization of acute and subacute femoropopliteal artery occlusions with the rotarex catheter: One year follow-up, single center experience, *Cardiovasc Inter Rad* 28:603-610, 2005.

25. Simons PC, Nawijn AA, Bruijninckx CM, et al: Long-term results of primary stent placement to treat infrarenal aortic stenosis, *Eur J Vasc Endovasc Surg* 32:627-633, 2006.

26. Klein WM, van der Graaf Y, Seegers J, et al: Dutch iliac stent trial: Long-term results in patients randomized for primary or selective stent placement, *Radiology* 238:734-744, 2006.

27. Moise MA, Alvarez-Tostado JA, Clair DG, et al: Endovascular management of chronic infrarenal aortic occlusion, *J Endovasc Ther* 16:84-92, 2009.

28. Powell RJ, Rzucidlo EM. Aortoiliac disease: Endovascular treatment. In Rutherford RB, editor: *Vascular surgery*, ed 7, Philadelphia, 2010, Saunders, pp 1667-1681.

29. Alvarez-Tostado JA, Moise MA, Bena JF, et al: The brachial artery: A critical access for endovascular procedures, *J Vasc Surg* 49:378-385, 2009.

第 32 章

脊柱暴露

JEFFREY L. BALLARD

历史背景

1932 年，Carpenter[1] 提出前路椎间融合，Hodgson 和 Stock[2] 在 1956 年将其改良成为治疗前路脊柱病变的方法，同时避免了经后路时损伤相关组织结构。前路椎间盘切除、减压以及椎间融合，通常与后路固定相结合，以增加脊柱融合的概率。暴露腰骶部（LS）脊柱病变，最初是通过使用大的切口打开腹膜后进行的，因其手术范围较大，患者术后会出现并发症[3]。前路腹膜后方法目前应用微创技术，充分利用腹腔与肾脏前方和腰方肌、腰大肌后方之间的空间，从而得到满意的脊柱前路暴露。近年来，一些手术方法利用了腹膜后入路，不影响脊柱前路暴露，如内镜覆膜后暴露和内镜侧方腰大肌暴露[3-16]。经腹膜腹腔镜脊柱暴露也有支持者[6,8,9,11]。无论首选哪种技术，所有的手术方法都需要剥离和移动胸主动脉、腹主动脉或髂动脉，以及相应融合椎间盘水平的下腔静脉和髂静脉。

尽管在前路脊柱暴露期间有大动脉或静脉损伤的可能，但是其他结构也可能在脊柱暴露过程中发生严重损伤[4]。正是认识到这些可能的并发症，大多数医疗中心出现了双手术组的方法，包括血管外科和整形外科或神经外科，以降低脊柱重建手术的并发症和最充分的手术暴露。前路脊柱暴露的优点包括后路组织结构的保存、神经损伤发生率的减少以及避免了硬膜外瘢痕形成[3]。从血管外科医生的角度来看，成功的关键是为脊柱外科医生提供充分暴露，使椎间盘切除术、减压以及椎体次全切除术可以从脊椎一侧到另一侧安全地进行，并使植入物准确地插入椎间盘空间的中心。

术前准备

• 风险评估。需要脊柱暴露的患者往往比较年轻，很少有或根本没有冠状动脉或外周动脉疾病的危险因素，而且常常因不活动而超重。患者经常有慢性背痛伴神经根型颈椎病，以及长期疼痛综合征涉及多学科。很多患者是职业相关的疾病。老年患者可能需要术前行心脏负荷试验或肺功能检查，特别是手术过程需要暴露胸椎的患者。

• 外周血管检查。腰骶段脊柱暴露涉及分离腹部和骨盆内大动脉及其伴随的静脉。因此，如果外周脉搏检查存在异常，则应在术前进行非侵入性检查、计算机断层扫描（CT）血管造影或正规的动脉造影以进一步评估。必须在术前准确评估外周脉搏，因为在微创腹膜前路脊柱暴露的过程中可能出现暂时性血管闭塞。

• 术前影像学的作用。主 - 髂动脉严重钙化增加了动脉损伤或夹层的风险，这是放置牵引器的后果。X 线片或 CT 成像可以评估钙化的程度。

• 手术史。除了外周脉搏检查，评估胸、腹和胁腹部有无手术操作史，这可能会影响手术切口的位置。例如，如果相邻的近端或远端的椎间盘水平行二次手术操作，或左上象限或下方象限先前已经做过腹部手术，那么较低的腰骶段脊柱可以通过右腹膜后入路暴露。

• 切口位置和长度。应在手术前与患者讨论预期切口。当有严重钙化的动脉粥样硬化疾病或患者体型较大时，可能需要延长切口长度以便于充分暴露脊柱。

• 获取知情同意。应告知患者手术可能出现的并发症，包括大动脉或静脉损伤、肠管或输尿管损伤、深静脉血栓形成、伤口感染或积液以及神经损伤。此外，患者应了解发生勃起功能障碍（ED）的潜在风险，这与 ED 相反，通常是逆行射精，是由于肠系膜间神经丛在左髂总动脉起源过程中和下腹部神经丛中断所致[4]。明显的前路脊髓瘢痕发生于感染或先前的前路或后路椎板切除术，并发症风险随之增加。

隐患和风险

• 病态肥胖。病态肥胖的患者，在体重明显减轻前行外科手术的风险往往超过获益。

• 二次手术。二次手术总与前路脊柱瘢痕有关，瘢痕导致血管粘连和输尿管固定。以前放置的人工椎间盘尤为如此，人工椎间盘偶尔移位或组件故障。替代脊柱入路策略通常用于这些潜在的复杂病例[17]。在发生损伤时，建议用脱脂棉聚丙烯缝线进行动脉修补术或静脉缝合术，因为当再次分离脊柱表面前侧时，这些血管往往较脆。最好用侧咬血管夹控制大静脉的裂口，因为它不会闭塞损伤部位近端和远端的静脉，没有进一步损伤的风险。

- 动脉钙化。动脉钙化是一个独特的问题，因为暴露椎间盘需要血管回缩。即使柔软的血管也常常以相当锐利的角度缩回，从而难以分离暴露出满意的椎间隙。因此，当血管严重钙化时，动脉损伤或夹层的风险显著增加。避免钙化血管损伤最好的方法是将相应椎间盘水平的动脉分离出足够长度，即使这可能延长切口或分离更多的相邻结构。

- 血管损伤。严重的动脉损伤很少在前路脊柱暴露过程中发生，但如果发生了，则应进行适当的动脉重建，但同时存在急性动脉闭塞的风险，多对受伤血管采用直接缝合和纱布按压。为了适当暴露和安全修复一个看似无法控制的大静脉损伤，最好的方法是部分切除并随后修复髂总动脉，而不是冒着出血的风险在损伤血管上进行多次失败的尝试。

- L4~L5 椎间盘切除术。虽然在某些情况下进行椎间盘切除加脊椎融合术获益很大，但一次性在一个以上的椎间盘操作是不明智的。如果试图一次暴露多个水平，则有可能导致主动脉或髂总动脉闭塞，或者可能严重损伤髂总静脉和腔静脉汇合处。这在累及 L4~L5 椎间隙时尤其如此，因为动脉和静脉的解剖结构可能有显著的变化。在通常情况下，暴露椎间盘之前，多会将走行于脊柱前方的主动脉和左髂总动脉左右移动。然而，有时为了充分暴露椎间盘，需要将左髂总动脉和静脉偶尔分离并远离，以避免动脉闭塞或动脉损伤。在有较高主动脉分叉或双下腔静脉的病例中，在 L4~L5 椎间隙有时需要应用不常见的剥离方案。这些替代方案对于一些二次手术的病例特别有帮助，因为髂静脉可能紧贴于脊柱的前表面，或者在腰骶椎后路手术后遇到脊柱前表面的明显瘢痕。

- 右侧椎间盘切除术。为较低腰骶段脊柱进行手术，可以从右侧以微创开口经腹膜后入路暴露脊柱，这时需要移动腔静脉和右髂总静脉，下腔静脉向中间回缩穿过脊柱的前表面，经常阻塞了血管并导致前负荷显著减少，老年患者对此不能很好地耐受。根据动脉或静脉的解剖，这些患者的椎间隙可以通过分离腔静脉和腹主动脉更好地暴露。将各结构向侧方收缩远离中线则很少有压迫。

- 自固定牵开器。自固定肾静脉拉钩（Omni-Trad Surgical，明尼阿波利斯）用于保持椎间隙暴露和保护邻近血管及腹腔内容物。这些牵开器在其尖端微微倾斜，该倾斜部分通常可以从侧方定位以暴露椎间隙，为脊柱外科医生的操作提供足够的空间，即使患者体型很大。这些拉钩应注意避免在移动组织结构时过度牵拉，并恰好定位于交感神经的中间，其沿着脊椎的侧面以保护这种结构。

手术策略

在大多数操作中，手术区的椎间隙是通过剥离和移动走行于前方的血管而暴露的，这些血管在腰骶椎的病例中经左侧腹膜后入路从左向右越过中线，或在大多胸椎病例中通过右胸廓切开术从右向左跨过中线。没有任何一种方法适合于所有情况；因此，熟悉目标椎间盘水平与覆盖皮肤和骨性结构如肋骨、肋缘以及髂前上棘之间的关系是明智的，因为适当位置的切口可以减少软组织剥离和血管移动的程度。在手术前和手术后行足部脉搏触诊应谨慎，因为临时动脉闭塞常伴有椎间盘暴露和脊柱内固定器。

胸椎暴露要求最小程度的血管剥离，因为椎间植入物设计为从侧方植入，这与腰骶椎暴露不同，其通常是从真正的前路植入。因此，微创的、开放的伴随肺部萎陷的右侧或左侧胸廓切开术，通常仅用于胸椎病例。涉及 T1~T3 椎间盘病变的非常近端的胸椎病例，除可能需要内侧锁骨切除术或小型胸骨切开术的特殊情况外，通常采取后方入路。右胸廓切开有利于从 T3 到 T8 或 T9 的入路和暴露，有限的左胸廓切开通常用于涉及 T9 或 T10 到 T12 的椎间盘病变，如有需要，外科医生也可以采用较低的开胸方法经 L2 椎体暴露脊柱。

胸腰段（T12~L2）、腰段（L2~L5）和 LS（L5~S1）脊柱暴露需要更大范围地移动腹部和盆腔的大血管，同时可能有损伤手术视野内其他结构的风险[4]。各种手术方法，包括微创腹膜后方法、腹腔镜经腹膜方法、内镜腹膜后方法以及内镜侧腰大肌暴露方法，都已用于胸腰椎前路和腰骶椎暴露，以尽量减少血管剥离和手术并发症，并且不亚于前路脊柱暴露[4-16]。

经腹膜脊椎腰骶段暴露要求将中后段肠道移除手术视野。这是一个要求很高的操作步骤，尤其是在肥胖患者或那些由于先前的腹部手术或炎症过程导致致密粘连的患者中。此外，经腹膜方法与术后肠梗阻的延长、第三空间流体封存和男性患者逆行射精的风险增加相关[6, 12-15]。Sasso 和同事们[15]发现，当他们比较 L4 通过 S1 脊柱暴露的经腹膜和腹膜后入路时，逆行射精的风险增加了10倍。而且，经腹膜暴露有粘连形成和术后肠梗阻的风险。微创的、开放的前路腹膜后LS脊柱暴露同那些已被描述为腹膜后主动脉血管的方法具有相似的优点[18]。住院时间、术后肠梗阻和术后并发症尤其如此。

手术方法

胸椎暴露

胸椎暴露最好是在双腔气管插管后让患者处于左侧卧位或右侧卧位以促进肺萎陷。沙包有助于支撑患者在手术台上的体位，应将患者的侧面固定于肾支具的上方。上肢可穿过胸腔上部，并用带衬垫的梅奥支架支撑。应注意确保下肢适当填充，以保证脚没有外部压力或让脚严重跖屈。经颅运动诱发电位监测技术及胫后神经的体感诱发电位（SSEP）的监测，以尺神经作为对照，可用于所有胸椎病例。

肺萎陷后进入肋间隙主要取决于预计暴露的胸椎的范围。在大多数情况下，没有必要分离肋缘。一般来说，脊柱外科医生的最佳手术入路是从目标椎间盘水平近端的两肋间隙进入胸腔。偶尔移除较低肋骨以利于多椎间盘入路，然后将其粉碎作为骨移植物。然而，移除肋骨有利于观察脊椎的代价是有可能增加术后疼痛。术中透视对于辨认合适的椎间隙和限制手术切口的大小至关重要。通过右胸切口暴露近端胸椎，沿胸椎骨侧面的胸膜壁层切口和有限的分离同侧肋间动脉或静脉，有助于椎间隙的前侧暴露。术中应分离奇静脉的属支，以防止受损和出血。先前的操作通常足够暴露近端胸椎，外科医生在近端胸壁很少遇到食管或迷走神经与奇静脉并行。

在左侧，中间到远端胸椎暴露的方法与前面所提到的类似，除了当医生解剖穿过胸椎前表面和椎间隙时可遇到胸降主动脉。在有限分离同侧肋间动、静脉后，可将胸降主动脉用全道肾静脉拉钩拉向内侧，以减少动脉损伤的风险。对脊髓的血供的保护是至关重要的；因此，结扎接近主动脉的肋间动脉是明智的，这可以保护潜在的侧支血管。Brockstein及其同事[19]强调向脊髓前动脉提供血液的腰膨大或脊髓Adamkiewicz动脉的重要性。这根血管不是肋间动脉远端的分支，就是腰动脉近端的分支。已确定它近端为T5，远端为L4[19]。然而，该动脉一般出现在T8和L1椎体水平之间。因此，结扎任何较大的肋间动脉或腰动脉都是不明智的，除非对于充分暴露椎间隙是必要的。最后，可以用有限的方式分离横隔膜，仅从侧方到达它的中心腱性部分，以向远端扩大分

离，从而有利于暴露L1~L2椎间隙。

暴露T12~L2

对于脊柱胸腰段（T12~L2）的暴露，将患者用肾支具在腰部水平固定于手术台上，通常处于稍微打开的右侧卧位。升高肾支具，轻轻弯曲手术床以打开左侧髂前上棘与肋缘之间的空隙。如前所述放置左上肢。在第十二肋前上方做有限的侧切口。这降低了第十一肋间神经主干损伤的风险。相对于横切口，侧切口腹部和外侧部肌纤维应该沿它们各自方向分离。切除第十二肋有利于安全进入腹膜后间隙，以及分离腹膜外平面。另外，如前所述，这种局限的胸腰段脊柱暴露可通过第十或第十一肋间获得，仅从侧方到达中心肌腱性部分，与膈下部相对，将在后面介绍。

从腹膜外进入左上腹膜后间隙，可暴露包裹着的左肾和脾的肾筋膜，将其向下内侧旋转远离膈肌和腰大肌近端。这个操作有助于暴露左膈脚，将其分开可以暴露下面的椎骨和腹主动脉。为保护脊髓血流，需要对肋间动脉和腰动脉进行局限的结扎和分离。全道肾静脉拉钩系统具有多个不同的叶片，对维持暴露至关重要。前面提到的胸腰段脊柱暴露也可以很容易地从右侧进入，但需要游离肝右叶，并且在某些情况下需要移动下腔静脉。这种局限的胸腰段脊柱暴露也可通过左上腹旁正中切口进入，这为脊柱外科医生提供了极好的前路暴露。

暴露L2~S1

更远端的腰骶脊柱暴露，通常是L2~S1，患者通常取仰卧位，经小的斜切口或横向左侧旁正中切口，偶尔经右侧旁正中切口进入。腰椎侧位X线片可有助于确定椎间盘最佳暴露切口的合适位置。髂骨翼很容易在侧位片上观察到，而髂骨翼和较低的腰椎间盘水平的关系，则有助于确定切口水平。位于中间或恰好在两目标椎间盘之间的横行切口，可用于暴露一级或二级椎间盘的病例，而斜旁正中切口有利于暴露多级椎间盘。除了SSEP监测之外，肌电图也可用于这些病例。SSEP幅度的减小可能提示血流减少和患肢缺血。

任意方向的切口都可以穿过腹直肌鞘前层以暴露腹直肌。将肌腹从中间分开，使其远离腹直肌鞘，并横向牵拉以暴露腹直肌鞘后层或腹横筋膜。切开这些层次以形成剥离的腹膜外平面。将腹腔内容从下外侧到上内侧旋转，打开较低的腹膜后空间，并暴露覆盖在脊柱上的主要动脉和静脉。腰椎更高平面的暴露，可以利用肾后腹膜外剥离平面，该平面是

通过旋转肾脏和腹腔内容物，使其从中间远离腰大肌形成的。脾偶尔需要向中间游离远离腰肌和膈肌，从而有利于某些类型的胸腰段脊柱暴露。

这些操作取决于其操作范围，并有助于整个腹主动脉和左髂总动脉及伴行左髂总静脉的暴露（图32-1）。通常需要从左到右跨过中线游离这些血管，从而从一侧到另一侧暴露出脊椎和椎间盘（图32-2）。左输尿管一般走行于后腹膜中间，因此是安全的。然而，如果输尿管过度伸展并有损伤的危险，那么应轻轻将其从向中间旋转的后腹膜分离开来。从后腹膜轻柔地分离同侧输精管、睾丸或卵巢血管，以保持它们正常的解剖位置，分离女性圆韧带偶尔有利于腹腔内容物向内侧旋转。流向髂内动脉的残余的同侧脐动脉可不受损伤地游离出来。细致的游离和安全结扎髂腰静脉是促进远端腰骶椎间盘水平暴露的关键，特别是L4~L5椎间隙（图32-3）。最后，特别是对于男性来说，需要努力保护神经丛，包括肠系膜间神经丛和下腹部上端神经丛，该神经丛走行于左髂总动脉起点上方（图32-4）。在该区域用双极电灼脊柱旁出血将有助于减少无意的神经损伤。

协助脊柱外科医生行椎间盘切除术、部分切除术和脊椎融合术是明智的，其确保快速识别和修复无意损伤的重要结构。应实现整个手术野的细致止血，而纤维蛋白密封剂（Tisseel, Baxter BioSurgery，伊利诺伊州，德尔福）通常喷洒在每个手术椎间盘上以达到完全止血，而且在理论上减少了在脊柱前表面的粘连[20]。在确认两侧髂总动脉都有明显的脉搏之后，向后旋转腹腔内容物。伤口应该解剖复位，皮肤常规用皮内的方式闭合。针对切口长度纵向使用1英寸的无菌条完全封闭切口。在患者转移到复苏室之前确认存在踏板脉冲。

术后护理

- 术后活动。患者活动在术后早期可迅速提高，大多数患者可于4或5天后出院。脊柱腹膜后入路暴露有助于肠道功能的早期恢复，以及减少肺部问题[4]。旁正中切口和侧切口一般都能够良好耐受，缝合皮下伤口可减少术后伤口护理。

- 疼痛管理。对于胸椎暴露的病例，肋间神经阻滞有助于改善肺偏移（纵隔偏移）、咳嗽和深呼吸。该操作对气胸有不良影响，因为在同侧胸壁已经有了一个导管。

- 血管评估。按需要进行血管随访，因为几乎

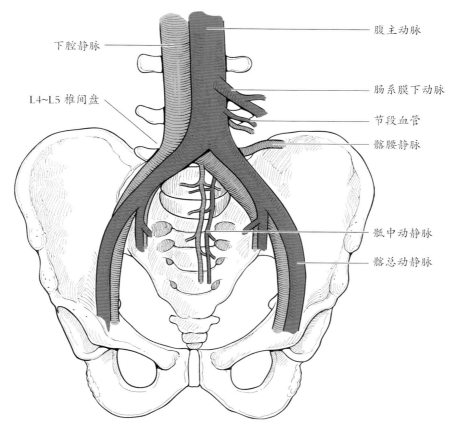

图32-1　LS脊柱暴露的典型动脉和静脉的解剖。在这种情况下，L4~L5椎间隙在终末腹主动脉和髂总静脉汇合处的下方。

下腔静脉

L4~L5 椎间盘

腹主动脉

肠系膜下动脉

节段血管

髂腰静脉

骶中动静脉

髂总动静脉

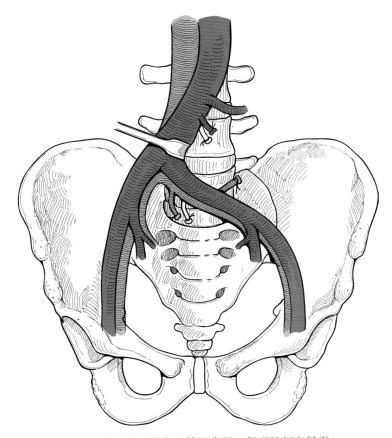

图32-2 从左到右游离血管通常用于促进椎间盘暴露。

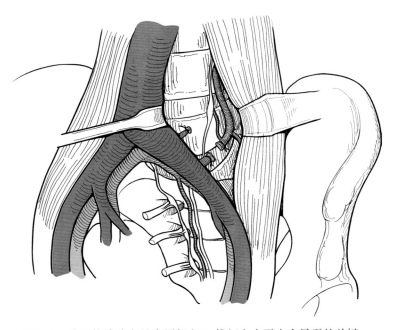

图32-3 髂腰静脉分离是中腰部和LS椎间盘水平安全暴露的关键。

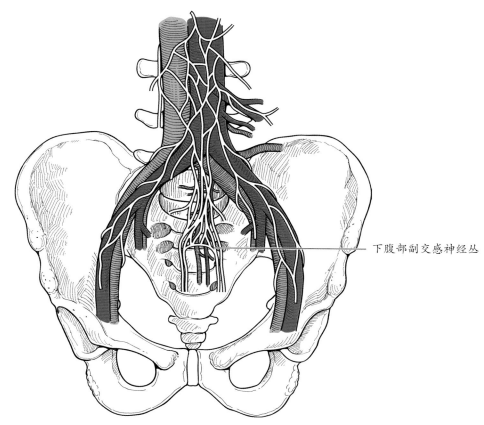

下腹部副交感神经丛

图32-4　肾下副交感神经与腹主动脉和髂动脉的关系。

没有长期的血管问题需要持续的护理，除了偶尔患深静脉血栓或有慢性伤口问题的患者。

并发症

• 微创、开胸以及腹膜后入路很少有术中并发症和围术期或远期的并发症（表 32-1 和表 32-2）。

• 术后并发症更常见于那些有冠状动脉病史或手术时年龄大于 50 岁的患者。

• 术中失血量增加和旁正中切口的延长可增加围术期并发症的风险[4]。斜旁正中切口通常用于多个椎间盘的暴露，这些病例需要大量的外科解剖，以及主要血管的移动。

表 32-1　与腹膜后脊柱前路暴露相关的血管并发症

作者	手术方法（患者编号）	术中（患者编号）	围术期（患者编号）
Bianchi 等[4]	小型开放式腹膜后（72）	大静脉损伤（1）	DVT（1）
Gumbs 等[7]	小型开放式腹膜后（64）	大静脉损伤（2） 输尿管损伤（1）	无
Zdeblick 和 David[8]	小型开放式腹膜后（25）	无	无
Kaiser 等[9]	小型开放式腹膜后（51）	大静脉损伤（2）	无
Brau[21]	小型开放式腹膜后（684）	大动脉损伤（6） 大静脉损伤（6）	DVT（7）

DVT，深静脉血栓形成。

表32-2 与腹膜后脊柱前路暴露有关的非血管并发症

作者	手术方法（患者编号）	术中（患者编号）	围术期（患者编号）
Bianchi 等[4]	小型开放式腹膜后（72）	小肠损伤（1）	勃起功能障碍（2） LE 麻痹（1） 胆囊炎（1） 肺炎（1） 心肌梗死（1）
Gumbs 等[7]	小型开放式腹膜后（64）	瘢痕／终止病例（2）	持续性发热（8） 脊柱性头痛（2） 结肠炎（1）
Zdeblick 和 David[8]	小型开放式腹膜后（25）	无	腹膜后血肿（1）
Kaiser 等[9]	小型开放式腹膜后（51）	硬膜撕裂（1）	肠梗阻（1） 腹膜后血肿（1） UTI（1） 伤口感染（1） 严重神经根病（1）
Brau[21]	小型开放式腹膜后（684）	无	勃起功能障碍（1）肠梗阻（4） 伤口感染（3） 切口疝（2） 骨筋膜室综合征（2） 心肌梗死（1） 死亡（1）

LE，下肢；UTI，尿路感染。

（杨俊林 译 黄通 校）

参考文献

1. Carpenter N: Spondylolisthesis, *Brit J Surg* 19:374-386, 1932.
2. Hodgson AR, Stock FE: Anterior spinal fusion a preliminary communication on the radical treatment of Pott's disease and Pott's paraplegia, *Brit J Surg* 44:266-275, 1956.
3. Foley KT, Holly LT, Schwender JD: Minimally invasive lumbar fusion, *Spine* 28:S26-S35, 2003.
4. Bianchi C, Ballard JL, Abou-Zamzam AM Jr, et al: Anterior retroperitoneal lumbosacral spine exposure: Operative technique and results, *Ann Vasc Surg* 17:137-142, 2003.
5. Bergey DL, Villavicencio AT, Goldstein T, et al: Endoscopic lateral transpsoas approach to the lumbar spine, *Spine* 29:1681-1688, 2004.
6. Kleeman TJ, Michael Ahn U, Clutterbuck WB, et al: Laparoscopic anterior lumbar interbody fusion at L4-L5: An anatomic evaluation and approach classification, *Spine* 27:1390-1395, 2002.
7. Gumbs AA, Shah RV, Yue JJ, et al: The open anterior paramedian retroperitoneal approach for spine procedures, *Arch Surg* 140:339-343, 2005.
8. Zdeblick TA, David SM: A prospective comparison of surgical approach for anterior L4-L5 fusion: Laparoscopic versus mini anterior lumbar interbody fusion, *Spine* 25:2682-2687, 2000.
9. Kaiser MG, Haid RW Jr, Subach BR, et al: Comparison of the mini-open versus laparoscopic approach for anterior lumbar interbody fusion: A retrospective review, *Neurosurgery* 51:97-103, 2002.
10. Gumbs AA, Bloom ND, Bitan FD, et al: Open anterior approaches for lumbar spine procedures, *Am J Surg* 194:98-102, 2007.
11. Shen FH, Samartzis D, Khanna AJ, et al: Minimally invasive techniques for lumbar interbody fusions, *Orthop Clin North Am* 38:373-386, 2007.
12. Tiusanen H, Seitsalo S, Osterman K: Retrograde ejaculation after anterior interbody lumbar fusion, *Eur Spine J* 4:339-342, 1995.
13. Rajaraman V, Vingan R, Roth P: Visceral and vascular complications resulting from anterior lumbar interbody fusion, *J Neurosurg* 91:S60-S64, 1999.
14. Cohn EB, Ignatoff JM, Keeler TC, et al: Exposure of the anterior spine: Technique and experience with 66 patients, *J Urol* 164:416-418, 2000.

15. Sasso RC, Burkus JK, LeHuec JC: Retrograde ejaculation after anterior lumbar interbody fusion: Transperitoneal versus retroperitoneal exposure, *Spine* 28:1023-1026, 2003.

16. Katkhouda N, Campos GM, Mavor E: Is laparoscopic approach to lumbar spine fusion worthwhile? *Am J Surg* 178:458-461, 1999.

17. Wagner WH, Regan JJ, Leary SP, et al: Access strategies for revision or explantation of the Charité lumbar artificial disc replacement, *J Vasc Surg* 44:1266-1272, 2006.

18. Ballard JL, Yonemoto H, Killeen JD: Cost effective aortic exposure: A retroperitoneal experience, *Ann Vasc Surg* 14:1-5, 2000.

19. Brockstein B, Johns L, Gewertz BL: Blood supply to the spinal cord: Anatomic and physiologic correlations, *Ann Vasc Surg* 8:394-399, 1994.

20. Amrani DL, Diorio JP, Delmotte Y: Wound healing: Role of commercial fibrin sealants, *Ann New York Acad of Sciences* 936:566-579, 2001.

21. Brau S: Mini-open approach to the spine for anterior lumbar interbody fusion: Description of the procedure, results and complications, *Spine J* 2:216-223, 2002.

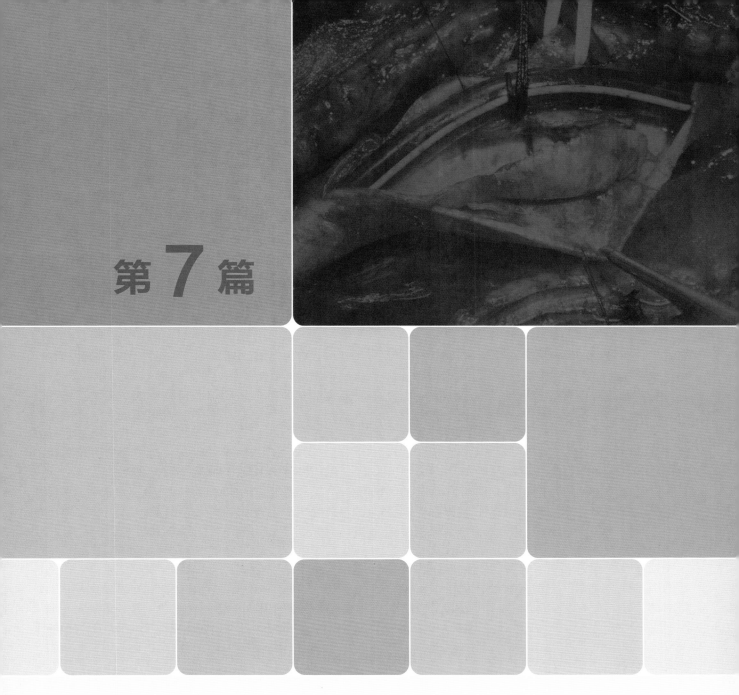

第 7 篇

主动脉移植物的晚期并发症

主动脉移植物感染的全移植物切除和解剖外修复

SUNITA SRIVASTAVA

历史背景

早期认为，主动脉移植物感染难以诊断，若治疗不当，会有较高的截肢率、死亡率和复发率[1-3]。对主动脉移植物感染治疗不充分可导致全身败血症；若累及吻合口，则可导致假性动脉瘤形成或吻合口破裂出血。过去 40 年间，主动脉移植物感染发生率相对稳定地保持在 0.2%~2%；从首次移植物植入术到有症状的感染出现，其间隔为 41~62 个月；截肢率和死亡率分别为 11% 和 40%[4-10]。

皮肤菌群、移植物隧道建立时未察觉的肠切开引起的肠道菌群，均可在移植术后初期引发移植物感染（图 33-1）。其余导致主动脉移植物感染的因素包括突发的紧急修复、操作时间过长、发生创面并发症及由尿路感染、导管相关脓毒症或肺炎引起的围术期菌血症。主动脉股动脉重建术较主动脉髂动脉旁路术更容易引发感染，很可能是由于腹股沟创面的坏死或感染[5]。虽然许多主动脉移植物感染可较为隐匿，但有些也表现出多种临床症状，如出血或全身败血症。

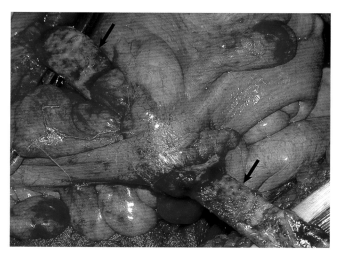

图 33-1 经乙状结肠隧道的左下肢感染的主动脉股动脉移植物（箭头）的术中照片。

移植物感染可出现在移植术后早期或晚期。较晚期感染而言，早期主动脉移植物感染通常由致病力强的病原微生物引起。最常见的病原微生物有葡萄球菌，特别是金黄色葡萄球菌常出现在早期感染灶中；而凝固酶阴性葡萄球菌，如表皮葡萄球菌，则常出现在晚期感染灶中[11]。肠球菌属、革兰阴性菌、真菌和厌氧菌也可菌培获得，特别在发生移植物肠道侵蚀时。然而，在许多主动脉移植物感染的案例中并不能分离培养出病原微生物，原因可能是缺乏合适样本、培养方案不成熟或在搜集组织培养样本之前已经使用了抗菌药。

早期研究显示，同时行移植物切除术和血管重建术具有相当高的死亡率，因此当时提倡延期手术或取消血管重建术以降低手术的复杂性，即便这仅适用于少数患者[12]。1974 年，Elliott 及其同事首次报道了移植物切除后分期行解剖外动脉血管重建术[13]。因为种种担忧，一开始就有对该方法的反对意见，包括新置入假体导致细菌定植的风险、解剖外移植物引起血流动力学改变进而引发血栓的风险，以及移植物切除术后短期内感染的移植物导致间断出血的风险。随后，Reilly 及其同事通过大量的病例研究证实，只要充分应用抗生素并且解剖外旁路术后 1 周内切除移植物，这些担忧都是不成立的[8,14]。

术前准备

• 临床表现。主动脉移植物感染表现多样化，早期诊断有难度。对于反复寒战发热、腹部或腹股沟区疼痛或有搏动性肿块或创面感染迹象且有主动脉移植物置换术病史的患者，应怀疑主动脉移植物感染；出现胃肠出血、全身败血症、休克或椎骨骨髓炎，则感染进展为晚期。虽然典型的移植物侵蚀消化道仅会导致少量的肠黏膜出血，但缝合线瘘却会导致突然大量出血。主动脉肠管瘘引起的早期金黄色葡萄球菌或革兰阴性菌感染通常致命且进展迅速，导致吻合口破裂和活动性出血。耐甲氧西林金黄色葡萄球菌，因极高的致死率和截肢率，被认为是特别凶险的致病菌。晚期感染可呈隐匿性进展，表现为肢体血栓形成、假性动脉瘤形成或结合不良的移植物周围的体液潴留，而没有全身症状，特别是没有表皮葡萄球菌。该种病原体分泌一种糖蛋白酶膜，使检测非常困难，需联合微生物培养和移植物的超声成像才能确诊。体格检查可在污染的创面或脓肿腔发现暴露的移植物材料。移植物血栓形成、吻合口假性动脉瘤以及肢端的脓毒性栓子很常见，但并不能作为慢性移植物感染的诊断标准。

· 实验室检查。白细胞增多、炎性标志物升高、血培养阳性和贫血均可出现，但缺乏特异性。

· 上消化道内镜。胃十二指肠镜到达十二指肠第 4 部分可以通过观察主动脉移植区是否有消化道出血来排除是否有主动脉肠瘘。可通过移植物材料的暴露来证实移植物 – 肠管交通的存在（图 33–2 ）。

· CT 成像。CT 成像是首选的诊断方式，它可以评估移植物感染累及的范围，也可引导穿刺抽吸脓液行微生物学检查。CT 扫描对诊断主动脉移植物感染的敏感性和特异性分别为 94% 和 85%[15]。主动脉移植物假体感染晚期的 CT 影像学特征包括假体周围的积气或积液、软组织增厚、肾积水、椎体变性和肠壁增厚[16]。尽管移植物植入术后早期移植物周积液或分房性积气很常见，但如果主动脉重建术后 2 个月后 CT 仍显示移植物周积气，则提示移植物感染（图 33–3 ）。

· 其他影像检查。尽管放射性核素标记的白细胞扫描被用于检测主动脉移植物感染，但由于其他炎症区域亦会摄取核素从而导致假阳性结果，其应用受限。多普勒超声检查可显示积液和假性动脉瘤，但肠道内气体和体型差异限制了其使用。磁共振成像可以评估炎性改变和软组织的信号衰减，可鉴别血肿和积液，判断移植感染的累及范围，但其提供的信息并不比 CT 丰富。近期研究提示，FDG-PET-CT 成像可提高主动脉移植物感染诊断的准确率。

· 移植物感染累及的范围。明确移植物感染累及的范围对治疗的成功非常重要。如果累及整个移植物，则需完全切除。如果感染仅累及主动脉 – 双侧股动脉移植物的一侧，也可只切除感染部分，而保留未感染的移植物。通常在感染早期即需完整切除移植物，因为移植物尚未与周围组织融合。然而，如果移植物的其余部分与周围组织融合良好，单侧肢体的晚期感染也可通过局部移植物切除来治疗。术中探查移植物和组织的融合情况以及微生物鉴定，有助于确定可保留的移植物范围。

· 下肢灌注评估。术前评估下肢灌注情况是必要的，有助于治疗方案的确定，可通过体格检查或非侵入性检查进行。若感染的假体闭塞且下肢存活

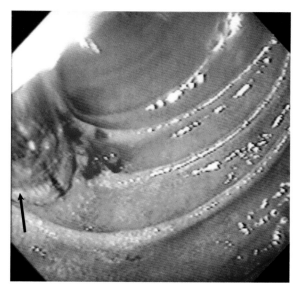

图33–2　胃十二指肠镜检查时的内镜照片提示主动脉肠瘘。注意合成材料的移植物上的黑线和移植物材料被胆汁染色（箭头）。

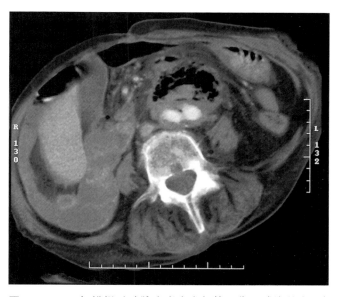

图33–3　CT 扫描提示动脉瘤囊内有气体，靠近感染的主–髂合成移植物。

尚好，则仅切除感染的移植物是可行的。如果下肢灌注依赖于感染累及的移植物，为避免感染移植物切除后截肢，需建立解剖外旁路。感染移植物切除后，可通过 CT 和传统的动脉造影术寻找适合下肢血管形成术的血管。

· 营养状况评估。主动脉移植物感染的患者通常年龄偏大且身体虚弱，尤其是病程较长者。充分的营养支持既能满足败血症的代谢需求，也能增加对长期手术和术后阶段的耐受程度。主动脉肠瘘患者的肠内营养过程会被长期耽误。可通过胃造口术

或空肠造口术帮助向肠内营养过渡。

隐患和风险

· 难控性出血。术前应该谨慎规划近端及远端动脉的处理方式，评估可能累及的静脉结构的范围。

· 难控性败血症。须切除所有明显感染的异物，将持续或反复感染的风险最小化。移植物切除后，用网膜瓣谨慎处理主动脉残端，用缝匠肌瓣延长缝合股部血管，这对治疗至关重要。

· 血管成形术失败。对于血管的选择，要求绕过感染区域，包括腋主动脉旁路术、腋深动脉旁路术和腋腘动脉旁路术，以保证足够的下肢灌注。

手术策略

主动脉人工合成移植物感染治疗的关键是：切除感染的移植物材料，对感染组织清创，充分引流以控制局部炎症，重建重要的血管床，针对原发感染进行恰当的抗生素治疗以及防止主动脉血管床和解剖外旁路的继发感染[17]。

重建方案的选择

在诊断晚期移植物假体感染后，血管重建方案应从以下几个方面考虑：感染移植物的范围，感染的病原体，末端器官对移植血管灌注的依赖性以及患者现有的并发症。移植物材料可滋生病原微生物，而这些病原微生物位于循环系统之外，血液中的抗生素不能发挥作用，所以要控制持续感染需完全切除感染的移植物材料。治疗潜在的败血症和防止细菌在新的解剖外旁路上的播散，持续且适当的广谱抗生素的应用是必要的。如果感染移植物位于供应下肢灌注的血管，在切除前须先建立新的替代路径。可供选择的方法包括：在未感染的组织平面建立新的解剖旁路，或者原位重建主动脉髂动脉。后者一般采用冷冻保存的同种异体移植物，或对于一般情况不佳的患者使用聚四氟乙烯移植物或明胶浸渍假体在浓度为45~60mg/mL利福平中浸泡15分钟。此外，也可使用自体股深静脉进行原位重建，这种新建主-髂系统的步骤将在下一章描述。

考虑到感染复发或持续感染以及假性动脉瘤形成和出血的风险，一般情况下，人工合成移植物材料应避免放置于严重污染的血管床上。然而，对于部分致病力弱的病原体（如表皮葡萄球菌）感染的患者，采用抗生素（如利福平）浸泡过的涤纶（Dacron）材质的移植物也是可以接受的，因为病原体可被限制

在移植物材料的生物膜中。原位重建的重要步骤还包括：若存在动脉瘤囊，则需彻底清创；健康组织（如大网膜）的介植；终身使用抗生素。致病力强的病原体（如铜绿假单胞菌）引起的移植物感染，最好完全切除感染的移植物材料，并在未感染区域建立解剖外旁路。

解剖外重建和移植物切除的分期

一旦确定施行主动脉移植物切除术和解剖外旁路术，手术操作的顺序会很重要。针对不同患者应予以不同考虑，包括：血流动力学是否不稳定，是否存在出血和败血症以及引发相应的生命体征失代偿的风险，诊断及感染范围判断是否不明确，下肢血供是否依赖于感染移植物所在血管，评估移植物切除操作（特别是额外的操作，如十二指肠重建）所需时间。最佳方案要最优先考虑控制出血，但缩短下肢缺血时间同时充分控制炎症进展也是必需的。

对于诊断明确且感染范围清楚的患者，解剖外旁路预手术可减少下肢缺血时间。此外，第二阶段手术可择日交由其他团队进行。由于理论上存在血流竞争引起的解剖旁路移植物闭塞风险，但如果两次操作时间间隔很短，则该风险不大。与同时行切除术和旁路术相比，这种方法有更高的肢体保存率[4,8]。

若患者血流动力学不稳定，通常由主动脉肠瘘或吻合口假性动脉瘤破裂引起的活动性出血导致，少数由严重的败血症引起，此时首要任务是迅速探查并控制出血，切除感染的移植物材料，充分引流。若下肢缺血严重，二期解剖外旁路术应在清洁术野下采用相同的体位进行，且需重新准备一套手术器具。

解剖外旁路术式的选择

解剖外旁路术术式的选择取决于移植物感染的范围、合并闭塞性疾病的程度和主动脉重建术所需的切除方式。若患者先前有主动脉-双侧髂动脉移植物植入且整个移植物均发生感染，那么腋动脉-双侧股动脉移植术可为下肢灌注提供最佳选择（图33-4A）。应选择收缩压较高的一侧手臂作为解剖外旁路术的供应血管；若双臂血压一致，仍应首选右侧腋动脉，因右侧锁骨下动脉闭塞性疾病的发生较左侧少。日后需要时，该方案的优势在于可保留主动脉的左侧腹膜后入路。然而，如果患者主动脉-双侧股动脉移植物感染需切除双侧股动脉吻合部位的移植物时，则需在股动脉上方或膝关节上方腘动脉感染未累及的部位建立隧道，放置双侧腋动脉股动脉旁路移植物（图33-4B）。对于向腘动脉延伸的手术

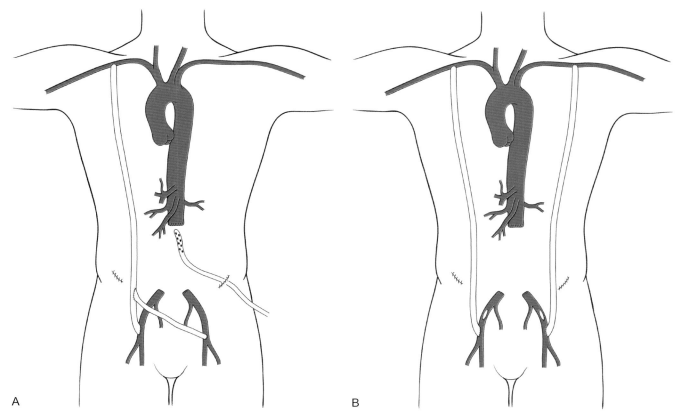

图33-4　（A）切除感染的主动脉双侧髂动脉合成移植物后，建立右侧腋双侧股动脉解剖外旁路移植物，以维持下肢灌注。注意位于主动脉床、从左侧腹部留出位置放置深坑引流管。（B）切除感染的主动脉双侧股合成移植物后，建立双侧近腋股浅动脉解剖外旁路移植物，以维持下肢灌注。注意自体补片血管成形术，以维持大腿处的灌注。

操作，通常可先在侧面皮下建立隧道并延伸至远端大腿远端，在膝上水平正中穿过腘窝。移植物切除后，在腹股沟切口处用自体补片闭合股动脉的切开部位，如大隐静脉或内膜切除的股浅动脉，必要时可用缝匠肌瓣覆盖。

若腹股沟区感染仅累及单侧远端主动脉双侧股动脉移植物而其余部分并未感染，那么首先做一腹膜后切口分离并结扎未累及的移植物远端。除非考虑经闭孔肌的旁路，保留创面内移植物近端，关闭切口。通过建立腋动脉 - 股浅动脉合成旁路移植物，肢体灌注得以保存（图 33-5A）。此外，也可在闭孔内侧、感染腹股沟切口周围、未感染组织平面建立隧道，放置经闭孔肌的旁路移植物（图 33-5B）。用关闭解剖外旁路切口并放置封闭敷料后，切除腹股沟区感染的移植物材料，在股动脉的吻合部位通过自体材料重建血管。

避免输尿管损伤

输尿管走行于髂动脉前方，常附着于解剖隧道中人工合成主动脉移植物的分叉上。因此，二次手术时可能难以辨认，特别是存在严重瘢痕或蜂窝织炎造成扭曲时，这在移植物感染时很常见。为避免输尿管损伤或血供中断，需在膀胱镜下放置双侧输尿管支架。

主动脉肠瘘的考虑因素

普遍认为，与单纯主动脉移植物感染相比，继发主动脉肠瘘的死亡率和发病率更高 [4,18]。通常需要完全切除肠道菌群污染的主动脉移植物，移植物 - 肠道交界部位通常被胆汁染色（图 33-6）。闭合主动脉残端，适当引流以及十二指肠修补，可能需要相当长的腹部操作时间。若能进行解剖外旁路移植预手术，则能缩短下肢缺血时间，降低截肢风险。若患者主动脉肠瘘持续出血，须在解剖旁路术前控制出血，首选紧急剖腹探查术。视十二指肠组织情况而定，可能需要引流或转流；但多数情况下十二指肠缺损部位不大时，一期缝合即可。由于十二指肠具有很大的移动性，远离腹膜后蜂窝织炎部位的情况下，可用4-0丝线 Lember 缝合精确地双层关闭。此时可考虑胃造口引流术和空肠造口术，采用肠内营养，可缩短静

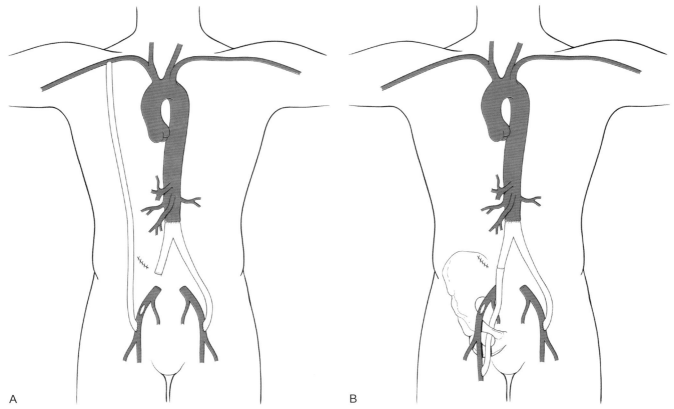

A

B

图33-5　（A）切除感染的主动脉双侧股动脉合成移植物右侧远端后，建立右侧近腋股浅动脉解剖外旁路移植物，以维持下肢灌注。该切除术可通过右侧清洁腹膜后入路进行。原移植物的未感染部分避开了右侧腹股沟的感染区域。（B）切除感染的主动脉双侧股动脉合成移植物右侧远端后，建立闭孔旁路移植物，以维持下肢灌注。该切除术和远端吻合术首先通过腹膜后和大腿近端切口进行。原移植物的未感染部分避开了右侧腹股沟的感染区域。

脉营养的时间。

潜在的动脉瘤性或阻塞性疾病的考虑因素

　　切除感染的移植物之后，累及的动脉组织也应予以切除；未受累的组织，可为吻合口动脉残端的关闭提供缝合位点，减少晚期主动脉残端假性动脉瘤形成的机会。原先用于治疗主动脉瘤的合成移植物因感染而被切除，可导致主动脉残端闭合困难，特别是在主动脉肾上段颈部狭窄的情况下。此种情况可能需在横隔膜处分离主动脉肾上段和主动脉上腹段以便对近端操作。此外，相比以闭塞性疾病为主的患者，移植物感染患者的主动脉组织的一般情况可能会更差。若主动脉残端强度不足以承受手术操作，可采用自体移植物（如腹壁筋膜、去内膜的动脉或大隐静脉）减小缝合处的撕裂张力[19]。若主动脉残端近端过短不便于闭合，可尝试通过建立脾肾静脉或肝静脉隐静脉旁路，争取主动脉残端闭合所需的长度，但至少须保全一侧或者最好是两侧的肾脏。

　　减少感染主动脉移植物切除术后结肠缺血的风险，关键要保持骨盆血供充足，这要求保留至少一侧腹下动脉或肠系膜下动脉，但这在严重的闭塞性疾病中很困难。通常情况下，盆腔灌注最好的方式是通过解剖外旁路从髂外动脉向下腹动脉（髂内动脉）的逆行灌注。当存在严重的髂外阻塞性疾病时，需采取一些辅助措施来防止严重的盆腔或结肠缺血，如动脉内膜切除术或自体旁路术等。常需采取灵活的方案来保全下腹部和深部的灌注。

腔内治疗的作用

　　腔内治疗虽指征有限，但在治疗主动脉移植物感染方面有很大的潜在价值。根据闭塞性疾病的范围和类型，在感染的主动脉移植物切除前后，对于狭窄或闭塞脉管的经皮血管再通，或可免除解剖外旁路术或血管形成术（图33-7）。尽管腔内治疗需要放置支架或支架移植物，可能导致继发感染或者假性动脉瘤形成，但却为危重或不稳定的患者施行确切的开放治疗起临时过渡作用。对于血流动力学不稳定且继发出血的主动脉肠瘘，植入覆膜支架是最迅速有效的方法，可控制出血和稳定患者，为解剖旁路的建立、肠道的修复和移植物的切除预留充足的时间。

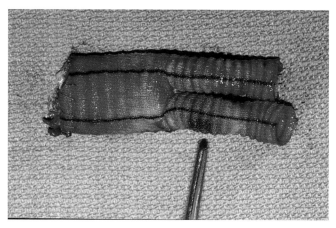

图33-6　主动脉肠移植物侵袭的治疗期间，手术切除感染合成移植物的样本照片。注意移植物与十二指肠交界部位的胆汁染色（镊子所在位置）。

手术方法

切口

临床条件允许的情况下优先行解剖学旁路术。腋动脉股动脉旁路近端的切口应该在锁骨下一指并与锁骨平行，双侧股动脉可以通过腹股沟纵行切口暴露，以便必要时暴露远端的股深动脉。该方法甚至也可用于主动脉双侧股动脉移植物感染时，通过外侧下腹股沟切口直接暴露股深动脉。在浅筋膜下方未感染的组织建立经耻骨的股-股隧道，在胸大肌的深部建立腋窝隧道并延伸至髂前上棘内侧的皮下平面。髂骨翼处隧道偏外侧可以减少移植物闭塞的

风险。若隧道建立需要对口切开，应适当侧移避免位于解剖外旁路移植物上方，因为隧道裂口会暴露下方的移植物。如果解剖外旁路延伸超过腹股沟区，可采用腘动脉或远端股浅动脉外侧入路，移植物可通过皮下隧道穿过远端大腿。

解剖外旁路移植物完成后，切口用无菌封闭敷料保护。如果需要修复，通过先前的腹正中切口暴露主动脉、髂动脉和十二指肠。必要时，可通过左侧腹膜后切口暴露主动脉，但注意不要压迫右侧腋动脉股动脉移植物。如果需要左侧腋动脉股动脉移植，则该入路不可取，因其对十二指肠和右侧髂血管系统暴露不足。

暴露腹主动脉

腹部探查的首要目标是迅速从近端控制主动脉，但在后腹膜广泛炎症的情况下比较困难。多数情况下最安全的方式是早期通过上腹部控制主动脉。控制近端后，暴露髂动脉远端，以便切除移植物和关闭髂动脉，但该区域再次手术时髂静脉损伤风险很高。如果炎症或出血导致远端控制不佳，可选用腔内闭塞导管，因为腋动脉股动脉移植物可能会让髂动脉反流很严重。双侧输尿管支架植入有助于广泛腹膜后炎症和瘢痕情况下的辨别。近端和远端动脉控制良好后，可探查腹膜后蜂窝织炎，定位和切除感染的移植物。

暴露股总动脉、股浅动脉和股深动脉

当主动脉双侧股动脉移植物连同其双侧股动脉吻合口发生感染时，需要在感染的吻合口远端建立双侧腋动脉股浅动脉旁路或腋动脉腘动脉旁路移植物。

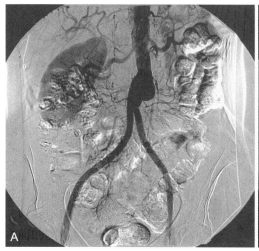
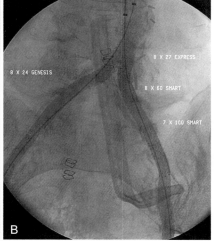

图33-7　（A）主动脉双侧股动脉移植物发生感染的患者主动脉造影提示端-侧近端吻合。（B）术中动脉造影：对先前闭塞的髂动脉行血管再通和支架形成。发生感染的主动脉双侧股动脉合成移植物随即被切除，用自体补片修复闭合。

建立完成后，可用封闭敷料保护切口，通过之前感染移植物切除术的中线切口暴露主动脉。打开感染的股动脉切口，控制感染的移植物，以及原位的股总动脉、股浅动脉和股深动脉。这样暴露有助于彻底清除感染主动脉双侧股动脉移植物，促进股动脉吻合口自身修复。

切除移植物

在确保解剖外旁路保持下肢充分灌注、近端和远端主动脉良好控制的情况下，可进入腹膜后区处理蜂窝织炎。分离感染的主动脉移植物至近端和远端的动脉吻合口。为了避免移植床持续感染或再发感染，需将移植物连同合成特氟龙（聚合四氟乙烯）毡纱一并移除。严重感染的移植物通常浸在其周围的浆液、乳白色液体或者脓液之中，不与周围组织粘连，易于暴露。完全移除感染的合成材料之后，用单丝合成缝线关闭远端髂总动脉。经解剖外旁路至少一侧髂内动脉可得到逆行灌注，减少结肠和盆腔缺血的风险。若感染的主动脉移植物分支累及大腿处切口，留置烟卷式引流（彭罗斯引流管）或深坑引流管有助于隧道的引流，该法也可用于截肢后的隧道引流。

封闭近端主动脉残端和网膜带蒂皮瓣

若感染合成主动脉移植物近端吻合采用端对侧的方式，通常对肾脏下部主动脉的控制比较容易。除此之外，对原位组织清创，待其恢复为健康主动脉组织之后，采用自体组织（静脉或去内膜的动脉等）行血管成形术，能够简化主动脉的关闭操作；必要时，也可以简单重新缝合。若感染的近端吻合口采用端对端的方式，譬如需要修复主动脉瘤时，应对近端主动脉残端清创，待其恢复至健康主动脉组织后，用 2–0 或 3–0 聚丙烯单丝缝线双层逐层缝合。近端第一层采用连续或间断垂直褥式缝合，第二层用单丝合成缝线连续缝合（图 33–8）。如果主动脉残端组织脆弱，则可能需要通过腹壁或椎前筋膜的自体组织条块来加强。其他自体材料，如去内膜的闭塞的主髂动脉、髂内动脉节段或大隐静脉垫，均可用来加强主动脉组织防止撕裂。若有足够的网膜组织，分离一段带蒂的网膜，穿过结肠系膜无血管区开口，到达结肠后区至主动脉床，填充腹膜后的死腔，覆盖在主动脉残端缝合口上（图 33–9）。

十二指肠残端的管理

若十二指肠情况尚好，其缺损主要可通过幽门成形术来修复关闭。然而，如果十二指肠组织瘢痕严重或存在炎症，则可能需要通过 Roux-en-Y 转流术

等方式进行修补。按照外科处理原则，应充分引流。若考虑持久性肠梗阻，可用胃造口引流或空肠营养。

股动脉的关闭

用自体组织关闭股动脉，通过髂外动脉，保持股深动脉和至少一侧髂内动脉的逆行灌注。依据相关阻塞性疾病的严重程度，可能需要使用大隐静脉补片，或对髂外动脉或股动脉行动脉内膜切除术。

缝匠肌肌瓣

若瘢痕或组织损坏严重，可从外侧肌肉附着点至髂前上棘游离缝匠肌，覆盖股部血管。内旋缝匠肌作为自体肌瓣用于股部重建[21]。

引流

充分引流主动脉床以及切除的感染移植物髂端隧道和十二指肠关闭部位，对减少继发脓毒症和主动脉残端瘘至关重要。充分引流十分必要，可在主动脉床放置深坑引流管，引流至侧腹部或股部切口。

闭合

解剖外旁路术完成后，在切除感染的主动脉移植物之前，关闭并用无菌封闭敷料保护切口。从该区域切除感染的修补物假体后，视主动脉和股部创面的污染情况而定，可能留置引流一期缝合即可。然而，严重污染的皮肤创面须延迟一期缝合。若需要在解剖外旁路术之前进行感染移植物切除术，用封闭敷料闭合并分离污染创面。重新准备手术，需另换一套无菌器材行解剖外旁路术。

术后护理

- 严密检测患者心肺功能，准备容量复苏。
- 对下肢灌注和神经运动的持续评估至关重要。若发生骨筋膜室综合征，需行筋膜切开术。
- 抗菌治疗要根据术中切除的移植物材料和主动脉床的培养结果而定。根据身体状况、感染程度和合成移植物材料情况，可能需要延长抗菌治疗。

并发症

- 持续局部脓肿。不彻底的清创或引流可导致主动脉残端破裂（10%~20%）、假性动脉瘤形成或解剖外假体旁路感染（10%~40%）[7,8]。
- 截肢。据报道，高达 20% 的患者在感染主动脉移植物切除术后发生下肢截肢。

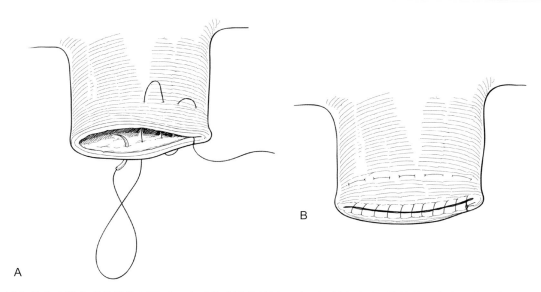

图33-8　感染的主动脉合成移植物切除后，主动脉残端的关闭。（A）采用不可吸收的单丝合成缝线闭合近端缝合层，通过连续或间断垂直褥式缝合。（B）之后采用同样方式连续缝合第二层。

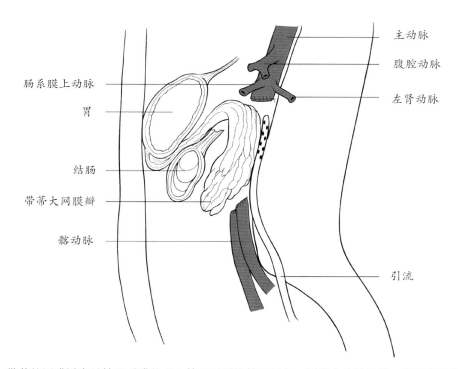

图33-9　带蒂的网膜瓣穿过结肠系膜的无血管区后到达结肠后方，覆盖主动脉残端。腹膜后隙留置深坑引流管。

- 骨盆区灌流不足。如果股动脉对盆腔侧支灌流或髂动脉逆行灌流不足，会发生臀部和结肠缺血甚至坏死。
- 深静脉血栓。
- 心肌梗死或心律失常。

- 出血。
- 肾衰竭。
- 移植物血栓形成。

（杨俊林　译　黄通　校）

参考文献

1. Fry WJ, Lindenauer SM: Infection complicating the use of plastic arterial implants, *Arch Surg* 94:600-609, 1967.
2. Jamieson GG, DeWeese JA, Rob CG: Infected arterial grafts, *Ann Surg* 181:850-852, 1975.
3. Liekweg WG, Greenfield LJ: Vascular prosthetic infections: Collected experience and results of treatment, *Surgery* 81:335-342, 1977.
4. O'Hara P, Hertzer N, Beven E, et al: Surgical management of infected abdominal aortic grafts: Review of a 25-year experience, *J Vasc Surg* 3:725-731, 1986.
5. Szilagyi D, Elliott J, Vrandecic M, et al: Infection in arterial reconstruction with synthetic grafts, *Ann Surg* 176:321-323, 1972.
6. Kieffer E, Sabatier J, Plissonnier D, et al: Prosthetic graft infection after descending thoracic/ thoracoabdominal aortic aneurysmectomy: Management with in situ allografts, *J Vasc Surg* 33:671-678, 2001.
7. Seeger J, Petrus H, Welborn M, et al: Long term outcome after treatment of aortic graft infection with staged extraanatomic bypass grafting and aortic graft removal, *J Vasc Surg* 32:451-461, 2000.
8. Reilly L, Altman H, Lusby R, et al: Late results following surgical management of vascular graft infections, *J Vasc Surg* 1:36-44, 1984.
9. Vogel T, Symons R, Flum D: The incidence and factors associated with graft infection after aortic aneurysm repair, *J Vasc Surg* 47:264-269, 2008.
10. O'Connor S, Andrew P, Batt M, et al: A systemic review and meta-analysis of treatments for aortic graft infection, *J Vasc Surg* 44:38-45, 2006.
11. Fitzgerald S, Kelly C, Humphreys H: Diagnosis and treatment of prosthetic aortic graft infections: Confusion and inconsistency in the absence of evidence or consensus, *J Antimicrob Chemotherapy* 56:996-999, 2005.
12. Goldstone J, Moore WS: Infection in vascular prostheses: Clinical manifestations and surgical management, *Am J Surg* 128:225-233, 1974.
13. Elliott JP, Smith RF, Szilagyi DE: Aortoenteric and paraprosthetic-enteric fistulas, *Arch Surg* 108:479-490, 1974.
14. Reilly LM, Stoney RJ, Goldstone J, et al: Improved management of aortic graft infection: The influence of operation sequence and staging, *J Vasc Surg* 5:421-431, 1987.
15. Orton D, LeVeen R, Saigh J, et al: Aortic prosthetic graft infections: Radiographic manifestations and implications for management, *Radiographics* 20:977-993, 2000.
16. O'Hara P, Borkowski G, Hertzer N, et al: Natural history of periprosthetic air on computerized axial tomographic examination of the abdomen following abdominal aortic aneurysm repair, *J Vasc Surg* 1:429-433, 1984.
17. Bunt T: Synthetic vascular graft infections, *Surgery* 93:733-746, 1983.
18. Valentine R: Diagnosis and management of aortic graft infection, *Sem Vasc Surg* 14:292-301, 2001.
19. Sarac T, Augustinos P, Lyden S, et al: Use of fascia-peritoneum patch as a pledget for an infected aortic stump, *J Vasc Surg* 38:1404-1406, 2003.
20. Burks J, Faries P, Gravereaux E, et al: Endovascular repair of bleeding aortoenteric fistulas: A 5 year experience, *J Vasc Surg* 34:1055-1059, 2001.
21. Landry G, Carlson J, Liem T: The sartorius muscle flap: An important adjunct for complicated femoral wounds involving vascular grafts, *J Vasc Surg* 50:961, 2009.

第 **34** 章　主动脉移植物感染的新主-髂动脉系统手术治疗

RYAN T. HAGINO · CHRISTOPHER A. DeMAIORIBUS

历史背景

主动脉移植物感染手术切除后，传统上多行一期或多期解剖外旁路术。但其效果难以令人满意。一方面是由于感染移植物切除术后所引起的主动脉残端破裂，更主要是由于腋-股动脉重建术的远期效果难以保证[1]。1979 年，Ehrenfeld 及其同事[2]发表了他们利用去内膜自体动脉移植物原位重建主动脉方面的经验。但因受限于合适的动脉来源，该项技术未得以推广。而利用隐静脉原位重建主动脉的方法，有早期文献报道其易发生弥漫性静脉内膜增生[3,4]。1981 年，Schulman 和 Badhey[5]在腹股沟下方的血管再通重建术中利用股腘静脉作为血管替代物。之后在 1993 年有不同文献发表了利用股腘静脉作为主动脉重建术的自体移植物的案例[4,6]。自此利用股腘静脉（FPV）行血管重建的方法被命名为新主-髂动脉系统（NAIS）[4]。FPV 的大口径使其可与主动脉直接吻合，且不必担忧晚期动脉瘤样变性或移植物破裂的问题。长期随访结果显示具有临床意义的静脉并发症并不常见[7-9]。NAIS 手术因其良好的通畅性、高保肢率和低感染复发率而成为主流首选治疗方案[10-13]。

术前准备

- 对于患有主动脉移植物感染的患者，初步护理应着眼于全身或局部败血症的治疗。如可能，应首先考虑选择对细菌培养敏感抗生素的全身疗法。败血症所引起的血流动力学不稳定可能需予以快速静脉输液或液体复苏、有创血压监测和血管活性药物以纠正。而过多的非必需心脏风险评估会增加主动脉移植物感染的死亡率并大大限制手术时间。
- 彩色多普勒超声、CT 血管造影、磁共振常规造影、核成像和正电子发射断层扫描等辅助检查，有助于明确移植物感染范围大小和动脉移植物吻合口的完整性。如为亚急性生物膜感染，则影像学检查可能还不够充分，这时需手术探查以明确感染病因，

但可能由此引发吻合口假性动脉瘤。术前影像检查还能提供早期手术和动脉解剖方面的信息，有助于准确评估主动脉吻合部位和吻合口假性动脉瘤的位置及结构，并能判断是否有下肢动脉重建手术史。影像学评估对于主动脉重建术后需行腹股沟下动脉再通重建以纠正局部缺血的病例，具有重要价值。

- 彩色多普勒超声评估双侧下肢静脉：① FPV 的口径和通畅性；②无深静脉血栓形成；③存在双 FPV；④是否存在大隐静脉。

隐患和风险

- 血管出血。
- 急性肢体缺血。
- 筋膜间隙综合征。
- 深静脉血栓和静脉高压。

手术策略

选择原位修复血管

术前行 FPV 影像学检查以排除深静脉血栓形成，评估血管口径并鉴别是否存在双深静脉系统。如存在双深静脉，移除大口径 FPV 的同时保留其副静脉可能减少与完全获取 FPV 后相关并发症的发生，例如，慢性水肿或静脉高压。主双股动脉结构的完全重建修复通常需充分利用双侧 FPV。然而，部分移植物切除重建术（半 NAIS）或主动脉/主-髂动脉移植物切除重建术只需利用较短的 FPV 长度。

分期实行新主-髂动脉系统手术

病情稳定患者的后期治疗选择更为灵活。分期获取 FPV 为后期高难度移植物切除和重建的二次手术提供了可能，并且不增加手术总时间及并发症发生率[14]。在这些患者中，将原位松解保留其静脉，以维持静脉中轴的连续性和流通性。切口暂时闭合即开始标准预防性抗凝治疗。当准备就绪后，患者返回手术室，切

除静脉并完成最终手术步骤。

手术方法

获取股腘静脉

需行全下肢准备，并取蛙腿式体位。切口从腹股沟到膝盖内侧通过缝匠肌（图 34-1A）。向内侧牵开缝匠肌可暴露亨特管。该区域是大腿前、内侧内收肌分隔肌间隔的分隔标志；其内容包含股动脉、股静脉和隐神经。切开覆盖上面的腱膜，首先可见的血管结构是静脉。暴露静脉前表面并开始游离静脉。向股静脉与股深静脉交汇处集中分离。紧贴游离静脉主干双重结扎其分支，而不是如通常隐静脉获取般保留一段长度。这种结扎方式应用于血管外膜，增加了结扎的力度，且对大口径内腔无明显挤压作用。如果需要获取全段 FPV，需切开内收肌裂孔内的长收肌以暴露分离腘静脉（图 34-1B）。如此可获得与股静脉相连续长达 15cm 的可用腘静脉，但要注意保留腘静脉主要分支并至少保证残端上有一个完整腘静脉瓣膜，这样能在移植物切除术后保留静脉侧支循环，并能预防出现重度静脉高压[15]。

暴露感染移植物后，可完成静脉获取。结扎并离断移植物腘侧端，其头侧端与股深静脉直接离断，离断的静脉用不可吸收单丝缝合线缝合。该方法能避免出现股静脉残端，并能保证股深静脉到股总静脉之间的平滑过渡。该部位的静脉残端可引起术后深静脉血栓形成和肺栓塞。

考虑大小匹配因素，通常对静脉移植物首选采用非反折构造，而不是通常用瓣膜刀切除瓣膜的方法，该法所残留的瓣叶会限制其血流。反折静脉，暴露血管内面，在直视下切除瓣膜，然后反折复位（图 34-2）。

建立新主-髂动脉系统

重建修复的具体结构可根据患者临床情况、可

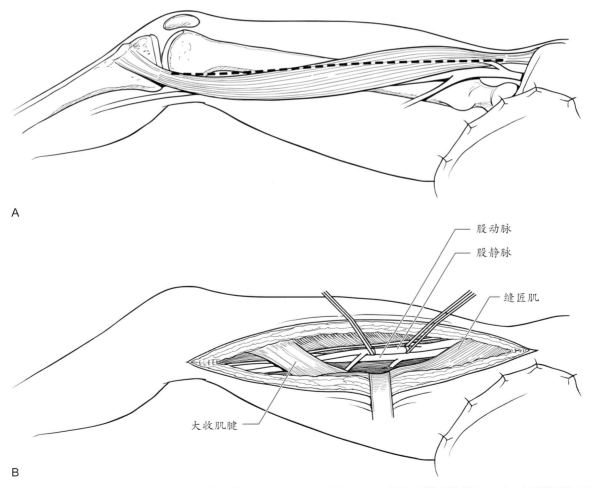

A

股动脉
股静脉
缝匠肌
大收肌腱

B

图34-1 （A）经缝匠肌做切口（虚线）。沿中线切开缝匠肌后，可暴露FPV、股浅动脉和隐神经。（B）通常需打开内收肌裂孔以暴露腘静脉。

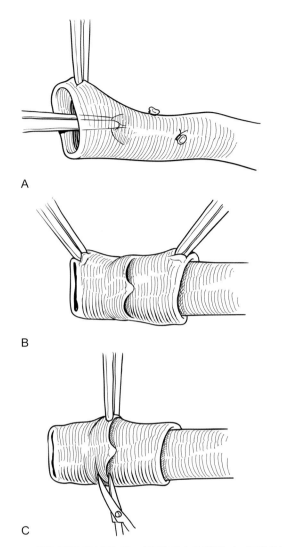

图34-2　获取静脉移植物后，用钳子夹住静脉内表面可较易暴露其内面（A），同时用另一把钳子夹住静脉外表面向后反折（B）。（C）该法可实现直视下瓣膜切除，优于应用于隐静脉的经典瓣膜刀瓣膜溶解法。

用血管、感染移植物替代物的解剖条件及最佳大小匹配个性化考虑。对于主 – 双股动脉的重建，如果 FPV 的长度足够用于重建真正的二分叉移植物，近端段的两根静脉可匙状吻合成一裤形移植物（图34-3）。如果血管长度受限或临床情况不允许主 – 双股动脉的原位重建，可采取其他结构方式。例如，有盆腔或腹膜后脓肿的病例，为避免新的静脉移植物再次穿透脓肿，应用交叉股动脉移植物行单侧主 – 股动脉重建以避开脓肿是一种安全的选择。静脉移植物穿过新通道时应避免扩张，以减少通道内拖拽结扎侧分支，结扎撕脱或移植物出血的可能。

近端吻合

尽管 FPV 的口径很大，移植血管与原主动脉之

间尺寸不匹配的情况仍然很常见。良好的端 – 端吻合不宜采用明显的荷包缝合方法，而是采用至少四象限以上吻合方法，用 4-0 不可吸收单丝线锚定缝合在一起，而不是单个缝合。此技术具有更精确的缝合布局，使静脉均匀分布于吻合主动脉的外周上。

远端吻合

直接远端吻合通常在行动脉壁清创术后于原吻合位置上进行。但由于血管长度的限制常无法进行该方式。罕见的情况下，新吻合口接近于旧吻合口且旧吻合位置被静脉补片闭合。必须注意要清除所有修复材料和感染动脉壁。有时过度动脉清创后需行股动脉端 – 端吻合术，以避免出现盆腔血液反流。采取该法时需考虑引起盆腔缺血的可能。

皮瓣覆盖

皮瓣覆盖不是绝对的。但如有腹膜后广泛污染，可能需要额外的措施以防止反复感染。大网膜带蒂皮瓣是优秀、广泛应用的选择。从横结肠游离大网膜至缺血平面。保留胃网膜弓，并将大网膜与胃壁分离，构造一个带蒂皮瓣。该皮瓣在结肠后穿过在横结肠系膜上造的窗口，并置于腹膜后结肠前的污染区域。皮瓣固定环绕于主动脉吻合处和移植物。围绕通道根部的结肠系膜缺口松散闭合以预防回缩或内疝。

股动脉手术切口常需要广泛清创以清除污染。这种大创口不可能完全闭合，因此需覆盖肌肉皮瓣。这种情况通常用缝匠肌旋转皮瓣或肌成形术来完成。具体方法是：切断缝匠肌邻近其髂前上棘起点的侧缘。可能需用侧方对口切开来实现充分暴露。缝匠肌的血供是沿肌肉中间分布的。第一血管蒂距肌肉起点 6~7cm，需予以保留，避免出现皮瓣坏死。游离该肌肉后，在其肌腱部分分离其起点，而后由外侧向中间翻转缝匠肌，而不是移置整块肌肉（图 34-4）。在股血管上方固定缝匠肌。如果皮肤缝合张力过高，肌肉成形术后可使用创口负压辅助创口闭合装置关闭创口。

术后护理

- 针对静脉高压、腘静脉残端淤血及静脉吻合部位静脉内膜的大量受损，术后给予必要的抗凝治疗：预防剂量的肝素或低分子肝素。行筋膜切开的患者可应用下肢压缩泵和脚踏泵。
- 经常行下肢神经血管检查对发现早期筋膜间隙综合征或缺血至关重要。
- 使用弹力裤缓解下肢肿胀。

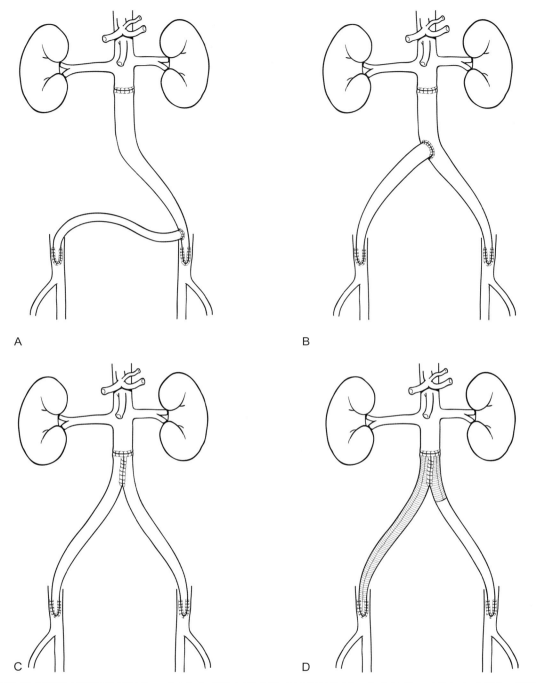

图34-3　NAIS 手术通常有四种移植结构：（A）主动脉与股动脉交叉移植物统一吻合结构；（B）主动脉与对侧髂动脉–股动脉移植物统一吻合结构；（C）主动脉双股动脉吻合结构；（D）主干替换（半NASI）。

并发症

• 出血。早期血管出血通常与侧支结扎不完全有关。晚期出血通常由复发或渐进感染引起。移植物喷射性出血罕见且致命。与 NAIS 移植感染相关的因素包括慢性营养不良、免疫抑制以及多种多重菌和真菌感染。

• 筋膜间隙综合征。急性静脉高压，再加上长时间缺血再灌注，可导致术后筋膜间隙综合征。患者先前或同时行隐静脉切除术、夹闭时间过长、原有动脉供血不足或血流动力学不稳等因素可能要行筋膜切开术。这些病例通常在住院期间完成创口闭合。

• 急性下肢缺血。获取 FPV 过程中切断了发自股腘动脉的侧支循环可导致下肢缺血，尤其是原有动脉粥样硬化闭塞性疾病的患者。这一严重的并发

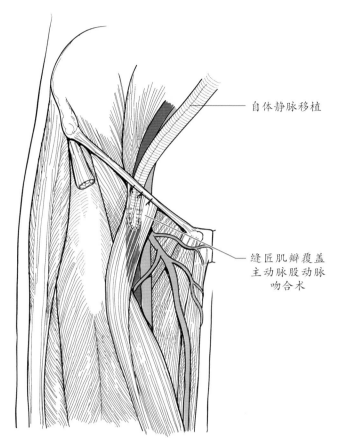

自体静脉移植

缝匠肌瓣覆盖
主动脉股动脉
吻合术

图34-4　缝匠肌成形术。切断缝匠肌在髂前上棘上的起点后翻转该肌肉至股血管上方，而不是移置整块肌肉。

症通常需要在已进行长时间手术后加行腹股沟下血管重建手术。

• 反复感染。虽然再感染率很低，但感染移植物材料清创不彻底、固有动脉及软组织残留都有可能发生再感染。感染的发病率与移植物腔内糜烂和次级动脉瘘有关，主要是由腔内污染和腔内相关并发症所引起。

• 术后神经病变。广泛的腹股沟剥离和清创可能会导致水肿或损伤股神经皮支。神经损伤引起的大腿前、外侧感觉迟钝虽然会造成患者不适，但通常是自限性的。另外，隐神经在亨特管内靠近股静脉。在游离股静脉时损伤该神经可导致隐神经痛。

• 后期狭窄。移植物再狭窄的发生率较低。已发表文献表明吻合口部位的病变与移植物中段的病变比较无明显差异。直接瓣膜切除，如前所述，是降低非反折血管残余瓣叶增生性病变的一种手段[12,13]。

• 慢性静脉功能不全或静脉高压。FPV 获取后发生一定程度的下肢肿胀是不可避免的。生理数据证实移除 FPV 后静脉流出道梗阻的发生率很高，但有临床意义的静脉并发症并不常见[8,9]。晚期静脉并发症的发展主要与残余腘静脉段的瓣膜及侧支循环有无功能相关。获取 FPV 之前，大隐静脉系统缺失与这些并发症无高度相关性。因此，先前曾切除隐静脉或 FPV 移除同时移除获取隐静脉不是 FPV 获取的禁忌[9]。

（温兴铸 译　李俊 校）

参考文献

1. O'Connor S, Andrew P, Batt M: A systematic review and meta-analysis of treatments for aortic graft infection, *J Vasc Surg* 44:38-45, 2006.
2. Ehrenfeld WK, Wilbur BG, Olcott CN, et al: Autogenous tissue reconstruction in the management of infected prosthetic grafts, *Surgery* 85:82-92, 1979.
3. Seeger JM, Wheeler JR, Gregory RT, et al: Autogenous graft replacement of infected prosthetic grafts in the femoral position, *Surgery* 93:39-45, 1983.
4. Clagett GP, Bowers BL, Lopez-Viego MA, et al: Creation of a neo-aortoiliac system from lower extremity deep and superficial veins, *Ann Surg* 218:239-249, 1993.
5. Schulman ML, Badhey MR: Deep veins of the leg as femoropopliteal bypass grafts, *Arch Surg* 116:1141-1145, 1981.
6. Nevelsteen A, Lacroix H, Suy R: The superficial femoral vein as autogenous conduit in the treatment of prosthetic arterial infection, *Ann Vasc Surg* 7:556-560, 1993.
7. Schanzer H, Chiang K, Mabrouk M, et al: Use of lower extremity deep veins as arterial substitutes: Functional status of the donor leg, *J Vasc Surg* 14:624-627, 1991.
8. Wells JK, Hagino RT, Bargmann KM, et al: Venous morbidity after superficial femoral-popliteal vein harvest, *J Vasc Surg* 29:282-291, 1999.
9. Modrall JG, Hocking JA, Timaran CH, et al: Late incidence of chronic venous insufficiency after deep vein harvest, *J Vasc Surg* 46:520-525, 2007.
10. Clagett GP, Valentine RJ, Hagino RT: Autogenous aortoiliac/femoral reconstruction from superficial femoral-popliteal veins: Feasibility and durability, *J Vasc Surg* 25:255-270, 1997.
11. Daenens K, Fourneau I, Nevelsteen A: Ten-year experience in autogenous reconstruction with the femoral vein in the treatment of aortofemoral prosthetic infection, *E J Vasc Endovasc Surg* 25:240-245, 2003.

12. Beck AW, Murphy EH, Hocking JA, et al: Aortic reconstruction with femoral-popliteal vein: Graft stenosis incidence, risk and reintervention, *J Vasc Surg* 47:36-44, 2008.

13. Faulk J, Dattilo JB, Guzman RJ, et al: Neoaortic reconstruction for aortic graft infection: Need for endovascular adjunctive therapies? *Ann Vasc Surg* 19:774-781, 2005.

14. Ali AT, Mcleod N, Kalapatapu VR, et al: Staging the neoaortoiliac system: Feasibility and short-term outcomes, *J Vasc Surg* 48:1125-1131, 2008.

15. Santilli SM, Lee ES, Wernsing SE, et al: Superficial femoral popliteal vein: An anatomic study, *J Vasc Surg* 31:450-455, 2000.

第 35 章 股动脉假性动脉瘤的外科治疗

WILLIAM D. JORDAN, JR. · MICHAEL J. GAFFUD

历史背景

人工移植物的发展已经大大提高了血管外科医生用替代或旁路方法绕过病变血管节段的能力。虽然感染的风险小，但是依然威胁着留置人工移植物的患者，并且感染阻断仍然是最有效的预防手段。一旦出现感染，伴随而来的吻合口变形及动脉出血对于肢体及生命都是潜在的威胁。引流和消毒措施可清除异体留置材料周围的感染，而如果感染累及吻合部位将不可避免地导致出血[1]。人工移植物感染的处理原则有两个目的：去除感染人工移植物及恢复感染部位最大血流量[2]。虽然传统教科书的做法是完全去除感染人工移植物并放置一个新的人工血管于可替代、无感染的路径上，但最新文献资料表明，利用自体血管甚至是异体血管进行原位血管重建对某些特定患者可能也是一种替代治疗后果。1963 年，Shaw 和 Baue 提出了闭孔旁路术[4]，已被证明是下肢血管重建的长久选择。虽然感染使股动脉假性动脉瘤的处理变得更为复杂，但绝大多数病变是非感染性变性。在以前的实践中，缝线断裂可能是一重要病因，而在现代更主要的是动脉变性。

适应证

• 所有股动脉吻合口动脉瘤均需治疗，因为有继续扩大及破裂的风险。这个原则是基于延长患者的有限寿命。

术前准备

• 手术前，体检发现及距初次手术时间可指导术前评估的范围程度。出血或脓肿引流等紧急情况最好在手术室处理。慢性感染或变性进程允许延期进行综合性评价。

• 不应在床旁行脓肿或创口探查，因为存在松散血凝块破裂导致大出血的风险。

• 如怀疑感染，应立即给予经验性抗生素治疗并行血液细菌培养。

• 行超声心动图检查以排除瓣膜赘生物。瓣膜赘生物的存在可导致临床处理方案、抗生素选择及治疗时间的改变。

• 如果感染表现为慢性进程，可行超声、常规 CT 或 MRI 血管造影检查以详细评估。窦道可在皮肤或肠管与移植物之间被鉴别。虽然移植物周围积液或软组织减少在正常术后亦可发现，但更常见于感染。超声或 CT 引导下积液穿刺引流可明确诊断并提示是否应需要给予抗生素治疗。虽然很少有必要，但也可考虑白细胞标记研究。

隐患和风险

• Shaw 和 Baue 提出：解决这个问题的最佳途径是胆大而心细的外科入路。这比过于谨慎、怀着侥幸心理拖延和不彻底的治疗措施要好得多[4]。感染过程的最大风险是保守治疗，其往往导致截肢或死亡。

• 理论上所有的感染移植物都应清除，但有时患者的生理条件只能耐受低创伤性的治疗方法。因此应密切监测残余人工移植物，因其存在感染的风险。

• 血管重建术期间可能难于兼顾对逆行髂动脉血流的保护。因此，术前必须重视双侧下腹部动脉情况的研究以保证足够的盆腔灌注。

非感染吻合口假性动脉瘤的手术方法

切口

腹部及全下肢消毒准备有利于修复后评估远端血流灌注。无论是股动脉的流入或流出功能，该准备都可实现对相关血管的完全阻断和评估，如需要，可进入腹腔行近端阻断和下肢检查。可利用之前的横行或纵行切口向近端延长至新的水平。

暴露及血管阻断

首先找到并分离近端移植物的上面部分和近端股总动脉。如果担心完全分离股总动脉会因瘢痕组织而有危险，最佳阻断方法是用闭塞球囊导管或把血管和移植物作为一个血管单位并用血管夹同时夹住。如需要可切开腹股沟韧带以提供足够的暴露。把移植物近端和股动脉从周围瘢痕组织中分离出来并用血管线圈或胶带包绕。继续锐性分离股总动脉的侧面和中间部分以辨别血管分叉、股浅动脉和股深动脉。每支血管都可完全分离并包绕血管线圈，以阻断血管或为放置血管夹做准备。

如果瘢痕组织太严重而不能安全分离，可考虑选择腹膜后或正中切口以暴露移植物腹部部分，从而实现近端阻断。远端阻断可通过缝匠肌外侧切口实现。游离内侧缝匠肌并切开深筋膜以暴露股浅动脉和股深动脉。远端阻断的另一种选择是打开动脉瘤并在远端血管腔内放置闭塞球囊导管（图 35-1）。

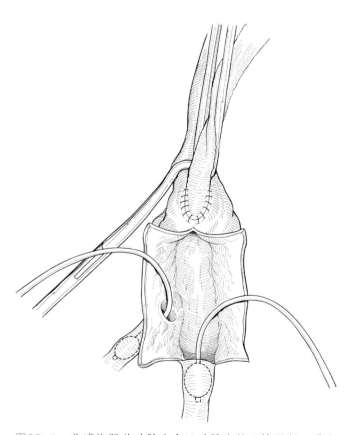

图 35-1　非感染股总动脉吻合口动脉瘤的血管阻断。受炎症与瘢痕组织的影响，可能难以单独使用夹子阻断血管。这幅插图展示了在近端夹住股总动脉和移植物主干并打开动脉瘤。在股浅动脉和股深动脉中植入闭塞球囊导管实现血管阻断。去除血栓，检查腔内出血。

血管重建

选择与原血管直径大小高度匹配的移植物，通常选择 6~8mm 环状聚四氟乙烯或涤纶移植物。全身肝素化处理后上血管夹，沿着动脉瘤顶部切开。检查残留的血管腔是否足够行动脉瘤内缝合术以完成远端吻合。视情况行动脉内膜切除术。根据健康动脉组织具体情况选择植入新的管状人工血管、分叉人工血管或修复血管补片。保留原血管系统的反向血流非常困难，甚至是不可能的。因此，在术前必须关注双侧下腹部动脉的状态以帮助临床决策。评估股总动脉、股浅动脉及股深动脉血流是否有足够回血。股浅动脉或股总动脉完全闭塞会导致血管不通。吻合近端和远端血管，超声检查评估股浅、股深动脉，检查足部血流灌注情况并排除远端栓塞。如需要可行动脉造影术。

闭合

分层缝合切口。如切断了腹股沟韧带，需用不可吸收缝合线修复。皮肤缝合时注意不留死腔以预防移植物周围血肿或积液。皮肤缝合可用 U 形钉、不连续尼龙线或皮下缝合线。给予围术期 24 小时内预防性抗生素处理。

感染性股动脉假性动脉瘤的手术方法

切口

如存在感染性股动脉假性动脉瘤，绝大多数血管重建应避开感染解剖范围。消毒准备范围不局限于腹股沟部位以预防新旁路移植物受污染，而应包括全腹部及双侧全下肢。根据可疑感染的范围，选择正中切口或斜侧切口。斜侧切口开始于腹直肌外侧缘，距腹股沟韧带上方 3cm，并于髂脊和肋弓下缘之间向腋中线延长。斜侧切口可进入后腹膜。分离移植物及髂动脉时，应找出并保护输尿管，通常从内侧分离，如此可在外侧避开输尿管。移植物内如无周围组织增生且无移植物周围积液，可证明该水平移植物节段无感染。受感染的移植物远端腹内节段应充分向远侧分离以确保其之后可经腹股沟切口完全切除。

远端暴露及血管阻断

远端分离取决于血管造影所确定的可用流出道选择。在大腿无感染部位做一切口，暴露股浅动脉或腘动脉。选取合适的近端点和远端点，穿透闭锁孔建立通道。闭孔膜可在耻骨上支及腹股沟管后方触及。用一根手指沿闭孔膜摸索，可触及一个小孔，内有闭孔动脉及闭孔神经在其后外侧穿过闭孔膜。建立通道时首先在闭孔膜前内侧位置锐性分离或电刀烧灼穿透该膜，然后植入标准隧道器具至大腿（图 35-2）。如果担心发生盆腔感染，可先不植入移植物而是在通道内植入红色橡胶导管直到明确感染范围。

建立无感染的流入、流出点之后，使用肝素。切断腹股沟韧带近端的原移植血管以建立端-端近端血管吻合。充分游离移植血管远端部分，使之随后可从腹股沟移除。取远端推测无感染的移植物标本送细菌培养，以评估是否存在亚临床感染，以指导后期抗生素治疗。吻合近端和远端血管（图 35-3）。然后在暴露感染腹股沟之前关闭创口并覆盖闭合屏障敷料。

清除感染移植物

直接离断腹股沟处理感染源。虽然主要动脉流入道已不通畅，但仍有出血的风险。例如，顺行血流可从侧支循环流入髂外动脉，而回血很可能来自股浅动脉及股深动脉。如有脓肿空洞，股静脉亦有受损的风险。应施行股总动脉、股浅动脉、股深动脉的血管阻断，或必须预备闭塞球囊导管。打开假性动脉瘤空腔，找到不通畅的远端移植物感染部分，

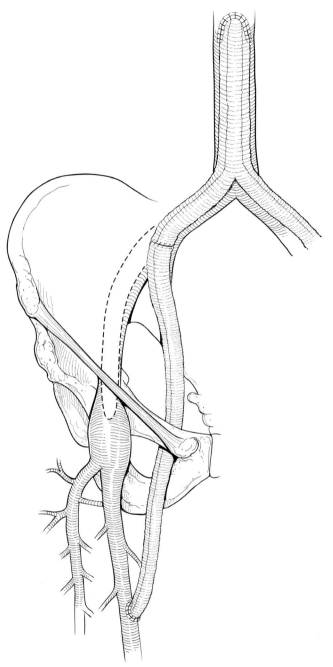

图35-3 闭锁孔旁路的解剖位置，穿过骨盆到达大腿中部，以避免感染扩散至股三角区域。

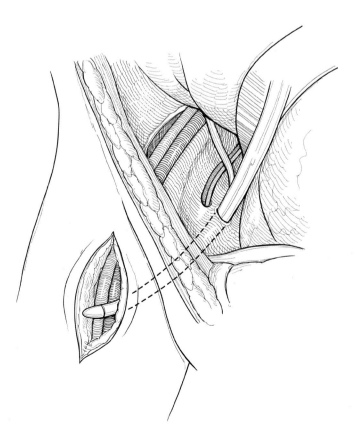

图35-2 做腹膜后曲线切口暴露闭锁孔。暴露闭锁孔后，植入隧道装置穿过闭锁孔至大腿中部，到达股浅动脉。

从腹股沟韧带下方游离，清除剩下的移植物近端部分。脓肿空洞和移植物感染部位的液体送细菌培养。为保证安全移除移植物，如需要可切断腹股沟韧带。如果来自对侧股动脉的灌注充分，可缝合近端股总动脉以简化血管重建过程。如允许应保留股深动脉。如股总动脉缺损很小，可用静脉或牛心包行补片血管成形术。其他保留股深动脉血流的方法包括吻合股浅、股深动脉或可在更远端用离断的股总动脉近

端部分作为修复补片连接股深动脉和股浅动脉。这两种方法的选择取决于暴露的股浅动脉供应股深动脉的逆行血流。如果感染程度很严重，可结扎股浅、股深动脉。一旦完成血管阻断，积极清创并充分冲洗视野范围，此阶段最好使用脉冲灌洗设备。

闭合

虽然视野内没有移植物，结扎的血管仍需软组织覆盖。最佳选择是缝匠肌成形术[5]。拎起小皮瓣识别髂前上棘上的肌腱附着点，完全游离肌肉并切断肌腱部分。将肌肉牢固缝合于血管上方，消除肌肉和软组织床之间的潜在空间。U 形结构褥式缝合有助于缝匠肌对股动脉鞘的保护。根据患者体质及组织适用性，闭合剩余组织并行闭式引流，同时开放皮肤。或者可二期闭合开放的皮肤。负压辅助敷料可促进此类开放伤口的愈合。

感染性吻合口假性动脉瘤的腔内治疗选择

在股动脉使用支架移植物十分有限，有病例报道持续关注支架断裂和股深动脉闭塞风险。Brountzos 及其同事[6] 报道称，当患者处于非全身麻醉状态下行退行性假性动脉瘤血管支架植入后，支架可维持通畅 6 个月。Klonaris 及其同事[7] 用血管支架移植物姑息治疗了 6 例感染性吻合口假性动脉瘤破裂患者，其中 4 例有下肢旁路，2 例经支架移植物透析。手术同期行清创术，移除闭塞移植物，如支架移植物与之有冲突，可在支架上行缝匠肌成形术覆盖保护。所有患者行长期抗生素治疗。

当临床条件受限时，腔内移植物植入可能是一种巧妙的姑息性治疗方法。然而，血管支架植入存在股深动脉或股浅动脉闭塞的风险，而且腔内移植物存在因持续性动脉破坏会导致高感染风险。

医源性股动脉假性动脉瘤的腔内治疗

医源性股动脉假性动脉瘤由于导管介入治疗的应用有所增加，特别是经较大导管行复杂介入治疗的患者，有报道发生率为 0.05%~4%[8]。在 1991 年出现超声引导下压迫的非手术介入治疗方法之前，开放手术修复仍是治疗金标准[9]。尽管对患者有益，超声引导下压迫却给患者造成极大痛苦，且耗时长，对复发性假性动脉瘤无效。1986 年出现超声引导下注射凝血酶的方法[10]。如果治疗方法恰当且患者选择合适，则不会出现动脉内注射和免疫源性并发症[8,11,12]。Khoury

及其同事[13] 提出凝血酶注射较超声引导下压迫的患者满意度更高，血栓形成时间更短，成功率更高（96%比 75%）。

适应证

- 所有直径 >2cm 的医源性股动脉假性动脉瘤都应行外科修复或凝血酶注射。
- 动静脉瘘及颈部假性动脉瘤视野不佳属超声引导下凝血酶注射禁忌证。
- 如患者未经抗凝治疗，小假性动脉瘤（< 1cm）可观察到较高的自发血栓形成率。2 周内应行影像学复查。
- 如出现浅表组织感染、血肿扩大、皮肤坏死、远端缺血或感觉和运动发现，提示股神经压迫，需行手术修复。
- 剧烈疼痛往往需要抽空大血肿以提高患者舒适度。

术前护理

- 患者的评估包括病史和身体检查，多普勒超声成像和踝肱指数。
- 注意监测患者抗凝状态。

血管腔内技术

可用便携式超声仪开展床旁凝血酶注射。建议注射针大小范围为 19~25 号。注射范围现已逐步下降，凝血酶有效浓度范围现为 20~100U。局部渗透麻醉后，行超声引导下凝血酶注射。最便利的注射器是 1mL 结核菌素注射器和 25 号注射针。穿刺入假性动脉瘤时应尽可能远离颈部。如假性动脉瘤为多分叶的，在最接近动脉主干的瓣叶进针时，可引起动脉瘤所有瓣叶血栓形成。另外，注射应遵循个体化原则。注射后应用超声确认动静脉之间是否有持续血流[12]。

术后护理

- 注射后无需卧床，6 小时内重新评估患者病情，24 小时内超声复查确认假性动脉瘤内是否有持续性血栓形成。
- 出院一个月内复查超声及踝肱指数评估患者病情。

（温兴铸 译　李俊 校）

参考文献

1. Schramel RJ, Creech O: Effects of infection and exposure on synthetic arterial prostheses, *Arch Surg* 78:271-279, 1959.
2. Fry WJ, Lindenauer SM: Infection complicating the use of plastic arterial implants, *Arch Surg* 94:600-609, 1967.
3. O'Connor S, Andrew P, Batt M, et al: A systematic review and meta-analysis of treatments for aortic graft infection, *J Vasc Surg* 44:38-45, 2006.
4. Shaw RS, Baue AE: Management of sepsis complicating arterial reconstructive surgery, *Surgery* 53:75-86, 1963.
5. Landry GJ, Carlson JR, Liem TK, et al: The Sartorius muscle flap: An important adjunct for complicated femoral wounds involving vascular grafts, *Am J Surg* 197:655-659, 2009.
6. Brountzos EN, Malagari K, Gougoulakis A, et al: Common femoral artery anastomotic pseudoaneurysm: Endovascular treatment with Hemobahn stent grafts, *JVIR* 11:1179-1183, 2000.
7. Klonaris C, Katsagyris A, Vasileiou I, et al: Hybrid repair of ruptured infected anastomotic femoral pseudoaneurysms: Emergent stent-graft implantation and secondary surgical debridement, *J Vasc Surg* 49:938-945, 2009.
8. Olsen DM, Rodriguez JA, Vranic M, et al: A prospective study of ultrasound scan-guided thrombin injection of femoral pseudoaneurysm: A trend toward minimal medication, *J Vasc Surg* 36:779-783, 2002.
9. Fellmeth BD, Roberts AC, Bookstein JJ, et al: Postangiographic femoral artery injuries: Nonsurgical repair with ultrasound guided compression, *Radiology* 178:671-675, 1991.
10. Cope C, Zeit R: Coagulation of aneurysms by direct percutaneous thrombin injection, *AJR Am J Roentgenol* 147:383-387, 1986.
11. Sheiman RG, Brophy DP: Treatment of iatrogenic femoral pseudoaneurysms with percutaneous thrombin injection: Experience in 54 patients, *Radiology* 219:123-127, 2001.
12. Hanson JM, Atri M, Power N: Ultrasound-guided thrombin injection of iatrogenic groin pseudoaneurysm: Doppler features and technical tips, *Br J Radiol* 81:154-163, 2009.
13. Khoury M, Rebecca A, Greene K, et al: Duplex scanning-guided thrombin injection for the treatment of iatrogenic pseudoaneurysms, *J Vasc Surg* 35:517-521, 2002.

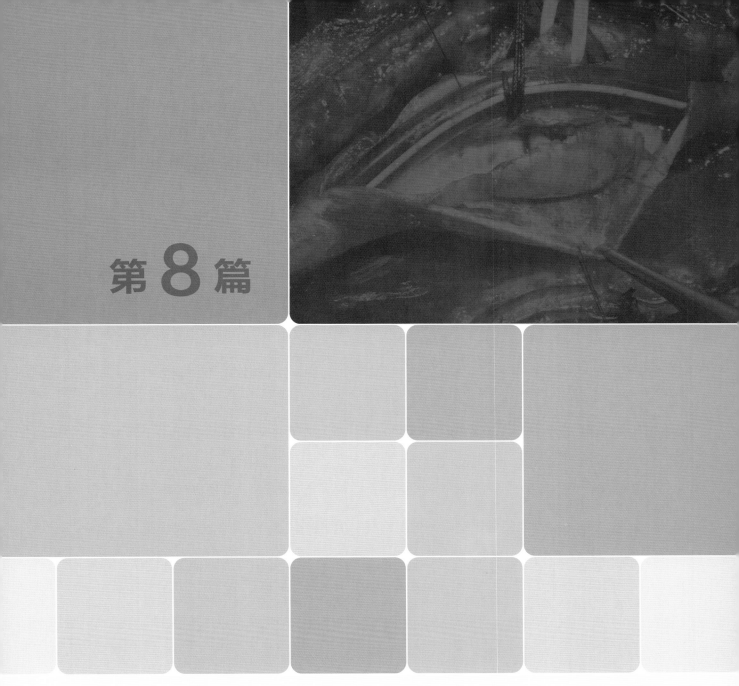

第 8 篇

肾动脉疾病

第36章　肾血管病变的开放修复

KIMBERLEY J. HANSE · CHRISTOPHER J. GODSHALL

历史背景

1937 年，Goldblatt[1] 利用狗模型证明了肾动脉狭窄可引起肾萎缩和全身性高血压。这一非凡的实验明确了肾血管性疾病与高血压之间的因果关系。Leadbetter 和 Burkland[2] 成功完成了对肾血管性高血压的第一例治疗。一个 5 岁患儿切除一个缺血性肾脏后，重度高血压得以痊愈。在 1938 年 Leadbetter 和 Burkland 的文献报道之后，凡是经静脉肾盂造影确认存在单个小肾脏且与其高血压有关的高血压患者均行肾切除术。但在 1956 年的一篇 575 例肾切除术的综述中，Smith[3] 发现仅 25% 的患者治愈了高血压。

1954 年，Freeman 及其同事[4] 实施了第一例肾血管性疾病的直接手术修复——经主动脉双侧肾动脉血栓内膜切除术。这是第一例直接手术修复治愈高血压。这一成功伴随着主动脉造影术和为预期血压获益而实施的直接肾血管手术修复的广泛开展。但在 20 世纪 60 年代早期，医学界认为只有不超过一半的高血压患者能通过手术修复肾血管性疾病获益[5]。

1962 年，Morris、DeBakey 和 Cooley[6] 报道对 8 例氮质血症患者实施了肾血管性疾病直接手术修复后，血压和肾功能得到改善。这篇报道标志着重心由肾血管性高血压转移到肾血管性肾功能不全或缺血性肾切除术。自那时以来，其他团队在特定选择的全肾缺血的患者中行直接手术修复也发现了相似的肾功能获益改善[7, 8]。

适应证

在伴有高血压的患者中，关于其动脉粥样硬化性肾血管性疾病自然发展进程的研究表明了肾动脉狭窄发生解剖学演变的同时伴随着肾脏大小和功能的减退[9-11]。但是，更多最新研究表明，在无重度高血压的情况下解剖学演变十分罕见[12,13]。一项平均随访达 8 年的研究表明，在独立、老年患者中肾动脉发展至狭窄或闭塞加重的概率推测为每年 0.5%[12]。在 434

例高血压患者中，随访 3.2 年之后，6%~9% 发生狭窄，2.3% 发生闭塞[13]。疾病发生发展过程与肾脏长度相关，而与肾功能无关。因此，如无高血压，肾血管性干预不作为孤立修复或肾动脉修复加主动脉重建的推荐。

当缺少正确的生理学研究时，如选择性肾静脉检测，有意义的肾血管性疾病的最重要临床特征是重度高血压。当出现缺血性肾脏病变时，重度高血压与血压获益和肾功能提高有强烈相关性。但是，高血压严重程度的评估使用的是未治疗的血压值，而不是降压药干预后的血压值。记录到的最高血压是评估高血压严重程度的有效替代指标。

术前准备

- 联合应用大剂量降压药治疗重度高血压患者，卧床休息时需减少药物剂量。除此之外，术前期间药物治疗应减少至控制血压的最小必需量。如果在儿童中血压保持在超过其年龄和身高的第 95 个百分位数或在成人中舒张压大于 120mmHg，需推迟手术修复时间直到血压有效控制。

- 重症监护时需联合静脉注射应用钙通道阻滞剂，如尼卡地平和选择性 β 受体阻滞剂，如艾司洛尔或美托洛尔。

隐患和风险

- 肾动脉粥样硬化栓塞。在将肾动脉暴露组织从主动脉和肾动脉中切除时，利用活化凝血时间确保全身肝素化。在阻断近端主动脉或近端肾动脉前，用无创夹阻断远端肾动脉或其分支。血管重建时用肝素化盐水充分冲洗。血管重建后最后一步释放肾动脉阻断。

- 肾动脉内膜切除术的标准。成功的内膜切除术需要主动脉粥样斑块限制在肾动脉起始部 1cm 或 1.5cm 以内。另外，在实施动脉内膜切除术前需排除主动脉动脉瘤前退行性改变和透壁性钙化动脉粥样斑块。

肾血管闭塞性疾病的手术策略

单侧或双侧肾动脉修复

肾血管性疾病的基本治疗原则是提高无事件生存率。有证据显示治愈了重度高血压的成人和肾排泄功能逐渐增加的肾功能不全患者的无透析生存率[7,8]。如患者无高血压或肾功能不全，不推荐给予预防性肾动脉干预，比如直接手术修复或血管内介入治疗。

与预防性干预相比，经验性肾动脉修复意味着单独或同时出现高血压、肾功能障碍，虽然肾血管性疾病和临床后遗症之间的因果关系还未明确。当重度高血压难以控制时，即使是应用最大剂量药物治疗且无显著需修复的危险因素的年轻患者，亦可采取直接手术修复单侧肾动脉病变。当患者双侧肾动脉同时病变且伴有高血压时，是否行直接手术修复取决于高血压和肾动脉病变的严重程度。当患者一侧肾动脉重度狭窄而对侧轻到中度狭窄时，治疗单侧病变。当双侧肾动脉病变均为中度狭窄时（60%~80%），除伴有与之相关的高血压或严重肾功能不全外，不应进行直接修复。当双侧肾动脉都为重度狭窄(>80%)且与重度高血压相关性时，应行双侧肾动脉血管再通。

肾动脉的解剖

肾动脉的位置和数量存在变异。肾动脉可从腹主动脉或髂动脉系统的任何部位发出。80%~85% 的患者可发现每侧肾脏只有一根肾动脉。这些肾动脉通常起始于 L2 椎体水平。右侧肾动脉自主动脉前外侧壁发出，而左侧肾动脉通常自主动脉后外侧发出。15%~20% 的患者显示有多根肾动脉。在右侧，下极肾动脉多数走行于下腔静脉前方，所有这些血管都可认为是肾动脉分支。如有重度血管闭塞性病变，会伴有明显的侧支血管，特别是在儿童期。

暴露肾旁主动脉

完全游离从下腔静脉开口处至肾门的左肾静脉有利于肾旁主动脉的暴露。如有必要，可找出、结扎、离断肾上腺分支、性腺分支和肾腰分支以利于暴露。如需要，肾静脉可向上方或下方缩回。右肾静脉的下腔静脉后路径可全部暴露。这通常无需离断腰静脉。用电凝法剥离肾动脉周围的神经丛以减少出血。

直接手术修方法的选择

不存在一种直接手术修复方法能为所有肾血管性疾病提供最佳的血管重建。主要有三种方法：主 - 肾动脉旁路术、动脉内膜血栓切除术和肾动脉移植术，其中主 - 肾动脉旁路术方法应用最广。在动脉粥样硬化成年患者中，隐静脉是最佳修复血管，而在儿童中最合适的是自体动脉。如必需，髂内动脉最合适；但如果肾动脉足够长，再植术在儿童中尤其适用。动脉起始部处粥样硬化的病例，包括双侧肾动脉或存在多肾动脉的情况，首选经主动脉肾动脉内膜切除术。成功的内膜切除术需要主动脉粥样斑块限制在肾动脉起始部 1cm 或 1.5cm 以内。另外，在实施动脉内膜切除术前需排除主动脉动脉瘤前退行性改变和透壁性钙化动脉粥样斑块。

流入道

对于绝大多数患者来说，直接手术修复是优于间接方法的选择。40% 的成年患者伴有腹腔动脉狭窄，其中一半需要行双侧肾血管修复[8]。肾下腹主动脉是首选的流入道；但是，当患者该位置的解剖条件不满足时，上腹主动脉可以替代。为了避免出现渐进性动脉粥样硬化，应避免选取髂动脉为流入道。在行肾动脉旁路术期间，为使肾缺血减少到最小，应首先行近端主 - 肾动脉血管吻合，之后行远端吻合。

肾血管修复的术中评估

无论何种直接手术修复方法，每个重建手术都应行肾双向超声检查以完成评估。可从动脉暴露阻断的位置得到图像，利用有关的多普勒频移及多普勒频谱分析结果辅助重建。B 超可发现大缺陷，在所有直接修复手术中可发现 12% 收缩期峰值流速至少为 180cm/s，不成比例的大缺陷出现在动脉血栓内膜切除术中。当在肾血管直接手术修复中行双向超声评估，可观察到 95% 血管重建保持长期通畅。

肾动脉瘤的手术策略

肾脏保护

分支肾动脉与肾动脉瘤疾病有关，因为其动脉粥样硬化或解剖十分复杂，在暴露分支解剖时会被相关肾静脉所遮掩。当直接修复中预计肾热缺血时间超过 40 分钟时，应采取肾功能保护措施。

所有以保护肾为目的的方法中最重要的是低温。而间歇性低温灌注是首选，同时辅以局部冰水冷却补充细胞内电解质成分。如果暴露足够实施分支肾动脉修复，可保留同侧肾静脉并在其腔静脉起始处予以阻断，同时行小静脉切开术用于灌注液的引流。

如暴露不充分，可用部分阻断钳置于肾静脉起始处，并将肾静脉与腔静脉袖口式离断。上述两种情况，灌注液都要辅以冰水，在修复后将肾脏移回原来位置。

无论是原位还是体外灌注保护，都用双股血管线圈阻断输尿管以保护输尿管周侧支循环。小心游离输尿管周的大量软组织。体外重建时输尿管游离至骨盆上缘水平，使肾脏可以提升。

直接手术修复方法的选择

肾动脉瘤有许多直接手术修复方法。其中分支肾动脉畸形重建优于补片成形术。在分离路径上，每条肾动脉的主、段分支都被暴露，在离分支较远的一点打开动脉瘤。这有利于直接评估每条分支起始部和及时排除出现的相关狭窄。

主-肾旁路的手术方法

切口

双侧肾血管修复联合主－肾动脉重建应选择腹正中切口（图36-1）。患者取仰卧位，在脐水平打开手术台，手术台倾斜10°~15°。通过腹正中切口暴露上腹主动脉，有一点很重要，切口上部应向剑突一方侧面扩大1~2cm。延长侧面和肋下切口用于直接单侧分支重建或直接修复。两种情况都需使用固定机械牵引器。

肾旁主动脉的暴露

使用腹正中切口时，应纵向切开覆盖在主动脉上的后腹膜（图36-1）。在屈氏韧带处游离松解十二指肠。排除可能穿行于该水平的内脏侧支循环后，

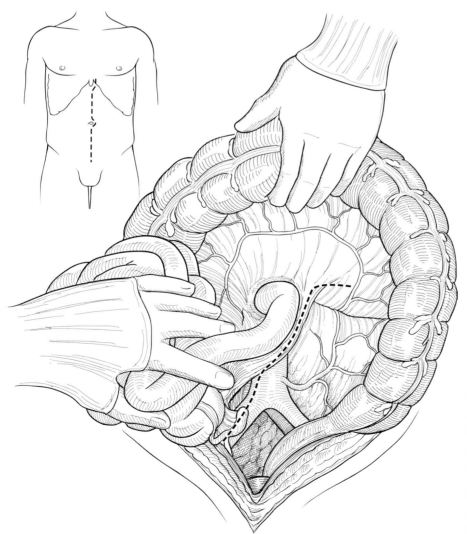

图36-1　通过肠系膜基底部暴露主动脉和左肾门。沿着胰腺下缘向左侧扩大后腹膜切口，建立一个进入胰腺后方的无血管平面。这将有利于全部左肾静脉、肾门和右肾动脉近端的良好暴露。（Adapted from Benjamin ME, Dean RH: Techniques in renal artery reconstruction: Part I, *Ann Vasc Surg* 10:306–314, 1996.）

离断肠系膜下动脉有利于完成上述操作。将十二指肠折向右侧，并沿左肾静脉扩大后腹膜切口。这将建立一个沿胰腺下缘的平面，该平面可向上缩回以暴露左肾门（图36-2A）。左肾动脉位于静脉的后方，回缩静脉可暴露动脉（图36-2B）。腰静脉通常位于左肾静脉的后壁，应特别小心不要损伤该结构。右肾动脉近端的下腔静脉后段可完全看到（图36-2C）。结合宽Kocher手法，游离大肠肝曲可完美暴露右肾动脉门部（图36-3A）。这将暴露3~4cm肾下主动脉，并保留相关的腰动脉。

肾动脉旁路

用凝血时间确认全身肝素化，并分段阻断肾下主动脉。在左侧，首选侧方主动脉切开术；在右侧，根据旁路走行于腔静脉前方或后方决定动脉切开术开始于侧前或侧后主动脉。后者的旁路可能需离断一对或多对腰静脉以保证其走行路径。使用4.8mm主动脉打孔器2或3次完成主动脉切开术。这种椭圆形主动脉切开方式对于动脉粥样硬化的主动脉尤为重要。接着将用于旁路的血管直径匙形扩大3倍，在用6-0聚丙烯缝合线连续近端血管吻合时可避免出现血管狭窄

（图36-4）。建立一个长度准确的旁路很重要，冗余的长度造成的扭曲会导致血管吻合存在张力。最好的方法是以温和的张力放置旁路血管和原肾动脉，并且选择一个经过3倍匙形扩大每一结构直径的长度。用7-0聚丙烯缝合线连续远端血管吻合。完成吻合术前，冲洗血管内空气和碎片，以利于远端原循环回血。

肾动脉内膜切除术的手术方法

暴露肾旁主动脉

患者体位、手术切口、肾下主动脉和肾动脉的暴露与旁路的一样。但是，动脉内膜切除术需要主动脉向肠系膜上动脉近端更广泛的暴露。切断这一水平的主动脉旁密集神经丛，部分切断右侧和左侧主动脉脚有助于暴露（图36-5A）。暴露肠系膜上动脉起始部随后行血管阻断。

经主动脉肾动脉内膜切除术

暴露完成，全身肝素化抗凝疗法已建立且已证实之后，用双股橡皮圈阻断肠系膜上动脉。用哈巴狗夹

图36-2 通过肠系膜基底部暴露右肾动脉近端。结扎并离断肾上腺静脉和生殖腺静脉以游离左肾静脉。同样处理肾腰静脉，有利于暴露全部左肾动脉至肾门（嵌入，顶部）。偶尔需结扎并离断腰静脉，有利于腔静脉向右侧回缩（嵌入，底部）。通常无需此操作即可获得肾动脉近端病变的充分暴露。（From Benjamin ME, Dean RH: Techniques in renal artery reconstruction: Part I, *Ann Vasc Surg* 10:306–314, 1996.）

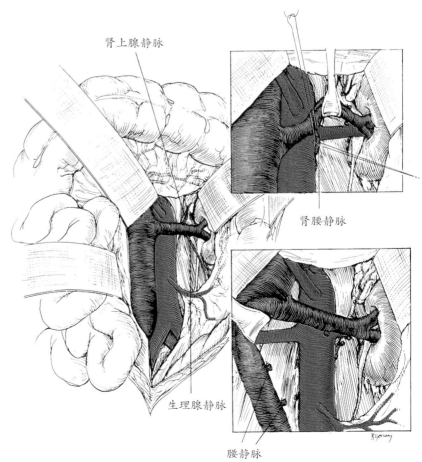

肾上腺静脉

肾腰静脉

生理腺静脉

腰静脉

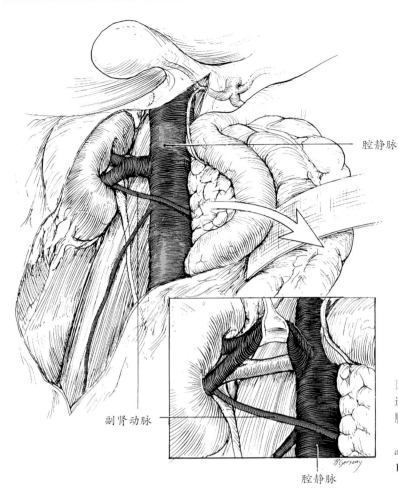

腔静脉

副肾动脉

腔静脉

图36-3 用Kocher手法暴露右肾门。腔静脉前方遇到的动脉应考虑为副肾动脉并予以保留。右肾静脉往往向上方游离以暴露右肾动脉远端（嵌入）。（From Benjamin ME, Dean RH: Techniques in renal artery reconstruction: Part I, *Ann Vasc Surg* 10:306–314, 1996.）

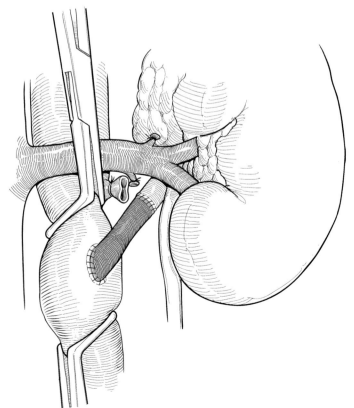

图36-4 端-端主-肾动脉隐静脉旁路移植技术。行动脉切开术的血管长度至少扩大直径3倍，以避免复发的吻合口狭窄。吻合时，在放大镜放大下使用6-0或7-0单丝聚丙烯缝合线连续缝合。如果远端吻合的头端缝合得过深或过高会导致狭窄，从而有晚期移植血管栓塞的风险。（Adapted from Benjamin ME, Dean RH: Techniques in renal artery reconstruction: Part I, *Ann Vasc Surg* 10:306–314, 1996.）

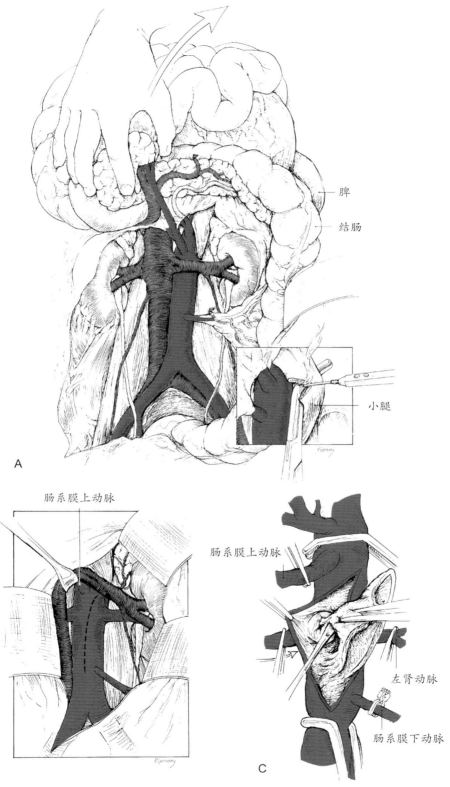

图36-5　（A）对于双侧肾动脉重建联合主动脉修复，使用右侧内侧内脏旋转手法结合盲肠和升结肠的游离可获得充分暴露。然后向右上象限游离松解全部小肠和右侧结肠，并向上方收回。部分离断横隔膜脚以暴露肠系膜血管起始部（嵌入）。（B，C）标准经腹腔入路经主动脉动脉内膜切除术的暴露，采用在屈氏韧带处游离十二指肠的标准方法。如需更完全的暴露，亦可游离升结肠和小肠。（B）虚线显示主动脉切开的位置。（C）锐性切断斑块，外翻肾动脉，从每个肾窦清除动脉粥样硬化斑块。通常用4-0 或 5-0 聚丙烯缝合线连续关闭主动脉切口。（From Benjamin ME, Dean RH: Techniques in renal artery reconstruction: Part I, *Ann Vasc Surg* 10:306–314,1996.）

阻断肾动脉，阻断点应远离动脉粥样硬化病变端点为佳。主动脉阻断应在完成肾下主动脉阻断后于肠系膜上动脉近端首先完成。用哈巴狗夹阻断腰动脉。从肠系膜上动脉基部向最低肾动脉起始部下方扩大2cm行纵向动脉切开术（图36-5B）。

动脉内膜切除术水平最好从最后期钙化病变处开始。首先行外翻式主动脉内膜切除术，双侧肾动脉扩展至肠系膜上动脉基部，在此处用剪刀分离动脉粥样斑块及剩余动脉外膜并冲洗。同样如此分离远端粥样斑块，用5-0聚丙烯缝合线缝合远端动脉内膜。

主动脉内膜切除术完成后行经主动脉肾动脉内膜切除术。行此步骤时，由助手外翻肾动脉至主动脉腔有助于操作顺利完成（图36-5C）。实施动脉内膜切除术时，保持对无病变动脉外层的温和压力，从粥样斑块处推进该层。选择正确的动脉内膜切除术解剖时，动脉内膜切除术的终点可经外翻法直视下确定。清除手术标本后，用肝素化盐水充分灌洗剥除位置，并用5-0聚丙烯缝合线关闭动脉切口。外部压迫股动脉，首先建立远端原循环血流。然后释放肠系膜上动脉和双肾动脉。

行经主动脉肾动脉内膜切除术联合主动脉重建时，动脉内膜切除术经离断的主动脉进行（图36-6A）。行外翻式动脉内膜切除术，仅分离远离肠系膜上动脉起始部的斑块（图36-6B，C）。经离断的主动脉行外翻式肾动脉内膜切除术（图36-6D）。

原位和体外分支修复的手术方法

切口

行孤立分支肾动脉修复时，选择扩大侧切口。用折叠床单抬高患者身体同侧侧位。同侧手臂垫以床单并塞进一侧，使手臂保持向后休息位。于患者脐水平打开手术台，并倾斜15°。为使主动脉充分暴露，可能需扩大切口至对侧半月线，但绝大多数修复手术切口只需扩大至腹正中线。清楚区分腹壁各筋膜层以利于直接修复后伤口的解剖关闭。

暴露远端右肾动脉

完全离断镰状韧带有助于右肾动脉重建。无论左右两侧，辨认肠系膜和Gerota筋膜之间的正确剥离水平都是手术的关键。游离左右两侧结肠的肝、脾附件后，肾静脉可作为重要的解剖标志。在右侧，分离肝右叶和后腹膜之间的粘连以利于肝向头侧缩回。在后腹膜反折处，对十二指肠行宽Kochar手法。辨认腔静脉和右肾静脉，小心避免损伤发自前腔静脉

的生殖腺静脉。无冷灌注保护的肾动脉原位修复不需更进一步的暴露。然而，一旦行冷灌注，即需完全游离肾并切开肾门以扩大暴露。上述操作在Gerota筋膜上做十字切口后完成。在Gerota筋膜间隙内做一剥离平面。完全游离肾脏的关键是首先剥离肾上极，这有利于肾脏向上回缩并更好地暴露后方。在肾下极，应小心辨认输尿管。充分分离输尿管周的软组织并将输尿管向骨盆缘水平游离。大量裁减肾门，暴露近端肾静脉和下腔静脉后肾动脉周围。

暴露远端左肾动脉

在左侧，需剥离胰腺后方的无血管平面以暴露肾脏。仔细分离左侧结肠和脾脏之间的粘连附件。该操作可使胰腺和脾脏向上方回缩。暴露左肾上极时，要小心避免损伤左肾上腺。暴露右肾动脉时，提早辨认左肾静脉是关键。结扎、离断肾上腺、性腺和肾腰分支，然后暴露自主动脉起始部至肾门病变水平的肾动脉。

肾保护

病理学上需要分支暴露和重建时，可能会延长肾缺血时间来完成复杂修复，此时采用早前针对肾动脉瘤的相同方法。另外，方法步骤与分支肾动脉重建相同，包括在分支暴露期间和肾再灌注前反复小剂量静脉注射甘露醇。

如果不需切断肾静脉即可获得满意的暴露，可用哈巴狗夹阻断静脉，行静脉切开术给冷灌洗液出口造口，双重结扎肾动脉并离断。在肾脏上方1~2cm用灌注液灌注肾脏降温至39.2°F（4°C）。初次灌注量为300~500mL，应明确静脉输出点。肾脏应用塑料遮盖并浸泡在冰水中（图36-7A）。为获得充分的肾门暴露，在肾静脉和其腔静脉连接处用部分闭塞钳夹闭阻断并在腔静脉上做外翻式切断。之后肾脏可经手术切口放植入塑料袋中遮盖并浸泡于冰水中。最后的肾门部分支在冷灌注后切断。完全切断肾动脉后，用200~300mL冷灌注液灌注肾脏。灌注期间用哈巴狗夹暂时夹闭静脉以评估切断过程中造成的静脉损伤。

肾动脉瘤修复

肾动脉瘤的治疗首选合并单独的分支来完成1~2处远端血管吻合，而不倾向于多处血管吻合。使用连续7-0聚丙烯缝合线行远端分支重建（图36-7B，C）。在分支重建中，成人修复血管选择隐静脉。静脉至少匙形扩大3倍直径，然后用7-0聚丙烯缝合线与动脉端-端连续缝合。

完成远端动脉重建后，将肾脏放回Gerota筋膜间隙并覆盖冰块，将静脉重新连接至其腔静脉开口处（图

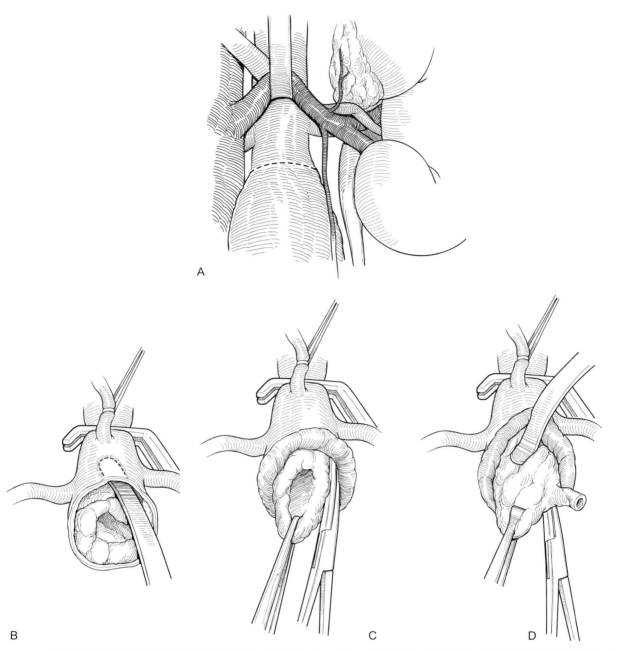

A

B　　　　　　　　　　　　C　　　　　　　　　　　　D

图36-6　（A）肾动脉闭塞性疾病与相关的肾周主动脉瘤并存。（B，C）横断主动脉颈后，行外翻式动脉内膜切除术，仅分离远离肠系膜上动脉起始部的斑块。（D）经离断的主动脉行外翻式动脉内膜切除术。

36-7B）。该处使用 5-0 聚丙烯缝合线。首先行连续后方缝合，然后关闭前方。静脉连接之后，用哈巴狗夹阻断肾静脉，并检查静脉吻合处止血情况。

　　近端动脉 - 主动脉吻合在最后完成。在右侧，隐静脉的路径首选腔静脉后方（图 36-7B）。近端动脉吻合的方法与之前的主 - 肾动脉旁路相同。

闭合

　　在完成血管重建和修复并经肾双功能超声检查

排除主要缺陷后，用 3-0 聚二恶烷酮缝线连续缝合复位 Gerota 筋膜。用 1-0 聚二恶烷酮缝线解剖关闭腹壁肌筋膜层。

术后护理

　　• 外科重症监护室应设置紧急术后护理。在手术后早期，与直接修复有关的手术应激和血容量扩张通常会加重高血压。静脉注射钙通道阻滞剂，首选

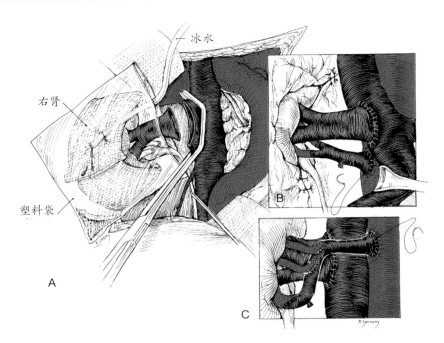

图36-7　（A）用一个大号部分阻断钳夹闭腔静脉与肾静脉移行处后，于该处行包含肾静脉起始部的椭圆形剪除，可获得较大的静脉袖口，从而最小化吻合口狭窄的风险。体外分支动脉修复后，将肾脏归于原位。（B）合并远端分支后可行端-端血管吻合以完成动脉分支重建，或亦可联合端-侧吻合完成。在这个病例中，使用一个分叉静脉移植物行动脉分支重建。之后可重新接上肾静脉。（C）复位Gerota 筋膜可为修复的肾脏提供稳定性。（From Benjamin ME, Dean RH: Techniques in renal artery reconstruction: Part II, *Ann Vasc Surg* 10:409-414,1996.）

尼卡地平。成年患者可选择静脉注射 β 受体阻滞剂，包括艾司洛尔或美托洛尔以维持心率低于80次/分。

• 所有患者推荐早期下床活动，除了行体外修复的患者。这种情况的患者需在完全游离肾脏并切开肾门后绝对卧床休息 24~48 小时。

• 术后 8 周监测血压对修复手术的反应。在此期间，禁用转换酶抑制剂和血管紧张素受体阻滞剂类药物。患者需用上臂血压计随机测量记录日常血压值。后种方法联合持续动态血压监测可取得更好的监测效果。

并发症

• 肾前性少尿。修复术后急性肾功能不全的最常见病因为肾前性少尿。术中静脉给予高剂量甘露醇可因不出现少尿症状而忽略肾前性少尿。对生理溶液冲击无反应的少尿应行充盈压和尿液检测加以评估。后者包括尿液分析、尿钠、尿素和肌酐浓度、

尿渗透压和计算钠排泄分数。

• 急性肾小管坏死。肾实质病因引起的急性肾功能不全构成最大的永久性肾功能损害风险。在直接修复中，缺血性急性肾小管坏死和肾实质动脉栓塞高度相关。肾功能的恢复随着缺血持续时间、原有肾功能不全和患者年龄的不同而不同。一般来说，20 分钟的肾缺血时间可较好耐受，且绝大多数直接手术修复应在 20 分钟内完成。此外，与 20~40 分钟肾缺血时间相关的肾小管损伤通常是可逆的。但是，超过 40 分钟的缺血时间预计会引起不同程度的永久性损伤。

• 动脉栓塞相关性肾功能不全。动脉栓塞可引起术后急性肾功能并可发展至永久性透析依赖。当患者有其他动脉栓塞表现，如累及皮肤、尿液嗜酸性粒细胞增多和血涂片嗜酸性粒细胞增多，可考虑该诊断。因治疗多为支持性治疗，预防是最重要的考虑因素。

（温兴铸　译　李俊　校）

参考文献

1. Goldblatt H: Studies on experimental hypertension, *J Exp Med* 59:346, 1934.
2. Leadbetter WFG, Burkland CE: Hypertension in unilateral renal disease, *J Urol* 39:611, 1938.

3. Smith HW: Unilateral nephrectomy in hypertensive disease, *J Urol* 76:685, 1956.

4. Freeman NL, Leeds FH, Elliott WG, et al: Thromboendarterectomy for hypertension due to renal artery occlusion, *JAMA* 156:1077-1079, 1954.

5. Morris GC, Cooley DA, Crawford ES, et al: Renal revascularization for hypertension. Clinical and physiological studies in 32 cases, *Surgery* 48:95-110, 1960.

6. Morris GC, DeBakey ME, Cooley DA: Surgical treatment of renal failure of renovascular origin, *JAMA* 182:609, 1962.

7. Hansen KJ, Cherr GS, Craven TE, et al: Management of ischemic nephropathy: Dialysis-free survival after surgical repair, *J Vasc Surg* 32:472-481, 2000.

8. Cherr GS, Hansen KJ, Craven TE, et al: Surgical management of atherosclerotic renovascular disease, *J Vasc Surg* 35:236-245, 2002.

9. Dean RH, Kieffer RW, Smith BM, et al: Renovascular hypertension: Anatomic and renal function changes during drug therapy, *Arch Surg* 116:1408-1415, 1981.

10. Zierler RE, Bergelin RO, Isaacson JA, et al: Natural history of atherosclerotic renal artery stenosis: A prospective study with duplex ultrasonography, *J Vasc Surg* 19:250-257, 1994.

11. Zierler RE, Bergelin RO, Davidson RC, et al: A prospective study of disease progression in patients with atherosclerotic renal artery stenosis, *Am J Hypertens* 9:1055-1061, 1996.

12. Pearce JD, Craven BL, Craven TE, et al: Progression of atherosclerotic renovascular disease: A prospective population-based study, *J Vasc Surg* 44:955-963, 2006.

13. Davis RP, Pearce JD, Craven TE, et al: Atherosclerotic renovascular disease among hypertensive adults, *J Vasc Surg* 50:564-571, 2009.

第 **37** 章　肾血管病变的解剖外修复

MOUNIR J. HAURANI · MARK F. CONRAD

历史背景

与传统主 – 肾动脉旁路术相比，使用腹腔干的肝、脾动脉分支作为流入道的肾动脉解剖外血运重建通常效果较差。这种方法通常适用于那些主动脉难以暴露或有危险的患者。1952 年，Thompson 和 Smithwick[1] 对一个继发于单侧肾脏疾病高血压的患者行脾动脉转流术，这是脾肾血运重建的首次报道，在此年代亦报道了自体移植旁路的成功病例[2, 3]。利用肝循环行右肾动脉血运重建的报道直到 1977 年才出现[4]，自那之后，陆续出现一系列详细的双侧血运重建方法[5-10]。解剖外肾动脉旁路继续作为混合腔内方法组成部分来修复治疗腹主动脉瘤，该方法中来自肝、脾循环的肾动脉血运重建可扩大至肠系膜上动脉之间的腔内密闭区域[11,12]。此外，解剖外肾动脉旁路还被认为是腔内动脉瘤修复术中无意覆盖肾动脉时的补救策略。

术前准备

- 影像学检查。腹腔动脉分支，特别是肝动脉循环的解剖变异可在高达 40% 的患者中发现，这使得术前影像学检查成为必要[13,14]。精切螺旋 CT 或磁共振血管成像的高精确度使这些方法已成为一线的研究选择[15,16]。
- 肾功能不全。低肾小球滤过率所确诊的肾功能不全可能是使用钆对比剂的禁忌证，这时有必要予以碳酸氢钠水化来减少对比剂肾损伤的风险[17]。

隐患和风险

- 右肝动脉异常开端使其与胃十二指肠动脉不相连续，因此在右肾动脉血运重建中不能牺牲或利用胃十二指肠动脉。
- 胃十二指肠动脉对于有闭塞性疾病或肠系膜上动脉疾病的患者是极为重要的侧支血管，因此不能在右肾动脉血运重建中加以利用。

- 腹腔动脉起始部显著闭塞性疾病是脾肾旁路或肝肾旁路的禁忌证。
- 脾动脉重度钙化时不易游离，而脾动脉扭曲时可能在转流中发生扭结。此时，脾动脉外的旁路移植物端 – 侧血管吻合术可作为替代方法。
- 肝功能不全是利用肝动脉行右肾动脉血运重建的禁忌证。虽然肝脏血供来自门静脉，即使转流一部分的肝动脉血流亦可能证明是有害的。
- 肝总动脉位于门静脉的前方和胆管的左侧。暴露肝动脉时，门静脉、胆管和十二指肠都有损伤的风险。
- 脾动脉走行于胰腺上缘，在此发出许多小分支血管。游离脾动脉时存在损伤胰腺的风险。
- 行脾肾旁路时存在损伤脾脏的风险。

手术策略

肝、脾动脉的外科解剖学

腹腔干在 T12~L1 间隙水平从主动脉前表面发出，其由三根分支组成：左胃动脉、脾动脉和肝总动脉。肝总动脉在胰腺前方沿着胰腺上缘右侧走行。之后走行于肝胃韧带右侧，进入肝十二指肠韧带头端到达幽门。肝总动脉绝大多数位于门静脉前方和胆管左侧。由于肝总动脉路径朝向肝门，其发出胃十二指肠动脉，该动脉是腹腔动脉和肠系膜上动脉循环之间的重要侧支血管。肝动脉朝向肝脏走行，位于胆总管的上方头端，并在肝门部分为肝左、右动脉而结束。脾动脉走行于胰腺上缘，在此发出胰背动脉和若干小分支并最终结束于脾脏（图 37-1）。

血管选择

行肝肾旁路时，血管首选逆向的隐静脉。因此旁路位于十二指肠附近，选择自体血管对感染更有抵抗力。但是，当隐静脉管径小于 4mm 或缺失，可选用 6mm 聚四氟乙烯或聚酯移植物。行脾肾旁路时，首选脾动脉转流；或隐静脉移植物，如有必要，亦可选择人工移植物。

肝肾旁路的手术方法

切口

患者取仰卧位，卷曲床单纵向垫在患者身下以抬高右侧。右臂外展置于臂板上。腹部和大腿铺单。在距肋下缘两指宽或 4~5cm 下方做一平行右肋下缘切口，从正中线延伸至第十一肋，该切口能通向双侧动脉并限制肠操作。体型较大的患者可扩大切口越过正中线以增加暴露。切开腹部三层肌肉层，打开腹膜，放置自动牵引器。绝大多数患者无需切开腹直肌或仅少量切开即可获取充分的暴露（图 37-2A）。

暴露右肾动脉

用湿毛巾包裹小肠并置于右下方。从肝曲至盲肠的无血管平面的侧腹膜粘连附件中游离松解右侧结肠。之后游离的结肠和肠系膜可回缩至内侧下方位置。用扩大的 Kocher 手法游离十二指肠第二部分，并将十二指肠和胰腺反折至左侧。该操作将暴露下腔静脉和右肾静脉，在此后方是动脉。切断右肾静脉并缠绕以血管圈或细彭罗斯引流管。应在肾动脉水平游离下腔静脉，以便经主动脉上进入肾动脉起始部。偶尔需要结扎腰静脉以确保双侧的安全游离。生殖腺静脉在前表面进入下腔静脉，位于深静脉下方，应小心操作避免其在游离下腔静脉时发生撕脱。右肾静脉可向上方或下方缩回以暴露下方的肾动脉。应将肾动脉从其主动脉起始部至第一肾分支间的周围神经和淋巴组织中游离出来。向右温和牵拉下腔静脉使其可直接进入主动脉和右肾动脉起始部（图 37-2D）。

暴露肝动脉

向上方温和回缩肝右叶，暴露肝十二指肠韧带。分离小网膜可见肝动脉，其位于胆总管左侧。将肝总动脉、胃十二指肠动脉和肝固有动脉分别用血管圈包绕。

近端吻合术

全身肝素化后，用小的、无损伤钳阻断近端、远端肝动脉。肝动脉吻合术方式为端 - 侧吻合。吻合位置取决于患者的解剖和避免移植物扭折的需要。通常对胃十二指肠行近端或远端下方动脉切开术，如胃十二指肠动脉不是重要的侧支血管，可予牺牲。匙形扩大血管以获得较大的吻合开口，且移植物应以患者足跟为定向标志指向右侧。连续吻合术选择 5-0 或 6-0 聚丙烯缝合线，较为简单的方法是先从动脉切开术后壁中心开始缝合，然后向两侧连续缝合（图 37-3A）。在一些病例中，右肾动脉的长度足够与肝动脉直接吻合，此时无需另选血管。

远端吻合术

维持全身肝素化直到完成远端吻合术。使用无损伤钳如哈巴狗夹阻断远端肾动脉，同时尽可能靠近主动脉阻断近端肾动脉。横断动脉，并首先用大夹子阻断主动脉上的肾动脉残端。待完成远端吻合术后，可用一或两根双股脱脂棉 3-0 聚丙烯缝合线缝合肾

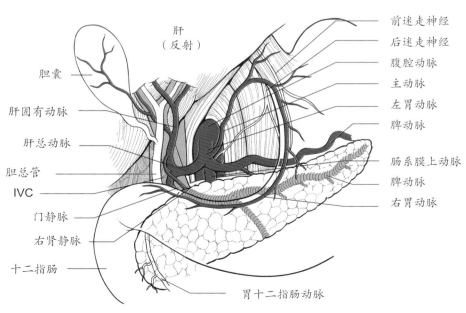

图37-1　血腹腔干及其分支的解剖。IVC，下腔静脉。

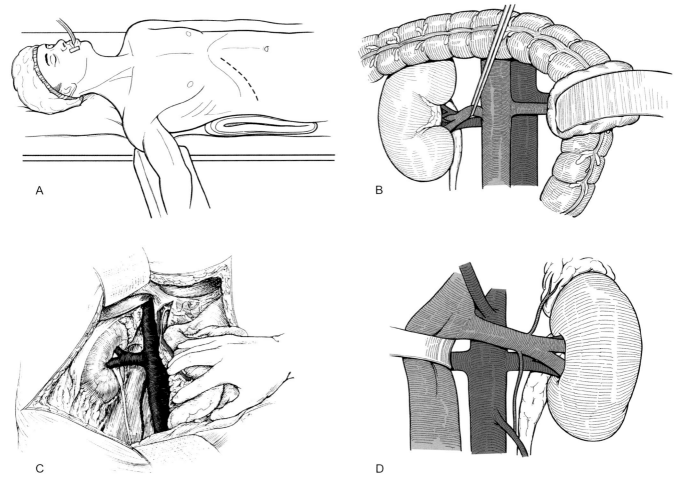

图37-2　肝肾旁路的暴露。（A）患者体位及右肋下缘切口。（B）进入。（D）肝肾旁路术中肝动脉和右肾动脉的暴露。（C, FromBenjamin ME, Dean RH:Techniques in renal artery reconstruction: Part Ⅱ, *Ann Vasc Surg* 10:409–414, 1996.）

动脉残端。如愿意，可在一开始向肾动脉快速推注 250mL 肾保护液行低温肾保护，每升肾保护液由 1L 39.2°F（4°C）乳酸林格液、25g 甘露醇和 1g 甲泼尼龙组成。旁路移植物走行于十二指肠后方，测量确保其无扭折或张力。远端吻合术方式通常为端-端吻合，双侧血管都需暂行扩大以获得更宽大的开放连接（图 37-3B）。如存在肾副动脉，胃十二指肠动脉可作为端-端吻合的连接血管。完成缝合前冲洗灌注移植物，可经手触诊和经复式超声确认有充足的血流。

闭合

　　所有吻合术都应评估止血效果，包括游离的下腔静脉。移植物放置后应无扭折或张力。如需要可放置引流管并于 24 小时后拔除。用筋膜缝合线缝合复位腹壁肌层，可选择连续或间断缝合，最后闭合皮肤。

脾肾旁路术的手术方法

切口

　　患者取轻度右侧卧位，并用小布袋抬高左侧 45°。暴露右大腿内侧为静脉获取做准备。腹部、胸部和大腿铺单。在第 11 肋上方的第 10 肋间隙做侧切口，从腹直肌鞘外侧缘扩大伤口至肋骨。从第 11 肋上缘分离肋间肌。切口继续向内切开腹壁肌层，如需要可切开左侧腹直肌以扩大暴露（图 37-4A）。

暴露脾动脉

　　从脾曲远端沿着无血管的 Toldt 白线游离降结肠，因结肠向尾端和右侧回缩，因此可在 Gerota 筋膜上

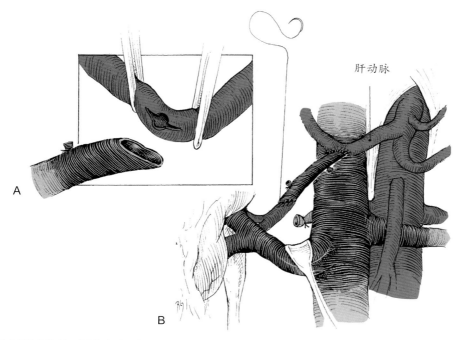

图37-3　肝肾旁路行肝动脉端- 侧吻合（A）和右肾动脉端- 端吻合（B）。（From Benjamin ME, Dean RH: Techniques in renal artery reconstruction:Part Ⅱ, *Ann Vasc Surg* 10:409-414, 1996.）

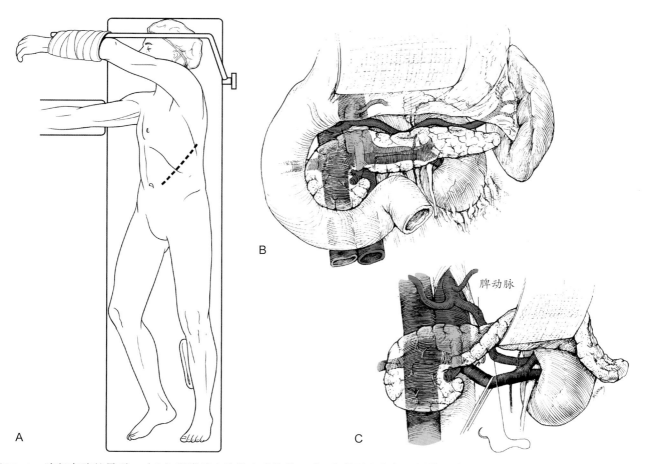

图37-4　脾肾旁路的暴露。（A）腹膜后入路的患者体位。（B）暴露左肾门。沿其下缘游离胰腺并向上方回缩。（C）端- 端吻合横断的脾动脉和左肾动脉。（B, C, From Benjamin ME, Dean RH: Techniques in renal artery reconstruction: Part Ⅱ, *Ann Vasc Surg* 10:409-414, 1996.）

方获得一平面。这使得可沿胰腺下缘接近胰腺。向前翻起下缘以暴露胰腺背侧表面，同时保持脾脏位于原位不变。如此在胰腺背侧表面和 Gerota 筋膜之间可产生一无血管平面，并可辨认脾动脉。脾动脉位于左肾动脉头侧前方。即刻向近端接近左胃网膜动脉起始部处阻断脾动脉，仔细从胰腺中分离近端脾动脉。结扎并离断该水平的分支动脉。该离断操作常导致动脉痉挛，可使用浸有罂粟碱的湿海绵来减少痉挛发生（图 37-4B）。

暴露左肾动脉

切开叠压在左肾门上的 Gerota 筋膜，暴露走行于主动脉前方的左肾静脉。结扎、离断生殖腺、肾上腺和肾腰静脉分支以游离左肾静脉。用血管圈环绕左肾静脉以利于回缩。左肾动脉直接位于左肾静脉的前缘，应在其主动脉起始部至其第一主肾支间切断该动脉（图 37-4B，C）。

脾肾静脉吻合术

患者全身肝素化，用哈巴狗夹近端阻断脾动脉。在左胃网膜动脉近端处切断脾动脉，缝合远端脾动脉。脾脏血供丰富，仅在极少情况下需行脾切除术。匙形扩大动脉下表面并指向肾动脉。绝大多数病例需要 5cm 或更短的游离脾动脉来与肾动脉直接吻合。如果脾动脉过小或其长度不足，可行隐静脉获取作为血管来源。在主动脉上用血管夹阻断肾动脉，横断动脉，并用一或两根双股脱脂棉 3-0 聚丙烯缝合线缝合主动脉上的肾动脉残端。如愿意，可如前文一样行肾保护液低温肾保护。匙形扩大肾动脉末端前表面，用 5-0 或 6-0 聚丙烯缝合线行脾动脉和左

肾动脉间的斜式端 - 端吻合术。可在脾动脉趾端间断缝合三次以避免吻合口狭窄。

闭合

确保主动脉和吻合口水平的止血效果。检查脾脏是否有囊膜破裂，这可导致术后出血，如愿意可放置引流。闭合腹壁肌层。如进入了胸腔，复位横隔膜并在胸管上闭合胸膜。

并发症

- 死亡率。一些大规模研究显示解剖外肾动脉旁路的死亡率为 2%~6%，与心脏事件高度相关[6-10]。其长期生存率与行主肾动脉血运重建的患者类似，且绝大多数死亡因心脏疾病引起[18]。
- 发病率。据报道呼吸衰竭、肺栓塞、充血性心力衰竭、脾或胰腺脓肿和伤口感染的总发生率为 20%。
- 移植物血栓形成。早期移植物血栓形成罕见，患者发生率为 3%~6%[6-10]。虽然可经腔内及开放手术方法处理移植物血栓形成，但患者透析依赖的风险亦大大增加[19]。
- 肾功能。肾血管性高血压患者的治愈率很低（11%~27%）。但是，绝大多数患者的症状得以改善，仅有 9%~18% 的患者行旁路术后无受益。大部分无受益患者经监测影像学检查可发现血栓形成[6,9]。
- 肝、肾缺血。有血流供应的终末器官缺血十分罕见，比如肝或脾，特别是当小心保护脾侧支循环并避免脾门切开时。

（温兴铸 译 刁嘉乐 校）

参考文献

1. Thompson JE, Smithwick RH: Human hypertension due to unilateral renal disease with special reference to renal artery lesions, *Angiology* 3:493-505, 1952.
2. Abelson DS, Haimovici H, Hurwitt ES, et al: Splenorenal arterial anastomoses, *Circulation* 14:532-539, 1956.
3. Decamp PT, Snyder CH, Bost RB: Severe hypertension due to congenital stenosis of artery to solitary kidney; correction by splenorenal arterial anastomosis, *Arch Surg* 75:1023-1026, 1957.
4. Novick AC, Banowsky LH, Stewart BH, et al: Splenorenal bypass in the treatment of stenosis of the renal artery, *Surg Gynecol Obstet* 144:891-898, 1977.
5. Chibaro EA, Libertino JA, Novick AC: Use of the hepatic circulation for renal revascularization, *Ann Surg* 199:406-411, 1984.
6. Khauli RB, Novick AC, Ziegelbaum M: Splenorenal bypass in the treatment of renal artery stenosis: Experience with sixty-nine cases, *J Vasc Surg* 2:547-551, 1985.
7. Geroulakos G, Wright JG, Tober JC, et al: Use of the splenic and hepatic artery for renal revascularization in patients with atherosclerotic renal artery disease, *Ann Vasc Surg* 11:85-89, 1997.
8. Fergany A, Kolettis P, Novick AC: The contemporary role of extra-anatomical surgical renal revascularization in patients with atherosclerotic renal artery disease, *J Urol* 153:1798-1801, 1995.
9. Moncure AC, Brewster DC, Darling RC, et al: Use of the splenic and hepatic arteries for renal revascularization, *J Vasc Surg* 3:196-203, 1986.

10. Brewster DC, Darling RC: Splenorenal arterial anastomosis for renovascular hypertension, *Ann Surg* 189:353-358, 1979.
11. Fulton JJ, Farber MA, Marston WA, et al: Endovascular stent-graft repair of pararenal and type IV thoracoabdominal aortic aneurysms with adjunctive visceral reconstruction, *J Vasc Surg* 41:191-198, 2005.
12. Kabbani LS, Criado E, Upchurch GR II, et al: Hybrid repair of aortic aneurysms involving the visceral and renal vessels, *Ann Vasc Surg* 24:219-224, 2010.
13. Ugurel MS, Battal B, Bozlar U, et al: Anatomical variations of hepatic arterial system, coeliac trunk and renal arteries: An analysis with multidetector CT angiography, *Br J Radiol* 83:661-667, 2010.
14. Covey AM, Brody LA, Maluccio MA, et al: Variant hepatic arterial anatomy revisited: Digital subtraction angiography performed in 600 patients, *Radiology* 224:542-547, 2002.
15. Cikrit DF, Harris VJ, Hemmer CG, et al: Comparison of spiral CT scan and arteriography for evaluation of renal and visceral arteries, *Ann Vasc Surg* 10:109-116, 1996.
16. Cambria RP, Kaufman JL, Brewster DC, et al: Surgical renal artery reconstruction without contrast arteriography: The role of clinical profiling and magnetic resonance angiography, *J Vasc Surg* 29:1012-1021, 1999.
17. Martin DR, Semelka RC, Chapman A, et al: Nephrogenic systemic fibrosis versus contrast-induced nephropathy: Risks and benefits of contrast-enhanced MR and CT in renally impaired patients, *J Magn Reson Imaging* 30:1350-1356, 2009.
18. Cambria RP, Brewster DC, L'Italien GJ, et al: Renal artery reconstruction for the preservation of renal function, *J Vasc Surg* 24:371-380, 1996.
19. Hansen KJ, Deitch JS, Oskin TC, et al: Renal artery repair: Consequence of operative failures, *Ann Surg* 227:678-689, 1998.

MATTHEW S. EDWARDS · JOEL K. DEONANAN · THOMAS CONLEE

历史背景

1978 年，Grüntzig 及其同事[1] 首次报道了用血管成形术治疗肾动脉粥样硬化性疾病，1991 年报道了用球囊扩张支架和自膨式支架治疗肾动脉狭窄的早期经验[2-4]。放置支架之后被证明较原先的血管成形术更为优越，这使得在肾动脉疾病治疗中放置支架显著增加，而且同时代超过 90% 的肾动脉血运重建术经腔内实施。2001 年，远端栓子保护装置开始作为肾动脉血管成形术和支架治疗的辅助疗法出现，以减少动脉粥样硬化栓子的有害效应[8]。

适应证

最新的随机临床试验已证明，与单独药物治疗相比，肾动脉支架放置在肾功能恢复、血压控制或生存率方面无明显益处。然而，这些试验受限于纳入和纳出标准，这可能导致仅有中度肾动脉狭窄的患者的研究组数量过多且患者不大可能从血运重建中获益[9-12]。此外，这些数据同样受限于他们检查选定患者组的能力，而许多专家认为这些患者更可能从肾动脉血运重建中受益。大量现有的非随机临床试验数据提示，重度肾动脉狭窄和真正的顽固性高血压、肾功能不全伴有严重高血压、急性肺水肿或其他心脏紊乱综合征可能获益于恢复肾灌注。

术前准备

• 放置肾动脉支架 72 小时前给予华法林，如需要静脉注射肝素。

• 放置肾动脉支架前 1 周开始氯吡格雷治疗并持续至少至血运重建术后 4 周。如患者不能耐受氯吡格雷，可给予阿司匹林 81~325mg/d。有数据证明抗血小板治疗可减少肾动脉支架放置时肾动脉血栓形成[13,14]。

• 对于所有无药物不良反应记录的患者，提前给予 HMA CoA 还原酶抑制剂或他汀类药物。有证据提示他汀类药物治疗可减少肾动脉支架植入后的再狭窄[15]。

• 患者术前午夜开始禁食禁水，并用氯己定消毒淋浴。

• 碘油对比剂可导致肾功能受损，特别是患有糖尿病、脱水和慢性肾功能不全的患者。推荐术前给予 N–乙酰 –L– 半胱氨酸、维生素 C 和生理盐水水化。对于肾小球滤过率预计低于 45mL/min 的严重肾功能不全患者，水化可用碳酸氢钠溶液代替生理盐水。以上方法可能减少对比剂肾病的风险[16-18]。

• 住院期间，给予非类固醇类抗炎药、利尿药和二甲双胍以减少肾功能恶化的风险。

• 肾动脉支架植入当天开始停用肾素 – 血管紧张素系统靶向药物，如转换酶抑制剂或血管紧张素受体阻滞剂类药物，术后 1 周后再重新恢复，这样可将血运重建后充血肾脏内的有害肾内血管分流降至最低。

• 手术当天早晨常规予抗高血压药物，小口水送服。

• 术前 30 分钟静脉注射第一代头孢菌素类抗生素，如患者对之过敏，可予万古霉素。

隐患和风险

• 决定介入。一些肾动脉畸形变异最好用肾动脉血管成形术和支架植入以外的方法治疗，包括先天性肾动脉狭窄、分支水平肾动脉疾病和多发、小肾动脉疾病。最初的方法常可在这些情况中获得成功；然而，临床和解剖上的治疗反应通常很短暂，而且肾动脉血管成形术和支架植入可能会使得最终解决问题的二次手术变得复杂。

• 导丝通路。跨越损伤性穿刺必须限制在腔内，应避免在血管内膜下穿行。最佳方法是避免导丝回抽和避免对所有患者行支架植入治疗闭塞性肾动脉疾病，高度选择的情况除外。一旦导丝通过病变，维持导丝的位置至手术结束至关重要。终端肾动脉和肾实质十分柔软，如导丝允许穿至远端，其可较轻易穿透这些组织。此外，血管成形术和支架植入偶尔会因切开远端肾动脉而复杂化。对此通常的处理方法是另行支架植入，但如果失去导丝通路，可能不能顺利矫正。总之，一旦支架已放置并扩张进入主动脉，再次进入支架开口将变得十分困难，这使得如果手术圆满结束前失去导丝通路会使适当的治疗方法因不恰当的支架放置而变得困难。

- 支架释放。不准确的支架释放可导致通路永久性缺失，并且如发生远端释放可导致主要肾动脉分支闭塞。最好的方法是在支架释放前多次行血管造影术以决定最佳释放位置。如为非开口处病变或主肾动脉过短，那么不准确支架释放的风险达到最大。

腔内治疗策略

血管造影解剖学

动脉解剖的血管造影可视化是动脉粥样硬化性肾血管病诊断和腔内治疗的基本组成部分。初次内脏大动脉前后位影像可通过经放置于第一腰椎水平的横隔膜下方的多侧孔冲洗管注入高效对比剂而获得。如患者有严重肾功能不全，初次的定位图像可使用二氧化碳。绝大多数病例可应用稀释（50%）的碘对比剂完成造影。初次前后位图像能提供肾动脉和内脏周边大动脉解剖的概况（图38-1）。更进一步的非选择性肾动脉影像学检查应在复位导管至肠系膜上动脉起始部下方之后进行，以避免内脏血管内的对比剂浑浊化从而使肾动脉特别是起始部的解剖细节模糊。必须小心辨认肾副动脉，约高达18%的肾脏存在肾副动脉，其可能在肾复式超声检查中被忽略。

肾动脉起始部通常发自于主动脉前外侧或后外侧部分。因此肾动脉起始部处的病变在前后位主动脉造影中经常不可见或显影无意义。斜位主动脉造影或选择性肾动脉造影能较好地显影血管侧面部位并分辨病变部位。最有效的肾窦口显影方式通常取适度的同侧前斜位视图，同样的，还必须取对侧斜位视图造影。前期已有的肾开口CT轴向图像有助于评估所需的倾角，从而减少碘对比剂剂量和放射剂量。

肾动脉体的病变可能需要选择性动脉造影成像以获得充分显影。选择性套管插入术通常结合定向导丝使用角形导管，比如眼镜蛇导管、Sos导管、肾双弯管或肠系膜下静脉导管。在行选择性肾动脉套管插入术前，需静脉注射肝素。一旦导丝和导管轻柔地前进至肾动脉起始部，即手动注射对比剂以明确腔内位置。之后经手推注射血管造影成像可获得

选择性影像。近端1/3左肾动脉通常在前方走行，中间1/3横线走行，而远端1/3后方走行，然而右肾动脉呈现更连续一致的后方走行路线。为充分显影这些分段的病变可能有必要行斜位和旋转矢状位成像。

肾动脉血管成形术和支架植入术的不利解剖特点

分支肾动脉狭窄因其解剖学限制和低耐受通常极不适合行腔内治疗。对于需外科主动脉修复的动脉瘤、主-髂动脉闭塞性疾病和珊瑚礁状粥样斑块亦可行外科血管成形术。这些患者行肾血管成形术时无需显著改善其外科暴露，这使得可在一次手术中治疗双侧病理改变，并可避免在之后的主动脉手法操作中引起起始部支架堵塞或断裂的潜在风险。对于伴有多发性小口径肾动脉或有肾动脉发育不良的患儿，腔内治疗并非是绝对禁忌，但相比于开放外科血管成形术，其技术挑战更大，耐久性也更低。

分支血管疾病治疗的注意事项

当考虑肾血管病影响一个非常短的主肾动脉时，必须认识到处理分支血管的潜在问题，包括远端主肾动脉或分支本身（图38-2）。特别是覆盖或去除主分支开口的风险十分重要，必须避免。

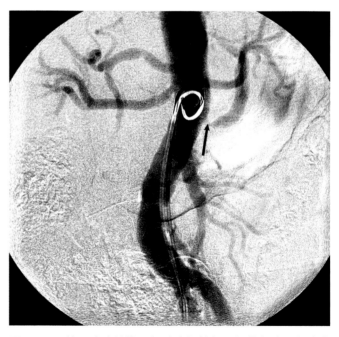

图38-1 放置冲洗导管于肾动脉起始部处行数字减影主动脉造影。这能清楚显示双右肾动脉、双左肾动脉肠系膜上动脉的重要局部解剖以及互相之间的关系。图中显示下方左肾动脉存在重度近端狭窄。

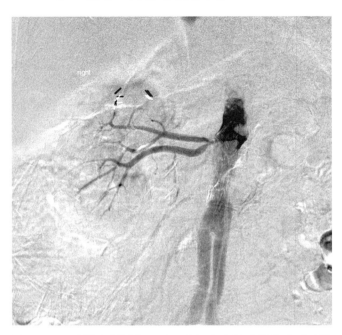

图38-2 动脉造影图像显示一个短右主肾动脉伴有近动脉分叉处重度狭窄，如重要肾分支动脉被覆以支架或支架移植物，节段性肾缺血的潜在风险将十分突出。

孤立肾的注意事项

孤立肾的治疗涉及患者肾功能整体质量的风险。这并不排除腔内治疗孤立肾的可能性，但应谨慎考虑增加风险或影响长期耐久性的解剖因素。这些因素包括多发性小肾动脉、分支水平疾病或短主肾动脉。

顺行或逆行主动脉入路治疗的选择

股总动脉入路安全且适应性广，该动脉是肾血管成形术和支架植入最常用的入路。当计划行选择性肾动脉套管插入术时，选择目标肾动脉对侧的股动脉入路有助于行开口处套管插入术时导管具有优先沿着对侧主动脉壁前进的倾向（图38-3）。

当患者患有主-髂动脉闭塞性疾病、肾动脉与主动脉主轴线显著成角或经股动脉入路选择套管插入术失败时，肱动脉入路是首选替代方案。相比于股动脉，肱动脉入路的缺点包括导管插入相关并发症更高以及导管和鞘的尺寸限制。

共轴或单轨球囊导管设计

共轴（导丝上方）和单轨（快速交换）系统都可用于血管成形术和肾动脉血运重建中输送球囊包埋支架。共轴系统根据外科医生沿着导丝路径越过病变处前行的能力具有理论上的优势，同时其纵向支持能增加"推进力"。单轨系统能够单独操纵球囊导管和导丝的控制，并最大化减少导丝失控的能力。

球囊预扩张的作用

在当支架输送装置不能前进穿过病变但导丝已实现时，应限制病变处的预扩张。必要时也可行预扩张以促进栓子保护装置的穿越。两种情况都应使用最小尺寸的可用球囊，例如 2.5mm 或 3mm 直径的冠状球囊。

血管成形术和早期支架植入的比较

虽然早期血管成形术被认为是肾动脉纤维肌性发育不良的恰当腔内处理方法，早期腔内支架治疗起始部动脉粥样硬化性肾血管病在技术上有着更高的成功率，同时血管再狭窄的发生率也更低。因此，当代起始部动脉粥样硬化性肾血管病的早期腔内治疗主要由经皮血管成形术及早期腔内支架成形术组成。早期血管成形术在复发性疾病中应用更为广泛。对非起始部动脉粥样硬化性病变单独应用血管成形术也可取得较好的效果，但如早期血管成形术因松紧带回缩、残留狭窄、持续的压力梯度或动脉夹层而不成功时，应考虑二次支架放置。

支架选择

适用于肾动脉的球囊扩张式和自膨式支架有一系列可用尺寸。相比于自膨式支架，球囊扩张式支

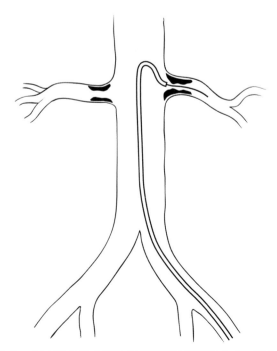

图38-3 经右股动脉入路选择左肾动脉套管插入术。该入路显示选择同侧股动脉导管插入有沿着对侧主动脉壁前进的趋势。

架具有更高的固有扩张准确性和径向强度。因此，球囊扩张式支架是动脉粥样硬化性肾动脉狭窄的最普遍选择。理论上在开室闭室设计上有优势；该设计优势为潜在减少栓子形成或增加动脉壁的适应性。但是，这些优势尚未被证明。

栓子保护的应用

虽然行肾血管成形术和支架植入时出现的动脉粥样硬化性栓子可能影响肾功能反应[19,20]，但在肾循环中使用远端栓子保护装置还未被美国食品和药物管理局（FDA）批准。如果使用了远端栓子保护装置，需使用导丝系统联合闭塞球囊或过滤器以通过病变部位然后在远端扩张。如果使用了闭塞球囊，可行手推注射对比剂来证实肾动脉完全闭塞（图 38-4）。吸引待处理病变部位远端的凝固血栓，用肝素化盐水冲洗，重复吸引。随后行血管成形术和支架植入。之后展开远端闭塞球囊，完成血管造影。滤过器装置允许远端肾动脉血流在其展开结构处前进并用多孔膜来陷入栓子物质。如果使用了滤过器设计装置，在支架植入完成捕获栓子物质后才将装置收缩回非扩张状态以撤回滤过装置。

再狭窄的治疗

复发性疾病使 50% 的肾血管成形术和 12 个月内的支架植入术复杂化[15]。支架内病变是最常见的复发形式，并成为格外有挑战性的问题（图 38-5A）。因为这种病变的病因通常是内膜过度增生，反复的球囊血管成形术常对改善病变收效甚微。对于复发性病变，最初使用"切割"球囊来扩张是减少再狭窄病变瘢痕组织并允许之后用大口径球囊扩张的极为有效方法。切割球囊（Boston Scientific，马萨诸塞州，内蒂克）由一个非顺应性球囊和 3 或 4 片粥样硬化刀片或显微外科刀片纵向安装，或在其外表面螺旋排列组成（图 38-5B）。当切割球囊扩张时，在支架内用粥样硬化刀片切割增生内膜。该球囊随后在多水平切割病变部位旋转和再膨胀。这种方法已在冠状动脉中得到了很好的运用，而其在肾动脉支架内再狭窄的应用也已经有相关研究[21]。

肾动脉狭窄的腔内治疗方法

顺行或逆行入路的方法

逆行股总动脉入路无论何时都是首选的可行方案。选择目标肾动脉对侧的股动脉入路有助于行起始部套管插入术时导管具有优先沿着对侧主动脉壁前

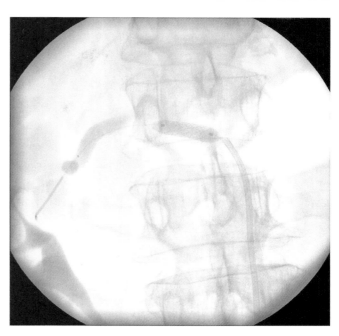

图38-4　数字减影血管造影显示在使用远端栓子保护装置下扩张右肾动脉支架。远端栓子保护球囊扩张，显示扩张期间远端闭塞球囊和球囊扩张支架之间的固定条状对比剂。

进的倾向。具体入路方法包括开辟入路前行 X 线透视定位股骨头以保证穿刺点位置在穿刺后可压迫于固定结构上止血。可用超声引导确保股总动脉穿刺，操作后可人工压迫止血至少 15 分钟，并使用鱼精蛋白逆转肝素效应。根据 FDA 通过的指南亦可使用动脉封堵器闭合动脉。

当患者患有主 - 髂动脉闭塞性疾病，曾行主动脉股动脉或腹股沟下旁路移植术、肾动脉与主动脉主轴线显著成角或经股动脉入路选择套管插入术失败时，肱动脉入路是首选替代血管。在绝大多数肾血管成形术和支架植入术中，如需要 6F 或更大号的导管鞘，开放肱动脉入路更为有利。

介入计划中鞘的放置

一开始进入股动脉或肱动脉后可放置 4F 或 5F 鞘和诊断性导管系统。小型诊断性鞘足以提供初步诊断性影像来明确可疑解剖和下一步介入意向。一旦明确介入决定，需先使用 6F 鞘，然后选择特定形状的 6F 引导导管介入肾动脉。这些引导导管有许多常用诊断形状可供选择，包括肾双弯型、肠系膜下型和眼镜蛇头型，通常将导管插入肾动脉并植入导丝，放置装置，行动脉造影。反复多位置造影以保证最佳位置。或者，亦可先用特定形状诊断导管植入肾动脉，用导丝通过病变处，随后使用 6F 特定形状鞘安全介入肾动脉。后一种介入方法更加复杂，因引

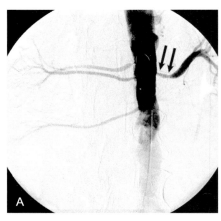
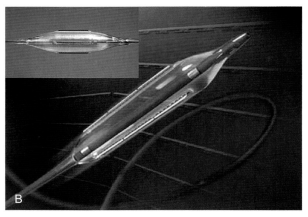

图38-5　（A）血管造影显示左肾动脉支架（箭头）植入后再狭窄。（B）切割球囊可用于扩张肾动脉再狭窄（支架内狭窄）。（B，Courtesy Boston Scientific, Natick, Mass. Reprinted from Cronenwett JL, Johnston KW, editors. *Rutherford's vascular surgery*, ed 7. Philadelphia, 2010, Saunders, p 1279, Fig. 85-2A.）

导这些鞘至肾动脉的路径需要更高程度的导丝支撑。如使用引导导管，介入时便可使用更小的 0.014 英寸导丝一次操作通过病变处。

通过病变

通过狭窄肾动脉病变部位前需静脉注射肝素。一旦引导导管进入开口，用 0.014 英寸导丝穿越病变部位。线性推进导丝，避免退回而引起内膜下穿行。如不能穿过该平台，可使用额外支持 0.014 英寸导丝。有时亦会用到 0.035 英寸亲水性导丝，之后更换更小的 0.014 英寸或 0.018 英寸导丝来输送装置。

用Radi导丝原位评估

Radi 压力导丝（St. Jude Medical，圣保罗）的亲水性 0.014 英寸导丝远端部分有两个独立的压力传感器，其可在狭窄病变部位远端同时测量主动脉和肾动脉压。该导丝被 FDA 批准应用于冠状动脉，其应用被认为有决定肾动脉狭窄以及肾血管成形术和支架植入术有效性的生理意义[22]。其主要益处在于无需放弃导丝通路即可通过干预后的病变部位，这对于传统的导管撤回压力测量十分必要。另一种完成压力梯度测量而不用回撤导丝的方法是使用单轨吸引导管，例如 Medtronic 输出导管（Medtronic，明尼阿波利斯）。吸引导管可在血管成形术和支架植入术后联合远端闭塞球囊吸引碎片，然后在球囊放空后用 0.014 英寸球囊导丝行回撤压力测量。

血管成形术

血管成形术是肾动脉纤维肌性发育不良病变、中肾动脉粥样硬化或支架内再狭窄的合理独立疗法。行肾动脉血管成形术时，经 0.014 英寸导丝集中推进球囊导管穿过病变处，球囊以最小大小植入远端正常肾动脉。然后扩张球囊至其额定压力扩张目标病变部位。该操作最重要的是在回撤血管成形球囊行全面血管造影评估手术是否成功及夹层、假性动脉瘤或破裂潜在风险时维持导丝通路穿过病变部位。

支架放置

肾动脉起始部动脉粥样硬化性疾病是当代临床实践中遇到的肾动脉狭窄形式，其治疗选择为球囊支架。最小的球囊支架合理尺寸应能覆盖整个病变部位并延伸 1~2mm 进入主动脉，同时其直径应与远端正常表现的肾动脉相匹配。经 0.014 英寸导丝推进支架并延伸 1~2mm 进入主动脉。通过引导导管多次人工注射对比剂有助于精确释放支架并避免支架误膨开。支架植入动脉过远则不能覆盖真正的肾动脉起始部且更易出现复发或后遗症。因复发性疾病发生频繁且可能对后期腔内介入效果反应不良，因此应使用覆盖病变部位的最小合理支架。支架扩张膨出至远端肾动脉会使后期手术选择更加困难，并伴有更高的失败率。一旦确定最佳位置，即回撤引导导管并扩张输送球囊至其额定压力，撑开支架。支架释放时无需过度扩张。可行现场 X 线片检查以检查展开支架的轮廓。输送球囊时要小心地移动，注意维持导丝通路，随后行动脉造影。

靠近肾动脉分叉处的病变并不常见。报道有许多方法处理这种情况，包括使用"伙伴"导丝以保护分支血管，以及使用亲吻球囊和支架。主肾动脉上靠近分叉处的病变具有挑战性，该方法常用于医学上治疗无效的患者。另外，用开放修复方法治疗该问题是一种安全、持久的措施，并可避免主分支血管闭塞再狭窄的风险，该风险在小肾血管治疗中较为常见。

释放后处理

支架展开后，经 X 线透视评估支架或选择性肾血管造影检查上见到的支架内残余狭窄可经扩张球囊以纠正。鉴别肾动脉夹层、破裂、血栓形成和假性动脉瘤，并选择适当的治疗方法如附加支架、覆膜支架或应用溶栓药物。完成治疗措施后，行压力梯度或血管内超声检查以评估治疗效果。如效果满意，可撤回导丝和鞘并安全止血。亦可额外行肾复式超声检查以确保充分的血液动力结果。

术后护理

- 介入结束后，彻夜对患者行穿刺部位或血流动力学稳定性监测。
- 次日清晨行全血细胞计数检查。
- 应用最低剂量氯吡格雷 30 天，视情况维持阿司匹林和他汀类药物治疗。
- 临床随访监测。术后 1 个月行肾复式超声检查，之后 2 年内每 6 个月复查一次，之后 3 年每年复查一次。如肾动脉最大收缩速度超过 180cm/s 提示再狭窄。
- 血压和肾功能正常的支架内再狭窄患者，应密切临床随访和影像学监测，如肾功能恶化不推荐再介入。

并发症

- 发病率。已报道的肾血管成形术和支架植入现有大规模临床试验显示患者并发症发病率为 9%[11]。
- 出血。体格检查常难发现，可根据血流动力学稳定性提示是否行 CT 影像学检查以评估腹膜后或肾周血肿[23]。由肾动脉穿透引起的出血可行覆膜支架处理。
- 肾动脉夹层。手术相关肾动脉夹层通常行附加支架膨开治疗。
- 肾动脉血栓形成。肾动脉血栓形成可行溶栓治疗。
- 急性肾衰竭。
- 动脉粥样硬化性栓塞。

（温兴铸　译　刁嘉乐　校）

参考文献

1. Grüntzig A, Kuhlmann U, Vetter W, et al: Treatment of renovascular hypertension with percutaneous transluminal dilatation of a renal artery stenosis, *Lancet* 1:801-802, 1978.
2. Wilms GE, Peene PT, Baert AL, et al: Renal artery stent placement with use of the Wallstent endoprosthesis, *Radiology* 179:457-462, 1991.
3. Kuhn FP, Kutkuhn B, Torsello G, et al: Renal artery stenosis: Preliminary results of treatment with the Strecker stent, *Radiology* 180:367-372, 1991.
4. Rees CR, Palmaz JC, Becker GJ, et al: Palmaz stent in atherosclerotic stenoses involving the ostia of the renal arteries: Preliminary report of a multicenter study, *Radiology* 181:507-514, 1991.
5. van de Ven PJ, Kaatee R, Beutler JJ, et al: Arterial stenting and balloon angioplasty in ostial atherosclerotic renovascular disease: A randomised trial, *Lancet* 353:282-286, 1999.
6. Centers for Medicare and Medicaid Services. Percutaneous transluminal angioplasty (PTA) and stenting of the renal arteries. Baltimore, 2007, Centers for Medicare and Medicaid Services.
7. Textor SC: Atherosclerotic renal artery stenosis: Overtreated but underrated? *J Am Soc Nephrol* 19:656-659, 2008.
8. Henry M, Klonaris C, Henry I, et al: Protected renal stenting with the PercuSurge GuardWire device: A pilot study, *J Endovasc Therapy* 8:227-237, 2001.
9. Ziakka S, Ursu M, Poulikakos D, et al: Predictive factors and therapeutic approach of renovascular disease: Four years' follow up, *Ren Fail* 30:965-970, 2008.
10. Bax L, Woittiez AJ, Kouwenberg HJ, et al: Stent placement in patients with atherosclerotic renal artery stenosis and impaired renal function: A randomized trial, *Ann Intern Med* 150:840-848, 2009.
11. ASTRAL Investigators, Wheatley K, Ives N, et al: Revascularization versus medical therapy for renal-artery stenosis, *N Engl J Med* 361:1953-1962, 2009.
12. Steichen O, Amar L, Plouin PF: Primary stenting for atherosclerotic renal artery stenosis, *J Vasc Surg* 51:1574-1580, 2010.
13. Cooper CJ, Haller ST, Colyer W, et al: Embolic protection and platelet inhibition during renal artery stenting, *Circulation* 117:2752-2760, 2008.
14. Edwards MS, Corriere MA, Craven TE, et al: Atheroembolism during percutaneous renal artery revascularization, *J Vasc Surg* 46:55-61, 2007.
15. Corriere MA, Edwards MS, Pearce JD, et al: Restenosis after renal artery angioplasty and stenting:

Incidence and risk factors, *J Vasc Surg* 50:813-819, 2009.

16. Aspelin P, Aubry P, Fransson SG, et al: Nephrotoxic effects in high-risk patients undergoing angiography, *N Engl J Med* 348:491-499, 2003.

17. Pannu N, Wiebe N, Tonelli M: Prophylaxis strategies for contrast-induced nephropathy, *JAMA* 295:2765-2779, 2006.

18. Sharma SK, Kini A: Effect of nonionic radiocontrast agents on the occurrence of contrast-induced nephropathy in patients with mild-moderate chronic renal insufficiency: Pooled analysis of the randomized trials, *Catheter Cardiovasc Interv* 65:386-393, 2005.

19. Cooper CJ, Haller ST, Colyer W, et al: Embolic protection and platelet inhibition during renal artery stenting, *Circulation* 117:2752-2760, 2008.

20. Edwards MS, Corriere MA, Craven TE, et al: Atheroembolism during percutaneous renal artery revascularization, *J Vasc Surg* 46:55-61, 2007.

21. Munneke GJ, Engelke C, Morgan RA, et al: Cutting balloon angioplasty for resistant renal artery in-stent restenosis, *J Vasc Interv Radiol* 13:327-331, 2002.

22. Drieghe B, Madaric J, Sarno G, et al: Assessment of renal artery stenosis: Side-by-side comparison of angiography and duplex ultrasound with pressure gradient measurements, *Europ Heart J* 29:517-524, 2008.

23. Axelrod DJ, Freeman H, Pukin L, et al: Guide wire perforation leading to fatal perirenal hemorrhage from transcortical collaterals after renal artery stent placement, *J Vasc Interv Radiol* 15:985-987, 2004.

肾动脉瘤的腔内治疗

CHRISTOPHER J · KWOLEK · MOUNIR J. HAURANI

历史背景

虽然切除肾动脉远端分支的动脉瘤对肾功能的影响甚小。但成功处理中心位置的血管瘤却是腔内治疗发展中最初的一个挑战。1995 年，Bui 及其同事[1]描述了用支架移植体治疗肾动脉瘤。虽然对于特定的患者，覆膜支架是有效的策略，但其不可应用于位于血管分叉处、扭曲血管或周围血管位置的动脉瘤。事实上，肾动脉瘤绝大多数发生于肾动脉分叉处或一级肾动脉分支[2]。而且，因为大多数肾动脉瘤瘤颈较大或为纺锤形，传统的弹簧圈栓塞疗法有较大可能发生弹簧圈脱落和上级动脉闭塞。为应对该挑战，在 2008 年首次描述了用支架辅助栓塞方法治疗肾动脉瘤，该方法通过上级血管中的支撑支架输送弹簧圈到动脉瘤[3]。对于肾动脉瘤，腔内修复治疗优势明显[4]。尽管最新数据提示腔内介入治疗的短期和中期效果出色，其长期耐久性还有待进一步验证。

适应证

肾动脉及其分支动脉瘤并不常见，普通人群发生率低于 0.1%，并且通常是行 CT 影像学检查时偶然发现的[5]。肾动脉瘤在 60 多岁的女性中更常见，其可能和纤维肌性发育不良、动脉粥样硬化、创伤或真菌感染有关。动脉瘤亦可伴有脉管炎，例如多发性大动脉炎、白塞病、马方综合征、神经纤维瘤病。其主要并发症为动脉瘤破裂。

凡瘤体大于 2cm 和未来有意妊娠的女性或伴有孤立肾的肾动脉瘤患者，因有破裂风险，都应选择合适方法修复。虽然 2cm 一直作为治疗的最低门槛，但甚至更小的动脉瘤也可发生破裂或可因直接压迫主肾动脉或其分支而发生肾血管性高血压。肾动脉瘤可能发生终末血管栓塞，引起肾梗死并伴有剧痛，或可能与动静脉瘘有关。

术前准备

- 50% 以下应行修复的患者有症状[2,6]。
- 术前影像对于决定采取何种腔内修复类型至关重要。三维 CT 血管造影或磁共振成像可明确动脉瘤和其周围分支血管或周围肾实质的关系。CT 血管造影亦可揭示动脉瘤囊内钙化灶和毗邻动脉的范围。一旦植入栓塞弹簧圈或支架，人工材料可能会限制 CT 血管造影或磁共振成像评估排除动脉瘤的能力（图 39-1 ）。
- 传统血管造影术可能提供更多信息，例如肾动脉瘤联合动静脉瘘或明确动脉瘤性扩张伴有肾动脉夹层患者的进入位点（图 39-2 ）。

隐患和风险

- 严重尾端成角的肾动脉可能须采取肱动脉入路。治疗肾动脉瘤的许多设备需要 7F 鞘来开放修复肱动脉。
- 同侧斜位成像对于辨认潜在起始部狭窄至关重要，并可保证清晰显示动脉瘤的真实长度或瘤颈。
- 穿过动脉瘤时应加倍小心以避免血管破裂或形成附壁血栓。
- 肾动脉瘤主要发生在肾动脉分叉处或一级肾动脉分支（图 39-3 ）[2]。这使得不能放置覆膜支架，治疗需联合弹簧圈或胶栓塞和支架植入[7]。
- 狭窄后扩张发生的肾动脉瘤通常见于纤维肌性发育不良的患者，植入支架移植物以解决狭窄和动脉瘤可使其获益[8-10]。
- 次级肾动脉瘤也许可用远端弹簧圈栓塞治疗，此举会牺牲少量肾实质（图 39-4 ）。

腔内治疗策略

初次血管造影检查应用冲洗导管在肾动脉水平

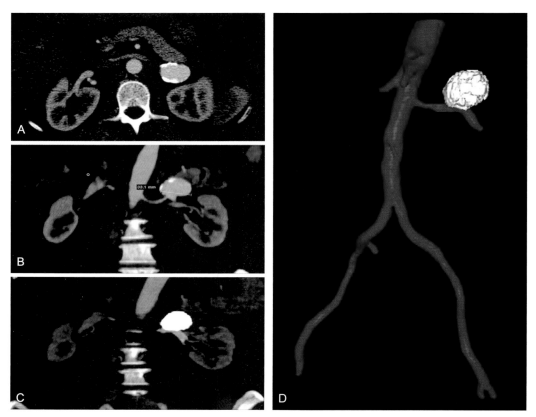

图39-1 （A，B）矢状面CT成像和冠状面重建显示一囊状左肾动脉瘤。（C，D）弹簧圈栓塞和支架治疗肾动脉瘤之后的冠状面和3D CT成像。

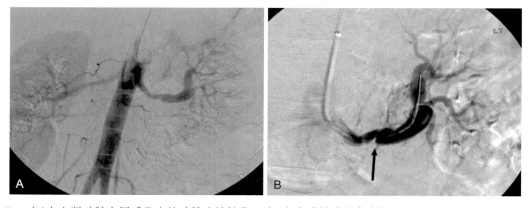

图39-2 （A）左肾动脉夹层后发生的动脉瘤性扩张。（B）内膜缺陷的存在揭示可进入假腔的位点（箭头）。

执行。避免在主动脉生殖前节放置导管，因左肾动脉经常因肠系膜上动脉而变得模糊不清。可选择内脏选择型、眼镜蛇2型或肾双弯曲型（RDC）导管治疗肾动脉。治疗肾动脉瘤的腔内处理方法通常有四种：使用裸支架或支架移植物，弹簧圈或胶黏堵塞动脉瘤囊体，支架辅助栓塞动脉瘤囊体，以及堵塞供应动脉瘤的肾动脉部分的流入流出血管。如果是多发性动脉瘤，或瘤体包含主分支点，腔内治疗可能无法开展。

腔内治疗技术

建立进入肾动脉入路的方法与用于治疗肾动脉闭塞性疾病的方法一样[11]。逆行股动脉入路应使用6F或7F 45~55cm鞘和5F诊断导管，例如眼镜蛇2型或内脏选择型导管，另外，也可选择7F或8F鞘联合其匹配的引导导管（左乳房内动脉或RDC）。

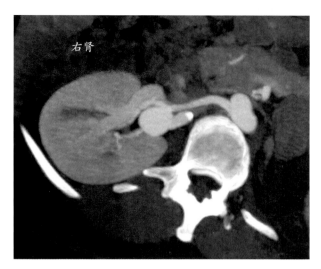

图39-3 CT血管造影图像显示主肾动脉远端分支点上有一动脉瘤。

逆行肱动脉入路对于严重成角的肾动脉可能更合适。0.014英寸和0.018英寸导丝，导管和球囊的出现使得更易进入这些血管。

植入裸支架

单独支架治疗方法最适用于继发于夹层的肾动脉瘤[12]。新的支架多编织层工艺技术可能对侧分支造成持续灌注并改变动脉瘤囊内的血流动力学，这会增加血栓形成的可能性[13]。

植入支架移植物

相比于纺锤形肾动脉瘤，绝大多数囊形动脉瘤可用覆膜支架较好的祛除动脉瘤[1,14]。因存在一些侧支血管，不大可能出现内漏。相比于弹簧圈栓塞不能即刻形成血栓，支架移植的另一优势是动脉瘤内血流的即刻停止。但是，无论是三种可用的自膨式支架移植物：Viabahn（W.L. Gore and Associates，特

拉华州，纽瓦克），Fluency（Bard Medical，佐治亚州，科文顿）和Wallgraft（Boston Scientific，马萨诸塞州，内蒂克），还是两种球囊扩张支架移植物：iCast（Atrium Medical，新罕布什尔州，哈得孙）和Jostent（Abbott Vascular，伊利诺伊州，雅培园区），在美国都没有被批准应用于肾动脉（表39-1）。这些支架移植物通常较笨重，且相比于裸金属支架和微导管更不易追踪。最小内径达到6F的鞘方能输送上述任一支架移植物，大多数需要7F或8F鞘。欲行如肱动脉入路和直接切开应考虑到这点。

肾动脉瘤通常出现在肾动脉主分支或主肾动脉的分叉处，约90%是实质外动脉瘤。因此，为保证肾动脉瘤治疗有效性可能需要牺牲肾动脉分支和一些肾实质重要部分。对于肾功能受损的患者，牺牲肾实质可能增加肾衰竭的风险。

栓塞

栓塞肾动脉瘤的方法有很多，包括弹簧圈、血栓剂、液体聚合物和联合上述方法使用裸金属支架。据报道应用最广的方法是弹簧圈栓塞。其基本前提是铂或不锈钢弹簧圈能输送入动脉瘤囊内。作为Guglielmi弹簧圈的副产品，目前使用新的微弹簧圈联合促凝血纤维或涂料，其可在接触血液后立即被激活。这些纤维和涂料可有效增加弹簧圈的表面面积，提高诱导产生血栓的能力。新的阻断释放、可拆卸弹簧圈在植入上更安全，而远端栓塞的风险却较低。

弹簧圈栓塞疗法适用于发生在肾动脉主干分叉点的宽口、窄口动脉瘤，甚至也适用于实质内动脉瘤。不同于支架移植物，弹簧圈栓塞可经更小的传递系统施行。许多弹簧圈可经内径0.018英寸的导管传递，而神经血管的弹簧圈更可经内径0.010英寸的导管传递。

弹簧圈栓塞治疗的缺点是存在移位或凸出到非动脉瘤血管主腔内的潜在风险。而且在动脉瘤囊内

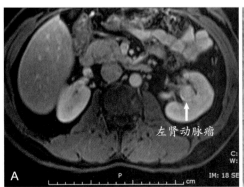
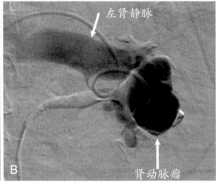
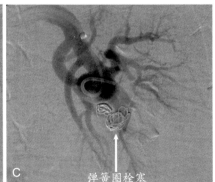

图39-4 （A）远端左肾动脉瘤的磁共振成像。（B）远端肾动脉瘤的血管造影图像显示左肾静脉充盈灌注且存在动静脉瘘。（C）左肾动脉瘤弹簧圈栓塞联合消除动静脉瘘之后的状态。

稳定导管以有效张开弹簧圈亦十分困难。为克服此难题，发展出了数个方法。一种是应用远端闭塞球囊来减少动脉瘤后血流量同时展开弹簧圈。另一种方法包括在动脉瘤内锁定弹簧圈。动脉瘤开口覆以普通金属支架，经支架间隙植入微导管以栓塞瘤囊。弹簧圈移位或凸出到非动脉瘤血管主腔内的潜在风险即由此产生（图39-5）。

另一种该方法的变式是先把镍钛支架穿过瘤囊颈部并膨开，随后在动脉瘤囊内放置微导管于合适位置。弹簧圈塞满动脉瘤囊完成闭塞后，撤除导管。该方法的缺点是需要同时放置两支工作导管，这经常需要开辟二重动脉入路。

最新报道称可用乙烯乙烯醇（EVOH）共聚物（Onyx, eV3-Covidien,，密歇根州，普利茅斯）治疗肾动脉瘤[15-17]。值得注意的是核准标示外使用Onyx，其已被批准应用于脑内血管畸形的术前栓塞。递药方法是聚合物混合二甲亚砜(DMSO)溶剂经微导管递药。Onyx 材料以液体形式传递，但在血液上方与之接触，DMSO 快速弥散，这使得聚合物沉淀并形成一不透 X 线的栓子。在传递 Onyx 时应小心避免形成远端栓塞。据报道应用球囊闭塞方法可阻断动脉瘤后血流而减少这一风险。当少量聚合物注入囊内时，暂时性闭塞流出血管直到瘤囊填满再重新恢复血流。聚合物充填浇铸动脉瘤囊，包括流出血管，这会增加动脉瘤血栓形成的可能性。此外，充填动脉瘤囊时，其亦充满了血管内腔表面[15-17]。

阻塞肾动脉

阻塞肾动脉是治疗肾动脉瘤的最终方法，当因外伤或自发性破裂而发生出血时可应用此法。对于不能耐受开放手术修复的高危患者，该法十分有效。

继发于医源性损伤的肾动脉假性动脉瘤已有所描述。若位于肾动脉主段，可用覆膜支架成功治疗(图39-6)。然而，当发生因创伤导致动脉壁广泛损伤或致命性出血时，用球囊闭塞主动脉或肾动脉起始部也许可获得暂时阻断，随后用弹簧圈或 Amplatzer 封堵器（St. Jude Medical, 圣保罗；图39-7）栓塞肾动脉。因肾动脉是终末血管，假设能保留足够血流至对侧肾，也可以直接用主动脉支架移植物覆盖肾动脉起始部以达成阻塞肾动脉目标。如有必要，可应用开窗支架移植物以保留一支肾动脉血流，同时阻塞其他侧支血管（图39-8）。

表 39-1　覆膜支架的类型

名称（涂料）	公司	直径/长度	类型	鞘管
Jostent (PTFE)	Abbott Vascular	3~5mm/12~26mm	球囊扩张型	6F 鞘
iCast (PTFE)	Abbott Medical	5~10mm/16~59mm	球囊扩张型	6 或 7F 鞘
Viabahn (PTFE)	W.L. Gore and Associates	5~10mm/2.5、5、10mm	自膨型	6 或 7F 鞘
Fluency (PTFE)	Bard Medical	5~10mm/20、40、60、80mm	自膨型	8 或 9F 鞘
Wallgraft (Silastic*)	Boston Scientific	5~10mm/40、60、80mm	自膨型	8F 无鞍

PTFE，聚四氟乙烯。
*Silastic 属硅酮弹性体的一种。

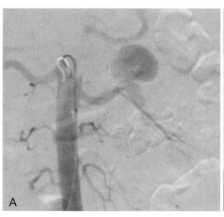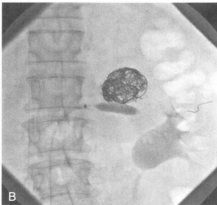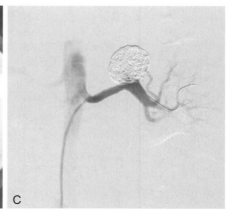

图39-5　（A）血管造影显示左肾动脉囊状动脉瘤。（B）弹簧圈栓塞时使用血管成形球囊以提高弹簧圈放置准确性。（C）放置自膨式支架以预防弹簧圈移位后的血管造影图像。

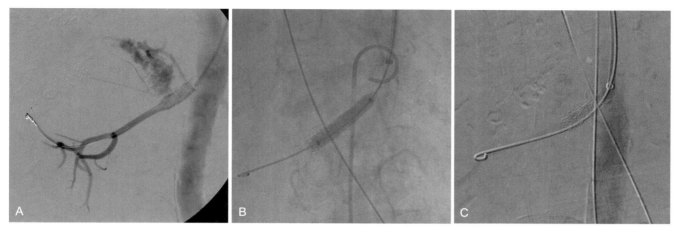

图39-6　（A）普通金属支架放置后发生右肾动脉破裂可见对比剂外渗。（B）用血管成形球囊阻断穿孔。（C）用聚四氟乙烯覆膜支架处理穿孔。

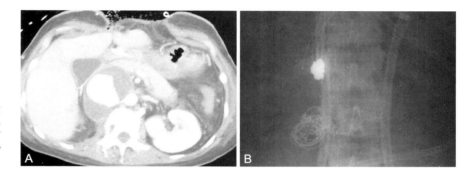

图39-7　（A）腹部枪弹伤后的CT图像可见右肾动脉假性动脉瘤。（B）植入弹簧圈堵塞假性动脉瘤。在上方可见滞留弹片。

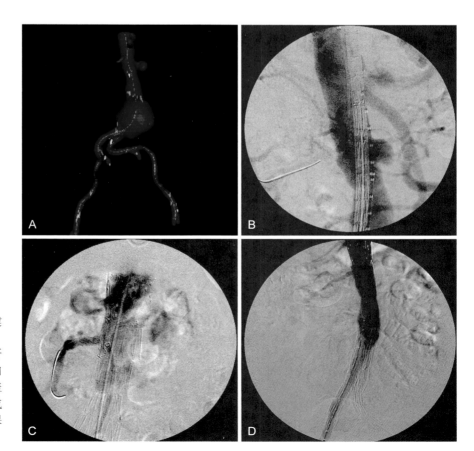

图39-8　（A）血管造影CT 三维重建显示左肾动脉瘤和肾下腹主动脉瘤。（B）术中血管造影显示左肾动脉瘤开口和萎缩的左肾。（C）开窗主动脉内移植物和右肾动脉支架联合植入并覆盖左肾动脉。（D）术后血管造影证明成功堵塞主动脉瘤和左肾动脉瘤，同时保留右肾动脉血流。

术后护理

- 介入结束后，彻夜对患者行穿刺部位或血流动力学稳定性监测。
- 次日清晨行和全血细胞计数检查。
- 应用最低剂量氯吡格雷 30 天，视情况维持阿司匹林治疗。
- 临床随访：术后 1 个月行 CT 影像学和肾复式超声监测，之后 2 年内每 6 个月复查一次，此后每年复查一次。如肾动脉最大收缩速度超过 180cm/s 提示狭窄。如动脉瘤大小维持稳定或缩小，可用超声监测。

并发症

- 栓塞。栓塞可能不会立即出现，但当肾功能不良或出现尿嗜酸性粒细胞可发生。多采取支持性治疗。
- 支架断裂。支架可能发生断裂并导致狭窄或肾动脉瘤治疗不充分。可能有必要行再次血管成形术或支架植入。
- 支架移植物血栓形成。如发现不及时，血栓形成可导致肾损失和肾功能恶化。

（温兴铸 译　刁嘉乐 校）

参考文献

1. Bui BT, Oliva VL, Leclerc G, et al: Renal artery aneurysm: Treatment with percutaneous placement of a stent-graft, *Radiology* 195:181-182, 1995.
2. Tham G, Ekelund L, Herrlin K, et al: Renal artery aneurysms: Natural history and prognosis, *Ann Surg* 197:348-352, 1983.
3. Manninen HI, Berg M, Vanninen RL: Stent-assisted coil embolization of wide-necked renal artery bifurcation aneurysms, *J Vasc Intervent Radiol* 19:487-492, 2008.
4. Hislop SJ, Patel SA, Abt PL, et al: Therapy of renal artery aneurysms in New York state: Outcomes of patients undergoing open and endovascular repair, *Ann Vasc Surg* 23:194-200, 2009.
5. Stanley J, Rhodes EL, Gewertz BL, et al: Renal artery aneurysms: Significance of macroaneurysms exclusive of dissections and fibrodysplastic mural dilatations, *Arch Surg* 110:1327-1333, 1973.
6. Henke PK, Cardenau JD, Welling TH, et al: Renal artery aneurysms: A 35 year clinical experience with 252 aneurysms in 168 patients, *Ann Surg* 234:454-463, 2001.
7. Eskandari MK, Resnick SA: Aneurysms of the renal artery, *Semin Vasc Surg* 18:202-208, 2005.
8. Bisschops RH, Popma JJ, Meyerovitz MF: Treatment of fibromuscular dysplasia and renal artery aneurysm with use of a stent-graft, *J Vasc Interv Radiol* 12:757-760, 2001.
9. Sciacca L, Ciocca RG, Eslami MH, et al: Endovascular treatment of renal artery aneurysm secondary to fibromuscular dysplasia: A case report, *Ann Vasc Surg* 23(536):e9-e12, 2009.
10. Serter S, Oran I, Parildar M, et al: Fibromuscular dysplasia-related renal artery stenosis associated with aneurysm: Successive endovascular therapy, *Cardiovasc Intervent Radiol* 30:297-299, 2007.
11. Kwolek CJ: Endovascular management of renal artery stenosis: Current techniques and results, *Perspectives in Vascular Surgery and Endovascular Therapy* 16:261-279, 2004.
12. Mali WP, Geyskes GG, Thalman R: Dissecting renal artery aneurysm: Treatment with an endovascular stent, *AJR Am J Roentgenol* 153:623-624, 1989.
13. Henry M, Polydorou A, Frid N, et al: Treatment of renal artery aneurysm with the multilayer stent, *J Endovasc Ther* 15:231-236, 2008.
14. Tan WA, Chough S, Saito J, et al: Covered stent for renal artery aneurysm, *Catheter Cardiovasc Interv* 52:106-109, 2001.
15. Lupattelli T, Abubacker Z, Morgan R, et al: Embolization of a renal artery aneurysm using ethylene vinyl alcohol copolymer (Onyx), *J Endovasc Ther* 10:366-370, 2003.
16. Rautio R, Haapanen A: Transcatheter embolization of a renal artery aneurysm using ethylene vinyl alcohol copolymer, *Cardiovasc Intervent Radiol* 30:300-303, 2007.
17. Abath C, Andrade G, Cavalcanti D, et al: Complex renal artery aneurysms: Liquids or coils? *Tech Vasc Interv Radiol* 10:299-307, 2007.

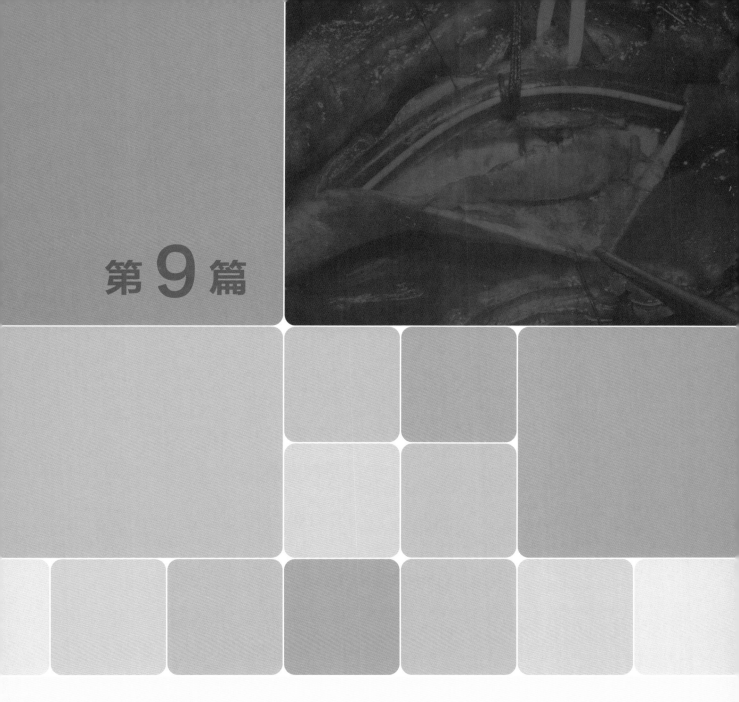

第 9 篇

肠系膜上动脉和腹腔动脉病变

腹腔干和肠系膜上动脉闭塞性病变的开放修复

THOMAS S. HUBER

历史背景

Ryvlin 和 Klass 分别在 1943 年 [1] 和 1951 年 [2] 提出了急性肠系膜缺血性病变的肠系膜上动脉切开取栓术，Shaw 和 Rutledge 于 1957 年 [3] 成功地进行了第一例取栓术。一年后报道了肠系膜上动脉取栓术和小肠切除术同步进行是可行的 [4]。

Klein 于 1921 年 [5] 认识到肠系膜上动脉和腹腔干的闭塞性病变以慢性腹痛以及肠缺血为表现形式。虽然在 20 世纪 50 年代报道了很多种治疗慢性肠系膜缺血性病变的外科手术方式，包括肠系膜上动脉的横断再植术 [6] 和肠系膜上动脉内膜切除术 [7]，Morris 和 DeBakey[8] 在 1961 年第一次报道了慢性肠系膜动脉缺血性病变的旁路转流术，将聚酯纤维材料的人工血管移植到肠系膜上动脉和肝动脉。1962 年 [9] 报道了一系列外科转流术治疗慢性肠系膜缺血性病变的患者。Mavor 和 Lyall 在 1962 年 [1] 也报道了首例慢性肠系膜缺血的回肠系膜旁路转流术。

适应证

在急性肠系膜缺血的过程中，肠道灌注的受损导致肠黏膜缺血，并可以进展到肠梗死伴穿孔和腹膜炎。必须行急诊血运重建术。同样，所有慢性肠系膜缺血性病变的患者都应该选择性地行血运重建术，以防肠梗死并恢复正常的营养状况。对于慢性肠外营养和非介入疗法没有作用的患者，即使行血运重建术，大多数患者也存在很高的风险。对于无症状的内脏动脉闭塞性疾病的患者，血运重建术的手术适应证仍是一个亟待解决的问题。据 Thomas 及其同事 [11] 报道，三支内脏血管都存在重度闭塞的患者是肠梗阻的"高危"人群。其他的报道已证明了在未经治疗的腹腔干、肠系膜上动脉或下动脉闭塞性病变的患者中行大动脉重建术的不良后果。

腔内治疗经过几年的演变，已成为大多数机构治疗慢性肠系膜缺血患者的一线方案。腔内治疗方法具有住院时间短的优势，减少了发病率和死亡率，并能提高患者的生活质量。然而，其血管长期通畅率不如开放手术，有需要二次手术的可能。尽管如此，腔内治疗后的复发性狭窄并不一定等同于症状性复发，也不会出现急性肠系膜缺血。腔内治疗急性肠系膜缺血性病变的作用一直有限，它需要进行完整的肠道评估，也增加了急性栓塞或血栓性闭塞的风险。然而，腔内和开放手术相结合的方法，在开腹手术的同时进行腔内血管重建术是可行的。

术前准备

急性肠系膜缺血

• 栓子或原位血栓导致的急性肠系膜缺血的患者需要急诊手术治疗。由于肠道功能恢复的时间窗狭窄，广泛的术前评估可能造成损伤。非手术治疗毫无作用。

• 肝素抗凝可以限制血凝块的播散，广谱抗生素可有效对抗肠道细菌。

• 患者出现频繁地休克，应在麻醉诱导前开始复苏。

慢性肠系膜缺血

• 慢性肠系膜缺血的患者应该迅速进行手术和心脏评估。然而，仔细的术前评估需要排除其他潜在的慢性腹痛的原因。

• 通过对主动脉和内脏血管的计算机断层扫描（CT）血管造影有助于手术规划。如果需要选择合适的腹主动脉作为顺行旁路的流入道，CT 成像可以明确动脉粥样硬化闭塞症的确切程度。

• 选择股静脉及大隐静脉作为潜在的移植旁路需要测量肱 - 踝指数，并且进行超声检查。

• 应嘱患者避免饱餐或进食导致加重其症状的某些特定食物。持续腹痛的患者应避免口服治疗药物之外的其他药物。虽然手术不应被拖延，但是需要延期手术的营养不良的患者可能需要进行肠外营养。

- 不需要进行术前肠道准备。

隐患和风险

- 急性和慢性肠系膜缺血可危及生命，与转外科治疗之前的诊断延误有一定相关性。对于高度怀疑此病的患者应尽快进行评估以减少不良后果。
- 急性肠系膜缺血可能是内脏动脉闭塞性疾病的首发症状。
- 主要的手术方式，尤其是主动脉重建，能诱发内脏动脉闭塞性病变患者的急性肠系膜缺血。对于无症状患者的内脏动脉血运重建需要有选择性地进行。
- 术前评价应包括 CT 血管造影和下肢双静脉超声检查，以评估腹主动脉与内脏血管结构的变异以及大隐静脉和股静脉的情况。
- 顺行旁路术中必须充分暴露腹主动脉，以免损伤食管，并且要保证精确的缝合。
- 顺行动脉旁路术中应仔细操作，避免在创建胰腺后隧道时损伤脾静脉。
- 逆行主动脉 – 肠系膜上动脉搭桥方向应该是远端向近端，后方向前方进行。使用带有外部支撑的移植物可减少旁路扭曲的发生。
- 非心肌梗死的缺血性肠切除术应推迟到血运重建后。"二次探查"手术应该高度关注肠道的活力。
- 内脏血管血运重建术后可能发生复杂的多器官功能障碍，需要进行支持治疗。
- 继发于早期移植物闭塞的急性肠系膜缺血病变可能与多器官功能障碍相混淆。对于高度怀疑的患者应进行旁路的影像学检查。

手术策略

外科解剖

腹腔干、肠系膜上动脉、肠系膜下动脉和髂内动脉之间存在着一个复杂的血管网络。腹腔干和肠系膜上动脉分别通过胰十二指肠上动脉和胰十二指肠下动脉相沟通，血流的流向取决于狭窄的位置。肠系膜上动脉和肠系膜下动脉通过结肠系膜动脉弓和德拉蒙德动脉弓相沟通。肠系膜动脉弓是连接左结肠动脉升支和中结肠动脉中间支最重要的侧支血管。它位于肠系膜的根部，在暴露肾下腹主动脉过程中有跟肠系膜下静脉一起被结扎的风险。肠系膜下动脉与髂内动脉通过直肠肛门动脉的分支进行沟通，与以往对其的认识不同，它可能是重要的附属血管网。

该附属血管可能在乙状结肠切除术或肾下腹主动脉动脉瘤修复时被损伤。

内脏血管中存在大量的变异。腹腔干"经典的"三支血管结构：脾动脉、胃左动脉和肝总动脉，存在于大约 75% 的患者中。变异或副肝动脉可起源于肠系膜上动脉，并且肝左动脉可通过肝胃韧带出现在胃左动脉。因为血运重建需要彻底地暴露和规划，应该进行术前影像学检查。

继发于栓塞的急性肠系膜缺血性病变、原位血栓形成和夹层

急性肠系膜缺血的原因起源于心脏的栓子，通常由于心房颤动、急性心肌梗死或左室室壁瘤，停留在肠系膜上动脉。患者既往有栓塞病史。值得注意的是，与引起蓝趾综合征的远端栓子相比，肠系膜上动脉栓塞的栓子相当大。因此，在大多数情况下，行肠系膜上动脉取栓术后很容易重建血运。

继发于原位血栓形成的急性肠系膜缺血性病变常发生在 50% 以上的慢性肠系膜缺血症状的患者中[12]。继发于原位血栓形成的急性肠系膜缺血性病变患者需要行肠系膜动脉旁路术。虽然顺行和逆行两种方法都可选择，但是因为流入道更容易暴露，肾下腹主动脉或髂内动脉逆行旁路是急性患者的首选。

发生在内脏血管的夹层动脉瘤可看作是主动脉夹层动脉瘤的延伸，或者更常作为一个孤立的事件发生。肠系膜血管重建术可能适合急性主动脉夹层动脉瘤和内脏夹层动脉瘤的患者，但这种方法存在潜在的主动脉病变。孤立的或自发的夹层动脉瘤可发生在任何的内脏血管，尽管肠系膜上动脉似乎是最常见的。其根本原因或病因仍然未知，但与动脉粥样硬化、内皮退变、创伤、肌纤维疾病、怀孕以及动脉本身相关。患者的症状可能包括腹部疼痛。然而，在大量文献中，大多数患者无症状[13]。孤立的夹层仍然没有首选治疗方法。肠系膜缺血性病变、动脉瘤退变及破裂适合采取介入治疗。开放治疗和腔内治疗都有报道，尽管后者可能是夹层延伸到远端血管的最佳选择。保守治疗可能更适合无症状或有轻微症状的患者。因为晚期动脉瘤有退化的风险，患者应该定期复查 CT。与其他血管床类似，这些夹层动脉瘤可随着时间的推移被"治愈"或缓解。

流入道的选择

肠系膜动脉旁路、腹主动脉的顺行旁路或肾下动脉的逆行旁路或髂总动脉旁路，适用于慢性肠系膜缺血和继发于原位血栓形成的急性肠系膜缺血性病变的患者。顺行旁路的优点是腹主动脉一般都没有动

脉粥样硬化并且可以对顺行旁路移植的远端进行直接观察。然而，来源于肾下腹主动脉及髂总动脉的逆行旁路则更容易操作。此外，虽然进行顺行旁路的近端吻合术时肾下腹主动脉可能部分闭塞，阻断肾下腹主动脉或髂内动脉造成血流动力学改变和局部缺血的影响是最小的。逆行旁路的一个主要缺点是其存在扭结的风险，尤其是静脉导管。移植物必须从腹部较后方的动脉转向更前方的肠系膜动脉。环状膨体的聚四氟乙烯（ePTFE）导管是首选的解决方案。然而，在确定肠内污染的情况下应选择静脉移植，应该考虑选择一个来源于主动脉的相对较短的导管来确定肠系膜上动脉的位置。

长期以来，各种旁路类型吻合血管的数目是争论的焦点。多支血管重建术的优点是，如果一个移植血管闭塞，不一定会导致患者症状复发或急性肠系膜缺血。事实上，Hollier 及其同事[14] 报道开放血运重建术后的症状的复发率与吻合血管的数目成反比。与肠系膜上动脉的单一血管相吻合的支持者强调吻合主要的作用血管过程简单，多支血管重建术显著增加过程的复杂程度，最近一系列证据仍未表明多支血管旁路在临床应用中的优势。

动脉流出道的选择：腹腔干或肝总动脉

腹腔干或肝总动脉都可用作顺行旁路的流出道。动脉粥样硬化闭塞过程的本质是影响血管的近端部分且通常延伸累及第一分支的"主动脉外溢"病变。这两个选择各有优缺点。采用腹腔干通道更容易进行较大尺寸的端-端吻合术。相反，肝总动脉通道虽然很难进行定位并且很难吻合，但是更容易暴露。

暴露肠系膜上动脉的方法

可以按照病因和计划好的旁路结构使用以下三种方法之一来暴露肠系膜上动脉（图 40-1）。第一，可通过胰腺下缘进入小网膜囊，然后打开后腹膜进行暴露（图 40-1A）。第二，提起横结肠系膜根部结肠，然后横向离断近端肠系膜进行暴露（图 40-1B）。最后，通过完全游离十二指肠升部，然后完全打开十二指肠悬韧带及其他腹腔附件来暴露肠系膜上动脉（图 40-1C）。通过小网膜囊和横结肠系膜根部方法可用于顺行旁路，而外侧入路则更适合于逆行旁路。取栓术可通过暴露横结肠系膜根部的肠系膜上动脉进行。

血管的选择

可选择假体或自体的血管来建立肠系膜旁路。Kihara 及其同事[15] 报道了相对于人工血管移植，自体静脉通畅率较低，但多变量分析表明是性别差异的

原因而不是血管的类型。Modrall 及其同事[16] 报道了使用股静脉的患者比使用大隐静脉的症状复发率更低。当因肠道污染或肠梗死而禁止使用人工血管时，鉴于股静脉平均直径 7mm，并且管壁相对较厚，是一个比较理想的选择[17]。然而，在获取股静脉时需要花费大量的时间，增加了整个手术的复杂性。

顺行旁路的手术方法

位置

对于腹主动脉或肠系膜上动脉的顺行旁路，患者取仰卧位。以连续波多普勒超声探查远端搏动和手术区域，包括胸部、腹部、腹股沟和双下肢，做好术前准备。

切口

可以使用正中或双侧肋缘下切口，因为在这个过程中需要暴露的解剖结构都是沿着腹正中线走向的。正中切口的主要优点是更容易并且可以更快地关腹。双侧肋缘下切口的主要优点是它充分暴露了上腹部的手术视野，更适合于体形较大的患者。

暴露动脉

通过切开肝脏左侧三角韧带暴露腹主动脉（图 40-2）。在这一步中应谨慎操作，以避免损伤上腔静脉和解剖上横向走行的肝静脉。将肝脏的左叶牵拉向患者的右侧。使用一个带有大圆环的 Bookwalter 拉钩和 4 个双侧肋缘下的中等或较大的直角拉钩使暴露过程更顺利。患者取头高脚低位，使内脏结构远离手术视野，更容易暴露。然后切开肝胃韧带，应仔细操作，因为来自于胃左动脉的副肝左动脉可能经过肝胃韧带。用拉钩将食管和胃牵引向患者的左侧。通常可以通过鼻胃管或经食管超声来定位食管的位置。随后沿主动脉纵轴切断正中的弓状韧带，水平地切开横膈膜外侧脚。偶尔会进入胸腔，术后需要立即进行胸片的检查以确定是否发生气胸。然后切开后腹膜暴露腹主动脉。分离出大约 6cm 的腹主动脉以便于夹闭主动脉。不需要分离主动脉周围结构。

暴露腹腔干

沿腹主动脉前表面解剖暴露腹腔干（图 40-2）。这就要求切开横膈膜剩余的组织和近端腹腔动脉的致密的腹腔神经节，即纤维状的神经组织。通过电刀切割周围的纤维组织。可以用手或者拉钩向下拉开胃和内脏。首先解剖腹腔干根部和其近端的分支结构。

大约需要暴露 3cm 的腹腔动脉和其近端的分支结构，离断血管后进行端 - 端吻合术并缝合残余的近端血管。腹腔干主要的分支，包括脾动脉和胃左动脉，偶尔需要进行结扎以便于吻合。腹腔动脉口已经闭塞或严重狭窄后的临床意义不大，因为胃和脾有一个丰富血管网。或者可以用端 - 侧吻合的方式将远端吻合到肝总动脉。在肝门附近沿着胃小弯解剖肝总动脉、肝固有动脉和胃十二指肠动脉。虽然解剖是比较容易的，但移植血管的正确定位很难。

暴露肠系膜上动脉

　　暴露肠系膜上动脉的方法有很多种。胰腺下缘解剖肠系膜上动脉是首选的方法（图 40-1A）。切断胃结肠韧带经小网膜囊或者切断肝胃韧带然后向下牵拉胃小弯来暴露此血管。在胰腺下缘下方做一个纵行的切口以暴露动脉。使用拉钩向上牵拉胃、向下牵拉小肠和横结肠有助于血管的暴露。肠系膜上动脉和静脉覆盖腹膜后组织，用两个 Weitlander 固定拉钩以 90° 角牵拉肠系膜上静脉。对于腹膜后有大量脂肪组织的患者来说，游离肠系膜上动脉是有一定困难的。辨认肠系膜上静脉和结肠中动脉有所帮助。进行血管吻合术至少需要暴露 2cm 的动脉，但应小心操作，因为这一级动脉的多个分支很容易损伤。或者可在横结肠系膜根部暴露肠系膜上动脉（图 40-1B）。将横结肠系膜抬起并且水平切开。最后，沿着它的左侧表面暴露肠系膜上动脉。切断十二指肠

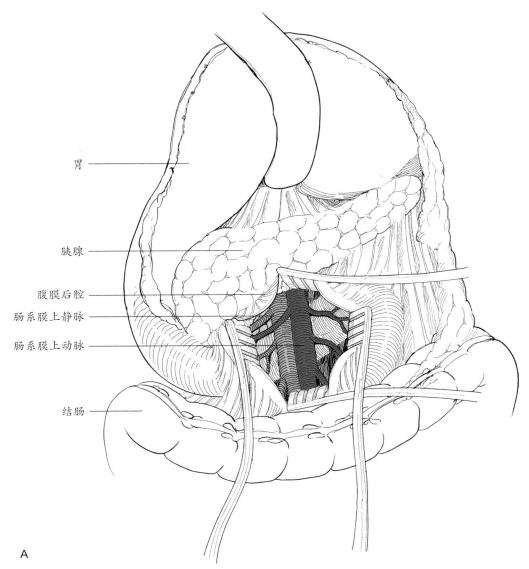

胃

胰腺

腹膜后腔
肠系膜上静脉
肠系膜上动脉

结肠

A

图40-1　（A）通过胰腺下缘的一个纵行的正中切口打开后腹膜，暴露肠系膜上动脉。将胃向上拉起，小肠和结肠向下牵拉。使用两个Weitlander拉钩分离腹膜后脂肪组织并进一步暴露动脉。相邻的肠系膜上静脉位于肠系膜上动脉的右侧，可作为一个帮助识别动脉的解剖标志。这样在暴露肠系膜上动脉时能相对较少地分离和结扎静脉。（待续）

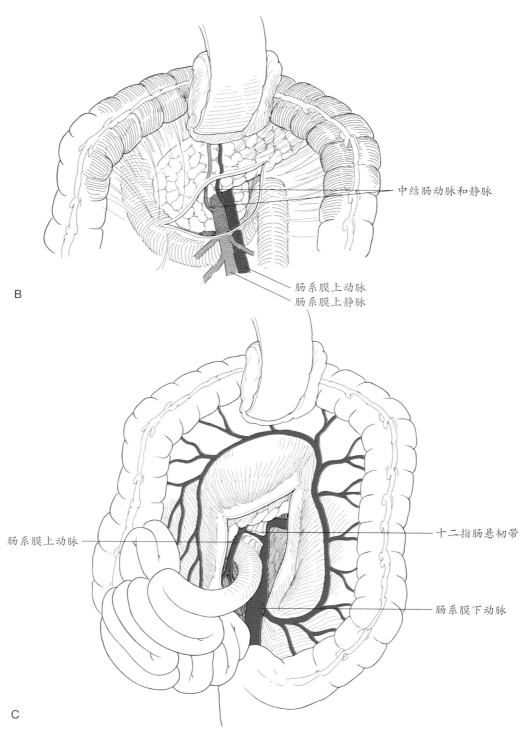

B

中结肠动脉和静脉

肠系膜上动脉
肠系膜上静脉

C

肠系膜上动脉

十二指肠悬韧带

肠系膜下动脉

图40-1（续） （B）肠系膜上动脉通过在横结肠系膜根部的横行切口下进行暴露。（C）通过完全游离十二指肠升部后，完全打开十二指肠悬韧带与其他腹腔附件来暴露肠系膜上动脉。

悬韧带和腹膜的其他附件（图40-1C），然后将十二指肠升部完全拉起。肠系膜上动脉被一层脂肪组织环绕着。当沿着它左侧表面暴露动脉时很少能遇到动脉或静脉的分支。

旁路隧道

肠系膜上动脉被暴露后，使用双手手指轻柔地分离暴露腹主动脉和肠系膜上动脉之间的组织，以创

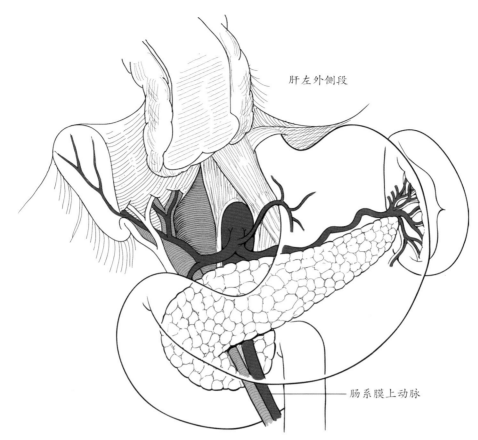

肝左外侧段

肠系膜上动脉

图40-2　腹主动脉和腹腔干的暴露。游离的肝脏左叶通过固定拉钩被拉开。包围主动脉的弓状韧带、隔膜和密集的神经组织被切开，以便暴露。腹主动脉暴露后，沿着腹主动脉前表面完全暴露出腹腔干和其近端的分支结构。

建胰腺后隧道。此步骤应该仔细地操作，因为隧道毗邻肠系膜静脉，深达脾静脉，它们在门静脉处汇合。直角钳或红色橡胶导管通过隧道，有必要可保留。

主动脉近端吻合术

下一步是将近端吻合到腹主动脉上（图40-3）。阻断主动脉之前，患者要进行全身肝素化（每千克体重100U）并且给予25g的甘露醇作为抗氧化剂和利尿剂。可使用一个近端直径为12mm、远端直径为7mm的分叉涤纶人工血管。然而，这种尺寸的人工血管并非国际通用，可以用12mm×6mm或14mm×7mm的来替换。聚四氟乙烯和自体股静脉是可以接受的替代选择。可用血管钳阻断主动脉，如Lambert-Kay，其改良自安全的锁定装置。由于动脉钙化或动脉粥样硬化，可能不能部分阻断主动脉，可使用两个直角主动脉夹。虽然完成吻合的时间通常少于15分钟，但是完全阻断主动脉不是最佳选择。

沿主动脉的纵轴行切开术，与远端可以并排调整的主动脉-股动脉人工血管相比，人工血管呈刮刀状，以便于远端能够进行调整。使用3-0不可吸收缝线、尼龙线和5-0脱脂线进行吻合以防止吻合口出血。人工血管的体部应尽可能短，吻合术的根部本质上应该是肠系膜上动脉的起始部。因为主动脉吻合和腹腔吻合术之间的距离很短，所以要求人工血管体部要短。偶尔需要进行局部的主动脉内膜切除术，应该避免去吻合一个管壁薄且张力大的动脉血管。近端吻合术在很多患者中都有一定难度。暴露动脉的大部分有利于吻合，同样可将主动脉切开部位放上牵引缝线，用降落伞方式完成吻合或间断缝合。

远端吻合

腹腔动脉和肠系膜上动脉吻合是依次进行的。人工血管的头侧吻合到腹主动脉，而尾侧则穿过胰腺下的隧道。用微血管夹或者静脉环阻断腹腔动脉的分支血管，腹腔动脉近端用直角血管夹进行阻断。切断腹腔动脉，然后用4-0不可吸收缝线缝合血管残端。远端的腹腔动脉呈斜面，以便于适应任何尺寸的自体动脉和人工血管，吻合口使用5-0丝线进行缝合。对于肠系膜上动脉端5-0丝线进行端-侧吻合。吻合术后，用连续波多普勒确认目标动脉和

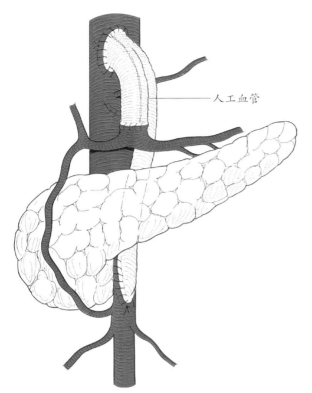

人工血管

图40-3 一个已经完成的从腹主动脉到腹腔干和肠系膜上动脉的旁路。与主动脉-股动脉人工血管的并行方式相比，此人工血管的远端是一长一短的结构，以端-端的方式吻合腹腔干，对远端肠系膜上动脉行端-侧吻合术。因为腹主动脉到腹腔干距离很近，所以分支的人工血管的体部是很短的。人工血管的尾部形成斜面吻合到主动脉上，以便它能从胰腺深部通过。

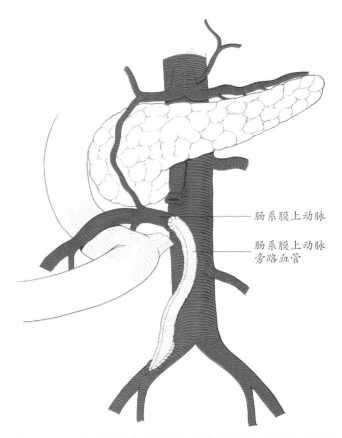

肠系膜上动脉

肠系膜上动脉
旁路血管

图40-4 一个已经完成的从腹主动脉末端到右侧髂总动脉的逆行旁路。近端进行端-侧吻合，远端进行端-侧吻合，或如此图中所示，采用端-端的吻合方式，将完成近端吻合。旁路血管应采取一个弯曲或环状的结构，以便于远端的血流能流向近端。

其分支及内脏血流灌注的充分性。

闭合

　　将吻合的肠系膜上动脉覆盖的腹膜后组织以3-0可吸收缝合线进行间断闭合，而不要覆盖近端主动脉吻合口。双侧肋缘下或中线切口行常规的关腹缝合。

逆行旁路的手术方法

　　顺行旁路所概述的方法与原则都与主动脉肠系膜上动脉逆行旁路（图40-4）相关联。然而，有几个技术要点值得进一步讨论。

暴露主动脉或髂总动脉

　　近端吻合口可以定位在右侧髂总动脉近端、肾动脉、下腹主动脉或左髂总动脉近端。首选方法是将人工血管的远端吻合到右侧髂总动脉的位置。然而，选择是取决于解剖结构和血管动脉粥样硬化的程度。

切开覆盖在肾下腹主动脉上的腹膜后组织来暴露流入道血管，然后扩大切口找到需要的髂总动脉。切断流入道血管以便使用血管钳，不需要解剖主动脉或髂总血管周围的组织。虽然近端以端-端的方式进行吻合，但是不可以用血管钳夹闭血管。

暴露肠系膜上动脉

　　通过打开十二指肠悬韧带和腹膜的其他组织来暴露肠系膜上动脉，然后将十二指肠拉向患者的右侧（图40-1C）。沿着肠系膜的根部从左到右进行解剖，肠系膜上动脉是暴露的第一根较大的血管。

旁路的隧道和吻合

　　虽然有外部支撑力的聚四氟乙烯材质的人工血管能将扭结的风险降至最小，但直径6mm或7mm的涤纶人工血管是更合适的选择。首先对近端进行吻合，虽然有些外科医生反对简化隧道的移植过程来获得最好的移植效果。远端吻合术可采用端-端或端-

侧的吻合方式，如果远端吻合以端 – 端的方式进行，将更加符合人工血管的解剖结构。人工血管应该通过隧道在吻合端之间形成一个曲线或者 C 形结构，以便血液从远端流向近端。人工血管不能扭结并且吻合口不能有张力。

闭合

缝合在主动脉上的腹膜后组织、十二指肠悬韧带、肠系膜上动脉上的腹膜以隔离小肠的人工血管。此外，可以将一部分大网膜覆盖到人工血管上。

肠系膜上动脉取栓术的手术方法

顺行和逆行旁路的原则和方法与肠系膜上动脉取栓术（图 40–5）相关。此外，有几个技术问题需要解释。

取栓术

通常通过从空肠到结肠缺血或者梗阻的范围来确诊肠系膜动脉栓塞性缺血性病变。虽然肠系膜动脉明显的波动或多普勒超声信号也可检测到，但临床上应该对怀疑的血管进行探查。很可能被闭塞动脉以上血管的水冲脉所误导，多普勒超声并不能排除血栓

或栓子的存在。肠系膜上动脉的栓子可使用 Fogarty 取栓导管术进行取栓。通过横结肠系膜的根部是暴露肠系膜上动脉最简单的方法（图 40-1B）。向上拉起横结肠系膜，向下牵拉小肠，在肠系膜的根部做一水平切口。或者将小肠牵拉向患者的右侧，然后在十二指肠下缘的下方切开肠系膜上动脉的腹膜（图 40–5）。横向或纵向切开肠系膜上动脉。纵行切口可能需要闭合大隐静脉来修补，以防止管腔内狭窄，它能提高旁路的活动性。值得注意的是，很难区分急性肠系膜缺血是来源于继发栓子还是原位血栓。如果最初做的是水平切口，可根据吻合的需要做一个垂直的切口。在进行吻合之前，水平切口可用 5–0 聚丙烯线进行缝合。

肠系膜动脉栓塞

血运重建之前应先切除明显坏死的肠管。血运重建术后最大限度地恢复肠道功能。此外，直到血运重建术后，除非出现严重的肠漏，应尽可能地推迟肠切除。辨别不能存活的肠管的活性是有一定难度的。简单的方法包括目测肠蠕动、连续波多普勒检测肠系膜动脉的波动、静脉荧光标记和伍氏灯的结合。24~48 小时后的二次探查手术对于肠道活力的评定有一定帮助，应该在第一次手术时就定好二次手术的

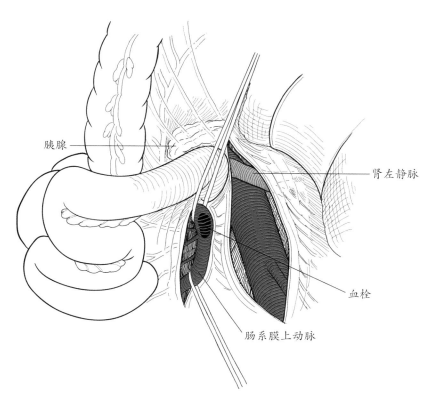

胰腺

肾左静脉

血栓

肠系膜上动脉

图40–5　通过将向上牵拉横结肠和向右侧牵拉小肠来暴露肠系膜上动脉。通过切断十二指肠第三部分下方覆盖在肠系膜上动脉的脏腹膜来暴露行取栓术的血管，如果需要还可以进行旁路手术。

时间。用周围的肠道在吻合术的上方腹壁进行造瘘，对于患者肠道恢复的连续性来说是二次打击。然而，造瘘和肠道的活性可以在床旁进行评估，并可以避免肠吻合口的潜在的破坏。实际上，因为诊断的延迟或者与多器官功能障碍相混淆，肠吻合口漏是很严重的手术并发症，其是缺血–再灌注损伤是常见的后遗症。血运重建在有坏死肠管的情况下应用自体血管进行。

术后护理

• 急性和慢性肠系膜缺血性病变的患者经常是在经历了开放血运重建术后立即出现多器官功能衰竭，可能需要长时间住院治疗，而且可导致死亡[18, 19]。最好的方法是对各个器官及系统进行支持治疗，直到各器官功能障碍得以解决。

• 患者在满足拔管的标准时，尽早拔掉引流管。

• 血小板减少症和凝血功能障碍可通过输血小板或血浆或者二者同时输注来解决。Harward 及其同事[18]强调，肠系膜上动脉重建术后的凝血功能障碍与维生素 K 的吸收障碍无关。

• 患者术后应该进行全肠外营养直到其肠功能恢复。长时间的肠梗阻是常见的问题。

• 出院前应该对旁路进行超声或 CT 血管造影的检查。任何临床情况的改变都应进行影像学的检查以确认旁路的完整性。

• 术后早期应该经常对患者进行随访，直到所有活动性的问题都被解决，并且进行 6 个月的超声检查。复发的症状用超声或 CT 血管造影来进行评估。

并发症

• 急性肠系膜缺血的发病率和死亡率。急性肠系膜缺血患者的死亡率约为 70%，在过去的几十年几乎没有改变[20]。Schoots 及其同事[21]最近系统性回顾并报道了肠系膜急性栓塞的死亡率比原位栓塞的死亡率低。总死亡率，包括栓子（54%）、非闭塞性的肠系膜缺血性疾病（74%）和原位血栓形成（77%）。与死亡率相关的因素包括年龄、手术时间的确定、休克、酸中毒、白细胞增多、心脏状况和凝血功能障碍。

• 慢性肠系膜缺血的发病率和死亡率。开放手术治疗慢性肠系膜缺血性疾病的总发病率和死亡率大约是 30% 和 8%[19, 24, 25]，大数据分析所报道的并发症率为 45%，死亡率为 15%。Mateo 及其同事[27]发现开放修复后的死亡率和并发症率在同时进行主动脉重建和完全血运重建以及术前肾功能不全存在时会增加。

• 术后腹泻。开放血运重建术后的腹泻是患者经常存在的问题，可能持续几个月。在术前存在腹泻病史和肠外营养的患者中更为常见。Jimenez 及其同事[19]报道了在其治疗的患者中，33% 的患者术后发生了严重腹泻，持续超过 6 个月的患者占 24%。Kihara 及其同事[15]报道慢性肠系膜缺血的患者血运重建后大多数每天大便两次（1.9±0.4）。腹泻的病因可能与小肠黏膜萎缩、细菌过度生长或肠系膜神经丛的破坏有关。

• 血运重建术后维持的年限。开放血运重建术可以长时间减轻慢性肠系膜缺血的症状。Jimenez 及其同事[19]注意到患者在术后 6 个月内体重增加 103%。5 年初始通畅率为 57%~92%，有相应辅助治疗的通畅率为 89%~96%[19, 24, 28, 29]。慢性肠系膜缺血开放血运重建术后 5 年存活率接近 75%[19, 24, 28-30]。

（王晓民 译 王超 校）

参考文献

1. Wilson GSM, Block J: Mesenteric vascular occlusion, *Arch Surg* 73:330-345, 1956.
2. Klass AA: Embolectomy in acute mesenteric occlusion, *Ann Surg* 134:913-917, 1951.
3. Shaw RS, Rutledge RH: Superior mesenteric-artery embolectomy in treatment of massive mesenteric infarction, *NEJM* 257:595-598, 1957.
4. Miller HI, DiMare SI: Mesenteric infarction: Report of a case of superior-mesenteric-artery embolectomy and small-bowel resection, with recovery, *NEJM* 259:512-515, 1958.
5. Klein E: Embolism and thrombosis of superior mesenteric artery, *Surg Gynec Obstet* 33:385-405, 1921.
6. Mikkelsen WP: Intestinal angina: Its surgical significance, *Am J Surg* 94:262-269, 1957.
7. Shaw RS, Maynard EP III: Acute and chronic thrombosis of mesenteric arteries associated with malabsorption: Report of two cases successfully treated by thromboendarterectomy, *NEJM* 258:874-878, 1958.
8. Morris GC Jr, DeBakey ME: Abdominal angina: Diagnosis and surgical treatment, *JAMA* 176:89-92, 1961.
9. Morris GC, Crawford ES, Cooley DA, et al: Revascularization of the celiac and superior mesenteric arteries, *Arch Surg* 84:95-107, 1962.

10. Mavor GE, Lyall AD: Superior mesenteric-artery stenosis treated by iliac-mesenteric arterial bypass, *Lancet* 7266:1143-1146, 1962.

11. Thomas JH, Blake K, Pierce GE, et al: The clinical course of asymptomatic mesenteric arterial stenosis, *J Vasc Surg* 27:840-844, 1998.

12. Kaleya RN, Sammartano RJ, Boley SJ: Aggressive approach to acute mesenteric ischemia, *Surg Clin North Am* 72:157-182, 1992.

13. Takayama T, Miyata T, Shirakawa M, et al: Isolated spontaneous dissection of the splanchnic arteries, *J Vasc Surg* 48:329-333, 2008.

14. Hollier LH, Bernatz PE, Pairolero PC, et al: Surgical management of chronic intestinal ischemia: A reappraisal, *Surgery* 90:940-946, 1981.

15. Kihara TK, Blebea J, Anderson KM, et al: Risk factors and outcomes following revascularization for chronic mesenteric ischemia, *Ann Vasc Surg* 13:37-44, 1999.

16. Modrall JG, Sadjadi J, Joiner DR, et al: Comparison of superficial femoral vein and saphenous vein as conduits for mesenteric arterial bypass, *J Vasc Surg* 37:362-366, 2003.

17. Hertzberg BS, Kliewer MA, DeLong DM, et al: Sonographic assessment of lower limb vein diameters: Implications for the diagnosis and characterization of deep venous thrombosis, *AJR Am J Roentgenol* 168:1253-1257, 1997.

18. Harward TR, Brooks DL, Flynn TC, et al: Multiple organ dysfunction after mesenteric artery revascularization, *J Vasc Surg* 18:459-467, 1993.

19. Jimenez JG, Huber TS, Ozaki CK, et al: Durability of antegrade synthetic aortomesenteric bypass for chronic mesenteric ischemia, *J Vasc Surg* 35:1078-1084, 2002.

20. Moore EM, Endean EC: Treatment of acute intestinal ischemia caused by arterial occlusions. In Rutherford RB, editor: *Vascular Surgery*, ed 6, Philadelphia, 2005, Saunders, pp 1718-1727.

21. Schoots IG, Koffeman GI, Legemate DA, et al: Systematic review of survival after acute mesenteric ischaemia according to disease aetiology, *Br J Surg* 91:17-27, 2004.

22. Costa-Merida MA, Marchena-Gomez J, Hemmersbach-Miller M, et al: Identification of risk factors for perioperative mortality in acute mesenteric ischemia, *World J Surg* 30:1579-1585, 2006.

23. Yasuhara H, Niwa H, Takenoue T, et al: Factors influencing mortality of acute intestinal infarction associated with SIRS, *Hepatogastroenterology* 52:1474-1478, 2005.

24. Atkins MD, Kwolek CJ, LaMuraglia GM, et al: Surgical revascularization versus endovascular therapy for chronic mesenteric ischemia: A comparative experience, *J Vasc Surg* 45:1162-1171, 2007.

25. Park WM, Cherry KJ II, Chua HK, et al: Current results of open revascularization for chronic mesenteric ischemia: A standard for comparison, *J Vasc Surg* 35:853-859, 2002.

26. Derrow AE, Seeger JM, Dame DA, et al: The outcome in the United States after thoracoabdominal aortic aneurysm repair, renal artery bypass, and mesenteric revascularization, *J Vasc Surg* 34:54-61, 2001.

27. Mateo RB, O'Hara PJ, Hertzer NR, et al: Elective surgical treatment of symptomatic chronic mesenteric occlusive disease: Early results and late outcomes, *J Vasc Surg* 29:821-831, 1999.

28. Cho JS, Carr JA, Jacobsen G, et al: Long-term outcome after mesenteric artery reconstruction: A 37-year experience, *J Vasc Surg* 35:453-460, 2002.

29. Kruger AJ, Walker PJ, Foster WJ, et al: Open surgery for atherosclerotic chronic mesenteric ischemia, *J Vasc Surg* 46:941-945, 2007.

30. Norgren L, Hiatt WR, Dormandy JA, et al: Inter-society consensus for the management of peripheral arterial disease (TASC II), *J Vasc Surg* 45:S5-S67, 2007.

第41章 肠系膜上动脉闭塞性病变的腔内治疗

ARASH BORNAK · ROSS MILNER

历史背景

传统上，治疗的首选方法是开放的旁路手术，使内脏器官有充足的血液流动。这种治疗方法的发病率和死亡率很高，分别为12%~33%和2%~15%[1-4]。1980年，Furrer及其同事[5]率先报道了1例成功的肠系膜上动脉狭窄成形术。经皮肠系膜上血管的作用已经扩展，并且在大多数情况下也作为初始治疗慢性肠系膜上动脉闭塞性病变的首选。2000—2006年全国范围内的数据库，包括5583例慢性肠系膜缺血患者，约69%的患者采用经皮腔内血管成形术伴或不伴支架植入术（PTA/S）[6]。尽管实施了PTA/S伴有并发症的老年患者比例较高，腔内治疗死亡率和发病率分别为3.7%和20%，但手术后分别为13%和38%。诚然，腔内治疗更低的死亡率和复发率与较低的长期通畅率和重复干预很有关联。

适应证

慢性肠系膜缺血通常和动脉粥样硬化有关，在几周到几个月内出现症状。当内脏器官的灌注不能满足正常的代谢需求时，会出现餐后并发肠绞痛。钝痛，典型的腹部绞痛通常在进食后的15~30分钟内开始出现，可持续5~6小时。这种腹痛常被误诊为其他胃肠道功能紊乱。

厌食症会导致营养不良，平均减重20~30磅[7]。此外，狭窄动脉的动脉粥样硬化斑块破裂和局灶性血栓形成或栓塞可导致急性肠系膜缺血和肠梗阻。1/3患者有多发性肠系膜血管受累，并且这些症状可能进展为急性肠系膜缺血和肠梗死，死亡率高达50%以上[8-10]。非动脉粥样硬化引起的慢性肠系膜缺血的原因包括辐射大动脉炎、慢性主动脉夹层动脉瘤、纤维肌性发育不良、正中弓状韧带综合征或血管炎、如大动脉炎、血栓性闭塞脉管炎和结节性多动脉炎。大多数有症状的患者合并有动脉粥样硬化闭塞或70%以上肠系膜上动脉狭窄或至少一个部位肠系膜血管狭窄。有症状的肠系膜上动脉狭窄是介入治疗的适应证。腔内治疗是慢性肠系膜缺血性疾病的首选治疗方法，而血运重建的早晚是成败的关键[11]。原则上，PTA/S要求开放的血运重建术后纠正营养不良[12]。

无症状的肠系膜上动脉狭窄与随后的急性或慢性肠系膜缺血是有关的，并且经常存在于老年患者之中。腹腔干或肠系膜上动脉病变可以被监测并且预防性干预[13]。然而，在某些情况下，有症状的三支血管病变的患者可能更适合血运重建，特别是如果有大动脉或结肠切除术计划的患者。这类手术可能损伤侧支血管网并且导致急性肠系膜缺血[14]。

术前准备

- 患者出现餐后的腹部疼痛和体重的减轻应该做全面的检查，以排除其他胃肠功能的疾病，包括肝胆疾病和胃、结肠或者胰腺恶性肿瘤。
- 评价慢性肠系膜缺血存在的初步诊断是肠系膜上动脉的超声（图41-1）。它是无创性的检查并且容易完成，因为患者往往是比较虚弱的；然而，肠道气体和动脉的钙化可能会影响血流速度测定的精确度。
- 如果复杂的症状和超声结果与慢性肠系膜缺血一致，可以行血管造影和介入。术前CT血管造影成像可以获得影像资料，但不是必需的（图41-2和图41-3）。腹腔动脉和肠系膜上动脉之间主要的侧支通过胃十二指肠、胰十二指肠弓，穿过肠系膜上动脉和下动脉，通过蜿蜒的德拉蒙德动脉和边缘动脉，穿过肠系膜下动脉与髂内的动脉，通过直肠及肛门动脉之间（图41-4）。严重三支血管病变患者经常表现为腰、膈和盆腔侧支循环。而血管造影所显示的血管狭窄的程度、前后视图对于评估侧支循环是必需的。
- 如果有症状或肠系膜超声成像存在疑问，那么应该进行进一步的检查。螺旋CT血管造影在诊断肠系膜狭窄上具有极高的灵敏性和特异性，并且可发

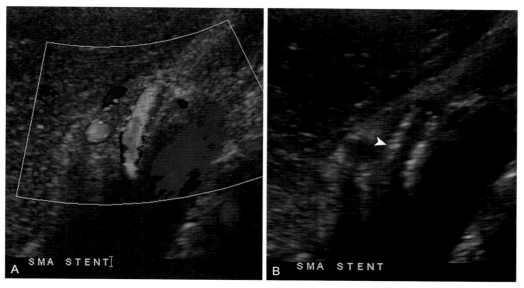

图41-1　肠系膜上动脉支架植入术后的多普勒超声研究。（A）彩色血流双面成像支架。（B）支架植入术后的肠系膜上动脉（三角箭头）B超成像。

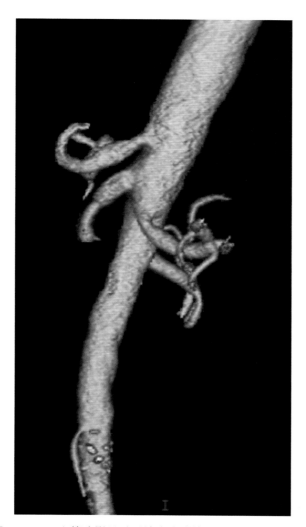

图41-2　CT血管造影显示近端腹腔动脉、肠系膜上动脉和肠系膜下动脉均通畅。

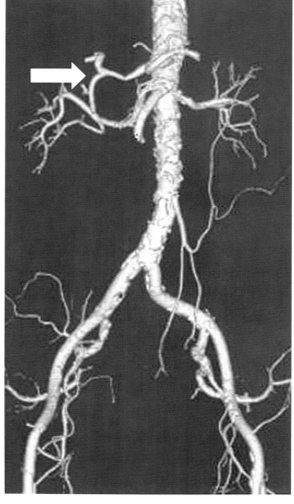

图41-3　CT血管造影显示通畅的腹腔动脉、肠系膜上动脉、肠系膜下动脉，以及胃十二指肠动脉（箭头）。

现其他腹腔疾病。此外，CT 血管造影允许外科医生评估涉及主动脉的肠系膜动脉的角度、多灶性动脉狭窄、血栓和侧支循环，以及主动脉或髂总动脉的迂曲、狭窄或主动脉瘤样病变。所有的这一切都有助于制订诊疗计划。当慢性肠系膜缺血的诊断存在疑问时，如单支血管病变，胃和空肠压力测定已被报道用作辅助诊断[15]。这样的研究只适用于少数的医疗中心。

• 当准备手术时，应意识到由于远端栓塞或动脉病变，经皮肠系膜血管成形术存在急性肠缺血的风险。如果这些问题发生并且不可逆时，手术者应做好进行紧急开放手术的准备。

• 应该鼓励患者去除危险因素，例如戒烟。建议进行阿司匹林或氯吡格雷的抗血小板治疗，患者应开始他汀类药物治疗[16]。应评估和改善营养状况。

• 实验室检查应包括白蛋白、前白蛋白、维生素 B_{12}、叶酸、凝血指标、全血细胞计数和血清肌酐。如果患者正在使用二甲双胍，应停药一天，如果肾小球滤过率在使用对比剂后并没有恶化，48 小时后重新开始用药。推荐术前使用抗生素。

隐患和风险

• 识别和入路。对于大多数肠系膜血管闭塞性病变患者，无论有无症状，均存在狭窄或肠系膜根部血管几厘米以内短节段（2cm）闭塞。病变通常与动脉粥样硬化和斑块有关，在经皮血管栓塞术中有栓塞的风险。如果已经闭塞，血管的入口可能不容易被识别，并且进入该血管可能很困难，尤其当闭塞的

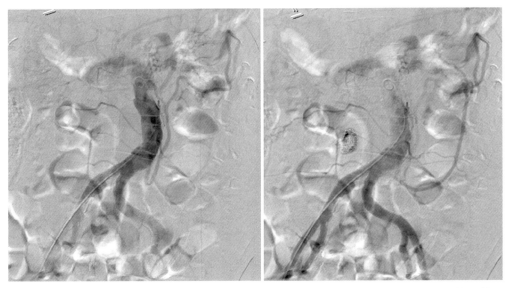

图41-4 血管造影影像显示了一条弯曲的侧支循环为肠系膜下动脉与肠系膜上动脉提供血供。

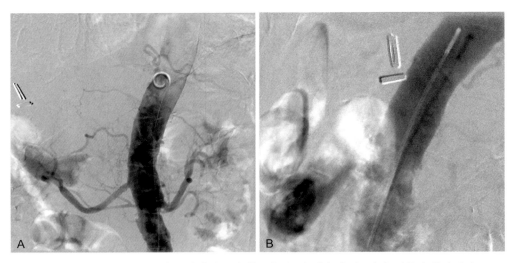

图41-5 腹腔动脉和肠系膜上动脉造影在前后位（A）或侧位（B）都不能直观地反映。

腹腔动脉阻止肠系膜上动脉血流充盈（图 41-5）。

　　•过度的操作。过多的血管腔内操作可能导致动脉的夹层动脉瘤、穿孔或栓塞。理想情况下，患者动脉的穿刺短鞘是导丝入路所必需的。至少一份报道曾指出，短段闭塞和狭窄的血管内治疗有比较明显的通畅率[17]。

　　•钙化。严重钙化或长的病变和小直径肠系膜动脉与远端栓塞和血管再狭窄的风险增加是有关的。栓子保护装置可被考虑应用在血栓风险大的部位。

腔内治疗策略

　　目前没有证据显示，腹腔动脉和肠系膜上动脉的联合治疗与改进的肠系膜上动脉的单独治疗相比有明显的优势[18, 19]。如果肠系膜上动脉介入治疗风险太大或失败或症状没有改善，应该进行腹腔动脉再通术。

　　重度狭窄应使用 1.5~2.5mm 球囊预扩张血管，以便放置大球囊和支架。如果不能直接越过病变，又存在一条大的侧支血管，那么可以考虑逆行血运重建术[20]。在高度钙化、血栓形成、闭塞或解剖病变中，支架植入术是优先考虑的。

　　球囊膨胀式的裸金属支架或覆膜支架（iCast，Atrium Medical，新罕布什尔州，黎巴嫩）用于治疗开口处的病变（图 41-6 至图 41-8）。自膨式支架应用于时间更长的更远端部分的血管病变。栓塞保护装置的作用尚不明确，但是在血栓的内镜成像中可能具有价值。

腔内治疗技术

　　在大多数情况下可通过逆行股动脉方法到达肠系膜上动脉。顺行左肱动脉穿刺经常用于存在角度的肠系膜上动脉、过窄或曲折的远端主动脉、髂总动脉或内脏血管闭塞和长段病变（图 41-7 和图 41-8）。一些研究已报道了使用较大的导管进行经股动脉穿刺操作更易发生支架移位[21]及其高死亡率[22]。

　　5F 导管鞘首先放置在入径动脉，猪尾导管用于进行主动脉造影。侧面图展示了腹腔动脉和肠系膜上动脉的起始部位和狭窄程度。前后视图用于评估侧支循环的建立以及肠系膜下动脉的起始部。选择性地放大的视图完成初始血管造影。

　　如果选择了腔内治疗，5F 鞘替换 6F 鞘以便获得更好的支持和推送导管通过病变。如果需要使用更大的鞘来防止病变部位发生并发症，可行肱动脉切开。整个过程需要全身肝素化（每千克体重

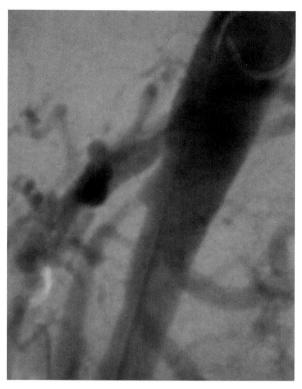

图 41-6　主动脉造影显示覆膜支架（6mm×22mm iCast）治疗后的肠系膜上动脉。使用金属裸支架初步治疗后 6 个月的复发性支架内狭窄。

80~100U），并且活化凝血时间大于 240 秒。可以用一根亲水性的 0.035 英寸的导丝和导管从股动脉穿刺到达病变血管，例如 Cobra 2 或 Sos Ⅱ。有时简单的可调节滑动导管就足够了。如果病变很难通过，应该考虑 0.018 英寸或 0.014 英寸导丝。导丝通过病变部位后，可以通过穿过病变部位的导管进行腔内造影来确定病变的位置。评估病变的范围并排除远端栓塞和动脉夹层动脉瘤。

　　当不能确定狭窄程度时，可通过病变的平均压力梯度装置确定有血流动力学改变意义的病变（>10mmHg）。对于闭塞或近闭塞性病变，应以 1.5~2.5mm 冠状动脉球囊预扩张。对于严重钙化或偏心血栓性病变可放置远端栓塞保护装置。

　　加硬导丝，例如 Amplate 导丝（Cook Medical，印第安纳州，布卢明顿）可以跨越病变区域用以植入更大的球囊或支架。严重钙化、偏心、闭塞或开放病变主要行支架植入治疗。开口处病变用延伸到主动脉 1~2mm 的球囊扩张支架（5~7mm 直径）进行治疗。简单的血管成形术可以应用在有明确动脉粥样硬化的病变，并且可以为有残余狭窄（>30%）或残余压力梯度的病变植入支架。

　　完成正、侧位的血管造影。偶尔可能由于导线

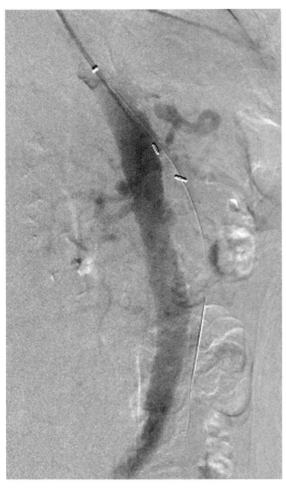

图41-7 左肱动脉穿刺到达肠系膜上动脉的方法。6F鞘已被放入腹主动脉，通过一根导丝通过肠系膜上动脉。由于重度狭窄，肠系膜上动脉的显影欠佳。

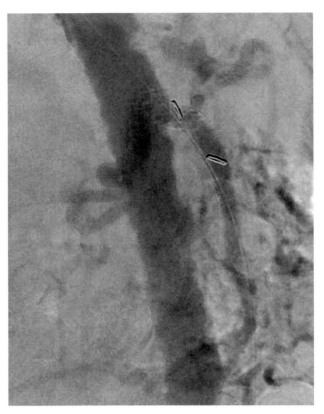

图41-8 由直接支架植入术成功治疗肠系膜上动脉闭塞性病变。支架稍伸入腹主动脉，位置恰到好处。

或导管操作导致血管痉挛，这时可选择性向动脉内注射硝酸甘油（200μg）或罂粟碱（30mg）用来解除血管痉挛。也应该对夹层或栓塞的存在情况进行评估，如果存在的话，可以使用取栓导管尝试取出栓子，如果不成功，应进行局部溶栓治疗。如果怀疑肠缺血性疾病应该紧急进行血运重建术。治疗的延迟将导致栓塞的扩大和肠道的梗阻。血管破裂也会发生，特别是如果血管严重钙化时。覆膜支架（如iCast）可以用来封堵破裂部位。用罗网或抓钳来取出移动或者断裂的支架，其次是血管造影，以排除外伤性血管壁剥离或穿孔。

术后护理

• 手术相关的并发症发生率为0~29%[23]。因此所有患者应都应进行24小时观察，并在血管成形术和肠系膜或腹腔动脉支架植入术后行水化。

• 氯吡格雷应从300mg口服负荷剂量开始并每日服用75mg，持续1个月。每日服用阿司匹林（81mg或325mg），并且长期使用。

• 腹部疼痛或压痛应进行超声或CT的检查。

• 应持续监测尿量与血清肌酐值，因为这个过程中可能发生肾栓塞。

• 患者术后一天才能进食。

• 患者出院前应进行血管超声检查，此后每6个月或者1年复查一次。

并发症

• 发病率和死亡率。过去的10年中，很多报道都已证明先进的技术导致（82%~100%）较少的并发症，并且30天死亡率低于5%[23]。

• 入路的并发症。最常见的早期并发症往往和入路有关，包括血肿或假性动脉瘤、肱动脉鞘血肿、入路动脉血栓形成或腹膜后血肿。最近的报道指出经肱动脉穿刺的局部并发症发生率为6.5%，虽然女性并发症发生率（11.5%比2.7%）更高[24,25]。服用阿司匹林可以降低并发症的风险，而口服抗凝剂与血肿发生风险增加具有一定的相关性。

- 栓塞。导丝和导管操作过程中可能导致肾动脉或下肢动脉的栓塞，并且有报道指出腹腔动脉介入治疗后可引起脾动脉的栓塞[26]。

- 急性肠系膜上动脉血栓形成。早期并发症可导致急性肠系膜缺血，包括由于无法识别的动脉夹层动脉瘤或动脉的损伤和支架血栓形成导致的症状性血栓性闭塞[27]。缺血再灌注损伤比较罕见[28]。

- 远期通畅。据报道 3 年以上的累积通畅率通常为 44%~88%。Sarac 及其同事报道了 1 年通畅率、主要辅助通畅率和次要通畅率分别为 65%、97% 和 99%[22]。Atkins 及其同事报道了 1 年的初始通畅率为 58%，1 年主要辅助通畅率为 65%[29]。中期通畅率的最新报道显示，3 年初始通畅率为 57%，二次通畅率为 92%[24]。

- 复发性再狭窄。复发性狭窄患者可能需要反复进行血管成形术与支架植入术治疗。使用切割球囊治疗再狭窄不存在优势。虽然纵向随访是有必要的，覆膜支架的使用提供了另一种治疗方法（图 41–6）。

（王晓民 译　王超 校）

参考文献

1. Kruger AJ, Walker PJ, Foster WJ, et al: Open surgery for atherosclerotic chronic mesenteric ischemia, *J Vasc Surg* 46:941-945, 2007.
2. Mateo RB, O'Hara PJ, Hertzer NR, et al: Elective surgical treatment of symptomatic chronic mesenteric occlusive disease: Early results and late outcomes, *J Vasc Surg* 29:821-831, 1999.
3. Park WM, Cherry KJ II, Chua HK, et al: Current results of open revascularization for chronic mesenteric ischemia: A standard for comparison, *J Vasc Surg* 35:853-859, 2002.
4. Kasirajan K, O'Hara PJ, Gray BH, et al: Chronic mesenteric ischemia: Open surgery versus percutaneous angioplasty and stenting, *J Vasc Surg* 33:63-71, 2001.
5. Furrer J, Grüntzig A, Kugelmeier J, et al: Treatment of abdominal angina with percutaneous dilatation of an arteria mesenterica superior stenosis: Preliminary communication, *Cardiovasc Intervent Radiol* 3:43-44, 1980.
6. Schermerhorn ML, Giles KA, Hamdan AD, et al: Mesenteric revascularization: Management and outcomes in the United States, 1988-2006, *J Vasc Surg* 50:341-348, 2009.
7. Johnston KW, Lindsay TF, Walker PM, et al: Mesenteric arterial bypass grafts: Early and late results and suggested surgical approach for chronic and acute mesenteric ischemia, *Surgery* 118:1-7, 1995.
8. Kolkman JJ, Mensink PB, van Petersen AS, et al: Clinical approach to chronic gastrointestinal ischaemia: From "intestinal angina" to the spectrum of chronic splanchnic disease, *Scand J Gastroenterol Suppl.* 241:9-16, 2004.
9. Cho JS, Carr JA, Jacobsen G, et al: Long-term outcome after mesenteric artery reconstruction: A 37-year experience, *J Vasc Surg* 35:453-460, 2002.
10. Kougias P, Lau D, El Sayed HF, et al: Determinants of mortality and treatment outcome following surgical interventions for acute mesenteric ischemia, *J Vasc Surg* 46:467-474, 2007.
11. Fioole B, van de Rest HJ, Meijer JR, et al: Percutaneous transluminal angioplasty and stenting as first-choice treatment in patients with chronic mesenteric ischemia, *J Vasc Surg* 51:386-391, 2010.
12. Biebl M, Oldenburg WA, Paz-Fumagalli R, et al: Endovascular treatment as a bridge to successful surgical revascularization for chronic mesenteric ischemia, *Am Surg* 70:994-998, 2004.
13. Wilson DB, Mostafavi K, Craven TE, et al: Clinical course of mesenteric artery stenosis in elderly Americans, *Arch Intern Med* 166:2095-2100, 2006.
14. Thomas JH, Blake K, Pierce GE, et al: The clinical course of asymptomatic mesenteric arterial stenosis, *J Vasc Surg* 27:840-844, 1998.
15. Otte JA, Huisman AB, Geelkerken RH, et al: Jejunal tonometry for the diagnosis of gastrointestinal ischemia: Feasibility, normal values and comparison of jejunal with gastric tonometry exercise testing, *Eur J Gastroenterol Hepatol* 20:62-67, 2008.
16. Perler BA: The effect of statin medications on perioperative and long-term outcomes following carotid endarterectomy or stenting, *Semin Vasc Surg* 20:252-258, 2007.
17. Sarac TP, Altinel O, Kashyap V, et al: Endovascular treatment of stenotic and occluded visceral arteries for chronic mesenteric ischemia, *J Vasc Surg* 47:485-491, 2008.
18. Steinmetz E, Tatou E, Favier-Blavoux C, et al: Endovascular treatment as first choice in chronic intestinal ischemia, *Ann Vasc Surg* 16:693-699, 2002.
19. Malgor RD, Oderich GS, McKusick MA, et al: Results of single- and two-vessel mesenteric artery stents for chronic mesenteric ischemia, *Ann Vasc Surg* 24:1094-1101, 2010.
20. Stephens JC, Cardenas G, Safian RD: Percutaneous retrograde revascularization of the superior

mesenteric artery via the celiac artery for chronic mesenteric ischemia, *Catheter Cardiovasc Interv* 76:222-228, 2010.

21. Oderich GS, Bower TC, Sullivan TM, Bjarnason H, Cha S, Gloviczki P: Open versus endovascular revascularization for chronic mesenteric ischemia: Risk-stratified outcomes, *J Vasc Surg* 49:1472-1479, 2009.

22. Sarac TP, Altinel O, Kashyap V, et al: Endovascular treatment of stenotic and occluded visceral arteries for chronic mesenteric ischemia, *J Vasc Surg* 47:485-491, 2008.

23. Loffroy R, Guiu B, Cercueil JP, et al: Chronic mesenteric ischemia: Efficacy and outcome of endovascular therapy, *Abdom Imaging* 35:306-314, 2010.

24. Kennedy AM, Grocott M, Schwartz MS, et al: Median nerve injury: An underrecognised complication of brachial artery cardiac catheterisation? *J Neurol Neurosurg Psychiatry* 63:542-546, 1997.

25. Alvarez-Tostado JA, Moise MA, Bena JF, et al: The brachial artery: A critical access for endovascular procedures, *J Vasc Surg* 49:378-385, 2009.

26. Almeida JA, Riordan SM: Splenic infarction complicating percutaneous transluminal coeliac artery stenting for chronic mesenteric ischaemia: A case report, *J Med Case Reports* 2:261, 2008.

27. Allen RC, Martin GH, Rees CR, et al: Mesenteric angioplasty in the treatment of chronic intestinal ischemia, *J Vasc Surg* 24:415-421, 1996.

28. Moore M, McSweeney S, Fulton G, et al: Reperfusion hemorrhage following superior mesenteric artery stenting, *Cardiovasc Intervent Radiol* 31:S57-S61, 2008.

29. Atkins MD, Kwolek CJ, LaMuraglia GM, et al: Surgical revascularization versus endovascular therapy for chronic mesenteric ischemia: A comparative experience, *J Vasc Surg* 45:1162-1171, 2007.

第42章 内脏动脉瘤的开放修复

CARON B. ROCKMAN · THOMAS S. MALDONADO

历史背景

内脏动脉瘤虽然比较罕见，但作为临床上重要的血管病变被识别已有 200 多年历史了。截至 2002 年，共有约 3000 病例在文献中被报道，据估计，内脏动脉瘤在普通人群中的发生率为 0.1%~2%[1, 2]。据 DeBakey 和 Cooley 报道，在 1953 年第一次成功地手术修复内脏动脉瘤，修复肠系膜上动脉的真菌性动脉瘤，1954 年，Williams 和 Harris 报道了第一次成功切除脾动脉瘤[3, 4]。他们缺乏对内脏动脉瘤的自然病史和破裂风险的了解。内脏动脉瘤包括不属主髂动脉系统的一部分腹腔动脉瘤，以及腹腔动脉、肠系膜上动脉和肠系膜下动脉及其分支结构的病变。这些病变的病因多种多样，且内脏脉管系统的解剖位置在一定范围之内。1/3 的内脏动脉瘤可能与其他动脉瘤的发生有关，胸主动脉、腹主动脉、肾动脉、髂动脉、下肢动脉和颅内动脉的动脉瘤性疾病的相关性依次降低[5]。

内脏动脉瘤包括真性动脉瘤和假性动脉瘤。真正的内脏动脉瘤通常是由退行性变或动脉粥样硬化所致，组织学证实动脉中膜平滑肌弹性纤维降低、中断和不足。与真正的内脏动脉瘤相关的其他情况包括纤维肌性发育不良、胶原血管性疾病、炎症情况和罕见遗传性疾病，如 Ehlers-Danlos 综合征。与内脏动脉的真性动脉瘤相比，内脏动脉假性动脉瘤最常见于创伤、医源性损伤、局部炎症过程或感染。

适应证

通过对内脏动脉瘤的连续观察进行操作或修复取决于肿瘤的大小、临床情况和病变的解剖学位置[6]。大于 2~2.5cm 的无症状的脾动脉瘤应考虑进行修复，特别是那些有破裂倾向的患者，如肝脏移植术后的患者和生育年龄的妇女。肝脏和腹腔动脉动脉瘤有一个相似的大小标准。所有症状的动脉瘤都应该进行治疗，所有内脏动脉假性动脉瘤无论大小都应该考虑进行修复，因为其有破裂的风险。增长速度较慢的（0.2mm/y）、小且无症状的内脏动脉瘤可以继续观察。外科手术治疗适用于腔内治疗失败或者不具备腔内治疗适应证的患者。外科治疗包括动脉瘤隔绝术或结扎术、动脉瘤切除术和动脉瘤缝闭术，伴或不伴血运重建术。血运重建的必要性取决于病变及侧支血管解剖位置。在拥有丰富的侧支血流的内脏循环区域，可以选择结扎动脉瘤的近端和远端的手术方法，通常不需要进行血运重建术[6]。

开腹手术中常发现破裂的内脏动脉瘤，结扎动脉瘤而不行血运重建是治疗的首选方法。脾动脉瘤破裂的患者通常采取脾切除术来进行治疗。在没有血管重建情况下，结扎脾动脉瘤通常可以从肝动脉动脉瘤近端向胃十二指肠动脉（GDA）方向进行。急诊外科治疗肠系膜分支动脉瘤可能需要同时对缺血或梗死的肠道行肠切除术。

术前准备

• 术前准备的关键是明确描述病变的解剖结构。这可以通过心血管造影、磁共振造影或计算机断层扫描（CT）动脉造影来进行。磁共振动脉造影及 CT 造影术后可使用三维重建技术明确与动脉瘤相关的流入及流出分支，轴位图像有助于外科医生将常规血管造影不能显现的附壁血栓形象化。如果 CT 动脉造影或磁共振造影不能提供足够的细节，应该进行正式的造影，可能能够明确腔内治疗的可行性。

• 很多有先天性动脉瘤的患者比经历过腹部手术的典型患者更加年轻，他们并没有相关动脉粥样硬化的前兆。这些患者除了常规化验、胸透检查以及心电图之外，没有必要进行特殊术前治疗或心脏检查。然而，合并有其他疾病的老年患者可能需要广泛的腹部血管重建，这个过程可能需要主动脉阻断，进一步完善术前的病情检查，根据临床需要进行心脏应激试验与超声心动图检查。

• 对于患有多种或者不常见的内脏动脉瘤的患者，外科医生必须考虑潜在的疾病，如感染性或炎性过程、结节性动脉外膜炎或 Ehlers-Danlos 综合征的可能性。虽然上述情况罕见，在进行操作之前恰当地诊断可能有显著的影响。例如，结节性动脉外膜炎患者使用免疫抑制剂或者细胞毒素进行治疗是发生假性动脉瘤的最好证明[7]。Ehlers-Danlos 综合征患者的内脏动脉瘤似乎均匀分布在肝脏、脾脏、肾脏和腹腔动脉。此类患者的手术修复是极其困难的，存在这种情况时动脉瘤结扎术是首选。

- 直到腹部剖腹探查术开始实施，破裂的内脏动脉瘤才得以诊断。这些患者通常会发生低血容量休克和腹腔大量积血。必须紧急输血，并可能需要暂时在横膈膜水平阻断腹主动脉，然后对腹腔局部的病变进行压迫和探查。这些患者通常没有详细的术前影像学资料，对局部病变的定位具有一定挑战性。外科医生必须仔细地判断以便决定是否进行结扎或动脉重建。这基于动脉瘤的位置及患者的基本情况。

- 在脾动脉瘤破裂的特殊情况下，当孕妇被产科急诊剖腹探查时会偶然求助血管外科医生。该情况是极其困难的，因为产科医生通常采用腹部较低的切口对患者的情况进行探查。这时必须迅速转为中线剖腹探查以提供上腹部足够的手术视野。

隐患和风险

- 必须仔细查看术前影像学资料的细节以明确动脉瘤的解剖和位置及侧支循环，如果结扎血管而没有血运重建的计划要避免终末器官缺血。

- 仔细检查详细的术前影像学资料以确定与肠系膜相关的循环，如狭窄或血管异常，这可能会决定需要血管重建而不是血管结扎。

- 对于医疗和手术条件可能相关的意识是有必要的，如胰腺炎、感染、胶原血管病或胶原产生紊乱，这可能使开放性手术修复复杂化。

- 如果必须进行血运重建术，外科医生应该知道动脉瘤治疗的多种选择，包括动脉瘤折叠术、动脉瘤成形术和介入旁路移植术。

- 认识到血运重建流入道的替代来源，如腹部主动脉，技术的提升是很重要的。

- 外科医生应避免自体旁路移植的扭结。

- 应避免对相关静脉和内脏结构的损伤。

- 术后必须对出血或末梢器官缺血迹象进行仔细监测，末梢器官缺血迹象可能表示旁路血栓形成。

手术策略

腹腔干动脉通常较短，腹腔干动脉起源于腹主

动脉前表面，膈肌裂孔的正下方。其包括三大分支：胃左动脉、肝动脉和脾动脉（图 42-1）。肝动脉向右侧走行，在横膈膜裂孔的下方形成温斯洛的下边界。胃十二指肠动脉来源于肝动脉，随后分为胃网膜右动脉和十二指肠动脉。胃十二指肠动脉是腹腔动脉和肠系膜上动脉之间的重要屏障。肝动脉近胃十二指肠动脉的部分称为肝总动脉，远端的部分称为肝固有动脉。肝固有动脉与胆总管和门静脉是相关联的，随后分为左、右肝动脉。

脾动脉通常是腹腔动脉最大的分支，它有明显迂曲度。它向左侧于胃的后方，沿胰腺上边界走行，它产生许多胰腺的分支。脾动脉在脾门处结束之前的其他分支是胃短动脉和胃网膜左动脉。

脾动脉瘤修复的手术方法

脾动脉瘤占所有内脏动脉瘤的 60%（图 42-1）。它们通常呈囊状，直径小于 2cm，而且大多数位于脾动脉中部或远端（图 42-2）[2, 8]。大多数脾动脉瘤是在做腹部影像学检查时偶然发现的。当发生破裂时，患者通常发生急性左侧腹部疼痛和休克。然而，最初的破裂可能在小网膜囊形成一个包裹，为治疗提供了窗口期。这种"双破裂"的现象发生在 20%~30% 的病例中。破裂脾动脉瘤偶尔会累及邻近结构，包括胃肠道、胰管和脾静脉。胰腺炎继发脾动脉假性动脉瘤破裂可能会侵入胰腺假性囊肿或胰管，形成胰腺假性囊肿。

脾动脉瘤破裂的总死亡率高达 25%，怀孕期间脾动脉瘤破裂通常发生在妊娠末期，产妇和胎儿的死亡率分别高达 80% 和 90%[9, 10]。在妊娠末期频繁发生破裂、腹痛和休克常被认为是产科急诊，常常导致误诊。

脾动脉瘤破裂或出现症状需要紧急治疗，对孕妇或生育年龄的女性也需要干预。治疗的非绝对适应证包括正在扩大的动脉瘤或直径超过 2cm 的动脉瘤，但这些标准并不是绝对的。传统的脾动脉瘤的外科治疗包括近端和远端结扎或脾动脉的近端或中间部分病变行动脉瘤切除术。远端脾动脉的血运重通常不建议，因为脾动脉侧支血管是由胃短动脉供应的。对于邻近脾门的远端病变，脾切除术是最常用的手术方式。

切口

对于开放手术治疗脾动脉中段动脉瘤，合适的手术切口为腹正中线或双侧肋下的切口。脾动脉远端动脉瘤可以选择左腹肋缘下或腹正中切口。

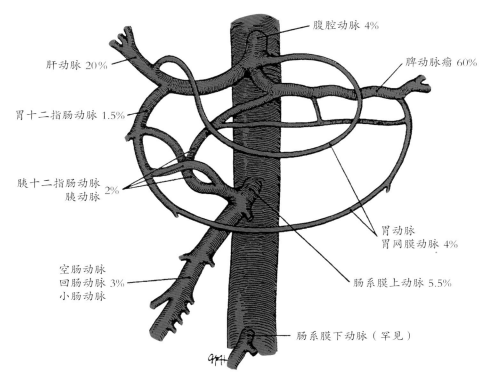

图42-1　源于主动脉的内脏动脉的解剖构成示意图，显示了腹腔和肠系膜上动脉之间血管的侧支循环的分布。血管名称旁显示的数字为动脉瘤的发病率。（From Rutherford RB, editor: *Vasanlar Surgery*, ed, 6.Philadelphia, 2005, Saunders, p1566, Fig.107-1.）

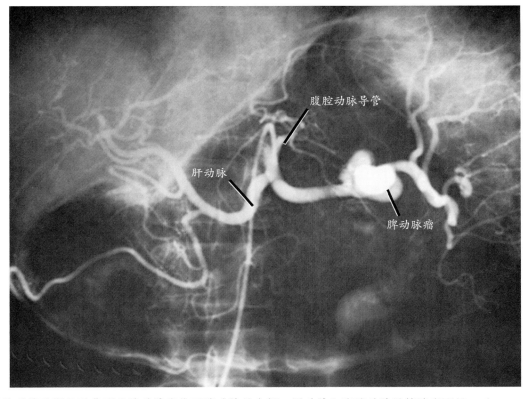

图42-2　腹腔动脉造影显示典型的脾动脉瘤位于脾动脉的中部。肝动脉和腹腔动脉导管清晰可见。（From Rockman CB, Maldonado TS. Splanchnic antery aneurysms. In Cronenwett JL, Johnston KW, editors: *Rutherford's vascular surgery*. ed 7. Philadelphia, 2010, Saunders, p2145, Fig.138-4.）

暴露脾动脉

腹腔初步探查后，将大网膜向上翻起，同时保持向下牵拉横结肠。锐性解剖分离大网膜，进入小网膜囊。将胃后壁从胰腺底部移开，从头部到脾门暴露整个胰腺。脾动脉和静脉走行于胰腺体尾部表面的上方。在后腹膜做一切口，可以直接暴露脾动脉的起始部和中间部分，大多数脾动脉瘤位于此处。

如果动脉瘤位于脾动脉远端或靠近脾门，那么应考虑进行脾切除术，可以通过牵拉胃中部的胃脾韧带内侧进入小网膜囊。沿胰腺的上缘可触诊到脾脏的远端部分。腹膜上缘的血管是并行的，近端的血管、脾动脉和脾静脉被结扎。然后可以进行远端脾动脉瘤的整体切除。

结扎脾动脉瘤

脾动脉瘤的手术治疗几乎不需要进行血管重建。脾脏有来自胃短动脉的丰富血供网络，脾梗死比较罕见。当动脉瘤位于脾动脉远端、邻近脾门时，进行脾切除术。当动脉瘤位于脾动脉中间部分时，结扎脾动脉近端和远端动脉瘤是治疗首选（图42-3）。虽然有些作者报道切除动脉瘤，但如果动脉瘤较小，进行端-端吻合重建脾动脉血流，以保持脾动脉适当的灌注不是必需的。在确定动脉瘤的位置并经触诊证实在小网膜囊内之后，轻轻地从主动脉干起始部分离脾动脉；动脉被分离出来并且周围有血液循环。同样的，解剖出脾动脉远端动脉瘤。当动脉瘤相对较小，该操作相对简单。然而，当一个相当大或者"巨大的"脾动脉瘤出现时，解剖脾动脉正常的近端和远端的位置可能是困难的，视野受到大动脉瘤影响。一旦脾动脉瘤的近端和远端得到控制，血管可以被夹闭，动脉瘤可以打开。如果小胰支内有来自动脉瘤囊的出血，可以从内部进行结扎。如果有必要，可以将动脉瘤壁的一部分送病理检查，但是没有必要切除动脉瘤囊。结扎动脉的近端和远端，然后使用丝线缝合。

肝动脉瘤修复的手术方法

肝动脉瘤是内脏系统中第二常见的动脉瘤（图

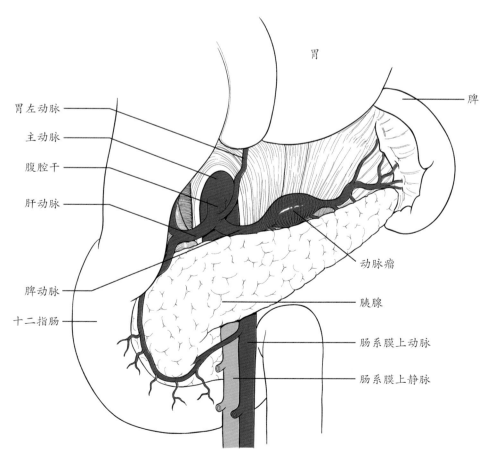

图42-3　在识别位于小网膜囊中的脾动脉之后，沿胰腺的上边界，解剖出脾动脉瘤的近端和远端。夹闭动脉，对动脉瘤进行探查；结扎为动脉瘤供血的小的胰腺分支血管。结扎脾动脉瘤的近端和远端，然后使用丝线进行缝合。

42-1）。大约 80% 的肝动脉瘤是肝外的，63% 位于肝动脉[11, 12]。虽然许多肝动脉瘤是有症状且偶然发现的，它们在所有内脏动脉瘤中的破裂率最高并且经常出现症状[13]。症状可能包括腹部或右上腹疼痛，伴随消化道出血和黄疸。经典的 Quincke 三联征包括腹痛、胆道出血，1/3 以下的病例可见梗阻性黄疸[14, 15]。

对于所有有症状的肝动脉瘤患者，以及无症状但是动脉瘤直径大于 2cm 或者影像学资料表明瘤体正在快速增长的患者都应该进行干预。肝内假性动脉瘤可能是医源性损伤或外伤后造成的，不论大小都应该考虑修复。治疗方案取决于肝动脉瘤的位置和形态以及相关的肝脏疾病。肝动脉瘤通常可以进行结扎治疗，因为胃十二指肠动脉一般会供应肝脏足够的侧支血流。当胃十二指肠动脉较小或不足时，可能需要动脉重建以保留肝动脉血流量。在肝硬化或存在其他肝脏疾病时，不应该进行肝动脉结扎术，因为即使是轻微程度的缺血性损害都可能造成巨大的损害。动脉瘤远离胃十二指肠动脉的一端起源于肝固有动脉，一般需要行血运重建。肝内动脉瘤或假性动脉瘤进行血管内栓塞治疗是理想的手术方式。

切口

对肝动脉瘤的外科治疗适合的手术切口是中线剖腹手术或双侧腹肋缘下入路。

暴露肝动脉

小网膜囊作为入口，很容易在网膜囊内触诊到肝动脉和肝固有动脉的近端部分。肝固有动脉位于肝门远端、胆总管内侧。通过向上牵拉肝右叶可以暴露肝十二指肠韧带。做一个横行切口进入肝十二指肠韧带，通过触及搏动来定位动脉。肝总动脉及肝固有动脉交界处位于胃十二指肠动脉的起源处。暴露来自腹腔干的肝动脉近端起始部，将胃提起并且通过分离网膜小叶将小网膜囊的其余部分暴露，如前述方法暴露脾动脉中部。根据动脉瘤的位置及形态，行动脉瘤缝合术或介入吻合术（图 42-4 和图 42-5）。

旁路

一旦血管的近端和远端得以暴露和控制，对患者进行全身肝素化治疗，夹闭肝动脉。进入动脉瘤并进行探查。可以从动脉瘤囊内结扎出血的小血管。对动脉瘤的程度进行评估，动脉瘤一般在肝动脉近端和远端的位置。选择适当的区域进行介入治疗，根据临床情况选用大隐静脉或者人工血管。为避免没有合适的通路，旁路完全可以在小网膜囊内进行。然而，对于邻近腹腔干的肝动脉近端动脉瘤，腹主动脉可作为流入道的来源。在这种情况下，结扎近端肝总动脉，并建立主动脉到远端肝动脉的旁路。当肝动脉瘤涉及胃十二指肠动脉起始部时，如果肠系膜上动脉未闭或涉及附属的血管需要再次进行旁路植入，那么可以结扎这根血管。通过建立肝总动脉到肝固有动脉旁路以维持肝脏的血流灌注。

在一些因为相关炎性疾病伴发感染的患者中，自体血管的应用作为首选，如胰腺炎，或认为是真菌感染所致的动脉瘤或假性动脉瘤。然而，自体肠系膜旁路可能在腹腔内或腹膜后扭结，尤其是长度较长的旁路。假体旁路的缺点是更容易感染，但相对耐弯折和阻塞。

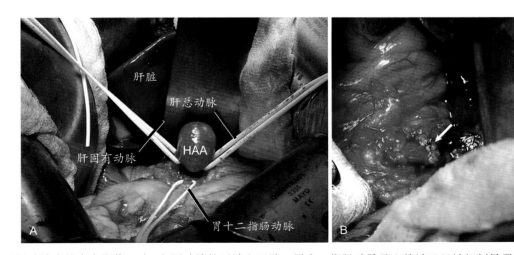

图42-4　显示肝动脉瘤的术中影像。（A）肝动脉的近端和远端、胃十二指肠动脉及血管袢已经被解剖暴露。HAA，肝动脉瘤。（B）动脉瘤切除后，已完成血运重建和简单折叠术或动脉瘤缝闭术，显示缝合线位于血管的前壁（箭头）。（A, From Rockman CB, Maldonado TS. Splanchnic artery aneurysms. In Cronenwett JL, Johnston KW, editors: *Rutherford's vascular surgery*. ed 7. Philadelphia, 2010, Saunders, p2148, Fig.138-10）

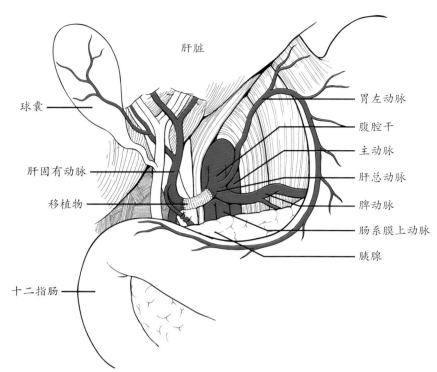

肝脏

球囊

肝固有动脉

移植物

十二指肠

胃左动脉

腹腔干

主动脉

肝总动脉

脾动脉

肠系膜上动脉

胰腺

图42-5 肝动脉瘤常进行介入治疗。在小网膜囊内辨认出肝动脉瘤和胃十二指肠动脉（GDA）的位置后，控制肝动脉的近端和远端。夹闭动脉的近端和远端，对动脉瘤进行探查。可以通过大隐静脉或人工血管移植术进行介入移植。近端吻合到肝总动脉，远端吻合到小网膜囊内的肝固有动脉。如果肠系膜上动脉是正常的或者如果存在足够的侧支循环再次进行肝动脉旁路移植，那么可以结扎胃十二指肠动脉。

近端吻合术

如果动脉瘤位于肝固有动脉，近端吻合术可以在小网膜囊内肝总动脉更近端的水平进行（图42-5）。通常使用丝线进行端-端吻合术。如果动脉瘤位于肝总动脉，但近端和远端动脉结扎被判定为不安全的，那么可能需要进行腹主动脉近端吻合。腹主动脉手术入路详见腹腔动脉瘤的手术修复章节。在更紧急的情况下，可能会从髂总动脉进行近端吻合，以避免主动脉和肠系膜血流中断导致的全身性结果。髂动脉到肝动脉旁路要求建立穿过横结肠系膜的通道。

远端吻合术

对于没有动脉瘤的肝动脉大多数近端区域都可以进行端-端远端吻合术，同样使用丝线进行缝合。可以使用多普勒探针、多普勒超声和肝脏评分来进行术中评估，然后进行恰当的血管重建术。

腹腔动脉瘤修复的手术方法

腹腔动脉瘤约占所有内脏动脉瘤的5%，有很大的破裂趋势并且死亡率很高[16]。与腹腔动脉瘤相关的症状包括腹痛或动脉瘤破裂导致的失血性休克。类似于脾动脉瘤，腹腔动脉瘤破裂时最初可以进入小网膜囊，造成上腹部疼痛和轻度低血容量。这种"双破裂"的情况在所有病例中高达25%[17]。

考虑破裂导致的死亡率高，对于所有被诊断为动脉瘤瘤体较大或有症状性腹腔动脉瘤的患者都应该考虑进行治疗。治疗取决于动脉瘤的大小、解剖和病因以及潜在的发病率。隐匿性的内脏动脉闭塞性疾病是决定是否进行血管重建的一个重要因素（图42-6）。其他的解剖特点，包括存在合适的近端动脉瘤瘤颈，可能需要权衡考虑是否进行腔内治疗。

历史上，外科治疗一直是唯一可行的选择。腹腔动脉结扎术除有潜在肝脏疾病的患者外，通常耐受性较好。标准外科血管重建术包括腹腔动脉瘤切除术和腹主动脉旁路移植术，最常使用人工血管移植术（图42-7和图42-8）。此外，还报道了对腹腔动脉孤立囊性病变的评估。

切口

腹腔动脉可以通过在上正中线或双侧肋缘下纵行切口进入。当存在腹腔动脉瘤破裂或者腹腔情况不明时，胸腹联合切口可从左腋中线第7肋间延伸，跨过肋缘，沿中线达腹直肌鞘的边缘。当腹主动脉严重钙化和近端吻合不佳时腹膜后入路可以更好地暴露胸主动脉。然而，这种方法很难进入到肝动脉。

暴露主动脉

使用前正中线或双侧肋缘下切口方法时，患者处于仰卧位。小肠被牵拉到下腹部1/2处，大网膜

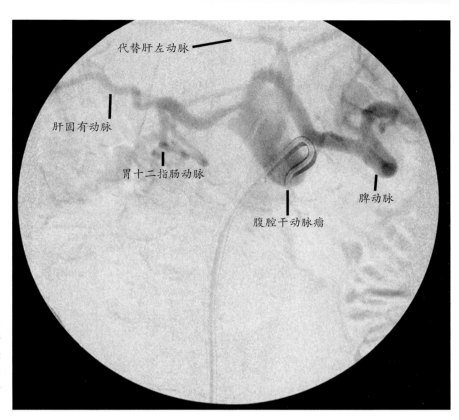

图42-6　腹腔动脉血管造影显示腹腔动脉干的动脉瘤。腹腔动脉、脾动脉、肝固有动脉和胃十二指肠动脉导管已做标示。请注意代替肝左动脉起源于胃左动脉。因为代替肝左动脉的存在，腔内修复不可行。

和横结肠尾端被牵拉到骶尾部。左三角韧带被切断以便于肝左叶向右侧的调整和回缩。纵向切断肝胃韧带，进入小网膜囊。仔细操作避免损伤沿胃小弯走行的迷走神经纤维和异常走行的肝左动脉。可以很容易触摸到脊柱上的腹主动脉，将食管和胃移到左侧对其进行暴露。留置鼻胃管有利于食管的识别。主动脉在横膈膜水平被阻断，此处通常没有动脉粥样硬化性疾病并且可以安全地被夹闭。这部分的腹主动脉通过切割一层薄薄的腹膜和弓状韧带得以暴露。采取腹前壁切口时，不需要对主动脉周围进行分离，因为胸主动脉的暴露是有潜在风险的。或者可以使用手指仔细地钝性分离周围组织，为使用血管钳提供方便。

暴露腹主动脉

分离弓状韧带和右侧脚暴露主动脉之后，可以确定腹腔动脉干，因为它垂直于主动脉并且靠近胰腺的下缘。必须仔细解剖以恰当暴露腹腔动脉干，因为它往往被腹腔神经节组成的纤维组织所包裹。辨别并控制三大血流分支。较大的动脉瘤可以取代周围器官，并使血流分支很难辨别。通常这种动脉瘤最好从内部操作，因为进行近端控制可能会很危险。在这种情况下进行近端缝合，建立到腹腔动脉远端的旁路。当动脉瘤累及腹腔动脉干的分支结构

时，可以结扎脾动脉和胃左动脉，然后建立主动脉－肝脏旁路来维持流向肝脏的血流（图 42-8）。

旁路

自体血管或人工血管可以用于腹腔动脉切除术后的动脉重建。对于腹腔动脉近端动脉瘤，旁路的近端需要吻合到主动脉。局限于腹腔干中部的动脉瘤可以进行介入修复，如果技术上可行，可以采用大隐静脉或者短的小径人工血管移植术。不需要建立隧道，应当仔细操作避免扭结，特别是当进行静脉移植时。

近端吻合

全身肝素化后夹闭主动脉的近端和远端。或者可以使用血管钳进行部分夹闭。移植物适当地被削成斜面，使用 3-0 或 4-0 的丝线以标准的四象限缝合技术吻合主动脉。

远端吻合

远端吻合用于远端腹腔动脉或更常用于肝动脉，因为其往往更容易进行。因为存在着丰富的侧支循环，结扎腹腔动脉干的其他分支是可行的。和肝动脉远端一样，应对吻合口进行多普勒超声评估。尤其是如果腹腔动脉瘤经过了结扎或者排斥治疗，应

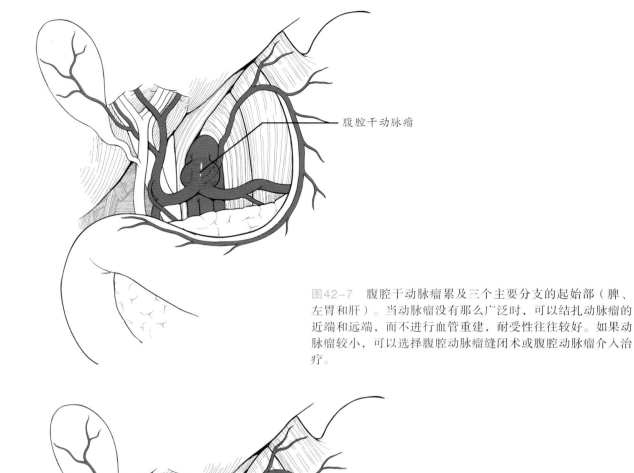

图42-7 腹腔干动脉瘤累及三个主要分支的起始部（脾、左胃和肝）。当动脉瘤没有那么广泛时，可以结扎动脉瘤的近端和远端，而不进行血管重建，耐受性往往较好。如果动脉瘤较小，可以选择腹腔动脉瘤缝闭术或腹腔动脉瘤介入治疗。

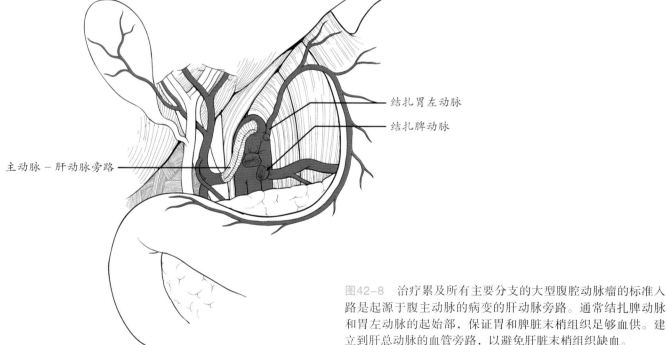

图42-8 治疗累及所有主要分支的大型腹腔动脉瘤的标准入路是起源于腹主动脉的病变的肝动脉旁路。通常结扎脾动脉和胃左动脉的起始部，保证胃和脾脏末梢组织足够血供。建立到肝总动脉的血管旁路，以避免肝脏末梢组织缺血。

对肝脏和肠道的缺血症状进行检查。

术后护理

- 患者应在重症监护病房或特护病房密切监测血压、血流动力学参数、尿出入量和血细胞比容水平。大多数外科医生主张在胃肠功能恢复之前使用鼻胃管，并且进行静脉血栓栓塞的预防。

- 接受内脏血运重建术的患者通常不需要术后抗凝治疗或抗血小板药物来维持旁路通畅。然而，患者在接受肝或腹腔血运重建术后应仔细监测血栓形成迹象，最初情况可能较难发现。任何肝酶上升或肝脏缺血的迹象，如果有必要都应使用多普勒超声或造影对旁路进行评估。

并发症

• 出血。因为需要在后腹膜进行广泛解剖来对内脏动脉瘤进行开放式修复，术后出血必须视为血流动力学不稳定的潜在原因。

• 心肌梗死。老年退行性内脏动脉瘤患者可能同时存在冠状动脉疾病和围术期心肌缺血或梗死，这些都是复杂的外科手术的并发症。

• 肠梗阻或小肠麻痹。开放式内脏动脉瘤修复术需要对腹腔和腹膜后广泛解剖，可能导致术后肠梗阻或小肠麻痹。

• 胰腺炎。脾动脉瘤通常不进行血运重建术，不需要对脾梗死进行监测。然而，如果在脾切除术中对这一区域进行广泛的解剖或损伤胰尾部可能造成胰腺炎。

• 旁路血栓形成。肝脏或腹腔动脉血运重建术可能引起旁路血栓形成及肝脏缺血等并发症。如果这种情况发生在术后早期，最有可能是由技术原因造成的，可以进行手术取栓和旁路重建术。

（王晓民 译 王超 校）

参考文献

1. Messina LM, Shanley CJ: Visceral artery aneurysms, *Surg Clin North Am* 77:425-442, 1997.
2. Stanley JC, Wakefield TW, Graham LM, et al: Clinical importance and management of splanchnic artery aneurysms, *J Vasc Surg* 3:836-840, 1986.
3. DeBakey ME, Cooley DA: Successful resection of mycotic aneurysm of superior mesenteric artery: Case report and review of literature, *Am Surg* 19:202-212, 1953.
4. Williams RW, Harris RB: Successful resection of splenic artery aneurysm: Suggestion as to technique in surgical management, *Arch Surg* 69:530-532, 1954.
5. Carr SC, Mahvi DM, Hoch JR, et al: Visceral artery aneurysm rupture, *J Vasc Surg* 33:806-811, 2001.
6. Rockman CB, Maldonado TS: Splanchnic artery aneurysms. In Cronenwett JL, Johnston KW, editors: *Rutherford's vascular surgery*, ed 7, Philadelphia, 2010, Saunders, pp 2140-2155.
7. Mogle P, Halperin Y, Kobrin I, et al: Rapid regression of aneurysms in polyarteritis nodosa, *Br J Radiol* 55:536-538, 1982.
8. Dave SP, Reis ED, Hossain A, et al: Splenic artery aneurysm in the 1990s, *Ann Vasc Surg* 14:223-229, 2000.
9. Holdsworth RJ, Gunn A: Ruptured splenic artery aneurysm in pregnancy: A review, *Br J Obstet Gynaecol* 99:595-597, 1992.
10. Barrett JM, Van Hooydonk JE, Boehm FH: Pregnancy-related rupture of arterial aneurysms, *Obstet Gynecol Survey* 37:557-566, 1982.
11. Luebke T, Heckenkamp J, Gawenda M, et al: Combined endovascular-open surgical procedure in a great hepatic artery aneurysm, *Ann Vasc Surg* 21:807-812, 2007.
12. Abbas MA, Fowl RJ, Stone WM, et al: Hepatic artery aneurysm: Factors that predict complications, *J Vasc Surg* 38:41-45, 2003.
13. Zachary K, Geier S, Pellecchia C, et al: Jaundice secondary to hepatic artery aneurysm: Radiological appearance and clinical features, *Am J Gastroenterol* 81:295-298, 1986.
14. Harlaftis NN, Akin JT: Hemobilia from ruptured hepatic artery aneurysm: Report of a case and review of the literature, *Am J Surg* 133:229-232, 1977.
15. Berceli SA: Hepatic and splenic artery aneurysms, *Semin Vasc Surg* 18:196-201, 2005.
16. Graham LM, Stanley JC, Whitehouse WM II, et al: Celiac artery aneurysms: Historic (1745-1949) versus contemporary (1950-1984) differences in etiology and clinical importance, *J Vasc Surg* 2:757-764, 1985.
17. Wagner WH, Allins AD, Treiman RL, et al: Ruptured visceral artery aneurysms, *Ann Vasc Surg* 11:342-347, 1997.

肝、胃十二指肠、胰十二指肠、脾动脉瘤的腔内治疗

JAVIERE.ANAYA-AYALA · WAELSAAD · MARKG.DAVIES · ALANB.LUMSDEN

历史背景

肝动脉瘤是继脾动脉后第二种最常见的内脏动脉瘤[1]。1809年，Wilson[2]首次描述肝动脉瘤的"大小和形状像一颗累及肝左动脉的心"，1903年，Kehr[3]第一次成功报道了肝动脉瘤结扎术。肝动脉瘤占内脏动脉瘤的20%[3]，虽然其仍然不好定义，但肝动脉瘤的演变过程常导致瘤体增大、破裂和危及生命的出血[4]。肝动脉瘤的最佳治疗仍存在争议，无症状患者治疗的风险 - 效益很难评估[5]。

累及胃十二指肠动脉（GDA）或胰十二指肠动脉（PDA）的真性动脉瘤是极其罕见的，只占所有内脏动脉瘤的3.5%（PDA=2%，GDA=1.5%）[6]。在1895年Ferguson[7]报道了第一个PDA动脉瘤，在所有文献中少于100例[8]。这些类型的动脉瘤主要是由动脉手术对周围器官的损伤、自身免疫性疾病或胰腺炎症引起的[9]。GDA动脉瘤由于其较高的破裂和死亡风险具有重要意义。

1770年，Beaussier首次进行报道[10]，脾动脉瘤（SAA）是最常见的内脏动脉瘤，占此类病的60%[11]。绝大多数都小于2cm，囊状，超过80%位于脾动脉的中部或者远端[6]。SAA的女性发病率通常是男性的4倍，报道描述破裂的风险范围为3.0%~9.6%[12]。大约70%的SAA为真性动脉瘤并且发生在脾门内部的分支[13]。大多数无症状，这些动脉瘤通常偶然被发现。在左上腹部超声影像学检查可以看到曲线或图章样的环状钙化灶。有症状的患者存在放射到左肩、左上腹或上腹部疼痛。动脉瘤破裂时，可表现为低血容量休克，发生率低于2%[14]。

SAA的常见原因包括动脉粥样硬化、门静脉高压症和胰腺炎，其可能会导致假性动脉瘤[15]。不太常见的病因包括先天性解剖异常、败血症[16]、原发性高血压、结节性多动脉炎和系统性红斑狼疮[17]。脾动脉假性动脉瘤常由慢性胰腺炎或外伤引起[18]。SAA在生育多胎的女性中发病率较高，平均怀孕4.5次[19]和脾大或那些经历了原位肝移植的患者[20]。

适应证

考虑到破裂和死亡的风险，大多数作者都建议对肝动脉瘤进行修复，无论患者是否有症状。干预治疗适用于所有非动脉粥样硬化性动脉瘤和多发性肝动脉瘤，因为其最终症状和破裂发生率较高。对于无症状的直径在2~5cm动脉粥样硬化性肝动脉瘤，是否进行治疗有较大争议。应对那些正在增大或者有症状的动脉瘤进行干预。

文献包括了一个病例报道和一系列的小病例研究。没有对GDA和PDA动脉瘤的病史进行明确的评价并且缺乏进行治疗方法的选择[21]。GDA和PDA破裂的风险和大小无关，所有动脉瘤均应考虑彻底治疗[9, 22]。

建议对所有有症状的SAA患者、无症状的孕妇、准备怀孕的育龄妇女，以及接受肝移植的患者和假性动脉瘤伴炎症的患者进行治疗。动脉瘤大于2~2.5cm的患者应考虑治疗。随着血管腔内技术的发展，经皮经导管栓塞术和支架移植物放置已成为治疗的首选方法。

术前准备

· 除定期服用药物外，不需要口服任何药物。如果患者患糖尿病，应给予常规胰岛素剂量的一半并口服磺脲类药物。

· 停止口服香豆类药物，并应酌情使用肝素治疗。可以口服肠溶性的阿司匹林（乙酰水杨酸）一天。

· 对于肾功能不全（血清肌酐>1.5mg/dL）的患者，注意生理盐水用量以防产生对比剂肾病。另外，手术前1小时以3mL/kg剂量静滴葡萄糖与碳酸氢钠（150mEq/L），术后以1mL/（kg·h）速度静滴葡萄糖与碳酸氢钠6小时进行碱化。术前12小时应分两次注射6个单位的N-乙酰半胱氨酸（600mg或1200mg）。

· 对于存在过敏的患者，应预防性地口服泼尼

松（50mg）并且术前 13 小时、7 小时和 1 小时静注两支雷尼替丁（50mg 静脉注射），术前 1 小时静注苯海拉明（50mg 静脉注射）。

隐患和风险

- 动脉损伤，包括解剖、破裂和假性动脉瘤。
- 虽然有保护措施，但主干血管闭塞。
- 手术过程中丢失入路，包括反作用力增强导致支架无意间取代引导导管。
- 从股动脉到肱动脉的入路可能需要调整对腹腔动脉的角度，反之亦然。
- 由于脾动脉和肝固有动脉的闭塞而没有足够的侧支循环，或者存在肝脏疾病导致器官梗死。
- 弹簧圈和支架放置错误。
- 支架回缩导致 Ⅰ 型或者 Ⅱ 型内漏。

腔内治疗策略

内脏动脉瘤腔内隔绝术治疗有两种方法。首先需要结扎动脉瘤、供血动脉和动脉侧支，重建到脾或肝的血液供应。第二种方法结扎动脉瘤并维持供血动脉的血流。第一种方法需要栓塞，第二种方法需要放置有或没有弹簧圈的支架来防止再出血（Ⅱ型内漏）。

腹腔干、肝、脾、胃十二指肠、胰十二指肠动脉瘤大多数可使用腔内治疗。在这些情况下可以直接经皮穿刺动脉瘤，通过弹簧圈或注射凝血酶来栓塞动脉瘤。另一种方法是"混合方法"，涉及剖腹探查术、清扫、手术切除导致动脉瘤的血管并结合插管和导管技术对动脉瘤进行治疗。

腔内治疗技术

入路和引导鞘的放置

进入腹腔干通常采取经股动脉途径，虽然肱动脉穿刺的方法可以用于有严重主髂动脉闭塞性疾病或主髂动脉动脉瘤或解剖结构复杂以及术前计算机断层扫描（CT）或磁共振血管造影显示血管向下倾斜走行的情况中。一旦穿刺鞘进入股动脉中部，可以进行造影，用一根猪尾导管进入肾上腺动脉或者 T10 水平可以显示腹腔干及其分支结构的最佳图像。如果动脉导管造影显像不佳，那么侧位的显像可能会有重要意义。最初的腹腔动脉导管置入术可以选择各种各样的带角度的导管，包括 Cobra 2，Simmons 1、2 或 3，Sos Omni，肾双弯导管或 RC-2 导管。

一旦进入腹腔干，应行腹腔血管造影（5~6mL/s，25~36mL，低流量，800 磅）。导丝先进入肝动脉、GDA 或脾动脉，导管置入后选择性地进行血管造影。一旦确定了特定的动脉，选择 0.035 英寸导丝、一根交换导丝，或者更小的导丝（小到 0.014 英寸）穿过动脉瘤。一旦导丝成功通过，放置一个更长的 45~55cm 鞘或导引导管去增强特定入路的稳定性。鞘的类型及大小的选择基于术前的计划和治疗中是否需要支架或弹簧圈栓塞。植入支架要求 8F 鞘，放置同轴导管的 5F 导管可满足微弹簧圈栓塞治疗。为了减少破裂的可能性，最重要的是保持鞘的远端在指定的位置，而不进入二级和三级分支。一旦鞘或导引导管进入肝动脉或脾动脉可能需要开始特殊操作。

血管造影成像

数字减影血管造影允许单次注射对比剂对多方位血管进行造影。三维血管重建造影一般用于颅内动脉瘤的解剖学和形态学评估。

肝动脉瘤的腔内治疗

肝动脉栓塞术

栓塞治疗被用于肝内肝动脉瘤的治疗。这种技术通常是使用弹簧圈进行栓塞治疗。3F 微导管使用正常大小的 5F 导管鞘，插入动脉瘤，随后选择适当大小的线圈。对栓塞动脉瘤的近端和远端进行结扎，防止重建过程中由于肝内血管网造成远端出血。由于近端动脉栓塞，初始的造影中看不到肝内血管网。因此，如果技术上可行，所有的肝动脉瘤近端和远端都应被栓塞。对于中央动脉、主要的肝动脉和肝动脉主要分支动脉瘤，必须小心避免弹簧圈在肝动脉的位移，以避免 GDA 闭塞。这可以通过重构技术进行，涉及通过在瘤颈放置球囊来防止弹簧圈进入供血动脉造成栓塞。栓塞肝动脉主要分支时，重要的是要意识到肝实质易缺血或梗死的情况，包括晚期的肝硬化、肝移植，以及遗传性出血性毛细血管扩张症（Osler-Weber-Rendu 病）。

肝动脉支架植入

支架可以通过 0.014 英寸或 0.018 英寸引导导丝进行放置，医生更倾向于使用球囊支架，因为球囊支架能更精确地放置支架。可以通过导引鞘进行比对，以确保支架位置的准确性。放置了支架后，可能需要另外再放置支架以覆盖动脉瘤（图 43-1）。

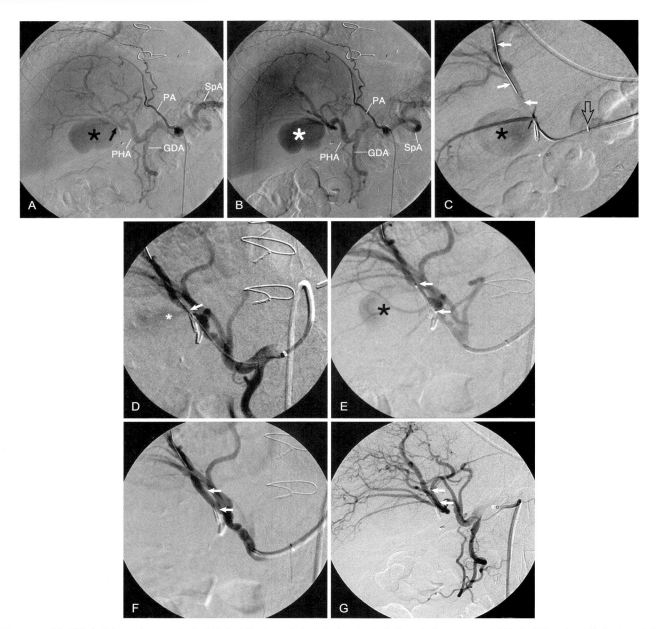

图43-1　肝动脉瘤支架。（A，B）腹腔镜胆囊切除术后腹腔内出血的患者状况稳定。通过5F导管造影的两幅图像表明肝动脉假性动脉瘤（星号）毗邻腹腔（箭头）的肝右动脉分支之一。（C）通过4F导管0.018英寸导线（白色箭头）选择性进行血管造影。黑色实线箭头指向假性动脉瘤（星号）病变的部位。5F鞘导入4F导管（空心黑色箭头）。4F引导0.018英寸导丝到达病变的动脉分支。（D）通过5F行周围血管造影。白色箭头指向该部位的病变，跟假性动脉瘤（星号）流入道进行对比。（E）通过5F鞘在0.018英寸导丝周围行血管造影。支架（箭头之间）通过0.018寸导丝到达指定位置后，回撤导丝。在假性动脉瘤的周围和侧壁对比更加明显。（F，G）支架（箭头之间）放置后通过5F鞘行血管造影的两幅图像证明完全修复假性动脉瘤。GDA，胃十二指肠动脉；PA，膈动脉；PHA，肝动脉，SpA，脾动脉。

胃十二指肠和胰十二指肠动脉瘤的腔内治疗

经肝动脉导管栓塞术是最常见的治疗方式，通过术前的影像学资料标记出侧支循环。由于存在丰富的侧支循环，所有胃十二指肠动脉上部的近端和远端动脉瘤都应进行栓塞。对于胃十二指肠动脉瘤，从胰十二指肠动脉到肝动脉进行栓塞。弹簧圈栓塞仍是一种较常见的方法；然而，已经有使用 Amplatzer 血管塞栓塞的报道[23]。腹腔动脉、肠系膜上动脉或这两种类型的血管造影用于确保没有其他动脉供应动脉瘤或假性动脉瘤（图 43-2 和图 43-3），尤其是存在胰腺炎或腹部外伤时。

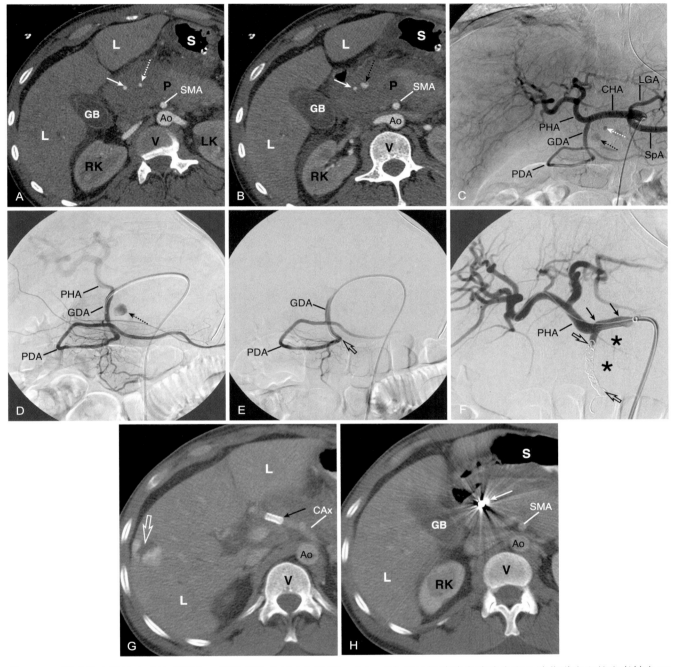

图43-2　肝动脉支架植入术治疗胃十二指肠动脉（GDA）栓塞。（A，B）局灶性胰腺炎胰腺头和上消化道出血的患者轴向CT序列图像（A到B的头侧）对比。注意胰脏头部和颈部与胰体相比呈低信号。胰腺（P）位于胰头和胰体之间。与两个单独的假性动脉瘤相比，胰头部有两个对比明显的病灶。（A）较小的假性动脉瘤（白色虚线箭头）仅次于肝总动脉（CHA）和胃十二指肠动脉中段。（B）较大的假性动脉瘤（黑色虚线箭头）更接近于胃十二指肠动脉（白色箭头）。（C）腹腔干血管造影显示对比明显的两个病灶位于胰头部附近，符合两个单独的假性动脉瘤的表现并且与CT的表现相一致。再次注意到，更小、更靠近头侧的假性动脉瘤（虚线白色箭头，A和C）和更大、更靠近尾侧的假性动脉瘤（虚线的黑色箭头，B和C）。（D）选择性胃十二指肠血管造影图像证实胃十二指肠假性动脉瘤（黑色的虚线箭头）。（E）行选择性胃十二指肠动脉更远端血管造影。5F Cobra 2导管（空心箭头）的顶端在胃十二指肠动脉非常远（头侧）的位置。术者根据决定的位置用弹簧圈栓塞胃十二指肠动脉的远端，回到肝动脉的位置（其大多数头侧方向），通过胃十二指肠假性动脉瘤的原发位置。（F）完成血管造影和线圈栓塞治疗（空心箭头）和GDA支架植入术（实心箭头）。现在处理这两个动脉假性动脉瘤。星号标定其先前的位置。肝动脉（PHA）和其分支是很明显的。（G，H）GDA轴向增强CT图像（栓塞后，头侧至H）线圈（白色箭头，H）和支架（黑色箭头，G）。与CT图像（A和B）进行比较。空心箭头指向一个意外发现的门静脉内瘘，肝脏实质的增强图像提供了相关的静脉分支的入口。Ao，腹主动脉；CAx，腹腔干；GB，胆囊；L，肝；LGA，胃左动脉；LK，左肾；RK，右肾；S，胃；SMA，肠系膜上动脉；V，脊柱。

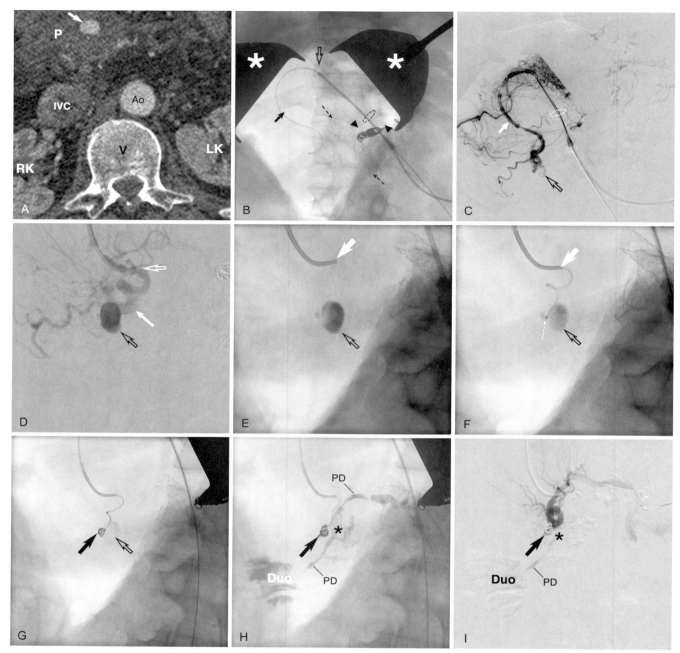

图43-3 胰十二指肠动脉（PDA）栓塞治疗与动脉瘤直接穿刺和栓塞术相结合的混合过程（开腹手术，切开血管，并经导管栓塞术）。（A）在上消化道出血的患者中，CT图像显示在胰头部发现一个胰十二指肠动脉假性动脉瘤（箭头）。患者进行脾动脉的弹簧圈栓塞治疗和跨胃十二指肠动脉支架植入术。然而，患者胃肠道持续出血且假性动脉瘤依然存在。多次尝试从肠系膜上动脉进行胰腺假性动脉瘤腔内治疗均失败。（B）暴露胃远端后的上部腹正中切口的透视图像。使用牵开器（星号）进行暴露。胃网膜动脉已被解剖、分离，使用5F的鞘进行穿刺（空心箭头）。虚线椭圆标志着在胃大弯侧对胃网模动脉进行了穿刺。0.035寸导丝（实心箭头）已通过胃网膜动脉并进入胰十二指肠动脉，可以看到之前放置在脾动脉的支架（虚线箭头）和弹簧圈（箭头之间）。（C）胃网膜动脉血管造影证实了假性动脉瘤（虚线箭头）的存在。虚线的椭圆再次标记出对胃网膜动脉进行了穿刺，实心的白色箭头指出动脉上5F导管的存在。（D）通过5F导管（白色空心箭头）在胃网膜动脉（实心箭头）放大的造影证明是假性动脉瘤（黑色空心箭头）。（E）放大后的血管造影的透视图像。图像证明假性动脉瘤存在（黑色空心箭头）。指向5F导管尖端位置的实心白色箭头即胃网膜动脉。（F）尝试将导管插入假性动脉瘤的放大透视图像。微导管（微导管尖端的虚线箭头）在假性动脉瘤的开口处可见。微导管经5F导管尖端通过（实心箭头）。尝试进入假性动脉瘤失败。（G，H）放置在该血管的微弹簧圈（实心箭头）放大后的透视图像显示其导致了假性动脉瘤（空心箭头）。（H）继续造影显示该部位的出血或局灶性炎症和胰管（PD）的假性动脉瘤（星号）。被注入的对比剂壶通过腹部（虚线箭头）流入十二指肠。（I）胃网膜动脉造影不能证明是假性动脉瘤。弹簧圈（箭头）从其头侧方向栓塞假性动脉瘤。一致的是，对比剂通过胰管进入十二指肠。星号标记假性动脉瘤，此区域并不能充满对比剂。（待续）

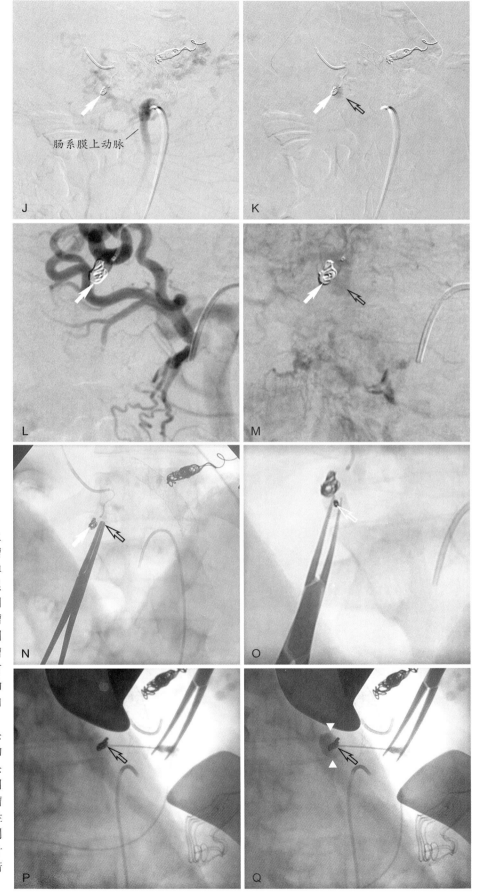

图43-3（续）　（J，K）肠系膜上动脉血管造影的图像。在假性动脉瘤（空心箭头，K）的头侧新放置的弹簧圈（白色箭头）。（L，M）肠系膜上动脉造影的放大图像。弹簧圈放置在假性动脉瘤头侧。假性动脉瘤（空心箭头）可见，尤其是在延迟图像中（M）。（N~Q）对假性动脉瘤进行直接穿刺的透视图像。（N）首先，术者将血管钳的尖端伸入假性动脉瘤（空心箭头）。实线箭头指向由微导管放置的相邻的线圈。（O）下一步，透视下用血管钳持21号针头（空心箭头），其纵轴与增强图像的主轴平行。（P）侧位图像可见针头与假性动脉瘤相垂直（O）。这一图像有助于衡量针头穿刺入假性动脉瘤的深度。针尖处（空心箭头）是假性动脉瘤。（Q）术者通过注射对比剂进行对比证实了这一点。图像证实针尖处（空心箭头）是假性动脉瘤（箭头之间）。（待续）

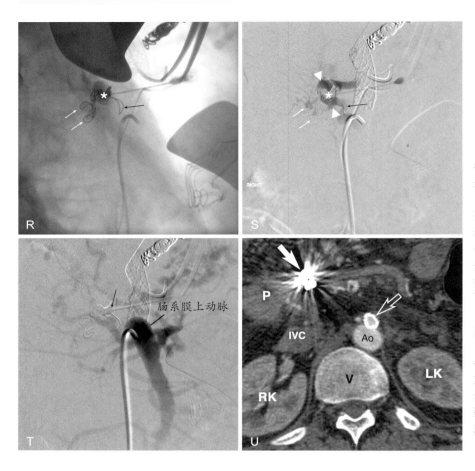

图43-3（续）（R，S）通过针头直接进入进行弹簧圈栓塞后的放大影像：透视图像（R）和数字减影血管造影（S），通过针头直接注射进行对比。弹簧圈（星号）主要位于假性动脉瘤。然而，一些弹簧圈延伸出假性动脉瘤。一个弹簧圈延伸到供血动脉（黑色箭头），这没有问题。两个弹簧圈（白色实心箭头）延伸到假性动脉瘤，并且可能在血管之外（在胰腺周围的组织中）。仍有残余的假性动脉瘤（箭头之间），术者注射凝血酶栓塞动脉瘤。（T）完成肠系膜上动脉造影。针头仍位于闭塞假性动脉瘤内（箭头）。不再对假性动脉瘤进行注射。（U）对假性动脉瘤进行弹簧圈和凝血酶栓塞后的增强CT图像（实心箭头）。患者没有出现上消化道出血。空心箭头指向腹腔干以前放置的支架。IVC，下腔静脉。

支架对于较小且弯曲的血管不是最佳选择。栓塞治疗是有效的，并且在大多数情况下没有缺血性后遗症。如果使用支架，球囊支架是很好的选择。通过导引鞘注射造影以确保覆膜支架的正确位置，而且不容易忽视动脉瘤或假性动脉瘤的供给血管。

脾动脉瘤的腔内治疗

腔内治疗策略

对于初次进入脾动脉的导管的选择取决于患者的解剖结构，大多数内脏动脉瘤选择合适的导管可以容易地进入。导丝位置的错误可导致血管破裂。因此，导丝顶端应保持一个固定的位置。在整个过程中，预期的支架系统中鞘和导丝的兼容性，以及球囊的依从性和额定爆裂压力应该进行检测。必须特别注意避免过度膨胀和破裂的动脉。

脾动脉栓塞治疗

弹簧圈栓塞需要微导管对远端的动脉和线圈栓塞的流出道进行定位。在修复动脉瘤及流入血管之前应对动脉瘤重要分支进行栓塞。脾动脉和其分支的近端和远端动脉瘤应该进行栓塞，以防止远端脾动脉分支的血液倒流。栓塞材料包括金属线圈、n-丁基氰基丙烯酸酯和Onyx（ev3 Endovascular，明尼苏达州，普利茅斯）。因为很可能存在侧支血管，门静脉高压症经导管栓塞可能是首选的治疗方法。

脾动脉支架植入

覆膜支架需要充分地覆盖动脉瘤的近端和远端。如果动脉瘤有分支或者没有覆盖，需以弹簧圈栓塞动脉瘤的分支并确保不发生Ⅱ型内漏。通过引导鞘或导管对支架进行仔细定位。然而，腹腔干的角度、脾动脉迂曲和远端动脉瘤对术者的技术是重大的挑战。可以通过0.014英寸或0.018英寸的导丝导引放置支架。如果需要重叠支架以封堵动脉瘤，应首先放置小直径支架。作为一种替代技术，可以使用多个重叠的裸金属支架通过狭窄处放置到有或者没有放置弹簧圈的动脉瘤内。此方法对于那些过度迂曲成角并且大尺寸和高硬度支架没法通过的血管是比较有用的（图43-4）。

完成造影

在动脉瘤封堵之后与去除导丝和鞘之前进行一次血管造影。有必要通过鞘用小剂量的对比剂进行

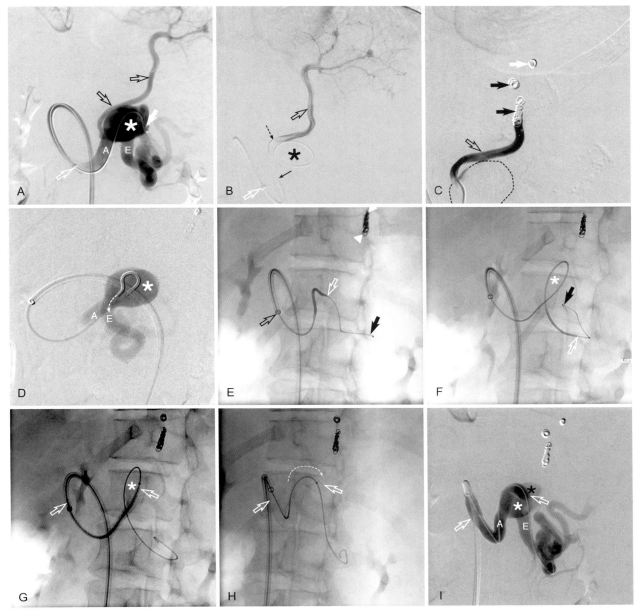

图43-4　脾动脉瘤（SAA）的支架封堵和分支的栓塞治疗。（A）通过8F鞘（白色空心箭头）对脾动脉行选择性的血管造影，证实脾动脉瘤（星号）的传入支（A，脾动脉近端）和传出支（E，脾动脉远端）。0.035英寸罗森导丝在进入动脉瘤的过程中起支持作用（实心白色箭头）。脾上动脉的分支（黑色空心箭头）距离脾动脉瘤最近。（B）通过5F Cobra 2导管（黑色实线箭头）导入微导管（黑色虚线箭头）。微导管在动脉瘤内呈环状（星号）。技术上要求有选择性地将导管插入脾上动脉分支（黑色空心箭头）。覆膜支架植入后有必要栓塞分支血管以防止 II 型内漏。（C）选用合适的弹簧圈（黑色实线箭头）栓塞治疗脾上动脉分支后，微导管血管造影显示成功栓塞了脾上动脉的分支（空心箭头）。远端可以看到更小的弹簧圈（白色实心箭头）。虚线的范围标出了SAA（星号）。（D）通过5F导管对动脉瘤进行限制性血管造影（星号）。血管造影显示脾动脉A段到E段之间是成角的背靠背的关系。选择尖锐的反向弯曲（Omni冲洗导管）通过导引导丝到达E端（白色箭头）。（E）通过8F鞘放置的5F Omni 冲洗导管（白色空心箭头）0.035英寸Glidewire导丝经A段到达远端的透视图像（黑色箭头）。弹簧圈（箭头之间）位于脾上动脉分支。（F）通过0.035英寸Glidewire导丝（黑色箭头）将5F Omni 冲洗导管替换为5F亲水导管（白色空心箭头）。导丝和导管在动脉瘤内呈环状（星号）。环状结构不能通过导管和导丝的移动来解决。（G）直径为8mm、长10cm的Viabahn支架（W.L. Gore and Associates, Newark, Del）进入动脉瘤的透视图像（星号）。Viabahn支架（箭头之间）不能顺利进入E段。动脉瘤内的成角阻碍了导丝和导管的通过。（H）放置8mm Viabahn支架后（箭头之间）的透视图像。这种在动脉瘤内（G中导丝的角度或者图像的角度）的"开放"的角度（虚线）是不常见的；放置两个相同大小的支架时，术者通常先放置动脉瘤远端的支架再放置动脉瘤近端的。然而，因为支架不能被放置地更远，它被放置用来打开成角以便于放置更远端的支架。

（I）通过8F血管鞘行数字减影血管造影术。支架被充分放置（空心箭头之间）。动脉瘤（星号）则不完全被封堵。支架覆盖A段并没有桥接至E段。（待续）

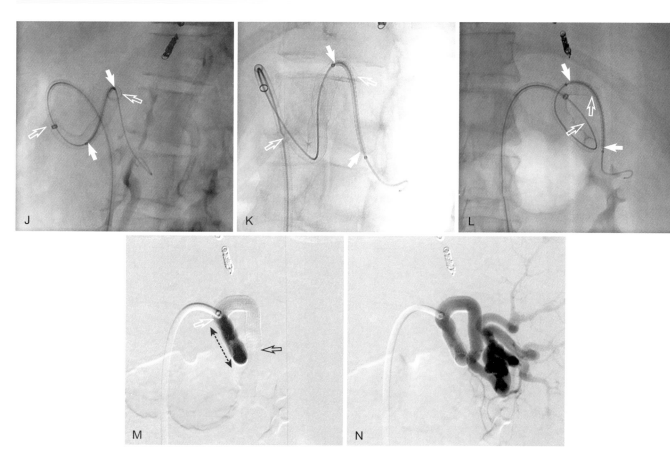

图43-4（续） （J~L）将第二个8mm×5cm Viabahn支架（实心箭头之间）以同轴的方式放置到8mm×10cm（空心箭头之间）的Viabann支架的近端的序列透视图像。（M，N）放置了第二个8mm×5cm Viabann支架后的序列图像显示脾动脉瘤已经消失。（M）双向虚线箭头表示近端支架。远端支架介于两空心箭头之间。（N）动脉瘤被完全去除，支架桥接与脾动脉瘤相关的脾动脉A~E段。

一个对比。然而，与主动脉造影或者腹部血管造影相比，这些图像的细节不够清楚。如果主动脉造影明确，优先使用串联导丝技术维持导丝通过最近的支架处病变。鞘回撤到肾下主动脉，同时保持导丝位置跨过脾动脉支架部分，第二根导丝进入隔上主动脉。通过引导鞘越过第二根导丝，将4F的猪尾导管放置在肾上腺的位置进行注射造影。若第二次介入后明确，0.014英寸或0.018英寸导丝仍保留在原始位置用于病变穿刺。

术后护理

- 应在术后的 1 个月、6 个月和 12 个月进行术后超声或 CT 检查，以确认被封堵或闭塞的动脉瘤内的血液流向缺血的终末器官。
- 每年进行超声或 CT 检查。

（王晓民 译 王超 校）

参考文献

1. O'Driscoll D, Olliff SP, Olliff JFC: Hepatic artery aneurysm, *Br J Radiol* 72:1018-1025, 1999.
2. Guida PM, Moore SW: Aneurysm of the hepatic artery: Report of five cases with brief review of the previously reported cases, *Surgery* 60:299-310, 1966.
3. Lumsden AB, Mattar SG, Allen RC, et al: Hepatic artery aneurysms: The management of 22 patients, *J Surg Res* 60:345-350, 1996.
4. Countryman D, Norwood S, Register D, et al: Hepatic artery aneurysm: Report of an unusual case and review of the literature, *Am Surg* 49:51-54, 1983.
5. Abbas MA, Fowl RJ, Stone WM, et al: Hepatic artery aneurysm: Factors that predict complications, *J Vasc Surg* 38:41-45, 2003.

6. Shanley CJ, Shah NL, Messina L: Common splanchnic artery aneurysm: Splenic, hepatic and celiac, *Ann Vasc Surg* 10:315-322, 1996.
7. Ferguson F: Aneurysm of the superior pancreaticoduodenal artery, *Proc NY Pathol Soc* 24:45-49, 1895.
8. Chong WW, Tan SG, Htoo MM: Endovascular treatment of gastroduodenal artery aneurysm, *Asian Cardiovasc Thorac Ann* 16:68-72, 2008.
9. Ducasse E, Roy F, Chevalier J, et al: Aneurysm of the pancreaticoduodenal arteries with a celiac trunk lesion: Current management, *J Vasc Surg* 39:906-911, 2004.
10. Beaussier M: Sur un aneurisme de l'artere splenique dont les parois se sont ossifiees, *J Med Clin et Pharm Paris* 32:157, 1770.
11. Stanley JC, Thompson NW, Fry WJ: Splanchnic artery aneurysm, *Arch Surg* 101:689-697, 1970.
12. Messina LM, Shanley CJ: Visceral artery aneurysms, *Surg Clin North Am* 77:425-442, 1997.
13. Carr SC, Pearce WH, Vogelzang RL, et al: Current management of visceral artery aneurysms, *Surgery* 120:627-633, 1996.
14. Trastek VF, Pairolero PC, Joyce JW, et al: Splenic artery aneurysm, *Surgery* 91:694-699, 1982.
15. Abbas MA, Stone WM, Fowl RJ, et al: Splenic artery aneurysm: Two decades experience at Mayo Clinic, *Ann Vasc Surg* 16:442-449, 2002.
16. Lee PC, Rhee RY, Gordon RY, et al: Management of splenic artery aneurysm: The significance of portal and essential hypertension, *J Am Coll Surg* 189:483-490, 1999.
17. Tazawa K, Shimoda M, Nagata T, et al: Splenic artery aneurysm associated with systemic lupus erythematosus: Report of a case, *Surg Today* 29:76-79, 1999.
18. Tessier DJ, Stone WM, Fowl RJ, et al: Clinical features and management of splenic artery pseudoaneurysm: Case series and cumulative review of the literature, *J Vasc Surg* 38:969-974, 2003.
19. Busuttil RW, Brin BJ: The diagnosis and management of visceral aneurysm, *Surgery* 88:619-624, 1980.
20. Kobori L, Van der Kolk MJ, de Jong KP, et al: Liver Transplant Group. Splenic artery aneurysm in liver transplant patients, *J Hepatol* 27:890-893, 1997.
21. Takao H, Nojo T, Ohtomo K: True pancreaticoduodenal artery aneurysms: A decision analysis, *Eur J Radiol* 75:110-113, 2010.
22. Katsura M, Gushimiyagi M, Takara H, et al: True aneurysm of the pancreaticoduodenal arteries: A single institution experience, *J Gastrointest Surg* 14:1409-1413, 2010.
23. Pech M, Kraetsch A, Wieners G, et al: Embolization of the gastroduodenal artery before selective internal radiotherapy: A prospectively randomized trial comparing platinum-fibered microcoils with the Amplatzer Vascular Plug II, *Cardiovasc Intervent Radiol* 32:455-461, 2009.

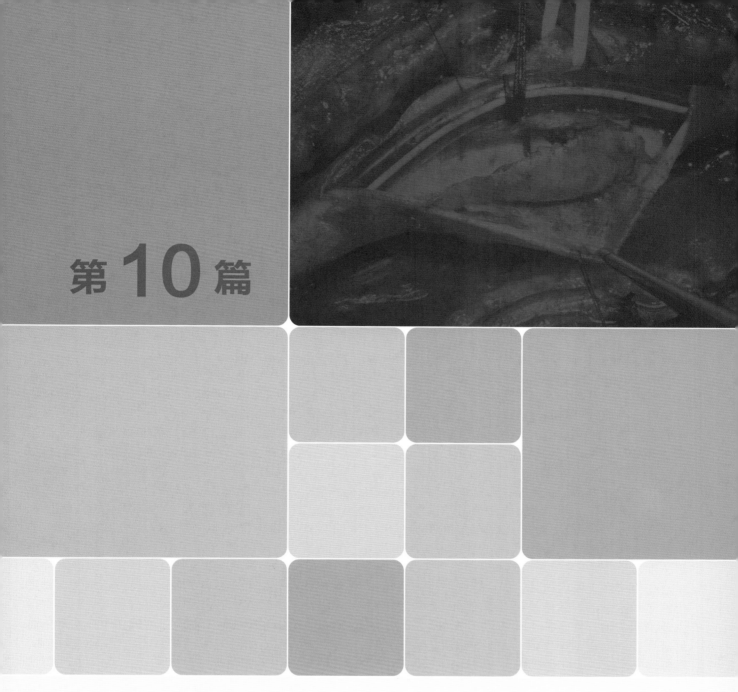

第10篇

下肢动脉病变

第 **44** 章 股−腘动脉闭塞性病变的开放旁路术

LAYLA C. LUCAS · KAORU R. GOSHIMA · JOSEPH L. MILLS, SR.

历史背景

利用自体静脉移植进行外周动脉疾病（PAD）治疗的血管重建技术始于 20 世纪早期。Carrel 和 Guthrie[1] 在狗的模型基础上对血管吻合术进行了描述。1906 年，他们发表了"静脉移植"的早期旁路移植经验。随后 Carrel 于 1912 年获得了生理学和医学的诺贝尔奖。1916 年，Bernheim[2] 报道了 1 例运用大隐静脉移植来治疗腘动脉瘤的病例。Elkin 和 De-Bakey[3] 提到了在二战期间进行静脉移植治疗少量动脉损伤，但在肝素、抗生素、合适的血管针头及缝合材料广泛使用之前，即 20 世纪前 50 年，并没有取得什么进展。1948 年，Kunlin 采取大隐静脉转流术，成功对 1 例动脉闭塞疾病患者进行了股 - 腘动脉旁路手术，开启了下肢动脉旁路的新纪元[4]。

在当前血管腔内时代，股 - 腘动脉旁路移植术仍然是最常见的开放性外科手术之一。血管腔内介入逐渐成为治疗患者的主要手段。然而，由于疾病进展或腔内血管治疗失败，大多数患者仍需要开放性旁路手术而不是经皮治疗。

适应证

严重肢体缺血（CLI）的症状包括静息痛、组织缺损和坏疽，这是进行介入治疗的绝对适应证。鉴于生活方式的限制，间歇性跛行是介入的相对适应证。

术前准备

• 病史和体格检查。一份完整的病史和体格检查通常为外周动脉疾病提供症状资料。间歇性跛行的患者通常表现为小腿、大腿或臀部的劳力性肌肉疼痛，其性质是烧灼感或痉挛感，休息后缓解，但在特定距离后又复发。夜间痛通常发生在前脚掌，尤其是在腿持平或抬高时，但随着肢体的放置位置不同，疼痛缓解，这是缺血性静息痛的典型表现。CLI 患者的症状包括静息痛、组织缺损、坏疽或发展为难愈合性溃疡，后者为自发性或在轻微创伤后出现。坏疽是 CLI 的晚期表现。PAD 患者常有心血管、脑血管或二者并存的个人史和家族史。相关阳性体征包括无脉、营养的变化，并常有抬高肢体后皮肤发红和苍白。坏疽和难愈合性溃疡通常出现在脚趾、前脚掌或脚部损伤处。

• 无创性血管实验室检查。需要对血管进行实验室检查来明确肢体缺血的程度，判断其解剖相关位点，并从闭塞段区分出狭窄的病变部位。若踝 - 肱指数（ABI）低于 0.9，诊断为血流动力学上的显著闭塞疾病，血管造影证实 PAD 有 95% 的敏感性[5]。近端 PAD 的跛行患者在经过锻炼后 ABI 会降低。但锻炼后 ABI 降低 20% 或以上就不正常了[6]。由于钙化的血管不可压缩（尤其是糖尿病或肾衰竭患者），造成 ABI 无法测量时，动脉波形模式、脚趾波形、多普勒诱导压力及经皮氧饱和度检查是有帮助的。动脉多普勒显示动脉闭塞或狭窄处有彩色血流变化信号（彩色马赛克图像）和收缩速度峰值的升高。

• 影像学检查。对于股动脉搏动减弱或消失的患者，CT 或磁共振检查明确主 - 髂动脉疾病的病变程度和范围以及重要并发症因素，对选择最佳介入方法具有重要意义。经皮血管造影术是评估下肢动脉解剖结构的最后步骤，该检查既能作为血管腔内治疗最直接的术前检查，又可以为开放性旁路提供指导。

• 降低血管危险因素。PAD 是系统性疾病进展的一种表现，其影响全身动脉循环。据报道，PAD 患者非致命性心肌梗死、卒中以及血管性死亡的发生率每年为 5%~7%[7]。PAD 患者的死亡率平均每年为 2%[7]。因此，应认为 PAD 与冠状动脉疾病同等重要。不论是否计划进行介入治疗，所有 PAD 患者都必须进行合理的药物治疗，并且通过降低危险因素来阻止动脉疾病的进展，不仅限于下肢，而是身体全部。跨大西洋学会间共识（TASC）指南 II 认为对 PAD 危险因素进行药物干预来治疗 PAD 的方法是有循证医学依据的[7]。其中吸烟是 PAD 发生和发展的一个独立危险因素。吸烟者截肢的概率是未吸烟者的 3 ～ 5 倍。经过内科医生的建议、团体辅导、尼古丁替代、以及一系列药物的辅助，戒烟率得以提高。高脂血症是 PAD 一个常见的独立危险因素，应先通过他汀类药物和调整饮食来控制。对于伴有冠脉疾病的患者，其目标是使低密度脂蛋白水平低于 70mg/dL，无冠脉疾病的患者低密度脂蛋白应控制在 100mg/dL 以下。纤维酸类药物、烟酸或二者联合使用，对提高高密度脂蛋白水平、降低三酰甘油有帮助。饮食补充维生素 B_{12}、维生素 B_6 及叶酸，可降低血清同型半胱氨酸水平，虽然目前仍未证实这种方法对治疗 PAD 是否有益处。高血压是另一个 PAD 强烈的危险因素。控制血压可使 PAD 事件降低 22% ～ 26%，同时可显著减少心血管及脑血管事件的发生。

• 糖尿病的管理。大规模研究[8]证实，加强对糖尿病的管理可以减少糖尿病相关的心肌梗死以及其他糖尿病相关的终点事件。目标是将糖化血红蛋白（HbA1c）水平控制在 7.0% 以下。

• 抗血小板治疗。抗血小板治疗对减少心脑血管事件的发生起关键作用。每日服用阿司匹林的心血管疾病患者，日后发生心血管事件的概率降低 25%。

• 心肺功能状态。胸片和心电图检查应作为术前评估的检查项目之一。如果患者存在不稳定性心绞痛、明显的心律失常、充血性心力衰竭或呼吸短促的症状，建议进一步行心肺功能评估或优化。

隐患和风险

• 不合适的静脉通路。如果术前进行合适的静脉多普勒检查，能发现大部分静脉通路问题。术中意外遇到静脉问题时，要有能够保护静脉移植物通路的措施。如果发现中心静脉异常，可能会切除中心静脉，并进行静脉－静脉吻合。注意修剪静脉末端来创造充分的吻合口。如果长节段静脉不能使用，应考虑从其他地方获取：对侧大隐静脉、小隐静脉或拼接的臂静脉。建立与股深动脉或股浅动脉的近端吻合，就可以使用更短的静脉段。

• 小直径静脉。有时在进行近端吻合时，小直径静脉与较大的厚壁动脉之间不匹配。取材时最好对大隐静脉末端的大分支进行保护（图 44-1A）。可将该分支切开，创造一个远离动脉的根部。静脉移植物与 Linton 静脉补片吻合时也会出现尺寸不匹配的情况。

• 无法预料的流入道疾病。术中动脉造影可帮助判断流入道的病变情况。股总动脉和股深动脉硬化

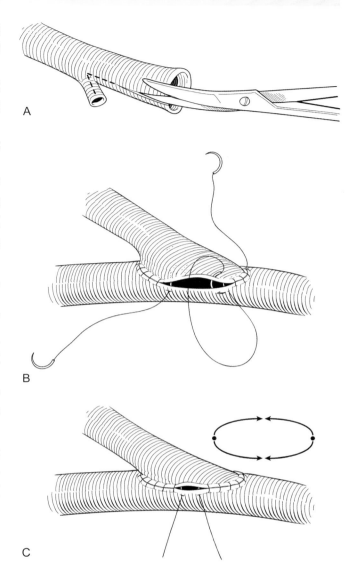

图44-1 （A）静脉支流被纳入静脉切开术，为了创造出一个更宽且轻微抬高的吻合。有助于减少移植物针脚狭窄。（B）第一针从一端开始，连续缝合一半，第二根线从另一端开始连续缝合至第一根线处。（C）两根缝线分别向对方处连续缝合。使用两根单独的缝线缝合是为了确保对称性，并防止"荷包"的产生。

性疾病可通过动脉内膜切除术来解决。可能需要分离部分腹股沟韧带，从而将血管钳放置在无病变的髂外动脉上。如果通路的直径合适，长段静脉切开可用于血管吻合。否则动脉切开术就可能需要一个静脉补片，用于后续旁路通路的吻合。或者将一小段闭塞的股浅动脉内膜切除，用来修补切开的动脉。

• 无法预料的流出道疾病。股－腘动脉旁路移植的远期目标是，至少有一根通畅的动脉可以通往足部。对于无法预料的血流动力学上严重狭窄的腘窝疾病，可能需要直接搭桥至更远端的胫部或脚底的目标血管。术中血管造影用于定位与足部相连的

胫动脉或腓动脉的最近端部分。而远端旁路手术就是在这个位点上进行。连续旁路手术对位于严重病变的股浅动脉和近端胫动脉之间的孤立腘动脉是有用的。从大腿开始的旁路移植连接至腘窝近端部分。独立的旁路移植是利用腘窝远端血管作为流入道，并与能延续至足部的胫部或脚底血管相连接。这项技术的优势在于其能够利用较短的旁路节段，并且避免长的、拼接的静脉通路。

• 隧道问题。建议有经验的手术团队成员进行隧道手术。从较大直径穿隧器通过可以保护通路，避免其在拔出时撕裂或剪切。隧道应该沿着肌肉起始部分进行，而不应从肌筋膜密集处或肌肉鼓起处开始。当从隧道通过时，静脉通路应始终处于充分膨胀的状态，从而避免其扭结和弯曲。建立隧道后，如果近端吻合尚未建立，通过移植近端的血液就会快速流至远端的吻合口。一旦近端吻合完成，移植物应该就有搏动性血液流出。如果未观察到这一现象，移植物就应该重新穿隧道。

• 吻合口狭窄。预防是避免吻合口狭窄的关键。在吻合过程中选择合适的移植物可以防止这一问题的发生。如果静脉通路和动脉之间尺寸不匹配，应切除静脉移植物分支或使用改良的 Linton 补片。在剪裁静脉进行远端吻合之前，应从膝关节测量合适的静脉长度。血管钳损伤动脉也可能会导致斑块破裂造成吻合口狭窄。尽管谨慎地进行操作，仍可能发生吻合口狭窄，进行血管造影、术中多普勒彩色超声或二维超声就可辨别是否存在吻合口狭窄。一旦出现了狭窄，需检查吻合口，并释放被钳夹的动脉外膜，或者切除破裂的斑块。如果这一措施无效，移植物根部就需要放置一个静脉补片来扩大吻合口。

• 再次旁路手术。即使对一个最有经验的外科医生来说，再次旁路术都是费力费时的手术。总而言之，争取使用自体静脉来提供最佳的血管长期通畅。仔细准备通路是最重要的，尤其对于那些由于技术失误导致初次搭桥失败的病例。如果有可能，外科医生应避免之前操作区域，考虑其他流入和流出道；这些方法可能需要暴露远端股深动脉、股浅动脉、胫部或脚底的血管。

手术策略

股动脉和腘动脉的外科解剖

股三角是以腹股沟韧带上方、缝匠肌侧面、大收肌内侧为界的解剖空间（图 44-2A）。股三角底部包括 4 块肌肉：髂肌、腰大肌、耻骨肌以及大收

肌。一个称为股鞘的筋膜覆盖股三角内的主要血管结构。股总动脉位于腹股沟韧带下方，是髂外动脉的延续。在股三角区，股总动脉分出两个重要的分支（图 44-2B）。股深动脉是最常见的后下方分支，不仅为大腿提供血液，对股浅动脉闭塞的患者而言，它也是下肢重要的血供。股浅动脉是股总动脉的延续，血液流至小腿。离开股三角后，股浅动脉延伸至远端，进入收肌管。在股三角中，股总静脉恰好位于股总动脉内侧（图 44-2B）。大隐静脉在卵圆窝处进入股总静脉。股三角的其他重要结构包括股神经。该神经位于动脉后方，提供大腿最初的运动和感觉功能。股总静脉内侧有淋巴组织，可以收集从下肢回流的淋巴液。

腘窝是下肢血管重建的另一个解剖区域。这是一个菱形空间，前方以股骨、胫骨上段及腘肌为界；后方有皮肤、皮下组织及筋膜；外侧有股二头肌和腓肠肌；内侧有半腱肌和半膜肌。图 44-3 和图 44-4 分别为常见的膝关节上下腘动脉的外科暴露。在腘窝顶端，股浅动脉从收肌管中穿出，移行为腘动脉。腘静脉紧密相连。膝关节下方，在腘窝远端的可变区域内，腘动脉分成胫前动脉和胫腓干。胫前动脉从外侧骨间膜上方穿出，进入小腿前间隔。胫腓干延续为胫后动脉和腓动脉。这两根血管进入小腿后间隔。

流入道的选择和评估

股 - 腘旁路移植术的流入道是在术前通过影像学检查或者血管造影来选择的。若髂动脉流入道出现显著的血流动力学障碍，应在进行远端动脉旁路术前或同时处理。进行合理选择时，虽然远端同样有效，但股总动脉是旁路移植术流入道血管的最常用选择，尤其是当静脉移植物长度有限时。如果股总动脉出现严重动脉硬化疾病，需考虑进行股总动脉内膜切除术，如果累及股深动脉，可以包括股深动脉起始处。对再次手术或肥胖患者而言，可能不能接近股深动脉。股深动脉或股浅动脉常作为流入道的替代选择。

流出道的选择和评估

股 - 腘旁路移植术的远端目标血管应该是正常直径、无狭窄、至少延续一条动脉以供应足部血液。从股浅动脉延伸出的膝上腘动脉发生动脉硬化疾病的概率更高。因此，膝下腘动脉更常被用于股 - 腘旁路移植术。流出道目标血管选择不合适，会引起移植失败并且潜在危害肢体的存活。对流入道进行评估、术前影像学检查以及血管造影成像检查，对

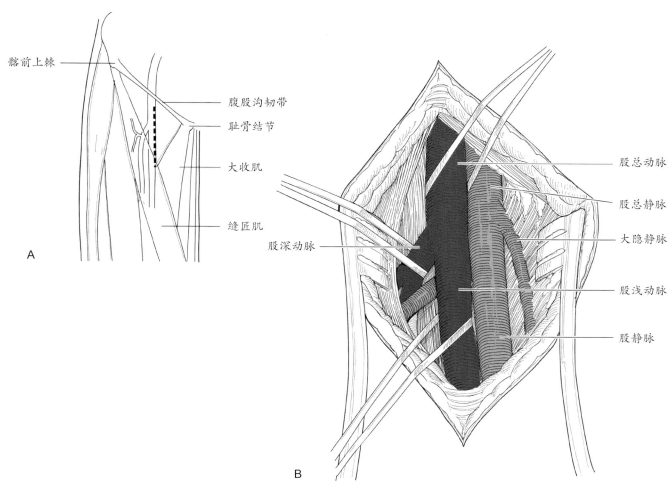

图44-2　（A）股三角以腹股沟韧带、大收肌和缝匠肌为边界。虚线处是暴露股总动脉、近端股浅动脉和股深动脉所建议的皮肤切口。（B）股总动脉位于股总静脉后方。股深动脉从大隐静脉的前内侧进入，从其后下方穿出。

选择最合适的流出道或目标动脉是至关重要的。

术前静脉质量评估

　　一份完整的病史和体格检查通常可以显示出大隐静脉是否曾用作冠状动脉旁路、下肢血管重建，或做过大隐静脉切除术。如果有任何问题存在或静脉通路质量有问题，应通过静脉多普勒成像进行静脉绘图。如果大隐静脉不可用或出现不足，静脉绘图应包括头静脉、贵要静脉以及小隐静脉。静脉多普勒检查应对血管直径、弹性、管壁厚度以及经过管道的流量进行评估。为了优化血管通畅率，静脉管道的直径至少需要 3mm。如果在围术期进行绘图，需在皮肤上标记静脉的位置，这有助于静脉获取以及在静脉获取过程中减少皮瓣形成。

移植物的选择

　　在所有远端动脉重建的动脉旁路术的使用中，不

管远端目标如何，自体静脉移植可以提供最佳的通畅率[9,10]。股 – 腘旁路移植的通路应选择同侧的大隐静脉。倒置和原位同样有效[11,12]，但是倒置静脉适用于更多患者，而且通常更易使用。尽管倒置静脉常为首选，但是一些团队在原位静脉通路同样也取得成功[11,12]。如果同侧大隐静脉出现不足或不可用，对侧大隐静脉是次优选择。在缺乏适合的腿部静脉时，接合小隐静脉和手臂上的头静脉或贵要静脉，常可以为旁路移植提供足够长度的移植物。

　　那些没有合适的静脉移植物患者可以选择非自体移植物。股 – 腘旁路移植术中最常使用的人工移植物是膨体聚四氟乙烯（ePTFE）。多种 ePTFE 移植物表面可能覆以肝素或用碳浸渍，但它们的长期通畅率与未经处理的 ePTFE 移植物相似。在膝上股 – 腘旁路移植中，在初始的前 2 ~ 3 年，倒置大隐静脉与 ePTFE 移植物的通畅率相同，但此后静脉更有优势，因此首选静脉[9,10,13]。膝下腘动脉和胫动脉的人工旁

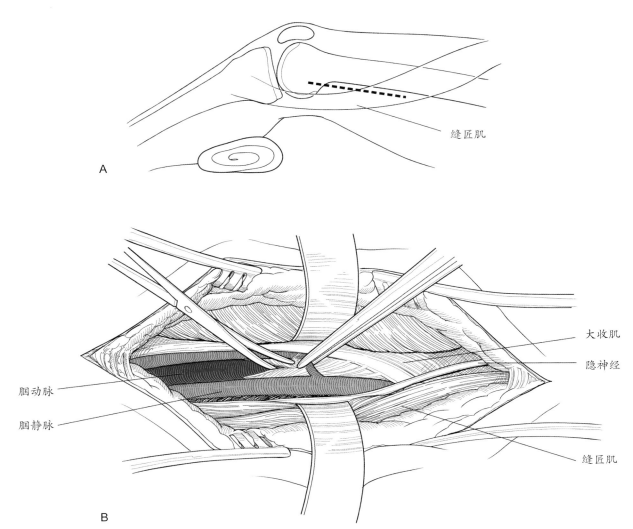

图44-3　（A）缝匠肌前方的虚线是暴露膝上腘动脉的皮肤切口。膝盖下方放置一叠布巾有利于这种暴露。（B）可以看见膝上腘动脉从大收肌肌腱（Hunter 管）穿出。腘动脉包裹在纤维鞘里，与一对腘静脉紧密包绕。

路移植，其通畅率较差。后者通过附加使用 Miller 或 St.Mary 静脉套管（图 44-5A）或 Taylor 静脉补片（图 44-5B）可以改善通畅率[16]。冻存的大体静脉移植物的通畅率非常差，应在有肢体抢救指征时备用[17]；它们在移植患者或人工移植物感染患者的管理方面可能发挥一定的作用[17]。

原位或倒置大隐静脉

原位大隐静脉的主要优点是，在动静脉间的尺寸匹配较好；先前原位技术的生物优势已被反驳，几乎所有的随机试验均表明，原位静脉和倒置静脉的结果相同。不考虑技术方面[11,12]，小静脉的表现似乎不佳。通畅率和肢体存活情况总体一致。倒置静脉移植物更容易使用，并且更容易适应术中出现的各种潜在情况；利用两种技术均能灵活操作。

获取大隐静脉、小隐静脉和臂静脉的手术方法

开放性静脉获取

使用暴露股总动脉的相同的切口，可以在股三角内侧找到大隐静脉，但需注意切口方向要沿着大隐静脉倾斜。术前利用多普勒成像在皮肤上进行标记是有帮助的，尤其对于肥胖患者。由于皮瓣容易坏死，为了避免皮肤切口意外应直接在静脉上方切开。大隐静脉在卵圆窝处汇入股静脉。用硅酮弹性体（硅橡胶环）进行环形切开有助于避免血管钳直接钳夹。从静脉上切除外膜周围组织时，轻柔地回缩可以提供更多的暴露空间。一定要用缝线结扎小的分支血

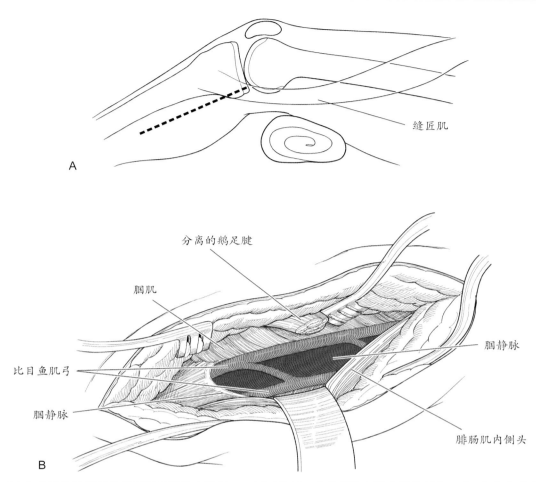

图44-4　（A）虚线为暴露膝关节下胭动脉的皮肤切口，同时此切口也是获取大隐静脉的部位。（B）分离后方的腓肠肌内侧头以暴露膝下胭窝。鹅足腱是缝匠肌、股薄肌和半腱肌的联合腱，插入胫骨表面的前内侧，分离鹅足腱也许有助于暴露。胭动脉被一对胭静脉紧密包围。注意不要损伤胫神经。

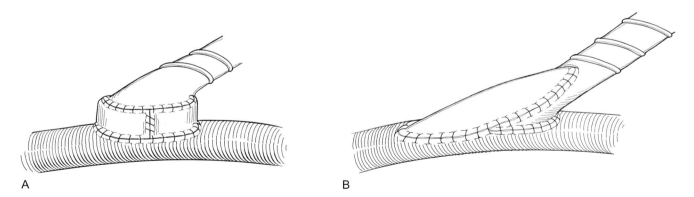

图44-5　（A）当在膝下使用该导管时，自体静脉套管（Miller 套管）系在远端部分人工移植物上。（B）当在膝下使用该导管时，可以将自体静脉补片（Taylor 补片）应用在远端部分人工移植物上。

管。试图接近静脉时，术者应存留一小段分支残端。如果不这样做，可能会导致静脉移植物坏死。远端要继续解剖到可以获取大隐静脉的适宜长度。跳跃式切口可以更好地提供皮肤桥梁并减少切口并发症。接着用蚊式钳钳夹股总静脉进行冲洗，以增加管道的

长度。分离大隐静脉近端，用单线将残余部分双层缝合。在获取大隐静脉的时候应该将损伤降到最低。

接着将大隐静脉移植物作为一种通路以备使用。把移植物浸于肝素化生理盐水的容器中。用一个小动脉夹钳住近侧静脉末端。为了辨认撕裂口或小分支，

用肝素化生理盐水从远侧静脉末端开始轻柔冲洗。准备 7-0 聚丙烯线,再次确认无弯曲或狭窄形成。静脉应柔软并且充分膨胀,但也应该避免其过分膨胀。冲洗液应是可以顺利通过准备好的移植物。如果重要区域出现硬化,应该切除。一旦准备就绪,静脉储存在冷冻的自体肝素化血液中直到开始创建隧道。

患者取俯卧位时,最适合获取小隐静脉。在小腿的后面切开一个纵行切口。用剪刀仔细分离皮下组织直到辨认出静脉。然后远离静脉结扎小分支以防狭窄。腓肠神经沿着小隐静脉走行,在获取静脉过程中要注意保护。

如果头静脉和贵要静脉具有良好的直径且先前没有静脉穿刺损伤,它们是非常有用的移植物。静脉绘图可以帮助辨别。头静脉和贵要静脉始于腕关节并延续至肩关节。二者可能在肘关节处与肘前正中静脉汇合。上臂和前臂的多种静脉可作为股-腘动脉旁路移植的通路使用。如果肘前正中静脉将两段连接起来,那么非倒置段需要进行瓣膜切开。非直接连续的手臂静脉需要拼接在一起。

内镜下获取静脉

内镜下获取大隐静脉成为冠状动脉旁路移植术的常规部分。一项关于冠状动脉旁路移植中内镜获取大隐静脉的大型荟萃分析显示,在技术的支持下总体并发症、伤口感染及伤口裂开明显减少[18]。然而,也有部分研究表明,在冠状动脉循环中进行内镜下获取静脉效果较差。虽然内镜和开放获取的效果是否相同仍存在争议,但此项技术已经开始用于下肢旁路移植。外科医生在学习过程中一旦克服了与该技术相关的困难,就能获得内镜下获取静脉带来的潜在益处。尤其在获取对侧大隐静脉中很有帮助。

在膝盖处的大隐静脉上方做一个长 2cm 的纵行切口。环形切开静脉并创建一个皮下囊袋。接着将一个带圆锥尖头的商用内镜置于囊袋中。进一步切开以扩大囊袋,直到可以将移植物放进切口。移植物扩张形成一个气封。接着将 CO_2 注入移植物。因内镜持续贴紧大隐静脉,从而在静脉周围形成一个隧道,使残余组织得以清除。切口延续至隐股交界处。用环状牵引器轻轻暴露大隐静脉分支,接着用夹子或烧灼法分离。当游离的静脉足够长时,在静脉的近端做一个小切口。大隐静脉近端被仔细地暴露并结扎。移除近端后在远端切口结扎大隐静脉。按照前文所述准备好通路。

相连接的静脉旁路的创建

短段的静脉可以通过静脉与静脉相吻合来创建

一个与预期长度相同的静脉移植物。这些相连接的静脉移植物在以手臂静脉为来源时尤其有用。通过修剪静脉的两端来适应不同的血管直径,有助于创建一个宽阔的吻合口。尽管推荐采用聚丙烯线间断缝合用于避免出现相连接的静脉吻合口狭窄,双线技术在静脉与静脉吻合上下两端的运用也是一个可以接受的选择。手臂静脉经常会出现管壁硬化及静脉瓣处异常,需要通过血管镜或者双功超声检查评估。

原位静脉瓣消除

原位静脉移植所需的准备有别于倒置的大隐静脉。虽然已经有了各种技术来制作原位静脉移植物,但是关键步骤都是一致的:在直视下切除第一个静脉瓣,接下来用瓣膜刀切除剩余的瓣膜,关闭静脉属支。游离大隐静脉 5~10cm,切开股隐静脉连接处,用 Potts 剪剪开第一个静脉瓣。当全部大隐静脉已暴露后,近端吻合口就准备好了。从大隐静脉远端逆行消除静脉瓣。当静脉瓣被完全消除后可见动脉血流动。静脉瓣膜亦可在血管镜指引下进行消除。切除第一个瓣膜后,使用 1.9mm 的血管镜进入大隐静脉。通过血管镜冲洗关闭整个瓣膜。然后使用瓣膜刀在直视下选择性地切除瓣膜。也可使用改良型瓣膜刀进行切除。

股-膝上腘动脉旁路的手术方法

股总动脉是最常用作膝上腘动脉旁路的流入道血管。对股总动脉搏动的触诊部位在腹股沟韧带下方耻骨结节和髂前上棘中间。直接在搏动处做一个纵行切口(图 44-2A)。使用自动固定撑开器提供充足的暴露,用电刀切除软组织直到股鞘水平。切开股总动脉,近端直到腹股沟韧带(图 44-2B),远端达股浅动脉近端。股深动脉即被识别和暴露。用一个钝的直角钳将硅胶血管圈放在每根血管周围。当动脉较软且无病变时,这个步骤有利于后续血管钳的放置或血管圈对股浅动脉及股深动脉的控制。

从大腿中间暴露膝上腘动脉(图 44-3A)。做一个纵行切口,前面深达膝上的缝匠肌。用电刀分离软组织,使得缝匠肌可以向后外侧收缩。接着就可以看见深筋膜上覆盖着的收肌管。用 Metzenbaum 剪快速分离筋膜,暴露腘窝(图 44-3B)。从周围脂肪组织中分离出腘动脉。通过触诊动脉来判断用于远端吻合的健康动脉段。小心地使动脉从腘静脉中游离出来,以确保有足够的长度用于吻合。将血管圈放在分支的近端、远端以及周围。可能会观察到腘静脉或股静脉的高汇合点。

当已经准备好目标动脉的近端及远端,就可以准备移植物的隧道。带有可移动钝形尖端的长的中空弯曲的隧道器从腹股沟切口进入缝匠肌下方，到达腘窝。再次检查准备好的静脉是否泄漏。用肝素化盐水使其膨胀，从而解决所有的扭曲问题。一旦打开静脉隧道，就沿着静脉检查其方向并标记。静脉移植物近端与隧道器的封闭段相连接，并被置于适当位置。然后移动隧道器，再次校正静脉方向。

　　首先进行近端吻合。全身肝素化后 5 分钟，再使用动脉夹阻断。如果远端静脉是与其属支的分叉点，可以切开分叉处来使远端吻合口成形（图 44-1A）。否则，需要做一个长度约为直径 1.5 倍的纵行切口来适当调整。阻断流入道，用 11 号刀片切开股总动脉前壁，使用鸟嘴剪扩大上下两端，以适应静脉移植物大小。常使用 5-0 聚丙烯线进行端 - 侧吻合。首先固定移植物的一侧，接着向两端连续缝合（图 44-1B），第二根缝线由中点向第一根缝线的线结处缝合，每一针的缝合要点是要创造一个对称的外翻式吻合口（图 44-1C）。冲洗后，释放阻断钳，并使用外科止血材料轻柔压迫吻合口，使用单股 6-0 聚丙烯线加固连续缝合中的吻合口出血。使用 bulldog 钳轻柔地阻断静脉移植物近端直到远端吻合完成。

　　以同样方法处理远端吻合口。膝上腘动脉通常使用血管吊带或者血管钳控制。之后按移植物直径的 1.5 倍长度切开动脉。如果因为过度钙化而阻断钳无法很好地控制出血，可以在动脉切开过程中使用 Fogarty 导管。再次核对静脉移植物的方向，释放 bulldog 钳时动脉血流应该快速涌入静脉移植物。修剪静脉以适应端 - 侧吻合术。使用 6-0 聚丙烯线连续缝合吻合口。在完成吻合之前，需冲洗动脉及静脉移植物，吻合完毕后释放血管钳或血管吊带以重建血流。

股-膝下腘动脉旁路的手术方法

　　在胫骨中缘的后方（图 44-4A）切开一个长 1~2cm 的纵行切口或在获取大隐静脉的过程中暴露膝下腘动脉。必须注意不要损伤大隐静脉。用电刀分离皮下组织。接着分离内收肌腱。辨认出后筋膜，然后纵向分离。腓肠肌中头便会开始松动并向后回缩，从而暴露腘窝。轻柔分离腘窝脂肪直到显露血管及神经。然后用自动固定撑开器撑开软组织，使用肌腱剪进入血管筋膜鞘。腘静脉与动脉伴行（图 44-4B）。仔细分离动静脉，并用 4-0 丝线悬吊伴行静脉以显露动脉。用血管吊带控制近端及远端血供，在腓肠肌内外侧头之间到收肌管区域使用隧道器到达腹股沟切开处。或者隧道可以在近端吻合口完成后继续通过两个步骤来创建。首先移植物可以先通过

隧道以确保方向是从腹股沟处到膝上腘窝处，然后从膝上腘窝到膝下腘窝。继续以同样的方式吻合股 - 腘动脉旁路。

股-腘旁路的术中评估

　　术中评估移植物可以确认开放情况、血流重建情况、流出血量情况以及确认是否存在潜在的能够导致患者早期血栓形成的解剖缺陷及技术失误。无菌多普勒探头检查是确认移植物内血流以及足部血供情况最简单的方法。术中双功超声可以测量流速及光谱变化，发现因技术或先天因素导致的管腔内缺陷。如果想知道是否存在狭窄或者流出道阻塞，可行血管造影，一些中心常规行动脉造影。通常使用 21 号蝶形针连接三通管，并由一个较远的侧支向近端吻合口注入对比剂来造影。数字减影血管造影要由近端移植物一直到足底。造影有助于评估管道通畅情况，尤其是在使用原位静脉以及手臂静脉移植时。

切口闭合

　　当确认旁路已经成功建立，部分去或不去肝素化的情况下已确实止血，即可关闭切口。筋膜层使用可吸收缝线缝合，注意不要太靠近腘窝处的深筋膜层。皮下组织层需使用可吸收线对位缝合，以防无效腔产生。皮肤可选择皮内缝合。对于水肿明显的患者，选择尼龙丝线间断褥式缝合。为防止术后淋巴漏，可以在腹股沟切口处放置引流管，尤其是对于需要再次手术或术后需抗凝治疗的患者。最后使用无菌纱布或皮肤胶水覆盖切口处。

流入道选择

　　静脉移植物长度不足以到达股总动脉，或者由于既往手术史导致瘢痕增生而使股总动脉暴露困难。如果没有近端闭塞性疾病，股深动脉可以作为可供选择的流入道（图 44-6）。经大腿上方纵行切口暴露缝匠肌侧面的股深动脉中段或远端（图 44-6A）。牵拉开缝匠肌后分离软组织。显露股浅动脉并向一侧拉开。从内收肌及股内侧肌中间进一步分离显露股深动脉（图 44-6B）。离断覆盖在股深动脉上的旋股内侧静脉可以使其更好地暴露。使用硅胶血管吊带控制住股深动脉分支，按照之前的方法在股总动脉处建立近端吻合。

　　如果没有近端闭塞性病变，股浅动脉也是一个可供选择的流入道。如果在腹股沟处已经存在一个

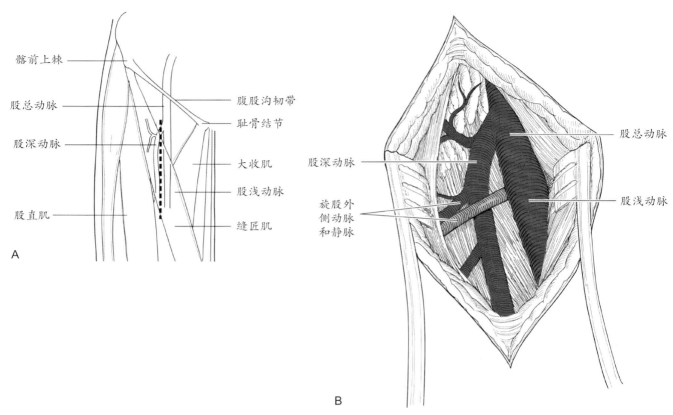

图44-6　（A）股深动脉近端可以通过暴露股总动脉同样的切口来显露。中段及远端股深动脉通过延长切口来显露（虚线所示）。在邻近缝匠肌处切开动脉。（B）暴露近端股深动脉。不同于股浅动脉，暴露股深动脉需要控制许多分支。注意结扎旋股静脉以避免不经意的损伤。

垂直切口，就可以直接向远端延伸。缝匠肌向一侧牵拉可以更好地暴露股浅动脉。在大腿中间位置靠近缝匠肌后侧垂直切口可以容易找到股浅动脉中段和远端（图44-7A）。分离皮下组织，切开浅筋膜，向前中位置牵开缝匠肌，股浅动脉位于收肌管处（图44-7B）。近端吻合采取与股总动脉一样的方式建立。

股-腘动脉血栓栓子切除术

早期移植物内血栓形成的主要原因通常是技术失误或者是流入道或流出道差且不伴有典型的伴随症状。如何处理重建情况需要有一致的对策。如果早期强烈的动脉搏动消失，即使多普勒超声提示有持续血流信号，也预示着支架内血栓形成。早期旁路失败的发生率为5%~10%，须立即转移至手术室。由于静脉瓣的存在，倒置的大隐静脉旁路行血栓栓子切除术的难度增加。原切口暴露腘动脉，控制远端吻合口。给予静脉肝素化。纵行切开静脉移植物管壁，清除所有肉眼可见的血凝块，使用取栓导管向远端取栓。继续通过取栓导管近端行血栓切除术。用丝线连住导管的一端，再用一根单独的取栓导管连接丝线的

另一端，以使其可以沿着静脉瓣相反的方向拉向腹股沟一侧。充满导管球囊后，就可以从远端切口取出血栓。术后造影可以评估血栓栓子切除术的效果。对于急性肢体缺血后的再灌注损伤，应考虑行四个区域的筋膜切开减压术（详见第53章）。

术后护理

• 需经常性地进行强制神经血管评估，在血管神经评估体系中还需加入移植物血管的通畅性评估。在早期移植物内血栓形成时，回到手术室是解决技术失误的方法。对于骨筋膜室综合征持续的临床观察也是不能忽视的。

• 外周动脉疾病患者通常伴随心脏疾病，因此需充分评估是否存在心脏病相关症状。

• 在术后早期即可恢复饮食，除非患者对麻药存在不良反应。

• 疼痛控制需要使患者能够早期活动，以防止长期卧床引起的并发症，比如深静脉血栓形成或者其他失功性疾病。物理治疗对于早期恢复也有帮助，尤其是对老年患者。

- 抗血小板治疗对于保持移植物通常有显著作用，需要持续进行。

并发症

- 早期移植物血栓（<30 天）。围术期的移植物并发症常由于技术或判断失误，对于流入道或流出道的错误选择，以及解剖方面的技术失误，包括斑块破裂、内膜片漂浮，都可能导致移植物内血栓形成。移植物缠绕、扭曲导致管腔狭窄或闭塞，会引起移植物血栓形成。一旦发生早期移植物内血栓形成，患者应第一时间被送回手术室。取栓后行血管造影通常能够发现问题所在。移植物可以进行血栓栓子切除，纠正存在的病灶。容易导致早期移植物血栓形成的患者方面的因素包括：年龄小于 60 岁，非洲裔美国人，与胫部血管连接的旁路。告知患者存在早期移植物血栓的风险是很重要的[19]。

- 晚期移植物内血栓形成（>30 天）。晚期移植物内血栓形成通常与内膜增生有关。静脉移植物的平滑肌细胞在细胞因子的作用下发生增殖，随后基质沉积导致病理性狭窄。常规多普勒检查可以确定静脉移植物内的狭窄范围。尽早行经皮或者开放下介入手术可以提高主要移植物的通畅性。

- 出血。在解剖过程中必须严格仔细止血。当获取静脉移植物时，所有的细小分支必须结扎。用于静脉的止血钳在隧道过程中应禁用。要留出时间仔细检查静脉移植物后壁。静脉移植物在隧道内出血可通过直接检查重点区域来修复。吻合口处的出血点需要单丝缝线来修复。严重的吻合口出血通常是由于技术失误，缝合时没有缝合动脉壁全层，薄弱的血管壁以及过大的张力造成的。如果发生此类事情需重新缝合。

- 感染。如果在旁路手术前即存在足部感染，患者须接受系统的抗生素治疗。如果可能，在旁路手术前进行适当的引流。预防术前感染，使用一定剂量的针对皮肤菌群的抗生素。表浅的手术感染部位可以通过简单的换药和抗生素来处理。深部伤口感染，需要暴露移植物，并进行清创术及肌肉残腔关闭。人工移植物感染的结果是灾难性的，通常需要完全移除移植物并用自体移植或冷冻保存的静脉来代替。

- 淋巴并发症。淋巴囊肿或淋巴漏发病率高，会导致移植物晚期感染，尤其是使用人工移植物时。预防是最好的解决办法。此类并发症的发生是由于术中破坏了淋巴管道，常见于腹股沟处。做经股鞘的纵行切口并在手术开始时就仔细结扎淋巴管可以有效地避免淋巴漏。但是腹股沟区域的再次手术易形成淋巴囊肿，并有形成淋巴漏的可能。如果淋巴漏形成，需再次行手术探查并缝合。

（王昊逸 译 曲乐丰 校）

参考文献

1. Carrel A, Guthrie CC: Uniterminal and biterminal transplantation of veins, *Am J Med Sci* 132:415, 1906.
2. Bernheim BM: The ideal operation for aneurysms of the extremity: Report of a case, *Johns Hopkins Hosp Bull* 27:1, 1916.
3. Elkin DC, DeBakey ME, editors: *Vascular surgery in World War II*, Washington, DC, 1955, Office of the Surgeon General, Department of the Army.
4. Kunlin J: Le traitement de l'ischemie arteritique par la greffe veineuse longue, *Rev Chir Paris* 70:206-236, 1951.
5. Murphy TP, Dhangana R, Pencina MJ, D'Agostino RB Sr: Ankle-brachial index and cardiovascular risk prediction: An analysis of 11,594 individuals with 10-year follow-up, *Atherosclerosis* 220:160-167, 2012.
6. Peach G, Griffin M, Jones KG, et al: Diagnosis and management of peripheral arterial disease, *BMJ* 345:e5208, 2012.
7. Norgren L, Hiatt WR, Dormandy JA, et al: Inter-society consensus for the management of peripheral arterial disease (TASC II), *J Vasc Surg* 45(Suppl S):S5-S67, 2007.
8. Brown A, Reynolds LR, Bruemmer D: Intensive glycemic control and cardiovascular disease: An update, *Nat Rev Cardiol* 7:369-375, 2010.
9. Klinkert P, Schepers A, Burger DHC, et al: Vein versus polytetrafluoroethylene in above-knee femoropopliteal bypass grafting: Five-year results of a randomized controlled trial, *J Vasc Surg* 37:149-155, 2003.
10. Pereira CE, Albers M, Romiti M, et al: Meta-analysis of femoropopliteal bypass grafts for lower extremity arterial insufficiency, *J Vasc Surg* 44:510-517, 2006.
11. Harris PL, Veith FJ, Shanik GD, et al: Prospective randomized comparison of in situ and reversed infrapopliteal vein grafts, *Br J Surg* 80:173-176, 1993.

12. Watelet J, Soury P, Menard JF, et al: Femoropopliteal bypass: In situ or reversed vein grafts? Ten-year results of a randomized prospective study, *Ann Vasc Surg* 18:149-157, 1999.

13. Mills JL Sr: *P* values may lack power: The choice of conduit for above-knee femoropopliteal bypass graft, *J Vasc Surg* 32:402-405, 2000.

14. Yeung KK, Mills JL Sr, Hughes JD, et al: Improved patency of infrainguinal polytetrafluoroethylene bypass grafts using a distal Taylor vein patch, *Am J Surg* 182:578-583, 2001.

15. Taylor RS, Loh A, McFarland RJ, et al: Improved technique for polytetrafluoroethylene bypass grafting: Long-term results using anastomotic vein patches, *Br J Surg* 79:348-354, 1992.

16. Stonebridge PA, Prescott RJ, Ruckley CV: Randomized trial comparing infrainguinal polytetrafluoroethylene bypass grafting with and without vein interposition cuff at the distal anastomosis, *J Vasc Surg* 26:543-550, 1997.

17. Fujitani RM, Bassiouny HS, Gewertz BL, et al: Cryopreserved saphenous vein allogenic homografts: An alternative conduit in lower extremity arterial reconstruction in infected fields, *J Vasc Surg* 15:519-526, 1992.

18. Cadwallader RA, Walsh SR, Cooper DG, et al: Great saphenous vein harvesting: A systematic review and meta-analysis of open versus endoscopic techniques, *Vasc Endovasc Surg* 43:561-566, 2009.

19. Singh N, Sidawy AN, DeZee KJ, et al: Factors associated with early failure of infrainguinal lower extremity bypass, *J Vasc Surg* 47:556-561, 2008.

第 45 章　胫-腓动脉闭塞性病变的开放修复

RENEE C. MINJAREZ · GREGORY L. MONETA

历史背景

　　血管重建的可能性最早在 20 世纪初由芝加哥大学的 Carrell 和 Guthrie[1] 及约翰·霍普金斯大学的 Bernheim[2] 创造性地提出。在 20 世纪 40 年代末期，随着多伦多大学的 Best[3] 发明了安全有效的肝素配方，动脉旁路移植术治疗肢体缺血成为可能。1951 年，Kunlin[4] 首次报道了使用倒置的大隐静脉作为股 – 腘动脉旁路成功治疗足部坏疽。在他报道的 17 例静脉旁路术中，Kunlin 第一次提出了端 – 侧吻合方式可以有效地保护在血栓形成区域的附属分支。他主张使用双线技术分别缝合。术后立即进行并维持肝素治疗，随后过渡到华法林抗凝。在第二次世界大战中，有一小部分血管创伤是用静脉移植物来治疗的，在朝鲜及越南战争中使用静脉旁路移植术来治疗动脉损伤，以代替简单的结扎和截肢[5,6]。同样，在 20 世纪 50 年代，Kunlin 成功报道了数例静脉旁路移植术治疗慢性下肢缺血的病例[7]。到 20 世纪 60 年代末期，静脉血管作为动脉的旁路移植术已被广泛接受，用于症状性下肢缺血的治疗。尽管腔内治疗技术的出现为下肢血运重建提供了新的选择，使用静脉作为动脉旁路的移植术仍作为有效且持续治疗远端下肢缺血的金标准[8]。

适应证

　　胫 – 腓动脉的旁路移植术被用于治疗缺血性静息痛、慢性缺血性溃疡、足部坏疽以及部分间歇性跛行患者。对于严重下肢缺血（CLI）的患者，包括大量需要远端血运重建的患者，多数外科医生只会考虑行胫动脉水平的旁路移植手术来治疗。

术前准备

　　• 冠状动脉疾病。接受胫动脉旁路的患者比接受更近端旁路的患者更有可能患血管疾病且并发症的严重程度更高[9]。鉴于患外周动脉疾病和严重下肢缺血的患者普遍患有冠状动脉疾病，在血管重建之前，应评估心脏功能。除术前心电图外，超声心动图和用心脏成像进行测试的无创性心脏应激测试，通常作为协助术前风险评估分层的选择。这些信息也可以用于术后管理。据美国心脏病学会（ACC）/ 美国心脏协会（AHA）的指南，冠状动脉重建并不适用于那些患有稳定性冠状动脉疾病、经历过血管手术包括下肢动脉重建术的患者[10]。

　　• 风险因素修正。在下肢血管重建前应优化药物疗法。具体来说，应该很好地控制高血压和糖尿病。鼓励患者戒烟。在整个术前准备过程中，都应持续采用 β 受体阻滞剂，应谨慎选择初次使用 β 受体阻滞剂的患者[11]。术前，患者应接受他汀类药物治疗。使用他汀类药物可以降低血管外科患者手术期间心肌梗死和脑缺血性事件的概率，增加静脉移植通畅率[12-14]。

　　• 抗血小板治疗。所有的外周动脉疾病患者，包括接受下肢动脉旁路术的患者，应接受抗血小板药物治疗，最好是给予阿司匹林（81~325mg/d）或氯吡格雷（75mg/d）。

　　• 影像学。术前选用数字减影动脉造影术决定胫动脉旁路血管重建的目标。需要足部和小腿的详细图像，包括侧视图来决定远端动脉旁路的最好位置。

隐患和风险

　　• 移植物选择。下肢血管旁路手术成功与否最重要的因素是移植物血管的质量。在下肢旁路术尤其是重建胫部和足部血管时，应选择大隐静脉作为旁路通路。术前应采用超声影像来确定最佳静脉通路。

　　• 切口。手术规划必须考虑慢性或感染伤口的位置以决定切口位置。在下肢血管重建前，应用抗生素控制活动性感染并采取积极的伤口护理。

　　• 隧道。对于倒置静脉旁路移植，为保持适当的方向，使移植充分膨胀以避免弯折或扭曲，移植时应预先做好隧道。

　　• 细小动脉操作。为了提高精确性，可以使用外科用放大镜。需要精细操作和精细器械避免不必要的创伤和血管痉挛，诸如止血带控制、管腔内阻断用于高度钙化的受区血管。

• 流出道受限。远端静脉瘘可增加移植管腔通畅性。在使用人工血管移植时，长期使用华法林的抗凝治疗会增加其远期通畅性。

手术策略

移植物选择

胫动脉旁路移植物的选择是至关重要的。最好选用大隐静脉，但当无法获取时，应获取另一个静脉来源。同样，应在胫部旁路术前实施多普勒超声血管成像，以确定最佳静脉移植物。总体来说，直径为 3~5mm 的薄壁血管可作为优良移植物。

使用不适合的移植物的失败率很高[15]，同侧的大隐静脉是首选，但如果不可用或不适合，对侧大隐静脉是次选。为未来可能的冠状或对侧下肢动脉旁路保留对侧大隐静脉的论点是荒谬的。最好的静脉应该用于当前手术，而不应保存为将来手术时使用。如果没有适合的大隐静脉，可选择一段臂静脉，胫部血管旁路通常使用头静脉，其次可以用拼接复合静脉移植物作为旁路。

人工血管用于胫部血管旁路是第二推荐。然而，当自体血管不可用时，可以使用人工血管，例如，肝素浸润的人工血管和 Linton 补片式血管形成术，可以提高远端吻合口通畅效果。可靠的短期效果已有报道[16,17]。

流入道的选择与评价

合适的流入道选择是由术前充分的影像学检查以及可供选择的移植物数量决定的。较好的情况是流入道搏动强烈，没有远端重度狭窄。这有赖于移植物血管的有效性，术前血管造影评估可以通过血管成形或支架成形术，使近端流入道通畅。术中通过触诊评估近端流入动脉的搏动性，是否存在斑块及其所在位置，以及是否适合止血钳钳夹和吻合。适合作为胫动脉流入道的动脉包括腓总动脉、股深动脉、股浅动脉以及膝上及膝下段腘动脉[18]。偶尔近端胫动脉亦可用作流入道。流入道的选择越远端，所需要的移植物血管越短，通常较短的移植物血管优于较长的移植物血管。

关于近端吻合口流入道的选择还应充分注意的问题是对实测压力及系统压力在相同的位置进行比较，以测量梯度压力。一些外科医生习惯在使用血管舒张药物后进行压力复核，如 200μg 的硝酸甘油或 30mg 的罂粟碱。在使用血管舒张药物后，15~20mmHg 的收缩压压力梯度改变被认为是有意义的。

远端吻合口的选择与评价

远端流出道作为旁路血管的末端需考虑其与足部血管连续性。然而，尽管腓动脉缺乏与足部动脉循环的直接连接，其也是可供选择的目标血管[19]。动脉远端流出道在血流动力学上应避免明显的狭窄存在。

术中遇到胫动脉重度钙化，若管腔通畅并不影响吻合术。改进的"穿刺型"针有助于重建该类吻合口，需在术前准备好。

存在开放性溃疡时的注意事项

开放性的伤口有污染术区的风险，潜在地增加了暴露血管移植物导致感染以及切口感染的风险。术前切口的选择应考虑下肢开放性伤口的情况。此外，手术部位应充分用活体组织覆盖移植物。切口应该尽可能远离开放伤口。严重的感染及巨大创伤需要在术前用碘附（酮碘）清洁并用抗菌贴膜隔离伤口（3M，圣保罗）。碘载体浸渍胶严密包扎。伤口内预留薄纱布条引流。足部常规用无菌袋覆盖以减少污染。

器械及隧道

解剖胫部血管时需要轻柔操作，以防止血管痉挛。使用精细的扁桃体剥离器或者蚊式钳配合 Metzenbaum 剪刀或者组织剪进行锐性及钝性分离。使用自动撑开器暴露切口。解剖导致的血管痉挛可以在术中局部使用罂粟碱来处理。

移植物隧道需要使用硬式隧道器来建立，保持移植物从流入道到流出道动脉之间没有扭曲及缠绕。隧道需在全身肝素化之前通过解剖路径或者皮下路径建立。

近端及远端控制

血管钳最好钳夹在动脉柔软的地方。选用 Wylie 锁骨下动脉钳控制股总动脉血流。开口位置朝向动脉长轴的前方或者后方，通常将前方柔软的动脉壁压向后方的斑块。钳夹动脉壁两侧，将后方的斑块沿着它的长度用一种未加控制的方式破切开。如果合适，股浅动脉及股深动脉可以使用小血管钳或者血管吊带来控制。在流入道不适合钳夹时亦可用肝素盐水充盈 Fogarty 取栓导管球囊阻断血流。术中遇到动脉位于较深位置，拉紧血管吊带有助于将动脉提拉到更高的位置，避免笨拙地"在切口中操作"。

小动脉可以使用双股吊带控制、拉紧的吊带、小血管钳、Fogarty 球囊导管或者血管腔内封堵器，如 Florester（SSI，圣保罗）。切口内很少遇到不能局部控制的血管，但无菌止血带也可用于近端血管控制。止血带的使用省去了解剖外周血管的过程，适合用于存在严重炎症反应的动静脉的情况。止血带在近端解剖完成及静脉移植物隧道到达远端解剖位置的时候使用。患者经充分肝素化后，抬高足部和腿部并使用 Esmarch 驱血带，之后使用大腿下端止血带充气

至 300mmHg 压力。避免将止血带缠绕在腓肠肌上端，因其存在潜在的损伤走行于腓骨头处腓神经的风险。止血带使用 1 小时内很少发生并发症。

吻合技巧

由于长静脉移植物需完成远端旁路，其作为流入道末端的倒置的静脉移植物远端直径，可能小于流入道动脉。静脉口端可以通过延长分支血管一侧增长吻合口（图 45-1 和图 45-2）。原位的或者未

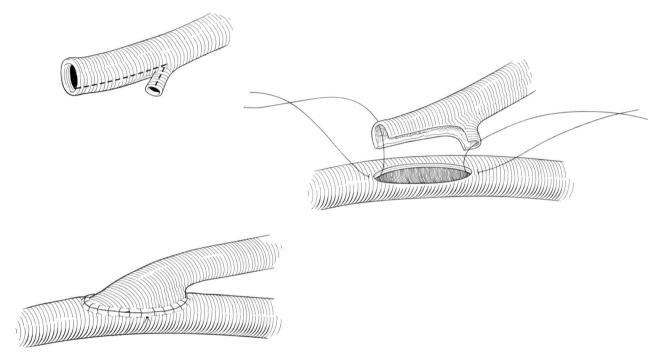

图45-1　倒置大隐静脉的流入道末端可以保留一个分支，剪裁后可以提供一个更宽的吻合口。静脉剪裁时与分支管腔应处于同一条直线。鸟嘴剪用于钩剪分支血管，当移植物末端平整后打开，创造一个吻合缘。

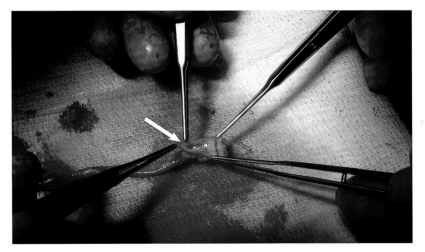

图45-2　倒置大隐静脉移植物剪裁后的流入道末端的术中照片，合并了分支血管一侧（箭头）来形成近端吻合口，几乎看不到卷边。这是项很关键的技术，尤其是在流入动脉近端吻合口增厚的情况下。

倒置的静脉旁路技术提供了一种与静脉移植物从流入道到流出道动脉最契合的方法，比胫部血管旁路手术更胜一筹。

远端吻合口使用 6-0 或者 7-0 双头、不可吸收线缝合。吻合口两端使用丝线固定，接着向吻合口中点进行缝合。另一种方法是对于狭小、视野差的区域，使用"降落伞"法固定一端。此举使移植物浮在术野上方，提供一个无遮挡的区域进行手术。一旦针脚固定好，吻合口降落下来后以标准方式完成吻合。

股动脉远端动静脉旁路移植术的手术方法

体位及铺单

患者仰卧于手术床上。硅胶垫放置于受压点下，包括脚跟处。在手术室内剃除体毛。感染或巨大创伤需术前使用抗菌剂擦洗并使用无菌敷料包裹，如无菌贴膜、含碘敷料等。留置导尿管并固定在桌上以防止松解，绕过大腿后方放置于地面上。如果患者阴茎较大，需要将其牵拉开，并安全地固定以帮助暴露腹股沟。预先使用氯己定清洁脐下至脚趾位置，外侧直至手术台，并环绕双下肢。会阴部使用折叠的治疗巾覆盖，双足使用无菌袋包裹。

铺单的原则是术中可以自由改变双腿的位置。脐下腹部也应该覆盖，以便在术中需要预期外的或改变手术方案时暴露更近端的髂动脉。使用捆扎起来的治疗巾制成无菌的"团块"以利于固定位置。团块可以放置在大腿下方，使膝盖轻微外旋，呈"青蛙腿"状，以便抬起膝盖与足部之间的小腿近端。肌肉放松后，有助于暴露腘动脉及胫动脉。当团块置于膝关节下时，远端大腿肌肉放松，有利于远端股浅动脉及膝上腘动脉的暴露。

静脉获取技术及准备

有多种技术可以提供移植静脉，包括原位移植暴露或不暴露整条静脉、常用于冠状动脉旁路术的内镜下旁路移植以及较好的传统的倒置大隐静脉移植。获取大隐静脉前，先在皮肤上用超声定位标记其走行。切口直接位于静脉上方，以减少巨大创伤导致的愈合不佳及感染等可能。轻柔游离静脉，分支使用 4-0 丝线结扎，注意不要在结扎过程中缩窄管腔。远端的分支暂时使用小夹子钳夹，保留一侧的分支长度以备扩大吻合口。取出的静脉应立即存放于由 50mL 患者血液、3000U 肝素、2mL 无肾上腺素的 1% 利多卡因

以及 500mL 生理盐水组成的冰冻液中。用该溶液充满静脉管腔，确认是否需要修补或结扎漏洞及分支。对于厚壁、钙化、不易扩张或直径小于 3mm 的静脉段应予以替换。

暴露股-腘动脉段流入道

常规暴露腹股沟处

腹股沟中线处搏动点上方的纵行切口最常用。或者当不必行纵行切口时，横行切口也是一个选择。沿着切口方向，切开阔筋膜，使缝匠肌位于正中位置。向一侧牵开缝匠肌，暴露股鞘并延长轴切开暴露股总动脉。继续沿血管长轴切开。每一步操作都要注意防止去血管化的组织肿胀或者解剖腹股沟区域时未结扎淋巴管。

腹股沟解剖的上限到腹股沟韧带。如果暴露远端髂外动脉需要定位一个便于钳夹的薄弱点，或者患者肥胖，可以使用安装在床上的撑开器进一步牵开腹股沟韧带，例如 Iron Intern（Automated Medical Products, 新泽西州，爱迪生市）。如果需要更多的近端暴露，可以切断腹股沟韧带，但是在手术结束时应重建。

常规腹股沟解剖应包括分离暴露股总动脉、股深动脉及股浅动脉。切开近端股总动脉并使用脐形带或者大血管吊带来缠绕。股动脉分叉处经常通过后外侧发出的股深动脉所致细微的膨胀来确认。偶尔会见到不止一条主要的股深动脉从股总动脉后下方发出。股总动脉逐渐变细移行为股浅动脉。

股深动脉

股深动脉在起始段即存在分支，向内收肌筋膜深部走行，近端股深动脉上方可见旋股外侧静脉。这条静脉虽然粗大，但是可以离断以暴露股深动脉起始段（图 45-3）。如果需要暴露更多的股深动脉远端，沿股深动脉长轴切开暴露并控制穿支动脉。长收肌远端可以分离以获得更多的远端暴露。向上方提拉股浅动脉有助于远端股深动脉的暴露。

股深动脉外侧入路

股深动脉亦可通过外侧入路暴露。尽管股总动脉及股浅动脉不适合解剖定位，但是当腹股沟存在瘢痕或股三角区有感染时可选用侧方入路。在缝匠肌外侧做切口。沿缝匠肌中点牵拉以暴露股直肌及股内侧肌。进一步牵拉以上肌肉以暴露股深动脉（图 45-4）。

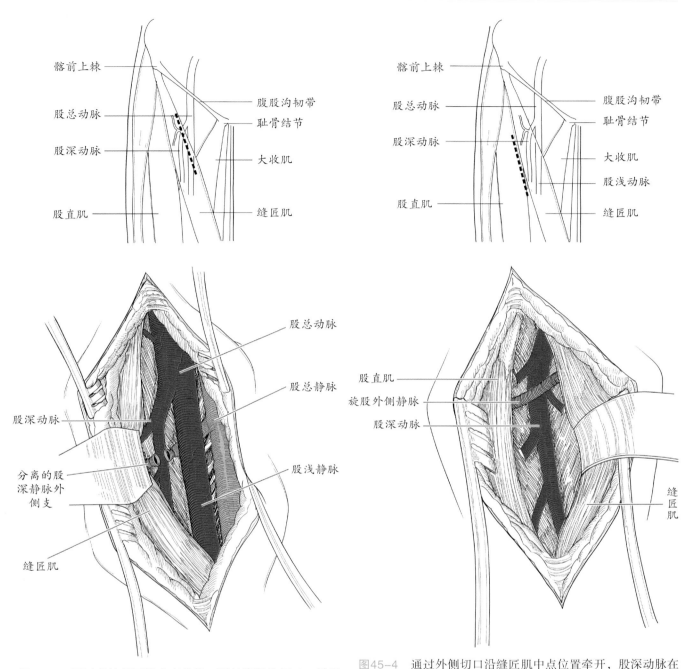

图45-3　通过牵拉缝匠肌中点位置，延长腹股沟切口，暴露股深动脉。需离断股深静脉旋股内侧分支来暴露股深动脉的中远段。

图45-4　通过外侧切口沿缝匠肌中点位置牵开，股深动脉在缝匠肌一侧游离暴露。将股内侧及股直肌向一侧牵开，可以看到向深部走行的股深动脉。股内侧肌较股直肌位置稍深，直视下可以看到其被股直肌遮挡。

股浅动脉及膝上腘动脉

近端及中段股浅动脉可以通过预吻合位于大腿的前内侧纵行切口来暴露。将上方缝匠肌牵开。一旦缝匠肌到达大腿中间位置，向下方牵拉以暴露远端股浅动脉。

可以在大腿内侧重远端做一纵行正中切口以暴露远端股浅动脉。将缝匠肌向下方牵拉，内收肌向上方牵拉。在股骨后方可以看到神经血管束（图 45-5）。

膝下段腘动脉

通过小腿中上段，胫骨后方的切口来暴露膝下段腘动脉。大隐静脉及隐神经在该区域表浅走行，需注意保护。切开小腿筋膜，暴露腓肠肌内侧头，向后方牵拉。半腱肌、股薄肌、半膜肌组成的联合鹅足腱般嵌在胫骨近端，将其离断后可以便于血管近端

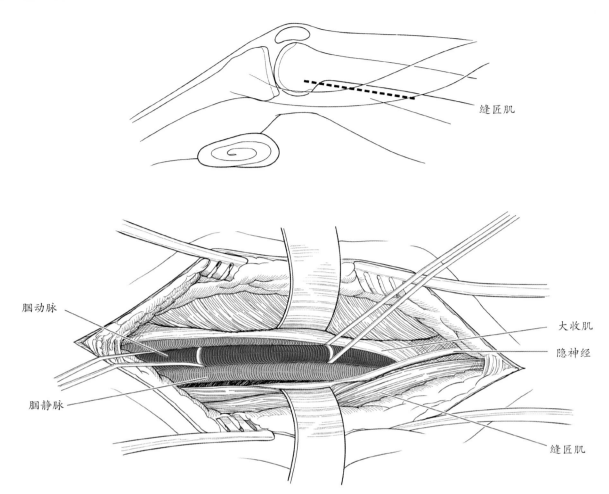

缝匠肌

胭动脉

大收肌

隐神经

胭静脉

缝匠肌

图45-5　通过大腿位于缝匠肌上方的正中纵行切口，暴露股浅动脉及膝上胭动脉。向下方牵开缝匠肌，向上方牵拉内收肌群，以暴露下方脂肪组织。膝上胭动脉定位于股骨后方的收肌腱裂孔处。

的暴露。血管束被脂肪组织围绕，位于胫骨正后方（图45-6 和图 45-7）。

远端动脉暴露及旁路移植方式的选择

股-胫前动脉旁路术

选择胫骨及腓骨间的小腿前外侧垂直切口。切口到达足部筋膜，沿着胫骨前肌外侧缘。在胫骨前肌及趾长伸肌之间暴露小腿骨间膜上的胫前血管（图45-8 和图 45-9）。

解剖隧道

大多数倒置静脉旁路移植术多选择解剖学隧道。其优势在于可以选择更短的移植物，以及能够防止移植静脉暴露于崩开的切口。近端隧道可以用类似股胭动脉旁路术的方法在缝匠肌下方完成。暴露小腿内侧处胭窝，类似暴露膝下胭动脉，将隧道器由此导入，直至腹股沟切口。在股骨髁及腓肠肌两个头之间的胭窝处有一个空间。隧道器通过这个空间向上方弯曲前进。然后直接通向腹股沟处，保持隧道器一直在缝匠肌下方，直到其到达腹股沟出口处。将隧道上方紧绷的筋膜离断，以防止其对移植物产生挤压。如果有必要，可以将隧道分成从远端到膝上胭窝段及膝上胭窝段至缝匠肌下方至腹股沟段两部分。每一段均放置 16F 的红色橡胶导管并使用 Kelly 钳固定。

对于原位移植，静脉移植物直接穿过膝下胭窝位于腓肠肌内外侧头的筋膜到达胭窝。从这里静脉移植物可以直接到达位于小腿前部的胫前动脉，其走行与静脉旁路是一致的。

从胭窝出发的移植物通过小腿骨间膜到达胫前动脉（图 45-10）。从小腿外侧入路，在距离近端吻合口 2cm 处的小腿骨间膜处做十字形切口。使用止血钳将切口扩大，以便静脉移植物处于一个光滑的隧道，防止被筋膜边缘压迫。使用长弯钳从外向内抓住移植物，从胭窝处拉向前外侧的切口处，以便

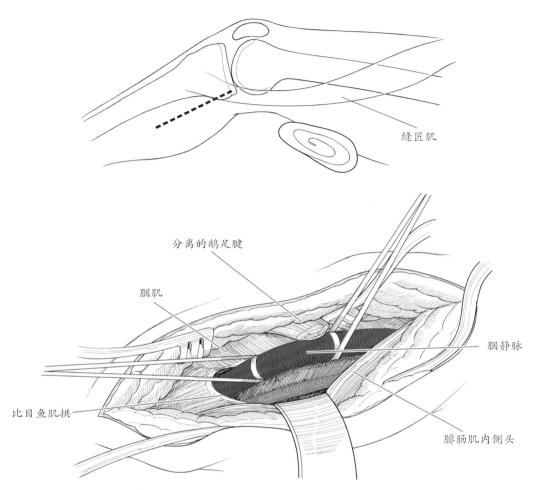

缝匠肌

分离的鹅足腱

腘肌

腘静脉

比目鱼肌拱

腓肠肌内侧头

图45-6　通过小腿纵行正中切口暴露膝下段腘动脉。向下方牵拉腓肠肌以暴露覆盖腘窝区域的脂肪组织。向下方牵拉脂肪组织以暴露位于胫骨后的血管束。腘静脉（常成对出现）通常与动脉伴行，必要时可离断并置于动脉下方。

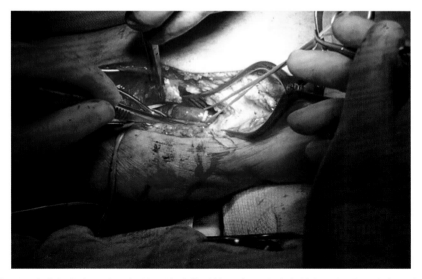

图45-7　暴露并控制膝下腘动脉的术中照片。如果近端脉管系统没有血流动力学方面的明显狭窄，膝下段腘动脉可以作为胫部移植血管良好的流入道。可以使用硅胶吊带轻易地控制动脉血流，并向切口处轻轻提拉以利于血管吻合。

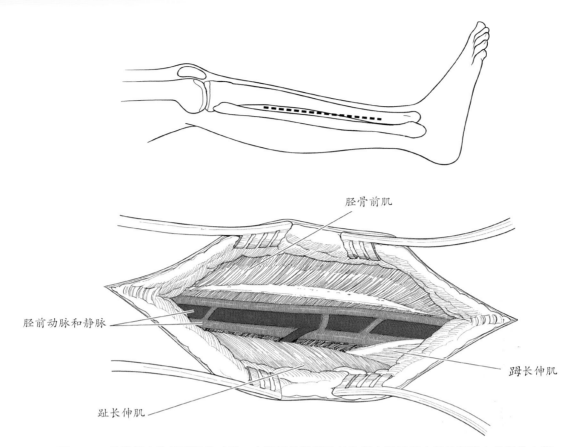

图45-8 前外侧入路暴露胫前动脉。在胫骨前肌及趾长伸肌之间暴露小腿骨间膜上的胫前血管。

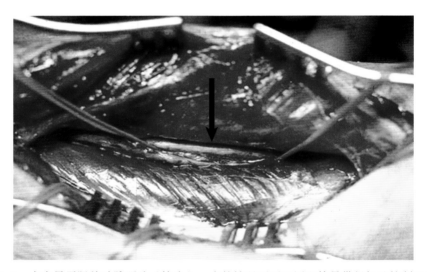

图45-9 术中暴露胫前动脉照片（箭头）。多数情况下可以用血管吊带很好地控制血流。

行与胫前动脉的远端吻合术。

外侧隧道

可以创建大腿中段的皮下隧道使移植物从近端股动脉到达胫前动脉。首先，通过暴露小腿前外侧的远端动脉，直接在皮下使用隧道器从股骨外侧髁

的中点位置跨过膝关节。如果隧道太靠前，随着膝关节的活动，移植物被反复拉伸、压缩，最终会导致手术失败。一定要注意避开腓骨头周围区域，以免损伤腓神经。隧道器重新向大腿中间位置前进，越过缝匠肌，到达腹股沟处。有时需要在大腿外侧远端做对侧切口，使隧道器重新顺利定位。

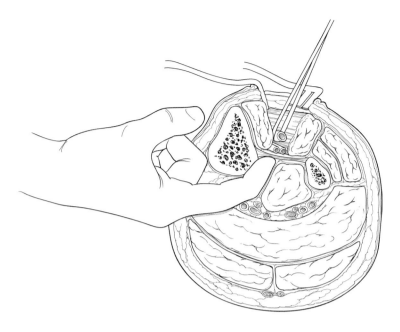

图45-10 使用手术刀在预期行胫前动脉吻合处近端切开骨间膜，使用止血钳或大动脉钳扩大间膜。大动脉钳直接从外侧向内侧暴露胫前动脉到膝下腘动脉。当贯穿坚韧的骨间膜后，需继续扩大以防止其边缘压迫移植物。使用大动脉钳将移植物从内侧穿向外侧前间隔处，以便与胫前动脉吻合。

股–胫后动脉旁路移植术

暴露胫后动脉近端

经小腿内侧膝下腘动脉延长切口暴露胫腓干及胫后动脉近端。胫骨内侧边缘后方 2cm 处做一 10cm 长纵行切口。分离小腿筋膜及腓肠肌内侧头，暴露其后方比目鱼肌。使用直角钳分离发自胫骨后方的比目鱼肌纤维，以保护其下方的动静脉。分叉高、横行的胫静脉紧邻胫腓干及胫后动脉、腓动脉近端。在该水平解剖时需非常仔细，防止出血及血管损伤。

暴露胫后动脉中段

胫后动脉靠近小腿中段胫骨后方边缘约 2cm 处。比目鱼肌与胫骨边缘及前方筋膜连接松动，并可向后方收缩。位于胫骨及比目鱼肌下方的趾长屈肌之间形成一个空间，以暴露胫后动静脉（图 45-11）。注意不要将趾长屈肌与胫骨分离。胫后动脉通常以胫静脉穿行于胫前腱膜的穿支来确认位置。

隧道

与胫后动脉吻合的移植物可以通过腘窝处的解剖学隧道。通过暴露胫后动脉及膝下段腘动脉的切口进行皮下旁路术。

股–腓动脉旁路移植术

暴露腓动脉中段

在小腿中段胫骨内侧缘后方 2cm 处做纵行切口，长约 10cm。分离小腿筋膜，直到暴露比目鱼肌。游离胫骨及前腱膜处的比目鱼肌，以暴露胫骨后方的趾长屈肌。趾长屈肌筋膜嵌在后方深筋膜内。胫后动脉最初通常在游离腓动脉时能够看到。随着继续向内侧游离腓动脉，需将胫后动脉向下方牵拉。腓血管束覆盖在腓骨处的姆长屈肌前方。

隧道

移植物通过解剖学隧道并通过皮下旁路术连接腓动脉行远端吻合术。

腹股沟切口闭合

腹股沟切口愈合的并发症，如血清肿、血肿及感染都可以严重影响伤口，使血管移植物存在失败风险及下肢截肢可能。因此腹股沟切口应分层仔细缝合。首先使用抗生素冲洗伤口，筋膜及软组织需至少分三层缝合，以消灭容易产生积液的残腔。可以使用可吸收缝线连续或者间断缝合。皮肤使用皮钉或者单丝可吸收线皮内缝合，并用干燥辅料覆盖。皮肤黏合剂，例如 Dermabond，可以用来闭合皮肤。除非术后需使用肝素化治疗方案，常规不使用引流管。

小腿切口闭合

如果没有骨筋膜室综合征的并发症风险，可以松弛地关闭小腿筋膜切口。在使用解剖学隧道内移植物时，足部筋膜可用薇乔缝线连续缝合。如果是原位移植，最好将移植物进入腘窝的位置敞开，以防止瘢痕组织挤压旁路移植物。皮下组织同样适用薇乔缝线缝合。术后水肿拉伸及缺乏多余组织覆盖导

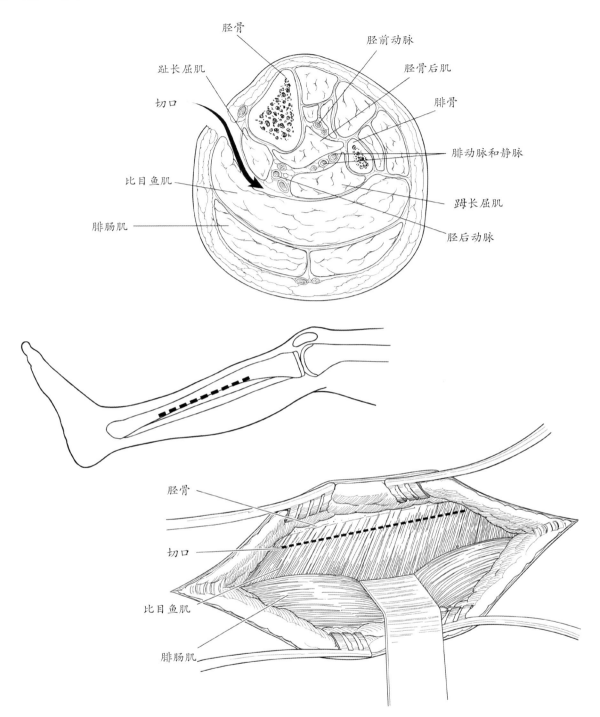

图45-11 通过小腿中段切口暴露腓动脉及胫后动脉。胫后动脉位于比目鱼肌和趾长屈肌之间。腓动脉位于切口深部，蹈长屈肌前方。（待续）

致小腿皮肤裂开，最好用高强度材料进行皮内缝合。可以选用尼龙线间断褥式缝合或选用皮钉。

远端旁路的辅助技巧

远端动静脉瘘可以为"高危"静脉移植物或者缺乏血管床的组织增加血流量，但在提高移植物通畅性上缺乏相关证据[20]。增加胫部血管旁路移植物通畅率的辅助材料包括静脉袖套及补片。在人工材料及小动脉之间插入静脉接口，可以通过减少错配以抑制内膜增生[21]。Taylor 补片、Miller 套、Linton 补片及具有预装袖套的移植物（Dista low, Bard Peripheral Vascular, Inc., 亚利桑那州，坦佩）或者表面肝素化的移植物（Propaten, W.L. Gore & Associates Inc., 特拉华州，纽瓦克）都可以选择。

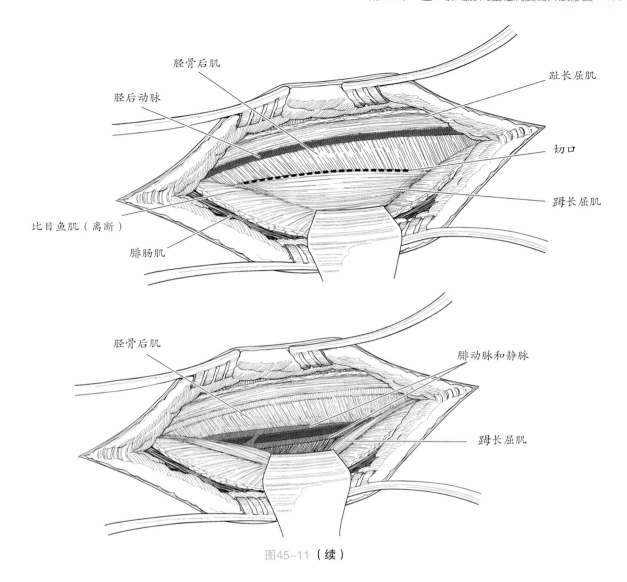

胫骨后肌

胫后动脉

比目鱼肌（离断）

腓肠肌

趾长屈肌

切口

蹈长屈肌

胫骨后肌

腓动脉和静脉

蹈长屈肌

图45-11（续）

术后抗凝可以增加人工及高危静脉移植物的通畅率，包括多次修整的静脉移植物、患者此前有过移植物内血栓病史但无明显解剖学原因、流出道差以及疑似或确诊的血液高凝状态[22]。所有与胫动脉连接的人工移植物均应接受长期抗凝治疗。术后患者先使用肝素抗凝，之后过渡到口服华法林，直到 INR 值达到 2~3。对于旁路术后需要持续抗凝的患者使用引流管以防止血肿形成。如果可以，在关闭切口几个小时后再行抗凝治疗以减少伤口血肿发生率。此外，有必要仔细监测部分凝血活酶时间（PTT）。如果术后早期 PTT 明显延长，意味着伤口血肿风险增加。

下肢筋膜切开术

急性缺血发作、持续性缺血以及术后血管重建均是下肢筋膜室综合征的潜在诱因[23]。在临界状态时需谨慎行筋膜切开术[24]。

术后护理

• 伤口护理。术后第二天更换敷料，若无需引流，可将切口暴露于空气中。引流的伤口用纱布覆盖，必要时更换。腹股沟处的伤口应用干纱布保持覆盖以防潮湿和会阴污秽堆积，尤其是伤口上有血管翳的肥胖患者。

• 下肢水肿。胫动脉旁路术后伤口常出现张力，可导致伤口撕裂，因此使用 CircAids（CircAid，圣地亚哥）等压迫装置及压迫软管，并结合下肢抬高，这是减轻水肿和伤口张力的主要治疗方法，其通常会在胫骨旁路术后出现并导致伤口裂开。不鼓励腿部无压迫状态下坐立。所有患者使用 Rooke 靴（Osborn Medical，明尼苏达州，尤蒂卡）或相似的防护靴，有助于保护伤口和脚后跟。鼓励早期活动，必要时进行物理治疗。

• 预防静脉血栓。住院期间常规进行预防性皮下注射肝素，直到患者可活动或行走。不常规使用充气式压迫装置。

• 血糖。监测血糖水平，保持在 150mg/dL 以下，必要时给予胰岛素。

• 抗生素预防。确定感染的患者持续给予抗生素治疗。

• 足部手术相关需要。足部手术（例如截肢及清除术）通常不与下肢血运重建术同时进行，尤其是存在严重感染。在血运重建后 2~3 天，待疑似尚有活性的组织充分鉴别后，再行足部手术，以减少术区污染的风险。

• 可变风险因素。所有患者均应长期服用阿司匹林及他汀类药物，除非他们不能耐受此类药物。

• 移植物监测。移植物内血流的多普勒超声作为一种基础的检查方法，可以在患者出院前确认手术是否成功以及为尽早解决早期的技术问题提供影像依据。患者出院后 2 周需到门诊进行伤口的检查，此后每 3 个月都应进行多普勒超声检查。如果 1 年内均未发现异常，随访间隔可以变为 6 个月复查一次。

并发症

• 全身并发症。对于接受下肢远端旁路手术的患者最常见的术后相关并发症，包括心肌梗死、肾衰竭、肺炎、呼吸衰竭、谵妄及卒中。

• 切口并发症。切口并发症包括皮肤裂开、切口愈合不良、腹股沟及腿深部组织的脓毒症。腹股沟的血清肿同样很棘手。治疗后的严重的血清肿或持续淋巴漏的切口内可用旋转的缝匠肌瓣来覆盖移植物。切口内血肿需使用引流装置行外科引流，以减轻覆盖皮肤处的张力。

• 早期移植物失败。早期移植物失败较少见，常由多种因素引起，其中绝大部分是因为技术原因，包括吻合缺陷、扭曲或外部压迫移植物、移植物冗长、纤维化的瓣膜导致狭窄等。不明原因的高凝状态可在无明显血流限制性病变的情况下导致移植物内血栓形成。低灌注状态如休克亦可导致移植物内血栓形成。较差的流出道对于早期移植失败亦有影响。不明原因的移植失败是极罕见的。

（王昊邈 译　曲乐丰 校）

参考文献

1. Stephenson HE, Kimpton RS: Americas First Nobel Prize in medicine or physiology: The story of Guthrie and Carrel, Boston, 2001, Midwestern Vascular Surgical Society.

2. Bernheim BM: Notebooks on vascular anastomosis, 1908-1909. The Alan Mason Chesney Medical Archives of The Johns Hopkins Medical Institutions. Available at http://www.medicalarchives.jhmi.edu/papers/bernheim.html. Accessed November 2013.

3. Wardrop D, Keeling D: The story of the discovery of heparin and warfarin, *Brit J Haemat* 141:757-763, 2008.

4. Kunlin J: Long vein transplantation in treatment of ischemia caused by arteritis, *Rev Chir* 70:206-235, 1951.

5. Hughes CW: Arterial repair during the Korean War, *Ann Surg* 147:555-561, 1958.

6. Levitsky S, James PM, Anderson RW, et al: Vascular trauma in Vietnam battle casualties: An analysis of 55 consecutive cases, *Ann Surg* 168:831-836, 1968.

7. Szilagyi DE, Smith RF, Whitcomb JG: Contribution of angioplastic surgery to therapy of peripheral occlusive arteriopathy: Critical evaluation of 8 years' experience, *Ann Surg* 152:660-677, 1960.

8. Beard JD: Which is the best revascularization for critical limb ischemia: Endovascular or open surgery? *J Vasc Surg* 48:11S-16S, 2008.

9. Goodney PP, Nolan BW, Schanzer A, et al: Factors associated with death 1 year after lower extremity bypass in northern New England, *J Vasc Surg* 51:71-78, 2010.

10. Fleisher LA, Beckman JA, Brown KA, et al: ACC/AHA 2007 guidelines on perioperative cardiovascular evaluation and care for noncardiac surgery: A report of the American College of Cardiology/American Heart Association Task Force on Practice Guidelines, *Circulation* 116:e418-499, 2007.

11. Bauer SM, Cayne NS, Veith FJ: New developments in the preoperative evaluation and perioperative management of coronary artery disease in patients undergoing vascular surgery, *J Vasc Surg* 51:242-251, 2010.

12. Schanzer A, Hevelone N, Owens CD, et al: Statins are independently associated with reduced mortality in patients undergoing infrainguinal bypass graft surgery for critical limb ischemia, *J Vasc Surg* 47:774-781, 2008.

13. Feringa HH, Schouten O, Karagiannis SE, et al: Intensity of statin therapy in relation to myocardial ischemia, troponin T release, and clinical cardiac outcome in patients undergoing major

vascular surgery, *J Am Coll Cardiol* 50:1649-1656, 2007.

14. Abbruzzese TA, Havens J, Belkin M, et al: Statin therapy is associated with improved patency of autogenous infrainguinal bypass grafts, *J Vasc Surg* 39:1178-1185, 2004.

15. Schanzer A, Hevelone N, Owens CD, et al: Technical factors affecting autogenous vein graft failure: Observations from a large multicenter trial, *J Vasc Surg* 46:1180-1190, 2007.

16. Dorrucci V, Griselli F, Petralia G, et al: Heparin-bonded expanded polytetrafluoroethylene grafts for infragenicular bypass in patients with critical limb ischemia: 2-year results, *J Cardiovasc Surg (Torino)* 49:145-149, 2008.

17. Losel-Sadee H, Alefelder C: Heparin-bonded expanded polytetrafluoroethylene graft for infragenicular bypass: Five-year results, *J Cardiovasc Surg (Torino)* 50:339-343, 2009.

18. Probst H, Saucy F, Dusmet M, et al: Clinical results of autologous infrainguinal revascularization using grafts originating distal to the femoral bifurcation in patients with mild inflow disease, *J Cardiovasc Surg (Torino)* 47:437-443, 2006.

19. Darling RC III, Shah DM, Chang BB, et al: Arterial reconstruction for limb salvage: Is the terminal peroneal artery a disadvantaged outflow tract? *Surgery* 118:763-767, 1995.

20. Laurila K, Lepäntalo M, Teittinen K, et al: Does an adjuvant AV-fistula improve the patency of a femorocrural PTFE bypass with distal vein cuff in critical leg ischaemia? A prospective randomised multicentre trial, *Eur J Vasc Endovasc Surg* 27:180-185, 2004.

21. Neville RF, Tempesta B, Sidway AN: Tibial bypass for limb salvage using polytetrafluoroethylene and a distal vein patch, *J Vasc Surg* 33:266-271, 2001. discussion 271–272.

22. Brumberg RS, Back MR, Armstrong PA, et al: The relative importance of graft surveillance and warfarin therapy in infrainguinal prosthetic bypass failure, *J Vasc Surg* 46:1160-1166, 2007.

23. Jensen SL, Sandermann J: Compartment syndrome and fasciotomy in vascular surgery: A review of 57 cases, *Eur J Vasc Endovasc Surg* 13:48-53, 1997.

24. Rush DS, Frame SB, Bell RM, et al: Does open fasciotomy contribute to morbidity and mortality after acute lower extremity ischemia and revascularization? *J Vasc Surg* 10:343-350, 1989.

第46章 胭动脉瘤的开放修复

FRANK B. POMPOSELLI · MARK C. WYERS

历史背景

1785 年，Hunter 通过胭动脉结扎术成功地治疗了一位患胭动脉瘤的马车夫，其下肢血运主要通过侧支循环来代偿[1]。1916 年，在约翰·霍普金斯医院工作期间，Bertram Bernheim[2] 首次报道了应用大隐静脉作为移植物治疗胭动脉瘤。作为一名动脉瘤结扎术的支持者，Halsted 并不赞成 Bernheim 的工作。Halsted 认为，移植物有血栓形成的高风险，血栓会向近端及远端生长，并可能影响自然形成的侧支血管。所以这项工作没有继续进行，直到 40 年后，Bernheim 的开创性工作逐步成为临床医疗的主流，成为一种标准治疗方法。现代的手术治疗方式将动脉旁路移植术与结扎或转位移植等方式结合起来，仍然是胭动脉瘤治疗的金标准。此外，腔内治疗也成为一种开放手术治疗的替代方式，但需要谨慎选择病例。本章主要对开放手术进行讨论。

胭动脉瘤可表现为膝关节后的无症状的搏动性肿块，或伴有急性或慢性缺血症状。少数患者可出现膝盖后疼痛感和压迫感，并表现出胭静脉或腓神经受压的症状。胭动脉瘤破裂是一种不常见的并发症，通过所发表的文献报道统计，其发生率为 0~7%，平均为 2%[3]。急性肢体缺血是胭动脉瘤最可怕的并发症，它使治疗变得相当棘手，并可导致严重的截肢。近年来，溶栓药物的广泛应用，加上远端动脉重建术，因急性缺血导致截肢的情况已大为减少，但这并不意味着该问题已变得不再重要。

适应证

所有症状性胭动脉瘤，无论大小都应行手术修复。然而，在所有行治疗的胭动脉瘤病例中，只有 60%~70% 是因为出现症状而就诊的[4,5]。对于无症状的胭动脉瘤，哪种需要手术修复，哪种可以随访，仍然存有争议。对于小的无症状性的胭动脉瘤进行旁路修复，移植物的长期通畅率保肢率通常大于 95%，

而相应围术期死亡率较低，通常为 1%~2%，出现严重肢体缺血患者的围术期死亡率较之高出 3~4 倍。特别是欧洲的中心，一般认为超过 2cm 的无症状动脉瘤应建议手术修复[6]，因为一旦发生血栓栓塞并发症，预后将较差。而一些报道则认为小于 3cm 的胭动脉瘤可以先观察[7,8]。进一步支持观察的因素包括管腔内不存在血栓、血流正常，以及患者整体状况不佳。相反，对于高危患者，若出现无脉，即使动脉瘤很小，也应进行修复，因为无脉提示隐匿性栓塞，如果不及时治疗，86% 可能出现缺血并发症。用于腔内治疗胭动脉瘤的支架的出现和日益完善的溶栓治疗，可改善血流，并改变医生的个人治疗方案。

还有一种可接受的方法是，对于所有 2.5cm 及以上的无症状动脉瘤，都选择进行择期手术修复，除非医生认为患者因健康状况太差而治疗风险过大。对于体弱多病或者预期寿命有限的患者，即使动脉瘤更大，只要瘤腔内无明显血栓形成，远端动脉搏动正常，并且无证据表明动脉瘤持续扩张，仍可采取继续观察的策略。

术前准备

- 测量踝肱指数、多普勒波形和脉冲容量记录或脚趾血压，以评估远端有无静息性栓塞。
- 计算机断层扫描（CT）、血管造影术（图 46-1）或磁共振血管造影术可以用来确定动脉瘤的程度，并且对于临床评估和影像学检查无证据表明远端栓塞的患者，还可评估旁路手术的流入道及流出道。CT 血管造影可评估钙化，与血管造影起到互为补充的作用。
- 动脉造影术仍然是评估流出道的一种重要方法，尤其适用于有血栓形成或远端栓塞形成的情况。当遇到急性血栓且没有合适的目标旁路时，可以在术前溶栓治疗的同时行动脉造影。对于无症状的患者，高品质的 CT 或磁共振血管成像已足够，特别是在能充分证明血管解剖正常的情况下。
- 在行胭动脉瘤修复之前，应描记静脉路径，

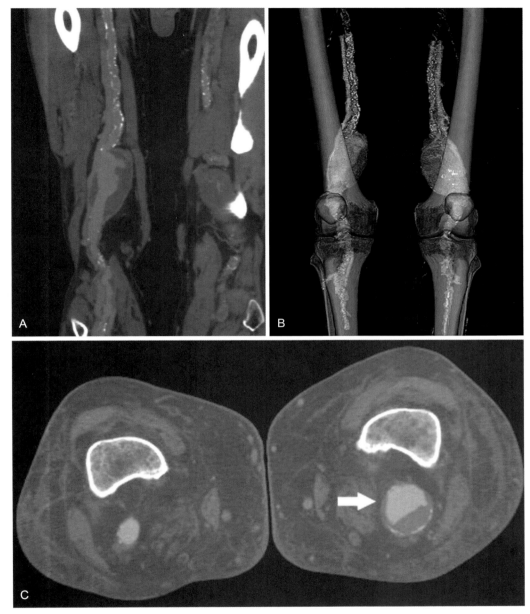

图46-1　（A）多平面数字重建计算机断层扫描血管成像可显示腘动脉瘤的大小和程度。（B）阴影部分代表双侧动脉瘤；红色表示血流量，绿色表示血栓；左腘动脉瘤内有血栓形成。（C）轴向计算机断层血管成像显示较小的双侧动脉瘤伴血栓形成。

包括大隐静脉和小隐静脉。在皮肤上标注静脉位置。

- 设计用于规划切口的位置。小隐静脉管径往往太小，不足以用作桥接血管。
- 所有行旁路术的患者都应该在术前开始低剂量服用阿司匹林，并终身服用。
- 无症状腘动脉瘤不需要抗凝治疗，但若存在栓塞的证据，则建议抗凝。
- 选择性地使用无创性压力测试是评估围术期心脏风险的常规方法。
- 应筛查是否存在对侧腘动脉瘤和腹主动脉瘤。约 50% 的患者存在双侧腘动脉瘤，40%~70% 的患者

合并存在主动脉和腘动脉瘤 [3,9]。

隐患和风险

- 避免过度操作含血栓的动脉瘤，可以降低远端栓塞的风险。
- 术前血流不良者，应建立到达踝部远端或者足部的目标动脉的旁路。该手术取用静脉作为桥接血管是唯一选择。
- 应避免做经过腘窝后部的垂直切口，应做 S 形切口（图 46-2 和图 46-3），并避免其水平部分与

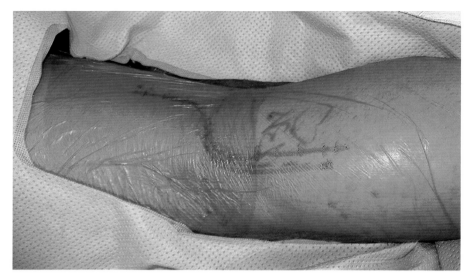

图46-2　S形切口及其方向。患者的左下肢如图所示，小腿位于照片的右侧。

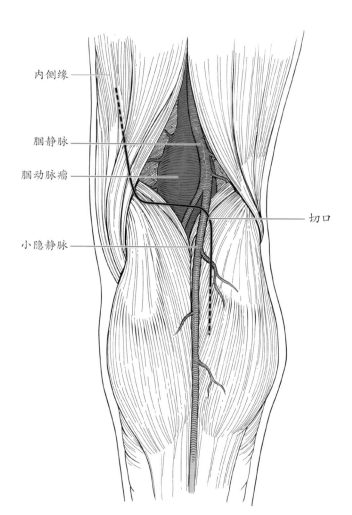

内侧缘

腘静脉

腘动脉瘤

小隐静脉

切口

图46-3　腘窝后入路的切口。

皮肤折痕相重叠，可以避免伤口裂开和挛缩。即使操作技术上无误，经后路的切口常会发生肿胀并带来明显的伤口不适。

• 动脉瘤的近端和远端都应予以结扎，并尽可能靠近瘤囊。Jones 及其同事[10] 证明，单独近端结扎或结扎远离瘤囊处的流入道和流出道将增加动脉瘤持续扩张的风险。多项研究表明，即使行近端和远端结扎，多达 30% 的动脉瘤不会血栓化而继续扩张，这种扩张是因为侧支血流流入造成的，其原理类似于腔内动脉瘤修复术后的 Ⅱ 型内漏[11,12]。动脉瘤持续扩张可导致疼痛、压迫症状，甚至破裂[13]。

• 对于同时合并有主动脉及腘动脉瘤的患者，腹主动脉瘤的处理可能会促进腘动脉瘤血栓形成[6]。在行后方入路时，需非常小心，避免损伤中间的腓肠神经，以及胫神经和腓神经（图 46-4）。

• 动脉瘤导致的压迫症状，如下肢水肿、局部疼痛和肢体无力，需行手术减压。

• 在动脉瘤较大或动脉病理性扩张时，暴露膝上或膝下腘动脉往往难度很大。若腘动脉，尤其是远端腘动脉存在大范围弯折、扭曲、外侧移位，要将其从邻近结构中暴露并分离出来，这是颇具挑战性的。

手术策略

入路的选择

对于小型动脉瘤或梭形动脉瘤，最好是经内侧入路行传统的旁路术并结扎动脉瘤。对于局限于腘窝部的大型动脉瘤，尤其是伴有压迫相邻结构的相应症状时，最好采用经后路直接暴露并经瘤囊内接入移植物的方法，除非动脉瘤向近端延伸过多。后方入路有利于解决旁路和结扎后，来自膝部分支的反流血液继续填充动脉瘤而仍然持续增大的问题。

　　经内侧入路最适合处理大多数的腘动脉瘤修复，在旁路移植需要扩展到远端胫部或足部血管时，经内侧入路也是唯一合理的选择。该入路被所有血管外科医生所熟知，也易于解剖整个大隐静脉。几乎所有的方法都是在离开动脉瘤一段距离的部位进行的，减少对黏附到腘动脉瘤表面的其他结构的损伤。经内侧入路的主要缺点是解剖动脉瘤的范围有限，这使得瘤囊减压的操作变得困难。

桥接通路的选择

　　对于闭塞性疾病所行的大多数外围旁路重建首选静脉桥接通路。一些外科医生在行后方入路时，偏好使用人工血管，因为这种移植物相对短小，其直径可以与腘动脉直径较好地匹配，并且可以避免获取静脉相关的并发症。已有报道使用人工血管进行腘动脉旁路并取得良好的短期效果，特别是流出道条件较好时[14]。

外科解剖（图46-4）

避免神经损伤

　　• 在经内侧入路获取膝下大隐静脉的操作过程中，必须保护行于收肌裂孔中的隐神经，直到膝上腘动脉内侧。

　　• 腓肠神经由内侧皮腓肠神经和外侧腓肠神经皮支的末端汇合而成，在小腿下部与小隐静脉紧密伴行。

　　• 内侧皮腓肠神经位于筋膜深处，是在后方入路时遇到的第一个神经。在暴露腘动脉时，最好将其连同胫神经和腓神经一起向外侧牵开。

　　• 胫神经走行于腘窝的外侧浅部，其较为粗大且容易识别。在经远端后方入路中，向内侧腓肠肌的一个小分支可能无法保留，但对于年龄较大的患者，切除它不会产生明显的影响。

　　• 腓神经是腘窝中最外侧的神经，解剖腘窝时将其与胫神经一起拉向外侧。

避免静脉损伤

　　• 通过术前静脉描记，并在皮肤上标记大隐静脉和小隐静脉的位置，可以尽可能保护它们避免意

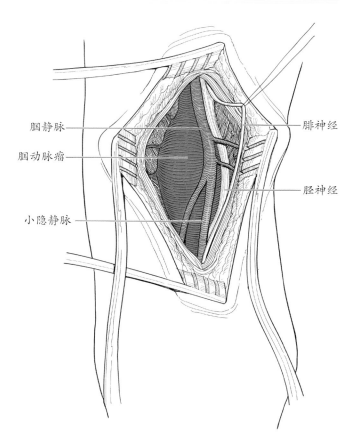

图46-4　腘窝后暴露。

腘静脉
腘动脉瘤
小隐静脉
腓神经
胫神经

外损伤。

　　• 腘静脉的解剖存在变异，常呈双股互相伴行，并容易发生扭曲变形，也容易受到增大的腘动脉瘤的压迫。为了避免静脉损伤，最好只对必要的部分进行解剖，以能控制病变和解除压迫为宜。在后方入路的操作中，最好是在动脉的外侧分离静脉。如后文所述，内侧下膝部入路需要从前（腘窝远端或胫骨）、后（膝下腘窝近端）两处将静脉与动脉分离开来。

流入道和远端流出道的选择和评估

　　所有的下肢动脉重建均需要仔细规划，并从腹股沟到脚趾对整个下肢动脉进行全面的造影，才能制订出正确的治疗方案。或者通过磁共振血管成像或螺旋 CT 血管成像也可获得足够的信息。可以采用双功超声行静脉描记以进行旁路术的准备。通过血管造影或磁共振血管成像获得的信息，可以用来确定建立近端和远端吻合口的合适部位，并确定动脉瘤的大小、形状和程度以选择经内侧入路或后方入路进行手术。

急性血栓形成的注意事项

　　• 抗凝治疗。患者出现急性肢体缺血，需要紧

急干预以避免截肢。对于肢体尚未失活，无感觉和运动功能障碍患者，应静脉注射肝素来稳定病情。

• 动脉造影。手术和动脉造影可同期进行，如果在造影下确定动脉瘤已完全闭塞并且有畅通的远端流出血管，则可行静脉旁路术。探查膝下腘动脉、胫腓干或结合导管取栓术以选择最佳的受体动脉。

• 术前溶栓治疗。如果暂时未找到流出血管但未出现威胁肢体的血流障碍，可行动脉腔内溶栓，以达到恢复潜在的流出血管血流的目的。

• 血栓切除术。当患者出现急性栓塞的危险，如肢体感觉和运动障碍，且无溶栓的时机，应立即行取栓术。当造影无法确认血管流出道时，如腘动脉、胫动脉远端，或者二者均无法确认时，应尝试行取栓术。腘动脉的取栓术相对简单，最好选择膝下腘动脉入路。对于胫骨动脉的取栓术，由于盲穿难以获得成功，通常不建议行腘动脉盲穿。应暴露腘动脉三支分叉区域从而暴露三支动脉的入路。2F-Fogarty取栓导管可进入胫骨三支动脉中的任一支，应尽量避免损伤血管内膜、穿孔的可能或动脉破裂。也可以暴露胫骨动脉至足踝处，尝试回抽 Fogarty 导管。亦可用人工血管旁路成形术，或者静脉行远端动脉及近端动脉旁路术。

• 动脉腔内溶栓治疗。将术中溶栓与旁路术和取栓术相结合，可以进一步清除流出道中的残留血栓[16,17]。

• 骨筋膜室综合征。行旁路术后，出现再灌注损伤，包括横纹肌溶解，可能需要行筋膜切开术。血运重建之前溶栓持续时间较长，会增加这种并发症的风险。

手术方法

中间入路

位置及切口

患者取仰卧位，腿外旋，在膝盖下放置支撑。第一步是暴露隐静脉，根据流入动脉，流出道和获取的静脉质量如何，可从腹股沟、大腿中部或踝部开始。找到并获取合适的静脉后，可利用同样的切口，按股腘旁路的方法在膝关节上下方暴露腘动脉。同样该切口可用于暴露胫后动脉或近端腓动脉。如果远端目标动脉是胫前、远端腓骨或足动脉时，必须另做切口。

近端暴露

膝上内侧切口的做法是在股内侧肌前方和缝匠肌后方之间做纵行切口，沿着肌间隙分离深筋膜分隔。腘动脉上部常可在股骨后方触及，在 Hunter 管部位，即大收肌腱稍远处很容易将其暴露。对于肥胖患者，需钝性分离腘窝部的脂肪组织。隐神经与离开收肌间隙的动脉走行在一起，应仔细辨认并加以保护。腘静脉通常位于动脉的后面，但如果动脉瘤较大或扭曲，腘静脉的解剖也变得不清晰。分离未发生动脉瘤变性的腘动脉或远端股浅动脉，用硅胶管束带加以控制，从未发生动脉瘤变性的腘动脉段发出的膝部分支也按同样的方法加以控制。对于从动脉瘤节段发出的分支，在打开血管前须予以结扎，以减少来自这些分支的反流血。

肢动脉病变远端暴露

在胫骨后大约 1cm 处纵向切开深筋膜，通过回腓肠肌的内侧头，向后牵拉腓肠肌的内侧头以暴露的钝性分离以确定上部分的膝下腘动脉。为暴露更近端的膝下腘动脉，最好将静脉向后方牵拉。要暴露远端腘动脉，需电灼上部的比目鱼肌加以分离。在分离较远端的组织时，会遇到腘静脉，在其上方更深的部位还有胫神经。在暴露较远端的组织时，最好将腘静脉向前方牵拉，并经常需要游离胫前静脉，还需离断比目鱼静脉的属支。

建立隧道

在大多数情况下，将隧道建立在膝下腘窝间隙内，位于腓肠肌的内外侧头之间。在腘动脉瘤较大的患者中，腘窝间隙因被动脉瘤填充而给建立隧道带来困难。这时可能需要先行动脉瘤囊减压并采取腔内修补，才能安全地建立隧道。

吻合

静脉内以 80~100U/kg 体重的剂量注射肝素，或通过监测活化凝血时间（250~300 秒）调整肝素输注速度。动脉旁路通过标准的端 – 侧或端 – 端方式吻合进行。在静脉移植物和腘动脉之间常存在明显的尺寸差异，特别是在膝上腘动脉，因此优选端 – 侧吻合。静脉移植物是选择逆向还是顺向可根据医生的偏好和经验。对于从股总动脉延伸至胫骨远端血管旁路，可以选择原位旁路。对于闭塞性动脉瘤，操作过程与其他下肢动脉旁路相同。

结扎动脉瘤

如果动脉瘤未发生闭塞，在行旁路术的过程中必须将其结扎。结扎流入和流出动脉瘤囊的动脉都应尽可能靠近动脉瘤结扎。对于局限于近端和中段腘动脉的局灶性动脉瘤，应在近端吻合处的远端和远端吻合处的近端之间结扎动脉瘤。如果要向更远端建立原位旁路时，两处结扎点需要分别暴露。动脉瘤在近端和远端都要予以结扎，并且结扎位置要尽可能靠近动脉瘤囊，以促使瘤腔内血栓形成完全，并减少从侧支获得血流而继续扩张。根据腘动脉的尺寸大小，使用水平褥式缝合，附带前、后支撑结扎，以确保动脉安全闭塞。大多数作者都支持这一做法，即除非很小的腘动脉瘤，均应打开动脉瘤，从内部缝扎回流入动脉瘤的侧支，并通常可以在膝上和膝下的腘窝空间内完成。在打开动脉瘤囊的当时，可以在大腿放置止血带，以减少来自侧支的出血[9]。在某些情况下，可能有必要分离腓肠肌腱的内侧头以便到达腘动脉瘤的层面，但这步操作会引发严重的术后疼痛。解压完成后用粗大的单丝缝合将肌腱重新连接。在关闭前需进行造影、血管镜或双功超声检查。

后路

位置及切口

对于局限在腘窝并引起压迫症状的大动脉瘤，由动脉瘤引起的正常解剖结构发生变形或移位，如扭曲、拉伸和打结等改变，首选后方入路。这也适用于处理较小的动脉瘤，但不适用于向近侧延伸超出腘窝的动脉瘤。

患者取俯卧位，做 S 形切口，上端始于大腿内侧，暴露近端腘动脉和大隐静脉。向外侧延长该切口并跨过腘窝的皮肤折痕，终止于小腿近端外侧，这里可直接分出小隐静脉近端（图 46-2 和图 46-3）。如果小隐静脉足够粗大可作为旁路血管，继续延伸切口以获取小隐静脉。

暴露

到达腘动脉的路线是相对直接的（图 46-4）。沿着小隐静脉内侧进行分离，垂直切开深筋膜，可见其深部的腓肠神经，越过腓肠肌的外侧头，最好将其向外侧牵拉。小隐静脉可以用作标志，追踪到其汇入腘静脉处。腘动脉在鞘的内侧，较腘静脉略深。需要结扎并切断 1~2 支腘静脉属支，以便充分游离腘动脉。将腘静脉向外侧牵拉，触诊收肌管远侧可探及近端腘动脉，触及并定位后从股二头肌长头内侧分离半膜肌和半腱肌以暴露之。用硅胶管悬吊分离出来的腘动脉以控制出血。继续在动脉瘤的前壁表面向远侧分离，避免损伤走行于动脉瘤外侧的胫神经和腓神经。最好将这些神经向外侧牵拉，同时

必须小心避免拉钩对其直接压迫和牵拉造成的损伤。在分离腓肠肌的两个头之后可以找到腘动脉远端。偶尔有胫神经的分支走向腓肠肌内侧头，这时为了向更远端暴露，只好将其牺牲。如果需要暴露胫腓干或胫部近端的血管，在这种入路下，可以将比目鱼肌内侧附着处的肌束进行分离。

旁路或介入移植

静脉肝素化后，阻断动脉瘤近端及远端并打开瘤囊。去除血栓，从内侧缝合来源于膝部的侧支，与缝合主动脉瘤的方法相类似，从而防止来自这些侧支反流（图 46-5A）。可以通过旁路术或介入支架成形术来修复血流。如果打算植入静脉的移植物，可将移植物吻合端修剪成斜面以便与腘动脉的断端 - 端吻合（图 46-5）。或者当腘动脉与移植物的直径差异较大时，也可通过标准的端侧吻合建立旁路，而这也是使用自体作为桥接通路时经常遇到的问题。上述是用静脉导管时大多采用的方法。对于假体移植物，可采取移植物包裹的技术，在动脉瘤囊内建立端 - 端吻合。这项技术的优点在于可以在较少解剖腘动脉的情况下完成吻合。

闭合

闭合切口时应多层缝合，由于组织肿胀很常见，多使用尼龙或聚丙烯缝线间断缝合。

术后护理

- 加压包扎可降低术后的水肿。
- 静脉旁路术以及膝后支架植入术后需应用阿司匹林进行充分地抗凝。对于溶栓术后开通流出道或慢性血栓形成致严重血流不足的患者可考虑使用短期抗凝。
- 患者在术后第二天可下地行走。
- 术后需评估腘动脉及旁路的血流动力学以确认其通畅程度。

并发症

- 因腘部有切口，腘静脉及其属支的血流，以及淋巴回流将受到影响，故术后水肿很常见。
- 解剖神经时要按前述步骤小心操作，放置拉钩时也要谨慎，避免神经损伤。
- 后方入路的腘窝切口相比经内侧切口再分离至腘窝，切口疼痛和炎性并发症更为常见。

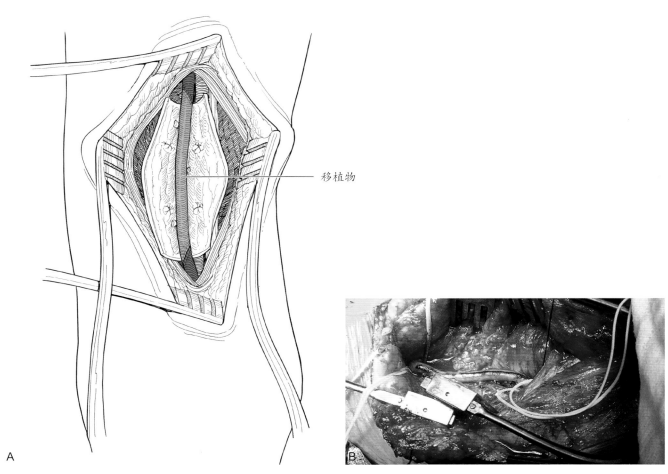

移植物

图46-5 （A）经后方入路修复腘动脉瘤。（B）植入的静脉移植物可恢复腘动脉的血流。

（贺元 译 吴永发 校）

参考文献

1. Perry MO: John Hunter—triumph and tragedy, *J Vasc Surg* 17:7-14, 1993.
2. Bernheim BM: The ideal operation for aneurysms of the extremity: Report of a case, *Johns Hopkins Hosp Bull* 27:1, 1916.
3. Dawson I, Sie RB, van Bockel JH: Atherosclerotic popliteal aneurysm, *Br J Surg* 84:293-299, 1997.
4. Galland RB, Magee TR: Popliteal aneurysms: Distortion and size related to symptoms, *Eur J Vasc Endovasc Surg* 30:534-538, 2005.
5. Varga ZA, Locke-Edmunds JC, Baird RN: A multicenter study of popliteal aneurysms. Joint Vascular Research Group, *J Vasc Surg* 20:171-177, 1994.
6. Dawson I, Sie R, van Baalen JM, et al: Asymptomatic popliteal aneurysm: Elective operation versus conservative follow-up, *Br J Surg* 81:1504-1507, 1994.
7. Bowyer RC, Cawthorn SJ, Walker WJ, et al: Conservative management of asymptomatic popliteal aneurysm, *Br J Surg* 77:1132-1135, 1990.
8. Schellack J, Smith RB III, Perdue GD: Nonoperative management of selected popliteal aneurysms, *Arch Surg* 122:372-375, 1987.
9. Huang Y, Gloviczki P, Noel AA, et al: Early complications and long-term outcome after open surgical treatment of popliteal artery aneurysms: Is exclusion with saphenous vein bypass still the gold standard? *J Vasc Surg* 45:706-713, 2007. discussion 13-15.
10. Jones WT III, Hagino RT, Chiou AC, et al: Graft patency is not the only clinical predictor of success after exclusion and bypass of popliteal artery aneurysms, *J Vasc Surg* 37:392-398, 2003.
11. Ebaugh JL, Morasch MD, Matsumura JS, et al: Fate of excluded popliteal artery aneurysms, *J Vasc Surg* 37:954-959, 2003.

12. Mehta M, Champagne B, Darling RC III, et al: Outcome of popliteal artery aneurysms after exclusion and bypass: Significance of residual patent branches mimicking type II endoleaks, *J Vasc Surg* 40:886-890, 2004.

13. van Santvoort HC, de Vries JP, van de Mortel R, et al: Rupture of a popliteal artery aneurysm 10 years after surgical repair, *Vascular* 14:227-230, 2006.

14. Beseth BD, Moore WS: The posterior approach for repair of popliteal artery aneurysms, *J Vasc Surg* 43:940-944, 2006. discussion 4-5.

15. Mahmood A, Hardy R, Garnham A, et al: Microtibial embolectomy, *Eur J Vasc Endovasc Surg* 25:35-39, 2003.

16. Ravn H, Bjorck M: Popliteal artery aneurysm with acute ischemia in 229 patients. Outcome after thrombolytic and surgical therapy, *Eur J Vasc Endovasc Surg* 33:690-695, 2007.

17. Thompson JF, Beard J, Scott DJ, et al: Intraoperative thrombolysis in the management of thrombosed popliteal aneurysm, *Br J Surg* 80:858-859, 1993.

第 **47** 章 腘动脉压迫的开放修复

JEREMY R. HARRIS · THOMAS L. FORBES

历史背景

腘动脉压迫是一种先天性异常，是腘动脉经过腓肠肌内侧行至腓肠肌内侧头（或该肌一部分肌束）下方时，受到压迫而形成的功能性闭塞。腘动脉压迫最早在 1879 年由 Stuart 提出，Stuart 是爱丁堡学院的医学生，他在对一坏疽的肢体进行解剖时描述了腘动脉的一种解剖学变异[1]。直到 1959 年，莱顿大学的 Hamming 报道了一个病例，1 例 12 岁的男孩由于腘动脉血栓形成而致跛行，其腘动脉解剖异常与 Stuart 最初描述的相一致，这样这种解剖学异常的重要性受到了重视[2,3]。治疗包括血栓切除腓肠肌分离。1962 年，帕多瓦大学的 Servello[4] 描述了一个病例，一个有 8 年腿部疼痛病史的 28 岁农民，患有腘动脉内侧移位和小腘动脉瘤，对其进行了腓肠肌内侧头切开及动脉瘤修补术。1965 年，Love 和 Whelan[5] 在对 2 例青壮年美国士兵由于这种异常造成的小腿跛行进行研究后认为，这种解剖学变异是造成小腿跛行的原因。

腘动脉压迫的发生率为 0.17%～3.5%，0.17% 的数据是通过对 20 000 名无症状的希腊士兵的研究中得出的，3.5% 是通过对尸检标本的研究得出的，这表明大多数情况下腘动脉压迫是无症状的[6,7]。据报道，仅有 7.6% 的病例可同时伴随腘静脉压迫[8]。腘动脉压迫在男性中更为常见，半数以上患者年龄小于 30 岁[9]。虽然解剖异常侧的肢体可能无症状，但是存在双侧压迫的比例可高达 2/3[10]。

术前准备

• 所有出现小腿跛行的年轻成人患者，尤其当不合并动脉粥样硬化的危险因素时，应考虑腘动脉压迫的诊断。

• 腘动脉压迫的诊断可通过超声证实，当踝关节跖屈且膝关节伸直时，踝肱指数下降且腘动脉血流速度降低，可考虑腘动脉压迫[11]。但是在运动员中，有较高的的假阳性结果。

• 计算机断层扫描或磁共振成像同时显示血管畸形和肌腱变化，以及其他病理上酷似压迫综合征的情况，例如外膜囊肿[12]。

• 传统血管造影应确认腘动脉内侧移位和踝关节主动跖屈的外源性压迫，高达 50% 的患者存在腘动脉阻塞。随着狭窄前或狭窄后的扩展，可以在正常的动脉树上观察到不规则的腘动脉壁。

• 腘动脉压迫已确定有 6 种与腓肠肌胚胎发育有关的变异（图 47-1）[12]。Ⅰ型和Ⅱ型中动脉向内侧移位。Ⅰ型中腓肠肌位置正常，Ⅱ型中腓肠肌内侧头附着部位发生变异，可附着在股骨内侧髁外侧面，也可能在髁间区。Ⅲ型中，腓肠肌的一部分跨到动脉后方，形成压迫动脉的束带。Ⅳ型中腘动脉出现在腘部肌群和（或）纤维组织束的深部。Ⅴ型中上述异常可能均会出现，不仅累及腘动脉，还会累及腘静脉。Ⅵ型中找不到明确的解剖学异常，故为纯粹的功能性动脉压迫，称为生理性腘动脉压迫综合征，可见于优秀的运动员，是由于腓肠肌、比目鱼肌、跖肌或半膜肌肥大导致的血管压迫[13]。注意勿将其与慢性复发性劳力性骨筋膜室综合征相混淆，该情况也好发于上述人群。

隐患和风险

• 暴露腘动脉。大多数血管外科医生更熟悉经内侧入路暴露腘动脉，而非直接入路或后方入路[14]。尽管通过该入路能更好地发现并确认解剖学异常，但是如果需要建立到胫腓干或其他胫部血管的旁路，该入路就存在局限性。对于Ⅲ型和Ⅵ型的腘动脉压迫，应优先选择经后方入路，而标准的经内侧入路仍可用于Ⅰ型和Ⅱ型[15]。

• 自体静脉桥接通路的入路。虽然后方入路容易暴露并获取小隐静脉，但是如果小隐静脉的口径和质量不匹配，则不适合采用该法。如果一定要采用后方入路法，可将 S 形切口的头侧部分延伸到大腿内侧，可以到达大隐静脉。尽管如此，这种在俯卧位下获取大隐静脉的操作仍嫌别扭。

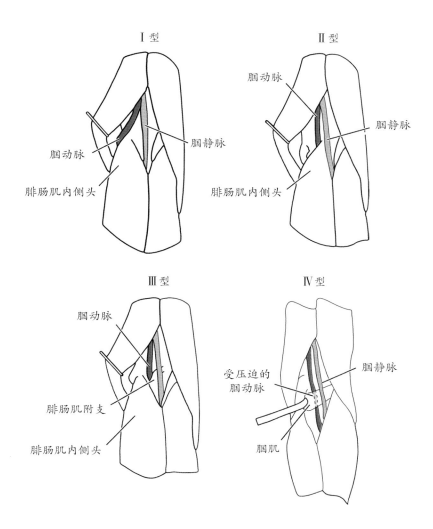

图47-1　腘动脉压迫综合征的类型。（From Pillal J: A current interpretation of popliteal vascular entrapment, *J Vasc Surg* 48:61s–65s, 2008, Fig.1.）

手术策略

腘窝的外科解剖

外侧达股二头肌腱，下侧达腓肠肌的内外侧头。小隐静脉、腓肠神经位于腘窝的浅表部位。腘动脉、腘静脉和胫后神经走行于腓肠肌的内外侧头之间。

避免神经损伤

解剖时可能会遇到两种神经，分别为腓肠神经与胫后神经。选择切口时应在小隐神经侧方并避免过度牵引，从而避免损伤腓肠神经。进一步解剖至腘窝，可于腘窝正中发现胫后神经。当必须进一步暴露切口时，必要时可牺牲腓肠肌中间头。分离胫后神经的分支可尽量减少后遗症。

避免静脉损伤

在小隐静脉的外侧做切口，保护好该静脉以便在行动脉修复时作为替代。腘动脉走行于腘静脉内侧，需要结扎并离断腘静脉的属支以充分暴露腘动脉。在向上延伸 S 形切口的时候要小心操作，避免损伤大隐静脉。

动脉病变存在的注意事项

在暴露腘动脉的过程中，可同时解决引起腘动脉卡压的异常肌腱，再根据需要进行动脉修复。短段的旁路结合病变腘动脉段隔开，或重叠以移植物间置，均可以接受。当遇到狭窄后扩张，需要置换病变的动脉，首选自体静脉。

手术方法

切口

患者取俯卧位，做 S 形切口，首先在横向于小隐静脉和腓肠神经的中间，小腿中部做一垂直切口。切口的水平位置位于膝后窝褶皱，向上沿大隐静脉走行（图 47-2）。

暴露腘动脉

在采用后方入路时，患者取俯卧位躺在手术台上，膝盖略微弯曲。S 形切口的上部沿着大腿下部内侧，切口的水平部分越过腘窝皮肤折痕，切口的下部向外延伸到中线并向下到达小腿近端（图 47-

2）。如有需要，可将皮瓣掀起，识别并保护小隐静脉。在中线处分离深筋膜，进入腘窝。腓肠肌的两头构成菱形腘窝的下界，腘肌群构成上界。打开腘窝后，看到的第一个结构是内侧腓肠神经，应将其分离并向外侧牵拉。腓总神经与股二头肌腱向外侧走行至腓骨头。在此水平，腘动脉走行于腘静脉的内侧（图 47-3）。

分离筋膜和肌肉

在大多数情况下，比较容易理解异常肌腱解剖，但是当患者有 I 型、II 型和 III 型的集合体时很难辨别。分离腓肠肌的内侧头、肌肉的附支、腘肌是识别和保护神经血管组织直接且重要的方法。

闭合

伤口的闭合要多层进行，最终通过皮下缝合或皮钉闭合。应尽量避免 S 形切口，以及高度活动的膝关节的纵行切口发生伤口挛缩。

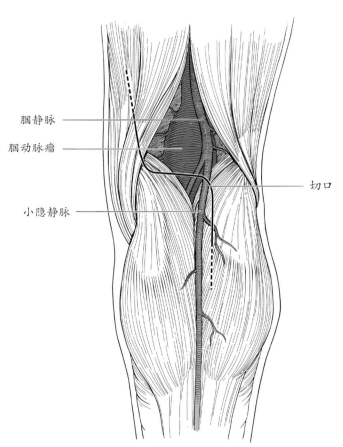

腘静脉
腘动脉瘤
小隐静脉
切口

图47-2 患者取俯卧位，S 形切口起始处位于腘窝皮肤折痕处，做一横行切口，向外侧延伸至皮肤折痕的下方，然后向内上沿着大隐静脉继续切开。这种后方入路可用于腘动脉瘤或卡压综合征的手术治疗中，用于暴露腘动脉。腘窝皮肤折痕下方的切口通常位于小隐静脉和腓肠神经的外侧。（Redrawn from Rutherford RB, editor: *Rutherford's atlas of vascular surgery, basic techniques and exposures.* Philadelphia, 1993, Saunders, p141, Fig. 77-A.）

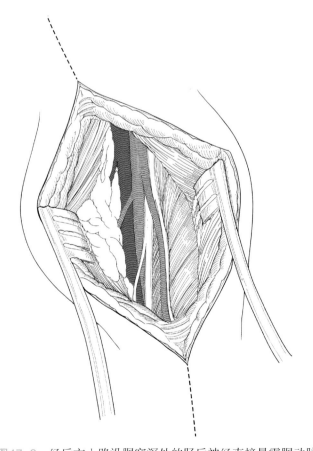

图47-3 经后方入路沿腘窝深处的胫后神经直接暴露腘动脉和静脉。分离部分腘静脉分支可以更好地暴露动脉。（Redrawn from Rutherford RB, editor: *Rutherford's atlas of vascular surgery, basic techniques and exposures.* Philadelphia, 1993, Saunders, p142, Fig. 77-c.）

并发症

• 水肿。可能由于淋巴管及浅表静脉遭到破坏而水肿更明显，并且在屈膝时切口不适可能更明显。

• 神经损伤。胫后、腓肠或腓神经可能在分离操作由于未仔细辨认而损伤，但最有可能在被牵拉时，特别是在使用自动拉钩时，不经意将神经拉入其中而造成损伤。

• 屈曲挛缩。引导患者早期做膝关节全程的屈伸动作有重要作用。如果早期锻炼不充分，腘窝组织在分离操作后不恰当的制动可导致膝关节屈曲挛缩。

（贺元 译　吴永发 校）

参考文献

1. Stuart TPA: Note on a variation in the course of the popliteal artery, *J Anat Physiol* 13:162-165, 1879.
2. Hamming JJ: Intermittent claudication at an early age, due to an anomalous course of the popliteal artery, *Angiology* 10:369, 1959.
3. Hamming JJ, Vink M: Obstruction of the popliteal artery at an early age, *J Cardiov Surg* 6:516-524, 1965.
4. Servello M: Clinical syndrome of an anomalous position of the popliteal artery: Differentiation from juvenile arteriopathy, *Circulation* 16:885, 1962.
5. Love JW, Whelan TJ: Popliteal artery entrapment syndrome, *Am J Surg* 109:620-624, 1965.
6. Bouhoutsos J, Daskalakis E: Muscular abnormalities affecting the popliteal vessels, *Br J Surg* 68:501-506, 1981.
7. Gibson MHL, Mills JG, Johnson GE, et al: Popliteal entrapment syndrome, *Ann Surg* 185:341-348, 1977.
8. Persky JM, Kempezinski RF, Fowl RJ: Entrapment of the popliteal artery, *Surg Gynecol Obstet* 173:84-90, 1991.
9. Henry MF, Wilkins DC, Lambert AW: Popliteal artery entrapment syndrome, *Curr Treat Options Cardiovasc Med* 6:113-120, 2004.
10. Levien LJ, Veller MG: Popliteal artery entrapment syndrome: More common than previously recognized, *J Vasc Surg* 30:587-598, 1999.
11. di Marzo L, Cavallaro A, Sciacca V, et al: Diagnosis of popliteal artery entrapment syndrome: The role of duplex scanning, *J Vasc Surg* 13:434-438, 1991.
12. Forbes TL: Non-atheromatous popliteal artery disease. In Cronenwett JL, Johnston KW, editors: *Rutherford's Textbook of Vascular Surgery*, 7 ed, Philadelphia, 2010, Saunders, pp 1721-1734.
13. Turnipseed WD: Functional popliteal artery entrapment syndrome: A poorly understood and often missed diagnosis that is frequently mistreated, *J Vasc Surg* 49:1189-1195, 2009.
14. Beseth BD, Moore WS: The posterior approach for repair of popliteal artery aneurysms, *J Vasc Surg* 43:940-944, 2006.
15. di Marzo L, Cavallaro A, Sciacca V, et al: Surgical treatment of popliteal artery entrapment syndrome: A ten-year experience, *Eur J Vasc Surg* 5:59-64, 1991.

股－腘动脉闭塞性病变的腔内治疗

MATTHEW J. ALEF · ZHEN S. HUANG · MARC L. SCHERMERHORN

历史背景

在 1964 年，Dotter 和 Judkins[1] 首次描述使用刚性导管进行经皮腔内血管成形术（PTA）。截至 1977 年 3 月，据一个包括 12 个欧洲中心参加的国际会议报道，已有约 1800 例患者采用这种技术处理腘动脉闭塞和狭窄，其中 322 例归功于 Dotter[2]。1974 年，Grüntzig 和 Hopff[3] 推荐了高压球囊扩张导管，1979 年，Grüntzig 和 Kumpe[4] 报道，对 188 例股 – 腘动脉病变的患者行球囊血管成形术，2 年通畅率达 86%。

血管成形术后病变即刻发生反弹、夹层形成和血管闭塞，以及早期再狭窄率高等问题，促进了血管内支架的发展。1987 年，Sigwart 及其同事[5] 首次描述了关于支架植入治疗股浅动脉疾病的早期临床经验，对 3 例患有股浅动脉狭窄和 1 例球囊扩张再通后又完全闭塞的患者放置自膨式支架。1990 年，Bolia[6] 提出采取内膜下血管成形术对股 – 腘动脉闭塞进行再通，在之后的一项报道中[7]，作者对其 3 年处理的 71 个肢体共 200 例闭塞性病变的治疗进行详细的经验总结。1996 年，Henry[8] 描述了 67 例 PTFE 的覆膜支架治疗股 – 腘动脉疾病的病例。2000 年，Lammer 及其同事[9] 首次描述了使用 PTFE 的覆膜支架移植物治疗股浅动脉疾病。2005 年，BASIL 试验[10] 证明，因腹股沟下动脉闭塞性疾病而表现出严重肢体缺血的患者，实施球囊血管成形与开放手术的无截肢生存率类似。

适应证

对于间歇性跛行或严重肢体缺血，并且病变类型符合跨大西洋学会间共识（TASC）A 级和 B 级，其股腘病变长度在 15cm 以内，但不累及腘动脉的病变，腔内是首选的治疗方法（表 48-1 和框 48-1）[11]。虽然 TASC C 级和 D 级的病变首选开放手术治疗，不适合开放手术的高风险症状性患者仍可以考虑行腔内治疗。

术前准备

- 病史、体格检查和无创性血管的检查。对于有间歇性跛行、静息痛、前足坏疽的所有患者都应进行病史、体格检查和无创性诊断评价。视力，临床严重性和动脉闭塞性病变的解剖学累及范围，既往手术或血管内介入治疗，以及合并症和目前器官功能状态，都应在进行临床决策时加以考虑，以制订最佳的治疗方法。无创性血管学研究应包括节段

表 48-1　股 – 腘动脉病变的跨大西洋学会间共识分类

病变类型	指南
A	- 单一狭窄长度 ≤ 10cm
	- 单一闭塞长度 ≤ 5cm
B	- 多发性病变（狭窄或闭塞），每个 ≤ 5cm
	- 单一狭窄或闭塞 ≤ 15cm 且不累及膝下的腘动脉
	- 单个或多个病灶缺乏连续的胫部血管来提供改善远端旁路的流入道
	- 长度 ≤ 5cm 的严重钙化性闭塞
	- 单一腘动脉狭窄
C	- 多个狭窄或闭塞，长度共计 >15cm，而没有明显钙化
	- 历经两次血管内介入后需再次治疗的复发性狭窄或闭塞
D	- 累及腘动脉的股总动脉或股浅动脉慢性完全性闭塞（> 20cm）
	- 腘动脉和近端三叉血管的慢性完全性闭塞

- TASC A 选择介入治疗
- TASC B 倾向于介入治疗
- TASC C 低风险的患者倾向于手术治疗
- TASC D 选择手术治疗

性下肢的血压、脉量记录（PVR）、踝肱指数（ABI）和足趾血压。钙化程度、不可压缩、膝下动脉的数量、足趾血压水平等均可反映患者潜在的动脉闭塞性疾病的严重程度。

- 多普勒超声。多普勒超声用于确定动脉疾病的位置和严重程度。此外，通过对静脉的双功超声评估，可判断有无适合的静脉桥接血管，从而决定是否进行基于导管的介入治疗。
- CT 血管造影。如果体格检查或其他检查方法提示流入道疾病，CT 血管造影可以用来评估主髂动脉疾病，并在选择合适的入路和是否进行股动脉内膜切除术等方面，为干预方案的制订提供有利的信息。
- 围术期用药。所有患者在介入术前都应给予阿司匹林和他汀类药物治疗。当腔内治疗仍有可能，但开放手术尚无必要时，首选应给予氯吡格雷。

隐患和风险

- 入路的并发症。包括出血、假性动脉瘤形成以及动静脉瘘。通过超声引导定位及穿刺股总动脉可以有效地避免上述并发症。
- 动脉夹层或破裂。避免过度使用大的球囊可以有效降低动脉夹层或破裂的风险。低压的、延长的以及重复的血管成形术或支架所致的破裂可以通过放置支架移植物或开放状的方式来进行处理。
- 远端动脉栓塞。轻柔小心地推送导丝和导管可以降低远端动脉栓塞的风险，对于高风险病变应采用栓塞保护。
- 急性动脉血栓形成。在行介入术前，确保足量肝素化。在操作导管及导丝时，仔细观察，轻柔控制是非常必要的。

腔内治疗策略

血管造影解剖及通常的路径

股动脉由髂动脉延续，起始于腹股沟韧带处。经大腿前缘下行，止于大腿下 1/3。经收肌管延续为腘动脉（图 48-1）。据 Lippert 和 Pabst 报道[12]，股

动脉变异包括股深动脉起始端及其分支的变异[13]。如果股动脉病变严重，与其并行的主要动脉包括腹壁下动脉及深动脉，以及髂外动脉及股动脉分支。在股浅动脉闭塞的疾病中，股深动脉分支可与膝动脉形成侧支通路。

股浅动脉及腘动脉不常采用的解剖方式及介入路径

股 – 腘动脉的固有解剖因素很大程度上影响着血管介入术的远期通畅率。动脉段重复的机械运动会迫使血管变形[14,15]。在支架植入术后膝盖弯曲及活动会导致股浅动脉受压[16]。此外，长时间的硬化斑

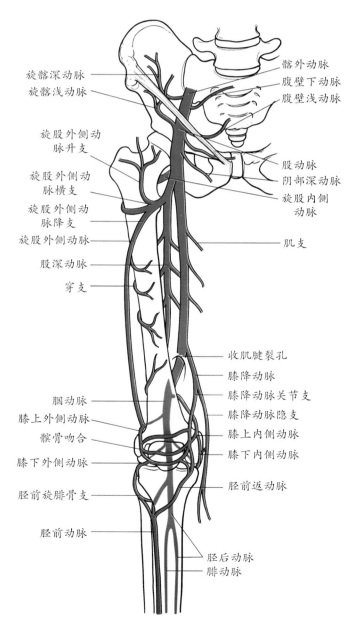

图48-1　股-腘动脉的解剖。

块及多发的狭窄、阻塞以及远端血流不畅全降低的腔内治疗疗效。

入路的选择

股 – 腘动脉病变的经皮穿刺入路包括股动脉、腘动脉以及外周动脉。肱动脉入路由于导管的长度而受限。诊断和治疗最安全且方便的入路为股总动脉，可以同侧进行顺向穿刺或对侧进行逆向穿刺。对于初学者来说，对侧逆穿的方式传统且有效。选择该入路，髂动脉及腓动脉及胫前动脉的所有病变都可以得到很好的处理。

同侧股动脉顺向入路对技术的要求更高，可能增加操作时的放射剂量，并可能增加局部血管并发症的风险[17]。然而，对侧旁路、腔内血管瘤修复手术史，或者髂动脉的过度扭曲可能会限制对侧股动脉的穿刺。当栓塞发生在股深动脉时，上述穿刺方法可能受股浅动脉限制。在这种情况下，逆穿腘动脉或外周动脉为更好的选择[18,19]。

支架选择

在股 – 腘动脉区域我们更倾向选择自膨式支架而非球囊扩张，因为后者受到外部压力以及动态活动的诸多限制。一项早期临床随机试验表明，在处理局段性的股 – 腘动脉缺血时，与单纯的 PTA 相比，球囊扩张术并没有显著的疗效[20,21]。近期数据表明，镍钛合金支架可显著改善缺血症状[22-25]。

药物洗脱支架被用于股浅动脉疾病的疗效有待评估。然而，早期的西罗莫司洗脱支架[26-28]未被证实有长期获益。近期报道[29,30]的 2 年明显的改善表示，与金属裸支架相比（药物洗脱支架，n=61；金属裸支架，n=59），紫杉醇药物洗脱支架疗效很好。紫杉醇覆盖的球囊也被用来减少再狭窄，但是其临床有效性仍待进一步评估[31]。

腔内治疗技术

动脉的顺行及逆行入路

患者仰卧于介入透视床上，双侧腹股沟术前准备完毕并暴露术野。超声引导下穿刺，超声引导有助于精确定位穿刺位置，使得穿刺血管前壁更加容易，便于术者注意并避免股总动脉病变，在处理无搏动动脉入路时更加方便，也可以帮助决定是否在闭塞的动脉处进行穿刺。

对于股总动脉的逆向穿刺入路，先使用超声进行横断面的观察，可以清晰地辨别股总动脉分叉处，即股浅动脉与股深动脉的汇合处。一旦确定分叉的部位，使用探针向头侧确定股骨头的位置，持续观察远端分叉处。在腹股沟韧带下方穿刺股总动脉，避免穿刺动脉壁钙化严重的地方。皮肤及皮下组织注射利多卡因，用手术刀在皮下做一小切口，用止血钳进行牵引。用同样的方法进行股动脉的逆向穿刺。

应用 21 号穿刺针穿刺动脉前壁，置入 0.018 英寸导丝。透视下确保穿刺越过股骨头并到达髂外动脉。推进导丝，放置 3F 微导管鞘，进而交换 0.035 英寸导丝及 4F 短鞘。

下肢血管造影术

沿导丝推进 Omni 冲洗导管至 L1 椎体平面，行腹主动脉造影。Omni 冲洗导管也可用于对侧入路，如果不能成功，可以选用单弯导管或 Rösch 肠系膜下导管或 SOS 选择导管。一旦导管进入对侧髂外动脉，可行对侧下肢动脉造影。看到股总动脉分叉要求将 C 臂移动到同侧 20°~30°。在分叉部位以下，股 – 腘动脉疾病可以通过造影很好地进行观察，偶尔需要多角度调整。介入治疗前及操作完成前进行胫部和足部血管造影也是很有必要的。

股-腘动脉狭窄的腔内治疗

确定狭窄段后，置入长鞘。硬质的 0.035 英寸导丝及单弯导管经诊断导管进入。鞘的长度及直径通常由预期的介入方式决定，最常用的是 5F 或 6F 的鞘以及 45~70cm 长的导管。如果病变损害段长度小于 8cm，可以选用 5F 鞘，因为 8cm 的自扩式支架适用于 5F 系统。然而，对于更长的病变，则需要使用 6F 系统。经硬导丝导入长鞘，应距病变段近端约 10cm。鞘应越过股总动脉分叉处放置，避免反复选择股浅动脉。

置入鞘管后，按 100U/kg 体重给予肝素，调整活化凝血时间（ACT）为 250 秒。将硬导丝置换为 0.014 英寸导丝并越过病变段。头端涂有亲水覆层的导丝，如 ChoICE PT Extra Support（Boston Scientific，马萨诸塞州，内蒂克）能更好地通过狭窄段，而头端加硬的编织导丝，如 ASAHI MiracleBros 6（Abbott Vascular，伊利诺伴州，雅培园区）能更好地通过动脉的闭塞段。这时通过 0.018 英寸球囊导管导入导丝来对病变段行扩张成形治疗。对于完全闭塞的病变，可使用 0.018 英寸的快速通过导管（Spectranetics，科罗拉多州，普林斯）来支撑导丝，帮助导丝通过严重的病变段，如果有必要，也可将原导丝置换为加硬导丝以输送球囊或支架。如果 0.018 英寸的导管无法通过病变段，可使用 0.014 英寸的导管，但这时有必要事先用 0.014

英寸的球囊对病变段进行预扩张。导丝通过病变段后可开始治疗，操作时保证导丝的头端在视野范围内，避免误伤远端血管。根据相邻正常血管的尺寸、病变的性质和鞘管的尺寸选择合适尺寸的球囊导管（图 48-2）。放置后，将扩张压力设定在 10~14 大气压，维持扩张约 1 分钟。尽管股浅动脉以及腘动脉的平均直径为 6mm，这些血管的直径为 4.5~7mm[32]。

行球囊扩张后，行造影检查（图 48-3A~D）。如果仍有狭窄，可用相同的球囊但用更大的扩张压力，也可选用更大尺寸的球囊行再次扩张。如果存在血流限制性夹层、内膜片形成、或者狭窄残留，则考虑放置支架。如果内膜撕裂，通常采用低压下扩张较长时间的处理方式即足够。

通常选用比血管直径大 1~2mm 的自膨式镍钛合金支架。病变段支架越短越好，单个支架优于多个重叠支架。支架展开后，加以球囊扩张能确保支架充分打开（图 48-3E，F）。操作结束前，行包括腘部和足部的血管造影。

尽管不常用，但是血栓保护装置或斑块旋切术在某些情况下也考虑应用。例如，当胫部血管仅单支畅通并且存在大块的钙化斑块，并曾有栓塞史，应考虑放置滤器。放置滤器前，为便于操作，可应用一种允许导丝分别通过的装置。尽管斑块切除在股 – 腘动脉疾病的治疗中尚不明确，在股总动脉或腘动脉的病损较大时，这些部位应避免应用支架，这时斑块切除可能有一定的作用。

止血后，缝合关闭切口，患者平卧 2 小时。对于需手法压迫止血的患者，需继续保持平卧位。一般的做法是：置入的引导鞘每增加 1F，平卧时间应相应延长 1 小时。

股–腘动脉闭塞的腔内治疗

跨越股 – 腘动脉的闭塞段可通过内膜外和内膜下两种技术实现。内膜外技术是通过导丝头端引导通过闭塞段。初始治疗导致病变段呈现典型的"腰"样形态。闭塞段的近端通常为纤维帽而导丝难以进入，这时可使用头端加硬的编织导丝帮助通过，如 ASAHI MiracleBros 6（Abbott Vascular, 伊利诺伊州，雅培园区）。

闭塞的腔内处理方法与治疗动脉狭窄的方法相同，要求通过病变部位。放置鞘管后，患者全身抗凝，将 0.014 英寸或 0.018 英寸导丝经 0.018 英寸 Quick Cross 导管导入至闭塞段的纤维帽处。导管头端定位于纤维帽，用扭控装置将导丝插入纤维帽。导丝和导管继续前行直到跨过病变段。当导管位于闭塞段后方的血管腔内时，移除导丝，血液反流，再次造影，确定其在管腔内位置。

如果使用内膜法通过病变失败，那么采用内膜下技术。将 0.035 英寸超滑导丝和 0.035 英寸单弯导管送至病变近端约 2cm 处，用力向前推送导丝至导丝成圈，继续在内膜下推送成圈的导丝，跟进导管。当导丝及导管通过病变段后，回拉导丝直至圈消失，再轻柔地向前推送导丝直到导丝位于管腔内，这时导丝可自由推送而头端无成圈现象。在内膜下前行

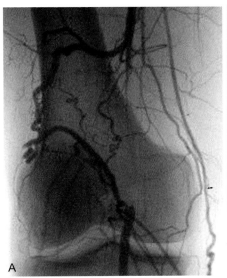
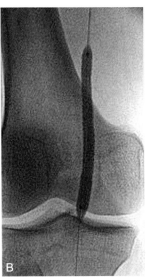
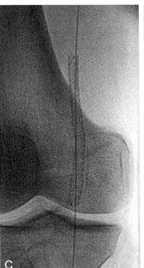
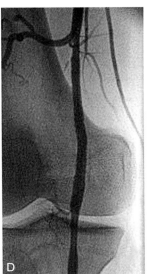

图48-2　自膨式支架的放置。通常选择直径大于血管直径1~2mm的自膨式镍钛合金支架，单个支架通常优于多个重叠支架。将自膨式支架安装在传送装置上，折叠于外在的保护鞘中。保护鞘无需通过病变段。明确病变的位置后（**A**）行球囊扩张（**B**），一手固定支架传送装置，另一只手回撤外鞘释放支架（**C**）。复查造影观察是否存在残余狭窄、内膜撕裂或栓塞（**D**）。

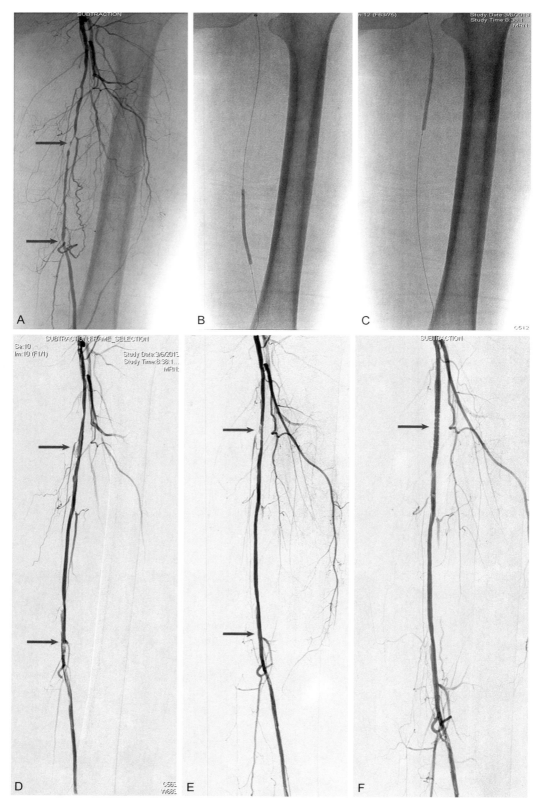

图48-3 弥漫性股浅动脉闭塞性疾病的腔内治疗。（A）在股浅动脉可见两处狭窄病变。（B~C）对远端和近端两处病变分别行初步的血管成形。（D）造影发现两处行血管成形的部位存在血流受限性内膜撕裂（红色箭头），两处都进行第二次长达2分钟的血管成形。（E）远端内膜撕裂处（红色箭头）血流得到明显改善，但近端（蓝色箭头）血流未得到明显改善。（F）使用自膨式支架处理近端内膜撕裂处（蓝色箭头）。（待续）

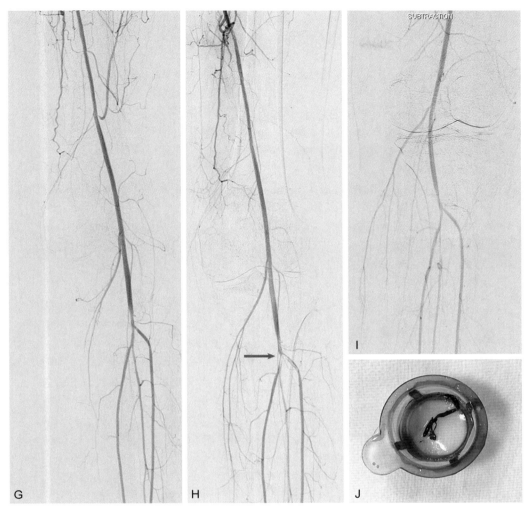

图48-3（续）　（G）在行血管成形前评估腘动脉三叉处的血流情况。（H）处理股浅动脉的病变后，在三叉处可见一血流受限性血栓（红色箭头）。（I）吸除该部位的血栓后，后续造影可见血流改善。（J）用配有吸除导管的血栓旋切装置去除血栓。

过程中导丝头端可能会变形，可能需要更换导丝。这种从内膜下再返回管腔的概率大约为 80%，可以通过反流血及造影明确[33]。如果返回管腔失败，那么需要用返回装置协助，如 Outback 导管（Cordis，新泽西州，布里奇沃特）或带有腔内超声（IVUS）的装置，如 Pioneer Plus（Medtronic Vascular，明尼阿波利斯）。Pioneer Plus 通过 0.014 英寸导丝输送，并通过 IVUS 来确认真腔。装置内置有一穿刺针，将针定向真腔并释放，导丝即向前送入真腔。

当通过病变段并确认在管腔内位置后，导入合适尺寸的球囊并扩张。球囊扩张维持约 1 分钟。然后行造影，观察是否存在残余狭窄、夹层，或者血管壁回缩，并决定是否需要放置支架。

急性股–腘动脉闭塞的血栓形成

急性股 - 腘动脉的血栓形成的腔内治疗方法与治疗动脉狭窄的方法相同，要求通过病变部位。造影明确急性血栓形成的位置后，经冲洗导管送入一硬单弯超滑导丝，并置入一长的 6F 鞘。鞘的长度及位置由血栓的位置决定，可根据需要放置于髂总动脉到股浅动脉远端的任意位置。

然后使用软或硬的 0.035 英寸单弯导丝，配合弯的亲水导管通过血栓。对于更远端的病变，选择 0.014 英寸导丝配合 Quick Cross 导管。在闭塞部位的近端注入纤溶酶原激活物（tPA）可软化血栓以利于导丝通过。

一旦导丝成功通过血栓，用 AngioJet 流变导管（Possis）行机械血栓切除法。尽管有 8 种经皮械血栓切除装置被批准用于血透人工移植物，在美国仅有 AngioJet 被批准可用于外周动脉闭塞。通过脉冲装置输注溶栓药物，如 tPA（10mg），直接注入血栓内，维持约 15 分钟后，将血栓抽吸入导管内。这项技术可迅速溶解血栓，快速重建部分远端血流。若 AngioJet 溶栓后仍存在血流受限性病变，则行球囊血管成形术，并根据需要决定是否放置支架，再继续持续性溶栓治疗。残存的血栓通过连夜的溶栓药物输注，第二天行血管造影复查。选取长度足以覆盖血栓段的多孔可输送药物的导管，如 Cragg McNamara（4~5F 直径，5~50cm 溶栓长度，EV3，明尼苏达州，普利茅斯）放置并越过血栓段，tPA 输注速度为 1mg/h。对于更小的血管，可以使用 MicroMewi 微导管（2.9F 直径，5~10cm 溶栓长度，Covidien，马萨诸塞州，曼斯菲尔德），对于非常小的动脉，可用 Katzen 溶栓导丝（Boston Scientific），大多数的溶栓导管所能达到的溶栓长度为 50cm，这种导管也可为其他溶栓导管提供额外的溶栓长度。同时通过鞘管向动脉内按 500U/h 的速度注入肝素，防止导管内血栓形成。

12~24 小时后行造影复查以评估溶栓效果。对于长段血栓性闭塞，有必要将溶栓导管向前推进，再继续溶栓 12~24 小时。如果发现有潜在的狭窄病变，应立即行相应的治疗。

术后护理

• 鞘管的管理。对于不使用封堵器而采取人工压迫止血的患者，应当在 ACT 调整至低于 180 秒时再移除鞘管。

• 抗血小板治疗。如果术前未开始抗血小板治疗，在苏醒室口服 300mg 负荷剂量的氯吡格雷。之后 75mg/d，连续服用 1 个月，并终身服用阿司匹林。

• 术后监测。术后 1 个月对已行治疗的动脉段行 ABI 及双功超声检查，以后每 6 个月例行检查直到术后 2 年，之后每年 1 次。对于收缩速率峰值（PSV）低于 275cm/s，PSV 比率（支架内测得的 PSV 和无病变的近段股浅动脉内测得的 PSV 之比值）低于 3.5 的患者，提示支架内再狭窄，并且狭窄率大于 80%，尤其有复发症状的患者，应行造影评估。

并发症

• 动脉夹层。一旦确诊血流限制性动脉夹层，相应的处理应从确认导丝位于真腔内开始。必须小心操作导丝，确保导丝始终位于真腔内，直至支架放置到位。行造影和（或）腔内超声确认导丝位于真腔内。

• 栓塞及闭塞。对于栓塞及闭塞的治疗包括用 Export 吸引导管（Medtronic Vascular）行血栓吸除术，或血栓旋除术（可加用溶栓剂，如 tPA，也可不用），或球囊血管成形，可放置或不放置支架。

• 动脉破裂。如发生破裂，将导丝维持在破裂动脉段远端的真腔内是至关重要的。交换为 0.035 英寸硬导丝，如 Amplatz 导丝，更换为更大尺寸的鞘管并为放置支架做好准备。支架放置完成后，对之进行轻柔的扩张，完成操作前行造影复查。

• 入路并发症。高位髂外动脉出血需行手术干预。或者也可考虑经对侧股动脉入路放置支架。直径小于 1cm 股动脉假性动脉瘤可以继续观察而无需处理，如果直径大于 1cm，则需注入凝血酶处理或手术治疗。动静脉瘘可行保守处理，但对于持续存在的较大的瘘管，则需行手术修复。

（贺元 译　吴永发 校）

参考文献

1. Dotter CT, Judkins MP: Transluminal treatment of arteriosclerotic obstruction. Description of a new technique and a preliminary report of its application, *Circulation* 30:654-670, 1964.
2. Zeitler E, Grüntzig A, Schoop W, et al: *Percutaneous vascular recanalization: Technique, applications, clinical results*, New York, 1979, Springer.
3. Grüntzig A, Hopff H: Perkutane rekanalisation chronischer arterieller verschlüsse mit einem neuen dilatationskatheter. Modifikation der Dotter-technik, *Dtsch Med Wochenschr* 99: 2502-2505, 1974.
4. Grüntzig A, Kumpe DA: Technique of percutaneous trans-luminal angioplasty with the Grüntzig balloon catheter, *Am J Roentgenol* 132:547-552, 1979.
5. Sigwart V, Puel J, Mirkovitch V, Joffre F, Kappenberger L: Intravascular stents to prevent occlusion and restenosis after transluminal angioplasty, *N Engl J Med* 6:701-706, 1987.
6. Bolia A, Miles KA, Brennan J, Bell PRF: Percutaneous transluminal angioplasty of occlusions of the femoral and popliteal arteries by subintimal dissection, *Cardiovasc Intervent Radiol* 13: 357-363, 1990.
7. London NJM, Srinivasan R, Naylor AR, et al: Subintimal angioplasty of femoropopliteal artery occlusions. The long-term results, *Euro J Vasc Surg* 8:148-155, 1994.
8. Henry M, Amor M, Cragg A, et al: Occlusive and aneurysmal peripheral arterial disease: Assessment of a stent-graft system, *Radiology* 201:717-724, 1996.

9. Lammer J, Dake MD, Bleyn J, et al: Peripheral arterial obstruction: Prospective study of treatment with a transluminally placed self-expanding stent-graft, *Radiology* 217:95-104, 2000.

10. Adam DJ, Beard JD, Cleveland T, et al: Bypass versus angioplasty in severe ischaemia of the leg (BASIL): Multicentre, randomised controlled trial, *Lancet* 366(9501):1925-1934, 2005.

11. Norgren L, Hiatt WR, Dormandy JA, et al: Inter-society consensus for the management of peripheral arterial disease (TASC II), *J Vasc Surg* 45(Suppl S):S5-S67, 2007.

12. Lippert H, Pabst R: *Arterial variations in man: Classification and frequency*, New York, 1985, Springer Verlag.

13. Massoud TF, Fletcher EW: Anatomical variants of the profunda femoris artery: An angiographic study, *Surg Radiol Anat* 19:99-103, 1997.

14. Brown R, Nguyen TD, Spincemaille P, et al: In vivo quantification of femoral-popliteal compression during isometric thigh contraction: Assessment using MR angiography, *J Magn Reson Imaging* 29:1116-1124, 2009.

15. Wood NB, Zhao SZ, Zambanini A, et al: Curvature and tortuosity of the superficial femoral artery: A possible risk factor for peripheral arterial disease, *J Appl Physiol* 101:1412-1418, 2006.

16. Nikanorov A, Smouse HB, Osman K, et al: Fracture of self-expanding nitinol stents stressed in vitro under simulated intravascular conditions, *J Vasc Surg* 48:435-440, 2008.

17. Biondi-Zoccai GG, Agostoni P, Sangiorgi G, et al: Mastering the antegrade femoral artery access in patients with symptomatic lower limb ischemia: Learning curve, complications, and technical tips and tricks, *Catheter Cardiovasc Interv* 68:835-842, 2006.

18. Tønnesen KH, Sager P, Karle A, Henriksen L, Jørgensen B: Percutaneous transluminal angioplasty of the superficial femoral artery by retrograde catheterization via the popliteal artery, *Cardiovasc Intervent Radiol* 11:127-131, 1988.

19. Montero-Baker M, Schmidt A, Bräunlich S, et al: Retrograde approach for complex popliteal and tibioperoneal occlusions, *J Endovasc Therapy* 15:594-604, 2008.

20. Vroegingeweij D, Vos LD, Tielbeek AV, et al: Balloon angioplasty combined with primary stenting versus balloon angioplasty alone in femoropopliteal obstructions: A comparative randomized study, *Cardiovasc Intervent Radiol* 20:420-425, 1997.

21. Cejna M, Thurnher S, Illiasch H, et al: PTA versus Palmaz stent placement in femoropopliteal artery obstructions: A multicenter prospective randomized study, *J Vasc Interv Radiol* 12:23-31, 2001.

22. Schillinger M, Sabeti S, Loewe C, et al: Balloon angioplasty versus implantation of nitinol stents in the superficial femoral artery, *N Engl J Med* 354:1879-1888, 2006.

23. Schillinger M, Sabeti S, Dick P, et al: Sustained benefit at 2 years of primary femoropopliteal stenting compared with balloon angioplasty with optional stenting, *Circulation* 115:2745-2749, 2007.

24. Dick P, Wallner H, Sabeti S, et al: Balloon angioplasty versus stenting with nitinol stents in intermediate length superficial femoral artery lesions, *Catheter Cardiovasc Intervent* 74:1090-1095, 2009.

25. Laird JR, Katzen BT, Scheinert D, et al: Nitinol stent implantation vs. balloon angioplasty for lesions in the superficial femoral and proximal popliteal arteries of patients with claudication: Three-year follow-up from the RESILIENT randomized trial, *J Endovasc Therapy* 19:1-9, 2012.

26. Duda SH, Pusich B, Richter G, et al: Sirolimus-eluting stents for the treatment of obstructive superficial femoral artery disease, *Circulation* 106:1505-1509, 2002.

27. Duda SH, Bosiers M, Lammer J, et al: Sirolimus-eluting versus bare nitinol stent for obstructive superficial femoral artery disease: The SIROCCO II trial, *J Vasc Interven Radiol* 16:331-338, 2005.

28. Duda SH, Bosiers M, Lammer J, et al: Drug-eluting and bare nitinol stents for the treatment of atherosclerotic lesions in the superficial femoral artery: Long-term results from the SIROCCO trial, *J Endovasc Therapy* 13:701-710, 2006.

29. Dake MD, Ansel GM, Jaff MR, et al: Paclitaxel-eluting stents show superiority to balloon angioplasty and bare metal stents in femoropopliteal disease: Twelve-month Zilver PTX randomized study results, *Circulation-Cardiovasc Intervent* 4:495-504, 2011.

30. Dake MD, Ansel GM, Jaff MR, et al: Sustained safety and effectiveness of paclitaxel-eluting stents for femoropopliteal lesions 2-year follow-up from the Zilver PTX randomized and single-arm clinical studies, *J Am Coll Cardiol* 61:2417-2427, 2013.

31. Tepe G, Zeller T, Albrecht T, et al: Local delivery of paclitaxel to inhibit restenosis during angioplasty of the leg, *N Eng J Med* 358:689-699, 2008.

32. Kröger K, Buss C, Goyen M, Santosa F, Rudofsky G: Diameter of occluded superficial femoral arteries limits percutaneous recanalization: Preliminary results, *J Endovasc Ther* 9:369-374, 2002.

33. London NJM, Srinivasan R, Naylor AR, et al: Subintimal angioplasty of femoropopliteal artery occlusions. The long-term results, *Europ J Vasc Surg* 8:148-155, 1994.

TEJAS R. SHAH · PETER L. FARIES

历史背景

最初的关于腘以下动脉血管成形术的可行性病例报道于 20 世纪 80 年代晚期及 90 年代早期,是随着球囊在小型化和强度方面不断进步,亲水导丝的出现和可驾驭性不断增强,以及路图技术日臻完善的背景下出现的。这些报道多集中在对严重肢体缺血的治疗,其技术方面的成功率、短期通畅率和临床效果较为令人满意[1-4]。

内膜下血管成形技术,最初报道于 20 世纪 90 年代,是 Bolia 及其同事[5] 在治疗股腘动脉闭塞性疾病时报道的。该技术随后又扩大到胫腓动脉闭塞性疾病的治疗中,并于 1997 年也做了相关的报道[6]。激光血管成形术治疗下肢动脉粥样硬化闭塞性疾病这一技术首先报道于 1984 年,但因血管穿孔的并发症发生率高而难以被接受[7]。之后随着技术的改进,其在不适合行血管重建术的患者中取得了不错的保肢效果[8]。Serino 及其合作者[9] 报道了激光辅助球囊血管成形术的 2 年通畅率为 83%,保肢率为 94%。他们采用的是激光与球囊同轴的技术,用以增加血管的直径。

Feiring 及其同事[10] 最先报道了用冠脉支架治疗胫部血管病变。Rand 及其同事[11] 首次进行了临床随机对照试验评估裸支架治疗膝下血管疾病。后续的试验证明,保肢率约为 89.3%,12 个月血管通畅率约为 62.8%[12]。专门设计用于治疗膝下血管病变的 Chromis Deep 支架(Invatec,意大利,隆卡德莱),其保肢率约为 91.5%,12 个月的血管通畅率约为 52.9%[13]。2005 年,一项使用西罗莫司的药物洗脱支架治疗胫部血管阻塞性疾病的小规模病例报道,认为其 6 个月的治疗效果优于金属裸支架,其节段内再狭窄率为 32%,而金属裸支架为 66%[14]。

适应证

对于治疗的标准及治疗方法的推荐,根据跨大西洋学会间共识一致标准可将病变病型进行分类[15]。最近的推荐建议导管介入治疗适合于大部分伴有严重下肢缺血症状及其他严重的合并症患者的膝下病变。

术前准备

- 病史及危险因素评估。对于合并有冠脉疾病及肺部疾病病史的患者,腔内介入治疗是更加合适的治疗选择。然而,肾功能不全可增加对比剂肾病的发生。戒烟、治疗糖尿病及控制高血压,可降低动脉粥样硬化的危险因素,使用他汀类药物可降低发病率并改善预后。患者应进行抗血小板治疗,如服用阿司匹林和氯吡格雷。
- 体格检查。应进行全面的脉搏检查,以及下肢末端皮肤的完整性评估,包括是否有溃疡、开放性的伤口和坏疽。
- 非侵袭性血管实验室检查。踝肱指数(ABI)以及脉搏容量记录可为周围动脉疾病(PAD)的定位和病变严重程度的评估提供客观的分析标准。ABI 低于 0.9 提示周围动脉疾病,ABI 低于 0.4 提示严重肢体缺血。跑步机测试可帮助判断潜在的周围动脉疾病,尤其是存在相应症状而静息 ABI 正常的患者。双功超声可明确动脉疾病的严重程度和病变范围,并能够为动脉重建提供潜在的治疗靶点。
- 影像学检查。CTA 或 MRA 可帮助确定动脉病变的严重程度及位置,并判断是否钙化及其程度。

隐患和风险

- 破裂。
- 动脉夹层。
- 血栓形成。
- 急性动脉栓塞。
- 再狭窄。

腔内治疗策略

血管造影解剖

解剖学上的膝关节以下血管起始于内收肌间隙,

在这里股浅动脉（SFA）移行为腘动脉，腘动脉穿过腘窝向尾端走行，形成分叉并分出胫前动脉及胫腓干。腘动脉的这种分叉偶尔会出现在膝后的腘窝内，即在高位移行为胫前或胫后动脉。腘动脉极少在无胫腓干的情况下直接移行为胫前、胫后和腓动脉。

腘动脉可分出数支小动脉，包括腓肠动脉的上下肌支及皮支、膝上内外侧动脉、膝中动脉及膝下内外侧动脉等。髌骨周围侧支循环丰富，在腘动脉或远端股浅动脉闭塞的患者中，这些侧支将变得明显。

胫前动脉始于腘动脉分叉处，延续为足背动脉，发出数支肌肉分支，和踝动脉一起参与踝关节血供。胫后动脉由胫腓干发出，斜行向下延续至内踝处，胫后动脉在其至足部的行径过程中，分出数支肌支、交通支及滋养支，并在足部延续为足底内外侧动脉。最后，腓动脉在腘肌下方由胫腓干分叉处发出，沿着腓骨后内侧行至跟骨水平。

对于胫腓血管介入不利的解剖和生理因素

一些胫腓血管病变的解剖特点增加了腔内治疗的技术难度，也降低了长期疗效，包括致密的钙化、长段病变、连续的狭窄或闭塞、血管直径狭小，以及各种原因引起的血管床血流量减少。

顺行或逆行穿刺入路的选择

膝下动脉的球囊血管成形术或支架植入术可通过同侧股动脉的顺行穿刺或采用翻山通路的对侧股动脉的逆行穿刺。顺行穿刺的优势包括更好的导丝及导管控制力；到达远端病变可用更短的导丝，而用翻山通路则可能无法到达；还可有效地规避扭曲的主髂动脉。但是，翻山通路可在治疗膝下疾病之前通过简单的股动脉逆行穿刺，评估主髂动脉及股动脉。在实际操作中二者均可选择，可根据手术的具体情况进行选择。

支架选择

膝下血管疾病的腔内治疗首选经皮血管成形术（PTA），支架植入仅限于PTA术后效果不佳的患者。当无合适的胫部血管支架时，冠脉支架也可供选择。

腔内治疗技术

胫部动脉血管成形术和支架成形术

定位

患者仰卧于透视台上，髋关节外旋，膝关节稍微弯曲。足部包裹以手术巾并朝向外侧固定，使胫部血流得到最好的显影。

动脉入路

我们更倾向于股动脉顺行穿刺入路。因为这样的入路具有更好的导丝和导管控制性，以及"推送力"，而且可以用更短的导丝到达远端的病变位置。穿刺时使用21号的穿刺针和0.018英寸的导丝。用3F的鞘置换穿刺针和0.018导丝。鞘置于股浅动脉，腔内造影进行确认（图49-1）。导入0.035英寸导丝后，用5F鞘置换3F鞘。固定好鞘后，进行连续造影来更好地评估流入道、侧支循环以及流出道。

确定病变段

确定目标病变后，用长鞘置换5F鞘，准备实施干预。将长鞘送至距离目标病变段约10cm的位置，将鞘的头端置于病变的附近可提高导管的机械性能，在不移除导丝的情况下也可进行多次造影。

通过病变

将0.035英寸导丝置换为工作导丝，工作导丝根据导丝的亲水性、支撑力以及尺寸等参数加以选择。Whisper导丝（Abbott Laboratories,伊利诺伊州，雅培园区）为亲水性软导丝，直径为0.014英寸，适用于大多数介入手术。如果Whisper导丝不能通过病变段，应置换成硬导丝。可供选择的其他0.014英寸导丝有Choice PT和Journey（Boston Scientific，马萨诸塞州，内蒂克），或者Balance Middleweight universal导丝(Abbott Laboratories)。如果上述导丝还不能通过闭塞段，可供选择的0.014导丝还有Victory (Boston Scientific)或ASAHI MiracleBros 6和Spartacore (Abbott Laboratories)等。导丝应越过病变段，避免在手术过程中失去入路。应间断地评估导丝的位置，避免损伤远端血管。放置好鞘之后开始处理病变之前，可直接按100U/kg体重的剂量给予肝素，活动凝血时间维持在300秒以上（图49-1）。

球囊血管成形术

经导丝推送球囊导管越过病变段。球囊导管的选择取决于病变的特征和邻近未发生病变的血管的直径，还要考虑导管尖端的剖面和球囊未充盈时是否能通过狭窄段的血管腔。举例说明，Coyote球囊(Boston Scientific)是小型的0.014英寸球囊，适用于单轨系统，通过导丝进行输送，直径为1.5~4mm，长度可达220mm。一旦球囊越过病变段，在透视引导下充盈，充盈压力为10～12大气压，保持膨胀30~40秒。

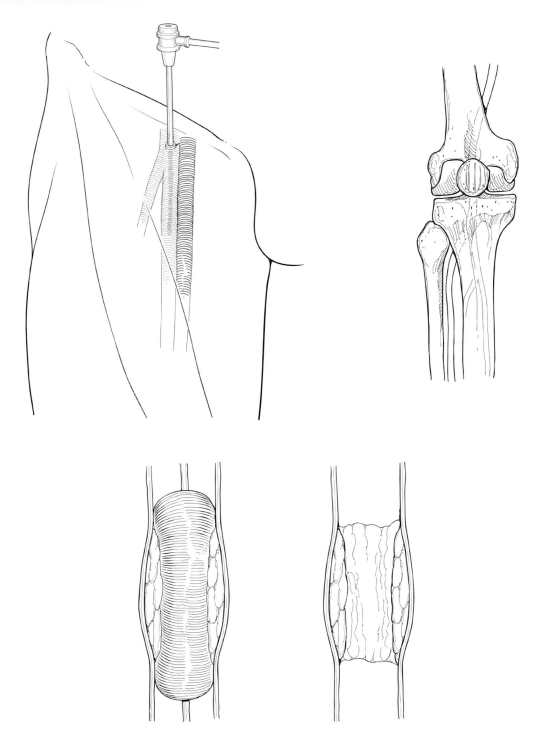

图49-1 膝下血管的经皮穿刺血管成形术可于股总动脉水平顺行穿刺建立入路。选择亲水性导丝（如Glidewire）通过病变段后，导入合适尺寸的球囊（股浅动脉或胭动脉的通常为5~6mm，膝下动脉的为3~4mm）并进行扩张。经鞘管行动脉照影，以确认病变是否完全消除。

如果仍有残留狭窄，可以用更大的球囊或更强的压力对病变段进行再次扩张（图49-1）。

血管成形术后造影

　　是否行支架植入术取决于残留狭窄的严重程度、血管壁的回缩程度，以及是否存在夹层或内膜瓣。如果需要植入支架，则选择能够解决病变的最短的支架，支架要略大于血管的尺寸 1~2mm。支架植入后需行造影确保支架完全展开，并确认血流顺利通过病变处理段。术后在患者转出恢复室之前，应完成包括肢体末端脉搏的临床检查。

胫部动脉的内膜下血管成形术和支架成形术

内膜下血管成形术对于慢性的、中重度的钙化、较长的闭塞或曾经腔内血管成形术失败是最合适的[16]。

动脉入路

患者取适当的体位，做好操作前准备，按腔内血管成形术的要求建立入路。顺行穿刺成功后引入 5F 单弯导管，给予患者全身肝素化，在越过病变段前，动脉内给予血管扩张剂，如 30mg 罂粟碱或 200mg 硝酸甘油。

通过病变

软导丝的直头需要做适当的弯曲成形，推送至闭塞段的起始部。然后有意识地将导丝送入血管内膜下，如遇到阻力，在导丝的配合下向前推进导管可克服阻力，或者使用定向导管引导导丝进入内膜下（图 49-2）。导丝进入内膜下后形成一个特征性的襻样形态，襻的直径大于动脉的管腔直径。操作过程中

手推小剂量的对比剂进行造影。

在 80% 的情况下，成襻的导丝可自然地重新回到真腔。如果没有自然地回到真腔，则使用返回真腔的装置，如 Outback 导管（Cordis Corp.，迈阿密）来帮助其重新回到真腔。这种导管配有相应的穿刺针，通过该穿刺针按照标记方位刺破血管内膜而使导丝重新回到真腔。

球囊血管成形术

通过病变段并重新进入真腔后，引入一个合适尺寸的球囊，加压至 10~12 大气压充起球囊对病变段全程进行治疗，维持时间为 30~40 秒。

血管成形术后造影

应用造影评估治疗是否成功。是否植入支架取决于残留狭窄或夹层的情况（图 49-3）。

胫部血管的激光治疗和支架成形术

激光血管成形术的适应证与内膜下血管成形术的适应证相似，选择伴有糖尿病或肾衰竭的患者时要谨慎。激光辅助的血管成形设备，如 TurboElite 激光消融

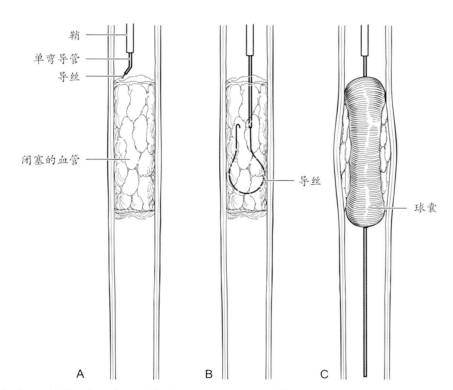

图49-2　（A）内膜下血管成形术：将0.035英寸的亲水导丝通过5F单弯导管（如Berenstein）到达病变段的近端，拟穿透内膜进入内膜下。该步骤要求有意识地将导丝"强行"送入内膜下层面，继而将导管也沿着导丝送入内膜下。（B）导丝形成较大的襻，继续其在内膜下的分离操作，通过导管和导丝的配合将病变从血管壁的深层结构上分离出来。到达预定的远端位置后，向前推送导管的同时回撤导丝，使襻消失。然后通过单弯导管把握方向，再次向前推送导丝至通畅的远端血管，随之跟进导管，手推造影以确认导管已进入远端血管。（C）通过球囊扩大内膜下空隙，操作方法与真腔内的球囊扩张成形术相同。

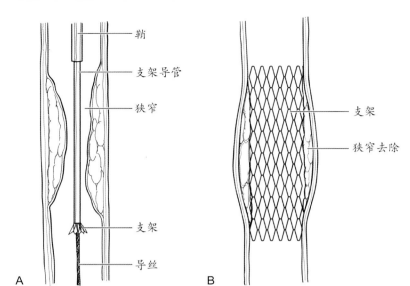

鞘

支架导管

狭窄

支架

导丝

A

支架

狭窄去除

B

图49-3 膝下血管的腔内支架放置如图所示。（A）经长鞘将传送支架的导管输送至超过病变的部位，送入支架并定位在超过明显病变段约几毫米处。在尾部的闪烁标记显现出来前仅部分释放支架，并在释放过程中做到精确定位。（B）用合适尺寸的球囊对放置到位的支架进行成形处理后完成操作。行动脉造影确认支架放置到位并且整个病变段已被支架覆盖。

导管（Spectranetics，科罗拉多州，利罗拉多斯普林斯），通常选用 6F 的鞘，导入血管的直径通常为 3~3.5mm。亦可选择相类似的导管及导丝，通过腔内血管成形技术恢复血流。一个需要考虑到的重要问题是用激光行组织消融后有更高的远端血栓形成风险。一项单中心的前瞻性研究表明激态准分子激光治疗，67% 的患者形成了远端血栓，而行血管成形术或支架植入术患者的发生率仅为 35%。然而，两组人群中有临床意义的组织碎片栓塞发生率相当，均约为 20%[17]。

术后护理

• 抗血小板治疗。需在苏醒室即给予患者 300mg 负荷剂量的氯吡格雷口服，继以 75mg/d 持续 1 个月。同时，如果患者当前的治疗用药中未包括阿司匹林，应在苏醒室给予口服初始剂量为 325mg 的阿司匹林。1 个月后停服氯吡格雷，继续按 325mg/d 服用阿司匹林直至终身。

• 术后监测。患者需在术后 1 个月和 6 个月随访测量 ABI，如有必要，可进行跑步机检测。严重肢体缺血临床症状复发的患者需再次干预。无临床症状的再狭窄并不必需再次干预。

并发症

• 发病率。并发症的发病率为 5%~26%[18,19]，出血是最常见的并发症，发生率为 2%~8%。

• 动脉破裂。成功处理破裂的关键在于：通过造影证实导丝越过破裂的动脉段，到达远端并仍然位于真腔内。当导丝越过破裂段，小心充盈尺寸合适的球囊足够避免血液继续外渗。当球囊不足以止血时，加用金属裸支架可以配合控制出血。如果远端侧支血流丰富，可使用弹簧圈填塞，但破裂处的远近两端都需放置到位。根据具体临床情况决定是否行外科血管重建或外科修复，并且手术切开时可用球囊临时控制出血。若只是导丝穿破小分支并且出血有限，可采用逆转肝素化、加压止血来处理，同时给予仔细监测。

• 动脉夹层。若不小心出现了夹层，则处置的目标是使血流重新返回真腔。一旦发现夹层，非常重要的一点是通过造影确认导丝位于真腔内。尽管也可以通过腔内超声识别真腔，但是对于管径细小的胫部动脉来说比较困难。确认导丝位于真腔内后，植入支架固定游离的内膜片。

• 栓塞或血栓形成。对于急性的栓塞，可用 0.018 英寸或 0.014 英寸头端加重的导丝通过病变段，或进入内膜下。如果再次血管成形术不能开通病变段，则将端孔或冲洗导管引导至栓塞处，经导管输注组织纤溶酶原激活蛋白（tPA），先快速推注 6mg，再以 1mg/h 的速度连续输注，直到临床症状得到改善。tPA 的风险包括出血性卒中（1%）、大出血（5%）和小出血（15%）[20]。如果溶栓治疗不能取得预期的改善效果，需考虑行开放手术切开取栓。

• 穿刺并发症。穿刺点的评估包括血肿评估，其与潜在的假性动脉瘤或动静脉瘘有关，急性缺血可能与血栓形成或局部夹层形成有关。

（贺元 译 吴永发 校）

参考文献

1. Schwarten DE, Cutcliff WB: Arterial occlusive disease below the knee: Treatment with percutaneous trans-luminal angioplasty performed with low-profile catheters and steerable guide wires, *Radiology* 169:71-74, 1988.

2. Brown KT, Schoenberg NY, Moore ED, et al: Percutaneous trans-luminal angioplasty of infra-popliteal vessels: Preliminary-results and technical considerations, *Radiology* 169:75-78, 1988.

3. Bakal CW, Sprayregen S, Scheinbaum K, et al: Percutaneous transluminal angioplasty of the infrapopliteal arteries: Results in 53 patients, *Am J Roentgenol* 154:171-174, 1990.

4. Schwarten DE: Clinical and anatomical considerations for nonoperative therapy in tibial disease and the results of angioplasty, *Circulation* 83(Suppl):86-90, 1991.

5. Bolia A, Miles KA, Brennan J, et al: Percutaneous transluminal angioplasty of occlusions of the femoral and popliteal arteries by subintimal dissection, *Cardiovasc Intervent Radiol* 13:357-363, 1990.

6. Nydahl S, Hartshorne T, Bell PRF, et al: Subintimal angioplasty of infrapopliteal occlusions in critically ischaemic limbs, *Eur J Vasc Endovasc Surg* 14:212-216, 1997.

7. Cothern RM, Hayes GB, Kramer JR, et al: A multishield catheter with an optical shield for laser angiosurgery, *Lasers Life Sci* 1:1-12, 1986.

8. Bosiers M, Peeters P, Elst FV, et al: Excimer laser assisted angioplasty for critical limb ischemia: Results of the LACI Belgium study, *Eur J Vasc Endovasc Surg* 29:613-619, 2005.

9. Serino F, Cao Y, Renzi C, et al: Excimer laser ablation in the treatment of total chronic obstructions in critical limb ischaemia in diabetic patients. Sustained efficacy of plaque recanalisation in mid-term results, *Eur J Vasc Endovasc Surg* 39:234-238, 2010.

10. Feiring A, Wesolwski A, Lade S: Primary stent-supported angioplasty for treatment of below-knee critical limb ischemia and severe claudication: Early and one-year outcomes, *J Am Coll Cardiol* 44:2307-2314, 2004.

11. Rand T, Basile A, Cejna M, et al: PTA versus carbofilm-coated stents in infrapopliteal arteries: Pilot study, *Cardiovasc Intervent Radiol* 29:29-38, 2006.

12. Boisiers M, Kallakuri S, Deloose K, et al: Infragicular angioplasty and stenting in the management of critical limb ischaemia: One year outcome following the use of MULTI-LINK VISION stent, *EuroIntervention* 3:470-474, 2007.

13. Deloose K, Bosiers M, Peeters M: One year outcome after primary stenting of infrapopliteal lesions with the CHROMIS DEEP stent in the management of critical limb ischaemia, *EuroIntervention* 5:318-324, 2009.

14. Siablis D, Kraniotis P, Karnabatidis D, et al: Sirolimus-eluting versus bare stents for bailout after suboptimal infrapopliteal angioplasty for critical limb ischemia: 6-month angiographic results from a nonrandomized prospective single-center study, *J Endovasc Therapy* 12:685-695, 2005.

15. Norgren L, Hiatt WR, Dormandy JA, et al: Inter-society consensus for the management of peripheral arterial disease (TASC II), *J Vasc Surg* 45(Suppl S):S5-S67, 2007.

16. Bolia A, Sayars RD, Thompson MM, et al: Subintimal and intraluminal recanalization of occluded crural arteries by percutaneous balloon angioplasty, *Eur J Vasc Surg* 8:214-219, 1994.

17. Shammas NW, Coiner D, Shammas GA, et al: Distal embolic event protection using excimer laser ablation in peripheral vascular interventions: Results of the DEEP EMBOLI registry, *J Endovasc Ther* 16:197-202, 2009.

18. Matsi PJ, Manninen HI: Complications of lower-limb percutaneous transluminal angioplasty: A prospective analysis of 410 procedures on 295 consecutive patients, *Cardiovasc Intervent Radiol* 21:361-366, 1998.

19. Mousa A, Rhee J, Trocciola S, et al: Percutaneous endovascular treatment for chronic limb ischemia, *Ann Vasc Surg* 19:186-191, 2005.

20. Berridge DC, Makin GS, Hopkinson BR: Local low dose intraarterial thrombolytic therapy: The risk of stroke or major haemorrhage, *Br J Surg* 76:1230-1233, 1989.

第 50 章　腘动脉瘤的腔内治疗

RAGHUVEER VALLABHANENI · LUISA. SANCHEZ · PATRICK J. GERAGHTY

历史背景

尽管开放手术目前仍为治疗腘动脉瘤的金标准，腔内治疗修复已成为行之有效的可选方案。1994 年，Marin 及其同事描述了首例通过腔内修复术治疗腘动脉瘤的病例，他们在动脉瘤内植入聚四氟乙烯（ePTFe）移植物并加以 2 个支架进行支撑[1]。从此报道以后，可弯曲的自扩式的支架逐渐引入腘动脉瘤腔内修复 (EVPAR) 治疗并实现商业化，包括 Wallgraft（Boston Scientific，马萨诸塞州，内蒂克）和 Viabahn endoprosthesis（W.L. Gore and Associates，特拉华州，纽瓦克）。截至目前，尚无关于 EVPAR 的多中心临床随机对照试验，但是经多个单中心的试验报道，经过适当选择，解剖条件合适的病例取得了较为满意的初级和次级通畅率[2-6]。

适应证

修复腘动脉瘤的最初目的是防止血栓形成的并发症以及截肢。对于未予以治疗的腘动脉瘤，经报道 1 年的并发症发生率为 15%~25%，5 年的并发症发生率为 60%~75%[7,8]。所以对于尚能够行走的患者，选择性地对直径大于 2cm 尤其是存在血栓的动脉瘤进行修复，以防止血栓、栓塞甚至截肢[9,10]。

选择 EVPAR 还是开放手术，需对患者进行个体化评估。应建议大隐静脉条件合适的患者行外科手术修复腘动脉瘤。对于邻近的胫部神经或腘静脉有压迫症状的患者，应选择后方入路的外科修复术来消除动脉瘤并同时解除动脉瘤的压迫。最后，当有血栓形成需立即恢复血流时，可在手术台上行外科手术与腔内治疗相结合的办法，根据治疗需要和解剖学特点灵活应用。然而，一系列的因素倾向于 EVPAR，包括大隐静脉通路条件不好，或者对侧存在严重的下肢缺血症状而需要行胫部血管旁路术的静脉通路。同样，对于同时存在主髂动脉瘤又体弱多病的腘动脉瘤患者，治疗本身就是一个很大的挑战。对于行

主髂动脉重建术后正在恢复的患者，EVPAR 可以及时隔绝腘动脉瘤而又不增加围术期并发症发生率。接受腔内治疗的患者需能耐受终身抗血小板治疗，并要做好口服抗凝药物的思想准备。

一些因素决定 EVPAR 是否能够安全进行，包括锚定区的直径及长度，近端和远端直径的匹配度，动脉的弯曲度，以及动脉血流量。目前大多数经验来自应用 Viabahn 支撑装置，有 5~13mm 直径的尺寸可供选择。应选择稍大尺寸的，锚定区的直径可为 4~12mm，覆盖无动脉瘤的近远两端至少为 2cm，以确保完全隔离。腔内超声（IVUS）检查可确认拟定锚定区的质量情况。在正常动脉和动脉瘤交接的节段会明显成角，易于发生支架断裂和血栓形成。市面上尚无锥形的 Viabahn 支架。所以，在动脉近端和远端直径差别显著时，多采用层层套叠的办法植入多个支架，但这又产生支架"起褶皱"或内翻问题。单支血管的血流通畅性必须保证，应避免胫部动脉入口被移植物部分或完全覆盖。

术前准备

- 术前影像学检查。尽管超声为腘动脉瘤提供了经济有效的检查，三维重建 CT 血管成像对于术前评估及制订腔内血管治疗计划有很大的帮助。CT 血管成像可描绘动脉壁，确定动脉瘤的范围，对预定的锚定区进行测量，并可对位于主髂动脉、股动脉，以及对侧腘动脉的动脉瘤做出筛查。

- 抗血小板治疗。在术前或手术结束后应立即给予氯吡格雷，降低支架内血栓形成风险[11]。

- 患者知情同意。应询问患者想要获得的治疗效果，并告知其在 EVPAR 术中所用的支架并未获得 FDA 批准。

隐患和风险

- 对空间重建的评估不足导致未能选择合适的支架。
- 对锚定区的确认不够精确。

• Viabahn 传送导管的 "弓弦状态"。

腔内治疗策略

入路的选择

尽管从对侧进行股动脉逆行穿刺比较方便，但是 EVPAR 需要更大的鞘，可能会导致操作的不便。同侧股总动脉的顺行穿刺或股浅动脉近端更适于经皮穿刺，局部动脉硬化可选择外科手术暴露（图 50-1）。

人工血管移植物的选择

Viabahn 支架是由柔韧性较强的镍钛合金组成，ePTFE 结构的自扩式支架，可用于 EVPAR。Viabahn 已被 FDA 批准用于治疗动脉粥样髂动脉和股浅动脉的硬化闭塞性疾病。可用 7~12F 的鞘，支架内径可稍大 1~2mm。应避免使用大于 15% 的支架。

当有必要使用 2 个或以上的支架时，支架之间至少应重叠 2cm 来避免 Ⅲ 型内漏。并且两个支架之间的直径相差不能超过 2mm。直径差异过大会导致较大的支架发生纵向褶皱，造成管腔阻塞。当腘动脉瘤流入道与流出道存在较大差异时，多个重叠的支架可能会形成僵硬的结构并易发生机械性扭曲。当出现这种情况，需行开放手术治疗。

腔内治疗技术

入路

通常情况下选择顺行穿刺入路。尤其是当需要放置大型号的支架时（图 50-1）。在同侧做一个小切口以暴露远端股总动脉。用聚丙烯缝线在动脉前壁行荷包缝合以吊起动脉壁，穿刺针刺入后引入导丝，对于有瘢痕的股总动脉，手术暴露近端股总动脉是一有效的选择。暴露好后，导入 0.035 英寸导丝，放置 7F 或以上鞘，建立入路后即进行全身肝素化。

术中造影

在导入装置前对肢体进行造影评估。膝关节弯曲，从侧位观察膝关节的股腘动脉段的连接处。如果使用多个支架，记录动脉的最大弯曲的程度。因为如果此处存在更僵硬的区域，则更容易导致支架的破裂或折损。在 EVPAR 过程中可用血管腔内超声评估标准的血流状态。0.018 英寸 IVUS 探针（Volcano Corp.,加利福尼亚州,科尔多瓦牧场）可用于确定锚定区血管直径并确保无附壁血栓。

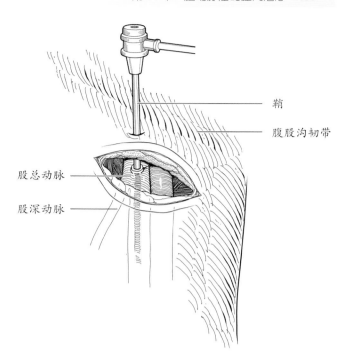

图 50-1　顺行穿刺或股总动脉的小切口可用于输送鞘。应低于腹股沟韧带做一小的横切口。暴露远端股总动脉。在经皮穿刺以及导丝植入后，在动脉前壁放置一聚丙烯垫，置入 0.035 英寸导丝，放置 7F 鞘。可根据支架的尺寸适当调整鞘的尺寸。

0.018 英寸导丝，如 200cm 的 V18 (Boston Scientific)，在路图的引导下，穿过动脉瘤并进入远端的胫部血管流出道。使用 0.018 英寸导丝可防止损伤胫部血管，亦可进行随后 IVUS 检查。尽管 Viabahn 系统可使用硬的 0.035 英寸导丝，但如果在操作中注意支架系统的仔细操作，也可不用。Viabahn 支架适用于中度的血管弯曲，在必要的情况下可用硬导丝对动脉进行矫正。

鞘的放置

通过造影以及 IVUS 确定锚定区位置及血管直径后，所选择的鞘应略大于将要应用的最大支架的直径（图 50-2）。应用路图技术引导鞘的放置。如果动脉瘤扭曲，可能增加血栓形成的风险，可将鞘推送穿过动脉瘤再进行放置。

放置支架

Viabahn 支架应精确放置在腔内移植物远端。在血管造影引导下，移植物应置于有不透射线标记的合适位置。沿支架侧面 ePTFE 护套缝合，过度撤回缝线可能导致输导管横向弯曲。这样的 "弓弦" 现象可导致导管远端头端的回缩，当装置扩张时将支架拉回至动脉瘤囊。在荧光透视下缓慢、稳定拉回

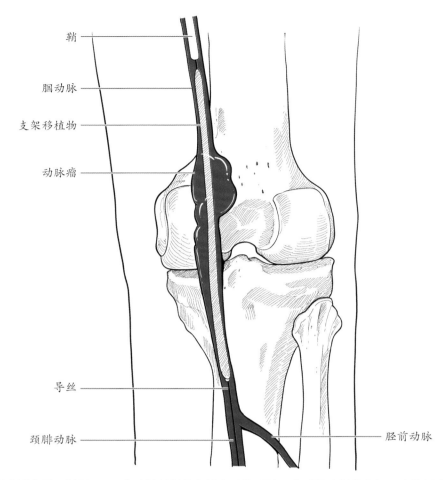

鞘

腘动脉

支架移植物

动脉瘤

导丝

颈腓动脉

胫前动脉

图50-2 支架释放的合适位置。鞘经0.035英寸导丝释放在锚定区的近端。为了精确释放支架，应使用路图技术。在释放支架时应注意小心操作。

可避免发生相应的并发症。

当支架放置后（图50-3），锚定区和重叠区用球囊进行轻柔地扩张使之成形。在锚定区的近端及远端，用相同直径的球囊对植入物进行轻柔的手动扩张。为了避免损伤邻近的动脉，应在扩张时小心控制球囊及支架。在重叠区域，应根据两个支架的最小直径控制球囊的尺寸。

完善造影检查

在撤出输送移植物的导管但还未撤出导丝时，应通过引导鞘进行进一步的全面的造影检查。应注意近远两端的锚定区是否存在Ⅰ型内漏。如果在近端存在Ⅰ型内漏，需在更近端放置合适尺寸的支架。对于远端的Ⅰ型内漏，可在锚定区行再次球囊扩张和塑形，或再放置一个支架。在膝关节处于弯曲和伸直状态下对移植物行造影检查，以明确移植物的通畅性不致因正常范围的活动而受影响。评估远端流出道以排除操作过程中无意外发生的血栓栓塞。

术后护理

· 抗血小板治疗。行EVPAR后，患者应终身服用阿司匹林。尽管无明确的数据证明，但额外加用氯吡格雷可降低早期支架内血栓形成的风险[11]。

· 术后生存率。评估应包括病史及体格检查、ABI，以及超声评估动脉瘤囊的直径，在术后1个月检查是否存在内漏，之后每年进行复查。

并发症

· 穿刺点并发症。穿刺点的并发症很少见，特别是当鞘已放置好，注意切口局部血肿可能。术后立即下床活动也是可能的，可以口服药物控制疼痛。

· 内漏。Ⅰ型与Ⅲ型内漏可在手术初期或随访过程中发现，如果可行的话，可行腔内治疗，手术治疗也可能是必要的。Ⅱ型内漏可能随着动脉瘤囊

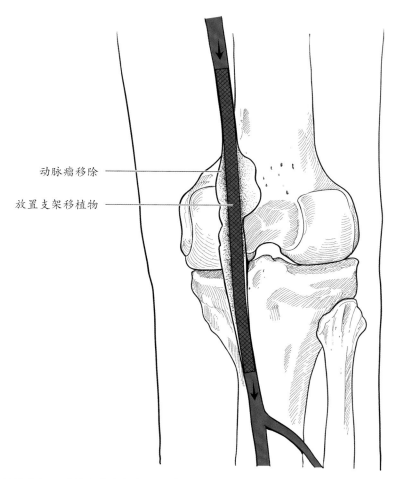

动脉瘤移除

放置支架移植物

图50-3　放置支架。动脉瘤的支架的上下缘的密封应足够严密，应进行造影以确保无内漏，无血栓形成。

停止生长而出现，处理Ⅱ型内漏及动脉瘤囊生长时，可经皮注射凝血酶[3,12]。

· 血栓形成。大多数患者在支架内血栓形成后可出现间歇性跛行的症状。症状的缺血程度决定了选用何种手术方式或旁路术进行修复。腔内溶栓治疗可用于重建血流[4,11,12]。

· 预后。EVPAR 的长期一期通畅率为70%~83%，二期通畅率为86%~100%[12,13]。EVPAR 术后的截肢不常见。

（贺元 译　吴永发 校）

参考文献

1. Marin ML, Veith FJ, Panetta TF, et al: Transfemoral endoluminal stented graft repair of a popliteal artery aneurysm, *J Vasc Surg* 19:754-757, 1994.
2. Rosenthal D, Matsuura JH, Clark MD, et al: Popliteal artery aneurysms: Is endovascular reconstruction durable? *J Endovasc Ther* 7:394-398, 2000.
3. Curi MA, Geraghty PJ, Merino OA, et al: Mid-term outcomes of endovascular popliteal artery aneurysm repair, *J Vasc Surg* 45:505-510, 2007.
4. Mohan IV, Bray PJ, Harris JP, et al: Endovascular popliteal aneurysm repair: Are the results comparable to open surgery? *Eur J Vasc Endovasc Surg* 32:149-154, 2006.
5. Antonello M, Frigatti P, Battocchio P, et al: Open repair versus endovascular treatment for asymptomatic popliteal artery aneurysm: Results of a prospective randomized study, *J Vasc Surg* 42:185-193, 2005.
6. Gerasimidis T, Sfyroeras G, Papazoglou K, et al: Endovascular treatment of popliteal artery aneurysms, *Eur J Vasc Endovasc Surg* 26:506-511, 2003.

7. Dawson I, Sie R, van Baalen JM, et al: Asymptomatic popliteal aneurysm: Elective operation versus conservative follow-up, *Br J Surg* 81:1504-1507, 1994.
8. Whitehouse WM Jr, Wakefield TW, Graham LM, et al: Limb-threatening potential of arteriosclerotic popliteal artery aneurysms, *Surgery* 93:694-699, 1983.
9. Lowell RC, Gloviczki P, Hallett JW Jr, et al: Popliteal artery aneurysms: The risk of nonoperative management, *Ann Vasc Surg* 8:14-23, 1994.
10. Michaels JA, Galland RB: Management of asymptomatic popliteal aneurysms: The use of a Markov decision tree to determine the criteria for a conservative approach, *Eur J Vasc Surg* 7:136-143, 1993.
11. Tielliu IF, Verhoeven EL, Zeebregts CJ, et al: Endovascular treatment of popliteal artery aneurysms: Is the technique a valid alternative to open surgery? *J Cardiovasc Surg (Torino)* 48:275-279, 2007.
12. Antonello M, Frigatti P, Battocchio P, et al: Endovascular treatment of asymptomatic popliteal aneurysms: 8-year concurrent comparison with open repair, *J Cardiovasc Surg (Torino)* 48:267-274, 2007.
13. Jung E, Jim J, Rubin BG, et al: Long term outcome of endovascular popliteal artery aneurysm repair, *Ann Vasc Surg* 24:871-875, 2010.

第 51 章 膝上及膝下截肢术

JOHN F. EIDT · VENKAT R. KALAPATAPU

历史背景

世界上第一例截肢术和假肢替换术出现在《吠陀经典》中，以梵文写于公元前 3500 年至 1800 年[1]。古希腊于公元前 15 世纪后半叶记载了"关节"一词，其描述为当"关节即将死去并丧失其活性时"，在坏疽的下方，"变黑的边界处"应尽快行截肢术[1,2]。在 1 世纪，塞尔苏斯描述了在手术部位的上方进行环形加压，越过健康组织部位行截肢术的技术，以及血管结扎技术。在随后的几个世纪，又返回用烧灼法来防止出血，直到 16 世纪，才由 Par 重新引入结扎技术。1674 年，Morel 止血带的发展引领了止血技术的发展，使人们的注意力集中于手术。因为速度的必要性，截肢术最初通常采用 1 个切口，即传统的环形切口，将皮肤、肌肉以及骨骼于同一平面分离。1718 年，Petit 提出了"双重环形切口"来降低缝合部位的张力，即先环形切开皮肤，再于更近端环形切开肌肉及骨头。在 17 世纪以及 18 世纪早期，Lowdham、Verduyn 和 Langenbeck 提出了"皮瓣截肢术"的概念，即设计出软组织瓣并无张力地包绕骨头[3]。

适应证

截肢平面的选择应结合手术部位的组织愈合的能力和截肢后患者所能保留的运动能力。膝下截肢术对以后患者活动的能量要求要小得多，患者也可保留更多的活动能力，所以即使边缘循环已受损，也不应放弃尝试膝下截肢术。当足部严重感染时，在行截肢术前应对活动性蜂窝织炎予以控制。如果坏疽及感染严重，在踝关节上方 2~3cm 处行截断术，移除坏死的组织。几天后，再行确切的膝下截肢术，小心地在手术区域行截断术。膝上截肢术通常在髁上水平进行。如果皮温的分界线在膝部或稍高水平，需行大腿中段或更高位的大腿截肢术，但较为罕见。

术前准备

- 术前心脏及肺部功能的评估对于优化围术期病程和最终恢复是十分有必要的[4]。
- 最佳的营养状态对于术后残端的恢复也颇为重要。
- 可根据病情及需要选择全身或局部麻醉。
- 预防性抗生素治疗可降低围术期伤口感染率[5]。
- 必须加强静脉血栓栓塞的预防[6]。
- 术前物理治疗可帮助预防屈曲性挛缩。

隐患和风险

- 残肢长度规划不恰当。
- 剪应力造成残肢皮肤、皮下组织以及深部组织的损伤。
- 下层骨组织发生压力性坏死导致的残肢损伤。
- 止血带型加压敷料导致残肢损伤。
- 膝上截肢术后髋关节或膝下截肢术后膝关节可发生屈曲性挛缩。

手术策略

截肢术平面的选择取决于患者具体的截肢适应证、截肢术后康复的潜能，以及物理检查和血管实验室检查就血供是否充足的评估结果。其他不常见的检查包括皮内血流量、皮肤灌注压、皮肤荧光性，以及经皮血氧测定等可对血流灌注做出评估。膝上截肢术通常作为之前膝下截肢术失败的最后措施，但对于不可能恢复活动的患者，存在严重的下肢缺血或感染而膝下截肢术后伤口无法愈合的患者，应直接考虑行膝上截肢术。

长段后方皮瓣的膝下截肢术的手术方法

皮肤切口

膝下截肢术最常用的技术是后方的长段皮瓣[7-9]。胫骨应保留10~12cm，或远端至胫骨粗隆约为4指宽，但是残肢功能应至少达到残留胫骨的5cm（图51-1）。胫骨前的皮肤切口应延伸至大腿周长的2/3。厚的皮瓣会导致显著的"狗耳朵"，但是可能会有更好的血供。后方皮瓣应大约为大腿周长的1/3，并应轻柔地弯曲来减少"狗耳朵"。静脉放血后，在大腿上使用充气止血带。皮肤及筋膜同时被横向切入并延伸至后部皮瓣。分离侧面及前面的肌肉组织。

分离胫骨和腓骨

将胫骨骨膜向近端分离约2cm并环形切开，用

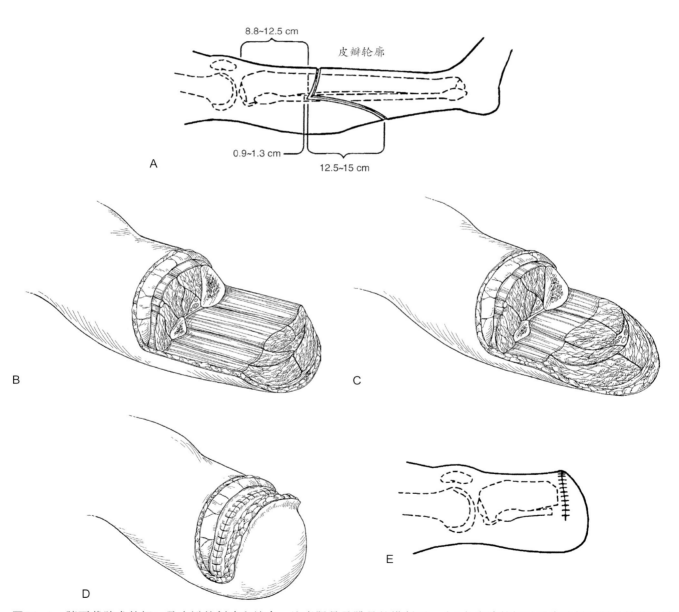

图51-1 膝下截肢术的切口及皮瓣的创建和缝合。注意胫骨及腓骨的横断面。（A）皮肤的切口通常选择距胫骨结节远端10~12cm。前侧皮肤切口的长度大约为截肢段最大周长的2/3，后侧皮肤切口的长度大约为最大周长的1/3。（B）腓骨在胫骨近端1~2cm处横断。（C）比目鱼肌的血供起源于腓动脉，可将其离断以使皮瓣不过于肥厚。腓肠肌的血供通常起源于腘动脉的分支，因而血供丰富。（D）筋膜用可吸收线间断缝合。（E）后瓣应做到无张力。没有必要刻意消除切口末端的"狗耳朵"，因为残端可在短期内迅速重塑。（From Canale, ST: Campbell's operative orthopaedics, ed 10. St. Louis, 2003, Mosby, p578, Fig.11-2. Redrawn from Burgess EM, Zettl JH: Amputations below the knee. *Artif Limbs*. 13:1, 1969.）

电锯沿骨骼长轴方向分离胫骨。修剪胫骨前唇形成一缓和的斜面，以防止锋利的断骨边缘刺穿皮瓣。应用电锯或骨剪离断腓骨，其断端在胫骨稍近侧但不超过 1~2cm。过多切除腓骨将导致圆锥形残端，从而无法匹配合适的假肢。

后部肌皮瓣的创建

后瓣通过截断残端后部的筋膜间室中的肌肉组织、后部胫骨、趾长屈肌、拇长屈肌来完成，可用截肢专用手术刀进行操作，深至胫骨及腓骨水平。缝扎大血管，锐性离断胫神经及腓神经并任其回缩，以避免神经瘤形成。松开止血带，需确保止血确切。如果必要的话，后瓣的长度和厚度可做适当的裁剪调整，但无需为消除"狗耳朵"而做过度的修剪，因为残肢可随着时间推移而重塑。一些外科医生更倾向于将后瓣延长到胫骨近端 3~4cm 处，如果后瓣过于肥厚并影响无张力缝合，可在胫骨截断的位置切除比目鱼肌，但要注意保护腓肠肌的肌肉和筋膜组织。腓肠神经在后瓣中间的皮下组织内穿行，在距皮肤切缘 5~6cm 处离断，以避免神经瘤的形成。

闭合

冲洗伤口以去除骨渣，用可吸收线间断缝合深筋膜。小心处理胫骨并要做到无张力覆盖。皮肤可用缝皮钉或单丝线缝合。伤口用较厚敷料来覆盖，残肢后方放置一夹板来防止膝部发生屈曲性挛缩。

膝上截肢术的手术方法

皮肤切口

如果股骨长度足够可以应用止血带。对于大多数患者来说，股骨可在中部到远端 1/3 处离断（图 51-2）。只要确保有足够的软组织覆盖断端，可任意选择切口。横断面通常处理成前后瓣等长的横向"鱼嘴"形状，弧形皮瓣也可采用。一些外科医生还倾向于采用向股骨逐步加深的环形切口，操作更为简单。股浅动静脉分别予以分离并结扎。

分离股骨

在皮肤切口近端离断股骨，必要时股骨断缘用锉刀进行打磨。骨髓出血通常用骨蜡来控制。坐骨神经在轻柔的牵拉下锐性切断并任其回缩。冲洗伤口，闭合伤口关键的一步是屈曲患者的臀部以检查肌肉和皮肤是否存在张力。如果存在张力，应进一步减缩股骨。

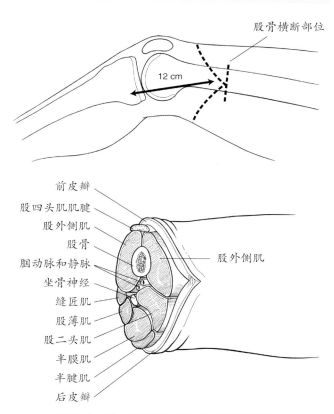

图51-2　膝上截肢术的切口及横断面细节。

闭合

一些外科医生推荐用肌固定术或肌成形术稳定内收肌，来避免近端股骨由于臀部屈肌群失去拮抗功能而处于持续的外展或屈曲状态。肌成形术是在股骨前外侧将后部和中部间室内的肌肉缝合于骨膜。内收肌群的直接肌成形术是在股骨前外侧钻孔并将内收肌群用不可吸收缝线通过钻孔固定于股骨上。肌成形术完成后，深筋膜用可吸收线缝合。皮肤可用缝皮钉或丝线间断缝合。对于患有糖尿病及周围血管疾病的老年患者，拆线时间为 4~6 周。

术后护理

- 支持治疗。疼痛管理及术后心理支持对于截肢术的成功至关重要。
- 切口护理。术后用敷料覆盖保护伤口，既要做到防止伤口污染及创伤，又便于必要时检查伤口，同时敷料还应相对宽松，不影响动脉血流。膝上截肢术适用柔软的敷料，但防止粪便和尿液污染伤口是一挑战。较为简单且有效的敷料包括凡士林纱布，以及覆盖有 Ioban 黏合剂保护片的缝合线上的不粘连纱布。

• 防止膝关节挛缩。膝下截肢术后在膝关节后方放置带有尼龙束带或夹板的刚性固定器来防止膝关节挛缩。可将圆柱形的泡沫材料加以切割塑形后置于膝关节固定器的末端来进一步保护残端。必须避免固定装置对膝盖的压迫，压迫可能导致皮肤坏死并最后转为膝上截肢。

• 行走。对于存在供血不足的患者，不推荐过早安装假肢或早期行假肢功能锻炼。残肢负重行走应在专业康复团队的指导下循序渐进地进行。

• 水肿。当伤口得到足够的愈合后，应用有弹性的约束带来"收缩"残肢末端，从而达到防止水肿的目的。

并发症

• 血肿。术后早期出血通常是由于止血不充分或残端损伤。对于严重的血肿应行切开以避免日后转为感染性病灶。

• 残肢缺血。截肢术后残肢缺血表现为发凉、苍白以及持续性疼痛。皮肤坏死和水泡形成也提示缺血。残端缺血也可发生于在截肢平面供血不足或术后局部敷料包扎过紧等。

• 伤口感染。感染更易发生于感染的截肢患者的残肢。其他的感染危险因素包括糖尿病、营养不良、恶性肿瘤、伤口血肿、以及既往有移植物植入史的患者[5,10]。围术期应用抗生素可预防皮肤感染；对于更深部位的感染如有必要需行切除。对于引起严重脓毒症的足部感染患者，应先经踝部截除感染的患足，感染控制后再二期行规范的经胫骨截肢术，可尽可能减少术后感染的可能性。

• 膝关节挛缩。不适当的术后物理治疗可能会导致膝关节的挛缩并影响安装假肢后康复训练的效果。

• 功能锻炼。在经胫骨的截肢术后，20%~30%的患者伤口不能实现一期愈合。这些患者中，大约50%可在同一平面保住残肢而无需进一步截除。需要更高水平再次截肢的比例为10%~20%[11,12]。经胫骨的截肢术后完全愈合的时间较长。Nehler及其同事报道，在术后100天，仅有55%的患者完全愈合[12]。膝上截肢的患者恢复活动后所需的能量大约比膝下截肢的患者高50%。因血管原因而行经股骨截肢的老年患者，术后能恢复有效活动能力的不到10%。

（贺元 译 吴永发 校）

参考文献

1. Duraiswami PK, Orth M, Tuli SM: 5000 years of Orthopaedics in India, *Clin Ortho* 75:269-280, 1971.
2. Vanderwerker EE Jr: A brief review of the history of amputations and prostheses, *ICIB* 15:15-16, 1976.
3. Sachs M, Bojunga J, Encke A: Historical evolution of limb amputation, *World J Surg* 23:1088-1093, 1999.
4. Aulivola B, Hile CN, Hamdan AD, et al: Major lower extremity amputation: Outcome of a modern series, *Arch Surg* 139:395-399, 2004.
5. Sadat U, Chaudhuri A, Hayes PD, et al: Five day antibiotic prophylaxis for major lower limb amputation reduces wound infection rates and the length of in-hospital stay, *Eur J Vasc Endovasc Surg* 35:75-78, 2007.
6. Burke B, Kumar R, Vickers V, et al: Deep vein thrombosis after lower limb amputation, *Am J Phys Med Rehabil* 79:145-149, 2000.
7. Allcock PA, Jain AS: Revisiting transtibial amputation with the long posterior flap, *Br J Surg* 88:683-686, 2001.
8. Burgess EM, Romano RL, Zettl JH, et al: Amputations of the leg for peripheral vascular insufficiency, *J Bone Joint Surg Am* 53:874-890, 1971.
9. Smith DG, Fergason JR: Transtibial amputations, *Clin Orthop Rel Res* 361:108-115, 1999.
10. Fisher DF Jr, Clagett GP, Fry RE: One-stage versus two-stage amputation for wet gangrene of the lower extremity: A randomized study, *J Vasc Surg* 8:428-433, 1988.
11. Dillingham TR, Pezzin LE, Shore AD: Reamputation, mortality, and health care costs among persons with dysvascular lower-limb amputations, *Arch Phys Med Rehabil* 86:480-486, 2005.
12. Nehler MR, Coll JR, Hiatt WR, et al: Functional outcome in a contemporary series of major lower extremity amputations, *J Vasc Surg* 38:7-14, 2003.

第 **52** 章　前足部截肢术

NICHOLAS J. BEVILACQUA · LEE C. ROGERS · GEORGE ANDROS

历史背景

1946 年，McKittrick[1] 描述了对糖尿病患者行经跖骨截肢术，其特殊适应证包括感染、缺血，以及足趾与前足部神经性的溃疡。他提到前足部的截肢术应离跖骨头较近，初期闭合时，用青霉素控制感染。1944 年，进行了第一例经跖骨的截肢术，1946 年，进行了 75 例保留行走功能的手术。估计 10%~15% 的患者可通过此类手术避免常规的截肢术。

适应证

经跖骨的截肢术最初的适应证包括足趾的坏疽、严重感染或脓毒症、慢性骨髓炎，以及曾经进行过足趾截肢无法愈合的溃疡。大踇指截肢术的适应证是明确有大踇指远端的感染性溃疡或合并有骨髓炎。如果感染由近端向跖趾关节（MTPJ）蔓延，应早期行切除术。

术前准备

• 截肢平面的选择。血流灌注的评估、残肢的感染，以及营养状态决定了手术计划和截肢手术合适平面。

• 足部功能。当站立和行走时足部压力的平衡的评估对于决定保留足部的功能的评估是非常重要的。

隐患和风险

• 由于肌肉与肌腱的失平衡或足中段的保护不足，无功能性的截肢术可能增加患者压力，继发溃疡，并需要行更近端的截肢术。

• 过多的组织腐蚀，粗暴的组织处理，对于不能存活或感染组织的不确切切除，以及不确切的止血会导致血肿形成，可能造成切口坏疽。

手术策略

截肢平面的选择

截肢平面通常不是很明显。在紧急的情况下合适的清创术是必要的，感染的程度初步决定了清创术和截肢术的平面。重建和功能的考虑不应阻碍术者移除所有的感染组织。当感染控制以后，非常重要的是要有足够的组织血供以及组织覆盖残端。非侵入性血管检查组织的氧合以及血流的灌注可以辅助物理检查结果，造影可以帮助决定是否需要进行侵入性的血管手术治疗以及截肢愈合的最终平面。

足部局部的截肢术的目的首先是为了控制感染，其次为了最大限度地保留远端的肢体和功能。当存在感染时，截肢术通常有两个阶段。低平面的保足截肢术通常能更好耐受，而且功能性相比高平面的截肢术更佳。

麻醉的选择方式

所有的截肢术可在局麻、浸润性麻醉或全麻下进行。

手术方法

合适的外科手术方法对于减少并发症是非常重要的。手术通常无需止血带来帮助决定组织的可存活性，因为所有的坏死的组织均需被切除[2]。皮肤切口应足够深，至少达到坏死的组织。在足背与足底的光滑的连接处采取内侧或者外侧环形切口。足背与足底的切口应深至骨头，无需彻底清除软组织，保留动脉灌注和厚的软组织的覆盖。对于皮肤小心地处理是非常有必要的，用"非接触"的方式来防止更大的损伤。该区域需有血流灌注，深部组织应保持无菌。

经跖骨的截肢术

切口

在靠近感染及坏死组织的近端做一个鱼嘴样的切口。足底的皮肤切口应延伸至远端来形成足底的软组织皮瓣，缝合时可向足背侧包绕残肢（图52-1A）。

横断跖骨

横断跖骨时可用钢丝锯、矢状锯或骨刀具。仅切除跖骨大约20%的长度，最大限度保留功能，这对于保存跖骨的弧面是非常重要的[3]。切断跖骨时应由背侧的远端向足底的近端横断，第1~5跖骨应有斜面来减少骨头突起，应完整地保留第1~5跖骨的基底部以保护胫骨前肌和腓骨短肌（图52-1B，C）。

闭合

冲洗伤口，止血，用尼龙线间断缝合皮肤。可应用较厚辅料进行包扎，后方可用90°的夹板来防止由于跟腱挛缩而导致的马蹄足。

足趾或跖骨的放射切除术

切口

如果确定软组织以及骨头的感染累及远端的趾骨，可采取鱼嘴形的切口来保护足底的皮瓣。如果感染累及近端的趾骨或远端的跖骨，做一球拍样的切口与足底的皮瓣限制于大蹬指并延伸至近端的关节连接处。

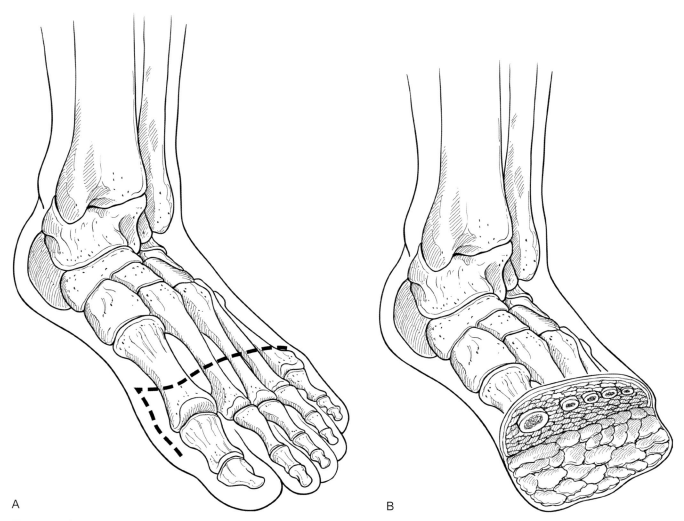

A

B

图52-1 （A）经跖骨截肢技术合适的切口。切口应靠近所有感染或坏死组织的近端。（B）足底皮肤切口延伸至远端来形成足底的软组织皮瓣。（待续）

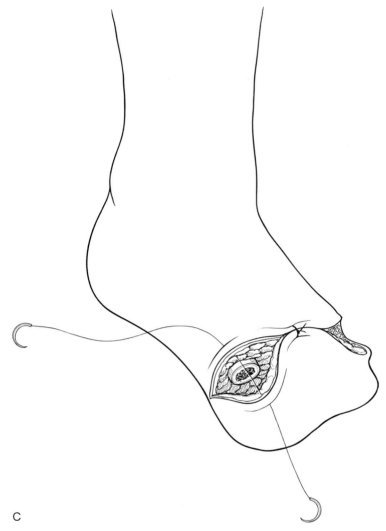

C

图52-1（续）　（C）皮肤的切口用最小限度的张力闭合，并且最终的缝线应位于残端的背侧。

足趾或跖骨横断术

在趾间关节或 MTPJ 使大跗指脱位，取决于坏死的程度。这决定了是否行足趾或跖骨放射切除术，趾骨的近端或跖骨用双骨锯或矢状锯切除，直到看见出血或正常骨髓。如果可能的话，应保留近节趾骨的基底部以保护屈肌功能并提高足部功能。用矢状锯切除跖骨，背侧远端向足底近端，中部近端与侧方远端成角度以避免有骨的突出（图52-2）。

中心跖骨放射切除术

跖骨中心（第 2~4 趾）截肢术通常会导致足部畸形，而存在远期损伤的风险[4]。Strauss 及其同事[5]描述了前足部收缩技术，随后由 Bernstein 和 Guerin[6]进行了修正，Bevilacqua 及其同事[4]用外部固定器来对中心跖骨截肢术分裂导致裂开的伤口进行处理，

从而达到使伤口闭合的目的（图 52-3A，B）。在荧光透视的引导下，使用合适尺寸的半针穿刺并垂直地置于第一和第五跖骨的远端的中心位置[4]。术后固定器可在足背上方大约 2cm 处适当松解。通常将前足部由一侧向另一侧压迫，直到足底的皮肤的边缘与最初的伤口闭合处相对，然后闭合固定器并保持在该位置（图 52-3C，D）。

闭合

冲洗手术部位并止血。对不能存活的组织进行选择性的清创，与皮瓣相连的存在张力的肌腱需被切断。必要时需要牵拉周围软组织以减少切口的张力。闭合伤口，小心处理避免存留无效腔，留置引流来降低血肿的风险。不可吸收线或皮钉都可用，或者两者结合进行缝合。

如果担心存在残留的感染或者有重建血管的必

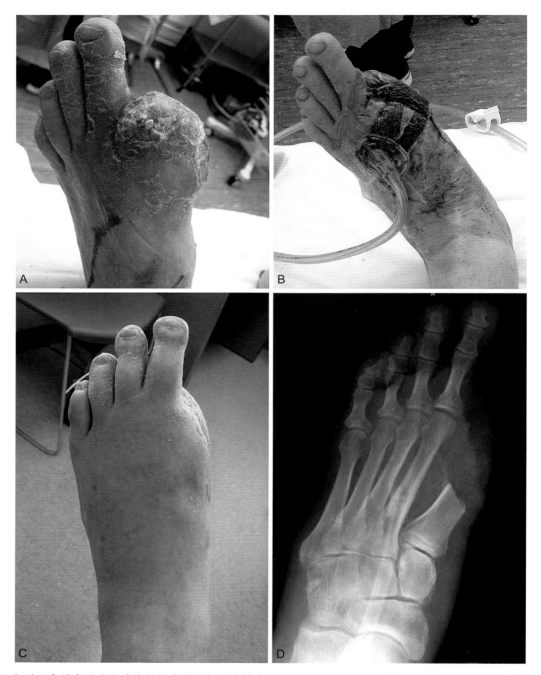

图52-2 （A）对于合并有溃疡和感染的患者需进行更为精确的大趾切除术时要求更靠近近端进行部分放射切除术。（B）用负压引流处理。（C）截肢术后愈合。（D）X线片示局部的踇趾切除，跖骨由背侧的远端向足底的近端，中间向侧方成角以避免骨突出物的压迫。

要，则敞开伤口，直到无感染的体征或症状，再行延迟缝合。伤口也可不进行缝合但保持密闭，或者使用无压力的治疗方法（图52-2B）。一项大型随机临床对照试验表明，对于患有糖尿病的患者，部分足截肢术可提高临床的预后[7]。手术区域需进行包裹保护。

跖骨放射切除术后应准备术后辅助鞋或者可移动的辅助行走工具，用来对压力步态的缓和，除非已放置外固定装置。患者2周内不能负重，在4~5周移除外部固定装置后可部分负重。跖骨切除术患者术后可行走，要告知其需保持手术部位的干燥和清洁。

如果存在由于跟腱的挛缩而导致的马蹄足，需考虑行跟腱的松解术或在第一次手术时用其他软组

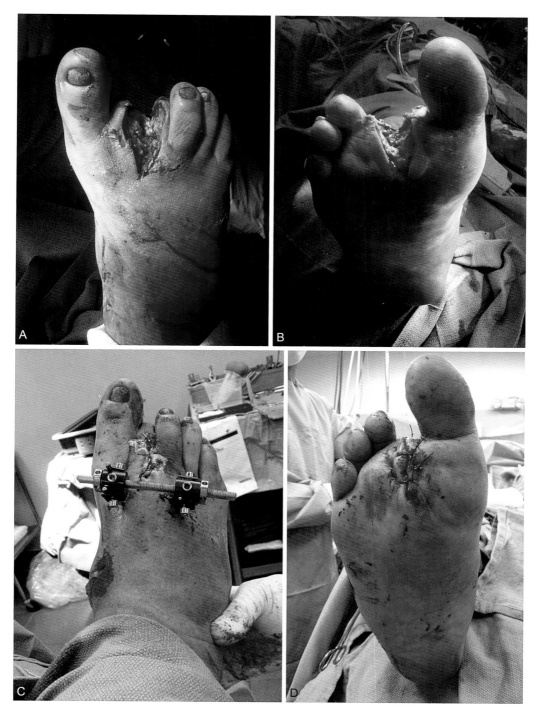

图52-3 （A）感染的骨和软组织可能会导致二次切除术。沿感染的区域做皮肤的切口，可延伸至近端并覆盖背侧及足底部。（B）足底的切口可向近端延伸覆盖背侧及足底，移除溃疡部。（C）用外固定器来固定足背部。（D）前足部的挛缩可允许足底部皮肤较小张力关闭。

织来平衡牵拉的力量。

术后护理

• 对于合并有糖尿病的患者，术后 4~6 周拆除

缝线或皮钉，然后换用额外加深的矫正鞋。

• 长期随访主要关注残肢的适应性以及畸形的处理，通常需要多学科的合作。对合并有糖尿病的患者行局部足截肢术后可能增加足部的压力或者足部畸形发展，远期还有皮肤溃破和二次截肢的风险[8]。

并发症

• 感染。在残肢部或截肢部位可能发生感染，

应当慎重对待，避免更进一步的截肢。

• 无功能的截肢。肌肉及肌腱的不平衡可能会增加患者压力，引起皮肤损伤以及远端残肢愈合不佳。

（贺元 译 吴永发 校）

参考文献

1. McKittrick LS: Recent advances in the care of the surgical complications of diabetes mellitus, *N Engl J Med* 235:929-932, 1946.
2. Attinger CE, Bulan E, Blume PA: Surgical debridement: The key to successful wound healing and reconstruction, *Clin Podiatr Med Surg* 17:599-630, 2000.
3. Wallace GF, Stapleton JJ: Transmetatarsal amputations, *Clin Podiatr Med Surg* 22:365-384, 2005.
4. Bevilacqua NJ, Rogers LC, DellaCorte MP, et al: The narrowed forefoot at 1 year: An advanced approach for wound closure after central ray amputations, *Clin Podiatr Med Surg* 25:127-133, 2008.
5. Strauss MB, Bryant BJ, Hart JD: Forefoot narrowing with external fixation for problem cleft wounds, *Foot Ankle Int* 23:433-439, 2002.
6. Bernstein B, Guerin L: The use of mini external fixation in central forefoot amputations, *J Foot Ankle Surg* 44:307-310, 2005.
7. Armstrong DG, Lavery LA: Negative pressure wound after partial diabetic foot amputation: A multicentre, randomised controlled trial, *Lancet* 366:1704-1710, 2005.
8. Armstrong DG, Lavery LA, Harkless LB, et al: Amputation and reamputation of the diabetic foot, *J Amer Podiatr Med Assn* 87:255-259, 1997.

第 **53** 章 上下肢的筋膜室切开减压术

TODD E. RASMUSSEN · JOSEPH M. WHITE

历史背景

筋膜室切开减压术用于防止由以筋膜与筋膜间高压为特点的筋膜室综合征导致的神经损伤和肌肉坏死。筋膜室综合征通常发生于肢体的急性缺血血流再通后，或者是有严重的肢体的外伤存在软组织及骨头的损伤导致筋膜间压力增大，合并有动静脉循环障碍，以及直接的气压伤等。1881 年，Volkmann[1]注意到当对肢体使用紧的止血带时，挛缩的进展会导致相应的后遗症，并描述了急性的肢体的筋膜室综合征。1888 年，Petersen[2]首次描述了筋膜室综合征的治疗，1926 年，Jepsen[3]首次报道了缺血挛缩的试验模型。1975 年，Whitesides 及其同事[4]报道了用针刺压力计测量筋膜间压力来辅助判断是否有必要行筋膜切开减压术。

适应证

筋膜室切开减压术适用于有筋膜室综合征高危风险或者已经确定存在筋膜室综合征的患者。例如，预防性的筋膜室切开减压术可在有严重的挤压伤或严重的肢体缺血血流重建后立即实施。预防性的筋膜室切开减压术常在肢体缺血 3 小时及以上[5]而行血流重建后实施。对于合并有大的静脉损伤，在血管、软组织及神经修复后[6]，在长骨骨折伴随严重挤压伤清除和固定后，电击伤或者受损部位有很高筋膜室综合征，但是由于大脑的损伤并不能得到临床的检查结果时，需要有机械通气设备辅助或疏散撤离到其他设施进行[7]。

对于通过临床检查或直接的筋膜室压力测量诊断确实存在筋膜室综合征，应行治疗性的筋膜切开减压术。临床诊断筋膜室综合征时可能存在不同程度的疼痛、感觉异常、苍白、麻痹，以及发凉。然而，最可靠的指征是疼痛，并可引起相关肌群的拉伸。在下肢部位，前部的筋膜室通常被累及，筋膜室压力增大的早期指征是下肢前部的疼痛，疼痛

可引起脚踝的背屈。足背的感觉下降也应考虑存在筋膜室压力增高，这是由于损伤深部的腓总神经。感觉异常通常是晚期的表现且说明愈合情况不佳。在筋膜室综合征出现的早期可发生典型的无脉，筋膜室间隔压力大于 30mmHg，或大于心室舒张压的 20mmHg 可考虑筋膜室压力综合征。尽管如此，在出现持续临床症状时，即使压力正常，也不能完全排除筋膜室综合征存在的可能性，故也需行筋膜室切开减压术。

术前准备

• 病史及体格检查。急性的缺血通常是由于存在多种合并症的患者栓子脱落造成栓塞形成，如糖尿病、肾功能不全和心脏病。应询问全面的药物治疗史，包括口服抗凝药物。

• 苏醒。补液，静脉注射碳酸氢钠碱化尿液，以降低肾功能受损的风险。对于存在严重外伤的患者，可能会合并休克、贫血、体温降低导致的凝血功能障碍，应纠正上述并发症[7,8]。

隐患和风险

• 不充分的减压导致下肢筋膜室压力增高。
• 下肢神经及血管医源性的损伤。
• 不能进行完备的术后监察。

手术策略

未能完全确定的筋膜室综合征

对于存在有组织损伤的筋膜室压力升高，当神经和肌肉也受损时，通常是不可逆的。对于高度怀疑有筋膜室综合征的患者，应早期行筋膜室切开减压术。可能导致筋膜室压力增高的损伤通常包括静脉损伤，长时间缺血后（超过 3 小时）血流再灌注，冲击伤或软组织受损，以及大容量的复苏，以上均可引起损

伤后水肿发生[5,9,10]。

肢体筋膜室减压术失败

必须熟悉肢体的解剖以确保筋膜室被完全打开。通常会误失下肢后室筋膜与前室筋膜，潜在地会导致神经与血管的损伤。深部的后方筋膜室包括胫骨后肌、屈肌、拇长屈肌，以及胫后神经和动脉，共同控制足底的弯曲。筋膜室由胫骨后、腓骨和小腿近端的 2/3 的骨间筋膜所包绕。

医源性损伤

腓总神经位于腓骨头后的皮下组织，在穿过后肌间隔之前，移行至近端腓骨的骨膜的相反方向，之后分为腓浅神经与腓深神经。所以腓总神经在行筋膜室切开时极易受损，损伤后可引起脚踝背屈减弱以及足下坠。在行中下段的切口时易损伤胫后动脉，因为胫后动脉在此处较表浅。当损伤后大隐静脉时，可引起一些令人厌烦的术后的出血。

在上肢易损伤肘正中神经及其分支。当打开手掌筋膜及腕管时，前骨间及掌皮支分支和手部的回返神经易受损。损伤肘正中神经可引起前臂内旋或屈曲腕部向桡侧弯曲减弱，也可引起手部肌肉减弱、肌萎缩，以及拮抗减弱或拇指屈曲减弱。可发现桡侧手掌、拇指、中指，以及环指的桡侧部麻痹。肘正中神经在旋前圆肌的两头间进入前臂，在表浅部穿过指深屈肌，位于指浅屈肌下方，移行于桡侧腕屈肌及掌长肌的深部并进入腕管。

不充分的术后监测

无论是否行筋膜室切开减压均需行严密监测。如未行筋膜室切开减压，监测是否存在筋膜室综合征的征象是非常有必要的。此外，在行筋膜室切开减压术后应检查并评估血流灌注、解除压迫是否充足，以及是否有再灌注损伤。存在清创术的指征时，应行二次手术并评估组织活性[9,11]。

手术方法

下肢筋膜室切开减压术

下肢由四个筋膜室组成，包括前筋膜室、侧筋膜室、浅后筋膜室和深后筋膜室（图 53-1）。深后筋膜室和前筋膜室内包绕最重要的神经及血管结构，所以在行筋膜室切开术打开上述间隔室是非常重要的。尽管描述了微创或单个切口，最可靠的技术仍是使用大的内侧和外侧切口。

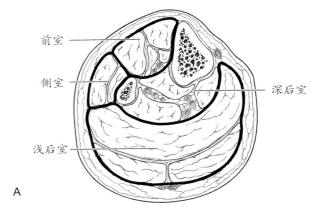

腿部的筋膜室

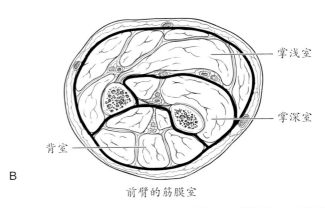

前臂的筋膜室

图53-1　横断面的解剖图示：下肢的四个筋膜室（A）及前臂的三个筋膜室（B）。

前筋膜室

下肢前部和侧部的筋膜室可做外侧的纵行切口，与胫骨平行，且位于胫骨前缘侧方 6~8cm（图 53-2）。由胫骨结节向足踝侧方延长切口约 1/2 至 3/4。通过此皮肤切口，可在胫骨的前缘侧面约 2cm 将前筋膜室打开（图 53-3）。在行此操作时，需经皮肤触摸胫骨确保打开的是前筋膜室而不是侧筋膜室。必须保证足够的切口长度来确保筋膜室被完全打开。

侧筋膜室

打开前筋膜室后必须确认前筋膜室及侧筋膜室之间的肌间筋膜（图 53-1），在前筋膜做横行切口或沿前筋膜室肌肉做环形切口来暴露侧筋膜室的前中部。做纵行切口暴露侧筋膜室距肌间隔后方约 1cm（图 53-4）。保护位于腓骨头后方的腓总神经，当延伸切口来对侧筋膜室及前筋膜室减压时要非常小心避免损伤腓总神经。

浅后及深后筋膜室

下肢的浅后和深后筋膜室可在近胫骨中部边界及后部边界 2~3cm 的位置做内侧切口（图 53-2）。类似于外侧腿部的切口，从胫骨粗隆到内踝距离至少为 1/2 ~ 3/4。筋膜纵行切口应距离胫骨的中后边界 2~3cm，打开浅后筋膜室（图 53-5）。打开这一平面并不能释放深部筋膜室的压力。

解除深后筋膜至压迫要求从胫骨的后缘分离腓肠肌及其下的骨间膜。可通过提高皮肤并触压胫骨与腓肠肌的肌纤维接触的位置来达到目的（图 53-6）。用直角钳电凝腓肠肌及骨间膜，将其与胫骨分离。仔细分离骨间膜，在皮肤切口的附近暴露深后筋膜室，避免损伤远端的胫后动脉，因为其在下肢变得更加表浅。

大腿筋膜室综合征

大腿的前外侧伸肌筋膜室

沿髂胫束做一前外侧的纵行切口，由粗隆结节延伸至股骨外髁。纵向切开股外侧肌，钝性分离肌间隔，

释放大腿前筋膜室。用手提起筋膜的前叶来减轻对股四头肌肌群的压力。

大腿后外侧屈肌的筋膜室

从后方释放股外侧肌并回撤。然后将位于后屈肌筋膜外侧的肌间隔纵向切开，从而减轻对股二头肌的压迫。

大腿内侧内收肌筋膜室

越过内收肌耻骨肌股薄肌肌群做一前内侧的纵行切口。必须注意不要损伤大隐静脉。在筋膜做一纵行切口，释放内侧内收肌筋膜室。

上肢

手臂的屈肌（浅部与深部）以及外侧肌间隔筋膜室

为了释放掌浅筋膜室（图 53-1），沿尺骨水平至内上髁和肘窝近端做一弯曲的切口（图 53-7）。在此位置可识别前臂的皮神经并保护邻近的内上髁。为了

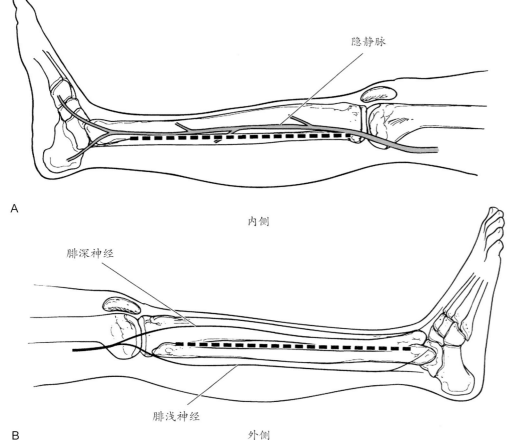

A

内侧

腓深神经

腓浅神经

B 外侧

隐静脉

图53-2 下肢的经正中切口筋膜切开减压术（A）以及经侧切口减压术（B）。对于经正中切口筋膜切开减压术，大隐静脉几乎与切口平行走行，胫后动脉位于延伸切口远端较浅的位置。对于经侧切口行筋膜切开减压术，腓神经位于切口的浅部及腓骨头的后侧浅部。

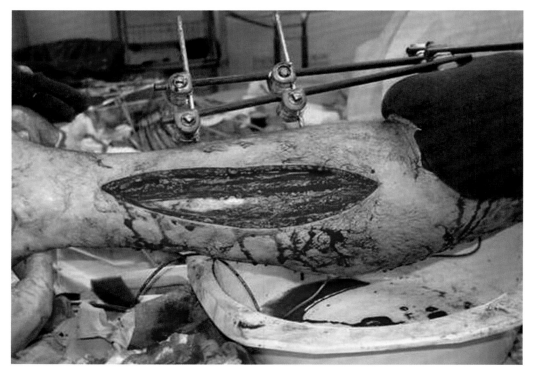

图53-3 下肢的侧筋膜室切开术，小腿的切口将前筋膜室打开约2cm长，后方是胫骨的侧缘。肌间隔将前筋膜室与侧筋膜室分隔，允许打开侧筋膜室。右侧（膝盖处有黑色遮挡物）是近端，左侧是远端。

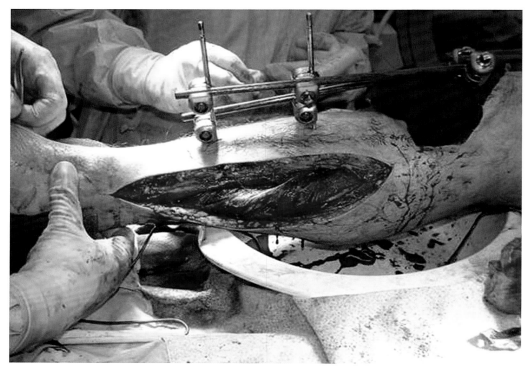

图53-4 下肢的内侧切口使浅后及深后筋膜室纵向打开。最初通过内侧切口打开的浅后筋膜室，其中并无重要的神经及血管结构。右侧是近端，左侧是远端。

释放环形筋膜，切口应由远端向肱桡肌延伸，以打开外侧肌间隔筋膜室或侧筋膜室。浅屈肌筋膜室切开可通过提拉内侧筋膜瓣，达到外侧肌间隔筋膜室的减压。

在前臂近端的1/3，切口应转向尺骨，尺侧腕屈肌的尺骨肌腱位于前臂的远端1/3处（图53-7）。

延续切口并在尺骨侧打开筋膜，在前臂中部和远端注意减轻对正中神经及其分支的损伤。最后，切口应在腕部的中点有一个横向的回转，通过腕管垂直地向手掌延续。尽管存在争议，释放腕管横向腕韧带通常被认为对于完全减轻手掌的筋膜及神经的压迫

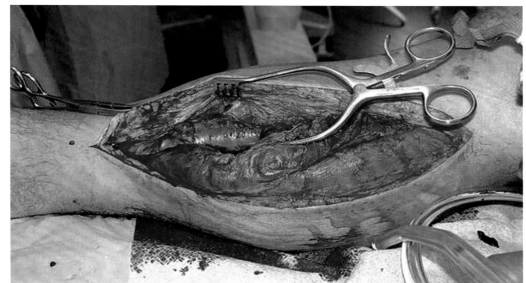

图53-5　下肢的浅后筋膜室切开术。最初的切口同内侧切口，之后在筋膜至胫骨中后侧边做一长2~3cm的纵行切口。这样就打开了浅后筋膜室，暴露腓肠肌与比目鱼肌。右侧是近端，左侧是远端。

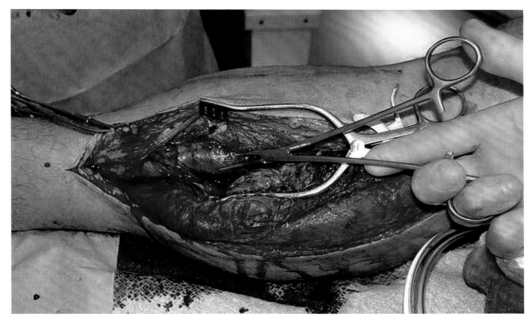

图53-6　下肢深后筋膜室切开术。在暴露浅后筋膜室后，解除深筋膜室的压迫，通过直角钳电凝中部胫骨的边缘分离比目鱼肌并打开骨间筋膜。右侧是近端，左侧是远端。

是非常有必要的。在处理电击伤的情况下尤其必要。

为了打开上肢的深筋膜室，位于尺侧腕屈肌与指浅屈肌间的空隙必须识别，尺神经和动脉在深屈肌筋膜室中可见，必须用手分离。纵向的深筋膜室切开术在随后保护血管及神经后进行。

上肢的伸肌筋膜室

沿肱部的外上髁筋膜做纵行切口，并向前臂远端 1/3 后侧延伸。伸肌的筋膜切开术在桡侧腕短伸肌及指长伸肌间进行，避免损伤后方的皮神经。

术后护理

• 负压伤口吸引用泡沫的网状开放材料（Vacuum Assisted Closure, Kinetic Concepts, 德克萨斯州, 圣安东尼奥）可以用来覆盖筋膜切开术的伤口。可移除伤口的液体，减轻水肿，并可辅助延迟关闭的伤口或皮肤移植[12,13]。也可使用生理盐水敷料。

• 应对行筋膜切开术的患者行术后 24~48 小时密切监护，以评估可能伴随再灌注或挤压损伤的高钾血症[14]。

• 重复详细的肢体检查是必要的，以便确认神

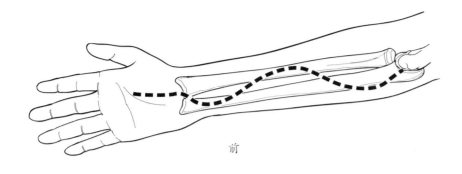

前

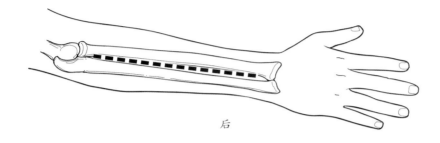

后

图53-7　手掌筋膜切开术前臂的切口始于内上髁，经过腕部翻转至腕关节韧带直到手掌表面，手掌及前臂远端的皮肤和筋膜的切口经过腕管并保持在尺骨侧，这样就可避免正中神经前臂及手掌分支的损伤，以及手部回旋支的损伤。背侧筋膜切开术经前臂后切开，释放伸肌间隔的压力。

经血管的完整性及骨骼肌肉的活动性。

· 上肢的厚重软夹板疗法能够帮助控制疼痛，但是无法进行连续的神经血管的检查。

· 在最初的24~48小时，应对肢体的手术适应性进行初步的评估，这取决于损伤或缺血的程度，评估肌肉的活动度并在必要时行清创术。筋膜切开术的缝合能否同时处理或需二期处理，取决于组织的活动度及水肿的程度[11,12]。

全的筋膜室减压。

· 系统性的缺血再灌注损伤或挤压伤后遗症包括乳酸酸中毒、高钾血症，以及肾功能受损[14]。

· 未重视的肌肉坏死可能导致脓血症发生。

· 慢性肢体缺血合并有中等程度的基础病，如糖尿病的老年患者，伤口感染的风险增加。

· 对于遵循手术原则且延迟闭合的伤口或皮肤移植，伤口并发症很罕见。

并发症

· 肌肉坏死和神经的功能缺损可能继发于不完

（贺元 译　吴永发 校）

参考文献

1. Volkmann R: Die ischämischen muskellähmungen und kontracturen. Centralblatt für Chirurgie, Leipzig, 8:801–803, 1881.
2. Rorabeck CH: The treatment of compartment syndromes of the leg, *J Bone Joint Surg Br* 66:93-97, 1984.
3. Jepson PN: Ischaemic contracture: Experimental study, *Ann Surg* 84:785-795, 1926.
4. Whitesides TE, Haney TC, Morimoto K, et al: Tissue pressure measurements as a determinant for need of fasciotomy, *Clin Ortho Rel Res* 113:43-51, 1975.
5. Gifford SM, Eliason JL, Clouse WD, et al: Early versus delayed restoration of flow with temporary vascular shunt reduces circulating markers of injury in a porcine model, *J Trauma* 67:259-265, 2009.
6. Fox CJ, Gillespie DL, O'Donnell SD, et al: Contemporary management of wartime vascular trauma, *J Vasc Surg* 41:638-644, 2005.
7. Rasmussen TE, Clouse WD, Jenkins DH, et al: Echelons of care and the management of wartime vascular injury: A report from the 332nd EMDG/Air Force Theater Hospital, Balad Air Base, Iraq. *Perspect Vasc Surg Endovasc Ther* 18:91-99, 2006.
8. Clouse WD, Rasmussen TE, Peck MA, et al: In-theater management of vascular injury: 2 years of

the Balad Vascular Registry, *J Am Coll Surg* 204:625-632, 2007.

9. Woodward EB, Clouse WD, Eliason JL, et al: Penetrating femoropopliteal injury during modern warfare: Experience of the Balad Vascular Registry, *J Vasc Surg* 47:1259-1264, 2008.

10. Clouse WD, Rasmussen TE, Perlstein J, et al: Upper extremity vascular injury: A current in-theater wartime report from Operation Iraqi Freedom, *Ann Vasc Surg* 20:429-434, 2006.

11. Peck MA, Clouse WD, Cox MW, et al: The complete management of extremity vascular injury in a local population: A wartime report from the 332nd Expeditionary Medical Group/Air Force Theater Hospital, Balad Air Base, *Iraq. J Vasc Surg* 45:1197-1204, 2007.

12. Leininger BE, Rasmussen TE, Smith DL, et al: Experience with wound VAC and delayed primary closure of contaminated soft tissue injuries in Iraq, *J Trauma* 61:1207-1211, 2006.

13. Yang CC, Chang DS, Webb LX: Vacuum-assisted closure for fasciotomy wounds following compartment syndrome of the leg, *J Surg Orthop Adv* 15:19-23, 2006.

14. Collard CD, Gelman S: Pathophysiology, clinical manifestations, and prevention of ischemia-reperfusion injury, *Anesthesiology* 94:1133-1138, 2001.

第11篇

静脉病变

BRENTON E. QUINNEY · MARC A. PASSMAN

历史背景

在 20 世纪 50~60 年代期间，就有关于阻断腔静脉以预防肺动脉栓塞（PE）的报道。运用塑料钳、折叠器和机械吻合器进行股静脉和腔静脉（IVC）结扎以及 IVC 部分阻断的做法，因其引起下肢静脉缺血、不能阻止小血栓脱落、需进行手术操作暴露腔静脉的不足，而逐渐被更微创的做法取代。1967 年，Mobin Uddin 伞式滤器（Mobin-Uddin umbrella filter）研制成功，其主要成分是一种带有允许血流通过的多孔结构的硅酮膜，该装置可经由静脉穿刺行腔内手术置入，它也有明显的缺点：较高的腔静脉血栓形成发生率。1973 年，Greenfield 不锈钢腔内锥形滤器研制成功，由于改良了滤过系统使得血流速度不被减缓，该设计成为其后所有金属滤器的改良模板。早期滤器置入需要一个口径更大的鞘管和股静脉切开手术操作，但随着器材的改进和输送系统口径的不断减小，永久性和可回收腔静脉滤器得到飞速发展（表 54-1，图 54-1）。

适应证

在美国，深静脉血栓形成（DVT）的发病率约为每年 1/1000 人。将近 1/3 未经治疗的症状性患者合并 PE[1]。抗凝治疗是绝大多数 DVT 患者的首选基本治疗，循证医学指南推荐在下述情况下置入腔静脉滤器：①存在抗凝治疗禁忌证或出血风险较高；②正规抗凝下 PE 复发；③无法完成抗凝治疗[2]。

对于那些存在 PE 和出血的高危临床因素而无法施行预防性抗凝治疗的患者，腔静脉滤器置入的指征可适当放宽[3]。同样的，滤器置入的相关指征还包括抗凝治疗依从性差、髂静脉漂浮血栓、肾细胞瘤累及肾静脉和腔静脉、髂股静脉或下腔静脉溶栓或血栓切除术后、具有高 PE 复发风险的持续肺动脉高压，或心肺功能储备较差者。对于肿瘤、烧伤、妊娠及多发伤（严重颅脑损伤，格拉斯哥评分＜ 8 分；

脊髓损伤；多发骨盆或长骨骨折；腹腔脏器损伤；盆腔或后腹膜血肿；眼部损伤）患者合并 DVT，均有腔静脉滤器置入的指征。腔静脉滤器置入的禁忌证包括：腔静脉慢性阻塞或严重压迫、腔静脉发育不全，以及先天发育异常引起右下主静脉与肝血窦未相连而导致与奇静脉相连的 IVC 肝下段发生阻滞。

术前准备

• 术前需重新回顾腔静脉滤器置入指征和出血风险。根据临床情况，合理选择永久性或可回收滤器。

• 需移除拟行手术一侧的中心静脉导管。

• 需评估凝血功能障碍及其他出血性疾病。根据临床指征及出血风险评分决定是否需在术前停止抗凝治疗。

• 术前需行多普勒超声或 CT 检查评估腔静脉是否存在解剖学变异或其他可能导致诊疗计划改变的病变。滤器置入过程中，选择性静脉造影也有助于识别静脉异常。其中副肾静脉、主动脉后左肾动脉和圆周左肾静脉异常（5%~7%）是最常见的但不影响滤器置入的解剖学变异。腔静脉左侧转位汇入左肾静脉非常罕见（0.2%~0.5%），但必须进行精确解剖定位并置入肾上型滤器。腔静脉的重复畸形也很罕见（0.2%~0.3%），然而左行的 IVC 汇集左髂静脉并汇入左肾静脉，在汇入点转向移行至右行的 IVC。未诊断的双 IVC 可能导致副腔静脉未受保护，需在对侧 IVC 放置另一个腔静脉滤器或在左肾静脉和右行的腔静脉水平上置入肾上型静脉滤器。腔静脉发育不全极其罕见，但一旦发现，应避免置入滤器，有报道将滤器置入扩张的奇静脉段的病例[4]。

• 术前应行多普勒超声检查，评估计划穿刺点处、髂股静脉及腔静脉静脉血栓形成情况。如果无法经股静脉完成操作，可经颈静脉入路进行。在定位和释放滤器前，需另行造影以评估腔静脉内是否存在血栓。肾腔静脉血栓形成是置入肾上型滤器的指征。

• 这里推荐超声引导下的经皮静脉穿刺，可为

表 54-1　美国 FDA 批准上市的腔静脉滤器对比

滤器	公司	材质	设计	置入途径	输送鞘直径 (F)	最大腔静脉直径 (mm)	最长放置长度 (mm)	FDA 批准使用
ALN optional 滤器	ALN	不锈钢	锥形	股/颈/肱	7	28	55	可选的
Option	Rex Medical Angiotech	镍钛合金	锥形	股/颈	5	30	55	可选的
Eclipse	巴德外周血管	镍钛合金	双层，锥形	股/颈	股 7，颈 10	28	47	可选的
G2 X 滤器	巴德外周血管	镍钛合金	双层，锥形	股/颈	股 7，颈 10	28	47	可选的
G2 滤器	巴德外周血管	镍钛合金	双层，锥形	股/颈	股 7，颈 10	28	44	可选的
Simon Nitinol 滤器	巴德外周血管	镍钛合金	双层，锥形	股/颈/肱	7	28	38	永久性
Meridian	巴德外周血管	镍钛合金	双层，锥形	股/颈	股 8，颈 10	28	47	永久性或可选性
Denali	巴德外周血管	镍钛合金	双层，锥形	股/颈		8.4	28	永久性或可选性
Vena Tech LP 滤器	B.Braun/Vena Tech	Phynox	锥形	股/颈	7	28	43	永久性
Vena Tech LGM 滤器	B.Braun/Vena Tech	Phynox	锥形	股/颈	10	28	38	永久性
Stainless-steel Greenfield	波士顿科学	不锈钢	锥形	股/颈	12	28	50	永久性
Titanium Greenfield	波士顿科学	钛	锥形	股/颈	12	28	50	永久性
Bird's Nest	库克医疗	不锈钢	可变的	股/颈	12	40	80	永久性
Celect	库克医疗	Conichrome	锥形	股/颈	股 8.5，颈 7	30	48	可选性
Günther Tulip	库克医疗	Conichrome	锥形	股/颈	股 8.5，颈 7	30	50	可选性
TrapEase	Cordis Corp.	镍钛合金	双篮形	股/颈/肱	6	30	50	永久性
OPTEASE	Cordis Corp.	镍钛合金	双篮形	股/颈/肱	6	30	54	可选性
Crux Vena Cava 滤器系统	Crux Biomedical Inc.	镍钛合金	螺旋形	股/颈	9	17～28	随静脉直径变化	永久性或可选性
SafeFlo	Rafael Medical Technologies	镍钛合金	螺旋形＋双环锚定	股/颈	6	27	60	永久性

Adapted from Endovascular Today. Welcome to the 2013 Buyer's Guide. *Endovase Today* 2012; 11:114. Available at http://bmctoday.net/evtoday/buyersguide/2013/chart.asp?id=vena_cava_filters. (Accessed October 9, 2013.)

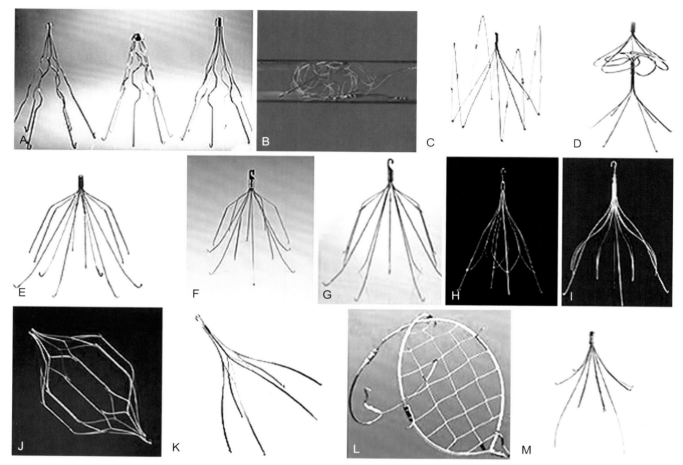

图54-1　FDA批准上市的腔静脉滤器结构图。（A）从左至右，Boston Scientific titanium Greenfield 滤器, original stainless steel Greenfield 滤器, 以及 low-profile stainless steel Greenfield 滤器。（B）库克医疗 Gianturco-Roehm Bird's Nest 滤器。（C）Vena Tech LP 滤器。（D）巴德医疗外周血管/Simon Nitinol 滤器。（E）巴德医疗外周血管Recovery G-2 滤器。（F）巴德医疗外周血管Eclipse 滤器。（G）巴德医疗外周血管 Meridian 滤器。（H）库克医疗 Günther Tulip 滤器。（I）Cook Celect 滤器。（J）Cordis Corporation OPTEASE滤器。（K）Argon Medical Devices Option 滤器。（L）Crux Biomedical Vena Cava 滤器。（M）ALN International Inc Optional 滤器。（Photos courtesy respective manufacturers.）

提供拟穿刺静脉的直接可视化影像，还可为穿刺针提供实时的影像引导，同时避免伴随动脉损伤。

· IVC 直径，包括长径和短径，应通过静脉造影、经腹多普勒超声、血管内超声（IVUS）或术前 CT 扫描进行测量以便选择合适大小的滤器。腔静脉直径测量结果可因血管内血流状态和呼吸状态不同而发生变化，腔静脉亦可发生从圆形到椭圆形的几何学变化[5]。长径和短径均需进行测量。

· 滤器放置前，肾静脉和髂总静脉均需进行精确识别。滤器尖端应放置于肾静脉最低水平之下，同时保证滤器主体部分位于髂静脉汇合处水平以上。

· 一种可综合考虑临床指征、滤器类型、优选的腔内操作方式的计算方法可用于选择最佳治疗方式（图 54-2）[6]。

隐患和风险

· 腔静脉解剖。在放置滤器前最好测量腔静脉的直径，以确定髂静脉和肾静脉汇入部位，并发现可能存在的腔静脉和肾静脉畸形，还要评估腔静脉内是否存在血栓。

· 穿刺部位血栓形成。超声引导的穿刺可以在正式穿刺前评估穿刺部位是否有血栓形成，并可帮助避免动脉损伤。

· 影像的局限性。虽然第 3 腰椎椎体可用作滤器释放的标志，但要将滤器准确放置于适当的部位，单凭这一骨性结构仍略显不足，因为有 5%~10% 的病例其肾静脉和髂静脉汇入腔静脉的部位就在这一水平[7]。无论是采用静脉造影、经腹双功超声，还是IVUS 引导滤器放置，熟知每种手段的局限性对于准确放置滤器至关重要。

· 滤器释放时可能发生的问题。滤器倾斜，滤器腿发生交叉，滤器在输送导管中，滤器移位，腔静脉穿孔均可能发生。这要求操作者熟练掌握影像学引导下的导管操作技术，以及特定的滤器输送系统的特性。

腔内治疗策略

选择永久性或可收回滤器

永久性滤器是用来提供终身的过滤功能，它拥有最大的腔静脉内膜固定力并促进血管内膜在其上增殖。选择性或可回收滤器与永久性滤器相似，但设计上可防止组织长入滤器内部，以便未来将滤器移出；若达不到回收滤器指征或要求，可永久存留于体内（图 54-3）[7]。目前滤器回收的指征包括: PE 风险可控，尤其适用于年轻多发伤、围产期患者及接受减肥或整形的病态肥胖症患者。

对比静脉造影和超声成像

静脉造影可明确最低肾静脉和髂静脉交汇的位置，以用于确定滤器的置入位置。在有些解剖标志不能被识别的情况下，需行静脉分支造影以进一步明确解剖学关系。肾静脉导管置入术和髂静脉交汇处的造影有助于明确解剖学变异，尤其是双腔静脉系统的识别。在行静脉造影后，11%~30% 的患者发现原有腔静脉滤器发生移位[8-10]。

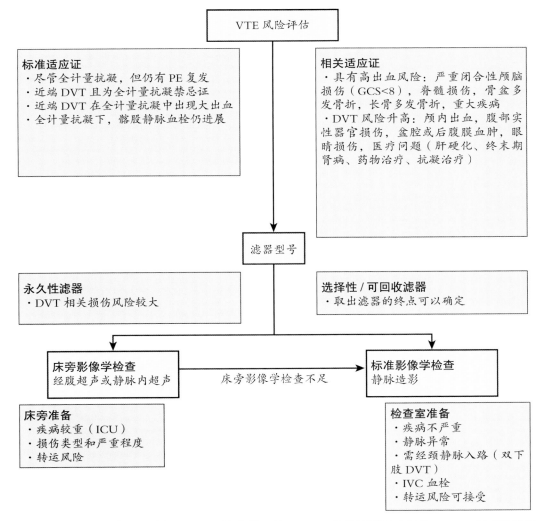

图54-2　腔静脉滤器置入的临床选择路径。DVT，深静脉血栓；GCS，格拉斯哥昏迷评分；ICU，重症监护室；IVC，腔静脉；PE，肺动脉栓塞；VTE，静脉血栓栓塞症。（Adapted from Killingsworth CD, Taylor SM, Patterson MA, et al: Prospective implementation of an algorithm for bedside intravascular ultrasound-guided filter placement in critically ill patients, *J Vasc Surg* 51: 1215–1221, 2010.）

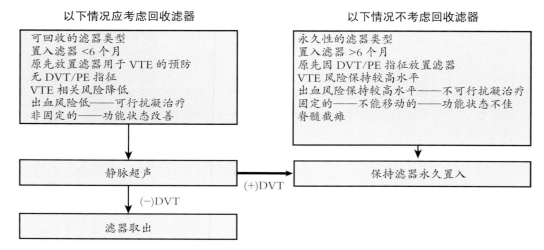

以下情况应考虑回收滤器	以下情况不考虑回收滤器
可回收的滤器类型	永久性的滤器类型
置入滤器 <6 个月	置入滤器 >6 个月
原先放置滤器用于 VTE 的预防	原先因 DVT/PE 指征放置滤器
无 DVT/PE 指征	VTE 风险保持较高水平
VTE 相关风险降低	出血风险保持较高水平——不可行抗凝治疗
出血风险低——可行抗凝治疗	固定的——不能移动的——功能状态不佳
非固定的——功能状态改善	脊髓截瘫

图54-3　腔静脉滤器取出的临床选择路径。DVT，深静脉血栓；PE，肺动脉栓塞；VTE，静脉血栓栓塞症。

对于不能移动或患严重疾病的患者，床旁经腹超声或者静脉内超声更为优选。经腹超声引导腔静脉滤器置入术的滤器在位率高达 86%~88%，在视野良好情况下高达 98%[11]。静脉内超声不受体位限制，技术成功率高达 96%~99%[12-14]。

避免无意的肾上滤器置入

最佳的滤器放置位置是使滤器尖端正好低于最低的肾静脉水平（图 54-4A）。将滤器置入肾静脉水平以上的非无意情况见于以下几种 IVC 血栓形成：位置不正确的肾下型腔静脉滤器，双 IVC，卵巢静脉血栓形成或妊娠患者。避免无意的肾上滤器置入对预防滤器置入后血栓蔓延至肾静脉非常重要。应通过最初的继发性举动下的非选择性静脉造影识别肾静脉。如果肾静脉或髂静脉交汇处解剖不能辨认，需进一步行静脉分支造影。如果静脉造影图像不满意，可行静脉内超声检查。在腔静脉直径大于 28mm 的情况下，多数滤器不宜选用，可选用鸟巢型滤器或将滤器置于双侧髂静脉。

怀孕患者的特殊考虑

妊娠患者滤器置入的指征包括具有抗凝禁忌的 DVT 者。肾上型滤器因其不会影响受妊娠子宫压迫的肾下 IVC 而作为优选。应考虑行颈静脉入路，并通过 IVUS 减少射线暴露。需静脉造影或者 IVUS 明确肾静脉及肝静脉汇合处位置以作为远端和近端标志（图 54-4B）。肾上腔静脉一般大于 IVC，但直径一般小于 28mm。滤器支腿与静脉壁的接触位置应高于位置较高一侧肾静脉上缘，以避免置入肾静脉内和滤器倾斜；但需置于肝静脉汇合处水平以下，以避免肝静脉血栓形成。放置位置多位于 T11 和 L1 椎体水平之间。

腔内治疗技术

静脉造影下经皮滤器置入术

常用经皮穿刺入路有股静脉、颈静脉、肘前静脉。当通过颈静脉入路时，需在透视导向下引导导丝进入 IVC，以避免损伤右心房。

为了识别解剖学结构并确认是否存在血栓，最初的静脉造影在导管或鞘内进行。在 IVC 和髂静脉汇合处做标记或放置标记导管，并进行 20mL/s、共计 2 秒的造影以证实正常的腔静脉和髂静脉的关系。标记导管有助于精确测量 IVC 的直径。由于不同种类滤器的输送系统和鞘存在差异，因此充分了解每种滤器配套的导管和鞘非常重要。

床旁经腹或血管内超声引导下经皮腔静脉滤器置入

对于不能移动的、病情严重的或者气喘插管患者，床旁经腹或 IVUS 引导下滤器置入能避免移动带来的相关风险。在应用这些先进的床边技术前，全面了解滤器的输送和成像系统是必要的。经腹超声下滤器的可视性取决于滤器系统的尺寸和反射回声的性能。IVUS 引导下单或双通道滤器置入的可行性取决于鞘的尺寸和输送导管的相互作用。最好通过在血管内超声引导或实时静脉造影确认下进行滤器放置，以积累最初的经验。

经腹多普勒超声引导下滤器置入

经腹多普勒超声引导腔静脉滤器置入需要 IVC 和肾静脉足够的纵向和横向图像（图 54-5）[14]。在

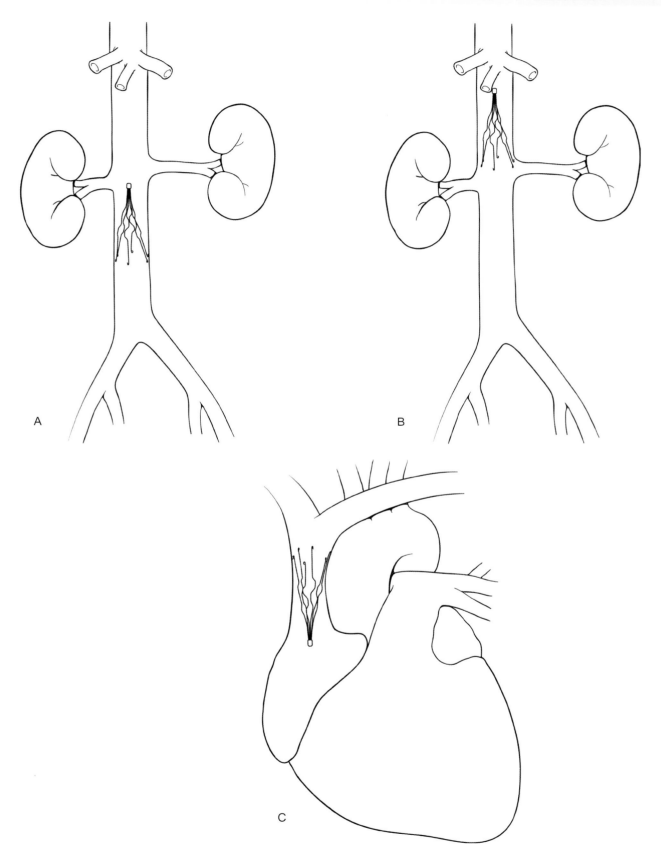

图54-4　（A）肾下型腔静脉滤器底部置于髂静脉分叉水平以上，顶部置于较低侧肾静脉水平以下。（B）肾上型腔静脉滤器底部置于较高侧肾静脉水平之上，顶部置于肝静脉水平之下。（C）上腔静脉滤器底部需超过无名静脉汇合处，顶部接近右心房处。

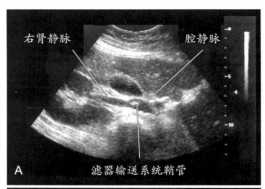

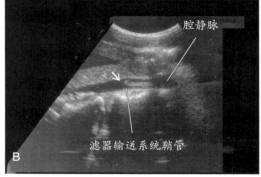

图54-5 经腹多普勒超声引导腔静脉滤器（IVC）置入中，可视下将滤器顶部通过输送鞘置于右肾静脉-腔静脉汇合处的横断面（A）和纵切面（B）。（From Passman MA, Dattilo JB, Guzman RJ, et al: Bedside placement of inferior vena cava filters by using transabdominal duplex ultrasonography and intravascular ultrasound imaging, *J Vasc Surg* 42: 1027–1032, 2005, Fig. 2.）

纵剖面，需观察到双侧肾静脉。在纵平面，右肾静脉通常最低并在 IVC 后面与右肾动脉交叉，可作为一个肾静脉的间接标志。

经皮穿刺静脉入路建立后，在多普勒超声引导下将一根导丝输送至 IVC。将输送鞘引入腔静脉并置于肾静脉水平以下。在右肾水平进行横向成像，将滤器输送导管连同外面的鞘管一同进入该平面。退出导丝，轻轻拉回输送导管以对滤器尖端进行进一步精确定位至低于肾静脉水平。通过在腔静脉内的肾静脉水平移动滤器的输送导管进行定位。纵向视图显示滤器输送导管与腔静脉方向一致，并且在图像直视引导下放置滤器（图 54-6）。

通过纵向和横向多普勒超声视图确认滤器放置于合适位置，行腹部 X 线进一步证实滤器的位置和是否完全打开。

滤器放置与血管内超声检查

腔内超声系统和滤器选择

IVUS 引导下的滤器置入可通过单或双静脉入路

技术完成，技术选择取决于 IVUS 探头尺寸与滤器输送导管和鞘的尺寸的关系[15-17]。低兆赫探头需要至少 8F 或者更大尺寸的鞘来完成腔静脉成像。对于"Volcano s5"或者"Volcano s5i"系统，厂家建议将"PV8.2F（8F/8.3MHz）"血管腔内超声探头置于它的"鹰眼黄金"探头（5F/20MHz）之外。对于波士顿科学（马萨诸塞州，内蒂克）系统，超声系统的"大车模式"使用"Sonicath Ultra-9"（9F/9MHz）或者"Atlantis PV"周围血管成像导管（8F/15MHz），对整个腔静脉和周围标志组织器官进行成像。要满足整个腔静脉及其分支的成像要求，需选用直径大于 8F 的滤器输送鞘。因此 IVUS 引导下单侧穿刺技术需选用直径大于 8F 的输送鞘。

操作前影像学评估

局部充分麻醉下，建立经皮股静脉穿刺通路。经鞘管导入 IVUS 探头并在导丝引导下进入 IVC 直至右心房水平。使用回调技术，依次识别静脉的解剖学锚定标志，包括右心房、肝静脉、肾静脉以及髂静脉汇合处（图 54-7）。如果髂静脉汇合处的影像

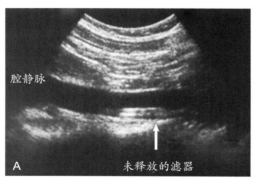

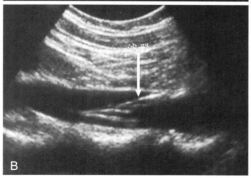

图54-6 经腹多普勒超声引导下的腔静脉滤器置入前后图像。（A，From Passman MA. Vena cava interruption. In: Cromnwett JL, Johnston KW, editors. Rutherford's vascular surgery, ed 7. Philadelphia, 2010, Saunders, p827, Fig.52-8. B, From Passman MA, Dattilo JB, Guzman RJ, et al: Bedside placement of inferior vena cava filters by using transabdominal duplex ultrasonography and intravascular ultrasound imaging, *J Vasc Surg* 42: 1027–1032, 2005, Fig. 3.）

不清晰，需从对侧股静脉穿刺置入第二根导丝以建立第二条静脉通路，以第二根导丝在 IVC 可见的位置来确定髂静脉汇合位置。将 IVUS 探头放置在最低一侧的肾静脉水平以下，在放置滤器前测量 IVC 直径。将 IVUS 探头回撤至髂静脉汇合处水平，以确认并测量肾静脉和髂静脉间距离。IVUS 探头随后撤出，撤出时需注意其远端到探头退出鞘的手指距离。这个手指捏的标记有助于估算滤器输送导管从股动脉穿刺点水平至肾静脉水平的距离。

单一静脉入路技术

单一静脉入路技术可以在导丝引导下通过直径大于 8F 的滤器输送鞘完成，将鞘输送至预定的肾静脉水平。使用 IVUS 探头从鞘末到最低肾静脉水平进行精确探测。从这一点看出，IVUS 是通过鞘进行定位的，由于不同滤器输送系统的长度已知，因而可以间接判断滤器的位置。对于具有预定标志的滤器系统，例如 Günther Tulip 和 Celect 滤器（Cook Medical，印第安纳州，伯明顿），推送滤器的输送导管至标志点处，通过鞘的末端对滤器头端进行校正。通过固定滤器操作杆回撤放鞘方式，回撤外鞘至第二个标记以下，使滤器完全释放于肾静脉下方水平。对于没有预定标志的滤器系统，例如 Greenfield 滤器（Boston Scientific），首先拉回鞘至血管内探头水平之上，两者之间的距离与输送导管超过鞘的距离相当。对于 Greenfield 滤器，这个距离约为 7cm。当滤器输送导管装入鞘内，滤器释放时的头端将与最低肾静脉精确匹配。

双静脉入路技术

如果不能通过单静脉穿刺入路或使用较小直径的鞘（＜8F）放置滤器，需要采用双静脉入路技术。IVUS 探头置于紧贴肾静脉下缘水平。最好经皮穿刺对侧股静脉建立第二条通路，这样能确认股静脉交汇位置并避免在同侧股静脉放置两个长鞘。如果对侧股静脉存在血栓，可使用同侧邻近的股静脉穿刺建立通路，但会增加血栓形成风险。在实时 IVUS 影像引导下，通过另一条股静脉入路将滤器输送导管置入肾静脉水平。一旦确认滤器输送导管的位置，

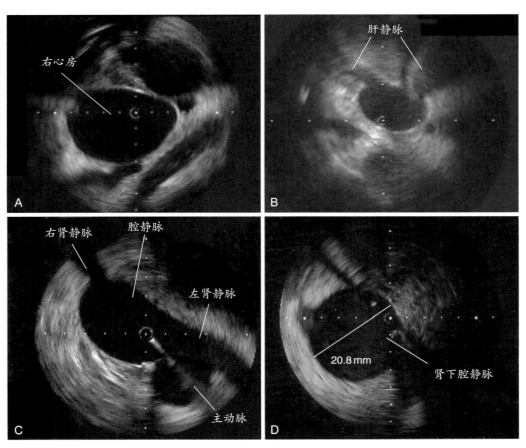

图54-7 腔静脉的腔内血管超声图像显示如下标记点：右心房（A），肝静脉（B），肾静脉（C），在髂静脉汇合处以上的肾下IVC（D）。（From Passman MA, Dattilo JB, Guzman RJ, et al: Bedside placement of inferior vena cava filters by using transabdominal duplex ultrasonography and intravascular ultrasound imaging, *J Vasc Surg* 42: 1027–1032, 2005, Fig. 3.）

则可以回撤 IVUS 探头和放置滤器。上腹部 X 线证实滤器的形态和位置。

经皮上腔静脉滤器置入

随着中心静脉置管、起搏器和植入式心脏起搏器应用的越来越多，上肢 DVT 日益常见，一些报道指出其存在 9% 发生 PE 的估计风险 [18]。标准治疗包括抗凝，但对于存在抗凝禁忌或出现抗凝并发症的患者，可接受上腔静脉（SVC）滤器置入术。

没有为 SVC 专门设计的滤器，需要适应 IVC 滤器和技术。多使用带钩腿附件的锥形滤器并将其放置于无名静脉汇合处。应考虑滤器长度，防止其突入右心房。不建议在 SVC 置入直径超过 28mm 的滤器。

静脉通路建立后，行静脉造影以明确无名静脉和 SVC 汇合的位置并查看是否存在解剖学变异。双 SVC 发生率在 0.1%~0.3%。SVC 闭塞、狭窄或血栓形成将阻碍滤器置入。经皮颈静脉、锁骨下静脉、股静脉通路可以放置 SVC 中的滤器。然而，正确的滤器方向需从股静脉位置放置一个颈静脉滤器设备或从颈静脉或锁骨下静脉放置一个股静脉滤器。只有这样，滤器的钩腿才能与无名静脉表面相接触并保持尖端深入 SVC（图 54-4C）。术后行胸部 X 线确认滤器位置。

腔静脉滤器的回收

关于滤器的最佳回收时间，目前尚未统一。尽管有间隔较长时间后成功回收的个案报道，但回收的失败率随着置入时间的延长而增加。除非以后有进一步的数据，目前的观点是：最佳的滤器回收时间应在置入后数月内，但是在出现以下情况后要尽早取出——重启抗凝、静脉血栓及潜在 PE 风险降低、抗凝禁忌消失等。

回收前应行影像学以检查滤器是否存在妨碍取出的潜在技术问题。当静脉造影或多普勒超声证实滤器上有血栓或腹部 X 线证实滤器移位、严重倾斜、断裂或者其他机械问题，不宜取出滤器。

不同滤器的回收方式不一，但所有滤器都需要重新捕获其尾部、钩子或附着尖端。一旦滤器被捕获，即回收入一个大小合适的鞘内。滤器支腿应被简单地从腔静脉壁撤出。如果回收遇到阻力或困难，应放弃回收。术后行完整的静脉造影以明确没有对比剂溢出或其他腔静脉损伤的证据。

术后护理

• 穿刺点。早期术后护理包括从穿刺点拔出鞘后，应进行约 15 分钟的手法压迫，再加压包扎数小时，随后查看穿刺点。肿胀、血肿或闻及血管杂音，则提示假性动脉瘤或动静脉瘘，需行腹股沟区超声检查加以排除。

• 操作后的影像学检查。滤器置入后需行腹部 X 线检查以记录滤器位置。滤器尖端应位于 L1~L2 椎体之间，但骨性椎体与肾静脉之间的位置关系常有不同。滤器倾斜角度应在 15° 之内，若超过 15° 多提示滤器被错误地置于髂静脉或头端移位至肾静脉或性腺静脉。

并发症

• 滤器放置正确并且位置良好，文献报道的成功率为 98%~100%。早期并发症包括穿刺点血肿、瘀斑、动静脉瘘和滤器置入位置不当。晚期并发症包括腔静脉血栓形成、肺动脉栓塞、穿刺点血栓形成、滤器移位、倾斜、滤器支腿穿破腔静脉 [19,20]。尽管绝大多数滤器种类都用于预防 PE，但在并发症发生率上有所不同 [21-25]。

• 腔静脉血栓形成（6%~30%）。滤器设计和形状可能与腔静脉血栓形成相关。锥形滤器与非锥形滤器相比，血栓形成率更低。锥形设计的滤器，血栓发生于中央部位，而血流位于外围部分，这一特点可能有助于保持腔静脉通畅。

• 静脉穿刺点血栓形成（2%~28%）。导致穿刺点血栓形成的原因可能包括滤器输送导管尺寸较大、多次静脉穿刺、术后穿刺点压迫力量过大和凝血倾向。

• 滤器位置不正和错误（1%~10%）。滤器倾斜超过 15° 即可降低过滤效率，并可能导致肺栓塞或腔静脉阻 [26]。腔静脉滤器无意误放于肾上腔静脉，可导致肾静脉血栓形成，并且髂静脉内滤器置入可导致髂股静脉血栓形成。

• 滤器支腿或钩子穿孔（9%~24%）。滤器支腿或钩子引起腔静脉穿孔较为常见，多为无症状性。滤器设计为后弯的钩、增厚 J 型钩、纵向滤器支柱可减少但不能消除穿孔风险。极少数情况下滤器可刺入主动脉、十二指肠、小肠、结肠、输尿管或邻近的椎体。如果并发感染或假性动脉瘤，需行外科手术取出滤器。

• 滤器移位（2%~5%）。滤器可向远端腔静脉或心脏移位，可引发严重心肺功能不全甚至死亡。移位由尺寸不合适、放置于血栓上导致与静脉壁接触不良，或导管导丝缠住牵拉引起。

• 滤器断裂（＜ 1%）。由镍钛诺合金制成的滤器往往更倾向于材料疲劳和断裂，移位风险更高。

- 导丝滞留（＜1%）。已有导丝、中心静脉导管或其他腔内器械滞留的报道。
- PE 和死亡。非致死性 PE（2%~5%），致死性 PE（0.7%），以及滤器置入相关死亡（0.12%）少见。

（吴鉴今 译　钱振宇 校）

参考文献

1. Office of the Surgeon General and National Heart, Lung, and Blood Institute, editor: The surgeon general's call to action to prevent deep vein thrombosis and pulmonary embolism. U.S. Department of Health and Human Services 2008. Available at http://www.surgeongeneral.gov/topics/deepvein. (Accessed April 28, 2010.)
2. Kearon C, Kahn SR, Agnelli G, et al: Antithrombotic therapy for venous thromboembolic disease: American College of Chest Physicians evidence-based clinical practice guidelines, *Chest* 133:454S-545S, 2008.
3. Rogers FB, Cipolle MD, Velmahos G, et al: Practice management guidelines for the prevention of venous thromboembolism in trauma patients: The EAST Practice Management Guidelines Work Group, *J Trauma* 53:142-164, 2002.
4. Tanju S, Dusunceli E, Sancak T: Placement of an inferior vena cava filter in a patient with azygos continuation complicated by pulmonary embolism, *Cardiovasc Intervent Radiol* 29:681-684, 2006.
5. Murphy EH, Arko FR, Trimmer CK, et al: Volume associated dynamic geometry and spatial orientation of the inferior vena cava, *J Vasc Surg* 50:835-842, 2009.
6. Killingsworth CD, Taylor SM, Patterson MA, et al: Prospective implementation of an algorithm for bedside intravascular ultrasound-guided filter placement in critically ill patients, *J Vasc Surg* 51:1215-1221, 2010.
7. Danetz JS, McLafferty RB, Ayerdi J et al: Selective venography versus nonselective venography before vena cava filter placement: Evidence for more, not less. *J Vasc Surg* 38:928-934, 2003.
8. Hicks ME, Malden ES, Vesely TM, et al: Prospective anatomic study of the inferior vena cava and renal veins: Comparison of selective renal venography with cavography and relevance in filter placement, *J Vasc Interv Radiol* 6:721-729, 1995.
9. Martin KD, Kempczinski RF, Fowl RJ: Are routine inferior vena cavograms necessary before Greenfield filter placement? *Surgery* 106:647-650, 1989.
10. Mejia EA, Saroyan RM, Balkin PW, et al: Analysis of inferior venacavography before Greenfield filter placement, *Ann Vasc Surg* 3:232-235, 1989.
11. Conners M, Becker S, Guzman R, et al: Duplex scan-directed placement of inferior vena cava filters: A five year institutional experience, *J Vasc Surg* 35:286-291, 2002.
12. Garrett J, Passman MA, Guzman RJ, et al: Expanding options for bedside placement of inferior vena cava filters with intravascular ultrasound when trans-abdominal duplex ultrasound imaging is inadequate, *Ann Vasc Surg* 18:329-334, 2004.
13. Oppat WF, Chiou AC, Matsumura JS: Intravascular ultrasound-guided vena cava filter placement, *J Endovasc Surg* 6:285-287, 1999.
14. Passman MA, Dattilo JB, Guzman RJ, et al: Bedside placement of inferior vena cava filters by using transabdominal duplex ultrasonography and intravascular ultrasound imaging, *J Vasc Surg* 42:1027-1032, 2005.
15. Jacobs DL, Motaganahalli RL, Peterson BG: Bedside vena cava filter placement with intravascular ultrasound: A simple, accurate, single venous access method, *J Vasc Surg* 46:1284-1286, 2007.
16. Wellons ED, Rosenthal D, Shuler FW, et al: Real-time intravascular ultrasound-guided placement of a removable inferior vena cava filter, *J Trauma* 57:20-25, 2004.
17. Rosenthal D, Wellons ED, Levitt AB, et al: Role of prophylactic temporary inferior vena cava filters placed at the ICU: Bedside under intravascular ultrasound guidance in patients with multiple trauma, *J Vasc Surg* 40:958-964, 2004.
18. Munoz FJ, Mismetti P, Poggio R, et al: Clinical outcome of patients with upper-extremity deep vein thrombosis: Results from the RIETE Registry, *Chest* 133:143-148, 2008.
19. Ballew KA, Philbrick JT, Becker DM: Vena cava filter devices, *Clin Chest Med* 16:295-305, 1995.
20. Ray CE Jr, Kaufman JA: Complications of inferior vena cava filters, *Abdom Imaging* 21:368-374, 1996.
21. Becker DM, Philbrick JT, Selby JB, et al: Inferior vena cava filters: Indications, safety, effectiveness, *Arch Intern Med* 152:1985-1992, 1992.
22. Greenfield LJ, Rutherford RB: Participants in the Vena Caval Filter Consensus Conference. Recommended reporting standards for vena caval filter placement and patient followup, *J Vasc Surg* 30:573-579, 1999.

23. Streiff MB: Vena caval filters: A comprehensive review, *Blood* 95:3669-3677, 2000.
24. Young T, Tang H, Aukes J, et al: Vena caval filters for the prevention of pulmonary embolism, *Cochrane Database of Systematic Reviews* 2007, 4:CD006212; DOI:10.1002/14651858.CD006212. pub3.
25. Hann CL, Streiff MB: The role of vena caval filters in the management of venous thromboembolism, *Blood Reviews* 19:179-202, 2005.
26. Kinney TB, Rose SC, Weingarten KE, et al: IVC filter tilt and asymmetry: Comparison of the over-the-wire stainless-steel and titanium Greenfield IVC filters, *J Vasc Interv Radiol* 8:1029-1037, 1997.

第 **55** 章　上腔静脉综合征的外科重建

PETER GLOVICZKI · MANJU KALRA

历史背景

　　1757 年，Hunter[1] 首次描述了一例因梅毒性动脉瘤压迫上腔静脉而导致血栓形成的患者。1954 年，Schechter[2] 报道了 400 例患有上腔静脉综合征的患者，其中 75% 是由恶性肿瘤引起，主要是原发性肺癌。

　　从 20 世纪 70 年代开始，最初手术治疗上腔静脉综合征所用的材料有聚四氟乙烯、聚酯纤维等合成材料或自体导管[3-5]。Gladstone 及其同事[6] 第一次报道了用一段自体股静脉进行静脉减压。1982 年，Doty[7.8] 报道了用自体螺旋静脉移植长期成功治疗上腔静脉综合征。

适应证

　　手术治疗适用于非恶性疾病引起但静脉闭塞范围不适合做腔内治疗，或腔内治疗尝试失败的症状性患者。对于能够进行手术切除的恶性肿瘤患者，其也具有外科重建腔静脉的指征。

　　在 19 世纪，肺结核、梅毒纵隔炎或主动脉炎常被列为上腔静脉综合征的病因，但现在最常见的病因为肺癌转移性纵隔淋巴结肿大和原发性纵隔恶性肿瘤[9]。原发性纵隔恶性肿瘤常引起上腔静脉综合征，包括纵隔淋巴瘤、髓样或滤泡性甲状腺癌、胸腺瘤、畸胎瘤、血管肉瘤、滑膜细胞癌。50% 的上腔静脉综合征是非小细胞肺癌引起的，其余是由小细胞肺癌、淋巴瘤、转移性癌、生殖细胞肿瘤、胸腺瘤引起。在以前的研究中，良性上腔静脉综合征最常见的病因是由组织胞浆菌病引起的纵隔纤维化，而现在因中心静脉置管和起搏器导线引起的血栓形成已成为最常见的病因[10,11]。起搏器植入后的平均 48 个月期间，上腔静脉综合征的发生率为在 1 : 40 000~1 : 250[12]。接受过纵隔放射治疗及具有血栓形成倾向的患者，其腔静脉综合征的发生风险增加。

术前准备

　　• 症状及体征。上身静脉淤血，表现为皮肤变蓝、肿胀，头颈部、胸上部静脉扩张，个别情况上肢静脉也呈扩张（图 55-1 ）。主诉包括头部肿胀感、头痛，及弯腰后头晕眼花、呼吸困难等症状加重。因平躺后出现端坐呼吸，故睡觉时常需要数个枕头[10]。恶

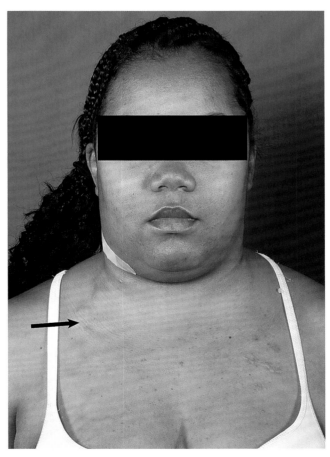

图55-1　上腔静脉综合征的表现征象。箭头所示大片胸壁静脉迂曲扩张。

性肿瘤的症状和体征,如消瘦、精神不振、发烧、盗汗、可扪及淋巴结,还可出现咯血、声音嘶哑、吞咽困难。

• 影像学。建议以术前胸部X线、计算机断层扫描(CT)或磁共振血管造影评估良性或恶性疾病的存在,还可评估上腔静脉闭塞的程度,确定静脉迂曲扩张的部位,并以严重程度对上腔静脉适应证进行分类[10]。颈静脉双重扫描可协助介入治疗。如果CT(图55-2)或磁共振成像不能清楚地显示上腔静脉,应进行传统静脉造影。

• 非手术方法。可通过睡觉时用枕头垫高头部,并避免弯腰、穿过紧的衣物来缓解症状。

• 急性上腔静脉综合征。急性上腔静脉综合征的治疗包括抗凝,并结合利尿剂的使用,以暂时缓解头部和颈部的水肿。可考虑导管引导的溶栓治疗,并结合支架植入,继以静脉注射普通肝素或皮下注射低分子量肝素和华法林以防止复发。

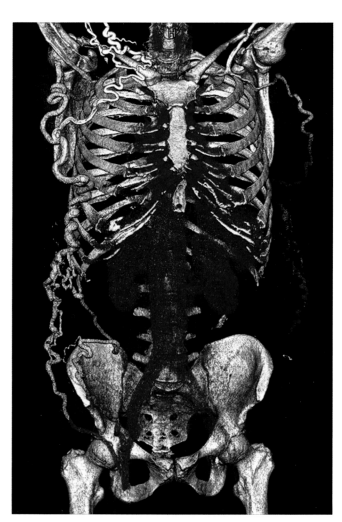

图55-2 上腔静脉综合征患者的血管CT造影。广泛的中心静脉闭塞导致腋窝和胸壁静脉迂曲扩张。

• 继发于恶性肿瘤的上腔静脉综合征。基于肿瘤组织学的放疗、化疗或放化疗结合可用于因纵隔恶性肿瘤而引起的上腔静脉综合征。80%的患者可因肿瘤缩小而症状得到缓解,其余患者可考虑介入治疗。

隐患和风险

• 出血并发症。由于广泛静脉迂曲扩张、静脉压力升高,在切开皮肤和皮下组织以及正中胸骨切开过程中可伴发大量出血。

• 移植物血栓形成。因静脉压较低,静脉系统植入物保持通畅较为困难,尤其是在大量侧支循环形成,并且广泛闭塞导致静脉入血量明显减少者。这类患者往往存在血栓形成易发因素,这本身也可导致植入失败。另外,内膜增生或外部压迫可导致远期移植物狭窄。

手术策略

避免术中出血

开放手术治疗前必须停止口服抗凝药物至少5天。如果需要皮下注射低分子量肝素,桥接是必要的,术前最后一次给药时间应在12小时以上。仔细规划、彻底止血、快速自体血回输可减少出血。最后,若存在纵隔恶性肿瘤,重做正中胸骨切开术,或右心房的中央静脉吻合术,以及需要伴随心脏手术,则需要与胸外科或心脏外科医生合作进行手术。

避免肺栓塞

重建静脉循环之前必须仔细冲洗移植物以清除血栓及空气,防止肺栓塞的意外发生。

血管移植物的选择

10~14mm的外部支持聚四氟乙烯是一种用来替代上腔静脉或无名静脉的较好的短移植物(表55-1)。12mm的外部支持聚四氟乙烯移植物,可用于从颈内静脉到上腔静脉或右心房的旁路,除非存在大于10mmHg的压力梯度,不然通畅率将减小。小于8mm直径的聚四氟乙烯移植物可以降低长期通畅率。由于肿瘤复发可压迫和阻塞静脉移植物,故所有恶性肿瘤的患者首选外部支持的聚四氟乙烯移植物。

如果隐静脉的尺寸适合螺旋隐静脉移植物,则首选其进行移植[8,10,11,13-15]。虽然已注意到一些患者的残肢肿胀处有血栓形成倾向,但股静脉已成功地用于上腔静脉的置换[10]。牛心包膜也可以成型为移植物,

表 55-1　手术修复上腔静脉综合征

修复类型	患者例数	%
自体静脉移植	28	67
螺旋隐静脉	22	52
直筒型移植物	19	43
分支型移植物	2	5
直筒型移植物 + 无名静脉再植	1	2
股静脉	6	14
Iliocaval 同种异体移植	1	2
外部支持聚四氟乙烯移植物	13	31
总数	42	100

From Rizvi AZ, Kalra M, Bjarnason H, et al: Benign superior vena cava syndrome: Stenting is now the first line of treatment, *J Vasc Surg* 47:372-380, 2008.

新鲜或冷冻保存的同种异体移植物可用于静脉重建。大隐静脉因其太小而不能用作移植物。

静脉流入道及流出道的选择

右无名静脉是优选的流入道，其次是左无名静脉和右颈内静脉，然后左颈内静脉。据报道，移植物不越过中线可能会有更好的长期通畅率[16]。流出部位在右心耳或上腔静脉。后一种是用于无名静脉阻塞或接近无名静脉的一短段上腔静脉闭塞的患者。

单侧或双侧静脉重建的选择

在头部和颈部，侧支静脉循环通常足够，不需要双侧重建。然而，左头臂静脉的单一重建可导致显著的阻塞率。因此，建议重建右头臂静脉或双侧头臂静脉，后者静脉的单独重建优选使用 Y 接枝[16]。

手术方法

麻醉的选择

在全身麻醉伴气管插管和机械通气下进行操作。

位置和切口

以无菌方式对颈部、胸部、腹部、腹股沟和下肢进行消毒铺巾。腿准备到中间部位水平，膝盖弯曲成青蛙腿状以靠近大隐静脉。进行悬垂以暴露颈部到下颌部位，从而可进行颈部切开。如果需要的话，还可暴露颈内静脉。为更好地美容外观，在胸骨部进行中线皮肤切开时，远端距胸骨上或颈静脉切迹两指宽。切口向下到胸骨，并需要控制胸壁大静脉络的出血。一个完整的胸骨切开术需要使用摆锯。

如果上腔静脉颅部或对侧无名静脉明显，部分胸骨或"暗门"切口可用于单独的无名静脉重建。

无名静脉和上腔静脉的解剖

纵隔上部前面的第一个结构是胸腺，它常被分离或结扎间部分被切除以暴露作为上中线结构的左侧无名静脉。上腔静脉综合征的患者常表现左侧无名静脉的血栓形成，并且解剖进行到左侧，胸骨横向向下以暴露一个明显的区域，并靠近左侧颈静脉和锁骨下静脉的汇合处。如果双侧无名静脉形成血栓，则沿着胸锁乳突肌内侧的前缘做一颈部斜切口以暴露颈内静脉。左侧应避免胸导管的损伤。

在中线处打开心包膜以暴露上腔静脉。对于因纤维化纵隔炎而患良性疾病的多数患者，选择右心耳作为流出道，并不需要试图区分是硬化上腔静脉还是纤维化上腔静脉。如果需要，可以对纵隔组织进行活体组织检查。

螺旋静脉移植物的准备

为准备螺旋隐静脉移植物，从腹股沟到膝盖应用 6-0 或 7-0 的聚丙烯缝合线结扎或缝合侧支，并用稀释的罂粟碱盐溶液对侧支进行扩张。纵向打开静脉，切除瓣膜，静脉卷绕在 32F 或 36F 胸管上，其取决于静脉所需的大小，并朝向胸管内皮表面（图 55-3A，B）。静脉相对的边缘用 6-0 聚丙烯缝合线缝合以形成导管，在每个 3/4 圈中断缝合线，以防止荷包缝合，防止移植物变窄，或者可用非穿透性金属血管夹。然而，夹子抓不牢时，需要附加间断缝合。用于制作螺旋静脉移植物的隐静脉，其长度的选择可根据 l= [(R)(L)]/r 计算出。其中，r 和 l 分别代表隐静脉的半径和长度，R 和 L 分别代表螺旋移植物的半径和长度[17]。例如，一个平均半径 3mm、长 40cm 的隐静脉移植物可制得一半径 15mm、长 8cm 的螺旋静脉移植物。

完成血管吻合

最初在右心耳用中央吻合术，随后在流入部位行外围吻合术。在心脏运动时，如果静脉移植物可自由移动，则更容易进行心房吻合术。患者彻底肝素化（体重每千克 100 单位），在心耳处放置一个 Satinsky 钳（图 55-4A）。附属部分的边缘用 11 号解剖刀刀片或精细手术剪纵向切开约 2cm 长。用精细手术剪剪断附属部的小梁肌肉以提高心脏血流。然后，螺旋静脉移植物或 12mm 的聚四氟乙烯移植物与心耳之间用 5-0 聚丙烯缝合线进行倾斜端 - 端吻合术（图 55-4B）。在钳夹从心耳处取出之前，在移植物内填充

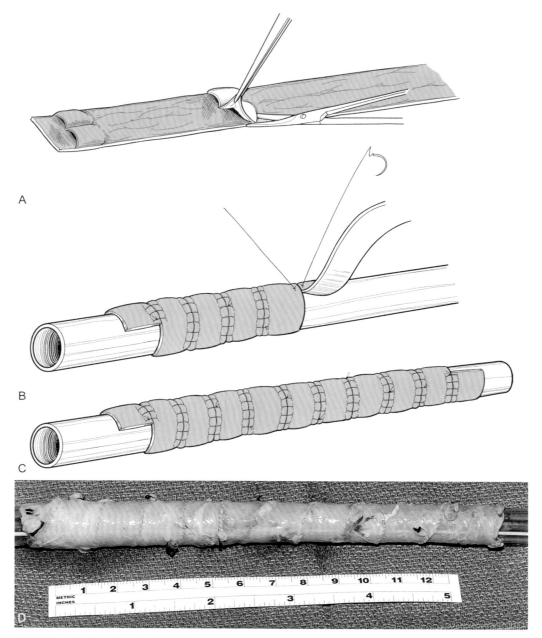

图55-3 （A）纵向打开大隐静脉，并剥离静脉为螺旋静脉移植物做准备。（B）静脉卷绕在胸管上，内皮表面对着胸管，反面缝合在一起形成导管。缝合线在每个3/4 圈需要中断，以防止荷包穿线及移植物变窄。（C，D）螺旋静脉移植物制作完成。用于制作螺旋静脉移植物的隐静脉，其长度的选择可根据Chiu 及其同事[17]提出的公式计算得出。

肝素生理盐水以避免空气栓塞。邻近吻合部几厘米处放置哈巴狗阻断钳。用 5-0 聚丙烯缝合线对无名静脉或颈内静脉进行端－端或端－侧吻合。血流重建前，排空移植物内的血液和空气以避免栓塞（图 55-5 和图 55-4C）。

需要用聚四氟乙烯或螺旋静脉移植物进行无名静脉－上腔静脉移植的患者，通常先近端完全吻合然后再远端吻合。为避免扭曲，并确定适合的移植物长度，一旦近端完全吻合充分扩张的移植物，此技术允许简单除去钳夹（图 55-6A，B）。

正中胸骨切开闭合术

肝素是通过静脉内给药 30mg 硫酸鱼精蛋白和适当的止血而实现部分逆转。用 4-0 聚丙烯缝合线松弛缝合心包膜以避免移植物压迫。如果需要，可切除胸腺、局部淋巴结以避免移植物压迫。如果胸骨压迫移植物，特别是如果移植物起源于颈部，则可以仔细去除胸骨壁后侧的一小部分。进行纵隔引流，

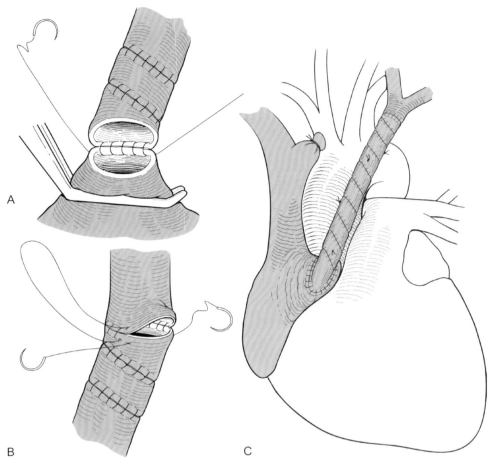

图55-4　（A）左无名静脉与右心耳之间的螺旋隐静脉旁路需要初始吻合到右心耳。心耳处纵向打开超过2mm，并放置 Satinsky夹钳，然后切除肌小梁网并进行端至侧吻合术。（B）无名静脉进行端至端吻合术。（C）血流重建前排空移植物内的血液和空气以避免栓塞。

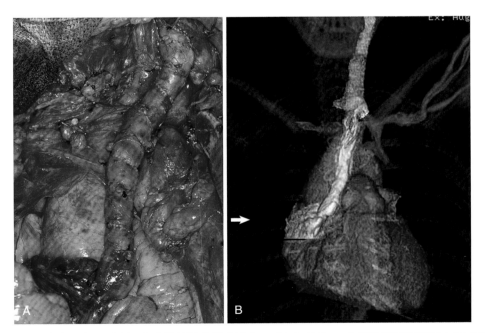

图55-5　（A）左侧颈内静脉和右心耳之间完成螺旋隐静脉移植物。（B）术后CT血管造影证实移植血管通畅。箭头所示为心耳与移植物接合处。

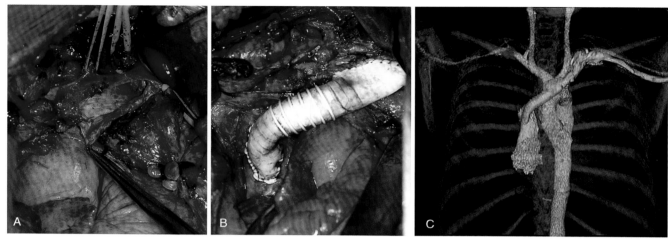

图55-6 （A）血栓再通后，左无名静脉被切除，其用于准备静脉吻合术。（B）左无名静脉与上腔静脉之间完成聚四氟乙烯移植。（C）术后CT血管造影证实移植物通畅。

避免移植物压迫。如果进入胸腔，则放置胸管。使用丝缝合线关闭胸骨，接着关闭皮下组织和皮肤。

术后护理

• 抗凝治疗。手术后24小时静脉注射低剂量普通肝素500单位/小时，以保证72~96小时内足够的抗凝作用。患者出院后应口服抗凝药物。进行股静脉或螺旋静脉移植的患者需持续服用华法林3个月，而进行聚四氟乙烯移植以及具有潜在血栓形成倾向的患者，则需要终身抗凝。

• 影像学。所有患者均需要在一年内进行CT血管造影检查。建议症状性患者尽早并频繁地进行影像学检查。如果影像学研究中观察到狭窄，支架介入治疗可以延长移植物的通畅性。

并发症

• 死亡率和肺栓塞。42例良性疾病的外科重建治疗中，尚未发现死亡患者，只有一例患者出现非致命性肺栓塞（表55-2）。有报道称，对于接受上腔静脉重建治疗并结合恶性肿瘤切除的患者，其1年内的死亡率高达30%[18]。

• 深静脉血栓形成。如果股静脉取出后发生明显的腿部肿胀，则可能需要多普勒影像检查以排除深静脉血栓形成的可能。

表55-2 上腔静脉综合征手术重建术后的30天相关并发症

并发症	患者例数（n=42）
需要清除纵隔血肿	1
需要排出心包积液	1
深静脉血栓	2
肺栓塞	1
长时间呼吸机辅助	2
气管切开、长时间呼吸机辅助、胸膜渗出、肺炎	1
总数	8

From Rizvi AZ, Kalra M, Bjarnason H, et al: Benign superior vena cava syndrome: Stenting is now the first line of treatment, *J Vasc Surg* 47:372-380, 2008.

• 心包积液或纵隔血肿。鉴于需要尽早抗凝，应该高度怀疑提示心包压塞的临床症状的存在。例如，贝克三体征的特点是低血压、颈静脉扩张、心音低沉，分别因为每搏输出量降低、受损的静脉回流和心包内的流体。

• 移植物通畅性。关于螺旋静脉移植物，研究报道其第二个5年的通畅率为86%，对于外部支持的大直径聚四氟乙烯移植物，平均23个月的随访指出其通畅率为90%。

（吴鉴今 译 钱振宇 校）

参考文献

1. Hunter W: The history of an aneurysm of the aorta with some remarks on aneurysms in general, *Med Obs Inq (Lond)* 1:323-357, 1757.
2. Schechter MM: Superior vena cava syndrome, *Amer J Med Sci* 227:46-56, 1954.
3. Gomes MN, Hufnagel CA: Superior vena cava obstruction, *Ann Thorac Surg* 20:344-359, 1975.
4. Scherck JP, Kerstein MD, Stansel HC: The current status of vena caval replacement, *Surgery* 76:209-233, 1974.
5. Avasthi RB, Moghissi K: Malignant obstruction of the superior vena cava and its palliation, *J Thorac Cardiov Surg* 74:244-248, 1977.
6. Gladstone DJ, Pillai R, Paneth M, et al: Relief of superior vena caval syndrome with autologous femoral vein used as a bypass graft, *J Thorac Cardiov Surg* 89:750-752, 1985.
7. Doty DB: Bypass of superior vena cava: Six years' experience with spiral vein graft for obstruction of superior vena cava due to benign and malignant disease, *J Thorac Cardiov Surg* 83: 326-338, 1982.
8. Doty JR, Flores JH, Doty DB: Superior vena cava obstruction: Bypass using spiral vein graft, *Ann Thorac Surg* 67:1111-1116, 1999.
9. Rice TW, Rodriguez RM, Light RW: The superior vena cava syndrome: Clinical characteristics and evolving etiology, *Medicine* 85:37-42, 2006.
10. Rizvi AZ, Kalra M, Bjarnason H, et al: Benign superior vena cava syndrome: Stenting is now the first line of treatment, *J Vasc Surg* 47:372-380, 2008.
11. Kalra M, Gloviczki P, Andrews JC, et al: Open surgical and endovascular treatment of superior vena cava syndrome caused by nonmalignant disease, *J Vasc Surg* 38:215-223, 2003.
12. Riley RF, Petersen SE, Ferguson JD, et al: Managing superior vena cava syndrome as a complication of pacemaker implantation: A pooled analysis of clinical practice, *Pacing Clin Electrophysiol* 33:420-425, 2010.
13. Doty JR, Flores JH, Doty DB: Superior vena cava obstruction: Bypass using spiral vein graft, *Ann Thorac Surg* 67:1111-1116, 1999.
14. Gloviczki P, Pairolero PC, Cherry KJ, et al: Reconstruction of the vena cava and of its primary tributaries: A preliminary report, *J Vasc Surg* 11:373-381, 1990.
15. Gloviczki P, Pairolero PC, Toomey BJ, et al: Reconstruction of large veins for nonmalignant venous occlusive disease, *J Vasc Surg* 16:750-761, 1992.
16. Shintani Y, Ohta M, Minami M, et al: Long-term graft patency after replacement of the brachiocephalic veins combined with resection of mediastinal tumors, *J Thorac Cardiov Surg* 129: 809-812, 2005.
17. Chiu CJ, Terzis J, MacRae ML: Replacement of superior vena cava with the spiral composite vein graft. A versatile technique, *Ann Thorac Surg* 17:555-560, 1974.
18. Magnan PE, Thomas P, Giudicelli R, et al: Surgical reconstruction of the superior vena cava, *Cardiovasc Surg* 2:598-604, 1994.
19. Dartevelle PG, Chapelier AR, Pastorino U, et al: Long-term follow-up after prosthetic replacement of the superior vena cava combined with resection of mediastinal-pulmonary malignant tumors, *J Thorac Cardiov Surg* 102:259-265, 1991.

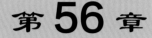

第 56 章 下腔静脉和髂-股静脉系统的外科重建

THOMAS C. BOWER

历史背景

1954 年，Warren 和 Thayer 报道了为治疗"静脉炎后淤滞"而完成的首例利用隐静脉移植物行直接静脉重建术[1]。在 20 世纪 50~60 年代，乌拉圭的 Palma 和 Esperon 报道了利用经耻骨静脉旁路行静脉重建治疗良性静脉阻塞性疾病[2]，该法后来由 Dale 引进美国并得到广泛的应用[3]。尽管 Perl[4] 早在 1971 年就已报道静脉平滑肌肉瘤，直到 1993 年以后才有关于利用外科切除手段治疗原发和继发性髂-腔静脉系统恶性病变的大量报道[5-21]。

适应证

良性髂-股静脉闭塞

因良性疾病而进行的腔静脉（IVC）和髂静脉外科重建术，适用于不宜支架成形性或经皮静脉腔内重建失败的长段髂静脉或腔静脉闭塞的症状性患者[22]。良性静脉闭塞的最常见病因为深静脉血栓形成，可能由以下原因造成：May Thurner 综合征、医源性或钝性创伤、放疗，以及腹膜后纤维化、肿瘤或巨大髂/腹部炎性动脉瘤造成的外源性压迫。先天性静脉闭塞原因包括：Budd-Chiari 综合征中的合并或不合并肝静脉梗阻的肝上 IVC 膜性梗阻、Klippel-Trenaunay 综合征中的髂-股静脉发育不全[22,23]。

恶性髂-股静脉闭塞

一部分原发或继发髂静脉或 IVC 恶性病变的患者可接受手术治疗（框 56-1）。无肿瘤转移、心肺功能尚可、日常活动无严重受限的患者，均可列为可适应手术治疗[5,8,11,21]。对瘤栓扩展至右心的肾细胞癌患者，若没有出现广泛的肺部转移，也可从肿瘤切除及术后化疗中受益。

术前准备

• 多普勒超声和静脉体积描记法。静脉多普勒超声联合下肢空气体积描记法，可用于判断静脉闭塞的部位，并可以评估自股总、股浅静脉的流入情况，同时判断静脉瓣膜功能不全的严重程度（2/3 的患者可出现静脉瓣膜功能不全），还可测量小腿肌肉泵功能[22]。此外，完成 10 次踝关节背屈或 20 次等长

框 56-1 下腔静脉肿瘤

原发肿瘤

• 平滑肌肉瘤

继发肿瘤

• 腹膜后软组织肿瘤
  • 脂肪肉瘤
  • 平滑肌肉瘤
  • 恶性纤维组织细胞瘤
• 肝肿瘤
• 胆管癌
  • 肝细胞癌
  • 转移性癌（例如结直肠转移癌）
• 十二指肠癌
• 累及腰部的骨肉瘤、骨软骨瘤或脊索瘤

合并腔静脉血栓的继发肿瘤

• 肾细胞癌
• 嗜铬细胞瘤
• 肾上腺皮质癌
• 子宫肉瘤
  • 平滑肌瘤
  • 子宫内膜基质细胞
• 生殖细胞肿瘤
  • 胚胎源性肿瘤
  • 畸胎瘤

小腿肌肉收缩的练习可产生 2 倍于下肢步行时的静脉压力，从而模拟症状。

• 三维计算机断层扫描（CT）或磁共振成像（MRI）。CT 和 MRI 可用于排除腹部或盆腔其他病变，并通过合适的静脉成像判断髂 – 股静脉和腔静脉闭塞情况，也可用于评估侧支静脉和肿瘤邻近的器官（图 56-1 和图 56-2）。

• 经食管超声心动图（TEE）。TEE 有助于检查评估腔静脉内瘤栓邻近的肝静脉或右心情况。

• 顺行和逆行静脉造影术。传统经股静脉的静脉造影可了解静脉解剖结构、通过 3~5mmHg 的压力梯度判断是否存在血流动力学意义的显著性狭窄。因大量侧支存在，静息状态下可呈现为正常的压力。对于传统 CT 或磁共振静脉成像难以明确的病变，血管内超声是一种有用的辅助检查手段[22]。

• 多普勒描记隐静脉。经耻骨股静脉旁路术（Palma 术）需要直径至少达到 5mm 的隐静脉段作为供体静脉。

• 心肺功能。采用多巴酚丁胺激发超声心动图或心脏灌注研究来评估心肺功能。

• 肺功能。中度到重度慢性阻塞性肺疾病患者需行肺功能和动脉血气检查。

• 术前肾动脉栓塞。对于巨大肾细胞癌患者，术前 24 小时行肾动脉栓塞可缩小肿瘤[21,24]。对于骶骨和骨盆的巨大并且固定的肿瘤患者，术前栓塞髂内动脉和静脉分支有助于减少术中失血（图 56-3）。

隐患和风险

• 跨股静脉旁路的早期失效。跨股静脉旁路可能发生堵塞，因为供体隐静脉管腔过小（<4mm），阻塞或股 – 腘和股深静脉系统功能不全而导致无足够的血量流入，跨耻骨隧道不足，供体在隐股交界处发生扭结，或者人工旁路材料缺乏动静脉瘘形成。

• 跨股动脉旁路管路的选择。当供体隐静脉管径太小、存在病变，或者缺如，应选择 8~10mm 直径

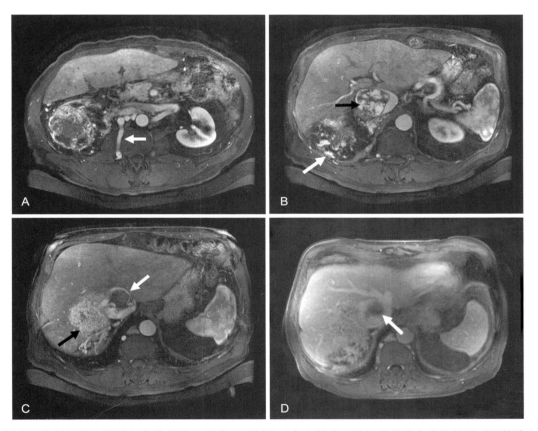

图56-1　一例大血管肾细胞癌从尾向头排列的CT图像，示肝右叶存在转移，并且腔静脉内瘤栓扩展到肝静脉– 腔静脉汇合处。（A）扩张的腰静脉（白色箭头）和与之相符合的肾上部分下腔静脉阻塞，提示在移除腔静脉血栓过程中可能会出现明显的反流而导致出血。与静脉相毗邻的是一个血管丰富的肾细胞癌病灶。（B）肾细胞癌的顶部（白色箭头）和肝转移的起始部（黑色箭头）造成的下腔静脉压迫。（C）血管丰富的肝转移（黑色箭头），并且可见癌栓逆行蔓延至肝后部分的下腔静脉（白色箭头）。（D）癌栓延伸至下腔静脉和右肝静脉交汇处（白色箭头）。（From Bower TC. Venous tumors. In: Cronenwett JL, Johnston KW, editors: *Rutherford's vascular surgery*, ed 7. Philadelphia, 2010, Saunders, pp 983–995, Fig. 63–6.）

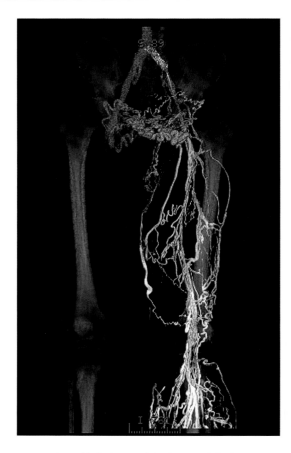

图56-2 三维CT 静脉造影证实闭塞的左髂静脉及耻骨弓上大量静脉侧支形成。（From Gloviczki P, Oderich GS: Open surgical reconstructions for non-malignant occlusion of the inferior vena cava and iliofemoral veins. In: Gloviczki P, editor: *Handbook of venous disorders: Guidelines of the American Venous Forum*. London, 2009, Hodder Arnold, pp 514–522.）

的多聚四氟乙烯（ePTFE）人工血管行旁路术。

• 股总静脉作为流入道。如果股总静脉存在血栓性静脉炎表现，应考虑行腔内静脉切除术，包括将管腔内致密的粘连和纤维组织切除，并用静脉补片加以成形（图 56-4A）。

• 跨股耻骨隧道。耻骨上隧道全程应保持能够通过两指的宽度。

• 跨股静脉旁路扭曲。如果隐静脉在供体隐股连接处扭曲，应用 2mm Cuff 从股静脉断开，旋转180°，并重新与股静脉吻合[22]。

• 动静脉瘘。对于采用人工材料的旁路术，增加动静脉瘘非常重要。采用 4mm 管径的隐静脉段或 ePTFE 人工血管作为桥接，吻合于股浅动脉和供体静脉之间（图 56-4B）[22]。动静脉瘘不可建立得过大，否则可增加静脉系统内压力。

• 髂内或腰静脉出血。髂内或腰静脉存在短小并且分布广泛的分支，结扎不到位可导致出血。在骶

骨切除或骨盆半切除的过程中仅结扎髂内静脉主干，当骨被横断时会有较多的失血。由于髂内静脉分支较多，应分离结扎，以尽量减少失血。为了避免髂内静脉分支膨胀，在最初分离出髂内静脉主干后最好先不行结扎，而先结扎其分支。在取出腔静脉内血栓时，肾静脉－下腔静脉汇合处扩张的腰静脉如处理不当，可导致大出血（图 56-1C）。

• 血栓栓塞。在去除腔静脉内癌栓的过程中，如果上方（头侧）静脉钳位置不正确，可能无意中引起血栓脱落，造成肺栓塞。早期行肾动脉结扎术以促进癌栓回缩，以及术中经食管超声心动图排除肝上下腔静脉癌栓，可能有助于避免这个问题。有的腔静脉癌栓患者在肾下腔静脉也存在癌栓并引起闭塞或部分闭塞（图 56-5）。如果要维持 IVC 通畅，必须全部清除肾下腔静脉癌栓。否则需放置下腔静脉滤器[14]。

• 空气栓塞。为了避免空气栓塞，应在患者保持头部向下位置时进行逆向或顺向冲洗，并维持肺部压强在 $30cmH_2O$ 水平。移植物经肝素水冲洗，可在恢复血流前用25G 穿刺针穿刺移植物以排除空气。

• 髂－腔静脉移植物血栓形成和狭窄。大直径髂静脉或移植物的早期血栓形成是罕见的。如果发生缝合线的荷包打结、狭窄、移植物的压缩或冗余，或流入量不足，可导致手术失败。可通过以下做法避免吻合口狭窄：移植物端斜切后吻合，三角测量的缝合线，缝合时加上至少 2mm 的"生长因子"（空气结）。

• 建立髂－腔静脉通道。在腹部，自体移植静脉容易受压；因此使用的 ePTFE 人工血管是优选的髂－腔静脉替代方案，以保存尽可能多的人工血管环，即使是在斜面吻合的区域[5,8,21]。

• 避免移植物在肝静脉处发生扭转。当肝后下腔静脉需要更换时，需剪除移植物过长的部分。应避免在肺处于最膨胀或最收缩的状态时测量需保留的移植物长度。此外，移植物被切除后需保持肝脏或残余肝脏处于原有位置，以避免肝静脉发生扭曲。如果在肝静脉水平进行移植物上缘吻合，肝上血管钳需固定于横膈上心包外位置，以确保静脉段不会随着血管钳滑动（图 56-6）。材质较硬移植物的操作是很困难的，因此降落伞缝合技术可能会有所帮助。

• 腔静脉－静脉旁路术的必要性。切除之前要进行夹闭肝上下腔静脉试验，以确定能否维持适当血流动力学与容积负荷。如果不能，须行腔静脉－静脉旁路术。

• 肝脏缺血。无论是否切除主肝，所有肝脏血管游离过程中肝脏缺血需小于 30 分钟。若预计缺血

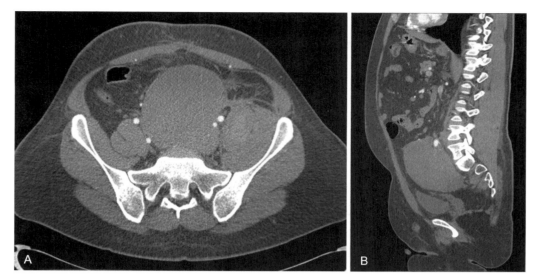

图56-3　轴向（A）和矢状（B）的视图：一巨大骨盆肉瘤将左髂动脉部分包绕，动脉由对比剂强化。静脉期图片没有显示,但静脉被肿瘤包裹。肿瘤巨大而固定，远端髂内动脉血管内闭塞和静脉侧支形成。（From Bower TC: Primary and secondary tumors of the inferior vena cava and iliac veins. In: Gloviczki P, editor: *Handbook of venous disorders: Guidelines of the American Venous Forum.* London, 2009, Hodder Arnold, pp 574–582.）

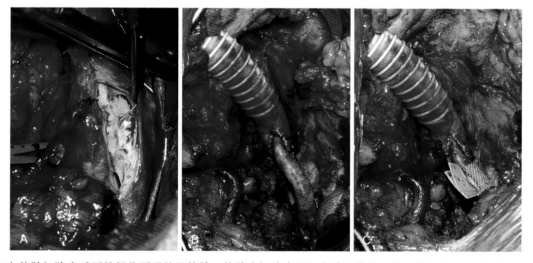

图56-4　（A）静脉切除术后可见部分再通的股静脉。静脉内切除术用于去除机化的血栓，并提高股–股静脉PTFE 人工血管旁路的血流量。（B）在股浅动脉和跨股骨的PTFE 移植物之间制作一动静脉瘘。（C）瘘口周围放置一小型硅胶外鞘，并用金属夹标记，以便再次手术关闭瘘口时辨认。（Courtesy Mayo Foundation for Medical Education and Research.）

时间超过 60 分钟，需采用灌注技术。对于多囊性巨块型肝癌、先前存在肝功能异常以及接受再次手术的患者，若需切除肝脏，建议行肝脏缺血预处理[8,11,21]。尽管如此，原本存在的肝功能不全可能是任何与肝脏缺血相关操作的相对禁忌证，因为肝脏对缺血的耐受可能会降低。

• 移植物感染。尽管移植物感染发生率很低，但仍可通过使用牛心包或网膜包裹移植物进一步降低感染发生率[5,8,11]。存在肠道感染的患者，可采用螺旋形或平面形股静脉移植物或冰冻同种移植物作为替代。

手术策略

解剖

髂静脉或下腔静脉切除可导致从髂内静脉及其分支、髂腰或骶正中静脉，或腰静脉出血。髂内静脉汇集盆腔外和骨盆的分支静脉，它们对应于髂内动脉的分支。髂内静脉可以是单支，或由数支内侧或外侧分支汇合而成，可以表现为短而宽。髂腰静脉，

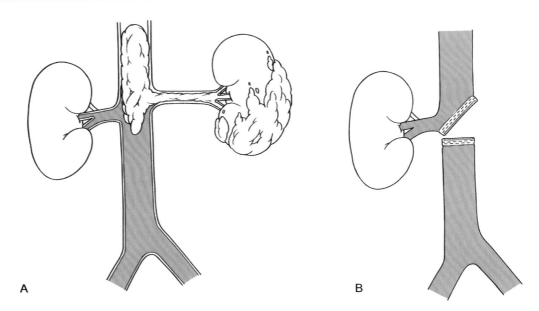

图56-5　（A）图示肾细胞癌和癌栓从肾静脉蔓延至肾上和肾下腔静脉，表现为慢性闭塞性血栓。（B）移除癌栓后，下腔静脉被间接离断并行缝合或钉合避免闭塞。（Adapted from illustrations created by David Factor, Mayo Foundation. Courtesy Mayo Foundation for Medical Education and Research.）

可能短而宽，直接汇入髂总静脉，内侧骶静脉于左髂总静脉和下腔静脉的汇合处附近汇入。腰静脉是单个或成对的，可随近端腔静脉闭塞而扩张，并通过椎旁静脉和升腰静脉形成侧支循环（图 56-1C）。后者位于腰大肌的肌肉和根部之间的腰椎横突。第二腰椎静脉或腰肾静脉是左肾静脉的分支，椎旁侧支通过它们引流入奇静脉或副奇静脉。

切口的选择

中线切口适于以下手术：良性病变的髂 - 腔静脉旁路术，原发或继发性恶性肿瘤患者肾下 IVC 间置术，涉及主要动脉和静脉游离操作的腰椎、骨盆和骶骨切除术。许多患者的骶骨切除需要腹直肌肌皮瓣修复缺损，避免腹膜后入路。中线或肋下延伸切口，用于肾细胞癌合并 I ～ III 级癌栓且肿瘤侵犯包括肝后端 IVC 的肾上 IVC。梅奥诊所的肾细胞癌分类系统定义：I 级癌栓位于肾静脉的入口，或位于下腔静脉内，距肾静脉和下腔静脉汇合处 2cm 以内。II 级癌栓位于下腔静脉内，超过肾静脉与之汇合处 2cm，但低于肝静脉。III 级癌栓累及肝内腔静脉。IV 级癌栓累及横膈水平以上或右心房。当患者需在体外循环下行心内癌栓取出术时，可将双侧肋缘下或中线切口与胸骨正中切开术联合运用（图 56-7）。对于巨大原发性或继发性肝脏恶性肿瘤累及肝后腔静脉的患者，可采用经第 8 或第 9 肋间隙右胸腹切口暴露下腔静脉。通过该切口，需径向切开一部分横膈以方便暴露。

肝大部切除术中肾上下腔静脉的重建

需排除腹腔内局部转移，术中运用超声明确肝内血管解剖、肝内多发病灶表现以及肿瘤与肝内流入道和流出道的关系。在进行上腔静脉吻合时，需将肝血管整体游离以尽量减少失血。当肝脏缺血时间超过 60 分钟或需重建肝静脉、门静脉和下腔静脉时，可以考虑应用原位或异位灌注技术 [9,13,21]。异位肝脏灌注具有一定肝衰竭风险，需要急诊肝移植 [11]。

手术方法

股-股静脉旁路术

对于双侧髂静脉阻塞且不能接受腔内治疗的患者，可行股 - 股静脉旁路术（图 56-8）。如果大隐静脉缺如或条件不佳，可选用 8~10mm ePTFE 人工血管行动静脉造瘘术 [22,23,25]。

若大隐静脉移植物的直径至少 5mm 且两侧股静脉压差大于 3~5mmHg，则旁路通畅。若大隐静脉移植物的直径小于 5mm 且两侧股静脉压差小于 3mmHg，需行动静脉造瘘术以增加静脉移植物灌注 [22]。

髂-腔静脉旁路术

髂 - 腔静脉旁路术最好使用 ePTFE 人工血管行近、远端的端 - 侧吻合。移植物直径取决于流入道髂静脉或股静脉尺寸，以及流出道吻合口处 IVC

的尺寸。一般情况下，移植物直径为 12~16mm。长段股 – 腔静脉或髂 – 腔静脉旁路应行动静脉造瘘术以增加供血量。此外，应经小静脉分支置入一聚丙烯导管于股或髂静脉靠近近端吻合处，术后早期可直接经导管注入肝素（图 56–9）[22,23,25]。为避免移植物压迫，在完成股 – 腔静脉旁路术过程中需松解腹股沟韧带。如果需完成腔静脉 – 心房旁路术，移植物可在肝右叶或左叶后伴行原位 IVC，并通过横膈。

可将一硅橡胶鞘管或一 PTFE 缝线缠绕的薄壁小片置于动静脉瘘外周，以方便日后瘘的手术结扎（图 56–4C）[22]。此外，瘘口也可通过弹簧圈或封堵器关闭。

下腔静脉的重建

如果在切除过程中发现慢性闭塞并且相邻的侧支静脉没有损伤，则肾下 IVC 可被切除而不是替换[7]。然而，为避免术后肾衰竭和下肢严重风险，应替换肾旁 IVC。

在髂静脉或腔静脉修复中，补片缝合优于血管置换，可用于重建 1/2~2/3 的静脉周长[21]。利用公式确定补片的宽度和长度，避免低估必要的牛心包补片直径以及在近远端部分发生的屈曲或扭结（图 56–10）。

如果超过 2/3 的静脉被肿瘤累及，需行血管间置术，优先选择 ePTFE 材质人工血管。移植物尺寸选择：16~20mm 移植物用于替换 IVC，10~14mm 用于髂外

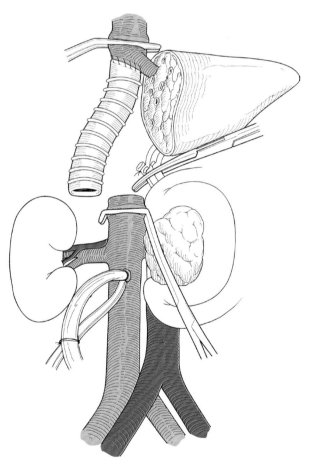

图56-6　肝后下腔静脉（IVC）的重建往往需要对肝脏所有血管进行游离。阻断钳的放置顺序为：肝下 IVC、门脉三联管和肝上腔静脉。无需解剖每支肝动脉和门静脉，只需在门静脉处放置软血管夹即可，从而将对相关结构的损伤降到最小。首先完成上部腔静脉吻合。如果肝上 IVC 阻断时收缩压不能保持在100mmHg水平以上，需行腔静脉–静脉旁路术。在肾下IVC 置管，在颈静脉处置入大口径导管。（Adapted from illustrations created by David Factor, Mayo Foundation. Courtesy Mayo Foundation for Medical Education and Research.）

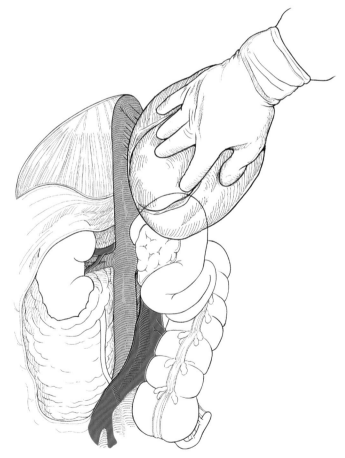

图56-7　肝后IVC 可通过双侧肋缘下或右胸腹联合切口暴露，向内旋转内脏并离断肝镰状韧带及三角韧带。在离断肝三角韧带时，应注意不要损伤在横膈位置汇入腔静脉的大膈静脉。无需控制单个肝静脉，甚至在那些肝上腔静脉需要控制的病例中。（Adapted from illustrations created by David Factor, Mayo Foundation. Courtesy Mayo Foundation for Medical Education and Research.）

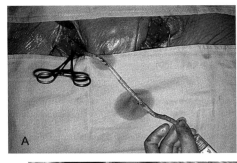
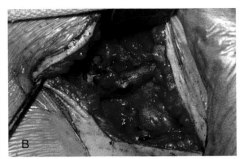
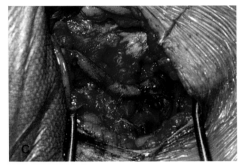
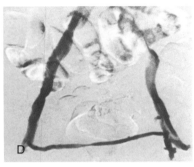

图56-8　（A）耻骨上大隐静脉转位术前右侧大隐静脉的制备（帕尔玛过程）。做双侧腹股沟切口以暴露左股静脉和右隐股连接处。经小切口在股部获得右大隐静脉，随后使用血管钳将大隐静脉和部分股总静脉阻断。肝素溶液冲洗后，被转位至左侧与股静脉吻合。（B）耻骨弓上静脉左侧转位后右侧隐股静脉连接处。大隐静脉不应存在扭曲。（C）大隐静脉-左股总静脉吻合。（D）术后静脉造影提示大隐静脉移植物通畅。（Courtesy Mayo Foundation for Medical Education and Research.）

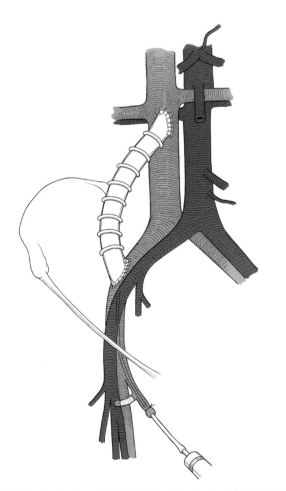

图56-9　右髂下腔静脉外部支持性聚四氟乙烯移植物。右股动静脉造瘘，并将20G鞘管通过大隐静脉侧支置入，用以围术期肝素注射。（Adapted from illustrations created by David Factor, Mayo Foundation. Courtesy Mayo Foundation for Medical Education and Research.）

和髂总静脉的重建。然而，其他人主张选用尺寸小于 IVC 且直径为 12~16mm 的移植物，通过提高 IVC 移植物内剪切力来达到降低血栓形成风险的目的。人工血管的环应置于接近吻合水平。近端和远端静脉控制也可能需要低位主动脉和髂动脉的游离。肾周 IVC 的重建可通过重新植入人工血管或使用侧面带有圆形分支的 10~14mm 人工血管间置保护残余肾静脉，以避免损伤吻合点（图 56-11）[21]。在重建肾周 IVC 时，先进行头向吻合，保证尽早恢复肾脏流出道的血流。应常规行左肾静脉再移植，因为在肿瘤根治切除后很可能没有足够的侧支供应。如果两侧肾静脉均需再移植，应先行右肾静脉再移植，因其缺乏侧支循环。控制右肾静脉可避免器官瘀血。应采用连续缝合，因为保持人工血管上的环开放有助于避免线结缠绕。

在肾上 IVC 的控制中，需控制每支肾静脉。尤其应结扎右肾上腺静脉以避免严重术中出血。类似的，结扎收集肝尾状叶回流血的肝静脉有助于 IVC 的更好暴露。

当遇到伴随主要肝脏静脉需要重建或腔静脉壁癌栓附着等情况，需采用特殊技巧[5,8,11,12,18,21]。后者达到以下程度时可有明显表现：①癌栓扩张至 IVC，达到或超过 40mm；②癌栓在 III 级至 IV 级之间；③术前影像学提示肾静脉开口超过 14mm[21,26]。应行肝上 IVC 阻断试验以判断舒张压能否保持在 100mmHg 以上。如果不能耐受阻断试验，应行腔静脉 - 静脉旁路术。可通过 Bio-Medicus 泵完成，在性腺连接处的肾下 IVC 直角插管，并将静脉血经体外引回至大口径（≥ 8F）颈静脉插管中[21]。

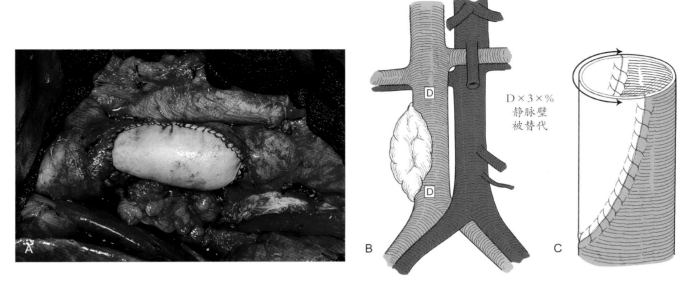

图56-10　（A）范围在1/2~2/3的腔静脉壁可被切除并由补片替代。建议选用牛心包补片。（B，C）补片尺寸的估计可根据以下公式：D × 3 × %，其中D代表腔静脉直径，%代表需替换的腔静脉比例。（Adapted from illustrations created by David Factor, Mayo Foundation. Courtesy Mayo Foundation for Medical Education and Research.）

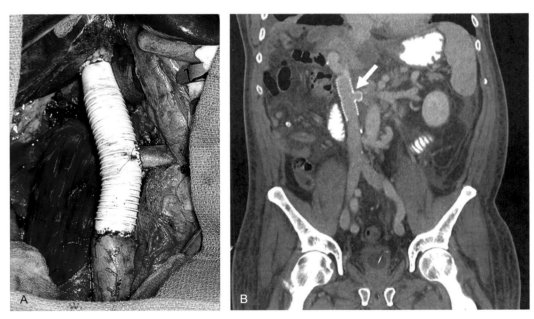

图56-11　肾周腔静脉的重建需要保护残余肾静脉。可通过：（A）重新植入，或者（B）ePTFE材质的人工血管间置，见CT图像。人工血管开窗保证深静脉血流通畅。

当行头向腔静脉吻合时，需阻断门脉三联管的流入道以行肝脏总血管的游离（图 56-6）。这提供了一个出血较少的手术视野，除罕见的拥有更换右或左肝动脉或腰静脉的肝后静脉患者。为了促进移植物和腔静脉端部的正确吻合口定位，两个双方向 3-0 聚丙烯缝合线可以在 4 和 8 点钟的位置开始最初吻合。后壁可使用连续缝合方式缝合，然后以同

样方式缝合前壁。人工血管环应位于缝合处水平以上。上腔静脉吻合完成后，解除肝流入道的血流阻断，从而从肝脏冲洗出酸性代谢产物。在头部向下的位置观察反流血，并且通过 Valsalva 方式将肺膨胀至 30cm 水柱水平。人工血管经肝素水冲洗并在肝上阻断钳松开前在远端静脉吻合处阻断[8,11,21]。由于人工血管壁较厚，可能需要使用两只主动脉或收缩钳，

以避免在低位（尾）静脉吻合时经由人工血管产生静脉反流血。为了避免人工血管冗长，多余的血管需要在最大肺充气和放气后剪除。全身肝素化在有深静脉血栓病史或局部血栓形成的患者中选择性使用。髂静脉和 IVC 人工血管间置需低剂量静脉注射肝素（1000~3000 单位）。肝素的剂量取决于患者体重、静脉重建中血液损失量以及预计的肝缺血时间。作为替代，在缺乏深静脉血栓病史、IVC 部分血栓形成或需要进行动脉重建时，术中单独使用肝素钠（10U/mL）[27]。虽然间歇充气加压靴应该在整个过程中使用，但该设备在进行静脉吻合时应关闭。

如果需于肝后吻合完成后行全肝游离，那么该膈下阻断钳应暂时在 Valsalva 动作期间释放。然后暂时放开门脉三联管阻断钳，以允许反流血流过移植物。然后控制人工血管移植物，随后释放膈下阻断钳。释放门脉三联管阻断钳，恢复肝脏灌注并将其置于正常解剖位置。

在骨盆和骶骨肿瘤的切除术中，处置髂动 / 静脉时需注意以下几点。对于接受骶骨切除的患者，先完成手术的前一阶段。如果近端切除至 L5 椎体水平，较低的 IVC 和主动脉需要游离。游离髂总和髂外动脉有助于暴露静脉。切除髂内动 / 静脉分支前，应先游离并控制髂总 / 髂外静脉。骨切除术中结扎其上、下及侧方的髂内动 / 静脉分支，从而有助于减少失血。在一些高位骶骨切除的病例中，后部髂内动脉的分支，如臀上动脉，应该予以保存。首先结扎分离髂内动脉分支，随后是髂内静脉分支。髂内静脉的主干应该控制但不结扎，而静脉分支应游离并结扎以避免静脉分支的扩张。短、分布广泛的髂内静脉分支需缝合结扎。在处理髂总静脉和下腔静脉后壁时需格外小心，因为短、宽、横向的和中间的骶静脉通常将大静脉包绕于骨膜，很容易撕裂，尤其是在放疗后或再手术情况下。手术后期行截骨术时，将厚硅橡胶网格放置到骶骨前血管后的位置以避免血管损伤。使用网膜包裹 IVC 移植物并覆盖髂静脉移植物。无网膜时可用牛心包代替。

术后护理

• 抗凝。放置一跨耻骨、髂腔静脉或骨腔静脉

的移植物后，在静脉吻合口流入道附近通过小口径聚四氟乙烯鞘管以 500~800 单位 / 小时注射肝素。通常在术后 48 小时内剂量缓慢增加，直至活化的部分凝血酶时间达到正常的两倍。然后拔出导管，通过皮下注射肝素序贯治疗[22]。对于骨盆或骶部肿瘤切除患者，建议行夜晚或早晨肝素皮下注射。对于自体来源或人工血管的血管旁路术，或术后影像学随访发现静脉内血栓形成超过 20% 管腔的患者，华法林使用的目标首先是国际标准化比值达到 2~3，保持至少 3 个月[21]。

• 间歇性充气加压。应用下肢加压设备，将下肢压缩装置施加到四肢，并且腿保持抬高，同时鼓励早期下床。出院前保持 30~40mmHg 弹性加压。

• 动静脉瘘的处置。如果形成动静脉瘘，术后保持瘘口存在至少 6 个月再行手术治疗。对于髂腔静脉或股腔静脉旁路超过 10cm 的患者，则保持瘘口时间应更加延长[22]。

• 腔静脉滤器。骶骨或盆腔肿瘤切除后，可能需置入可回收腔静脉滤器。

• 联合肝功能检查（LFT）。肝大部切除联合逆行肝 IVC 置换术后，需监测 LFT。LFT 在术后 3 天达到峰值后逐渐回到正常范围，除非肝缺血时间超过 30~40 分钟。在这些病例中，LFT 可能异常状态维持 7 天左右。LFT 持续性增高提示应行肝动脉、IVC 和肝及门静脉成像[8,11,21]。

• 术后影像学检查。术后 1 个月、6 个月、12 个月和每年需行多普勒超声或 CT 检查。

并发症

• 深静脉血栓。骶部或骨盆恶性肿瘤切除后，深静脉血栓最为高发。

• 下肢水肿。

• 移植物血栓形成。

• 移植物感染。

• 肾衰竭。

• 凝血功能障碍。

（吴鉴今 译　钱振宇 校）

参考文献

1. Warren R, Thayer TR: Transplantation of the saphenous vein for postphlebitic stasis, *Surgery* 35:867-878, 1954.
2. Palma EC, Esperon R: Vein transplants and grafts in the surgical treatment of postphlebitic syndrome, *J Cardiov Surg* 1:94-107, 1960.

3. Dale WA: Peripheral venous reconstructions. In Dale WA, editor: *Management of vascular surgical problems*, New York, 1985, McGraw-Hill, pp 493-521.
4. Perl L: Ein fall von sarkom der vena cava inferior, *Virchows Arch* 53:378-383, 1971.
5. Bower TC, Nagorney DM, Toomey BJ, et al: Vena cava replacement for malignant disease: Is there a role? *Ann Vasc Surg* 7:51-62, 1993.
6. Huguet C, Ferri M, Gavellia A: Resection of the suprarenal inferior vena cava: The role of prosthetic replacement, *Arch Surg* 130:793-797, 1995.
7. Beck SD, Lalka SG: Long-term results after inferior vena caval resection during retroperitoneal lymphadenectomy for metastatic germ cell cancer, *J Vasc Surg* 28:808-814, 1998.
8. Bower TC, Nagorney DM, Cherry KJ Jr, et al: Replacement of the inferior vena cava for malignancy: An update, *J Vasc Surg* 31:270-281, 2000.
9. Oldehafer KJ, Lang H, Schlitt HJ, et al: Long-term experience after ex situ liver surgery, *Surgery* 127:520-527, 2000.
10. Lodge JPA, Ammori BJ, Prasad KR, et al: Ex vivo and in situ resection of inferior vena cava with hepatectomy for colorectal metastases, *Ann Surg* 231:471-479, 2000.
11. Sarmiento JM, Bower TC, Cherry KJ, et al: Is combined partial hepatectomy with segmental resection of the inferior vena cava justified for malignancy? *Arch Surg* 138:624-630, 2003.
12. Arii S, Teramoto K, Kawamura T, et al: Significance of hepatic resection combined with inferior vena cava resection and its reconstruction with expanded polytetrafluoroethylene for treatment of liver tumors, *J Am Coll Surg* 239:712-721, 2004.
13. Hemming AW, Reed AI, Langham MR, et al: Combined resection of the liver and inferior vena cava for hepatic malignancy, *Ann Surg* 239:712-721, 2004.
14. Blute ML, Leibovich BC, Lohse CM, et al: The Mayo Clinic experience with surgical management, complications and outcome for patients with renal cell carcinoma and venous tumor thrombus, *BJU Int* 94:33-41, 2004.
15. Leibovich BC, Cheville JC, Lohse C, et al: A scoring algorithm to predict survival for patients with metastatic clear cell renal cell carcinoma: A stratification tool for prospective clinical trials, *J Urol* 174:1759-1763, 2005.
16. Yoshidome H, Takeuchi D, Ito H, et al: Should the inferior vena cava be reconstructed after resection for malignant tumors? *Am J Surg* 189:419-424, 2005.
17. Kieffer E, Alaoui M, Piette JC, et al: Leiomyosarcoma of the inferior vena cava: Experience in 22 cases, *Ann Surg* 244:289-295, 2006.
18. Cicnacio G, Livingstone AS, Soloway M: Surgical management of renal cell carcinoma with tumor thrombus in the renal and inferior vena cava: The University of Miami experience in using liver transplantation techniques, *Europ Urol* 51:988-995, 2007.
19. Haferkamp A, Bastian PJ, Jakobi H, et al: Renal cell carcinoma with tumor thrombus extension into the vena cava: Prospective long-term follow-up, *J Urol* 177:1703-1708, 2007.
20. Illuminati G, Calio FG, D'Urso A, et al: Prosthetic replacement of the infrahepatic inferior vena cava for leiomyosarcoma, *Arch Surg* 141:919-924, 2008.
21. Bower TC: Venous tumors. In Cronenwett JL, Johnston KW, editors: *Rutherford's vascular surgery*, ed 7, Philadelphia, 2010, Saunders, pp 983-995.
22. Gloviczki P, Oderich GS: Open surgical reconstructions for non-malignant occlusion of the inferior vena cava and iliofemoral veins. In Gloviczki P, editor: *Handbook of venous disorders: Guidelines of the American Venous Forum*, London, 2009, Hodder Arnold, pp 514-522.
23. Jost CJ, Gloviczki P, Cherry KJ, et al: Surgical reconstructions of iliofemoral veins and the inferior vena cava for nonmalignant occlusive disease, *J Vasc Surg* 33:320-328, 2001.
24. Nesbitt JC, Soltero ER, Dinney CPN, et al: Surgical management of renal cell carcinoma with inferior vena cava tumor thrombus, *Ann Thorac Surg* 63:1592-1600, 1997.
25. Garg N, Gloviczki P, Karimi KM, et al: Factors affecting outcome of open and hybrid reconstructions for nonmalignant obstruction of iliofemoral veins and inferior vena cava, *J Vasc Surg* 53:383-393, 2011.
26. Zini L, Destrieux-Garnier L, Leroy X, et al: Renal vein ostium wall invasion of renal cell carcinoma with inferior vena cava tumor thrombus. Prediction by renal and vena caval vein diameters and prognostic significance, *J Urol* 179:450-454, 2008.
27. Quinones-Baldrich WJ, Farley S: Techniques for inferior vena cava resection and reconstruction for retroperitoneal tumor excision, *J Vasc Surg Venous and Lym Dis* 1:84-89, 2013.

EUGENE HAGIWARA · DARREN B. SCHNEIDER

历史背景

1969 年 Rosch 及同事[1]报道了第一例在犬模型中进行经颈静脉的门静脉造影术和门腔分流术。当时，他们预料到经颈静脉肝内门体静脉分流术（TIPS）的潜在治疗效果，并意识到选择合适支架材料对最佳分流的重要性。1982 年 Colapinto 及同事[2]第一次对肝硬化合并食管静脉曲张破裂出血的 54 岁男性进行 TIPS。1988 年弗赖堡大学的 Rössle 及其同事[3]第一次成功运用裸金属支架。然而，当时 TIPS 术后支架内狭窄和闭塞经常发生。在过去的几十年中，出现了聚四氟乙烯（ePTFE）覆膜支架，从而使通畅率大为提高，临床复发率降低。

术前准备

• TIPS 术后生存预测。通过 Child-Pugh 评分和终末期肝病（MELD）评分预测 TIPS 术后生存。Child-Pugh 评分包括血清白蛋白、胆红素、凝血酶原时间，以及肝性脑病和腹水的程度。使用这 5 个变量，评分为从 1~15，并且将患者归类为 A、B 或 C，以 C 表示最严重的肝功能障碍程度。使用基于血清肌酐酐、胆红素和国际标准化比率（INR）水平的导出公式来计算 MELD 评分。

• 上消化道出血的治疗。对于来自静脉曲张的上消化道出血，最初使用内镜和药物治疗，其可成功地控制 80%~90% 的出血情况。在急性和复发性静脉曲张出血时，TIPS 治疗前需要内镜检查以进行确诊，并进行出血部位定位，同时确定可能的治疗方法。急性处置时可放置三腔二囊管，以对上消化道出血进行临时填塞。早期插管，应考虑防止误吸。为维持血流动力学稳定，可能需要浓缩红细胞悬液输血和补液扩容，同时输注新鲜冰冻血浆或血小板可纠正凝血。

• 腹水的治疗。对于通过限钠和利尿而难以控制的腹水，可以考虑 TIPS 治疗。对于大量腹水或腹部张力明显增高的患者，在 TIPS 治疗前可先行穿刺放腹水。

• 心血管评估。疑似右心脏衰竭或肺高压可提示需进行心脏病评估，两者都是 TIPS 的禁忌证。对所有患者，建议在 TIPS 治疗过程中使用动脉血压监测。

• 肝性脑病的治疗。TIPS 可导致或加重肝性脑病，并且使用不可吸收性双糖或抗生素并不降低该风险。

• 多普勒超声检查。在 TIPS 治疗之前，通过多普勒超声评估门静脉和肝静脉系统。

• 预防性应用抗生素。TIPS 治疗前给予头孢菌素，如青霉素过敏则应用万古霉素。

隐患和风险

• 腹腔出血和肝周结构损伤。潜在的损伤包括胆囊、肾、肠、心包膜和腹壁。为避免这些并发症，需从左右分叉处接入至少 2cm 长的肝内门静脉，同时尽量减少肝包膜的穿刺。

• 正确选择和识别目标肝静脉。

• 在直视下进入目标门静脉。

• 选择分流的适当直径和长度。

• 避免将分流通道做成锐角。

腔内治疗策略

避免腹腔出血和肝周结构损伤

在肝右静脉定位导管尖端

可选用任何大的肝静脉行 TIPS，但首选肝右或肝中静脉，并且最重要的是识别哪个静脉已经插管。右肝静脉口位于外侧，肝中静脉则趋于更外侧，往往在后外侧方向，大致在冠状面。以荧光透视成像推测倾斜，并注意接入的 TIPS 进针方向，帮助区分对比注射以进一步对右侧与肝中静脉进行区别。85%

患者的肝中静脉和肝左静脉来自同一开口。右边缘静脉为一穿行于肝右上叶内部的小属支，其平行于右侧膈肌，并在距离下腔静脉（IVC）数厘米处汇入右肝静脉，在肝中静脉造影中不显现。

门静脉系统影像

楔形二氧化碳（CO_2）球囊阻塞静脉造影术有助于映射门静脉系统、帮助定位和进行插管（图 57-1）。然而，在某些情况下，CO_2 可从肝静脉侧支血管分流，从而导致门静脉造影失败。应当指出的是，碘化造影因为不容易穿过肝血窦，反而可能导致肝实质染色，故不应用于楔形门静脉造影，经重复多次 CO_2 注射，可获得肝静脉和门静脉之间三维关系的感知图像。若楔形门静脉造影不成功，仍然可以"盲法"到达预想的右门静脉解剖位置，建立门脉系统通路。操作前应仔细评估横截面图像。

门静脉通路

建立目标门静脉通路是 TIPS 中关键的一步。在对目标血管的方向和大致距离进行慎重考虑后，针应提前从选定的肝静脉向门静脉单向稳定移动。应当记住的是一致性，即根据肝脏的大小和形态适当调整，肝硬化会改变肝脏的大小和形态。

预防肝功能恶化及肝性脑病

门体静脉梯度的测量

为确定分流器最合适的尺寸，以及后续支架功能的监测，有必要进行门体静脉梯度测量，确定基线和 TIPS 术值。压力测量的位置应保持一致，以确保结果的可重复性。

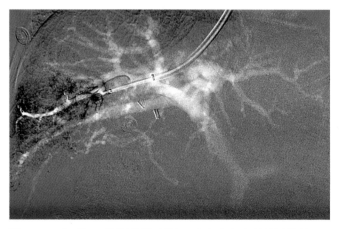

图 57-1　楔形 CO_2 的肝静脉造影。通过阻塞球囊的导管将 CO_2 注入右肝静脉，从而使门脉系统不透光。

目标门体静脉梯度

静脉曲张出血的患者行 TIPS 术后，门体静脉梯度不应超过 12mmHg；顽固性腹水术后不超过 8mmHg。一些学者建议更高的门体静脉梯度（例如，基线值的 50%），认为其有利于减少肝性脑病的发生，但必须与临床复发风险进行权衡[5]。

经颈静脉肝内门体静脉分流术支架内狭窄的预防

理想的肝实质内通道

TIPS 支架应为直线或是平缓的 C 形曲线结构。若通道呈锐角，通道涡流增加并可导致血栓形成。从肝右静脉到中央门静脉右支的 TIPS 通道通常能确保路径沿直线进行。选择更靠外周的肝静脉或门静脉系统作为接入点或出发点，将增加成角的可能性。

选择并放置适当的支架

该 TIPS 支架应该从门静脉延伸到肝静脉和下腔静脉的交界处。分别通过标记猪尾导管在门脉系统和导引鞘在肝静脉造影，可对门静脉 – 肝实质连接处和肝静脉 –IVC 连接处进行精确测量。根据通道的曲度，可能需要增加 1~2cm 到测量的通道长度。如果下腔静脉与肝静脉交界处覆膜支架放置过短，则会发生流出道狭窄。

腔内治疗技术

麻醉的选择

TIPS 可在清醒镇静时进行，但全身麻醉可能更好，因为该过程可能耗时较长，会感觉不舒服，并且需要仔细的生理监测，而且在许多情况下需要早期插管[6]。

患者体位和静脉通路

患者取仰卧位，且需要进行右颈内静脉（IJV）有限超声检查以确认通畅。右颈内静脉是进入的优选路线，因为它提供了一个到下腔静脉的直通道以及到肝静脉的有利角度。如果不能通过右颈内静脉进入，则可以使用右颈外静脉、左颈内静脉，或右锁骨下静脉，但以上方法会增加过程的难度。

标准无菌法进行右颈部消毒铺巾。右侧 IJV 穿刺部位在标准中心置管的锁骨中线穿刺点位置稍上，因为这可以更好地放置设备、大型鞘和引导装置进行操作，且便于压迫止血。皮下利多卡因注射进行局部麻醉,用 11 号刀片进行小部分皮肤切开术，在超声引导下用 21G 针对右颈内静脉进行穿刺。采用改良 Seldinger 技术，几次扩张后，10F 的 TIPS 导引鞘进入右颈内静脉并超过导丝 0.035 英寸，穿过右心房，并进入肝内下腔静脉。连续扩张的重要性，使用 8F、10F 或 11F 扩张器不能扩张，因为无创引入有角度填塞器及 TIPS 鞘非常困难。

选择性肝静脉造影术

一旦鞘的末端被放置在下腔静脉内，便移动内部填塞器越过导丝。应保持 0.035 英寸的导丝的尖端位于下腹下腔静脉，以作为确保进入下腔静脉的安全导丝。右侧或作为非优先选择的中间及左侧，选择性地进行肝静脉插入导管。这可以用尖端成角的 4F 或 5F 造影导管和 0.035 英寸尖端成角亲水导丝完成。血管造影导管和导丝沿着安全线穿过鞘前行到下腔静脉内。鞘然后缩回到右心房，高于下腔静脉 – 右心房交界处，留下血管造影导管和导丝以及安全线，在下腔静脉内进行。

当缓慢缩回导管，直到其落入肝静脉时，右肝静脉的插管可以通过定向成角度导管末端横向进行。一旦选择好需要插管的肝静脉，则将导管推进到肝静脉。斜投影有助于确定选择横向插管或是后外侧面向右肝静脉插管。选择性肝静脉造影可同时确定导管的位置和合适的血管大小。

门体静脉的压力梯度测量

一旦导管经外周血管放置入右肝静脉主干或其他选择的肝静脉后，导丝则交换为更硬的 0.035 英寸的 Amplatz 导丝。然后该导管换成 5F 的硬钢丝阻断球囊导管（Boston Scientific, 马萨诸塞州，内蒂克）。阻断球囊应位于中心，肝静脉 – 下腔静脉结合处 5cm 以内，以获得更精确的压力读数，并避免血管损伤。该硬丝可被去除，且可通过阻断球囊导管测量压力，首先在无球囊扩张情况下进行释放肝静脉压力测量，然后用球囊充气以测量楔形肝静脉压力。可以通过球囊导管注入少量进行对比，并可通过观察伴随注射淤滞的完整血管闭塞进行对比以判断足够的楔形。该门体静脉楔形和释放的肝静脉压力梯度不同。

门静脉系统造影

楔形 CO_2 肝静脉造影随后进行，这就需要 4~9 帧 / 秒的图像采集进行数字剪影血管造影术（图 57–1）。以稳定的速度穿过闭塞球囊导管以注入大约 40mL 的 CO_2 从而使阻断球囊膨胀。强度过大的注射

可导致肝的撕裂伤。尽管有正确的技术，但 CO_2 楔形可能使门静脉系统浑浊从而导致肝静脉造影的失败。这可能是由于肝静脉或自发门体静脉中大的侧支血管分流造成。应该通过早期超声检查以排除门静脉血栓形成的可能。无论如何，建立门静脉通路即可，而且常常是在没有荧光镜的门静脉系统路径图的帮助下完成。在常规的解剖中，左、右门静脉的位置都低于中央肝静脉。在该前 – 后方向，右门静脉位于右侧和中央肝静脉之间，而左侧门静脉位于中央和左侧肝静脉之间。这样当产生了较好的肝右静脉到右门静脉束时，针应当从中央肝右静脉中的下前方向前进。

超选门静脉

硬导丝，如 Rosen 或 Amplatz 导丝，通过闭塞球囊导管前进，两者都是经外周血管进入肝静脉。然后 10F 的 TIPS 导引鞘通过球囊导管和坚硬的导丝到达中央肝静脉。定时以 10F 的鞘伴随患者的呼吸的逐渐前进通常可帮助避免弯曲。

在肝静脉内用 10F 鞘的尖端保护，去除球囊导管。TIPS 穿刺针及其外导管通过 10F 鞘前进并越过硬导丝。该硬导丝被移除，将压力连续并轻微地向前施加到鞘和针上，以防止回缩移出肝静脉。TIPS 的步骤从右肝静脉到右门静脉，针向前移动至右门静脉的预期位置。根据所使用的特定 TIPS 器械，针或外导管缓慢缩回，同时用附属于集线器的对比填充注射器轻轻抽吸。例如，用 Rosch-Uchida 穿刺针（Cook Medical, 印第安纳州，伯明顿）时，针被除去后外导管缓慢缩回。当使用 Colapinto 针时，针慢慢后退。

血液回流至注射器内则提示门静脉、肝静脉或肝动脉系统的进入。一旦血液回流可以看出，注入少量对比剂，则提示已经进入这些系统。针重复以这种方式穿过，直到进入门静脉系统。一旦进入，一个 0.035 英寸尖端成角度的亲水性导丝前行穿过针或导管进入门静脉分支，并定向通过门静脉主干进入脾静脉。同时在 Rosch-Uchida 和 Colapinto 系统的外导管前进通过主门静脉越过导丝进入脾静脉。亲水导丝更换为一个较硬的导丝，而 TIPS 针更换为 5F 刻度猪尾导管。该猪尾导管植入脾静脉内。通过猪尾导管测量门静脉压力。随后进行静脉造影，通常以 10mL/s 的速率和 800~1000 磅的压力静脉注射 20mL 对比剂（图 57–2）。在脾静脉和肠系膜上静脉汇合处门静脉造影通常提示多侧支血管。最后，少量对比剂同时通过猪尾形导管及 10F 鞘注入。从门静脉 – 肝实质连接处到肝静脉、下腔静脉结合处进行 TIPS 结长度测量，用于选择一个合适的覆膜支架。

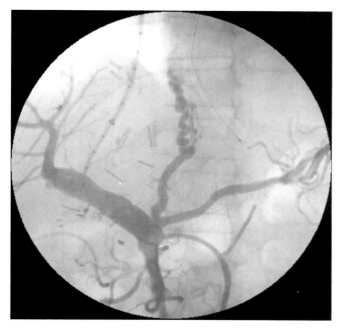

图57-2　经颈静脉的门静脉造影。门静脉主干内放置猪尾冲洗导管。肝血流提示胃食管静脉曲张浑浊。

创建实质通道

一旦进行门静脉造影且完成实质束的长度测量，则将猪尾导管换成硬导丝以用于直径为 8mm 的血管成形球囊导管。球囊充气并扩张从门静脉到肝静脉的实质束。10F 鞘推进穿过实质束进入门静脉。

经颈静脉的肝内门体静脉分流支架的放置

所述 Viatorr 内假体是一种自膨式镍钛合金支架，其部分由 ePTFE 覆膜覆盖，设计用于沿实质束放置，额外的 2cm 无覆膜覆盖头端，设计其放置于门静脉。所述支架被装入 10F TIPS 鞘并推送至门静脉鞘尖端。不能通过剥离绳而强迫支架的裸露部分出鞘。一旦支架在适当的位置上，则撤回鞘使裸露部分扩大。鞘和支架同时轻轻地收回，以紧贴支架移植物进入实质束。不透射线的标记物确认覆盖接缝是在门静脉入口处。然后完全抽出鞘，并拉动剥离绳以释放内假体，随后用 8mm 的血管成形球囊导管扩张。

门体静脉梯度测量和门静脉造影的完成

以不超过 12mmHg 的静脉曲张出血和不超过 8mmHg 的腹水为目标梯度，通过肝静脉、下腔静脉交界处的 TIPS 鞘测量静脉压，在门脉系统中通过猪尾导管。但是，这些值不是固定的，需要至少 10mmHg 的梯度来防止肝性脑病。如果计算出的门体静脉梯度超过所需水平，提示可进行 TIPS 支架的球囊扩张。

通过猪尾冲洗导管在门脉系统中进行门静脉造影，并应通过分流及伴随最小或无静脉曲张混浊显示出良好的流动（图 57-3）。如果后 TIPS 门静脉造影提示大面积的胃食管静脉曲张或其他门体静脉分流持续浑浊，诸如脾肾分流、选择性静脉造影和导管栓塞应该进行。

术后护理

- 心血管疾病的监测。TIPS 后，患者应转入重症监护病房。右心房压力可升高并伴随门静脉血液释放，进而增加心输出量。
- 血液监控。需要检测其他潜在的并发症，包括腹腔内出血、胆道出血和胃肠道出血。考虑到出血的危险，应遵循血细胞计数并纠正凝血。
- 神经系统的监测。应评估患者肝性脑病加重的可能。
- 肾功能监测。应进行血清肌酐水平监测，因为对比剂肾病作为一种潜在术后并发症，可导致肾衰竭。
- 通畅分流。应在 2 周内进行多普勒超声检查以确认分流通畅。

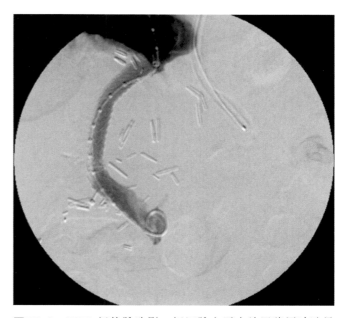

图57-3　TIPS 门静脉造影。标记脉主干内放置猪尾冲洗导管。门静脉主干内存在向肝的血流，流经新置的TIPS，无证据表明胃食管静脉曲张形成。支架上面的末端延伸到肝静脉-下腔静脉交界处。

并发症

• 疗效。有关报道显示，TIPS 技术的成功率大于 90%，0.5%~3% 的较低术中死亡率以及 3%~42% 的 30 天死亡率[7]。严重的腹腔内出血的危险性为 1%~2%。然而，这种并发症的死亡率增加到 27%~50% 时，针对急性静脉曲张出血需紧急行 TIPS[4]。

• 出血。因为 TIPS 过程期间动脉损伤可能会造成腹内出血和大量胆道出血。如果怀疑腹膜内或腹膜后出血，应进行对比增强计算机断层扫描成像。还可以通过胃镜评估胆道出血。可能需要经导管的血管造影和栓塞以控制出血。

• 肝性脑病。TIPS 之后最重要的并发症是肝功能恶化和肝性脑病，以上疾病来源于远离肝脏的血液分流。5%~47% 的患者发生新发的或恶化的肝性脑病，其中多数患者可通过药物治疗控制疾病，包括乳果糖和不可吸收的抗生素，但 3%~7% 的情况证明顽固性，则需要 TIPS 修复或其他侵入性治疗[7-9]。选择性包括肝移植、TIPS 闭塞和 TIPS 减少需使用覆盖和裸支架。

• 持续或反复的静脉曲张破裂出血。在急性期，为了控制静脉曲张出血，TIPS 放置的成功率为 89%~100%，再出血率仅为 15%[5]。控制出血的失败表明该门体梯度没有充分降低。在早期的术后处置中，应考虑大静脉栓塞、TIPS 修复或行新 TIPS。

• 支架内狭窄。大多数患者因为 TIPS 的支架内狭窄而导致分流功能障碍的反复发作，包括后期再出血。聚四氟乙烯覆盖的支架显著改善 1 年原发性和继发性通畅率分别至 76%~84% 和 98%~100%，并减少重新介入的可能[8]。需要重复血管成形术或其他的支架放置。

• 复发性腹水。在顽固性腹水患者中，观察到 70%~75% 的患者出现 TIPS 的临床反应。对于那些无反应的患者，可以考虑 TIPS 修复。还包括继续积极的药物治疗、连续穿刺术和肝移植。

• 门静脉血栓形成。在急性期，可通过机械溶栓治疗门静脉血栓的形成。出血的风险远远大于药物溶栓治疗的潜在益处。在晚期闭塞患者中，裸支架可沿 TIPS 支架释放在无血栓形成的门静脉、脾静脉或肠系膜上静脉水平。

• TIPS 支架感染。估计分流感染的发病率小于 2%。如果疑似将发生支架移植物的感染，可能需要长期使用抗生素和（或）肝移植[10]。

（吴鉴今 译 钱振宇 校）

参考文献

1. Rosch J, Hanafee W, Snow H: Transjugular portal venography and radiologic portacaval shunt: An experimental study, *Radiology* 92:1112-1114, 1969.
2. Colapinto R, Stronell R, Birch S, et al: Creation of an intrahepatic portosystemic shunt with a Grüntzig balloon catheter, *Can Med Assoc J* 126:267-268, 1982.
3. Rössle M, Richter GM, Nöldge G, et al: New non-operative treatment for variceal haemorrhage, *Lancet* 334:153, 1989.
4. Bouza E, Munoz P, Rodriguez C, et al: Endotipsitis: An emergic prosthetic-related infection in patients with portal hypertension, *Diagn Microbiol Infect Dis* 49:77-82, 2004.
5. Riggio O, Ridola L, Lucidi C, et al: Emerging issues in the use of transjugular intrahepatic portostystemic shunt (TIPS) for management of portal hypertension: Time to update the guidelines? *Dig Liver Dis* 42:462-467, 2009.
6. Kalva S, Salazar G, Walker G: Transjugular intrahepatic portosystemic shunt for acute variceal hemorrhage, *Tech Vasc Interv Radiol* 12:92-101, 2009.
7. Maleux G, Verslype C, Heye S, et al: Endovascular shunt reduction in the management of transjugular portosystemic shunt-induced hepatic encephalopathy: Preliminary experience with reduction stents and stent-grafts, *Am J Radiol* 188:659-664, 2007.
8. Rossle M, Grandt D: TIPS: An update, *Best Pract Res Clin Gastroenterol* 18:99-123, 2004.
9. Owen A, Stanley A, Vijayananthan A, et al: The transjugular intrahepatic portosystemic shunt (TIPS), *Clin Radiol* 62:664-674, 2009.
10. Kurmis TP: Transjugular intrahepatic portosystemic shunt: An analysis of outcomes, *ANZ J Surg* 79:745-749, 2009.

第**58**章 髂-股和股-腘深静脉血栓的腔内治疗

ERIN H. MURPHY · MIHAIELA ILVES · FRANK R. ARKO III

历史背景

抗凝治疗一直以来被认为是治疗下肢深静脉血栓（DVT）的金标准。该疗法在预防DVT进展、肺动脉栓塞和DVT相关死亡方面有较好疗效。然而，由于抗凝治疗并不能溶解血栓，血凝块的溶解取决于内在溶栓途径，因而速度较慢。尽管内在溶栓途径对于孤立性小腿DVT已足够，但在近端髂-股静脉的DVT，长时间的静脉阻塞可导致严重的远期并发症[1,2]。对仅接受单独抗凝治疗的髂-股DVT患者的5年随访结果表明，高达95%的患者发生静脉压增高，90%发生静脉反流，15%发生静脉性跛行，另有15%发生静脉溃疡[2]。进一步研究也证实这类患者的生活质量较差[2,3]。

1966年，Fogarty及其同事首先报道了针对髂-股静脉DVT的外科静脉血栓切除治疗[4]。静脉血栓切除术已被证实可改善长期通畅率，并且可减少血栓形成后综合征的发病率[4,5]。然而，由于手术创伤较大，限制该手术方式的广泛接受和使用。

系统性溶栓治疗被认为可作为静脉血栓切除的替代性治疗方法，其有助于改善长期预后，并且静脉通畅情况与血栓溶解效果直接相关。然而，仅有50%的非阻塞性血栓患者和10%的阻塞性血栓患者可以达到血栓完全溶解。该方法具有难以接受的出血风险，因而其临床应用受到了限制[6]。这样，早期血栓切除术，因其在髂-股DVT治疗中的直接风险大于DVT本身的长期并发症而被废弃已有将近10年的时间。

1994年，Semba和Dake首次报道使用尿激酶导管引导的溶栓（CDT），他们治疗了21例髂-股静脉DVT患者。18例（72%）血栓完全溶解，5例（20%）部分溶解。无主要并发症或临床可检测的PE发生。术后3个月、12个月行下肢多普勒超声检查结果显示其通畅率达92%。随着腔内技术的发展，该法在髂-股静脉DVT的治疗中已被证实能取得更好的血栓清除效果，并且减少了系统性溶栓药物暴露引起的出血风险。2001年，Kasirajan及其同事报道使用流变AngioJet导管（Medrad, Inc.，宾夕法尼亚州，沃伦代尔）行经皮机械血栓切除治疗髂-股静脉DVT在症状缓解和血栓去除方面的潜在价值[8]。2006年，Lin等证实通过AngioJet导管注射溶栓药物可增加经皮机械血栓切除的疗效，并且采用脉冲方式注射[9]。该法风险小，但长期临床结果和静脉通畅却能得到显著的改善。所有发生近端下肢DVT并且健康状况良好，同时功能健全并且预期寿命较长的患者，应进行腔内治疗。

术前准备

- 术前影像学检查。因为孤立性小腿DVT的最佳治疗方式是抗凝治疗，所以在决定行腔内治疗之前应明确髂-股静脉系统内的确有血栓形成。尽管静脉造影是DVT诊断和评估的金标准，但是由于其为一种侵入性检查，故仅作为介入手术时为确诊而行的一种保留方式（图58-1）。此外，术前下肢双功超声无创、方便，为有效的DVT诊断方式（图58-2）。双功超声诊断下肢DVT的敏感性和特异性分别为95%和97%。DVT的超声表现包括发现非可压缩或仅部分可压缩的静脉段，并伴有连续静脉血流模式，而缺乏正常状态下的周期性血流改变[10]。

- 血栓形成倾向的评估。对遗传性血栓形成倾向检查的适应证为50岁以下、无诱因DVT、血栓性栓塞的家族史、罕见部位血栓形成或复发性DVT。筛查应包括以下几方面：评估蛋白C或S缺乏、抗凝血酶缺乏、因子V Leiden突变、蛋白C抵抗、凝血酶原基因20210A突变，同型半胱氨酸血症和抗磷脂抗体综合征。一旦确诊易栓症，应及时转诊血液学专科医生进行长期抗凝治疗。同时应询问是否有服用口服避孕药物和恶性肿瘤病史，也需排除隐匿性肿瘤的可能。

- 抗凝治疗。DVT的诊断确立，抽血排查遗传性易栓症之后，在拟行手术治疗之前，应开始行治疗性抗凝措施，可使用普通肝素或低分子肝素。充分的抗凝应持续于整个疗程，并且术后仍继续至少 6 个月。对于潜在易栓症患者，抗凝治疗的时间需延长。

隐患和风险

- 出血并发症。随着导管引导的腔内溶栓治疗的应用，出血的并发症已大幅度减少。溶栓药物的使用提高了介入治疗的成功率，但对出血风险仍然过高的个体，可考虑选择在仅输注生理盐水下行经皮机械血栓切除术（PMT）。
- DVT 复发。 彻底清除残留的血栓并对内在的病变行支架植入治疗，可减少复发性 DVT 的风险。

手术策略

手术时机

在血栓形成早期阶段，腔内溶栓和血栓切除术是理想的治疗方式。患者渴望得到完全（或近乎完全）的血栓去除，彻底的症状消除，并且如果症状持续时间短于 14 天，静脉瓣膜的功能可得以保留。

DVT 的干预效果随着距离起病时间的延长而显著降低。治疗慢性 DVT 将遇到以下几个方面的困难：首先，机化后的血栓已难以通过溶栓去除，治疗的功效随着发病时间的延长而显著降低。其次，慢性 DVT 和血栓形成后综合征患者将发生静脉硬化或弥漫性静脉瘢痕。此外，发病后 14~30 天开始，静脉瓣膜的破坏可能已是不可逆转。

尽管如此，亚急性和慢性 DVT 患者仍能实现静脉再通和随后的临床状况改善，并已得到证实。来自北美静脉注册（North American Venous Registry）共 287 例的系列研究表明，急、慢性 DVT 患者接受导管引导溶栓（CDT）治疗后，其血栓完全溶解率分别达到 34% 和 19%，显著部分溶栓（溶栓率超过 50%）的比例分别达到 64% 和 47%。单独使用 PMT 或结合连夜 CDT 被证实可取得更好的疗效。Rao 及其同事报道 17 例（89%）病程超过 14 天的患者接受 CDT 后血栓成功溶解，临床症状消失。2 例失败病例为 PMT 后被认为不适宜行辅助 CDT 治疗者[11]。超声加速溶栓取得部分血栓溶解疗效的比例为急性 DVT（<14 天）：96%；亚急性 DVT（15~28 天）：100%；慢性（>28 天）和急性叠加慢性 DVT：78%。

对于健康、功能好、预期寿命较长而症状又难以忍受的亚急性和慢性 DVT 患者，适于接受药物 –PMT 和 CDT 治疗。

建立入路和通过病变

在静脉闭塞段的远端穿刺建立入路。同侧股静脉穿刺在处理孤立性髂 – 股静脉 DVT 已足够。对于范围更广的 DVT，特别是股 – 腘段静脉有累及，最好从同侧腘静脉穿刺。有必要使用超声引导来确认穿刺针是否进入静脉管腔，因为静脉血流闭塞者可能不会出现回血以确认穿刺成功。微穿刺技术可减少出血并发症，特别适用于将进一步接受血栓溶解药物治疗者。进行任何干预前，需进行静脉造影并将 0.035 英寸导丝通过病变。

下腔静脉滤器

为防止凝块破碎后导致肺栓塞，可植入可回收滤器（图 58-3）。30%~40% 的患者在接受介入治疗后可在回收的滤器中发现血栓[13,14]。尽管目前对症状性栓塞的实际发生率还未知，但是似乎非常低[15]。

若使用滤器，应在溶栓前经无血栓一侧将其置入肾静脉水平以下的腔静脉；最常通过对侧股静脉或右颈内静脉穿刺置入。滤器可在手术结束时取出，若仍有血栓残留或存在抗凝禁忌，可晚些取出。

手术方法

导管溶栓

技术

将一小而具有多侧孔结构的输注导管，例如 4F 或 5F 的 Uni Fuse 导管（Angiodynamics, 纽约，莱瑟姆），直接超选通过血栓部位并固定在血栓形成处的最远端。4F Uni Fuse 导管的长度有 90cm 和 135cm 两种可供选择，溶栓工作长度为 5cm、10cm 和 20cm。5F Uni Fuse 导管的长度为 45cm、90cm 和 135cm 三种可供选择，溶栓工作长度为 5cm 和 50cm。两种溶栓导管均与 0.035 英寸导丝匹配。患者在 ICU 内密切监护下缓慢给予溶栓药物。血液采样应在 6 小时的间隔下进行以监测血细胞比容、血小板计数、纤维蛋白原水平和 APTT。尽管尚存争议，如果纤维蛋白原水平低于 150mg/dL，应考虑暂停溶栓。导管的外部应当弯成环形并用透明膜覆盖，同时监测血肿形成。每 24 小时至少进行 1 次静脉造影并评估血凝块溶解程度，直到血栓溶解完全。

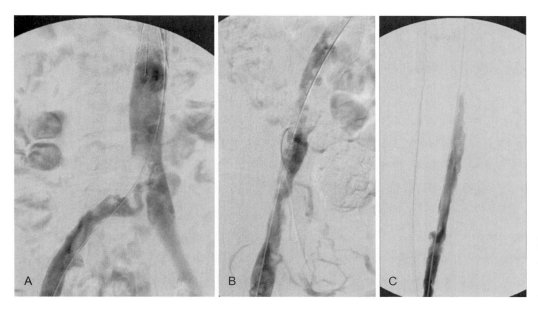

图58–1 术中造影显示下腔静脉（A）、髂总静脉（B）和股静脉（C）中的血栓。

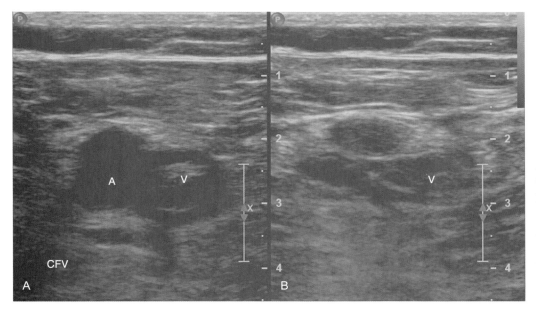

图58–2 一例突发右大腿疼痛的女性患者，超声检查证实右股总静脉血栓形成。（A）超声探头压迫股静脉前，回声图像显示静脉管腔内充盈缺损。（B）股静脉的不可压迫性证实DVT的诊断。A，股总动脉；V，股总静脉。

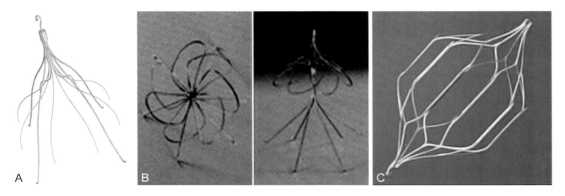

图58–3 临时下腔静脉滤器举例。（A）Günther tulip。（B）Simon Nitinol。（C）OptEase/TrapEase。

溶栓剂

组织纤溶酶原激活物（tPA）（Activase, Genentech, 南圣弗朗西斯科）或重组组织纤溶酶原激活物（r-tPA）（Retavase, PDL BioPharma, 加利福尼亚州, 费列蒙）或替胭普酶（TNK）（Genentech）是常见溶栓剂。在溶栓效果和并发症发生上的差异不明显。连续导管溶栓的推荐剂量包括：tPA 为 0.5~1.0mg/h, r-tPA 为 0.25~0.75U/h, TNK 为 0.25~0.5mg/h。同时肝素按 500U/h 的速度给予。

预后

近端 DVT 的血栓溶解成功率达 60%~90%[16-18]。溶栓效果与长期静脉通畅情况和静脉血栓形成后综合征的预防相关。

优点

CDT 使得溶栓仅限于静脉血栓局部，使得疗效最大化，同时限制了药物剂量和系统性溶栓剂的暴露。

缺点

在药物局部注入的过程中，需在 ICU 留观 36~72 小时。昂贵的用药成本源于溶栓过程中使用的大量溶栓药物。严重出血的并发症不能完全避免，穿刺点出血率高达 45%，22% 的患者需行输血，并且高达 33% 的患者并发颅内出血[19]。

超声加速溶栓：EKOSONIC腔内系统

原理

EkoSonic 腔内系统使用低能量、高频（2MHz）的超声，与导管溶栓结合进行血栓消融。超声波产生的微液流通过血栓，以促进溶栓药物更好地分布和通透入血栓内。

设备

EkoSonic 设备包括一根输液导管、一根抽吸导管、一根超声波芯线和一个驱动单元（图 58-4）。导管的治疗长度为 6~50cm，与 0.035 英寸超声导丝匹配，并使用普通生理盐水进行中央冷却。三个输注通道含有微注射孔，并呈三角状布置于中心内腔周围，用于药物的递送。热电偶监测温度变化和流动模式。换能器（2.2MHz）以 1cm 的间隔分布在超声波芯线上。激活驱动单元，超声波即通过导管输送到芯线并发射出来，用以穿透并溶解血栓。

技术

将导管准确定位，调整治疗区通过整段静脉血栓。将导丝交换成上述超声芯线。三个独立的药物输

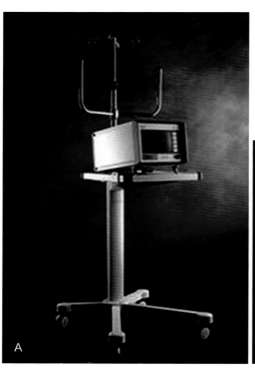

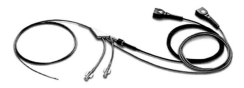

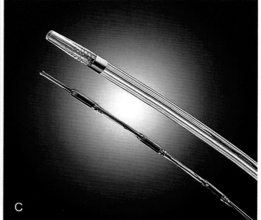

图58-4　EkoSonic 腔内系统。三大部分包括控制单元（A），药物输送导管（B）和超声芯线（C）。（Courtesy Ekos, Bothell, Wash.）

注腔都经普通肝素预处理。激活控制单元，通过芯线传递超声波能量同时加注溶栓药物。整个过程中，通过中间腔注入普通生理盐水用以降温。超声波功率在静脉段恢复血流后可自动调整。整个过程持续到血栓完全溶解为止。

预后

超声介导的导管溶栓可增加血栓渗透性，能使纤维蛋白束的直径减小 44%，并使暴露至溶栓剂的纤维蛋白增加 65%。超声介导的溶栓过程中，血栓摄取重组组织纤溶酶原激活物分别在 1、2 和 4 小时增加了 48%、84% 和 89%[21]。70% 的患者实现了大于 90% 的血栓溶解，91% 的患者实现了血栓部分溶解[12]。

优点

可见更短的平均溶栓药物输注时间（22 小时）和较低的出血并发症发生率（3.8%）[12]。这些使得与常规 CDT 相比，ICU 留观时间更短、围术期风险更低。

缺点

ICU 停留期间仍然需要药物注入，出血并发症仍不能完全消除。与 PMT 相比，药物总成本仍较高。

流变血栓切除术：ANGIOJET脉冲冲洗技术

原理

高速输注的液体流按照伯努利原理在导管尖端产生局部低压区，血栓被软化，碎片随着液体一起进入导管尖端后方的通道而被抽吸并排出。

设备

AngioJet 导管系统由一次性导管、一次性泵组件和驱动单元组成。驱动单元能够产生 10 000psi 的脉冲高速盐水流，其从导管逆向释放出。导管的工作长度有 60cm、100cm 和 120cm，包括一个中心腔（用以输注液体）和一个较大的外侧腔（后者包含前面所述的中心腔），一根导丝，以及血栓抽吸装置。溶栓剂可以加入到输注液体中，以改善溶栓效果。

技术

AngioJet 导管通过 0.035 英寸导丝输送跨过血栓段。夹闭抽吸口，在缓慢拉回导管的过程中将含有溶栓药物的液体输注到血栓中以溶解血栓。10 分钟后，打开抽吸功能的导管。将导管第二次缓慢地从血栓静脉段通过，将软化的血栓吸出。如果在第一次操作后仍有残余血栓，重复以上操作。

预后

次优结果。即使 AngioJet 系统的输注液中不加入溶栓剂，59% 的患者仍达到至少 50% 血栓溶解[22]，但是联合溶栓药物应用可取得更好的效果。这样，所有患者均可得到部分血栓溶解，其中 60% 以上为完全溶解[23]。90% 的患者可以恢复静脉通畅，88% 的患者在 6 个月的随访期间内静脉瓣膜功能得以保持正常[24]。

优点

尽管对于存在绝对抗凝禁忌的患者，可接受不使用溶栓药物的 AngioJet 设备治疗，并取得次优的治疗效果，但是考虑到即使加用溶栓药物，全身暴露仍十分有限，对这类患者使用溶栓药物的 AngioJet 设备治疗出血风险是相对较低的。

缺点

在流变血栓清除术中，可能发生缓慢性心律失常，轻则心动过缓，重则心搏骤停。机制尚不清楚，但可能与静脉壁受到拉伸后激活受体有关[25]。血栓清除术的麻醉开始前，应事先告知术中心律失常的可能性。还有胰腺炎的罕见报道，并归因于发生在流变血栓清除术中的溶血反应[26]。

TRELLIS-8外周输注系统

原理

血栓裂解输注装置被两个独立膨胀球囊在血栓静脉段的近端和远端固定，同时一根分散导丝在其中震动以增加血栓通透性。Trellis-8 系统（Covidien，马萨诸塞州，曼斯菲尔德）在限制全身溶栓剂暴露的同时增加了局部药物浓度。

设备

Trellis-8 系统包括一次性导管、分散导丝和一整套驱动单元。导管包括近、远端阻断球囊，其中间腔隙可容纳分散导丝和输注系统。导管长度有 80cm 或 120cm 可供选择，根据阻塞球囊之间的距离不同，可治疗 10cm、15cm 或 30cm 等不同长度的静脉节段。

技术

送入导管并跨过血栓的静脉节段。近、远端球囊充气后注入 5~10mg 溶栓药物。10 分钟后，将之前置入驱动系统内的分散导丝插入导管内。驱动单元驱使导管产生速度高达 500~3500r/min 的振荡，在机械力作用下血栓发生分散和破碎。可向前推进分散导丝，持续 1 分钟后后退，使溶栓药物与血栓充分混合，从而完成一次治疗阶段。5~15 分钟后，远端气囊放气，从导管侧口抽吸软化的血栓并除去之。在抽吸时，近端球囊保持膨胀以防止血栓栓塞。抽吸后，两个球囊均放气，可撤除系统，或前进到相邻的血栓段，重复该过程直到血栓全部清除（图 58-5）。

预后

Trellis-8 系统的溶栓效果已被证明优于 CDT，93% 的患者达到至少 50% 的血栓溶解，而 CDT 仅有 79% 的患者达到这一指标。Trellis-8 系统不导致出血并发症，而 CDT 的出血发生率为 8.5%[27]。另有研究已证实，该系统取得 Ⅱ 或 Ⅲ 级溶栓效果的比例高达 96%，操作后 30 天的静脉通畅达 100%[28]。单中心研究中发现 80% 患者血栓溶解，并且在 6 个月的随访中高达 88% 的患者静脉保持通畅[24]。虽然与 AngioJet 系统相比，血栓溶解的效果略低（Trellis-8

为 72%，AngioJet 为 88%），但是两种设备取得的临床疗效类似（图 58-6 和图 58-7）。

优点

因为全身性溶栓剂暴露有限，所以出血并发症发生极少。因为较低的药物剂量，住院时间缩短，并且基本无需 ICU 住院，所以总体成本降低[24,27,28]。

缺点

尽管溶栓剂暴露已为最低，但 Trellis-8 技术可能仍然不适用于存在溶栓治疗绝对禁忌证的患者。

辅助治疗

顽固性血栓

预后直接与血栓溶解的程度相关。如果压力造影或腔内超声发现血栓堵塞管腔 30% 以上，需行进一步的治疗。

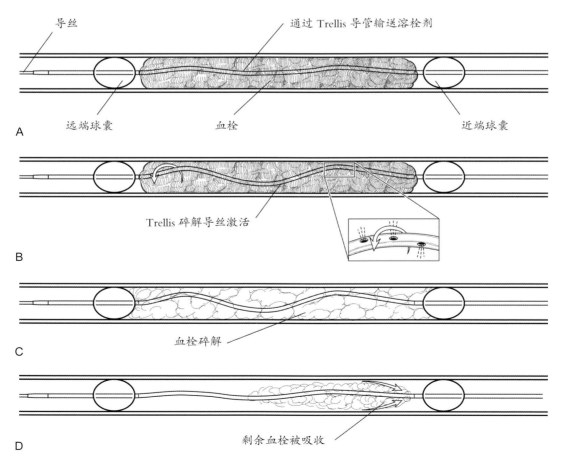

导丝　　　　　　　　　　　　通过 Trellis 导管输送溶栓剂

远端球囊　　　　　　血栓　　　　　　近端球囊
A

Trellis 碎解导丝激活
B

血栓碎解
C

剩余血栓被吸收
D

图58-5　使用Trellis-8外周输注系统治疗DVT。（A）经皮穿刺后，Trellis 导管通过血栓，近、远端球囊充气后输注溶栓剂。（B）通过驱动系统启动Trellis 碎解导丝。（C，D）残余的血栓碎片通过Trellis 导管吸除。

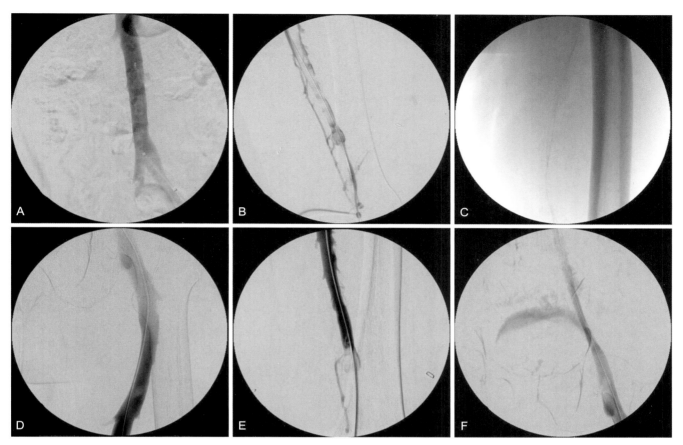

图58-6　使用Trellis-8外周灌注系统治疗症状性左下肢DVT。（A）右股静脉穿刺，放置下腔静脉滤器。（B）静脉造影证实股静脉血栓形成。（C）将Trellis导管穿过血栓，Trellis导管透视下可见。（D，E）股静脉血栓经机械去除后，在股总静脉中未见残余血栓（F）。

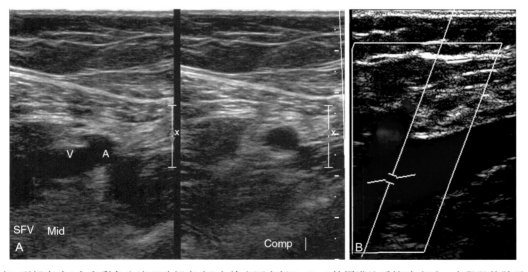

图58-7　通过B 型超声（A）和彩色血流双功超声（B）检查证实行Trellis-8外周灌注系统治疗后，中段股静脉无血栓（B）。A，股浅动脉；V，股静脉。

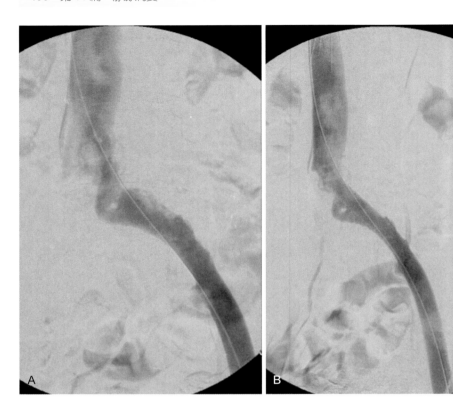

图58-8 （A）使用Trellis-8导管系统治疗继发于May-Thurner 综合征的DVT后，行左髂静脉造影。（B）左髂静脉成形及支架植入后，完成造影。

治疗残余血栓有多种选择。可接着进行PMT装置，应用较低剂量的溶栓药物来治疗。另外，通过PMT去除大的血栓，还可续以CDT连夜治疗。这可显著减少CDT所需的起效时间和相关的出血风险[11,23,24]。

髂静脉狭窄

大多数髂－股静脉DVT患者合并静脉狭窄。May Thurner综合征最为常见，由于左髂总静脉受第五腰椎和右髂总动脉压迫而致左髂静脉狭窄（图58-8）。这种情况容易发生左髂－股DVT，特别是在女性[29]。如仅进行早期血栓清除而未解除狭窄DVT则可能仍将复发[30]。对于这种解剖学变异，需通过静脉成形术和支架植入术才能纠正，以达到100％症状缓解，并保存瓣膜功能，预防血栓形成后综合征[30]。

术后护理

- 抗凝。患者应普通肝素或低分子量肝素抗凝，

并过渡到口服华法林继续抗凝6个月。植入静脉支架的患者应终身服用阿司匹林（81mg/d）。对于复发性DVT或高凝性疾病的患者，因为其可能需要更长时间或更高水平的抗凝治疗，所以推荐咨询血液学专科医生。

- 影像学随访。患者于术后1个月、6个月行随访，进行双功超声检查，以后的随访每年进行一次。对于复发性DVT的患者，应考虑行再次静脉造影以明确是否存在未经治疗的静脉狭窄，从而做出进一步干预。

并发症

- 出血。
- 卒中。
- 复发性静脉血栓。

（吴鉴今 译　钱振宇 校）

参考文献

1. Akesson H, Brudin L, Dahlstom JA, et al: Venous function assessed during a 5 year period after ilio-femoral venous thrombosis treated with anticoagulation, *Eur J Vasc Surg* 4:43-48, 1990.
2. O'Donnell TF Jr, Browse NL, Burnand KG, et al: The socioeconomic effects of an iliofemoral venous thrombosis, *J Surg Res* 22:483-488, 1977.

3. Delis KT, Bountouroglou D, Mansfield AO: Venous claudication in iliofemoral thrombosis: Long-term effects on venous hemodynamics, clinical status, and quality of life, *Ann Surg* 239:118-126, 2004.
4. Fogarty TJ, Dennis D, Krippaehne WW: Surgical management of iliofemoral venous thrombosis, *Am J Surg* 112:211-217, 1966.
5. Plate G, Eklof B, Norgren L, et al: Venous thrombectomy for iliofemoral vein thrombosis: 10 year results of a prospective randomized study, *Eur J Vasc Endovasc Surg* 14:367-374, 1997.
6. Comerota AJ, Aldridge SA: Thrombolytic therapy for acute deep vein thrombosis, *Semin Vasc Surg* 5:76-84, 1992.
7. Semba CP, Dake MD: Iliofemoral deep venous thrombosis: Aggressive therapy with catheter-directed thrombolysis, *Radiology* 191:487-494, 1994.
8. Kasirajan K, Gray B, Ouriel K: Percutaneous AngioJet thrombectomy in the management of extensive deep venous thrombosis, *J Vasc Interv Radiol* 12:179-185, 2001.
9. Lin PH, Zhou W, Dardik A, et al: Catheter-direct thrombolysis versus pharmacomechanical thrombectomy for treatment of symptomatic lower extremity deep venous thrombosis, *Am J Surg* 192:782-788, 2006.
10. Kraaijenhagen RA, Lensing AW, Wallace JW, et al: Diagnostic management of venous thrombo-embolism, *Baillieres Clin Haematol* 11:541-586, 1998.
11. Rao A, Konig G, Leers S, et al: Pharmacomechanical thrombectomy for iliofemoral deep venous thrombosis: An alternative in patients with contraindications to thrombolysis, *J Vasc Surg* 50:1092-1098, 2000.
12. Parikh S, Motarjeme A, McNamara T, et al: Ultrasound-accelerated thrombolysis for the treatment of deep vein thrombosis: Initial clinical experience, *J Vasc Interv Radiol* 19:521-528, 2008.
13. Trerotola SO, McLennan G, Eclavea AC, et al: Mechanical thrombolysis of venous thrombosis in an animal model with use of temporary caval filtration, *J Vasc Interv Radiol* 12:1075-1085, 2001.
14. Thery C, Bauchart J, Lesenne M, et al: Predictive factors of effectiveness of streptokinase in deep venous thrombosis, *Am J Cardiol* 69:117-122, 1992.
15. Herrera S, Comerota AJ: Embolization during treatment of deep venous thrombosis: Incidence, importance, and prevention, *Tech Vasc Interv Radiol* 14:58-64, 2011.
16. Comerota AJ, Throm RC, Mathias SD, et al: Catheter-directed thrombolysis for iliofemoral deep venous thrombosis improves health-related quality of life, *J Vasc Surg* 32:130-137, 2000.
17. Mewissen MW, Seabrook GR, Meissner MH, et al: Catheter-directed thrombolysis for lower extremity deep venous thrombosis: Report of a national multicenter registry, *Radiology* 211: 39-49, 1999.
18. AbuRahma AF, Pekins SE, Wulu JT, et al: Iliofemoral deep vein thrombosis: Conventional therapy versus lysis and percutaneous transluminal angioplasty and stenting, *Ann Surg* 233: 752-760, 2001.
19. Ouiel K, Grey B, Clair DG, et al: Complications associated with the use of urokinase and recombinant tissue plasminogen activator for catheter directed peripheral arterial and venous thrombolysis, *J Vasc Interven Radiol* 11:295-298, 2000.
20. Braaten JV, Goss RA, Francis CW: Ultrasound reversibly disaggregates fibrin fibers, *Thromb Haemost* 78:1063-1068, 1997.
21. Francis CW, Blinc A, Lee S, et al: Ultrasound accelerates transport of recombinant tissue plasminogen activator into clots, *Ultrasound Med Biol* 21, 1995. 419424.
22. Kasirajan K, Grey B, Ouriel K: Percutaneous AngioJet thrombectomy in the management of extensive deep venous thrombosis, *J Vasc Interv Radiol* 12:179-185, 2001.
23. Bush RL, Lin PH, Bates JT, et al: Pharmacomechanical thrombectomy for treatment of symptomatic lower extremity deep venous thrombosis: Safety and feasibility study, *J Vasc Surg* 40: 965-970, 2004.
24. Arko Fr Davis CM, Murphy EH, et al: Aggressive percutaneous mechanical thrombosis: Early clinical results, *Arch Surg* 142:513-518, 2007.
25. Zhu DW: The potential mechanisms of bradyarrhythmias associated with AngioJet thrombectomy, *J Invasive Cardiol* 20(8 Suppl A):2A-4A, 2008.
26. Piercy KT, Ayerdi J, Geary RL, et al: Acute pancreatitis: A complication associated with rheolytic mechanical thrombectomy of deep venous thrombosis, *J Vasc Surg* 44:1110-1113, 2006.
27. Hillman DE, Pharm D, Razavi MK: Clinical and economic evaluation of the Trellis-8 infusion catheter for deep vein thrombosis, *J Vasc Interv Radiol* 19:377-383, 2008.
28. O'Sullivan GJ, Lohan DG, Gough N, et al: Pharmacomechanical thrombectomy of acute deep vein thrombosis with the Trellis-8 isolated thrombolysis catheter, *J Vasc Interv Radiol* 715-724, 2007.

29. May R, Thurner J: The cause of predominately sinistral occurance of thrombosis of the pelvic veins, *Angiology* 8:419-427, 1957.

30. O'Sullivan GJ, Semba CP, Bittner CA, et al: Endovascular management of iliac vein compression (May-Thurner) syndrome, *J Vasc Interv Radiol* 11:823-836, 2000.

曲张静脉抽剥术和非卧床静脉切除术

HARRY MA · MARK D. IAFRATI

历史背景

19 世纪 90 年代，Trendelenburg[1]不仅发明了压力试验来评估隐静脉反流情况，还开展了经大腿根部横切口行大隐静脉结扎术，从而奠定了静脉曲张的外科治疗基础。1916 年，Homans[2]提出了在大隐静脉汇入股静脉处结扎分支静脉，事实上这种方法现在也仍在广泛使用。Mayo[3]对此有一个重大的贡献，即提出了去除隐静脉的额外好处。虽然这对于消除大隐静脉反流相当有效，但是较大的外科手术入路导致了手术时间较长和严重伤口并发症。Babcock[4]发明的静脉腔内抽剥技术降低了静脉抽剥的损伤，这个技术在 20 世纪长时间存在并仅作了小部分改良。20 世纪 80 年代，无创静脉检查技术的发展提高了选择合适的静脉进行介入治疗的能力。虽然硬化治疗和静脉腔内消融技术在现代浅表静脉疾病中扮演重要角色，但只要应用合理，并熟练实施，开放手术方法仍然是很有意义的。

适应证

慢性静脉功能不全可能导致疼痛、肿胀、皮肤改变和溃疡。虽然包括梯度加压治疗在内的保守治疗很重要，但一项大样本前瞻性随机试验证明：对于一些有适应证的患者，纠正浅静脉反流的外科治疗比单纯的加压治疗疗效更佳（框 59-1）[5]。

因为静脉内消融术的创伤较小，所以静脉曲张开放手术的使用在最近几年已经呈下降趋势。然而，开放手术在一些情况下是有优势的，并且是有指征的。尤其需要注意的是，静脉内消融术在下列情况下是有禁忌的：

1. 目标静脉，例如大隐静脉、小隐静脉或副静脉紧贴于皮肤。

2. 不能通过肿胀麻醉在导管和皮肤之间创造 1cm 空间，会增加皮肤热损伤的风险。

3. 因大隐静脉扭曲严重，或因慢性血栓性静脉炎导致大隐静脉内粘连严重，静脉内消融导管或鞘管不能通过。这种情况下，通常会使用更加坚硬的静脉抽剥器或更加灵活的 Codman 抽剥器。如果这些器械仍不能通过，高位结扎和静脉切除可能更合适。

4. 隐静脉的部分节段极度扩张或呈动脉瘤样，直径超过 2.5cm，其消融效果可能不佳，并有易于形成血栓性的并发症。

5. 目标静脉的急性血栓形成会缓冲热效应并降低静脉内消融的有效性。此外，在近心端尚未结扎的情况下，消融导管通过静脉内血栓会增加栓塞的风险。

6. 在某些情况下，静脉内消融术的费用较高成为限制其应用的经济障碍。

术前准备

• 病史。准备静脉手术的第一步是获得其病史。包括曲张静脉相关的症状、并发症，深静脉血栓的病史，之前的静脉干预措施，以及复发性的血栓形成或者曲张静脉。评估外周动脉疾病和相关并存病也是非常重要的。

• 体格检查。从腹股沟到脚踝的轴向静脉系统的检查应该在患者直立时进行，注意有无水肿、毛细血管扩张、静脉曲张、皮肤色素沉着和溃疡的表现。下肢的触诊应聚焦于皮下组织的柔顺性和静脉的膨出情况。

框 59-1　静脉曲张手术的适应证
• 有症状的静脉曲张或静脉功能不全
• 静脉曲张相关的疼痛和触痛
• 长时间站立后下肢沉重感
• 水肿
• 直接由静脉曲张导致的并发症
• 脂性硬皮病
• 静脉性溃疡
• 血栓性浅静脉炎
• 出血
• 皮肤外观改变

• 多普勒超声。轴向静脉系统的详细超声评估聚焦于识别浅静脉、深静脉、穿支静脉的反流处，阻塞或血栓形成后改变的地方，从而提供一个下肢功能性静脉解剖的路线图。要计划合适的手术过程，必须理解大隐静脉的解剖。大隐静脉起始于内踝向头部方向走行至小腿的前内侧面。在膝盖附近，大隐静脉走行于更浅表的层次内。接着它继续向头部方向延伸，进入浅筋膜，通常留在浅筋膜和深筋膜之间。大隐静脉可能被"复制"，例如两条静脉沿着大腿走行相同的长度，都在筋膜包被下。特别相关的是"S型"解剖，这时大隐静脉只是部分被复制，占优势的静脉仍然在筋膜上，筋膜内的静脉并不通畅。术前对变异静脉的了解非常重要，从而确保所有的反流节段或附属静脉均被治疗。

• 评估。考虑到隐胴连接处的位置和局部静脉解剖具有高度变异性，胴窝的详细评估也十分重要。准确地评估小隐静脉、腓肠肌静脉、隐内静脉及其他属支静脉的相互关系，可增加小隐静脉结扎和抽剥的成功率。大约 1/3 的小隐静脉中结在膝盖上方的胴窝静脉，然而大约 10% 的患者其小隐静脉终止于更低的位置[6–8]。同样的，确定腓肠肌静脉是否功能不全也很重要，因为它必须和小隐静脉一起被结扎以预防持续的反流和再发。多普勒超声已成为评估静脉功能不全的标准检查手段。然而，通过计算机断层扫描、血管内超声或者静脉造影术，可以更好评估是否存在静脉流出道阻塞。

• 术前描记。术前，在站立位下用不可擦掉的标记笔描记患者的曲张静脉。这些标记物在静脉切除时起重要作用，因为当患者平卧曲张静脉可能是看不见的。静脉丛区域标记为术中切除，其他有反流的大隐静脉或小隐静脉节段应该标记为术中抽剥。多普勒超声引导下标记隐股或隐胴连接处，可便于精确设置切口位置。

隐患和风险

• 静脉曲张复发。静脉曲张复发最常见的原因是漏掉反流的大隐静脉段[9]。腹股沟区过多的解剖也能导致隐股连接处产生新生的血管[10]。最后，术前评估不充分可能导致不能找出供应静脉反流的节段，例如伴有小腿后方静脉曲张的小隐静脉。

• 结扎或抽剥伴随的神经损伤。隐神经的损伤通常发生在胫骨内侧面的大隐静脉处，可能导致小腿和足部内侧面感觉丧失。腓肠神经的损伤通常位于小隐静脉附近，可能导致小腿和足部后方感觉丧失。几种运动神经也存在损伤的风险，包括胫神经、

腓总神经以及极少数低位的坐骨神经损伤，所有这些神经都走行经过或者发源于胴窝内，可能靠近隐胴连接处。

• 动脉或静脉损伤。股静脉可能因为被误认为大隐静脉而被结扎。亦有报道称胫后动脉被认为是踝部的隐静脉而被结扎和抽剥。

• 大隐静脉残根。大隐静脉的结扎和离断可能留下较大的残端，可能导致血栓形成，具有形成肺栓塞的风险。

• 血肿、大量的瘀斑以及疼痛。

手术策略

总论

大多数静脉手术的技术目标是消除因大隐静脉、小隐静脉和静脉丛瓣膜功能不全及穿通支功能不全而导致的轴向反流。确保实现这些目标的最好方法是术前行完善的超声评估。另外，有一些手术方法可用来避免静脉曲张术中主要的误区。

预防复发

术前超声引导下标记隐股或隐胴连接处，有助于选择合适的手术切口。不但能减小手术切口，还能减少不必要的皮下组织分离，并可能减少新生血管和静脉曲张复发[11]。没有功能的副隐静脉的结扎也能降低复发。只结扎大隐静脉而不抽剥则会有较高的复发率[11,12]。然而，大隐静脉有功能部分的抽剥会导致除去重要静脉侧支通路，从而可能会加剧目前的症状并促进静脉曲张的发展（图 59-1）。对小隐静脉和小腿后面静脉曲张的不够充分关注是复发的另一个原因。最近的一项调查发现，近 90% 患者进行术前超声检查，但仅 50% 的患者标记了隐胴连接处，甚至很少检查这个区域，因此腓肠静脉或其他功能不全的静脉得不到合理治疗，这可能是反流持续存在的重要原因[13]。熟悉小隐静脉解剖，仔细进行术前描记，以及轻柔牵拉和解剖能够增加手术成功率，减少小隐静脉结扎的并发症。

避免神经损伤

大隐静脉抽剥时容易损伤隐神经，尤其是抽剥大隐静脉脚踝部分时[14]。从头端向尾端抽剥静脉能够减少这种风险[15]。当暴露胴窝处的小隐静脉时，因用力牵拉或者解剖不当可能损伤腓肠神经或胫神经。

避免动脉或静脉损伤

不能清晰识别隐股或隐腘连接处会导致股或腘窝静脉和动脉损伤[16]。从尾端插入静脉抽剥器能够减少意外的股静脉切除并确认有功能瓣膜的缺失。

血肿、瘀斑和疼痛

通过术前描记减小皮肤切口和皮下组织的分离，能够减少不必要的软组织损伤，同时在抽剥的时候抬高下肢能够减少静脉出血和术后瘀斑形成。近端使用止血带，合并使用 Esmarch 绷带来给下肢驱血这种方式很少需要，但是对有大量静脉曲张的患者，例如 Klippel Trenaunay 综合征的患者可能是有帮助的。因为大隐静脉存在于筋膜内，结合肾上腺素的肿胀麻醉的使用，能够通过直接压迫和使血管收缩来减少出血。若没有使用肿胀麻醉，可将利多卡因和肾上腺

素浸泡的纱布附着于静脉抽剥器。当静脉被去除后，这个纱布暂时留在隧道内，以用来压迫去除的静脉留下的属支残端，吸收血液，并将肾上腺素和麻药输送到受损的区域。伤口关闭之前将纱布取出。

手术方法

当决定患者最好接受开放静脉曲张手术时，用结扎、轴向抽剥和点状抽剥来去除相关的静脉段。

麻醉

可以采用全麻、区域麻醉或局部麻醉来完成这一手术，通常在配备了合适的器械和人员的手术室或办公室实施。通常首选肿胀麻醉，可以单纯行肿胀麻醉或结合其他麻醉方式。

大隐静脉结扎和抽剥

为了最好的美容效果和最可靠的解剖隐股连接处，应当采用平行于腹股沟折痕上方 1cm 的斜切口来暴露大隐静脉。术前超声引导下标记这一切口。另外，切口应起于股动脉搏动上方，并向内侧延伸，以确保看见隐股连接处和其属支。通过头尾轴向分离皮下组织来减少对淋巴管的损伤。一旦找到大隐静脉的主干，可以用小撑开器来帮助暴露视野，这样只需很少的解剖动作，大隐静脉所在平面就能够被扩大到隐股连接处。大隐静脉的每一个属支都应该被找到。找不到隐股连接处可能导致股静脉或股动脉损伤[10,12]。因为隐静脉和股静脉属支的数目和位置的变异性，需要解剖汇入处2cm以上和以下的范围，以确保没有其他属支直接进入股静脉。对内侧和外侧副隐静脉进行仔细分离和结扎。一旦找到隐股连接处，应该靠近股静脉缝扎大隐静脉，注意不要造成股静脉狭窄或留下较长的大隐静脉残端，否则可能导致血栓形成进而脱落成为栓子。

大隐静脉被结扎和离断后，将抽剥器送入大隐静脉并下行推进，一般可至膝盖水平，这印证了大隐静脉内一系列瓣膜功能已经丧失。除非膝下大隐静脉已经没有功能或已经扩张，否则没有必要将其去除。这样可以降低疼痛、瘀斑和神经损伤的风险。

一旦抽剥器到达一个合适水平，则通过触摸静脉抽剥器的远端来做一个小的横切口。在皮下组织中找到大隐静脉，将其离断，抽剥之前将其远端结扎。用从上向下的方法来推进抽剥器可以确保不会误入股静脉。

为了用腔内抽剥器抽出静脉，必须在腹股沟切口水平将静脉头端固定于抽剥头。用缝线结扎的方法，在抽剥器头端下方将静脉固定于抽剥器周围。留一段较

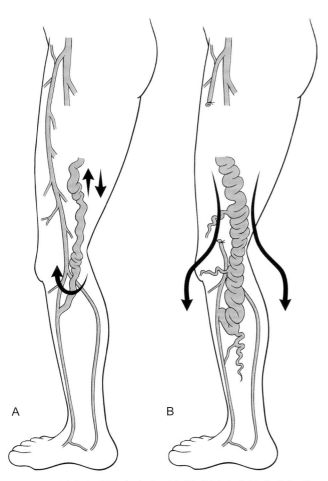

图59-1　因流出道阻力存在可能导致属支静脉曲张加重。（A）有功能的大隐静脉作为属支静脉曲张的流出道，箭头提示血流方向。（B）没有大隐静脉作为流出道，可能观察到属支静脉曲张加重。

长的缝线在抽剥头上，以便于静脉被完全撕脱后从腹股沟切口抽出或便于将利多卡因和肾上腺素浸泡的纱布海绵放进皮下隧道里。在选择抽剥头的大小方面，较大的头提高了抽剥属支节段的可能性并能覆盖较多的静脉，但是同时也造成较多的创伤和挫伤。自上向下，从头端向脚端进行静脉抽剥，这种方法既能提高属支的抽剥效率又能减少神经损伤[17]。也可以通过附着的缝线将大隐静脉从腹股沟切口抽出（图 59-2A）。

目前已报道了多种替代这种术式的方法。最常见的替代方法是使大隐静脉在抽剥过程中内翻进入腔内。最开始的步骤和传统方法相同。但是，抽剥器通过大隐静脉后，静脉被结扎在抽剥器上，而抽剥头无需附着在抽剥器上。随着远端牵拉，静脉被翻转进入腔内，随后通过远端切口取出（图 59-2B）。柔韧或坚硬的抽剥器均可以使用这种技术。这种方法的优势就是缩小了被切除静脉的隧道直径，减少了对软组织和神经的创伤。除此以外，静脉不易于聚集成团以致很容易从小的尾端切口牵拉出来。大隐静脉倾向于在有属支汇入处撕裂，因此抽剥之后应检查目标静脉是否被完全抽剥干净。如果静脉撕

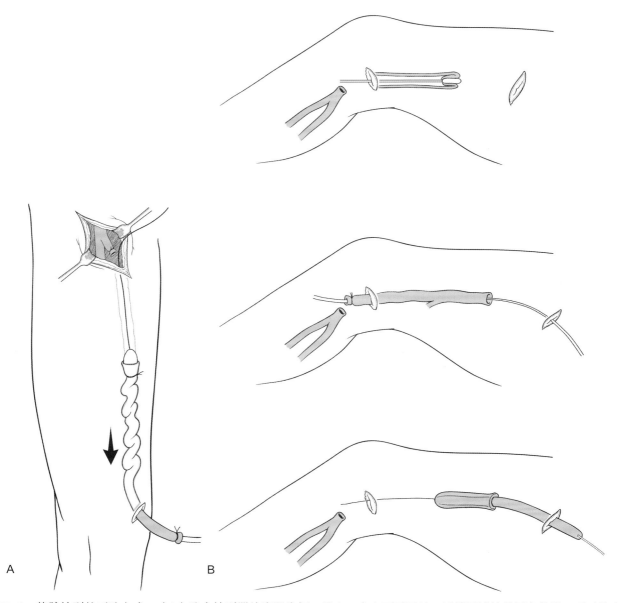

图59-2　静脉抽剥的可选方式。（A）腔内抽剥器从腹股沟切口进入，自上而下通过，近端用线结扎固定静脉。通过拖在抽剥器尾部的缝线将利多卡因-肾上腺素浸泡的纱布海绵拉入静脉的隧道内。（B）内翻抽剥的方法使静脉内翻进入腔内，然后通过远端的膝上切口取出（上图）。虽然不常见，如果在抽剥过程中静脉被撕裂了，残余部分静脉可以通过将静脉远端结扎于抽剥器，并向头端抽剥使其翻转内陷而被去除（中图），余下的静脉部分可以通过腹股沟切口去除（下图）。（待续）

裂而导致抽剥不完整，则撕裂部分可以在远端被去除，同时向相反方向抽剥来去除剩下的大隐静脉（图59-2B）。用可吸收缝线逐层关闭腹股沟切口，用可吸收皮内线缝合皮肤。膝上较小的切口可用可吸收皮内线缝合一针来关闭。在静脉被抽剥处垫加压敷料来减少血肿和瘀伤。

小隐静脉结扎

　　患者俯卧于衬有垫子的手术台上，患肢膝盖轻微弯曲。术前超声标记有利于在隐腘连接处远端定位做横向的小切口。如果下肢较粗壮，可能需要延长该切口。横向打开浅筋膜，找到小隐静脉，分离血管周围的组织以避免损伤腓肠神经。轻柔牵拉周围组织，防止牵拉损伤胫神经。一旦小隐静脉被游离出来，则在两把钳子中间将其离断，并远端结扎。轻轻牵拉离断的静脉，向头端分离，找到隐腘连接处。如果腓肠肌静脉或隐内静脉共用一个主干或者都是没有功能的，则将其结扎离断。随后在隐腘连接处结扎并离断小隐静脉，以留出足够空间切除靠近头端的5cm小隐静脉。逐层关闭腘窝，尤其注意关闭筋膜层，以预防腘窝疝的形成。用5-0的皮内线连续缝合皮肤。

点状抽剥或非卧床静脉切除术

　　通过结扎和抽剥大隐静脉、小隐静脉或者二者，去除了轴向反流的源头后，剩余浅表的曲张静脉如果不加以处理，会通过其他通路继续保持通畅，从而可能导致症状和外观上改善不佳。通过2mm的"刀刺切口"来有效地游离和消除这些曲张的属支静脉可以获得非常好的结果[18,19]。术前描记非常有必要，因为当患者处于平卧位时这些静脉是看不见的（图59-3）。

通常需要做超过20个小切口来处理曲张静脉。

　　非卧床的静脉切除术或者点状抽剥技术是直接有效的。铺好单后，对目标血管周围行浅表皮下浸润麻醉，或用大量液体行肿胀麻醉都是适宜的。非卧床的静脉切除术最好在水平位完成，因为患者大部分采用的是局部麻醉，所以可以要求患者协助摆出肢体的最佳体位，从而使术中获得最好的暴露效果。用11号刀片做2mm的皮肤切口，除了腹股沟、膝盖和踝部做和Langer线方向一致的横切口，其余切口通常都为纵向切口。抓出或勾出皮内的小曲张静脉，并向远端或近端抽出。抓住较粗大的静脉，并经切口取出，剔除其上的脂肪，远近端双重钳夹后离断（图59-3）。通过运用联合牵引技术，数厘米长的曲张静脉可以通过每个末端被拉出来。将静脉卷在止血钳上，以防止静脉过早撕裂。曲张静脉应该可以被完整去除，如果在此过程中静脉断裂了，可能需要通过一个新的切口来重新将其找出。除非在静脉丛内有穿通支静脉，否则没有必要去结扎静脉，将其抽出即可。手术最后，用黏性胶条将皮肤切缘拉近来关闭切口。少数情况下，较大的切口可以用可吸收的皮内线缝一针来关闭。

术后护理

- 用绷带包扎肢体。手术完成后，用弹力绷带进行包扎。绷带加压配合术中肿胀麻醉等措施，减少了术后瘀斑和血肿形成，从而减少了疼痛。通常在术后第二天去除弹力绷带，去除过晚可能会导致皮肤磨损。
- 步行。出院后鼓励患者早期步行，但建议患

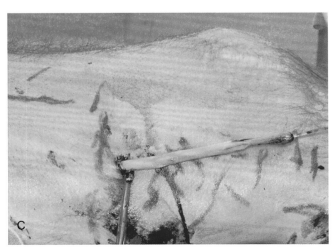
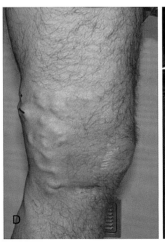
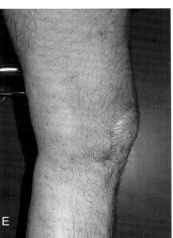

图59-2（续）　（C）将腔内抽剥器从腹股沟切口送入，自上向下至膝上切口，将大隐静脉抽剥并撕脱。（D）静脉抽剥前的大隐静脉曲张，后被有效抽剥去除（E）。

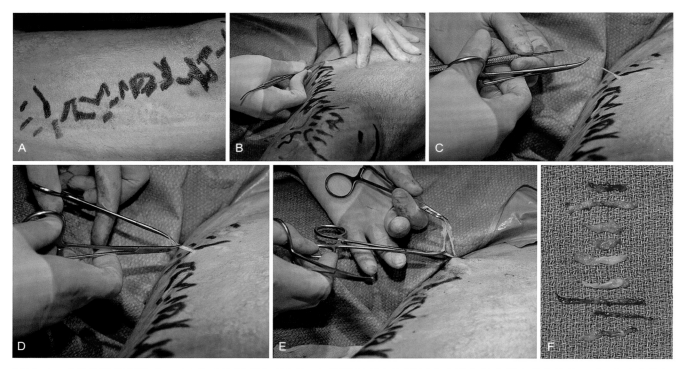

图59-3   非卧床静脉切除术。（A）术前患者取直立位，不可擦掉的标记描记在皮肤上标出所有曲张静脉。（B）在先前标记的静脉曲张部位做长约2mm的切口，除了腹股沟、膝盖和踝部做和Langer线方向一致的横切口，其余切口通常都为纵向切口。（C，D）首先用静脉钩从切口处拉出静脉。可以用弯钳帮助寻找静脉。（E）离断静脉，通过向近端和远端直接牵拉或卷在弯钳上将静脉抽出。（F）被抽剥出来的静脉特有的长度。

者在术后1~2周内避免长时间步行或站立，或从事剧烈运动。

术后并发症

• 复发。静脉手术最常见的并发症是复发，其发生率可能会有很大不同，随访5~20年期间，其发生率为20%~80%[20]。一项组静脉曲张术后复发的研究数据显示，199条静脉曲张术后复发的下肢中，47%存在因血管新生或结扎不当导致的隐股连接处的反流[9]。29%~47%的患者通常因结扎不当导致腘窝处复发[21,22]。10%~15%患者存在静脉流出道阻塞。

• 神经损伤。报道称隐神经损伤的发生率高达39%，这些患者都是大隐静脉抽剥到踝部的。抽剥大隐静脉到膝关节能将其发生率降低到7%[23]。临床经验提示这种感觉异常将会随着时间而有改善。慢性疼痛和隐神经炎是相当少的。当小隐静脉被结扎时易损伤腓肠神经。

• 动脉或静脉损伤。股动脉或静脉损伤很少见[24]。抽剥器通过较大的穿通支静脉时有可能将股总静脉部分抽剥。自上而下传送抽剥器能够降低该并发症。对静脉抽剥时发生的动脉损伤，往往不能及时诊断，因而预后很差，大约有1/3的患者需要截肢[24]。

（黄通 译　廖明芳 校）

参考文献

1. Trendelenburg F: Uber die unterbindung der vena faphena magna bei unterschendelzaricen, *Berl Klin Chir* 7:195, 1890.
2. Homans J: The operative treatment of varicose veins and ulcers, based upon a classification of these lesions, *Surg Gynecol Obstet* 22:143-159, 1916.
3. Mayo C: The surgical treatment of varicose veins, *Saint Paul Med J* 6:695, 1904.
4. Babcock W: A new operation for the extirpation of varicose veins of the legs, *NY Med J* 86:153, 1907.
5. Gohel MS, Barwell JR, Taylor M, et al: Long-term results of compression therapy alone versus compression plus surgery in chronic venous ulceration (ESCHAR): Randomised controlled trial, *BMJ* 335:83, 2007.

6. Labropoulos N, Giannoukas AD, Delis K, et al: The impact of isolated lesser saphenous vein system incompetence on clinical signs and symptoms of chronic venous disease, *J Vasc Surg* 32:954-960, 2000.

7. Hobbs JT: Preoperative venography to ensure accurate sapheno-popliteal vein ligation, *Br Med J* 280:1578-1579, 1980.

8. Kosinski C: Observations on the superficial venous system of the lower extremity, *J Anat* 60: 131-142, 1926.

9. Perrin MR, Labropoulos N, Leon LR Jr: Presentation of the patient with recurrent varices after surgery (REVAS), *J Vasc Surg* 43:327-334, 2006.

10. Fischer R, Chandler JG, De Maeseneer MG, et al: The unresolved problem of recurrent sapheno-femoral reflux, *J Am Coll Surg* 195:80-94, 2002.

11. Lofgren KA: Management of varicose veins: Mayo Clinic experience. In Bergan JJ, Yao JST, editors: *Venous problems*, Chicago, 1978, Yearbook, pp 71-83.

12. Rivlin S: The surgical cure of primary varicose veins, *Br J Surg* 62:913-917, 1975.

13. Winterborn RJ, Campbell WB, Heather BP, et al: The management of short saphenous varicose veins: A survey of the members of the vascular surgical society of Great Britain and Ireland, *Eur J Vasc Endovasc Surg* 28:400-403, 2004.

14. Munn SR, Morton JB, Macbeth WA, et al: To strip or not to strip the long saphenous vein? A varicose veins trial, *Br J Surg* 68:426-428, 1981.

15. Jacobsen BH, Wallin L: Proximal or distal extraction of the internal saphenous vein? *Vasa* 4:240-242, 1975.

16. Eger M, Golcman L, Torok G, et al: Inadvertent arterial stripping in the lower limb: Problems of management, *Surgery* 73:23-27, 1973.

17. Negus D: Should the incompetent saphenous vein be stripped to the ankle? *Phlebology* 1:33-36, 1986.

18. Barwell JR, Davies CE, Deacon J, et al: Comparison of surgery and compression with compression alone in chronic venous ulceration (ESCHAR study): Randomised controlled trial, *Lancet* 363:1854-1859, 2004.

19. Michaels JA, Brazier JE, Campbell WB, et al: Randomized clinical trial comparing surgery with conservative treatment for uncomplicated varicose veins, *Br J Surg* 93:175-181, 2006.

20. Perrin MR, Guex JJ, Ruckley CV, et al: Recurrent varices after surgery (REVAS), a consensus document: REVAS group, *Cardiovasc Surg* 8:233-245, 2000.

21. Rashid HI, Ajeel A, Tyrrell MR: Persistent popliteal fossa reflux following saphenopopliteal disconnection, *Br J Surg* 89:748-751, 2002.

22. Labropoulos N, Touloupakis E, Giannoukas AD, et al: Recurrent varicose veins: Investigation of the pattern and extent of reflux with color flow duplex scanning, *Surgery* 119:406-409, 1996.

23. Holme JB, Skajaa K, Holme K: Incidence of lesions of the saphenous nerve after partial or complete stripping of the long saphenous vein, *Acta Chir Scand* 156:145-148, 1990.

24. Rudstrom H, Bjorck M, Bergqvist D: Iatrogenic vascular injuries in varicose vein surgery: A systematic review, *World J Surg* 31:228-233, 2007.

第 **60** 章 隐静脉和穿通支静脉的静脉内热消融术

JULIANNE STOUGHTON

历史背景

首次描述静脉瓣膜的解剖是在 16 世纪，但是除了加压包扎以外，慢性静脉疾病 (CVD) 的治疗直到几个世纪以后才被关注。1891 年 Trendelenburg[1] 描述了隐静脉结扎作为静脉曲张的一种治疗方式，但很快发现这种治疗方法有着较高的复发率。大隐静脉高位结扎和抽剥成为 20 世纪主流的治疗方法，但这种方法逐渐被改进为大隐静脉上段选择性的抽剥，以此降低静脉抽剥至膝关节以下而产生神经痛的发生率。

之后的两个世纪记载了隐静脉的硬化疗法或化学消融，但直到 20 世纪 60 年代，化学消融物质的安全性才逐渐被接受。超声引导的运用被证实是一种有效的辅助方式，但化学消融的成功率仍然没达到最佳标准，仍有着较高的复通率。29 世纪 90 年代后期首次提出了利用高射频 (RF) 能量的血管内热消融[2]，从那以后很快发展了血管内激光技术[3]。

适应证

CVD 的类型和分类已经被系统分类为四个组成部分：临床分期（1~6），病因学（原发性、继发性、或先天性），解剖学（深部、浅表，或交通系统），病理生理学（反流、阻塞，或二者兼有），即为首字母缩写 CEAP（图 60-1）[4]。另一个受欢迎的评分系统是静脉临床严重度评分[5]，它给静脉临床症状分配不同的分数，例如疼痛、曲张静脉、水肿、皮肤改变、使用加压治疗以及溃疡。这样的评分系统在评估结果和疾病进展方面很有帮助。

静脉曲张可能与特定的临床症状相关，在 CEAP 分类系统中可以被分成 6 个临床阶段（C1~C6）。早期症状（C1）是比较轻的，包括疼痛、疲劳、沉重感，或是抽动，但处于直立位时并没有明显的曲张静脉。保守疗法，如穿着 20~30mmHg 或 30~40mmHg 的弹力袜通常能改善早期症状。随着静脉高压的发展，

增大的曲张静脉会导致局部不适感。疼痛、抽筋，或晚间的不安腿综合征，以及发痒，这些症状可能与静脉疾病相关。麻木、锐痛或放射性疼痛通常不是静脉功能不全引起的。静脉曲张（C2）通常伴有一处或多处反流，可能是有症状、不断进展，或伴有外观改变的。虽然水肿（C3）可能是由于 CVD 导致，但是也可能是其他原因导致，包括淋巴水肿、脂肪水肿、药物作用、肺源性、心源性、肾源性、肝源性、内分泌源性，或睡眠呼吸暂停等，这些都应加以鉴别。足靴区的静脉淤血性皮肤改变 (C4)，包括色素沉着、湿疹、脂性硬皮病、感染和溃疡，通常和多源头的反流有关，无论是否存在阻塞。一旦表现出皮肤改变，则提示浅静脉反流需要治疗。皮肤溃疡（C5~C6 期）需要加压治疗和伤口局部的护理，这些优先于 CVD 的治疗。大隐静脉的手术抽剥已降低了溃疡的复发，但可能存在多源性反流，包括浅静脉、交通支静脉或深静脉反流[6]。

治疗开始时可以用一些保守疗法，包括压迫治疗、锻炼、减肥或间歇性抬高下肢。进展性的静脉功能不全，其持续存在的体征或症状，与 CEAP 分期 C2~C6 期静脉疾病相一致，是静脉腔内治疗或外科治疗的适应证。浅静脉血栓（SVT）的病史并不妨碍行血管内治疗。热消融和化学消融均可以用来治疗 SVT 后再通的反流静脉。

隐静脉和穿通支静脉的血管内热消融的绝对禁忌证包括不能行走、动静脉畸形，或失代偿的深静脉阻塞伴有侧支形成不良、怀孕，以及对局部麻醉有过敏反应。相对禁忌证包括浅静脉位于皮下 1cm 以内，因为存在皮肤灼伤的风险。这可能通过肿胀麻醉使静脉的深度超过皮下 1cm 来预防，如果静脉直接是皮下的，应考虑热消融的替代方法，因为这种情况下使用热消融，可能导致静脉炎、持续性的疼痛和皮肤回缩，或色素沉着等。除此以外，扭曲的静脉可能增加导管推送的难度。瘤样扩张的静脉段或直径较大的静脉（>25mm），以及较短的反流静脉段（长度 <3cm）和直径较小的静脉（<3mm）最好选用其他方法治疗。

术前准备

• 超声评估。患者直立位时行浅静脉系统的超声评估（图 60-2）。在 B 型模式下评估所有主要下肢静脉的压缩性、管壁厚度以及是否存在内部回声。描述轴向静脉的直径、深度和在筋膜内的长度，扭曲程度以及与穿通支或其他增大的属支的交通情况。评估穿通支在筋膜水平的直径、位置，以及患者坐下来和摇晃腿时反流是否存在。行远端加压或人工挤压小腿来增加静脉血流，以用来对反流静脉进行彩色多普勒血流波形分析。

• 术前静脉评估。通过超声找出并描记目标静脉，并测量直径和深度。用标记笔标出主要的属支，大的反流穿通支，扭曲的、部分闭塞的、瘤样扩张的节段，以及反流的重复静脉。穿刺的位置选择在静脉表浅的部位，但接近穿刺点时应停止消融，以预防皮肤灼伤

或静脉炎。术前照片有助于记录存档（图 60-3）。

• 血栓形成风险的评估。应该进行个人或家族血栓史的评估，有血栓形成高危因素的患者应评估是否患有遗传性易栓症[7]。可以在服用华法林的情况下行腔内消融术，有高危因素的患者围术期可使用低分子肝素[8]。

• 药物治疗和加压治疗。术前 1 小时和 2 小时分别口服苯二氮䓬类药物和抗生素。如有指征，可在术前 1~2 小时给予低分子肝素。术前应准备好压力为 30~40mmHg 的有腰带的露趾长筒弹力袜，术后立即穿上。

隐患和风险

• 瘀伤和血肿。
• 浅静脉炎。
• 深静脉血栓。

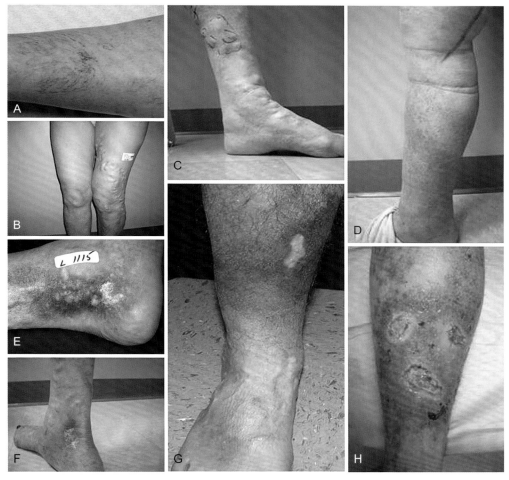

图60-1　用CEAP系统进行静脉疾病分类。（A）C1 期：毛细血管扩张和网状静脉。（B）C2 期：静脉曲张。（C）C3 期：水肿；C4 期：皮肤改变，包括湿疹和色素沉着（D）或者脂性硬皮病和白色萎缩（E）；C5 期：溃疡前期（F）或者已经愈合的溃疡（G）。（H）C6期：活动性溃疡。

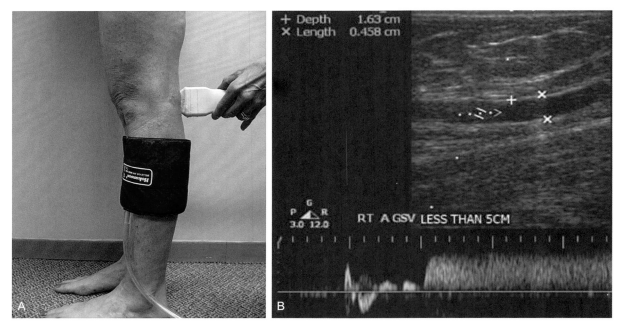

图60-2　静脉反流的多普勒超声检查。（A）患者处于直立位，通过快速压迫诱导出静脉反流。（B）通过多普勒静脉波形分析在静脉近端测量血流。压迫解除之后，出现超过0.5秒的反向血流提示该静脉段存在反流。

- 血栓蔓延至深静脉连接处。
- 皮肤热灼伤。
- 感觉异常。
- 血管再通。
- 新生血管形成。

腔内治疗策略

深静脉和穿通支静脉

穿通支静脉连接浅静脉和深静脉系统，有单向的瓣膜。如果瓣膜功能丧失，穿通支静脉直径大于3.5mm，可出现临床症状明显的反流来源。然而，单纯治疗浅静脉功能不全后，穿通支静脉功能不全也可能得到解决[9]。

大隐静脉

大隐静脉起始于内踝前方，沿大腿内侧走行，最后终止于腹股沟韧带处或稍下方、股动脉内侧的隐股连接处（SFJ）（图60-4）。可能存在前方或后方的副隐静脉，其可能成为同时存在的静脉曲张，或导致大隐静脉治疗后静脉曲张复发。

小隐静脉

小隐静脉起始于足部的外侧面，跨过跟腱上方，向上走行于小腿后方，在腘窝的 10cm 范围内汇入隐

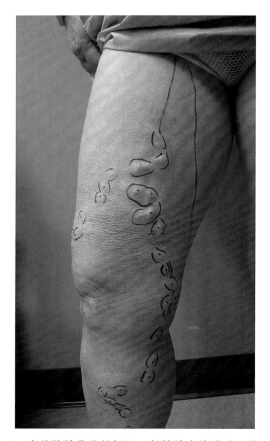

图60-3　术前静脉曲张的标记。行静脉内热消融之前，经超声引导在皮肤上标记出反流静脉段。直径、深度、瘤样扩张段、部分闭塞或扭曲部分应被标记出来，与属支或穿通支静脉汇合处也应标记。这些信息可用来指导用最小的能量治疗目标静脉的每个节段，并降低并发症的发生风险。

腘连接处（SPJ）（图 60-4）。小隐静脉的解剖是高度变异的，通常有两根。小隐静脉可能向头端或后方延伸至大腿，最终汇入股静脉。隐内静脉，之前被称为"Giacomini 静脉"，能够连接腘窝处的小隐静脉和大腿内侧的大隐静脉。在腘窝处可以发现反

流的穿通支，通常在 SPJ 的上外侧，其需要与小隐静脉的反流相鉴别。腓肠肌和比目鱼肌静脉可能被没有经验的超声技师误认为是小隐静脉。隐静脉可在肌肉筋膜外面、隐筋膜下方被找到。把麻药注射到隐静脉间隙便于完成肿胀麻醉。

浅表的属支

属支或曲张静脉由皮下静脉相互连接的网络构成，连接着隐静脉的主干，最佳治疗方式是静脉切除术。值得注意的是，超声可以用来评估属支是与轴向反流静脉有关，还是与需要治疗的扩张的功能不全的穿通支有关。

近端的骨盆静脉

内侧唇和大腿静脉曲张可能与骨盆静脉功能不全有关。腹壁和耻骨上的静脉曲张与阻塞有关。这些区域的静脉曲张，若尚未评估邻近髂静脉和腔静脉的解剖，则不能被处理。

更小的静脉

网状静脉是平的、蓝色的，并且直径小于 3mm，然而蜘蛛静脉更加浅表，呈现红色或者紫色的真皮静脉，直径小于 1mm。这些静脉不适合做静脉内热消融，但可以做美容的硬化剂治疗。在内踝和足部的蜘蛛静脉（环状静脉扩张）发散或汇聚可能提示深静脉或穿通支静脉功能不全。

腔内治疗技术

体位

完成大腿周围的无菌准备后，患者取平卧位，为大隐静脉或大隐静脉分支消融做准备。尽管大隐静脉和小隐静脉分期治疗更好，但如果准备同时对并存的小隐静脉曲张进行消融，可以将下肢外旋，摆成青蛙腿的体位来暴露小腿肚。或者，如果从前面暴露小隐静脉较困难，患者可取侧卧位或俯卧位。如果只计划对小隐静脉或小隐静脉向大腿后方延伸的静脉进行消融，患者可取俯卧位。

入路

用无菌的套包裹超声探头，穿刺目标静脉的远端。穿刺点应选择在大多数主要的反流属支的远端，以及比较容易穿刺的位置。大多数临床医生避免大隐静脉膝盖以下部分的热消融或者是小隐静脉远端腓肠肌分叉点以下的热消融，因为这样会增加感觉异常

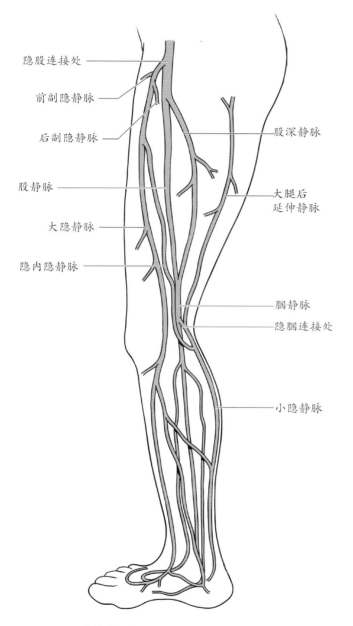

图60-4　下肢静脉解剖。大隐静脉从踝部沿着大腿内侧面走行到达隐股连接处（SFJ）。主要属支或副隐静脉连接处存在变异，包括前副隐静脉和后副隐静脉。小隐静脉起始于外踝，沿着小腿后方走行。其能延伸至腘窝上方进入大腿后静脉或向内与大隐静脉相交形成隐内静脉。隐腘连接处（SPJ）经常在腘窝处或其上方，此处是小隐静脉汇入深部腘静脉的地方。该连接处的解剖是高度变异的，行小隐静脉消融术时，必须保护好腘窝处的肌静脉的连接。

图中标注：
隐股连接处
前副隐静脉
后副隐静脉
股静脉
大隐静脉
隐内隐静脉
股深静脉
大腿后延伸静脉
腘静脉
隐腘连接处
小隐静脉

和皮肤损伤的风险。反 Trendelenburg 体位能够使血管穿刺更容易，患者应该保持温暖、平静，从而避免血管痉挛。可用止血带来帮助扩张静脉，还有关于在静脉穿刺前局部使用硝酸甘油的报道[10]。显示目标静脉的纵切面和横切面图像，打出小皮丘来完成局部麻醉，用小的穿刺针穿刺静脉。针尖碰到静脉壁后，快速进入静脉腔内（图60-5）。见到血液回流后，将 0.018 英寸微穿刺导丝导入静脉内。如考虑行多个静脉的治疗，在进行肿胀麻醉前应穿刺好所有静脉。如果存在部分阻塞的节段或不可通过的扭曲静脉段，可在阻塞段的头端再次穿刺。

导管的置入

射频导管

冲洗射频（RF）导管，末端盖上螺帽，通过 7 或 11 cm 长的 7F 鞘管将导管插入静脉内，在超声引导下送至隐股连接处（图60-6）。在导管插入之前，需要估计被插入静脉的导管长度，并注意留在静脉外的导管长度。可以将 0.025 英寸的 Glidewire 导入

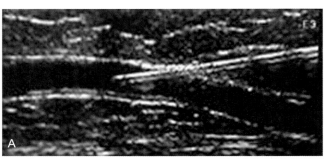

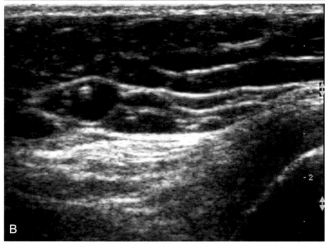

图60-5　超声引导下穿刺静脉。显示静脉的纵切面（A）或横切面（B），超声引导下将穿刺针送至静脉壁。静脉壁隆起提示针尖碰到了静脉壁。随后针尖快速插入静脉管腔内。横断面图像能够精确反映针是否在管腔内，而纵切面图像能够帮助评估针的深度和方向。

导管腔内，以帮助通过扭曲的静脉段。导丝除去后，冲洗管腔，盖上螺帽。

静脉内激光

激光光纤在一个全长的鞘内通过。需要注意的是，不要将激光纤维单独推进，这可能会穿破静脉壁。将 4F 或 5F 鞘置于 0.035 英寸的 J 型尖端导丝外，鞘的尖端放置在隐股连接处下方。将光纤推送到鞘末端，将鞘回撤 2cm，使光纤头端暴露。环形光纤可以通过一个短鞘单独推进。通过超声下观察或看到皮肤上的光束来确定激光头的位置。

导管头端位置的确定

对于这两种类型的热消融，头端的位置必须在治疗前即刻再确认。大隐静脉内的导管头端应该在距离 SFJ 2cm 处，如果存在腹壁浅静脉，应在其下方（图60-7）。在小隐静脉系统内，头端应被放置在远离 SPJ 处，通常在静脉开始向更深处走行接近 SPJ 的位置以远。另外，需要注意的是，要远离腓肠肌和比目鱼肌静脉与小隐静脉的连接处，以保持肌肉静脉的回流通畅。如果存在大腿后方延伸静脉的反流，导管头端应该放在静脉的浅部，在其开始进入肌肉汇入股静脉之前。

肿胀麻醉

肿胀麻醉液包括大量的生理盐水和少量的局麻药、肾上腺素、碳酸氢盐组成的混合物，其能够提供理想的局部麻醉，并在热消融时降低热能的损伤。肾上腺素使静脉痉挛，静脉周围麻药的注射使管壁和导管贴合得更好。将肿胀麻醉液注射到轴向静脉的隐静脉鞘内，对于皮下静脉曲张则是注射到皮下。手动注射也可以，但使用灌注泵能够实现高压下大量注射。用小的 3G 的针头沿静脉每隔 5~10cm 打一个局麻药的皮丘，随后用 20G 的腰椎穿刺针行更深部的注射。大约每厘米静脉需要注射 10mL 的肿胀麻醉剂以使静脉壁和热源获得最佳贴合。在确定最终的头端位置后，在 SFJ 或 SPJ 的上方及远端进行注射。在注射时行超声监测能够帮助避免注射到隐静脉鞘外或者是静脉管腔内。尽量将肿胀麻醉液注射到所有静脉周围，导管头端应注射额外的剂量，以避免近端的热传播。如果消融期间患者主诉有感觉，则应该增加麻醉（图60-8）。为了避免皮肤热损伤和减少术后感觉异常，应当予以足够的肿胀麻醉。

轴向静脉的治疗

肿胀麻醉使静脉痉挛，物理上压迫了静脉。另外，

患者应摆出 Trendelenburg 位来使静脉排空，从皮肤表面给予压力来增加管壁的接触。使用 RF 消融时可以读取抗阻值，从而提示是否需要进一步的压迫。

射频能量

RF 导管有一个 7cm 长的线圈，能够达到 120℃（248 ℉），以 20 秒为一个周期处理导管外这一长度的静脉。将 RF 发生器（VNUS Medical，加利福尼亚州，圣何塞）预先设定好合适的温度，术者通过导管上的按钮控制 RF 周期。治疗周期的数目，治疗的时间，静脉被治疗的长度均被记录。最开始两个周期均在

SFJ 下方完成，随后的一系列单个周期在通过剩余静脉时完成。尤其是对于直径较粗的或瘤样病变的静脉，以及先前治疗过的或发炎的静脉，两个周期可能能达到更好的疗效。导管以 6.5cm 为数量级标记，于是在治疗长度之间有一小段重叠的区域。保持导管在位，回撤鞘管至导管上第一个标记可见的位置。随后根据导管上与鞘管相关的标记，以 6.5cm 的间隔逐段回撤导管。释放 RF 能量时，需用超声监测导管位置，需要注意不要将线圈收入鞘内，并沿线圈长度给予一定的压力。在每个治疗周期中，能量一开始通常设为 40 瓦，如果压力足够，且静脉得到了较好

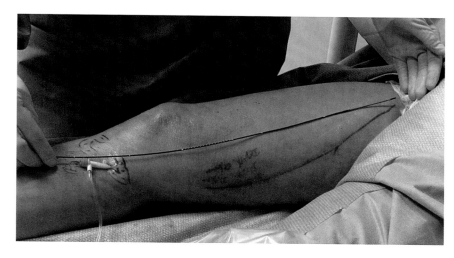

图60-6　射频节段导管。射频导管可以对7cm 长的静脉加热到120℃，并持续20秒以上。导管以6.5cm 为数量级标记，从而避免静脉内热消融时有遗漏区域。需要注意的是，回撤时不要让热源离穿刺点过近，以防止皮肤灼伤。

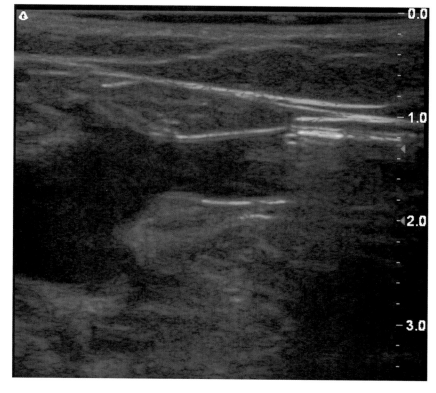

图60-7　在浅静脉和深静脉系统之间的连接处是放置导管的理想位置。在释放能量给静脉壁之前，用超声来评估导管头的位置。导管头端到隐股或隐腘连接处的安全距离通常是2cm，需确保不伤及腹股沟区的腹壁浅静脉或腘窝处的腓肠肌和比目鱼肌静脉。导管头端在小隐静脉内的理想位置是在静脉仍然较浅表，刚开始通过肌肉筋膜进入腘静脉处。

的排空，能量可在 10 秒内降到 20 瓦以下。如果 5 秒内不能达到设定的温度，或能量水平保持在 20 瓦以上，则可能是静脉内有血流，冷化了治疗部分的静脉。此时应终止 RF 能量释放，确认是否有效地排空血液，并确认头端位置。

不应在靠近皮肤穿刺点的位置进行 RF 治疗。皮肤穿刺点的灼伤可能很难愈合，但是可预防。大多数导管都标有三条线，提示线圈离皮肤很近了，不应继续回撤。如果标记线已经很近了，可以将导管再前进一点来完成远端静脉段的治疗。

如果治疗多条静脉，可以冲洗导管后再次用来治疗其他静脉。如果线圈有损坏或断裂，则不能再继续使用。血栓很少会聚集在导管上，可以将其轻轻擦掉。如果决定在某一部位行化学消融，则可以在超声引导下经导管腔注射。

虽然在肿胀麻醉液注射之后图像变得不清楚，但仍然需要在治疗完成前通过超声以及挤压深静脉系统来确认治疗静脉是否闭合，以及深静脉是否通畅。导管和光纤都是一次性的，不应该重新消毒。

静脉内激光消融

600μm 激光光纤的头端有裸头、涂层头和环状头等多种设计可供选择，并被置于长鞘内，暴露 1~2cm。应通过超声或在黑暗的房间内透皮观察尖端的光斑来确定头端的位置。患者处于 Trendelenburg 位时，确认头端位置，设置激光的安全措施。虽然光纤的激光是位于患者体内，但是激光能量主要聚集在头端，能够沿着光纤向各处释放。因此需要配备特定波长的护目镜、警示标记以及经过训练的工作人员。

通过选择性的光学作用，激光能量被释放给静脉壁。特定的激光能量波长能够吸收静脉里的血红蛋白或水分。能量释放用焦耳来计算（焦耳 = 瓦 × 秒）。最理想的能量释放是 60~100J/cm，被定义为线性静脉内能量密度（LEED）。通常，静脉的近端至少用 100J/cm，如果静脉直径没有扩大，远端可用稍低的 LEED。治疗既往治疗过的、再通的发炎静脉和大直径的或瘤样扩张的静脉阶段时，可以使用更高的能量（>120J/cm）。每种激光都有最佳的功率设置，可以通过调整回撤的速度来释放合适的能量给每段静脉。要遵循使用最少能量的原则，尤其在更小或者更浅表的静脉段以减少并发症的发生。

有多种波长的激光可供选择（810nm、940nm、980nm、1064nm、1320nm 和 1470nm），但波长并不像手术技巧那样重要。完成静脉内消融后，必须确

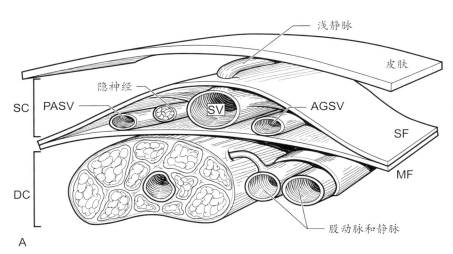

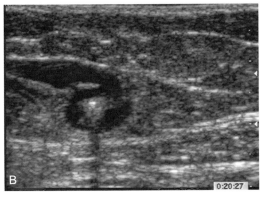

图60-8 在隐静脉鞘内注射肿胀麻醉液。（A）隐静脉鞘的横断面解剖和相关结构。（B）肌肉筋膜上方、隐静脉筋膜下方、隐静脉鞘内的隐静脉横断面超声图像。肿胀麻醉液注射到鞘内为消融提供麻醉，并从外面压迫导管周围的静脉，以减少皮肤热损伤的风险。AGSV，前副大隐静脉；DC，深筋膜间隙；MF，肌肉筋膜；PASV，后副隐静脉；SC，浅筋膜间隙；SF，隐静脉筋膜；SV，隐静脉。

认管腔发生闭塞，并需要压迫深静脉系统来评估股静脉。治疗多处静脉时，扩张器、鞘和光纤都可能要反复使用，但是光纤头端可能损坏或聚集大量的凝固物，其可能改变能量的传递。

穿通支静脉的治疗

超声引导下经皮穿刺十分容易，甚至是可以治疗在有严重皮肤病变区域中的静脉。手术可以在局部麻醉下进行，仅有很少并发症发生。应该避免邻近穿通动脉的穿通静脉的治疗。如果患者感觉到热，则应停止激光释放，并增加肿胀麻醉。注意避免加热的时候太靠近皮肤，防止皮肤灼伤。必须保证头端可见，保持光纤的头端在深静脉至少 2cm 以远，并且距离皮肤至少 1cm。

穿通支静脉热消融步骤与隐静脉的热消融相似。超声引导是必要的，经皮穿刺进入筋膜上或者筋膜周围的穿通支静脉，注射局麻药，治疗静脉，在撤出器具后给予一定的压力。

静脉内激光消融

微穿刺针在超声引导下进入筋膜上或者筋膜周围的穿通支静脉。在微穿刺导丝引导下置入 4F 鞘，将光纤送入鞘内，随后撤鞘暴露光纤头端。超声引导下，紧邻筋膜下，在静脉的皮下部分周围进行光纤头端周围的肿胀麻醉。确认头端的位置，患者摆出 Trendelenburg 体位，当导管回撤进入属支时，启用激光治疗穿通支静脉。

射频消融

可以用探针导管进行 RF 消融，其能够通过 0.018 英寸的导丝。导管具有尖锐的穿刺头端，推送时必须十分小心，以防止损伤导丝。将导管头送入静脉后，回撤探针，导管的钝头沿着导丝前进，以便将头端放在最佳位置。RF 发生器的反馈数据能够帮助确认其在血管内的位置，如果头端在静脉内，则阻抗值应小于 400 欧姆。在筋膜周围仔细放置好头端之后，对导管的路径注射局麻药，用超声和阻抗反馈再次确认头端位置，患者摆出 Trendelenburg 体位，用超声探头对治疗区域施加压力（图 60-9）。RF 发生器预设的初始温度是 85℃（185 ℉），RF 探针导管斜行插入四个象限，每个方向持续 1 分钟。如果穿通支静脉足够长，可将导管回撤 0.5~1cm，重复上述步骤。

术后护理

• 敷料包扎。用无菌胶条和透气胶膜覆盖穿刺点。在压力下用可吸收的医用敷料覆盖静脉切除的部位，用以吸收多余的肿胀麻醉剂。另外，足够的压力治疗和小心的包扎技术可以减少瘀伤和血肿形成。

• 压力治疗。压力不能提高闭合率，但能提高患者术后 2 周内的舒适度。消融术后即刻穿上带有腰部固定装置的长筒袜，施加 30~40mmHg 的外部压力，持续穿着至少 24 小时。沿治疗静脉走行的区域用棉垫予以偏心压迫，可以降低术后疼痛和瘀伤的发生率[11]。

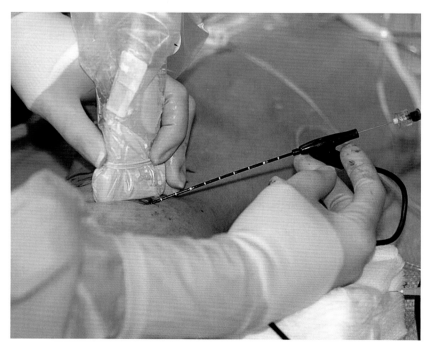

图 60-9　热消融导管在功能不全的穿通支静脉中的位置。RF 探针导管斜行插入四个象限，每个象限持续 1 分钟，用以治疗穿通支静脉。治疗静脉时，用超声探头从外部给予轻轻的压力，并监测阻抗水平。如果患者感觉到发热，必须停止 RF，并给予更多肿胀麻醉。

持续加压 1~3 周，直到治疗静脉段逐渐开始硬化。之后建议行常规的及膝关节的压迫治疗。

•疼痛管理。48 小时内可以用冰来处理局部不适。可以用对乙酰氨基酚或布洛芬来镇痛。如果发生静脉炎性反应，非甾体抗炎药可能有效。迟发的"拉扯感"不适多发生于消融术后 1~2 周。可以通过轻柔的牵拉、持续的压迫和非甾体抗炎药来治疗。

•活动。鼓励患者频繁走动，术后可以立即开始日常活动。术后最初 24~48 小时内，建议患者每几个小时间歇性抬高下肢，根据需要贯穿起初的 1 周。鼓励进行常规活动，但为了避免肿胀、瘀伤和不适，消融术后的 1~2 周内需避免高强度活动和减肥。要强调持续锻炼和体重管理的重要性。

•临床和超声的随访评估。超声被用来评估治疗静脉的消融和排除深静脉血栓。虽然何时进行评估最佳尚未达成共识，但通常在术后 24~72 小时进行。术后第 1 周进行早期检查，血栓延伸至 SFJ、股总静脉、SPJ 和腘静脉的概率是 0.3%~1%。而在 1 周后评估患者的中心，几乎没有发现血栓延伸[12]。在术后 6~12 个月时行超声和临床检查，确定是否存在静脉再通或静脉曲张复发。

并发症

•瘀伤和不适感。不适感和瘀伤在起初的 1~2 周内是经常存在的。牵拉痛可能在 1 周后出现。推荐行大腿内侧或外展肌群的拉伸来治疗这种不适。

•麻木和感觉异常。麻木和感觉异常的发生率为 0.2%~14%，可以通过大量的隐静脉鞘内的肿胀麻醉来降低其发生率。小腿肚下方与大隐静脉毗邻的隐神经以及从小腿肚延伸到小腿远端的与小隐静脉毗邻的腓肠神经损伤的风险较高。

•皮肤灼伤。可以通过大量的肿胀麻醉和确保导管距离皮肤至少 1cm 来避免。

•色素沉着。治疗皮下静脉时，可能发生持续存在的色素沉着。

•深静脉血栓。深静脉血栓的发生率低于 1%，但一项小样本研究报道了 7.7%（3/39）的发生率，血栓延伸到了股总静脉[13]。静脉内热消融产生的血栓即是血栓延伸到了 SFJ 或进入了股总静脉（图 60-10）。如果血栓进入了股总静脉，那么应在短期抗凝下或不抗凝情况下行一系列超声检测[14]。

•浅静脉炎。通过同期切除扩大的属支可以降低浅静脉炎的风险。

•新血管形成。新血管形成最有可能在外科高位结扎和抽剥后发生，消融之后很少出现[15]。

•动静脉瘘。动静脉瘘很少发生，其发生可能是因为热损伤或针刺伤[16]。

•闭合失败。RF 和激光消融的初始闭合率、初始辅助闭合率以及再次闭合率是相似的。失败经常发生在较粗大的或再通的静脉。在功能不全的穿通支静脉或者大量反流的属支静脉附近，可能发生部分静脉节段性的开放。如果患者出现症状，短段的开放节段可以用化学消融来治疗。大多数临床失败通常在术后 6 个月内出现。再通通常是因为存在反流属支或穿通支静脉，需要再次治疗。

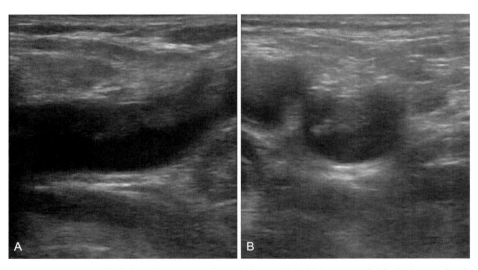

图60-10　静脉内热消融引起的股总静脉内血栓。（A）隐股连接处血栓的纵切面（左侧为头端）。（B）股总静脉血栓的隐股连接处横切面。通常在热消融术后第 1 周内可见这个过程。如果该血栓延伸靠近浅-深静脉连接处，但没有进入股静脉，可以行保守治疗并重复超声检查。如果强回声的血栓延伸进入深静脉，应给予短期抗凝治疗直到血凝块溶解。

（黄通　译　廖明芳　校）

参考文献

1. Trendelenburg F: Uber die unterbindung der vena saphena magna bie unterschenkel varicen, *Beitr Z Clin Chir* 7:195, 1891.

2. Weiss RA, Weiss MA: Controlled radiofrequency endovenous occlusion using a unique radio-frequency catheter under duplex guidance to eliminate saphenous varicose vein reflux: A 2 year follow up, *Dermatol Surg* 28:38-42, 2002.

3. Navarro L, Min RJ, Bone C: Endovenous laser: A new minimally invasive method of treatment of varicose veins. Preliminary observations using an 810 nm diode laser, *Dermatol Surg* 27:117-122, 2001.

4. Kistner RL, Eklof B, Masuda EM: Diagnosis of chronic venous disease of the lower extremities: The CEAP classification, *Mayo Clin Proc* 71:338-345, 1996.

5. Rutherford RB, Padberg FT Jr, Comerota AJ, et al: Venous severity scoring: An adjunct to venous outcome assessment, *J Vasc Surg* 31:1307-1312, 2000.

6. Barwell JR, Davies CE, Deacon J, et al: Comparison of surgery and compression with compression alone in chronic venous ulceration (ESCHAR study): Randomized controlled trial, *Lancet* 363:1854-1859, 2004.

7. Caprini J: Risk assessment as a guide for the prevention of the many faces of venous thromboembolism, *Am J Surg* 199:S3-S10, 2010.

8. Theivacumar NS, Gough MJ: Influence of warfarin on the success of endovenous laser ablation (EVLA) of the great saphenous vein (GSV), *Eur J Vasc Endovasc Surg* 38:506-510, 2009.

9. Parks T, Lamka C, Nordestgaard A: Changes in perforating vein reflux after saphenous vein ablation, *J Vasc Ultrasound* 32:141-144, 2008.

10. Morrison N: VNUS Closure of the saphenous vein. In Bergan J, editor: *The vein book*, ed 1., Burlington, Mass, 2007, Academic Press, pp 283-298.

11. Lugli M, Cogo A, Guerzoni S, et al: Effects of eccentric compression by a crossed-tape technique after endovenous laser ablation of the great saphenous vein: A randomized study, *Phlebology* 24:151-156, 2009.

12. Mozes G, Kalra M, Carmo M, et al: Extension of saphenous thrombus into the femoral vein: A potential complication of new endovenous ablation techniques, *J Vasc Surg* 41:130-135, 2005.

13. Hingorani AP, Ascher E, Markevich N, et al: Deep vein thrombosis after radiofrequency ablation of the greater saphenous vein: A word of caution, *J Vasc Surg* 40:500-504, 2004.

14. Kabnick L, Ombrellino M, Agis H, et al: Endovenous heat induced thrombosis (EHIT) at the superficial-deep venous junction: A new post-treatment clinical entity, classification and patient treatment strategies, American Venous Forum 18th Annual Meeting, February 23, 2006, Miami.

15. Lurie F, Creton D, Eklof B, et al: Prospective randomised study of endovenous radiofrequency obliteration (closure) versus ligation and vein stripping (EVOLVeS): Two-year follow-up, *Eur J Vasc Endovasc Surg* 29:67-73, 2005.

16. Timperman PE: Arteriovenous fistula after endovenous laser treatment of the short saphenous vein, *J Vasc Interv Radiol* 15:625-627, 2004.

第61章 下肢深静脉和穿通支静脉功能不全的外科治疗

ALESSANDRA PUGGIONI

历史背景

1968 年 Kistner[1] 首次描述了功能不全的深静脉瓣膜的直接外科修复。在腋静脉转流术报道之后，间接瓣膜修复在 20 世纪 80 年代早期开始流行，随后，在 1991 年，Gloviczki 及其同事 [2] 描述了血管镜辅助下的静脉瓣膜的外部修复。Linton[3] 在 1938 年首次报道了功能不全的穿通支静脉的外科干预，其能够减轻静脉高压的影响，促进静脉性溃疡的愈合。相对较高的伤口并发症发生率限制了这类手术，作为一种微创的替代疗法，1985 年德国的 Hauer[4] 描述了筋膜下内镜穿通支手术（SEPS），之后被 Gloviczki 及其同事 [5] 在美国推广开来。

适应证

深静脉瓣膜手术

深静脉瓣膜手术的适应证包括表现为难治的、进展性症状的下肢慢性静脉功能不全（CEAP 分级 C4~C6）或有剧烈疼痛而影响到生活质量的静脉瓣膜反流。通常，长时间的压迫治疗以及纠正髂或髂股静脉流出道阻塞和浅静脉或穿通支静脉反流后予以干预。下肢轴向反流存在于腹股沟到小腿，同时合并需要通过直接外科修复的功能不全的深静脉瓣膜，或适合间接修复或替换的血栓后静脉节段。

筋膜下内镜穿通支静脉手术

穿通支静脉手术对治疗静脉功能不全症状的作用是有争议的。经常可以见到慢性静脉功能不全的患者（CEAP C4~C6）表现为位于下肢内侧的溃疡，这与超声报道的大于 3.5 秒的穿通支静脉反流相关。手术风险较低、能自如行走的患者，即没有严重的外周动脉阻塞性疾病、小腿泵衰竭、病态肥胖或高凝状态的患者适合行该手术。

术前准备

深静脉瓣膜手术

- 术前诊断性检查应包括下肢动静脉的超声检查。
- 行顺行或逆行静脉造影术来识别反流和阻塞的位置。当怀疑髂静脉系统近心端有阻塞时，应行血管内超声检查，因为该检查在诊断静脉狭窄方面优于传统的静脉造影术。
- 行腋静脉超声成像，评估其是否适合作为下肢静脉瓣膜移植的供体。
- 评估潜在的血栓形成倾向，指导术后抗凝。
- 麻醉时用连续的加压装置来减低深静脉血栓（DVT）和术后水肿的风险。

筋膜下内镜穿通支静脉手术

- 术前行多普勒彩超来识别功能不全的穿通支静脉的数目、位置和大小，并评估浅静脉和深静脉系统。
- 手术前一天用半永久性标记笔在皮肤上标出穿通支静脉。
- 术前和术后的张力测量或空气体积描记法可被作为物理性的工具来评估治疗对静脉功能不全、小腿肌肉泵功能、流出道阻塞以及相关血流动力学改变的影响程度。
- 围术期可以考虑预防性使用低分子肝素，特别是对于先前有 DVT 病史的患者。

隐患和风险

深静脉瓣膜手术

- 深静脉血栓。深静脉瓣膜手术发生 DVT 的风险小于 5%，但是可能累及修复的位置、远端的静脉系统，或对侧未手术的肢体 [6]。循序充气泵、肝素预防和术前抗凝可能有助于减少 DVT 的发生。围术期应嘱患者抬高下肢，直到患者可以走动，从而能减少静脉淤积和肿胀。

- 血肿。手术区域必须严格止血，术毕留置引流管，特别是对于术后给予抗凝治疗的患者。
- 重建瓣膜的功能不全。如果直接修复失败，可以考虑行新瓣膜重建或静脉瓣膜转换术。

筋膜下内镜穿通支静脉手术

- 遗漏的穿通支静脉。不能够识别位于肌间隔、胫骨旁或踝部后方区域的功能不全的穿通支静脉，可能导致溃疡难以愈合或溃疡复发。可能需要暴露比目鱼肌的内侧头来看到近端胫骨旁的穿通支。目前已有的内镜不能看到踝部后方和胫后下方的穿通支，如果这些穿通支功能不全，可能需要行开放手术来干预。
- 神经损伤。与膝下大隐静脉伴行的隐神经损伤，可能导致小腿内侧面的感觉迟钝和感觉丧失。另外，胫神经经内踝后方至足部，也有损伤的风险。胫神经损伤可表现为足部和脚趾的感觉丧失和无力。
- 感染。有开放性溃疡的手术部位感染风险会增加，甚至在远离手术切口的部位。如果存在活动性蜂窝织炎，手术应推迟，并常规预防性给予抗生素。
- 深静脉血栓。
- 血肿。

手术策略

深静脉瓣膜手术

直接的瓣膜修复通常用于表现为原发性瓣膜功能不全的患者，而深静脉瓣膜重建，如静脉瓣膜转换则通常用于血栓后综合征的患者。

近端静脉阻塞

表现为深静脉瓣膜功能不全而合并有邻近静脉阻塞的患者和伴有髂腔静脉狭窄的患者，应首先治疗阻塞，通常通过静脉支架成形术。大多数患者可以实现疼痛和肿胀的缓解，甚至是有持续性深静脉瓣膜功能不全的患者。

瓣膜修复部位的选择

股静脉、股深静脉、腘静脉以及胫后静脉的瓣膜都可以进行修复。对于大多数原发性静脉功能不全的患者，修复单个功能不全的静脉瓣膜就足够了，通常是近端股静脉瓣膜，但对于血栓后综合征的患者，如果存在功能不全的股深静脉瓣膜，则也应予以修复[7,8]。

避免瓣膜手术部位的早期深静脉血栓形成

应尽量缩小手术操作的范围来保护原先的静脉形态，减少内皮损伤。外翻缝合切开的静脉管壁，避免血栓灶的产生。因为不合适的缝合位置，外部的瓣膜形成术可能造成狭窄的风险，狭窄率超过 20%，提示需行静脉瓣转换。

抗凝

如果需行静脉钳夹，则应予以静脉内肝素。术后应继续给予低分子肝素，然后转换成华法林。抗凝的持续时间需根据患者情况决定，但是通常最少要持续 2~4 个月。

避免静脉瓣膜修复不全

静脉瓣膜修复完成、静脉切口关闭后，可在术中即刻对静脉瓣膜功能进行评估。在排空试验中，远端的流入道被临时性阻断，通过手指向上按压管壁来使血流通过瓣膜排掉。于是血流被瓣膜阻挡。如果静脉瓣膜以下的静脉塌陷，则静脉瓣膜功能是良好的；如果功能不全，空虚的远端静脉部分将会再充盈。术中还可以对修复的瓣膜或重建的静脉节段进行超声评估。修复不良的静脉瓣膜需通过手术纠正，如不成功，可以考虑腋静脉瓣膜移植。

筋膜下内镜穿通支静脉手术

有开放性溃疡但不伴感染的患者可以行 SEPS。但伴有大面积皮肤改变和下肢全周溃疡的患者则不应进行 SEPS。如果有蜂窝织炎、丹毒、疼痛、化脓的症状，则术前应给予抗生素和局部治疗。远离溃疡或受影响的皮肤，在小腿上部做小切口。术前进行适当伤口清洁，肢体用透明材料封闭覆盖，则有利于降低术中细菌污染和手术切口感染。

手术方法

深静脉瓣膜手术

深静脉瓣膜手术可行全麻或腰麻。患者取仰卧位，大腿轻微外旋。通过腹股沟切口暴露股总静脉、股静脉、大隐静脉、股深静脉；分离缝匠肌筋膜，以暴露股深静脉。通过膝上、膝下或后侧入路来暴露腘静脉。通过钝性分离，将目标静脉及其分支游离出数厘米。原发的功能不全的静脉瓣膜可通过探查直接发现，但血栓形成后的静脉被增厚的纤维化的外膜旁组织包裹，需通过锐性分离来暴露拟治疗的静脉段。静脉瓣叶附着线缺失或不完整提示瓣膜不可修复，损毁的瓣膜不适合行直接修复。

瓣膜修复技巧

静脉瓣膜内成形术

大多数原发性瓣膜功能不全和一些受血栓形成影响的瓣膜可以用直接瓣膜修复术来治疗。在经典的 Kistner 手术中，在瓣膜尖之间，瓣膜附着线下方 1~1.5cm 处纵行切开静脉，用 Potts 剪延长切口通过前合缝处的顶点[1]。用 7-0 的双针聚丙烯线做静脉瓣边缘和后合缝处顶点的皱襞缝合。所有缝线在静脉外打结（图 61-1）。褶皱缩短了瓣膜的尖点，从而减少瓣叶的冗余。对于切开的前合缝处，关闭静脉切口前，需分两半行间断缝合。这种修复手法需要在一开始行精确的静脉切开。否则，进入静脉可能

导致静脉瓣膜的损伤。

作为一个替代的方法，可以在合缝处顶点上方 2.5cm 处做一个瓣膜上的 1.5cm 横切口[9]。从静脉中间开始向合缝处缝合瓣膜尖的游离缘，缩短约 20% 的瓣叶长度。横向的静脉切口向下延伸，变成 T 型切口，但不越过瓣膜环，这能够增加暴露的程度[10]。另外一种切口是"活板门"切口，是指两个部分的横切口通过一个经过前合缝处的垂直切口连接[11]。选择哪一种方式取决于外科医生的喜好，据报道所有这些方式结果都是相似的。

静脉瓣膜外成形术

通过放置外在的部分增厚的皱襞缝线，使瓣叶附着线聚拢，从而不需做静脉切开术即可缩小静脉直径[12]。将间断缝线预先放置在合缝处的顶点，随后向尾端重叠附着线的 1/5 来缩小合缝角度并缩小静脉直径。通常每个合缝处需要缝 4~7 针，直到排空试验提示瓣膜功能完整。这项技术有一种改良方式，

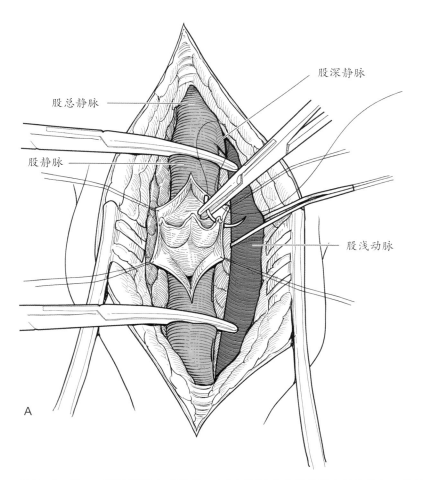

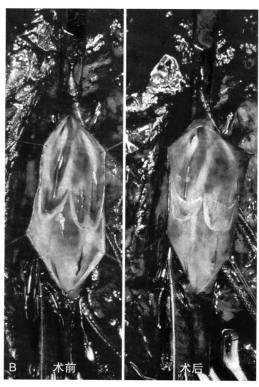

图61-1　Kistner静脉瓣膜内成形术。（A）通过前合缝处纵向的静脉切口能够最佳暴露静脉瓣膜结构。股静脉内的瓣膜成形术需对每一个合缝处行经瓣膜尖点和静脉壁的多次皱襞缝合。（B）修复前后的瓣膜。在每个合缝处的缝合使角度变紧，并缩短了瓣膜尖端。（B, From Kistner RL: Surgical repair of a venous valve, *Straub Clin Proc* 34:41-43, 1968.）

即限制性的前壁褶皱，只对前合缝处行静脉瓣膜外成形术。

血管镜辅助的瓣膜成形术

行外部缝合时，血管镜被用来识别瓣膜附着线[2]。手术暴露静脉，将内镜置入大隐静脉分支或邻近瓣膜的静脉切开处。如有需要，可以将一根吊带放置在内镜进入点周围，因为为了保持视野清晰，需要用肝素生理盐水持续冲洗。从外到内缝合管腔，并通过每一个包含冗余瓣膜游离缘的合缝处。

经合缝处静脉瓣膜成形术

不做静脉切开，从外面在不可视情况下放置缝线。最初几针在合缝处尖端，缝在较浅的位置。下面几针要深进入静脉来包裹瓣尖的边缘，就像在血管镜辅助的瓣膜成形术中一样。于是关闭了瓣膜附着角度并使瓣膜的尖端收紧。

外部带环静脉瓣膜成形术

有些静脉功能不全是因为其直径超过了静脉瓣膜小叶的长度，缩短其直径使其尖端能够聚合在一起，可能重新使其恢复功能。用 2~3cm 长的聚四氟乙烯或聚酯袖套来包裹瓣膜的周围，缩紧来达到理想的直径直到瓣膜重新有功能，纵行缝合，然后固定于血管外膜[13]。如果静脉表现得特别扩张，该项技术可以用来加强其他的瓣膜可塑性。

自体新生瓣膜重建

血栓形成后的瓣膜可不植入外源性的移植物而被重建。通过去除大隐静脉或其中一个属支的外膜和部分的中膜，瓣膜被重建成半月形尖顶的形态[6]。这个非内膜表面被缝合固定，并指向管腔来降低血栓形成的风险。或者，可将大隐静脉或深静脉的一个属支靠近起始端斜形横断，残端内陷用一针固定在对侧深静脉的管壁上，从而形成一个假的新生瓣膜[14]。血栓形成后静脉的纤维组织也可以用来再造新生的原位瓣膜，大部分是股静脉的修复[15]。简而言之，暴露股静脉，瓣膜重建位置决定于术前和术中评估。可行纵向的、T 型的或横向的静脉切口。用眼科手术刀或显微外科剪刀来提起内膜组织的一个瓣行静脉内切开，开始解剖瓣叶。瓣膜的深度由经验决定，应保证瓣叶足够宽能够关闭管腔。根据静脉全周血栓增厚的分布，造出二尖瓣或者单尖瓣。在静脉壁新造合缝处附近的瓣膜游离缘，应确保其处在半开放的位置，并用 7-0 的聚丙烯缝线将其固定于静脉壁。关闭静脉切口，开通血管，评估瓣膜功能。

静脉节段移植术

如果大隐静脉或股深静脉段有一个功能良好的瓣膜，可以从功能不全的瓣膜远端离断功能不全的股总动脉，然后端–端或端–侧吻合到毗邻的有瓣膜的静脉上[16]。优先选择股深静脉，因为它和大隐静脉近端瓣膜功能不全晚期有着更高的相似性。

行标准的腹股沟切口，游离超过 10cm 长的股总静脉及其属支。上静脉夹，在与股总静脉汇合处横断股静脉。将股静脉的远端残端吻合到股深静脉的前面；或者行股静脉与股深静脉第一个分支的端–端吻合。以同样的方式将功能不全的股深静脉与有功能的大隐静脉缝合。

静脉瓣膜移植术

一个静脉节段包含一个或更多个有功能的静脉瓣，典型的是腋静脉或肱静脉，可将其插入瓣膜被损坏或传统静脉瓣膜成形术无法修复的股静脉或腘静脉段[6,8]。两组人同时手术的方法能够很大程度地缩短手术时间。暴露受体静脉起始部（图 61-2A），接着暴露供体静脉。对侧的手臂外展、外旋，在神经血管束旁的腋窝行 8~10cm 长的纵向切口。暴露腋静脉，离断并结扎其分支，并用标记笔沿前壁纵向标记，以防止转位时候的扭曲。在获取腋静脉前，用多普勒超声或排空试验确认瓣膜的功能。多达 40% 的腋静脉瓣膜可能是功能不全的，但仍然能够用来完成经合缝处的或腔内瓣膜成形术，不过最好是能够找出近端或远端包含功能良好的瓣膜的静脉段或取同侧的腋静脉。

全身肝素化后，取 3cm 的受体静脉，两端阻断后予以切除，这通常是供体静脉的一半长。去除受体静脉管腔内的粘连和沉积物。用一段长 6~8cm、带有有功能的瓣膜的腋静脉吻合到受体静脉，近端先开始吻合，用 7-0 的聚丙烯缝线间断缝合，注意不要使瓣膜物质内陷在吻合部（图 61-2B）。移植段额外的扭结或拉紧应避免，在远端吻合完成之后，应执行排空试验以确认瓣膜的功能。一个聚酯或聚四氟乙烯套筒被包裹在移植物部分的周围来预防静脉部分的未来扩张。

人工瓣膜移植术

功能不全的深静脉瓣膜无法被修复时，未来或许可以由人工静脉瓣膜移植来提供备选方案。冷冻保存股静脉和戊二醛保存牛静脉的实验研究在早期和中期的临床随访中已经失败了[17]。有研究报道，将脱落的小肠黏膜细胞附着在支架上，生产出异体

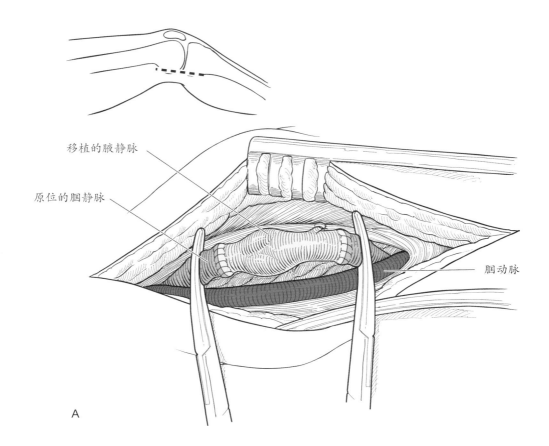

移植的腋静脉

原位的腘静脉

腘动脉

A

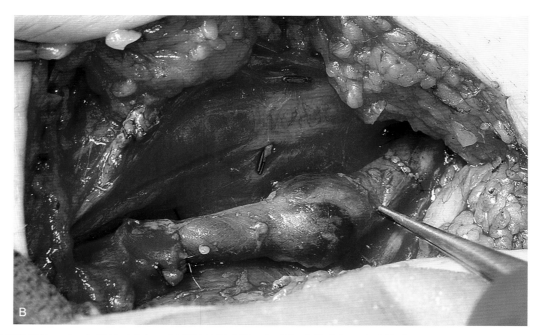

B

图61-2　腋静脉移植。（A）通过正中切口暴露膝上腘静脉，切除部分静脉段。取腋静脉的一部分，作为移植物插入吻合到受体腘静脉上。瓣膜的方向必须保证正确，从而能够使血液从远端流向近端。（B）腋静脉移植给股静脉。移植的腋静脉有一个功能良好的瓣膜，通过薄的管壁可见其附着线，受体静脉则不同，其管壁增厚并有瘢痕。患者的脚位于图片的右侧，头位于图片的左侧。（B, Courtesy Peter Neglen, MD, SP Vascular Center, Limassol, Cyprus.）

二尖瓣，但其临床疗效仍有待证实[18]。

闭合

单独结扎静脉分支来避免血肿。不需拮抗肝素，因为术后需行抗凝治疗，应当考虑放置引流。

筋膜下内镜穿通支静脉手术

麻醉的选择

要求全麻或腰麻，尤其在有伴随手术要进行时。肿胀麻醉下穿通支静脉手术已经有过报道。

切口

SEPS 要求的器械可以由通常用于普外科腹腔镜手术的器械调整而来（框 61–1）。患者取仰卧位，肢体抬高，用驱血绷带排空血液。大腿止血带加压到 300mmHg（1mmHg=1.33kPa），肢体放在腿架上（图 61–3）。两端口技术中的一个端口给摄像头用，另一个给器械用。在小腿内侧面距胫骨粗隆 10cm 做垂直的 10mm 切口，钝性分离出筋膜，用蚊钳将其抓住，纵行切开。避免切口过大，导致漏气并影响视野。

插入端口

将 10mm 内镜端口经切口置入，并置入用于扩大空间的球囊，将其膨胀起来用于拓宽筋膜下间隙（图 61–4）。远端 5mm 的端口放置在第一个端口和脚踝的中间，离两端 10~12cm。将 CO_2 吹入筋膜下间隙，压力维持在 30mmHg。

探查筋膜下间隙

锐性分离小腿肌肉和浅筋膜之间的疏松结缔组织，探查踝部和 10mm 的端口之间、从胫骨内侧到后正中的筋膜下间隙。彻底了解下肢内侧穿通支静脉的解剖及其与深筋膜的关系是十分有必要的（图 61–5）。在后侧的浅筋膜分隔和胫后静脉之间找到穿通支。重要的内侧穿通支包括上下胫后穿通支和近端的胫骨旁穿通支（图 61–6）。上胫后穿通支和最下的近端胫骨旁穿通支都可以通过筋膜下间隙获取。配合使用电凝器或两端钳夹，用超声刀离断所有所见穿通支（图 61–7）。

胫骨旁筋膜切开

通过锐性切开靠近胫骨的后深部筋膜间隙而切开胫骨旁筋膜，以避免对胫后血管和神经的损伤。从胫骨旁筋膜或肌间隔后方找到胫后穿通支，同样将其离断。暴露胫骨上比目鱼肌的内侧头，从而看

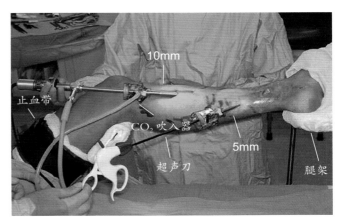

图61–3　SEPS两端口技术，一个给摄像头用的10mm 端口和一个给超声刀用的5mm 端口。CO_2吹入器可使筋膜下的穿通支静脉可见；大腿的止血带和腿架用来协助止血。（Courtesy Mayo Foundation, Rochester, Minn.）

到近端的胫骨旁穿通支。将端口向头端旋转，并继续解剖至膝关节水平，从而离断近端穿通支静脉。

远端踝部穿通支

通过胫骨旁筋膜切开往往不能到达踝部后方、胫后下方的穿通支，如果该处的穿通支功能不全，则应当另外做切口来获得直接暴露。

闭合

当手术的内镜部分完成之后，将器械和端口移除，手动将 CO_2 放出肢体，并松开止血带。为了减轻术后疼痛，可将 20mL 0.5% 丁哌卡因注射到筋膜下间隙。端口部位双层缝合，同时肢体用弹性绷带包裹。

伴随手术

在 SEPS 手术结束时，如果存在大隐静脉或小隐静脉的功能不全，则可行高位结扎抽剥，同时行点状抽剥术。

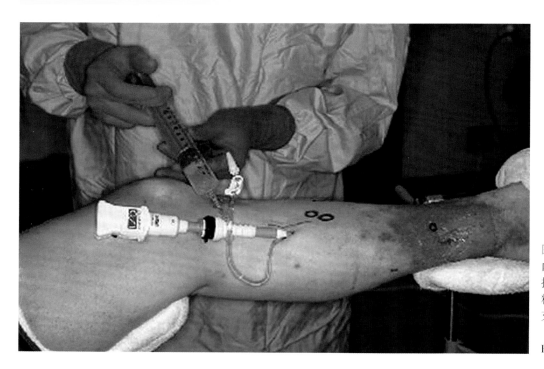

图61-4 SEPS 手术期间内镜端口插入。近端端口插入在小腿内侧，距胫骨粗隆10cm。插入球囊，并充气来增宽筋膜下间隙。（Courtesy Mayo Foundation, Rochester, Minn. ）

术后护理

深静脉瓣膜手术

• 术后第一天允许患者逐渐增加活动，但抬高下肢和持续的加压装置应维持到患者能够完全自由活动。

• 术后静脉内肝素或皮下低分子肝素应转换为华法林。

• 预防性抗生素，如头孢唑林，应在手术切开之前 1 小时内给予，手术结束 24 小时内终止。

• 出院前行术后双下肢彩超以确认瓣膜修复后的通畅性，并排除早期 DVT。

• 大多数患者能在 2~3 周内返回工作。但需要长时间站立或重体力劳动的患者应满 6 周后再返回工作。

• 通过抬高上肢和使用弹力绷带来预防获取腋静脉或肱静脉后的术后上肢肿胀。也可以在最初 48~72 小时内使用上肢吊索。

筋膜下内镜穿通支静脉手术

• 术后保持下肢抬高 30° 和弹力绷带加压。3 小时后允许适当活动。

• SEPS 是一个门诊手术，患者可以当天出院或留观一晚上。

• 患者可以在 10~14 天返回工作，建议患者穿 30~40mmHg 压力的长筒弹力袜。

并发症

深静脉瓣膜手术

• 深静脉血栓形成。早期血栓的发生率是 2%~10%，而且二次手术患者的发生率较高，但通常不涉及重建的瓣膜[19]。肺栓塞是很少见的（<1%）。

• 血肿。因为围术期抗凝，所以 2%~16% 的患者会发生血肿[20]。建议行血肿清除来避免静脉压迫和重建瓣膜的血栓。

• 伤口并发症。伤口并发症（包括感染、血清肿、淋巴管漏）的发生率为 2%~4%[20]。

• 远期复发。据报道，根据修复的类型及指征不同，10 年内修复后瓣膜功能良好的概率为 50%~70%[20]。内部瓣膜成形术的远期疗效最好，原位瓣膜修复术的成功率高于瓣膜移植术（73% 比 43%）[21]。最初瓣膜修复失败后再次手术重建瓣膜可能会相当困难[6]。这种情况下，选择一个更远端的瓣膜来修复或进行瓣膜移植可能是一个更好的选择。

筋膜下内镜穿通支静脉手术

• 溃疡不能愈合和复发。在 SEPS 术后，不论是否行浅静脉消融，21 个月内的肢体溃疡愈合率大约为 88%，复发率为 13%[22]。溃疡愈合失败或溃疡复发的危险因素包括遗漏的、新的或复发的穿通支功能不全，血栓形成后综合征，深静脉栓塞，或溃疡大于 2cm。未受损的肌间隔或深筋膜后方隐藏着功能

图61-5　腿部穿通支静脉的解剖。下肢包括4 个主要的穿通支静脉群：足部、小腿内侧、小腿外侧、大腿穿通支。小腿内侧或胫骨后方穿通支，将会越过后方浅筋膜部分，当它们失去功能时将会容易造成静脉溃疡形成。Cockett Ⅰ穿通支，被称为胫后穿通支，位于踝部的内侧，然而胫骨内侧和上方后方穿通支，分别为以前的CockettⅡ和Ⅲ穿通支，位于小腿的近端，分别离小腿踝部内侧7~9cm和10~12cm，内侧离胫骨大约1英寸。这些穿通支连接着后交通静脉到胫后静脉。胫骨旁直接交通支更加靠近胫骨，离踝部内侧18~22cm。（Redrawn from art provided by Mayo Foundation, Rochester, Minn.）

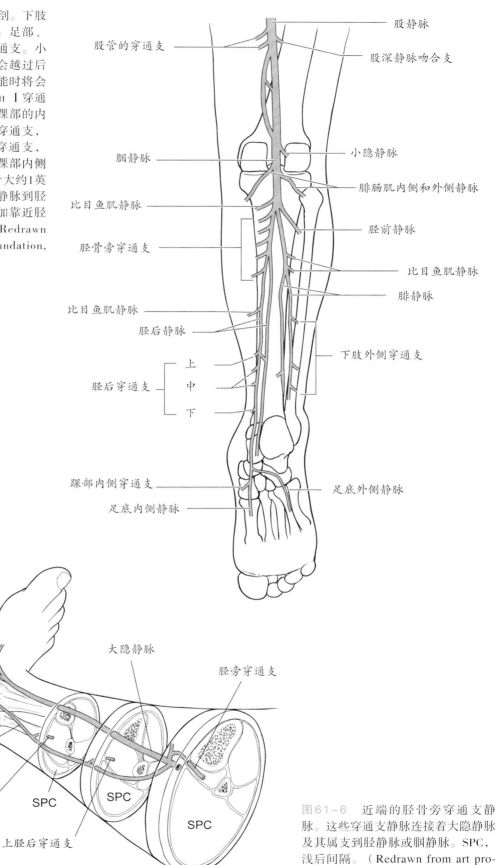

图61-6　近端的胫骨旁穿通支静脉。这些穿通支静脉连接着大隐静脉及其属支到胫静脉或腘静脉。SPC，浅后间隔。（Redrawn from art provided by Mayo Foundation, Rochester, Minn.）

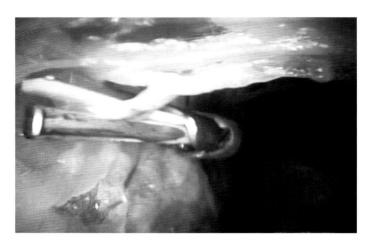

图61-7　离断穿通支静脉。对于在筋膜下间隙发现的穿通支静脉、用超声刀将其解剖并离断。

不全的胫后穿通支，其可能导致治疗失败。可以再次行 SEPS 手术；然而，术后并发症如血肿或蜂窝织炎的发生率会增高。

•血肿。严重的术中出血很少发生，尤其是在使用止血带的情况下。尽管如此，胫血管或静脉分支的不慎损伤可能导致术后筋膜下或伤口血肿，发病率分别为 9% 或 5%[23]。

•神经损伤。隐神经、腓肠神经、胫神经损伤可导致神经痛、神经失用症，或均发生，概率为 0~9%。持续存在的内踝、足部跖面的感觉迟钝、感觉异常、或同时存在，其发生于高达 4% 的患者[24]。

•感染。近 6% 的患者发生伤口感染，这个风险可以通过恰当的围术期溃疡护理和避免术中污染来降低。

•深静脉血栓形成。DVT 发生率小于 1%。

（黄通　译　　廖明芳　校）

参考文献

1. Kistner RL: Surgical repair of a venous valve, *Straub Clin Proc* 34:41-43, 1968.
2. Gloviczki P, Merrell SW, Bower TC: Femoral vein valve repair under direct vision without venotomy: A modified technique with use of angioscopy, *J Vasc Surg* 14:645-648, 1991.
3. Linton RR: The operative treatment of varicose veins and ulcers, based upon a classification of these lesions, *Ann Surg* 107:582-593, 1938.
4. Hauer G: Endoscopic subfascial discussion of perforating veins: Preliminary report, *Vasa* 14:59-61, 1985.
5. Gloviczki P, Cambria RA, Rhee RY, et al: Surgical technique and preliminary results of endoscopic subfascial division of perforating veins, *J Vasc Surg* 23:517-523, 1996.
6. Raju S, Hardy J: Technical options in venous valve reconstruction, *Am J Surg* 173:301-307, 1997.
7. Raju S, Fredericks RK, Neglen PN, et al: Durability of venous valve reconstruction techniques for "primary" and postthrombotic reflux, *J Vasc Surg* 23:357-366, 1996.
8. Eriksson I, Almgren B: Influence of the profunda femoris vein on venous hemodynamics of the limb: Experience from thirty-one deep vein valve reconstructions, *J Vasc Surg* 4:390-395, 1986.
9. Raju S, Fredericks R: Valve reconstruction procedures for nonobstructive venous insufficiency: Rationale, techniques, and results in 107 procedures with two- to eight-year follow-up, *J Vasc Surg* 7:301-310, 1988.
10. Sottiurai VS: Technique in direct venous valvuloplasty, *J Vasc Surg* 8:646-648, 1998.
11. Tripathi R, Ktenidis KD: Trapdoor internal valvuloplasty: A new technique for primary deep vein valvular incompetence, *Eur J Vasc Endovasc Surg* 22:86-89, 2001.
12. Kistner RL: Surgical technique of external valve repair, *Straub Found Proc* 55:15-16, 1990.
13. Jessup G, Lane RJ: Repair of incompetent valves: A new technique, *J Vasc Surg* 8:569-575, 1988.
14. Plagnol P, Ciostek P, Grimaud JP, et al: Technique de reconstruction valvulaire autogene dans le syndrome de reflux post-phlebitique, *Ann Chir Vasc* 13, 1999. 399-342.
15. Maleti O, Lugli M: Neovalve construction in postthrombotic syndrome, *J Vasc Surg* 43:794-799, 2006.
16. Ferris EB, Kistner RL: Femoral vein reconstruction in the management of chronic venous insufficiency: A 14-year experience, *Arch Surg* 117:1571-1579, 1982.

17. Dalsing MC, Raju S, Wakefield TW, et al: A multicenter, phase I evaluation of cryopreserved venous valve allografts for the treatment of chronic venous insufficiency, *J Vasc Surg* 30:854-866, 1999.

18. Pavcnik D, Uchida B, Kaufman J, et al: Percutaneous management of chronic deep venous reflux: Review of experimental work and early clinical experience with bioprosthetic valve, *Vasc Med* 13:75-84, 2008.

19. Cheatle TR, Perrin M: Venous valve repair: Early results in fifty-two cases, *J Vasc Surg* 19:404-413, 1994.

20. Masuda EM, Kistner RL: Long term results of venous valve reconstruction: A four- to twenty-one year follow-up, *J Vasc Surg* 19:391-403, 1994.

21. Tripathi R, Sieunarine K, Abbas M, et al: Deep venous valve reconstruction for non-healing leg ulcers: Techniques and results, *ANZ J Surg* 74:34-39, 2004.

22. Gloviczki P, Bergan JJ, Rhodes JM, et al: Midterm results of endoscopic perforator vein interruption for chronic venous insufficiency: Lessons learned from the North American subfascial endoscopic perforator surgery registry. North American Study Group, *J Vasc Surg* 29:489-502, 1999.

23. Kulbaski M, Salam A, Castor S, et al: Subfascial hemorrhage after endoscopic perforator vein ligation. Control with balloon tamponade, *Surg Endosc* 12:990-991, 1998.

24. Ciostek P, Myrcha P, Noszcyk W: Ten years experience with subfascial endoscopic perforator vein surgery, *Ann Vasc Surgery* 16:480-487, 2002.

第 62 章　硬化疗法

ERIC MOWATT LARSSEN · CYNTHIA SHORTELL

历史背景

硬化疗法是指对异常静脉的化学消融。治疗的主要目的是形成不可逆的纤维闭塞，随后目标血管被重吸收。硬化疗法是一项古老的技术，随着最新科技进展而被革新。Elsholz 实施了第一次被世人所知的静脉腔内治疗，1665 年，他用一个鸡骨头针和鸽子膀胱注射器来治疗静脉溃疡。1831 年 Pravaz 发明了注射器，1845 年 Rynd 发明了皮下注射针。在过去的 200 年里，硬化疗法的流行度时而增加，时而降低。20 世纪 70 年代的一项随机对照试验提示，其远期效果不如外科手术[1]。由于泡沫硬化剂和超声引导的出现，硬化疗法得到了很大的革新，这极大提高了效率并降低了风险。泡沫型清洁剂类硬化剂增强了硬化剂的效能，并且实现了超声引导下硬化剂的可视化。超声引导带来了更好的解剖上可视化，更好的血流动力学理解，更精确的泡沫定位和输送，并能够监测需要避免的泡沫进入深静脉。有了这些进步，硬化疗法已变成适合任何类型、尺寸静脉的治疗方式。

硬化疗法的发展受到技术水平的限制。操作技术的不同导致了不一致的疗效结果，使其推广存在困难。然而，在过去几年内，人们开始评估技术的差异，所得知识提高了整体疗效。2003 年和 2006 年，召开了两个关于硬化疗法的欧洲共识会议，参会的有丰富硬化疗法经验的专家最后达成了共识[2]。

术前准备

- 病史和体格检查。慢性静脉疾病的症状和体征包括静脉曲张，毛细血管扩张，肢体疼痛或者站立时加重、抬高时改善的肿胀，以及踝部周围皮肤改变。
- 多普勒超声。多普勒超声检查能够检测静脉解剖和血流动力学。检测浅表静脉系统、穿通支系统、深静脉系统是否有阻塞或者反流。静脉反流是指血液倒流超过 0.5 秒。

- 磁共振血管成像。被证实有血管畸形的患者，例如出生就有的病变，或超声下的异常解剖或者血流，都应该进行进一步检查。通常用磁共振成像来确定血管畸形是高血流还是低血流。这类畸形应由多学科团队治疗，通常包括静脉学、血管外科、整形外科、皮肤科、矫形外科的医生。低血流的静脉畸形通常可以通过泡沫硬化疗法来治愈。
- 慢性静脉疾病的治疗顺序。对于异常静脉，经常先治疗浅静脉系统，然后是穿通支静脉，最后是深静脉系统。浅静脉的治疗有很好的效果且副作用很少。穿通支静脉治疗在技术上是有效的，但是在许多情况下患者的疗效却不确切。治疗深静脉的风险稍高，并且成功率有差异，通常只治疗有严重症状的患者，并只在专业化的中心开展。
- 浅静脉疾病的治疗顺序。当存在症状性的返流时，通常按下列顺序治疗浅静脉：隐静脉、属支静脉，以及局部静脉。硬化疗法可以用来治疗几乎所有的异常静脉。其对于直径小于 6~7mm 的静脉最有效，但是如果技术较好，对几乎任何直径的静脉仍然是有效的[3]。在美国，对于症状性功能不全的隐静脉，静脉内热消融和高位结扎抽剥术的应用比硬化疗法更广泛。对于属支静脉或局部静脉曲张，尤其是较大直径的静脉，非卧床的静脉切除术是一种可替代的方法。表面激光治疗用于毛细血管扩张和网状静脉曲张，但硬化疗法被认为是下肢这类静脉的一线治疗方法。
- 术前患者咨询。在一项随机对照试验中，证实聚多卡醇微泡沫不比隐静脉反流的外科手术治疗效果差[4]。在一项最近的荟萃分析中，3 年内超声引导下混合的隐静脉消融率，77% 为硬化疗法，78% 为抽剥术，84% 为射频消融，94% 为激光消融[5]。一项研究发现，泡沫硬化剂注射能提高严重慢性静脉功能不全患者的溃疡愈合率[6]。报道称，对于属支静脉、穿通支静脉、术后复发的静脉曲张，硬化疗法的成功率大约为 80%[7]。硬化疗法的术中、术后疼痛很轻微。它比其他替代的治疗方法更易实施。然而，即使近年技术提高了，仍然有较多患者需要重复治疗。因此，有必要告诉患者可能需要再次治疗。

隐患和风险

· 深静脉血栓形成（DVT）和血栓形成倾向。活动性的 DVT 或者阻塞是硬化疗法的禁忌证，因为通常需要异常的浅表静脉血流来绕过阻塞处。有 DVT 高危因素的患者，例如有易栓症、癌症、或活动受限的患者，需要仔细权衡其获益和风险。既往无明显诱因或者多次发生血栓的患者应当考虑筛查易栓症。对于这些症状复杂的患者，如果一定要治疗，则应该考虑术前预防性的抗凝。传统的预防性方案是在行硬化疗法前及术后 7 天，每天予以伊诺肝素 40mg 皮下注射。

· 症状性卵圆孔未闭。症状性卵圆孔未闭患者不应接受泡沫硬化剂疗法，因为泡沫可能从右向左分流，而产生较高的神经系统并发症风险。症状性卵圆孔未闭患者的症状包括脑卒中、不明原因的短暂性脑缺血、偏头痛，或者偏头痛样的头痛。已知存在右向做分流但是无症状的患者有更高的神经并发症风险。泡沫硬化疗法可能会促进偏头疼，有此病史的患者应该被告知这个风险。

· 过敏反应。如果对硬化剂过敏，则必须要避免使用此药物。有多种过敏是硬化疗法的相对禁忌证。硬化疗法后过敏很少发生，但医生应该准备好对此进行急诊处置。

· 怀孕。尚未对孕妇证实硬化疗法的安全性。另外，怀孕期间出现的静脉曲张可能会自行减退或消失。如果可行，通常推迟到产后 3 个月再进行治疗。

· 动脉供血不足。硬化疗法对于那些很难进行外在压迫的患者是很少成功的，例如那些动脉供血不足或严重肥胖的患者。

腔内治疗策略

浅静脉的治疗顺序

先治疗反流来源近端的静脉，随后闭合远端，直到消融完成。这一策略首先阻断了近端压力，这在慢性静脉疾病的病理生理方面扮演了重要角色。因增加的血流量和重力作用，当患者下肢低于心脏水平时，返流产生的异常近端静脉压可经反流的静脉系统向远端延续。慢性静脉疾病症状的主要原因是，行走时产生静脉高压，但不能够通过小腿肌肉收缩和静脉瓣膜关闭来降低静脉压。

硬化剂的选择

十四烷基硫酸钠（STS）是美国最常用的硬化剂，其具有疗效好、副作用风险低的特点，并作为一种液体硬化剂已经被美国食品和药物管理局批准了。聚多卡醇是在欧洲经常使用的另一种硬化剂。通过改变浓度和使用泡沫技术，STS 能在几乎任何类型的静脉中使用。液体硬化剂通常用来治疗网状静脉曲张和毛细血管扩张，而泡沫可被用来治疗各种大小的曲张静脉。表 62-1 中的一个通用指南提出了推荐的 STS 浓度。然而，循证学证据显示，正如之前推测的，高浓度的硬化剂并不一定比低浓度的有效[9]。

其他硬化剂也被使用，例如甘油、高渗生理盐水。甘油对毛细血管扩张有效，并且副作用比 STS 更少。甘油可以用利多卡因稀释成 50% 的浓度来使用。例如，2mL 72% 的甘油和 1mL 1% 的利多卡因混合。利多卡因能够减少注射的疼痛。高渗生理盐水比 STS 或者甘油有更多副作用，但可用于对其他硬化剂过敏的患者，可以用 23.4% 的浓度或稀释到低达 11.7% 的浓度。

腔内治疗技术

体位

患者的体位是一个重要的可变因素，尤其是配合泡沫硬化剂的使用。反向的 Trendelenburg 体位可使静脉增粗，从而便于穿刺。有些患者的曲张静脉和网状静脉在抬高下肢时静脉塌陷，可以通过摆适当体位，用带生理盐水的 27G 头皮针穿刺静脉，并用胶带固定在位。随后抬高下肢，缩小静脉直径，从而使硬化疗法更有效、风险更小。肿胀麻醉可被用来缩小静脉直径。抬高被治疗的下肢到 45° 可限制泡沫进入肺和心脏循环。

表 62-1　十四烷基硫酸钠浓度指南

静脉	浓度（%），技术
大隐静脉	3.0，泡沫
小隐静脉或副隐静脉	1.0，泡沫
支流静脉	1.0，泡沫
穿通支静脉	1.0，泡沫
局部直径 7~10mm 的静脉	0.5~1，泡沫
局部直径 3~7mm 的静脉	0.25~0.5，泡沫
网状静脉曲张	0.25，液体
毛细血管扩张	0.25，液体或者甘油

泡沫组织硬化剂方法

Tessari 法[10] 是最常用来使清洁剂类硬化剂，如 STS，变成泡沫的方法。含 1mL 液体硬化剂的注射器通过三通管连接含有 4mL 空气的注射器。将三通管从水平位置转 30°~45° 来使制备的泡沫尽可能小，但仍然允许两个注射器的混合。注射器被来来回回快速混合至少 20 次。目前的共识推荐每个点注射的总量限制为 2~4mL 泡沫，每次治疗限制为 10mL 泡沫。正如别处讨论到的，硬化剂泡沫的大小和稳定性（泡沫能够保持小的状态多久？）可能是降低全身症状的关键性因素。

按照之前的技术（4:1，空气：STS）制备好的泡沫应该在 60~90 秒内使用。可以使用其他技术降低泡沫大小，增加泡沫稳定性，或者同时兼顾二者，如使用二氧化碳或 CO_2-O_2 的混合物、低硅含量的注射器、大孔针头、滤器，或调整气液体积混合比[11]。

目标静脉的注射

可以用带有注射器的 27G 的头皮针治疗局部的静脉曲张和网状静脉曲张。头皮针管里出现回血提示成功地插入静脉管腔内。随后将硬化剂注射到目标静脉及其属支，可见硬化剂排空了血液。当目标静脉被硬化剂充盈时应立即停止注射，每个点注射的量通常小于 0.5mL。

对于毛细血管扩张，可用 30G 的针头连接注射器来注射目标静脉血管，并用 0.25% 浓度的 STS 液体。目标静脉会即刻发白。一旦出现皮丘要立即停止注射。当治疗更加小的血管时，强烈建议使用放大镜。保持针平着进入皮肤，并瞄着浅层有利于穿刺成功。

对于更大的静脉或者靠近深部交汇处的静脉，可以使用超声来引导针和导管进入目标静脉，并可监测泡沫防止其进入深静脉。通常，导管应该放在深浅交汇处 10cm 以远的部位。超声引导穿刺静脉后，患者摆出 Trendelenburg 体位。混合制备出泡沫硬化剂，在超声引导下注射到目标静脉。超声下泡沫很容易被看到，表现为高密度的泡沫取代了低密度的血流，如图 62-1 所示。

术后护理

- 抬高。注射完硬化剂之后，患者要保持治疗侧下肢抬高 5~10 分钟，以使泡沫尽可能溶解，并预防泡沫过早向近端移动。如果没有不适症状，可予以加压包扎，并允许患者自由行走。
- 压迫。硬化疗法后的压迫能够提高疗效，并

理论上能够降低 DVT 的风险。一些研究显示，硬化疗法术后压迫长达 6 周可带来益处，但这一研究结果需要考虑到患者的依从性。推荐在术后 1 周，全天穿着 20~30mmHg 的及膝或及大腿的长筒弹力袜。大的静脉曲张需在治疗后的起初 48 小时内，用纱布和自黏弹性绷带局部压迫，从而降低血液淤滞的风险。

- 血管内血肿的处理。淤滞的血液，也可以叫做"血栓"或"血管内血肿"，表现为在最近接受过硬化疗法的区域内的坚硬的、痛性的静脉。应该在 2~3 周后用大口径 的 18G 针并挤压将其排空，从而减少疼痛、降低色素沉着的风险，如后面所述。

并发症

- 血栓并发症。发生 DVT 的风险比较低，对于大多数静脉低于 1%[12]，但对于大直径的静脉可能风险更高。硬化疗法后通常没有必要进行超声检查，除非治疗的患者具有较高风险（例如，活动较少）或治疗的是高风险静脉（例如，大直径或靠近主要的交汇处）。DVT 的治疗包括抗凝、超声监测血凝块的改善和吸收，以及弹力袜。血栓性浅静脉炎通常需要行点状静脉切除术、压迫治疗或者两者结合。一项研究显示，治疗直径大于 5mm 的静脉，或使用大于 10mL 泡沫硬化剂，则 DVT 的风险增高。与较

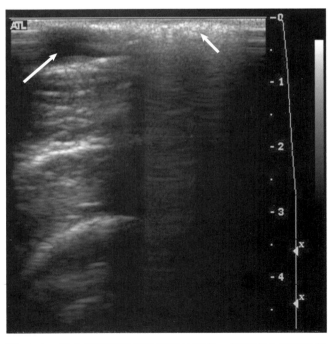

图62-1　双功超声图像显示正常的暗色、低回声血流充盈的静脉（左侧箭头）和白色的、高回声泡沫充盈的静脉（右侧箭头）。

低或较高浓度相比，2.0%~2.5% 浓度的 STS 泡沫的风险更高[13]。

• 气体栓塞。由于大量气泡进入体循环而导致的神经和肺部症状很少发生[14]。泡沫硬化剂产生的气体栓塞经常进入右心室，其可以通过经胸廓的超声心动图检测到。如果存在从右向左分流，则这个栓子能够通过左心室进入脑循环，这种情况通常是因为存在卵圆孔未闭或肺动静脉畸形。泡沫硬化剂与罕见的脑血管意外发作、短暂性脑缺血发作、类偏头痛先兆的视觉障碍和偏头痛相关。肺循环里的泡沫可能产生胸部紧迫感或干咳。注射尽可能少的泡沫和用二氧化碳为主的混合气体能减轻系统性症状。其他可能降低这类风险的技术改进，包括限制总的泡沫量小于 10mL，抬高下肢到 45°，注射后保持患者 5~10 分钟不动，使泡沫溶解并直接施压阻断隐股连接处。当硬化剂到达远端靶器官时，其可能已被"冲淡"并被血液所替代。因此，可能的造成损害是由气体泡沫所致，因其可能阻塞更小的动脉血管[15]。

• 过敏反应。过敏反应的治疗取决于其严重程度，可能包括给氧、静脉内输液、肾上腺素、抗组胺和类固醇激素。

• 动脉或小动脉阻塞。对于在皮肤表面不显示的静脉，用超声引导穿刺，则能够预防动脉或小动脉阻塞，从而避免组织坏死。高风险区域包括腹股沟、腘窝和踝部。皮肤坏死可能是由高浓度的硬化剂溢出导致，从而引起直接的损伤或者无意中注射到皮肤的小动脉里。常规的伤口护理可使症状改善。

• 色素沉着。由含铁血黄素沉积导致的注射处的褐色斑点可能发生在 20% 的注射疗程中。排出淤滞的血流可能会降低色素沉着的风险。大多数色素沉着在 1 年内自然消退，如果色素不消退，则可以考虑用激光或者强烈脉冲光治疗，传统漂白药物有时也可使用。

• 血管丛生。注射部位周围出现小的红血管，可能是血管新生的结果。血管丛生发生在 15%~20% 的治疗中，通常于 1 年内消退。对于持续不退的血管丛生，可以考虑行硬化疗法或者表面激光治疗。

• 复发。注射点或新的部位可能出现异常静脉的复发，但是复发率随着技术的提高而降低。

（黄通　译　廖明芳　校）

参考文献

1. Hobbs JT: Surgery and sclerotherapy in the treatment of varicose veins, *Arch Surg* 190:793-796, 1974.
2. Breu FX, Guggenbichler S, Wollmann JC: Second European Consensus Meeting on Foam Sclerotherapy 2006, *Vasa S* 71:3-29, 2008.
3. Myers KA, Jolley D, Clough A, et al: Outcome of ultrasound-guided sclerotherapy for varicose veins: Medium-term results assessed by ultrasound surveillance, *Eur J Vasc Endovasc Surg* 33:116-121, 2006.
4. Wright D, Gobin JP, Bradbury AW, et al: Varisolve polidocanol microfoam compared with surgery or sclerotherapy in the management of varicose veins in the presence of trunk vein incompetence: European randomized controlled trial, *Phlebology* 21:180-190, 2006.
5. Van den Bos R, Arends L, Kochaert M, et al: Endovenous therapies of lower extremity varicosities: A meta-analysis, *J Vasc Surg* 49:230-239, 2009.
6. Pascarella L, Bergan JJ, Menkenas LV: Severe chronic venous insufficiency treated by foamed sclerosant, *Ann Vasc Surg* 20:83-91, 2006.
7. Mowatt-Larssen E: Management of secondary varicosities, *Semin Vasc Surg* 23:107-112, 2010.
8. Bergan JJ, Scmid-Schonbein GW, Coleridge Smith PD, et al: Mechanisms of disease: Chronic venous disease, *N Engl J Med* 355:488-498, 2006.
9. Hamel-Desnos C, Ouvry P, Benigni JP, et al: Comparison of 1% and 3% polidocanol foam in ultrasound guided sclerotherapy of the great saphenous vein: A randomized, double-blind trial with 2 year-follow-up. "The 3/1 Study," *Eur J Vasc Endovasc Surg* 34:723-729, 2007.
10. Tessari L, Cavezzi A, Frullini A: Preliminary experience with a new sclerosing foam in the treatment of varicose veins, *Dermatol Surg* 27:58-60, 2001.
11. Myers KA, Roberts S: Evaluation of published reports of foam sclerotherapy: What do we know conclusively? *Phlebology* 24:275-280, 2009.
12. Guex JJ, Allaert FA, Gillet JL, et al: Immediate and midterm complications of sclerotherapy: Report of a prospective multicenter registry of 12,173 sclerotherapy sessions, *Dermatol Surg* 31:123-128, 2005.
13. Myers KA, Jolley D: Factors affecting the risk of deep venous occlusion after ultrasound-guided sclerotherapy for varicose veins, *Eur J Vasc Endovasc Surg* 36:602-605, 2008.
14. Morrison N, Neuhardt DL: Foam sclerotherapy: Cardiac and cerebral monitoring, *Phlebology* 24:252-259, 2009.
15. Guex JJ: Complications and side-effects of foam sclerotherapy, *Phlebology* 24:270-274, 2009.

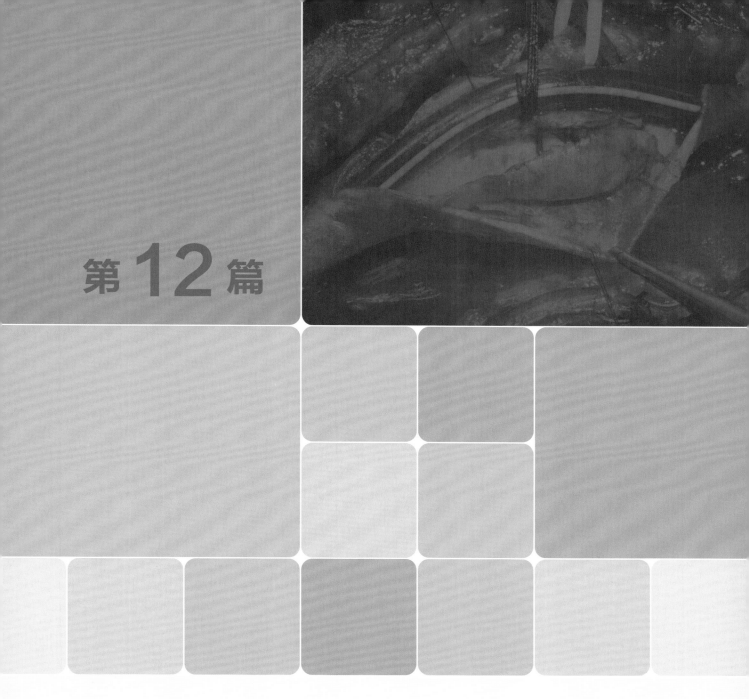

第12篇

血液透析的动静脉通路

桡动脉–头静脉和肱动脉–头静脉动静脉瘘

MATTHEW J. DOUGHERTY・DANIEL J. HAYES, JR・KEITH D. CALLIGARO

历史背景

虽然 Kolff 及其同事[1] 在 1944 年报道了作为肾脏替代治疗的血液透析装置的发展，但是维持性血液透析因为缺乏可靠的血管通路而在之后 20 年内并未实现[2]。起初人们采用了简单的静脉穿刺[3]，但外周静脉不能提供血液透析需要的血流动力[2]。Scribner Quinton 分流术是最早提出的方法，由聚四氟乙烯管连接的动脉和静脉组成。在血液透析的时候，聚四氟乙烯管可以被分开，这样动脉和静脉可以延伸而直接连接到血液透析系统。Scribner Quinton 分流容易发生感染、血栓形成和脱落，其作为一种外置的旁通管，令患者顾虑[2]。

1966 年布朗克斯退伍军人医院慢性透析病房的两名肾脏学家 Cimino 和 Brescia 报道了 13 例通过建立动静脉通道而成功透析的案例[4]。他们认为，手术建立的动静脉瘘将是一条可靠的通路，既能够提供可靠的血流速度，又没有高输出引起的心脏衰竭或手臂缺血。

不幸的是，许多患者缺乏合适的头静脉来建立手腕的动静脉瘘，因反复静脉穿刺的破坏导致其不可用。前文已述可替代的瘘，包括头静脉和肱动脉在肘窝处吻合。虽然有包括大孔的中心静脉导管、端口和合成桥移植物等大量血液透析通路的替代方式被广泛使用，但桡动脉 – 头静脉瘘 (Cimino 动静脉瘘) 和肱动脉 – 头静脉瘘仍然是通路的首选。

适应证

如肾病生存质量倡议（KDOQI）所述，在每位慢性肾脏疾病（CKD）患者透析开始时都应该有一处有功能的动静脉瘘提供使用[5]。大多数外科医生和肾脏病医师认为从瘘建好到使用至少要 6 周。这段时间内瘘自然成熟，Saad 简要定义为"是指从瘘口建立到成为有功能的血液透析通路的复合过程。成熟过程的预期结果是形成高流量、大口径、管壁坚韧合适反复穿刺的浅表血管"[6]。

当预计患者要在 1 年内进行透析时，大多数肾脏病医生会把患者交由外科医生处置，为术前计划、安排手术、瘘的成熟以及瘘的需要性预留充分的时间。通常，当患者的血清清除率大于 4mg/L，肌酐清除率小于 25mL/min 时，需要在 1 年内进行透析[7]。维持性血透的指征受多因素影响，包括尿毒症的症状、高钾血症以及体液过剩。

术前准备

• 病史。成功的动静脉瘘需要流入道充足的动脉和流出道大小合适的静脉。因此，应通过病史采集和体格检查来识别合适的静脉和受损的流量受限的动脉或静脉。如果上肢静脉合适，那动静脉瘘优先放在非优势侧。考虑到慢性肾病患者的高龄状态和合并症的增加，中心静脉导管或者带静脉导丝的心脏装置很常见，例如心脏起搏器或者除颤仪。如果患者有这些设备置入史，那么中心静脉狭窄的风险会增高，从而导致流出量减少，这种情况在使用锁骨下静脉时尤为常见。最后，需询问患者之前是否有过外伤或者手术史，包括之前尝试过建立的血液，这都可能对血流有影响或者使分离过程变得更加复杂。

• 体格检查。体格检查需触诊桡动脉和肱动脉脉搏，测量双上肢的血压。Allen 测试能够识别那些极少数掌弓血流依赖于桡动脉的患者，虽然这并非血透通路的排除标准。颈部和胸部的视诊能够发现起搏器、除颤仪、结痂或者静脉侧支，这些都和中心静脉装置的病史是一致的。同样，手臂的检查能够反映先前的损伤或者外科手术留下的瘢痕。

• 多普勒超声检查。通常对头静脉进行视诊和触诊即可。然而，许多患者的头静脉因管径原因而无法被察及或触及，尤其是肥胖患者。另外，即便经体格检查头静脉大小合适，其近端也可能受损。因此，应在术前用多普勒超声"静脉图"对头臂静脉管径进行评估 [5, 7–9]。术前多普勒超声也可发现中央静脉狭窄或阻塞。头静脉直径大于 3mm 的、超声检查深度小于 1cm 的且在未扎止血带的情况下，可以发展为成形可用的瘘管。对怀疑有动脉阻塞性疾病的患者，可选择性行非侵袭性动脉检查。

• 合并症的评估。术前检查偶尔也有提示作用，因为进行术前评估的患者常有明显的并发症。幸运的是，造瘘手术相对来讲是一个小手术，其可在局麻下完成。术前要常规评估电解质。

隐患和风险

• 头静脉成形障碍。头静脉直径不足或者扩张能力不足会导致成形障碍。至少需要 3.5mm（最好4mm）的头静脉长度来与冠状动脉扩张器衔接。

• 吻合口张力。头静脉远端分离长度不足，会限制其无张力吻合至动脉的能力。

• 静脉绞缠。需对近端头静脉进行"骨架化"以避免在皮下的绞缠。

• 静脉扭曲。不能保持头静脉恰当定位端会导致扭曲和狭窄。

• 动脉灌流不足。由于管径或近端灌流血管存在狭窄和梗阻等问题而造成灌流血管选择不当，从而会导致窃血或流入道梗阻。

• 神经或血管损伤。牵拉或电凝的使用可能会损伤神经或血管。

手术策略

动静脉瘘位置的选择

如果手腕处能找到合适的头静脉，则首选桡动脉 – 头静脉瘘，因为其建立最简单，且可为今后可能的操作预留更多近端静脉 [5, 9]。如果在手腕处静脉管径偏小，则可在静脉做一小切口，并尝试放置一扩张器。如果静脉可容纳 3.5mm 扩张器，则延长切口，造瘘完成。如果桡动脉 – 头静脉瘘不可行，则在肘窝处建立肱动脉 – 头静脉瘘 [5, 9]。对于透析治疗的患者，其颈内静脉的导管并非通路建立的禁忌证，若同侧手臂有适合静脉。

无适合头静脉时的替代方法

对于没有合适头静脉的患者，最好的替代方法是贵要静脉转置或人工合成动静脉移植物，后续章节会有详述。贵要静脉转置需要更大切口和更多的分离操作，同时人工合成移植物桥接具有更高的感染率和血栓发生率 [5, 9]。

麻醉

在手术室，局麻药常与轻微的镇静剂或抗焦虑药联用。

手术区域

包括手在内的整个手臂，一直到肩部和胸部，全周侧壁都要做术前准备，以备术中移动。全手臂都要准备好，以便手术结束时观察手臂血液灌流情况，也防止患者突然移动造成污染。若患者同意，必要时行贵要静脉转置术，需要注意对腋区有足够的暴露。常规使用手术放大镜。

肝素化

多采用局部而非全身肝素化。

手术方法

桡动脉–头静脉（CIMINO）瘘

切口

前文已经描述过暴露桡动脉和头静脉的切口，最好采用远端起于头静脉、近端止于桡动脉搏动处的单一斜切口（图 63–1）。这种方式有利于静脉向动脉的移动。当头静脉仅能被多普勒超声识别时，可首先通过一个小切口来确认，然后再将切口延伸至桡动脉搏动处。

手术暴露头静脉

把头静脉近端和远端从周围组织游离出来。"猫爪"拉钩有助于拉开皮瓣而暴露静脉，Lincoln 剪或Metzenbaum 精剪被用作精细的组织分离。游离足够长度的头静脉，使其可无张力连接到桡动脉，从尽可能远端离断头静脉，并丝线缝合远端口。静脉近端用肝素生理盐水冲洗，以确保流出道的低阻力，并扩张静脉。静脉的直径和扩张能力可通过扩张器来确认，从 3mm 探针开始，随后用 3.5mm 和 4mm 的扩张器。肝素冲洗近端静脉并钳夹之。

手术暴露桡动脉

准备好静脉后，在掌腱膜下注射 1% 利多卡因后暴露桡动脉。筋膜切开应横向延长，以减少筋膜带

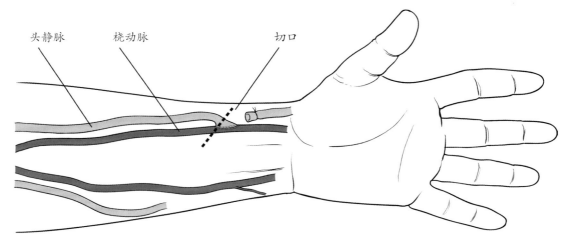

图63-1　手腕部切口合适的定位使头静脉远端最小的暴露作为结扎，并且桡动脉近端作为吻合。

的限制。小心地避开正中神经，并用血管环或锐角动脉钳分别从远端和近端控制桡动脉。用 11 号刀片纵向切开桡动脉前侧掌侧壁，稍靠近静脉。用虹膜尖剪或 Pott 剪延长动脉切口至 6~7mm。然后用肝素生理盐水从远端和近端冲洗动脉。若动脉特别小或发生痉挛，则用稀释罂粟碱溶液灌洗。该操作会令清醒患者十分痛苦。

动静脉吻合

将头静脉横断端拉至动脉切口处，以判断合适定位和所需静脉长度。切除过长的静脉被以防松弛造成的扭曲。将 Pott 剪或虹膜剪的一侧刀片插入血管腔，并剪开管壁，从而使静脉端呈勺状。该勺状端口需与动脉切开的位置和尺寸相匹配，这样当静脉处于居中、无弯曲的状态时，静脉根部与动脉切开的远端在同一水平。

用双头 6-0 或 7-0 的单丝缝合线做端 – 侧吻合。吻合一开始在脚后跟，而后壁首先被完成。在吻合完成之前，动脉用一个 3mm Bakes 撑开器来进行痉挛、温柔的扩张。然后静脉钳夹或者环被释放，随后动脉钳近端和远端也被释放。

确认血流通畅及闭合

一旦吻合口和创面止血，触诊头静脉以确诊有震颤，这意味着持续、低阻的血液流出。震颤微弱则提示流入不足，常由动脉痉挛、梗阻或低血压引起，然而不伴有震颤的强劲脉搏则提示流出道梗阻。检查近端皮瓣下的静脉常有助于发现限制、缠绕并使静脉充血的条索状周围组织（图63-2）。仔细游离静脉和周围条索状组织，常可使搏动变为震颤。之后，用 3-0 或 4-0 的可吸收线双层缝合创面，并用手术

胶或密封胶涂布切口而避免使用创可贴或绷带。

头臂动静脉瘘

切口

对于头臂动静脉瘘，在肘皮褶远端，从头静脉延伸到肱动脉搏动处，做一长度为 1~2cm 或一指宽的横切口（如图 63-3）。可先做一小切口以确认有适合的头静脉，然后再向动脉延长切口。

手术暴露头静脉

采用类似先前描述过的方法来暴露和准备头静脉。然而，肘部的静脉解剖常需要其他的吻合方法。若正中肘前或者贵要静脉足够好，则可横断后吻合到肱动脉，而无需处理头静脉。若前臂头静脉管径足够，则可用来构建有效的侧 – 侧吻合。之后，通过 Bakes 扩张器逆行通道而轻柔地破坏远端头静脉瓣膜，以增加可用于透析的静脉总长度。若远端头静脉长度和质量都不合适，则用肘前静脉或贵要静脉做吻合口的自然补片。纵行切开静脉汇合处，从而为吻合提供更大的静脉套囊。

手术暴露肱动脉

肱动脉位于肱桡肌的屈肌下方。切开之前，在该层下方注射局麻药，以为下方间隙提供有效的麻醉。为避免出血，需仔细游离肱动脉与伴行的静脉。若能暴露肱动脉分叉，则分别用血管环来控制桡动脉和尺动脉，以提高肱动脉暴露的长度。此处的尺动脉是近中的优势血管。偶尔肱动脉分叉会位于肘部皮褶上方。这种情况下，应选桡、尺动脉中较大者进行吻合。用 6-0 或者 7-0 单丝缝合线进行吻合，缝合方法与

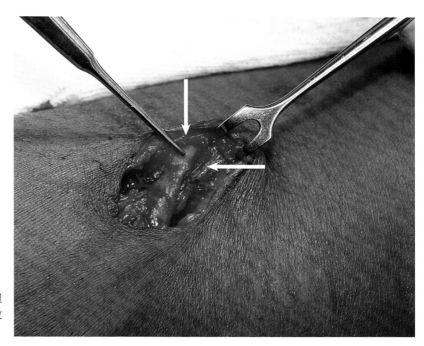

图63-2　近端静脉周围组织能够导致狭窄和扭曲的例子（箭头）。组织的仔细分离经常导致脉搏震颤。

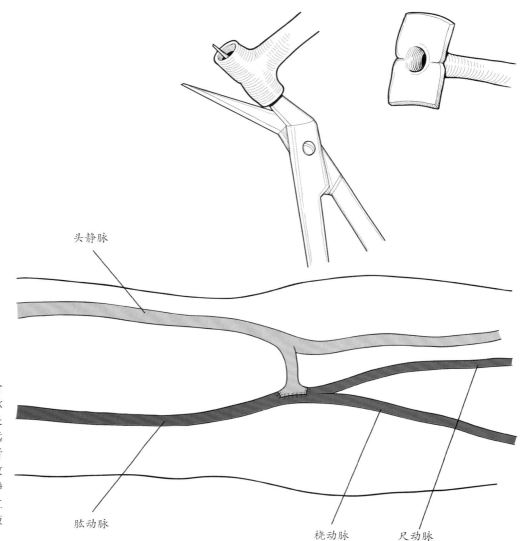

头静脉

肱动脉

桡动脉

尺动脉

图63-3　正中肘前静脉吻合到肱动脉，联合远端头静脉瓣膜消散，增加头静脉的长度来作为透析通路。如果远端头静脉是不合适大小或者质量不好，则通过纵向开放静脉连接处的汇合，肘前静脉或者贵要静脉被用来创立一个自然的通路以作为血液透析。

桡动脉头静脉瘘的方法一致（图 63-4）。

术后护理

• 出院指导。手术后，要指导患者保持切口 24 小时干燥。无弹性的压迫或者其他伤口护理是需要的。要告知患者可能有轻微的肿胀和手发凉，但是如果发现有严重的手臂疼痛、麻木或者无力，那就需要引起注意。

• 随访护理。患者在 1~2 周内被评估，然后被他们的肾病专家随访，专家一般决定这个瘘是否可以使用。手部锻炼，例如用一个挤压球，不要影响瘘的成熟，因为增加的骨骼肌动脉血流不能够增加成熟瘘内的血流。

并发症

• 因为静脉口径小而导致瘘无法成熟。头静脉创造的动静脉瘘最常见的并发症是瘘不能成熟，这一般更多发生在桡动脉头静脉动静脉瘘。一些失败来源于小口径静脉的使用。然而，初始尝试用一个边缘合适的静脉来创立一个更远的自体动静脉瘘是合理的。应该告知患者瘘可能不能形成。

• 因为血流转移或者狭窄而导致瘘成熟失败。远离主要头静脉的血流转移通过分支能够妨碍成熟。先前静脉穿刺导致的狭窄或者术后新生内膜增生都可能限制血流和阻止成熟。一个 12 周内还没成熟的瘘应该用多普勒超声来评估，以确认转移血管或者

狭窄。转移血管分支可以通过结扎或者线圈栓塞而治疗，而狭窄可以通过外科修复或者球囊血管成形术来治疗。Miller 及其同事报道了球囊辅助瘘成熟技术在那些没有不连续狭窄的未成熟静脉中是通过增加直径的长段球囊连续扩张而实现。

• 在肥胖患者中很难进入瘘。透析时静脉穿刺可能被证实，其在肥胖患者或者那些较深的浅静脉患者身上是困难的，这在桡动脉头静脉动静脉瘘更常见。如果静脉皮下超过 1.5mm，则它不可能轻易被找到，并且建议静脉的肤浅化。外科修复应该推迟到静脉动脉化，通常术后 3 个月甚至更长。在那时，建造 3 个 2cm 横切口，垂直于静脉轴，并且在肘窝褶皱上方互相分离约 3cm。虽然纵向切口更简单，但是它更易发生裂开和血管暴露，并且瘘沿线的刀疤使穿刺针通过更加困难。静脉沿着其整个长度骨骼化，并溶解皮下脂肪到达最接近真皮下水平。然后组织被获得，而近端在静脉下用可吸收缝线缝合，它刚好位于真皮层下面。

• 手臂肿胀。严重的或者失去功能的手臂肿胀可能在动静脉瘘创立之后发生，这经常提示一个隐藏的中心静脉狭窄。这些损伤可以被静脉造影术诊断，如果需要的话行血管成形术。对于那些还没有透析而可能需要急性透析的患者，起初使用压力治疗，而介入治疗延后。这很少会让中心静脉损伤导致自体动静脉通路阻塞。

• 动脉窃血综合征。上肢造瘘手术的一个困难并发症是动脉窃血综合征。虽然 Cimino 和 Brescia 的假设是正确的，即大多数行外科动静脉瘘手术的患

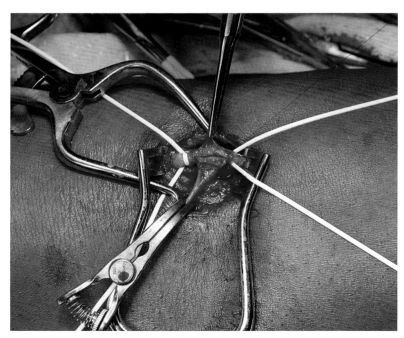

图63-4　肱动脉头静脉动静脉瘘的暴露和血管控制。后壁吻合被完成。

者充分地灌注同侧手，但是窃血综合征的发生率达5%~10%，同时更多的邻近动静脉瘘吻合更容易发生此并发症。这在糖尿病患者和胶原血管疾病的患者中更为常见，可能是这些患者中高发的远端动脉阻塞疾病的一个反应。症状从轻微的发冷、麻木、疼痛或者手无力（可能仅发生在血液透析通路放置数月后的血液透析期间），到持续的严重的疼痛、麻木、麻痹，它们可能在通路建立之后就立即发生。在严重的情况下，紧急手术，通常是结扎，可以来避免手臂的永久功能障碍。对于一些轻微的疾病，进一步观察是允许的。更令人信服的发现是瘘加压时缺血的症状和体征减轻。当怀疑有窃血时，除了体格检查，无论有无瘘加压，脉冲量记录（PVR）应该在同侧手的手指被记录，并同时与对侧手的手指脉冲量记录做比较。所有动静脉瘘患者有减少的体积描记的波形，但是有临床严重缺血，数字波形通常是平的。如果因窃血导致，应需要大量的 PVR 同时瘘加压。如果并没有观察到，则一个邻近或者远离动静脉瘘的结构性阻塞的动脉损伤应该被考虑。当窃血综合征被确认后，一些轻微的症状可以被观察到并经常得到改善。当症状是严重的或者缺血是严重的，则必须平衡好保存血透通路和手充分灌注的需要。结扎瘘是最简单的方法，但是仅在最严重和紧急的情况下这样做。对侧或者更近端血流入口的手术并非更不易发生此并发症。一个处理通路保留和手部灌注之间矛盾的可靠方法是远端血管重建间隔结扎（DRIL）手术。大多数有窃血综合征的患者起初用捆绑流出道静脉

的方法来治疗。监测数字多普勒信号，外科手术团队系列运用中等型号金属夹子来治疗锥形狭窄，其在动脉吻合口附近大约 1.5cm 长。狭窄的程度用多普勒来评估，当保存快速舒张血流通过瘘的时候旨在一个更好的单向数字信号。一旦平衡是满意的，则夹子用来协助褥式缝合。应该减少多少静脉管腔才能既降低足够多的血流量来治疗窃血，又不至于发生瘘管血栓形成是比较难决定和不确定的，因此许多情况下捆扎的有效性大打折扣。然而，考虑到捆绑比 DRIL 手术更低的发病率，患者的本身动脉被结扎，远端灌注变得依赖于旁路移植物，那么需要二次手术或者失去瘘的风险是可以接受的。

• 神经性疼痛。窃血必须有别于神经方面的疾病，这并非少见，尤其在糖尿病患者身上。正中神经疾病经常是累及皮肤的，并可能继发于腕管压迫，其由增加肢体灌注或者正中神经邻近手术部位的手术操作或者血肿导致。对有糖尿病神经症状患者的预测是多变的，其经常有严重的急性单肢体的神经症状，它的病理生理学被认为是周围神经内的小血管缺血。

• 瘘血栓。虽然自身的瘘比人造瘘移植物有更高的开放性，但是血栓可能发生。因为可变的管腔直径、感染、血凝块附着，抢救可能比移植物更加困难。因此血管内技术，例如药物机械溶栓和血管成形术，被优先考虑。在瘘已经成熟的情况下，重新开放血栓动静脉瘘的成功率更高。

（黄通　译　廖明芳　校）

参考文献

1. Kolff WJ, Berk HTJ, ter Welle M, et al: The artificial kidney: A dialyser with a great area, *Acta Med Scand* 117:121-134, 1944.
2. Cimino JE, Brescia MJ: The early development of the arteriovenous fistula, *ASAIO J* 40:923-927, 1994.
3. Cimino JE, Brescia MJ, Aboody R: Simple venipuncture for hemodialysis, *N Engl J Med* 267:608-609, 1962.
4. Brescia MJ, Cimino JE, Appel K, et al: Chronic hemodialysis using venipuncture and a surgically created arteriovenous fistula, *N Engl J Med* 275:1089-1092, 2006.
5. National Kidney Foundation. KDOQI: 2006 vascular access guidelines, *Am J Kidney Dis* 48:S177-S322, 2006.
6. Saad TF: Management of the immature autologous arteriovenous hemodialysis fistula, *Vascular* 18:316-324, 2010.
7. National Kidney Foundation: NKF-DOQI clinical practice guidelines for vascular access, *Am J Kidney Dis* 37:S137-S181, 2001.
8. Silva MB, Hobson RW, Pappas PJ, et al: A strategy for increasing use of autogenous hemodialysis access procedures: Impact of preoperative noninvasive evaluation, *J Vasc Surg* 27:302-308, 1998.
9. Sidawy AN, Spergel LM, Besarab A, et al: The Society for Vascular Surgery clinical practice guidelines for the surgical placement and maintenance of arteriovenous hemodialysis access, *J Vasc Surg* 48:2S-25S, 2008.
10. Miller GA, Goel N, Khariton A, et al: Aggressive approach to salvage non-maturing arteriovenous fistulae: A retrospective study with follow-up, *J Vasc Access* 10:183-191, 2009.

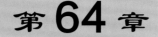

第64章 前臂环状移植物和肱动脉-腋静脉间置移植物

SHAWN M. GAGE · DAVID A. PETERSON · JEFFREY H. LAWSON

历史背景

Koff 在 20 世纪 30 年代发展起来的血液透析技术使得在终末期肾病（ESRD）患者的护理方面取得了一系列的进展。虽然透析通路最初选择先天性动静脉瘘和同种移植物作为管道，但 20 世纪 70 年代人工血管的应用使得一些新的通道成为可能 [1]。然而，这种新型的通道产生了一系列的并发症，并且产生了医疗保健的费用，例如美国在终末期肾病患者身上所付出的经济代价在 2006 年就超过了 260 亿美元 [2]。

适应证

国家肾脏基金会的肾脏病预后质量倡议准则提倡"瘘管优先"原则，并且瘘管应首先建立在非优势侧的肢体 [3]。这一倡议意味着在非优势侧肢体创建自身瘘管的可能性用尽以后，那么自体通道应建立在优势侧肢体。然而，常见的做法仍然是以前臂血管袢或肱动脉 – 腋静脉的动静脉移植物（AVG）形式继续在非优势侧肢体建立通道。

术前准备

• 病史与体格检查。决定植入前臂血管袢还是动静脉移植物（AVG）取决于现有的动静脉解剖结构。我们应该获得详细的病史以及对肢体的体格检查，还有先前曾经在哪个部位构建血管通路，从而尽可能为以后继续构建血管通路保留出位置（图 64-1）。所选的动脉应搏动强烈，以保证足够的流入。脉搏减弱意味着动脉近端病变，或者钙化严重，二者均不能为血透提供充足的血流，而且都提示患者易发生动脉窃血综合征。

• 静脉影像表现。明确目标静脉是否通畅以及静脉流出道的质量好坏，对于制订细致的计划来讲是至关重要的（图 64-2）。静脉超声可以用于判断前臂、肘前窝以及腋窝等部位是否有足够的静脉流出。对于既往曾接受过介入干预的患者，静脉造影应列为必需项目，这时可通过静脉造影有效地评估中心静脉。磁共振血管造影可以是传统血管造影的替代方法，但是其图像缺乏动态效果并且会对严重肾功能不全的患者带来肾源性系统性纤维化的风险 [4, 5]。然而，近年来随着影像和对比剂技术的发展，已研制出一种叫 Feraheme 的对比剂，其可以安全地应用于终末期肾病的患者。

• 术前透析。例行血透的患者需要在手术的前一天或手术当天早上进行一次透析。

隐患和风险

• 选择流入流出充足的部位。流入动脉必须相对柔软并且经得起钳夹操作。流出静脉的直径应该超过 3mm 并且不曾发生过创伤、血栓、瘢痕或者闭塞等病变。

• 动脉和神经损伤。对神经血管结构过度牵拉可能导致损伤，包括动脉夹层或神经失用症。

• 移植物隧道。移植物隧道建立的部位太深会给其后的移植物植入带来困难。隧道要松紧合适，如果过紧，置入前臂血管环时可能发生缠绕或卷曲。如果将肱动脉 – 腋静脉 AVG 放置于正中神经的前侧，则容易发生卷曲，因此最好放在正中神经后。

• 吻合。吻合时必须选择一个适当的角度，并且头端适当削尖以避免卷曲。同样的，吻合时张力过大会导致动脉后壁隆起。

• 中心静脉狭窄。长期留置的透析导管会导致中心静脉狭窄，这时在建立移植物通道之前需要将该导管转移至别处以防止术后手臂水肿。

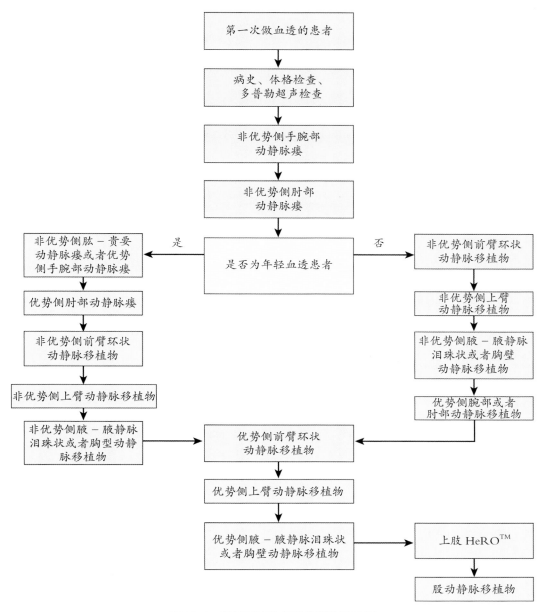

图64–1　引导通道位置选择顺序的法则。

手术策略

动静脉移植物的选择

当无法继续在非优势侧肢体建立自体瘘管时，需要考虑在前臂放置动静脉移植物，而肱动脉 – 腋静脉 AVG 之类的选择应保留至前臂移植物失败后，并且难以进行血管内或外科方法翻修的情况下。类似的选择还有腋动脉 – 腋静脉移植物、胸壁移植物，或者血透专用的移植物导管流出装置。

选择静脉外流和动脉内流的位置

在利用前臂环形 AVG 构建通路时，一些结构可以用作静脉流出部分，这些结构包括前臂正中静脉、肘正中静脉、贵要静脉和肱静脉。但是这些结构一经利用，以后再想利用它们来构建瘘管就比较困难了。动脉流入部分可选择肱动脉、近端尺动脉或桡动脉。肱动脉搏动可触及，或采用近端尺、桡动脉，可降低术后发生窃血综合征的风险[6]。

在利用肱动脉 – 腋静脉 AVG 构建通路时，可选用近端肱静脉、贵要静脉或远端腋静脉作为静脉流出部分。对于环形移植物，腋动脉和近端桡、尺动

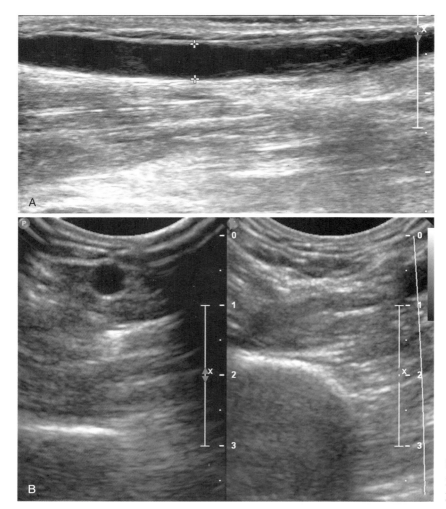

图64-2 B 超下头静脉的纵向显像（A）和贵要静脉的横向显像（B）（右侧为加压，左侧为不加压）。

脉可作为动脉流入部分。如果这些动脉太细，可考虑泪珠状腋–腋 AVG（图 64-1）。

手术方法

前臂环状移植物

切口

放置前臂移植物时，需要在远侧距离前臂肘窝 2cm 处做一横向切口来控制肱动脉和肘静脉的血流。将血管从周围组织中游离出来，绕以止血环。有些情况下，需要采用更近端的桡动脉或尺动脉作为流入部分，并与之相对应，静脉流出部分也可有多种选择，常用的选择有肱静脉、前臂正中静脉、肘正中静脉、头静脉和贵要静脉。分离静脉时要尽可能减少不必要的碰触，采用弹性良好的硅胶静脉环形束带轻轻牵拉和操控静脉。

建立隧道并将移植物植入

建立皮下隧道并通过专门的器械将移植物植入，并为以后的接管操作做好准备。这时需在前臂远侧做一个相对应的切口，并将开通隧道的器械从这一切口引入，并从肘部切口引出。在此处通过器械将移植物从该处引入，并反向通过隧道从前臂远侧的切口引出，这样可以避免移植物管道的扭曲变形（图 64-3）。由此完成皮下隧道的建立并将移植物植入其中的过程。

血管吻合

血管分离并置入隧道以后，按 50mg/kg 体重的剂量静脉内给予肝素。如果首先缝合动脉端，再缝合静脉端时就容易造成针眼出血，故首先缝合静脉端可减少这一问题。上好血管夹后，在静脉端做一长约 1cm 的纵向切口，随后使用 6-0 聚丙烯缝线按连续缝合法进行血管吻合。吻合完成后，卸下夹子，让桥接管路充满肝素化的生理盐水。这时将血管夹上于动脉段并在动脉上做一长约 1cm 的纵向切口，并使用 6-0 聚丙烯缝线按连续缝合法建立端侧吻合。

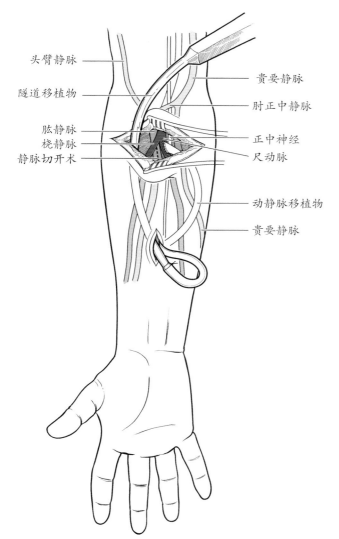

图64-3　右侧前臂环状移植物，其中与动脉的吻合构建于尺动脉的近端。通过开通隧道的器械，从最初的手术部位开始开通隧道直至另一端的相对切口，将移植物从该处植入，反向通过隧道至最初前臂的切口，在静脉交汇的位置引出。

如所应用的移植物为生物型，如 Procol 或 Artegraft，则首先应该进行的是动脉部分的吻合，这样移植物管路在压力的作用下可发生膨胀并增长，从而避免血流恢复后局部变得冗余。

确认血流并闭合切口

吻合完成以后，局部应存在较为明显的震颤，通过多普勒超声可在静脉吻合处探测到强有力的血流，桡动脉和尺动脉也应有强烈的血流信号。若植入的为膨胀型聚四氟乙烯移植物，则血流信号不能立即被探测到，因为在移植物壁内存在空气，从而减弱了超声信号。血浆可在 1 周之内完全填充移植物管壁，这时再通过多普勒超声就可以探测到血流。很

少有必要逆转全身性肝素化。切口分深浅两层闭合：深层组织用可吸收缝线缝合，浅层组织用可吸收的单丝缝线缝合。外面覆盖以无菌敷料。观察一段时间后患者可以出院。

肱-腋动静脉间置移植物

切口

放置肱动脉 - 腋静脉间置移植物时，需要做一纵向切口来暴露腋静脉，这时要注意避免损伤与静脉毗邻的腋动脉和正中神经。静脉的直径应大于 4mm。再做一纵向切口在肘前窝近侧暴露肱动脉，然后通过弯形的隧道开通装置在后外侧构建一个形似延长的 C 形的皮下隧道。

血管吻合

经静脉注射肝素后，上血管夹，并在静脉上做一长约 1cm 的纵向切口，然后用 6-0 聚丙烯缝线通过连续缝合以行端侧吻合（图 64-4）。一旦吻合完成后，松开血管夹，并用肝素化生理盐水冲刷导管。将血管夹上于动脉段，在动脉上做一长约 1cm 的纵向切口，并用 6-0 聚丙烯缝线连续缝合以行端侧吻合。吻合完成后恢复血流，并行多普勒超声以检查远端动脉血流和静脉流出情况。缝合两层组织以关闭切口，最后覆盖无菌敷料。

术后护理

• 出院检查。接受移植物植入后，大多数患者需要密切注意有关并发症的征象，直到术后第二天清晨，但也有患者只需要几个小时的术后监测，如果情况正常，即可当天出院。无论为上述哪种情况，外科团队必须确保术后血管神经检查结果与术前相比未发生改变。通过检查保证患者手部是温暖的并且灌注良好（毛细血管再充盈时间要在 2 秒以内）。如果可触及的桡动脉或尺动脉搏动在多普勒超声下减弱为双相或三相信号，并伴有明显的强化，则提示移植物发生阻塞。

• 术后随访。首选皮下缝合来关闭皮肤切口，这样患者可无需在术后 10~14 天为拆线而来院一次。一般 4 周时来随访即可，随访时在移植物植入的部位可触及轻微的震颤，并可闻及杂音。如果是术后两周内出现的早期移植物失功能，那么就必须进行外科探查，以发现并纠正可能的技术性问题。推荐术后至少等待 4 周再开始正式透析接管，以减少移植物周围血肿的发生风险，特别是对于需要抗凝或

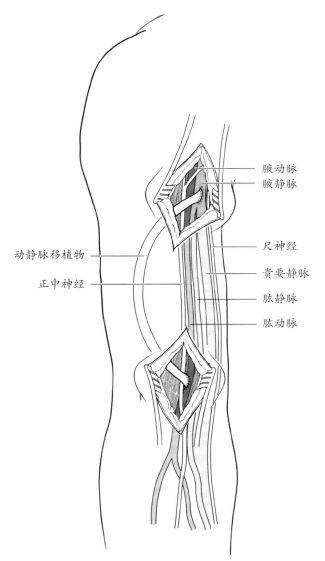

腋动脉
腋静脉

动静脉移植物

正中神经

尺神经

贵要静脉

肱静脉

肱动脉

图64-4 通过肱-腋静脉间置移植物的右侧上臂转位术。稍呈弓形的走行将增加接管部分的长度。

存在凝血障碍的患者。

• 与肾病专科医生和透析中心之间的交流。与资深的肾病学家交流关于通道的类型以及特殊注意事项是至关重要的。要教会透析中心的技术员和责任护士掌握通道的种类和位置，以及接入血流的方向是很关键的。一旦通道作为透析管道的时机成熟，则应养成良好的习惯，做好移植物的轮廓标记，并指示出血流通过的方向，从而可以帮助实现安全而有效的透析接管操作。

并发症

• 感染。感染的原因除了违反无菌原则，对非自体移植物进行过多的接管操作也是一大原因。术后立即出现的局限于切口的红疹通常可通过抗生素治疗和适当的伤口换药处理而得到控制。创伤性接管操作可导致局部结痂或溃疡形成，并带来出血的风险。这时需要通过外科手段来进行翻修并隔绝受损的节段。对存有缺陷部分的支架移植物进行腔内隔绝算不上是侵袭性操作，但是如果伴发感染，则会导致菌血症或脓血症 [7]。这种情况下应去除受损部分的移植物，并用完好的移植物替代之，有时甚至需要将移植物整个移除。

• 血肿。术后较大的血肿可以引起疼痛，移植物的压迫和血栓形成。因此，如果位于肱动静脉鞘中的血肿不断增大，将导致正中神经和尺神经损伤，这时需要立即采取措施清除血肿。

• 病理性神经痛。AVG 植入后可以发生病理性神经痛，其可以归为 3 个原因：直接的神经损伤，窃血综合征或者单侧肢体的缺血性神经病。牵开器的力量过大，以及处理神经时的操作不轻柔，都会导致继发神经失用症。这时应该确定神经失用症是否为自限性的。然而，对于进展性的病损需要使用神经松弛药物治疗，并向神经病学专科医生咨询。如果出现明显的运动单元功能缺失，则需进行物理治疗或相关的专业性治疗。

• 窃血综合征。窃血综合征一般发生在肱动脉作为流入动脉的情况下，同时，如果近端尺、桡动脉的位置适合充当流入动脉 [8]，则窃血综合征的发生概率将会降低。10% 的窃血综合征表现为手指冰冷、麻刺感以及手部轻微不适 [9]。如果发生中等或严重程度的疼痛，或者运动功能出现障碍，就必须迅速作出评估。疑诊窃血综合征后，需要及时治疗来避免永久性神经血管损伤。临床显著性窃血综合征一般发生在手术后 12 小时以内，处理上包括捆扎、结扎和间断结扎进行远端血管重建等方法（见第 68 章）。构建通路的手术可能会给手部带来缺血性损害的风险，通常表现为手部或手指轻至中度的非急症性缺血。临床上引起缺血的原因包括动脉夹层、血栓栓塞和窃血综合征。动脉夹层发生于血管吻合术过程中对动脉操作粗暴或者损伤血管后壁。血栓栓塞事件常发生于手术过程中没有全身抗凝或者血管夹闭时间过长。

• 单侧肢体神经病变。窃血综合征和缺血性单侧肢体神经病变的鉴别是比较困难的。窃血综合征是因为远端血流反流，它临床表现为手部和手指的疼痛和感觉异常，有时可能导致手指或肢体组织失活。缺血性单侧肢体神经病变可以导致疼痛和感觉异常，但是血管方面的表现不显著，并且极少导致手指或肢体组织失活。这种神经病变可归因于轴突

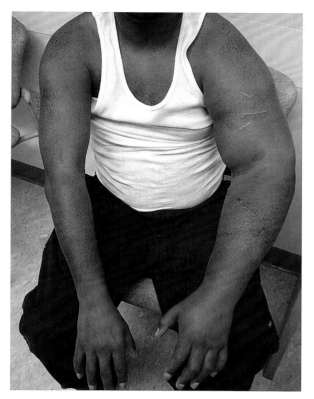

缺失，并且临床表现为单侧肢体远端多发性神经病变[10]。

• 手臂水肿。水肿很常见。如果水肿局限在移植物植入的局部，则常为开通移植物隧道所致，这样的水肿一般在几周内会消散。静脉高压导致的水肿一般会在短时间内消退，但是如果为静脉流出道损伤而未及时确诊，则会导致持续的疼痛性水肿，需要进行干预（图 64–5）。

• 静脉流出道阻塞。晚期静脉流出道阻塞一般表现为静脉压升高，在血透、去除导管时过多地出血或者发生移植物血栓形成的情况时出现的血流异常[11, 12]。建议使用一系列包括外科手术修补或者腔内介入治疗在内的技术来治疗流出道损伤。

• 移植物血栓形成。对于发生在术后 4 周以内的移植物血栓形成，其多与技术问题有关，并且应该在手术室具体评估。

（刘炎东 译　温兴铸 校）

图64–5　植入上肢动静脉移植物后的患者由于中心静脉狭窄而出现严重的上肢水肿。

参考文献

1. Baker LD Jr, Johnson JM, Goldfarb D: Expanded polytetrafluoroethylene (PTFE) subcutaneous arteriovenous conduit: An improved vascular access for chronic hemodialysis, *Trans Am Soc Artif Intern Organs* 22:382-387, 1976.

2. U.S. Renal Data System: USRDS 2008 annual data report: Atlas of chronic kidney disease and end-stage renal disease in the United States, Bethesda, Md., 2008, National Institutes of Health, National Institute of Diabetes and Digestive and Kidney Diseases.

3. National Kidney Foundation: Kidney Disease Outcomes Quality Initiative (KDOQI) clinical practice guidelines and clinical practice recommendations for diabetes and chronic kidney disease, *Am J K Dis*S12-S154, 2007.

4. Swaminathan S, Ahmed I, McCarthy JT, et al: Nephrogenic fibrosing dermopathy and high-dose erythropoietin therapy, *Ann Intern Med* 145:234-235, 2006.

5. Grobner T: Gadolinium: A specific trigger for the development of nephrogenic fibrosing dermopathy and nephrogenic systemic fibrosis? *Nephrol Dial Transplant* 21:1104-1108, 2006.

6. Rivers SP, Scher LA, Veith FJ: Correction of steal syndrome secondary to hemodialysis access fistulas: A simplified quantitative technique, *Surgery* 112:593, 1992.

7. Kim CY, Guevara CJ, Engstrom BI, et al: Analysis of infection risk following covered stent exclusion of pseudoaneurysms in prosthetic arteriovenous hemodialysis access grafts, *J Vasc Interv Radiol* 23:69-74, 2012.

8. White GH, Wilson SE: Patient assessment and planning for vascular access surgery. In Wilson SE, editor: *Vascular access: Principles and practice*, ed 5, Philadelphia, 2010, Lippincott Williams & Wilkins, pp 7-12.

9. Morsy A, Kulbaski M, Chen C, et al: Incidence and characteristics of patients with hand ischemia after a hemodialysis access procedure, *J Surg Res* 74:8-10, 1998.

10. Wilbourn AJ, Furlan AJ, Hulley W, et al: Ischemic monomelic neuropathy, *Neurology* 33:447-451, 1983.

11. Tordoir JH, Van Der Sande FM, De Haan MW: Current topics on vascular access for hemodialysis, *Minerva Urol Nefrol* 56:223-235, 2004.

12. Roy-Chaudhury P, Sukhatme VP, Cheung AK: Hemodialysis vascular access dysfunction: A cellular and molecular viewpoint, *J Am Soc Nephrol* 17:1112-1127, 2006.

13. Haskal ZJ, Trerotola S, Dolmatch B, et al: Stent graft versus balloon angioplasty for failing dialysis access grafts, *N Engl J Med* 362:494-503, 2010.

WAYNE S. GRADMAN · SIDNEY GLAZER

历史背景

1976 年，Dagher 及其同事报道了 23 例为行血透而进行的上臂贵要静脉转位术 [1]。当时这一手术未被广为接受，直到 1997 年，首个国家肾脏基金会肾脏疾病结局质量倡议指南颁布之后，该做法才得到认可 [2]。首次大型的股静脉转位术案例分析是由 Gradman 及其同事于 2001 年首先实现发表的 [3]。这些手术在操作上相似，但适应证、规模、并发症、技术上各不相同。

贵要静脉转位术的适应证

当创建前臂瘘管失败，或该法的可行性已丧失，就要考虑上臂贵要静脉转位术。并根据静脉管径的大小选择肱动脉 - 头静脉造瘘或贵要静脉转位。

术前准备

• 尽量保留静脉。为保留前臂轴向静脉的完整性，尽量不要对肘前部的静脉实施穿刺等操作，这时为建立输液通路，或置入起搏器，最好经颈静脉进行。

• 术前影像学检查。近端上以止血带，再行双功超声检查，则有助于确定贵要静脉和头臂静脉管径的大小，并确定一些常见的解剖变异是否存在 [4]。双功超声最好在患者不存在脱水状态，并且所处的环境温暖，心情放松的情况下进行。在不行血透的当天标记并量出静脉的大小，以避免容量发生变化后静脉充盈状态改变所带来的影响。对于有同侧长期留置中心静脉导管、起搏器或之前留下的透析导管的患者，应行影像学检查来排除中心静脉阻塞。

隐患和风险

• 静脉变异。贵要静脉有可能在中臂汇入肱静脉，而不是在腋静脉。肘前静脉变异较为常见。肘正中静脉从肘前窝正中处延伸直至汇入贵要静脉，

其可能不一定完整存在，有可能是不通的，甚至根本不存在。

• 神经损伤。前臂内侧皮神经是一支感觉神经，直接从臂丛内侧束发出，并在肘正中静脉汇入部位处或中心处直接在贵要静脉前方越过。切断该神经会导致前臂内侧皮肤感觉丧失。正中神经在肘部水平行于肱动脉内侧，在解剖分离和牵拉操作时必须保护好以避免其损伤。

• 窃血综合征。

手术策略

一期或二期手术

对于贵要静脉转位术，可选择通过一期或二期两种方式进行。一期手术过程在花费上较为经济，但是原发性失败的可能性较高 [5]。当上臂静脉的大小处于临界值时，应选择进行二期手术（2.5~3.5mm；图 65-1）。如果贵要静脉直径大于 3.5mm，则行一期贵要静脉转位术一般比较成熟。但是如果静脉直径为 2.5mm~3.5mm，则应行二期贵要静脉转位术。如果贵要静脉直径小于 2.5mm，失败将变得很常见。

获取贵要静脉

不管是一期还是二期，贵要静脉一定要在远端横断，并且必须注意避免损伤前臂内侧皮神经，其在肘正中静脉汇入前直接在贵要静脉前方越过（图 65-2A）。外科医生经常会遇到在手臂中部贵要静脉和肱静脉之间出现的一支粗大的分支。应该小心结扎这一分支，或者如果有必要的话，予以缝扎，以避免贵要静脉管腔狭窄。贵要静脉也有可能在中臂处汇入肱静脉。经验表明，如果贵要静脉的长度不够，则可能需要继续切取肱静脉直至腋部，同时避免致残性的术后手臂水肿。肱静脉是手臂的主要静脉，在没有其他自体静脉可用的情况下，可以使用肱静脉。然而，肱静脉更易破损，并且比贵要静脉有更多的分支。贵要静脉要游离到手臂近端，并做好标记以识别方向，并在

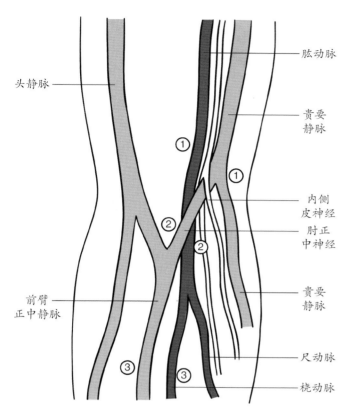

图65-1 贵要静脉吻合到肱动脉的最常见部位。①在肘正中静脉汇入贵要静脉的地方分离出贵要静脉，并且一期转位至肱动脉。②在肘前窝处分离出贵要静脉并吻合至远侧肱动脉，并且这一步为一期或二期进行的转位手术的一部分。③建立肘前内侧静脉、头静脉或肘正中静脉与近端桡动脉之间的侧侧吻合。如果逆行破坏静脉瓣，并且这些前臂静脉已成熟，那么手术无需分二期进行。如果没有逆行破坏静脉瓣并且前臂静脉不成熟，则需要二期进行头静脉或贵要静脉转位。

（图中标注：头静脉、前臂正中静脉、肱动脉、贵要静脉、内侧皮神经、肘正中神经、贵要静脉、尺动脉、桡动脉）

吻合到肱动脉之前，将其置入开通于前臂的隧道内。虽然仅仅是略微抬高静脉，但也使得接管操作变得棘手并带来透析时的不适感（图 65-2B）[5]。贵要静脉也可以在内镜下切取，或者通过"锁眼"技术切取[6、7]，但暂时没有数据证明可减轻切口疼痛感。

窃血综合征

相对于采用人工旁路移植物的转位术，贵要静脉转位术有较低的窃血综合征发生率（<4%）。如果要在上臂建立瘘管，应起始于近端桡动脉，从而可减少窃血综合征的发生[8]。

手术方法

有必要进行术前双功超声血管成像。通过在上臂近端上以止血带，同时沿着静脉走行做向心方向的轻柔按摩，可使静脉充盈，有助于成像。可注射

预防性抗生素。锁骨上臂丛阻滞麻醉，加以 0.5%~1.0%的利多卡因以在切口部位行浸润麻醉，外加适量的利多卡因注射于筋膜间隔室内。也可选择全麻。为了切取静脉，切口要延长至上臂的全长直至腋部。可以在切口全长的任何地方暴露静脉，但是静脉吻合口的最可靠部位是在腋部或者在肘正中静脉水平。有可能切取贵要静脉与肘正中静脉接合部位以远的贵要静脉段来获得足够的静脉长度。

二期手术过程

第一期手术

在肘正中静脉处做切口，分离出一小段肘正中静脉，同时暴露邻近的肱动脉，在肱动脉上做一4~5mm 长的动脉切口，用 6-0 或 7-0 的聚丙烯缝线进行由静脉到动脉的端侧吻合。

第二期手术

4 周以后，超声显示静脉壁轻微增厚，管腔扩张，从而证实贵要静脉已适合作为移植物。在第二期手术中，贵要静脉要暴露至腋部。通过一种带鞘的隧道开辟装置在离贵要静脉前方 2~3cm 的地方开辟隧道。沿着贵要静脉的前方表面做好标记，在远侧横断之，并注入肝素化的生理盐水使其膨胀充盈，然后置入并穿过隧道，置入过程要注意避免静脉扭曲或打结。将转位后的贵要静脉再次吻合至远端静脉。用 3-0 可吸收缝线连续缝合皮下组织。通常是没有必要放置引流。用 5-0 的可吸收缝线皮下缝合皮肤，并覆盖以无菌黏性敷料。

瘘管的表浅化处理

还有一种比较流行的做法是一开始就将贵要静脉端侧吻合至肱动脉。经过 4~6 周的成熟期，暴露贵要静脉，分离出分支并结扎，同时缝合静脉下方的皮下组织将静脉表浅化处理。在皮肤切口愈合后瘘管即可作为接管操作的通道。

桡动脉的使用

在第二期的手术操作中，可变通之处包括在更近侧的肱动脉进行血管吻合，或者在初始动静脉吻合附近横断静脉。Jennings[8] 所述的另外一种方法，即在前臂近端暴露桡动脉，并与邻近的前臂正中静脉、肘正中静脉或头静脉建立侧侧吻合。在进行吻合前，通过瓣膜切除器械破坏远端的静脉瓣，从而使得血液可以按顺行和逆行两个方向流动。上臂的头静脉、肘静脉以及前臂的诸静脉将发生膨胀并成熟，乃至符合

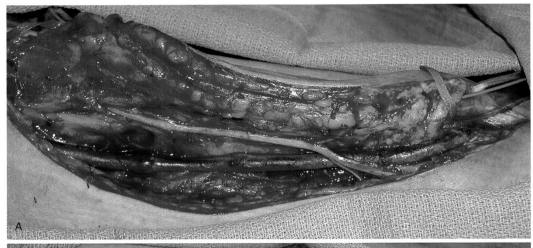

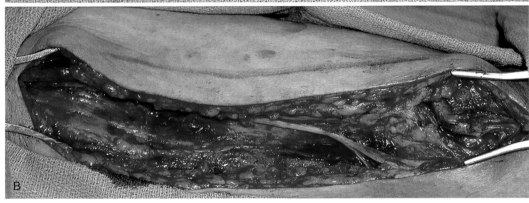

图65-2　（A）将左侧贵要静脉从肘部到腋部的范围暴露，并在横断和置入隧道之前标记好方向。保护好在手臂远侧越过贵要静脉的前臂内侧皮神经，不要做过多的分离。相比于将血管移置，单纯将静脉抬高而没有不转位，会引起前臂内侧麻木，而且血透时接管操作会变得很棘手，还会给患者带来不适感。（B）向前将贵要静脉置入已开通好的隧道，并吻合至远端肱动脉。扭曲或打结必须避免。

用作透析的条件。如果这些静脉仍不适合用作透析，则可以对位于上臂的头静脉或贵要静脉进行转位。

一期手术的步骤

　　大多数人的贵要静脉直径为4mm或更粗，并且如果静脉直径足够宽，没有基础疾病，则单阶段的手术过程通常是可以进行的。静脉暴露至腋部并且在主要切取静脉的皮肤切口前方2~3cm处建立隧道。在静脉的前方表面做好标记，在肘正中静脉远端的层面部位横断贵要静脉，再将其置入并通过隧道，在另一头拖出，要避免静脉在通过隧道过程中扭曲或打结。将静脉端侧吻合至肱动脉。大多数情况下通过距离贵要静脉横断处近端2~3cm的主要切口来暴露肱动脉。对于肥胖的患者可能需要另外做切口来暴露肱动脉。

　　这个手术过程中的一个重要变化是从贵要静脉和肘正中静脉汇合部位开始的贵要静脉切取步骤。在尽可能近端横断贵要静脉的好处是：这里静脉的直径可达4mm甚至更粗，并且不受之前静脉穿刺、置

管或者前臂移植物翻修的影响，但一个明显的缺点是可以用作转位的贵要静脉更少了，但是实践中并未体现出这种坏处。如果贵要静脉终止于中臂，为获得足够长度的静脉，可能需要在上臂切取肱静脉。使用3-0可吸收缝线连续缝合皮下组织。通常没有必要放置引流。5-0可吸收缝线皮下缝合以关闭切口，并覆盖以无菌黏性敷贴。

术后护理

　　•　随访。术后2~4周应就静脉扩张情况以及血流情况进行评估。

并发症

　　•　血栓形成以及瘘管的成熟。主要的并发症是瘘管内血栓形成以及建立瘘管未成熟。可以使用超声来评估静脉的大小、深度、狭窄的范围以及血流

情况[4]。在术后早期阶段，丰富血流可使瘘管静脉的直径增加 1~2mm。

• 伤口崩解。虽然伤口并发症不是很常见，但是较容易在肥胖的患者身上出现。

• 窃血综合征。较轻的窃血综合征，比如仅轻微的肢体麻木或发凉，常可自行消失[9]。如果严重的话，必须行血管造影。若流入道或流出道存在动脉性病变，则通过血管成形术可能会缓解窃血症状。贵要静脉可能会发生明显的膨胀。如果明确瘘管血流过多，则可以通过使近端静脉变细，或者接一短段静脉，或者使用削细的聚四氟乙烯（PTFE）材料来减少瘘管血流。还有一种方式是，如果还有静脉剩余，而且尺动脉通畅情况良好，或者具备进行远端血管间断缝合重建的条件，则可将瘘管延长至近侧桡动脉（即DRIL 术，详见第 67 章）。

• 瘘管血栓形成。有多种方法可以成功构建功能性贵要静脉转位，两年的继发性通畅率可以达到 85%[10]。透析还未能进行即发生血栓形成（早期血栓形成），说明技术失误或者静脉质量低下，应立即行血栓切除并纠正技术层面的问题，则可能可以令通道恢复功能。晚期血栓形成一般是由于静脉在重复使用后发生内膜增生，或者静脉发生退行性变。通过药物机械性血栓溶解术，可能可以挽救通道。

股静脉转位术的适应证

KDOQI 指南建议，只要上肢还存在构建通道的可能，就不要在下肢构建通道。然而，在以下情况构建下肢通道则属必要：通过修补锁骨下动脉、无名动脉，或者上腔静脉阻塞，或者构建颈内静脉旁路等方法补救上肢通道，那么继续进行是有利的。对颈静脉行再次手术是一个不小的挑战，并且要做到该静脉还可以用作临时置管。对于首次在下肢建立血透通路，大多数情况下应考虑股静脉转位术。不建议对虚弱多病，预期寿命不超过 2 年的老年人行股静脉转位术。应排除有严重动脉狭窄性疾病者，除非通过血管成形术后足背动脉脉搏恢复，并且踝肱指数超过 0.85。若患者的腘动脉搏动良好但足背动脉脉搏消失，则股静脉的环状 PTFE 复合物通路可避免非环状股静脉通道所带来的缺血并发症。即使切取了大隐静脉，术后水肿也多可耐受，并且极少发生使腿部周长增加超过 2cm 的术后水肿。

术前准备

• 建立在插导管基础上的透析。强烈不鼓励这种做法：延长将股静脉导管作为临时血管通路的时间，同时等待上肢通路成熟。这种做法大大降低了这一肢体的股静脉日后用作移植物通道的可行性。如果发现髂静脉存在狭窄，可放置支架。

• 术前影像学检查。应该给患者做多普勒超声检查来确保股静脉的直径至少是 5mm，并且要排除深静脉血栓形成、双重股静脉或者出现股深静脉为优势静脉的情况。如果患者的同侧股静脉长期留置导管，则建议行髂静脉造影。

• 与患者沟通。应该建议患者提前为一定程度的术后疼痛以及手术后刚开始出现的行动困难做好心理准备。

隐患和风险

• 窃血综合征。
• 间隔室综合征。
• 过多的血流。
• 水肿。
• 伤口并发症。
• 神经损伤。
• 静脉异常以及有血栓性静脉炎的病史。

手术策略

窃血综合征

在股静脉转位后窃血综合征和间隔室综合征的发生率增加是综合以下几个方面的原因：瘘管内高血流量、远端静脉压增高，以及多发的阻塞性和钙化性动脉疾病。如果出现动脉供血不足，则在对髂动脉、股动脉或腘动脉疾病行血管成形术后，可将原本不符合条件的病例转变成可行该手术。在血管吻合至股动脉前，通过将股静脉削减至 4~5mm 可以减少术后缺血并发症的发生。在股静脉转位完成后足背动脉搏动不能触及，应该测量远端腘动脉收缩压。如果腘动脉收缩压不及手臂收缩压的 60% 这个最低限值，那么应该考虑采取进一步限流措施。

避免伤口并发症

伤口并发症包括感染、后部皮瓣的皮肤全层坏死、皮下淋巴瘘。这些并发症在那些有多次手术史的、肥胖的、有糖尿病的患者身上更常见。切取股静脉的切口应该选择在动脉搏动上方以避免皮瓣发生缺血。应该避免在切取股静脉的同时分离股动脉分支，从而保证大腿的最佳灌注。

手术方法

切口

一个拜尔极端派（Arizant Healthcare, 明尼苏达州，伊登普雷利）保存了上身的热量。在漫长的手术结束时，患者往往处于体温偏低、血管收缩状态，这时要触及患者的足背动脉搏动是困难的。建议全麻下行动脉血压监测。预防性应用抗生素。在腹股沟皱褶的地方开始延伸切口，并直接越过股动脉搏动的地方。在这个位置最容易辨认出动脉并可以向远端延伸，如果不准备建立环状聚四氟乙烯复合物瘘管，那么就不需要暴露股总动脉。

暴露股静脉

尽管在大腿股静脉的全部走行总是在动脉的深部，但是将静脉沿全长暴露至动脉的外侧通常更容易做到。在股动脉搏动的引导下向远端延长切口。应该避免在分离动脉分支的同时分离出静脉以及其属支。每一个属支应该邻近股静脉被缝扎；在远侧应该使用血管夹或者绷带。横断的淋巴管也应该被夹闭并结扎。

暴露远侧股静脉和腘静脉

延长切口后，我们会发现覆盖在静脉上的必要时可以用来暴露静脉的缝匠肌。在缝匠肌远侧延伸的厚筋膜可能使得在大腿远侧的另一半触到动脉搏动变得困难。距离缝匠肌外侧缘数厘米处是内收肌肌腱，它可以被分离出来，但同时要注意不要损伤到大隐静脉或者其他邻近的神经。分离出内收肌肌腱后，在其上方分离出腘静脉直至其深入腘窝的部位。将静脉暴露出来，并游离足够长度的腘静脉，再将其移至与动脉进行吻合的位置。在肥胖患者中，通过行膝上切口尽可能向远侧切取静脉。横断腘静脉，并使用 2-0 的缝线结扎断端。

运用近侧股静脉

现在将股静脉分离回至与股深静脉的汇合处，在汇合处股静脉与股深静脉一样粗大并且深入后方的深部组织中。静脉汇合点离动脉汇合点至少有 1cm 远，因此不需要暴露动脉汇合点。当暴露股深动脉时经常会分离出内侧旋静脉，不应该将股深静脉与内侧旋静脉相混淆。常规分离出远侧股总动脉的静脉属支使得充分运用股静脉。

移植过程

为了保留长度，在开通隧道之前将股静脉转位到股动脉外侧（图 65-3）。有些人认为这种做法会造成股静脉在汇入股总静脉部位的狭窄，因此他们提倡在大腿前部建立隧道之前，将股静脉围绕股动脉弯曲地置于其内侧。做两个相对的切口有助于将股静脉引入隧道并从另一头穿出而与远侧股动脉相接。在隧道的两端都适当切除部分筋膜，从而使静脉有足够的空间置于其中，而不至扭曲和打结。两端切口之间的距离一般为 12~15cm，也就是置有导管的那部分瘘管的长度。对于已行游离的所有大腿静脉而言，这一长度看起来不够，但是如果鼓励血透护士改变进针位置或者使用锁孔技术的话，这一长度已绰绰有余。在主要切口外侧 2~3cm 处建立隧道，并通过 32F 胸引管扩大隧道。伤口问题和皮肤坏死最容易出现在内侧皮瓣。

动静脉吻合

抗凝可采取两种方式：静脉注射 2000U 剂量的肝素而不行鱼精蛋白逆转；或者按 100U/kg 体重剂量的肝素并行鱼精蛋白逆转。一般将静脉吻合至位于缝匠肌和分离出来的内收肌腱中间的股浅动脉。如果静脉的直径超过 5mm，应将其尖端削细以减少窃血综合征的发生（图 65-3）[9]。通常将静脉头端修剪成楔形，大小为静脉直径的 1/3，再行缝合静脉，这样静脉的直径可减少 50%，意味着横截面积减少将达 75%，从而可以达到缩减开口的目的。股浅动脉经常明显钙化并且内膜增厚显著，可使用动脉夹来控制其血流。用 5-0 多聚丙烯缝线连续缝合来完成血管吻合。在完成吻合之后使用连续频谱多普勒超声检查瘘管内和足背动脉的血流。

环状聚四氟乙烯复合物 – 股静脉的动静脉通路

对于有窃血综合征风险的患者，可以使用一头端削尖的 4~7mm PTFE 移植物来构建环状聚四氟乙烯复合物 – 股静脉通路（图 65-4）。这类患者应可触及腘动脉搏动，但足背动脉搏动不可触及。在将 PTFE 移植物移植到股总动脉之前应该将移植物的近侧端削减至 5mm。在环状物通道的 5 点钟和 7 点钟之间的位置做第 3 个反向切口，这样可以避免移植物扭曲和打结，而移植物的另一端为 7mm，从而能与静脉很就好地进行匹配。PTFE 移植物的肢体无需要像以往报道的那样被包埋起来。然而，两种透析针都应该放置于股静脉中，以避免将导管插入 PTFE 移植物中。将移

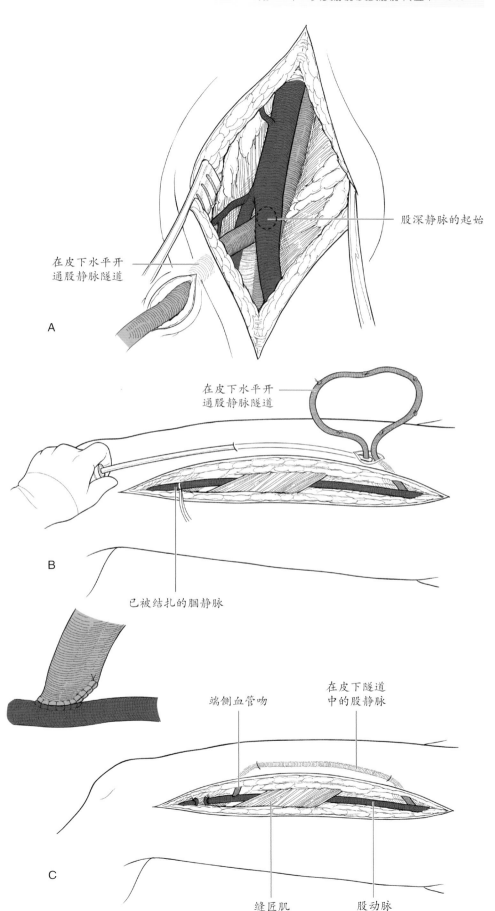

股深静脉的起始

在皮下水平开
通股静脉隧道

在皮下水平开
通股静脉隧道

已被结扎的腘静脉

图65-3 （A）游离股静脉后，将其向深部转位至紧贴于股动脉。为建立隧道，需另做一小切口。（B）将股静脉通过该切口置入建好的隧道中。（C）完成股静脉转位。插图显示，在转位至远侧股动脉前，将股静脉做适当削减以使其直径为4.5~5.0mm。（A-C, Redrawn from Gradman WS, Cohen W, Haji-Aghaii M: Arteriovenous firstula construction in the thigh with transposed superficial femoral vein: Our initial experience. *J Vasc Surg* 33: 970–971, 2001; B, inset, Redrawn from Gradman WS, Laub J, Cohen W: Femoral vein transposition for arteriovenous hemodialysis access: Improved patient selection and intraoperative measures reduce postoperative ischemia. *J Vasc Surg* 41: 280, 2005.）

端侧血管吻

在皮下隧道
中的股静脉

缝匠肌　　　　股动脉

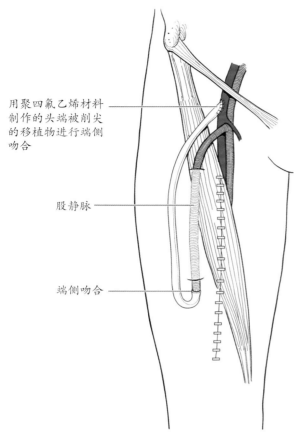

用聚四氟乙烯材料
制作的头端被削尖
的移植物进行端侧
吻合

股静脉

端侧吻合

图65-4　环状复合PTFE 移植物与转位的股静脉构建瘘管。将一4~7mm 的 PTFE 移植物削细以减少通过瘘管的血流量，从而防止窃血综合征。（Redrawn from Gradman WS, Cohen W, Haji-Aghaii M: Arteriovenous fistula construction in the thigh with transposed superficial femoral vein: Our initial experience. *J Vasc Surg* 33: 971, 2001.）

植物保持贴近于皮肤表面的好处是，如果静脉将来发生退行性变，则可以将 PTFE 移植物延长至股总静脉，并且在新的内置的节段成熟以前，仅使用该 PTFE 动静脉管路。这个方法尤其对于那些需要构建临时通道但可选部位又极度有限的患者来说最为合适。在复合物中，对于内膜增生一般发生的部位，一般一开始是 PTFE 移植物与股静脉的接合部位，如果有必要行血管成形术，该部位是外科手术可以达到的。

　　行预防性内外侧小腿筋膜闭合性是明智的，其几乎不增加手术的并发症发生率。无需常规放置引流。用 2-0 或 3-0 可吸收缝线缝合皮下组织，用 5-0 可吸收缝线行皮下缝合来关闭主要皮肤切口。为减轻术后疼痛，可在伤口处注射不含肾上腺素的丁哌卡因。

术后护理

　　• 间隔室综合征。术后最初的 24~48 小时需要

密切观察有无间隔室综合征的发生，尤其是前间隔区。如果间隔室发硬、触痛并且足背屈动作受限，那么即使可以感触到足背动脉搏动，也要在局麻下在床边行间隔室筋膜切开术。开放性筋膜切开优于闭合性筋膜切开。在水肿消退后可以关闭切口。

　　• 抗凝。股静脉转位术后不需要常规抗凝。如果术后出现水肿和小腿肚区疼痛，则可能需行静脉超声检查，可发现腘静脉中部和远侧血栓形成。但该情况下患者能否从抗凝治疗中获益尚无定论。

　　• 行走。术后早期患者行走困难，因此需留院观察几天，主要给予疼痛控制和进行物理治疗。

　　• 开始透析治疗。如果患者没有其他部位可供临时置入透析导管，并且将使用 17 号针头进行透析，那么可以在 2~3 天后使用新建立起来的透析通道，这时最好是在同侧股静脉放置双腔临时透析导管。如果条件允许，等到 2 个月后再使用新建立起来的透析通道。但如果将使用 17 号针头，3~4 周后即可使用。

并发症

　　• 通畅率。在先前动静脉吻合处的附近行再次手术是颇具挑战性的 [1]。如果在动脉吻合处出现流入问题并且不能通过血管成形术加以纠正，可以将瘘管转换成环状 PTFE 复合物 – 股静脉通道，其比在原吻合口行翻新来得容易。

　　• 窃血综合征。窃血综合征可能发生在早期，也可出现在晚期，但都应及时做出诊断或治疗，以防止肢体受损。早期筋膜切开，尤其是前间隔室切开，可为正确的策略性评估提供时间。如果时间允许，非常建议进行血管造影并血管成形术。在治疗窃血综合征的众多选择中，前面所提到的使用 4~7mm 的 PTFE 移植物行"近端化"处理，可能是最简单而又持久有效的方法。另一种选择是取一 6mm 或 7mm 的环状 PTFE 复合体构建从股总动脉发出到近端腘动脉的 PTFE– 股腘动脉旁路。该法适用于对静脉进行缩减后足背动脉仍无血流的患者。该法无需间断结扎股动脉，而在 DRIL 中则需行结扎。在对股动静脉吻合进行再次探查以缩减吻合口或建立股腘旁路（不管是否行间断结扎）时难免会遇到伤口和技术问题。

　　• 淋巴系统损伤。小的皮下淋巴瘘可能会在皮肤缝合后随着切口的愈合 1 个月后自行闭合。对于大量淋巴液聚集，重复吸引操作可能有效，但是在很多情况下还是需要手术探查的。

　　• 晚期血栓形成。对于股静脉通路，药物机械性血栓清除术并结合经皮血管形成术可进行得比较成功。然而在上肢，使用该技术则比较困难。如果环

状复合物通道出现阻塞，则狭窄经常位于静脉 –PTFE 移植物接合部位。在这种情况下。外科补片血管成形术比经皮血管成形术更能取得持久可靠的效果。

• 伤口问题。伤口并发症很常见，特别是在有下肢外科手术史并且肥胖的患者中。大腿内侧皮瓣可能发生累及全层的皮肤片状坏死。如果不合并感染，可先行观察而暂不清创，即使是全层坏死一般也会二期愈合。如果发生伤口感染，则采取抗生素治疗结合引流大多有效。

（刘炎东 译　温兴铸 校）

参考文献

1. Dagher F, Gelber R, Ramos E, et al: The use of basilic vein and brachial artery as an A-V fistula for long term hemodialysis, *J Surg Res* 20:373-376, 1976.
2. National Kidney Foundation: K/DOQI clinical practice guidelines for vascular access, *Am J Kidney Dis* 30:S150-S191, 1997.
3. Gradman WS, Cohen W, Haji-Aghaii M: Arteriovenous fistula construction in the thigh with transposed superficial femoral vein: Our initial experience, *J Vasc Surg* 33:968-975, 2001.
4. Wiese P, Nonnast-Daniel B: Colour Doppler ultrasound in dialysis access, *Nephrol Dial Transplant* 19:1956-1963, 2004.
5. Hossny A: Brachiobasilic arteriovenous fistula: Different surgical techniques and their effects on fistula patency and dialysis-related complication, *J Vasc Surg* 37:821-826, 2003.
6. Martinez BD, LeSar CJ, Fogarty TJ, et al: Transposition of the basilic vein for arteriovenous fistula: An endoscopic approach, *J Am Coll Surg* 192:233-236, 2001.
7. Hill BB, Chan AK, Faruqi RM, et al: Keyhole technique for autologous brachiobasilic transposition arteriovenous fistula, *J Vasc Surg* 42:945-950, 2005.
8. Jennings WC: Creating arteriovenous fistulas in 132 consecutive patients, *Arch Surg* 141:27-32, 2006.
9. Gradman WS: Prevention and treatment of hemodialysis access-related steal: A new classification. In Henry M, editor: *Vascular access for hemodialysis*, Chicago, 2008, W.L. Gore and Associates, pp 155-160.
10. Chemla ES, Morsey MA: Is basilic vein transposition a real alternative to an arteriovenous bypass graft? A prospective study, *Sem Dial* 21:352-356, 2008.
11. Gradman WS, Laub J, Cohen W: Femoral vein transposition for arteriovenous hemodialysis access: Improved patient selection and intraoperative measures reduce postoperative ischemia, *J Vasc Surg* 41:279-284, 2005.

DAVID L. CULL

历史背景

尽管早在 1962 年 Brescia Cimino 型皮下动静脉瘘已成功建成，但很多患者的前臂缺乏合适的血管，从而促使众多学者对这种可替代性管路进行评估。1969 年，May 及其同事描述了使用自体的大隐静脉来创建前臂动静脉瘘的案例[1]。不久便另有学者尝试建立非自体性管路，包括 Chivitz 及其同事在 1972 年描述的用牛颈动脉构建异体移植物通路[2]；还有由 Bakers 及其同事在 1975 年首次报道的采用微孔型膨胀式聚四氟乙烯（PTFE）移植物[3]。在这些早期的报道中，聚四氟乙烯移植物或者是环状也可能是直形的动静脉导管，并且在上下肢都有运用。在此后数 10 年，上肢可供选择的血管通路有限的问题仍然持续地困扰着外科医生，因此外科医生从未停止过在非传统部位建立透析血管通路的探索。因此，人们继续探索通过非传统部位和手段获得透析血管通路的方法。1995 年，Ono 及其同事报道了通过使用前胸壁腋动静脉建立动静脉通路[4]，并在 1998 年还报道了通过上肢的肱静脉和下肢的股静脉转位来建立透析通路[5, 6]。Katzman 及其同事在 2009 年描述了他们设计兼有移植物和导管的 HERO 血管通路的初步经验。

适应证

尽管在上肢各种类型通路的放置上，已为孰先孰后建立了"优先顺序"的法则，但对于需要放置更为复杂的通路，因缺乏循证报道，该法则的适用性不强。然而对于一些特定的临床情况，制订特定的指南，解答诸如施行哪种手术将最为有用，应避免哪些操作之类的问题，仍然是可能的。这些指南概括在表 66-1。

术前准备

· 病史。要完成一份完整的病史，并且需突出之前建立血管通路失败的可能原因，这里需要详细

回顾手术记录，并咨询肾病学专家和透析护士。

· 术前影像学检查。对于需要构建多个通路的患者，单凭非侵袭性血管检查可能难以获取足够的解剖学信息。这时，需要行对比剂的血管造影来明确可能影响结局的一些动静脉病理学改变。

· 术前准备。在手术前应该首先弄清患者的身体状况，包括液体含量，这方面的评估需要与肾病专科医生做好协调，还要与患者的透析计划相协调。另外，在手术之前应该治愈所有开放性伤口，同时处理好并发的感染，并稳定有可能增加麻醉风险的重要并存疾病，不让病情加重。术前应该描记肢体的血管与神经的状态。

· 预防外科手术部位感染。应该注射适当剂量的预防性抗生素，在手术区域上方应该使用抗微生物黏附性薄膜屏障。

隐患和风险

· 应该画出手术相关血管解剖的轮廓。

· 应该明确导致之前建立通道失败的各种因素，包括未被发现的血栓形成倾向。延长通畅率的策略可能包括调整给药量和患者的干重以降低患者在血透期间或之后发生低血压的风险。另外，在进行血栓切除术或通道的安置之后立即实施抗凝治疗可能是合理的。

· 必须考虑到所有的可供选择的通道以明确建立长期血管通路策略。

手术策略

临时透析通道的选择

不能等到必须实施外科干预时才想到就建立通路的问题制订计划。对于手术策略的考虑需将建立临时通道的选择也包括在内。如果构建临时通道的选择有限，一种"早期黏附性"血管移植物可作为有用的选择。如果条件允许，留置于手术局部的管

表 66-1　对于主要复杂性通路构建情况的一些考虑

建立通路的步骤	适应证	合适的临床情况	相对禁忌证
股静脉或大隐静脉转位	股静脉或大隐静脉必须通畅 股静脉或大隐静脉的直径应 >3mm 股动脉通畅，无钙化	儿童或健康状况良好的年轻成人患者 易栓质并且无其他部位可建立自体通路 易并发感染的患者（卫生状况差、免疫抑制、既往曾有多个部位感染）	过度肥胖导致腹股沟区"赘肉"太多 体弱多病者 无合适位置管以建立临时通路 通路相关性肢体缺血的高危病例
肱静脉转位	肱静脉直径 >2.5mm	儿童或健康状况良好的年轻成人患者 易并发感染的患者（卫生状况差、免疫抑制、既往曾有多个部位感染）	适合建立自体通路的患者，包括桡动脉－头静脉、肱动脉－头静脉或肱动脉－贵要静脉通路 过度肥胖导致上臂"赘肉"太多
中段或近段大腿股－股人工材料环形移植物通路	股静脉或股总静脉必须通畅 股浅动脉（中段大腿通路）或股总动脉通畅，无钙化	老年或合并有多种其他疾病的患者	易并发感染的患者（卫生状况差、免疫抑制、既往曾有多个部位感染） 病理性肥胖
胸壁人工材料移植物通路	腋动脉或锁骨下动静脉必须通畅 中心静脉必须通畅	病理性肥胖	适合在大腿部建立自体或人工材料移植物通路的患者
经胸折袖状透析导管	上腔静脉必须通畅（最好是上腔静脉段长度足够） 经股静脉送猪尾巴导管至上腔静脉	预期寿命有限（<6 个月） 所有其他选择均已尝试	适合建立备选的复杂性通路的病例 适合经颈内静脉或锁骨下静脉置入折袖状透析导管的病例 存在严重心肺疾病者
HERO 设备	中心静脉必须通畅 肱动脉在解剖上适合构建动静脉通路	需长期行血透并且唯一仅存的选择是通过隧道置入折袖状透析导管	适合建立备选的复杂性通路的病例

路应在手术的前几天移除。

对于上肢通路剩余选择的评估

在下肢、胸壁以及其他所谓非常规部位建立血管通路时，并发症的发生率要比在上肢建立血管通路的发生率高，并且处理起来也比较棘手。因此我们应该确保在上肢已无合适部位可供选择时才考虑在这些地方构建血管通路。例如，静脉造影提示双股肱静脉，或者在三角肌胸肌间沟为开放性头静脉，两者都可造成静脉外流过多。有时上肢动静脉在解剖上作为血管通路是合适的，但是同侧中心静脉存在狭窄或阻塞，似乎会影响在该侧上肢构建血管通路的选择。中心静脉血管成形术的远期有效性是较为满意的，6 个月的初始通畅率大约为 40%，并且再狭窄后再次行血管成形术（可能需同时植入支架也可能无需植入），也可取得较高的二期通畅率[8]。因此，应该首先考虑在上肢构建动静脉通路并通过经皮介入来治疗中心静脉狭窄，而不是在大腿或胸壁建立血管通路。对于肥胖的患者，因静脉长度相对不足，所以难以进行这种通过建立皮下隧道的贵要静脉、肱静脉或股

静脉转位的标准步骤。然而如果将静脉提至切口处，转位手术则变得可能[9]。

儿童患者

对于儿童，建议进行腹部透析。如果必要的话，可以实施经皮血透，或者行外科手术放置导管，但是感染的并发症是很常见的。在理想情况下，对于儿童患者应该选择自体血管并在其肢体的远端构建通路。在合适放大倍数的显微镜帮助下，通过显微外科器械行显微外科手术并采用间断缝合，均有助于在小儿建立血管通路。使用无菌止血带有助于减少对血管的分离操作和血管痉挛。

肱静脉移植

如果在术前静脉影像学描记中发现静脉直径超过 2.5mm，并且肱动脉－头静脉造瘘或贵要静脉转位术不可行，则应该考虑进行肱静脉转位术。肱静脉转位术应该分二期完成，首先实施动静脉血管吻合，6 周以后实施静脉转位。如果术前肱静脉直径超过 4mm，可考虑一期完成手术步骤。对于肥胖患者，因

为其上肢的脂肪组织太厚而肱静脉相对太短，不能在浅表的位置进行转位，故不是肱静脉转位术的理想对象。

大隐静脉移植

做跳跃性切口，或者通过内镜技术来切取大隐静脉可能降低伤口并发症的风险。因为瘘管构建成功后大隐静脉不容易出现扩张，所以只有直径超过 3mm 的大隐静脉才可使用。透析接管应至少延迟至术后 6 周以避免穿刺点出血和血肿的发生。该法不适用于病理性肥胖的患者，因为透析管道接入时患者需要处于仰卧位，并且需要牵开该处的脂肪组织来暴露通路位置。

假体性低端肢体血管通路的建立

下肢人工材料的动静脉通路的选择包括股动脉至大隐静脉或股动脉到股静脉的环状通路，还有大腿中部到股浅动脉中段至股静脉的环状通路。这些通路虽然说不上优于上肢的通路，但就其通畅性而言也不次于上肢通路。另外，相比于建立在胸壁的血管通路，选择在股部建立血管通路，一旦发生移植物感染或血管吻合口狭窄，处理起来更加容易，并且在透析期间患者的双手未受约束，可以自我接管或者从事其他活动。构建在大腿中部的股浅动脉以及股静脉动静脉瘘还可以避免腹股沟处富含淋巴结和脂肪丰富的组织。因此，这种构建于大腿中部的人工材料环状血管通路具有比建立在腹股沟区的人工材料移植物更低的感染风险，并且将通路构建于大腿中部，近端股部血管得以保留，从而为将来通路的放置留出了部位。术前应行双功超声检查来明确动静脉的通畅程度，并确定动脉壁的钙化程度。

胸壁人工材料移植物血管通路

最常见的构建在胸壁上的人工材料动静脉通路有腋动脉至同侧腋静脉的环状移植物通路和腋动脉至对侧腋静脉的直线或"项链"状通路。这种腋－腋直线或"项链"状的环形移植物通路的优势在于对侧的腋部血管得以保留，从而为将来再次构建通路留出位置。在行手术前需确认中心静脉是通畅的。如果近期近端腋静脉、锁骨下静脉或者头臂静脉曾进行血管成形术或者植入支架，应该另外选择部位来建立动静脉通路，因为在对中心静脉行介入治疗后常会出现再次狭窄并会影响通畅性。如果在两臂之间的血压差异较大，那么最高血压一侧的腋动脉就是最佳供体血管。术前应考虑行对比剂的血管造影或者计算机断层血管成像。即使对于有窃血综合征病史的患

者，即使使用与上臂血管同侧的血管来进行胸壁通路构建，仍然还没有关于通道相关性缺血的案例报道。对于病理性肥胖的患者，相比于构建于下肢的人工材料动静脉通路，构建于胸壁的人工材料通路具有更低的感染风险，而且伤口并发症的发生率也更低。胸壁血管通路的一个主要缺点是一旦移植物发生感染，则难以实现对腋部血管的近端控制，这时需行切开。

经胸折袖式透析导管的安置

只有传统的中心静脉置管因为颈内静脉和锁骨下静脉血栓形成而无法进行时才考虑放置经胸折袖式透析导管。严重的心肺疾病是放置经胸折袖式导管的相对禁忌证。对于上腔静脉很短或仅剩残支的患者，因该操作需要通过心包腔而将管路置入血管，所以出血的风险将增加。

血透可靠性外流血管通路装置置入

在置入血透专用流出（HERO, Hemosphere, 明尼阿波利斯州）装置前需行血培养，如果结果为阳性，则应选择合适的抗生素治疗菌血症。在移除经隧道置入的透析导管之后，如果要将 HERO 装置的硅胶导管部件通过导丝插入，则导管尖端应行细菌培养。如果细菌培养的结果为阳性，则应该考虑抗生素治疗。应该避免在之前发生过感染的区域放置 HERO 装置。如果存在经隧道置入的透析导管，则应在 HERO 装置接管准备就绪后 2~3 周内将其移除，并对导管尖端进行细菌培养。

手术方法

肱静脉转位

对于肱静脉转位和贵要静脉转位，两者有很重要的差异。肱静脉转位之所以在技术上更具有挑战性，是因为其长度短、位置较深且有数目繁多的静脉属支。另外，尽管贵要静脉转位难度不大，但是贵要静脉转位的作用却很难明确。目前最大的手术样本包含了 58 例肱静脉转位，大部分病例是分两阶段完成的。术后 12 个月时，初始和二次术后通畅率分别为 52% 和 92%[10]。

麻醉和患者体位

第一阶段的动静脉吻合是在局麻下实施的。在第二阶段，可将局部麻醉运用于经过挑选的病例，用于静脉游离及转位；然而，亦可选择区域性肌间沟阻滞或者全麻。两个阶段均让患者处于手术台边缘，

同时使其上肢外展至 90°，并置于搁手板的中央。

第一阶段：创建动静脉吻合

在前正中肘窝处的肱动脉搏动处做纵向切口，同时暴露肱动脉和肱静脉。当出现多条肱静脉时，使用最大的肱静脉进行动静脉吻合。结扎并离断远端静脉。用肝素化生理盐水轻轻充盈近端静脉。使用最近端桡动脉而非肱动脉可降低窃血综合征的发生率。用 6-0 多聚丙烯缝线行静脉到动脉的端侧吻合（图 66-1）。

第二阶段：游离和转位动脉化的静脉

4~6 周后，静脉壁动脉化并且易于游离，此时进行第二阶段手术。在上臂肱动静脉走行处做纵向切口。一次性将这个切口向近端延长数厘米，同时从前臂肘窝至腋部逐步暴露出静脉的前表面。游离静脉需要医师具备相应的技术及耐心。前臂内侧皮神经和正中神经与静脉毗邻，必须避免损伤神经。因为静脉可以附着在邻近的肱动脉上，所以在游离静脉的过程中容易撕裂肱动脉（图 66-2）。对于静脉属支，使用 4-0 的丝线分别进行结扎。并且使用 7-0 的聚丙烯缝线锁边结扎短、粗的静脉属支。在静脉的前表面做好标记，以避免在转位过程中静脉打结。

此前已经描述了一些转位静脉的技巧。如果被游离的静脉长度足够，利用之前置于从前臂肘窝至腋部的上臂切口外侧的隧道器，静脉可通过游离出来的皮下隧道。在动静脉吻合口附近游离静脉，并使静脉通过皮下隧道，同时注意避免静脉扭曲或缠绕打结，并且使用 6-0 的聚丙烯缝线进行端侧静脉吻合（图 66-3A）。如果静脉太短，不能通过游离出来的皮下隧道进行转位，则可用 3-0 可吸收缝线行间断缝合以关闭静脉下的皮下组织来抬高静脉。用 4-0 可吸收线在瘘管上方缝合皮肤（图 66-3B）。另外，可在皮肤切口下 3mm 建立皮瓣，以使静脉转位远离上方覆盖的切口。一旦皮肤切口完全愈合（一般在第二阶段手术过程之后 3 周），则可以在动静脉通路中置入导管。如果瘘管正好位于皮肤切口下，则需指导透析工作人员通过上方的瘢痕来将导管置入瘘管。

大隐静脉转位

有关大隐静脉转位后的结果，仅有少部分案例报道。据报道 25% 的病例有早期转位失败，而一年二次术后通畅率为 80%[11-13]。

麻醉以及患者体位

在全麻或局域麻醉下行大隐静脉转位。让患者

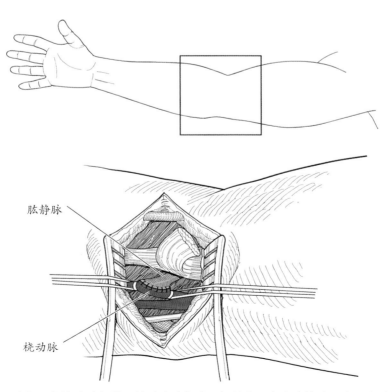

肱静脉

桡动脉

图 66-1 肱静脉转位，第一阶段。在前臂肘窝附近暴露肱动静脉。如果出现多个肱静脉，应选取最大的肱静脉与肱动脉或桡动脉中的一条进行吻合。

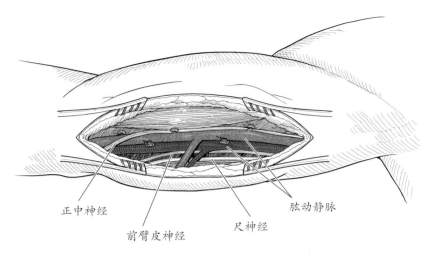

图66-2　肱静脉转位，第二阶段。暴露并游离上臂的肱静脉，避免损伤前臂内侧皮神经和正中神经。用丝线对小的静脉属支进行结扎。用7-0 的聚丙烯缝线缝合短、粗的静脉属支。

正中神经

前臂皮神经　　尺神经

肱动静脉

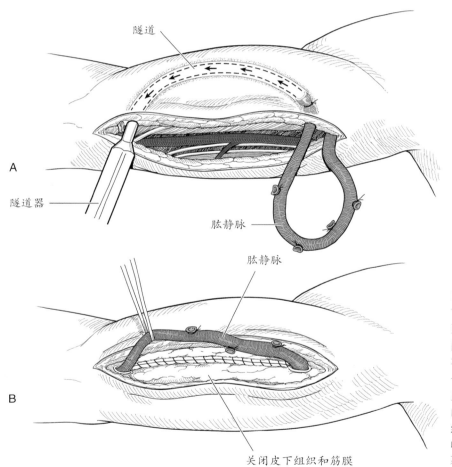

隧道

A

隧道器

肱静脉

肱静脉

B

关闭皮下组织和筋膜

图66-3　肱静脉转位：隧道技术。（ A ）首选的转位方式是通过皮下隧道将瘘管带到上臂腹侧上方。为此需在动静脉吻合处附近游离瘘管。利用隧道器，使静脉通过在上臂切口外侧的皮下隧道并将其重新吻合至瘘管的近端。（ B ）如果瘘管太短，则不能通过皮下隧道来转位静脉，可用3-0 的可吸收缝线闭合切口下方的筋膜和皮下组织来抬高瘘管。在瘘管上方用4-0的可吸收缝线缝合皮肤。术后指导透析人员通过覆盖在其上的瘢痕直接在瘘管中插管。

处于仰卧位，并外旋膝部和大腿来暴露大隐静脉。

暴露并游离大隐静脉

　　在腹股沟区股动脉搏动上方行纵向切口即可接触到近端股浅动脉和大隐静脉股静脉汇合处。通过腹股沟至膝部的跳跃式皮肤切口暴露大隐静脉。分离出静脉属支，用 4-0 的丝线结扎属支并且从大隐

静脉股静脉汇合处至膝关节处游离静脉。另外，也可使用内镜下切取静脉装置，通过单一的小切口游离大隐静脉。

为静脉开辟隧道并且实施动静脉吻合

　　缝扎大隐静脉并在膝部远侧横断静脉，同时保持大隐静脉 – 股静脉汇合处完整。随后即可暴露出

近端股浅动脉。使用隧道器，沿着大腿前表面通过两个独立的皮肤切口在皮下建立皮下隧道。将大隐静脉以袢状从隧道中拖出，并使用 6-0 聚丙烯缝线行端侧吻合至近端股浅动脉。若近端股浅动脉发生阻塞或有严重粥样硬化栓塞性疾病，则可将大隐静脉吻合至股总动脉。另外，如果股浅动脉是正常的，则可沿大腿内侧切口的一侧将大隐静脉沿隧道拖出并且将其吻合至远侧股浅动脉（图 66-4）。同样可游离股静脉并将其移至他处以建立动静脉瘘。

人工下肢血管通路

下肢的人工动静脉通路在 1 年内通路的二次通畅率为 68%~85%，2 年内为 54%~82%。大腿通路的感染发生率为 16%~41%，并且 3% 的病例发生肢体缺血 [14-16]。起源于股浅动脉及大腿中段股静脉的袢状人工通路有 1/5 的感染风险。此风险小于股总动静脉移植物所带来的感染风险 [17, 18]。

麻醉以及患者体位

一般在全麻或区域麻醉下行大腿部人工血管通路建立手术。患者取仰卧位。

暴露以及建立大腿近端人工血管通路的技巧

在股动脉搏动上方腹股沟处做纵向切口，通过该切口显露股动脉以及大隐静脉。游离在隐股汇合点附近的近端股浅动脉以及大隐静脉，其游离长度为 3~4cm。股浅动脉最适合作为动脉流入道，这是因为与股总动脉相比，使用股浅动脉更容易处理动脉窃血或移植物感染等并发症。但是如果股浅动脉存在

阻塞性病变，则应选择股总动脉。最好的静脉吻合处是大隐静脉。另一种方法是可以根据静脉解剖而使用股静脉或者股总静脉。必要时可实施反向切口而将移植物放置于袢状结构中。可制作稍宽的袢来避免移植物扭曲打结。通常，在动脉侧肢体是从外侧起始，而在静脉侧肢体是从内侧起始。尽管一些学者更青睐于使用 8mm 的聚四氟乙烯移植物 (PTFE) 来创建大腿动静脉短路，而用 6mm 的移植物会降低窃血综合征的发生（图 66-5）。在术后 4~6 周内不能在移植物内插管。如果不能建立临时通路，则应该考虑采用早期黏性人工通路。

暴露以及建立大腿中段人工血管通路的技巧

沿着大腿中部缝匠肌内侧界的切口暴露股浅动脉以及股静脉，随后向外侧牵拉肌肉，以暴露股血管（图 66-6A）。游离股浅动脉以及股静脉并用血管吊带包绕血管。在大腿前外侧通过皮下隧道将人工移植物拖出。此位置更便于向移植物插入导管，同时不需要患者外旋大腿。在大多数情况下，移植物的静脉侧分支位于内侧，动脉侧分支位于外侧。当股浅动脉位于缝匠肌外侧缘之下时，游离肌肉边缘，并且动脉侧分支经隧道位于其外侧（图 66-6B）。

胸壁人工血管通路

在 1966 年 McCann 曾报道了 26 例患者建立胸壁血管通路的结果。使用从腋动脉至反向外侧腋静脉或者颈内静脉的直接移植物通路。2 年内二次通畅率为 60%[19]。两个小规模的案例研究也报道了使用单侧腋动脉和腋静脉建立的人工腋 – 腋血管袢状通路的

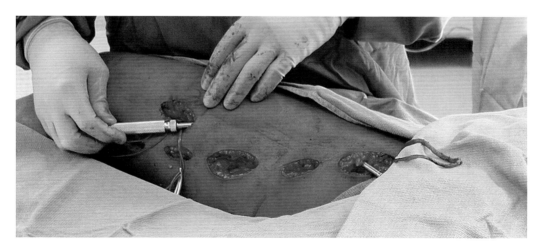

图66-4　大隐静脉转位。暴露大隐静脉并通过皮肤切口游离从隐股汇合处至膝部的大隐静脉，并通过另外一个切口在内收肌间隙近端暴露远侧股浅动脉。在远端横断静脉并且通过皮下隧道将静脉拖出，并越过大腿前部至动脉进行吻合。影像显示，在将静脉通过皮下隧道拖出之前静脉是与隧道器黏附起来的。另一种方法是，若股浅动脉有病变，则可以在大腿前部上方将大隐静脉以袢状拖出隧道并与股总动脉相吻合。

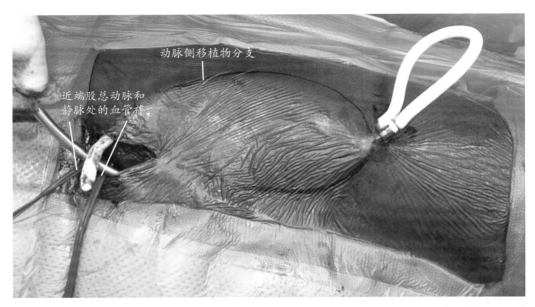

图66-5　近端大腿人工血管袢状通路。实施单独的纵向腹股沟处切口来显露股血管。在隐股汇合点附近的近端股动脉和大隐静脉是用来进行动静脉吻合的最佳位置。在这一病例中，由于之前在腹股沟处实施过动静脉短路手术，因此这些血管的瘢痕会延长；因此使用近端股总动脉和静脉进行血管吻合。做反向切口将6mm的移植物在大腿前部上方以袢状通过隧道。制作稍宽的袢以避免移植物扭曲打结。通常动脉侧分支面向大腿外侧，静脉侧分支面向大腿内侧。

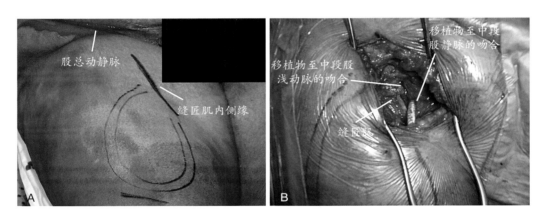

图66-6　大腿中部人工血管袢状通路。（A）在该处建立通路，感染的发生率会更低，因为其避开了淋巴结组织和股总动静脉表面的膜样结构。同时也保留了近端股血管，其可以在将来用作血管入路。（B）在大腿中部缝匠肌内侧缘做切口。向外牵拉缝匠肌以暴露股浅动静脉。当股浅动脉位于缝匠肌外侧缘以下，游离肌肉外侧缘，并且动脉侧分支经隧道置于其外侧。

应用。两年内的二次通畅率为 37%~80%[20]。人工胸壁通路的感染率为 4%~15%。在肥胖和非肥胖患者之间，两者的感染率和通畅率未见差别[19-21]。

麻醉以及患者体位

在全麻下实施手术，患者处于仰卧位，上肢外展 90° 并放置于搁手板上。

建立人工腋-腋血管袢状动静脉通路的技巧

在距离锁骨下方一横指处做从胸锁关节至喙突的切口。分开胸大肌纤维。离断锁胸筋膜并且游离

5~6cm 暴露出来的腋静脉。必要时可将几个静脉属支或部分胸小肌结扎并离断。在腋静脉之下的筋膜层将腋静脉与腋动脉分开。切开这层筋膜后才能触及腋动脉的搏动，随后将其游离出 3~4cm 长。切除并结扎腋动脉的分支，如胸上动脉。在乳晕的头侧做反向切口，从而将 6mm 的聚四氟乙烯移植物以袢状在胸壁通过隧道。在做隧道前，将患者倾斜以使其处于反 Trendelenburg 位，从而使胸部处于一个特定位置。这个技巧可以使医生更加确定移植物的长度，尤其是对于有乳腺下垂的女性更为有效。

将移植物的静脉侧分支于胸壁外侧。移植物

的静脉端几乎与腋静脉平齐起始并且向中心引导。这个操作方便进行经皮移植物血管腔内介入治疗，并防止由于静脉流出道狭窄而导致血栓形成。移植物的动脉端放置于垂直于腋动脉的位置上。将移植物端侧吻合至腋动静脉。在术后2~3周可向通路中插入导管（图66-7）。

建立人工腋-腋（项链式）直接通路的技巧

　　患者处于仰卧位，同时上肢外展90°放置于搁手板上。如之前所述，暴露出腋动脉和对侧的腋静脉。在胸骨上方经上胸部将移植物通过皮下隧道拖出并且将移植物以端侧吻合的方式吻合至动脉和对侧静脉。

基于导管的复杂血管通路

　　在以下情况可将经隧道透析导管作为桥接物：自体性或人工血管通路成熟之前或者不存在其他作为血管通路的选择时。与使用其他通路相比，经隧道透析导管进行透析的效果更差并且发生感染的风险更高，此法会导致更高的死亡率、发病率、住院率。最常被选为经隧道透析导管安置的静脉是颈内静脉和锁骨下静脉。然而，对于有多次建立上肢血管通路，或者中心静脉插管历史的患者，这些血管可能会变得狭窄或者阻塞。其他作为经隧道透析导

管的位置包括经股部、经腰、经肝放置。不幸的是，选择这些位置会导致感染的发生率增加、导管功能故障或者导管离开原位。对于已经选择的患者，可以使用经胸经隧道折袖式透析导管和HERO血管通路装置。

经胸折袖式透析导管置入

　　可以直接从颈部经皮置入导管直至上腔静脉来置入经胸折袖式透析导管。Wellons及其同事已经报道了在对22个患者的一系列研究中，该方法所导致包括气胸和血胸的早期并发症发生率为10%[22]。

　　在血管造影单位实施上腔静脉影像学检查及插管或者在手术室使用标准荧光镜设备对处于仰卧位的患者实施检查。自股静脉入路，将猪尾巴导管放置于上腔静脉。可以给予上腔静脉前后以及侧方血管造影检查来明确解剖结构并且可以明确上腔静脉残根的长度。在上腔静脉残根末端放置猪尾巴导管。用局部麻醉剂麻醉右侧锁骨上区域。使用一个18G、6.985cm的介入针头穿刺进入皮肤并立即将针头指向右侧锁骨头头侧。将猪尾巴导管的前后侧以及侧方荧光视野作为引导来将导管置于该位置，同时将针头朝上腔静脉推进（图66-8）。在肥胖的患者中，可能需要8.89cm的脊髓针头来达到上腔静脉处。一旦进入上腔静脉，则向其中置入亲水性导丝并使其

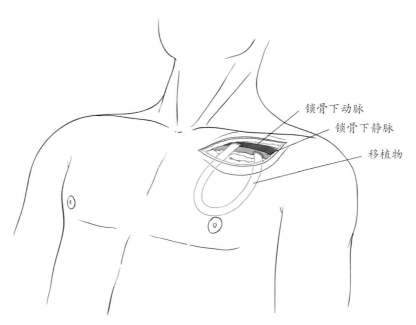

图66-7　人工腋-腋血管裨状通路。在距离锁骨下方一横指处做从胸锁关节至喙突的切口。分开胸大肌肌纤维，同时切开胸锁筋膜，以暴露并游离腋静脉。离断腋静脉下方的筋膜层以暴露腋动脉。将6mm的聚四氟乙烯移植物以裨状通过胸壁隧道。将静脉侧移植物分支放置于胸部外侧，同时朝向中部并与腋静脉平行。这个位置方便进行经皮移植物血管腔内介入治疗，因为静脉流出道会发生狭窄而导致血栓形成。在移植物和动静脉之间实施端侧吻合。（From Kendall TW, Cull DL, Carsten CG, et al: The prosthetic axillo-axillary loop access: Indications, technique, and outcomes, *J Vasc Surg* 48: 389–393, 2008.）

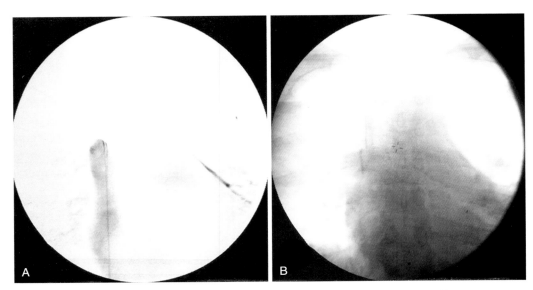

图66-8 经胸折袖式透析导管置入。经来自于股静脉的通路，在上腔静脉残根处放置猪尾巴导管。用18G、6.985cm 的穿刺针穿刺皮肤，到某一点时立即偏向头侧指向右侧锁骨头。用猪尾巴导管的前后位（A）以及侧位（B）投影图像引导针尖位置，并将针头向上腔静脉推进。（From Wellons ED, Matsuura J, Lai KM, et al: Transthoracic cuffed hemodialysis catheters: A method for difficult hemodialysis access, *J Vasc Surg* 42: 286–289, 2005.）

通过下腔静脉。为了辅助导丝通过，必要时可从腹股沟处导入抓捕器以将导丝拉进下腔静脉中。在成功安置导丝后，放置一个 5F 导管鞘并且使用转换式导管将亲水性导丝交换为超硬导丝，因此可跟进扩张器置入上腔静脉。一旦到上腔静脉的通道被扩张，则应插入折袖式透析导管。

放置血透可靠性流出道血管通路装置

HERO 装置用来作为经隧道透析导管的替代方法，它由植入上臂皮下的吻合至肱动脉的标准 PTFE 移植物构成。然后将一个 19F 硅胶导管经皮置入右心房中。经由在三角肌胸肌肌间沟的一个对口切口，通过钛连接器将两个组件连接。移植物组件用来作为透析通路使用（图 66-9）。

一项多中心研究报道称，使用 HERO 装置的菌血症发生率（0.70/1000 天）低于荟萃分析指出的经隧道透析导管的菌血症发生率（2.3/1000 天）。使用 HERO 装置的二次通畅率在 8 个月内为 72%，同时平均每年进行 2.5 例介入手术来维持血管通畅性[7]。

麻醉以及患者体位

可在局麻和使用镇静剂的情况下置入 HERO 装置，或者在全麻下进行。使患者处于仰卧位，并将上肢外展 90° 放置于搁手板上。将头部转向一侧，并通过这一侧置入 HERO 装置。

移植物组件的植入

在上臂远侧肱动脉搏动处上方做切口。将肱动脉从周围组织游离出来并切开。然后在三角肌胸肌肌间沟处做对口切口而将移植物和导管成分连接起来。使用隧道器，将 HERO 装置的移植物组件通过皮下隧道从暴露的肱动脉带到对口切口处。

硅胶导管组件的安置

如果 HERO 装置的硅胶导管在颈内静脉处现有的经隧道透析导管通道中通过，则需在颈部去除经隧道导管外的部分。横断经隧道透析导管并在透视指导下通过导管远侧端插入一根硬导丝。将横断的透析导管的两部分从视野中移除。为使引导鞘和硅胶导管能通过已建立的通道，需扩张通道。在硬导丝上方插入扩张器和引导鞘。移除扩张器和导丝，并将硅胶导管插入引导鞘。通过透视以确保导管尖端在右心房的位置正确。使用隧道器将硅胶导管从颈部切口移至三角肌胸肌肌间沟处的对口切口处。

行动脉吻合并且连接移植物组件

在给予全身肝素化后，以端侧吻合的方式实施移植物与远侧肱动脉的血管吻合。暂时松开血管夹将空气和血栓从移植物中排出。在三角肌胸肌肌间沟切口处将移植物和导管修剪至合适长度并且使用钛连接器将两者连接起来。移除血管夹，并通过移

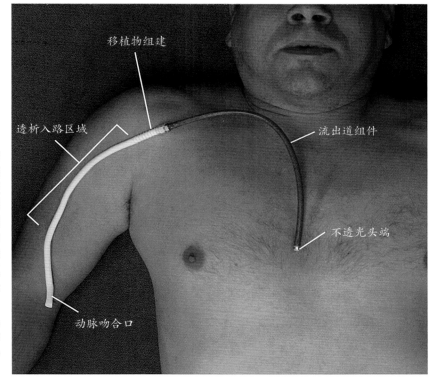

移植物组建

透析入路区域

流出道组件

不透光头端

动脉吻合口

图66-9　放置HERO血管通路装置。使用与放置折袖式透析导管相似的技术将HERO装置的硅胶导管组件置入中心静脉。除了方便导管通过，还可以在必要时借助导丝行球囊血管成形术来扩张管道。使用隧道器将硅胶导管从颈部切口转移至三角肌胸肌肌间沟的对口切口。在移植物组成部分和远侧肱动脉之间实施端侧吻合，并将移植物逆三角肌胸肌肌间沟的切口方向经隧道拖出。使用钛连接器将硅胶导管与移植物组件连接起来。（From Katzman HE, McLafferty RB, Ross JR, et al: Initial experience and outcome of a new hemodialysis access device for catheter-dependent patients, *J Vasc Surg* 50: 600–607, 2009.）

植物建立起血流。在通道的移植物组件上方可以触摸到震颤。

术后护理

- 术后治疗。需整夜观察患者是否发生出血和窃血综合征。
- 与透析中心沟通。与透析中心进行密切交流是很有必要的，沟通内容包括在患者皮肤上标记作图，以用来指示通道位置和血流方向。
- 随访评估。应在术后两周内对患者进行通畅率、软组织水肿的评估，随后使切口愈合并拆除缝线。如果感知的震颤很微弱，观察到搏动性肿块或者出现肢体严重水肿，则应行瘘管造影。
- 向通道插管的时机。PTFE 移植物放置 2~3 周后方可向其插入导管。聚氨酯早期黏性移植物可以在必要时行即刻插管。自体通道不得在建立 6 周内行插管。

并发症

- 并发症。血栓形成、感染、窃血综合征是建立非传统血管通路过程中最常见的并发症。
- 挽救失败的移植物通道。非传统血管通路通常用于可供选择通路有限的患者，并且应该设计出后备方案以防未能建立通道。另外，应该尽量保留功能性非传统血管通路而不是将患者归为实施折袖式导管插入的病例。例如，为了治疗局部感染不必切除整个移植物通道，而是尝试通过切除部分移植物或构建旁路来挽救移植物通道[23]。

（刘炎东　译　温兴铸　校）

参考文献

1. Chinitz JL, Tokoyama T, Bower R, Swartz C: Self-sealing prosthesis for arteriovenous fistula in man, *Trans Am Soc Artif Intern Organs* 18:452-457, 1972.
2. May J, Tiller D, Johnson J, Stewart J, Sheil AGR: Saphenous vein arteriovenous fistula in regular dialysis treatment, *N Engl J Med* 280:770, 1969.
3. Baker LD Jr, Johnson JM, Goldfarb D: Expanded polytetrafluoroethylene (PTFE) subcutaneous arteriovenous conduit: An improved vascular access for chronic hemodialysis, *Trans Am Soc Artif Intern Organs* 22:382-387, 1976.

4. Ono K, Muto Y, Yano K, Yukizane T: Anterior chest wall axillary artery to contralateral axillary vein graft for vascular access in hemodialysis, *Artif Organs* 19:1233-1236, 1995.

5. Salgado OJ, Teran NA, Garcia R, et al: Subcutaneous transposition of arterialized upper arm veins for hemodialysis angioaccess: Optimal alternative to grafts, *Vasc Surg* 32:81-85, 1998.

6. Gorski TF, Nguyen HQ, Gorski YC, et al: Lower-extremity saphenous vein transposition arterio-venous fistula: An alternative for hemodialysis access in AIDS patients, *Am Surgeon* 64:338-340, 1998.

7. Katzman HE, McLafferty RB, Ross JR, et al: Initial experience and outcome of a new hemodialy-sis access device for catheter-dependent patients, *J Vasc Surg* 50:600-607, 2009.

8. Quinn SF, Schuman ES, Demlow TA, et al: Percutaneous transluminal angioplasty versus endo-vascular stent placement in the treatment of venous stenoses in patients undergoing hemodi-alysis: Intermediate results, *J Vasc Interv Radiol* 6:851-855, 1995.

9. Bronder CM, Cull DL, Kuper SG, et al: The fistula elevation procedure: Experience with 295 consecutive cases over a seven year period, *J Am Coll Surg* 206:1076-1081, 2008.

10. Jennings WC, Sideman MJ, Taubman KE, et al: Brachial vein transposition arteriovenous fistulas for hemodialysis access, *J Vasc Surg* 50:1121-1126, 2009.

11. Pierre-Paul D, Williams S, Lee T, et al: Saphenous vein loop to femoral artery arteriovenous fistula: A practical alternative, *Ann Vasc Surg* 18:223-227, 2004.

12. Gorski TF, Nguyen HQ, Gorski YC, et al: Lower-extremity saphenous vein transposition arte-riovenous fistula: An alternative for hemodialysis access in AIDS patients, *Am Surg* 64:338-340, 1998.

13. Illig KA, Orloff M, Lyden SP, et al: Transposed saphenous vein arteriovenous fistula revisited: New technology for an old idea, *Cardiovasc Surg* 10:212-215, 2002.

14. Cull JD, Cull DL, Taylor SM, et al: Prosthetic thigh arteriovenous access: Outcome with SVS/AAVS reporting standards, *J Vasc Surg* 39:381-386, 2004.

15. Bhandari S, Wilkinson A, Sellars L: Saphenous vein forearm grafts and Goretex thigh grafts as alternative forms of vascular access, *Clin Nephrol* 44:325-328, 1995.

16. Khadra MH, Dwyer AJ, Thompson JF: Advantages of polytetrafluoroethylene arteriovenous loops in the thigh for hemodialysis access, *Am J Surg* 173:280-283, 1997.

17. Flarup S, Hadimeri H: Arteriovenous PTFE dialysis access in the lower extremity: A new approach, *Ann Vasc Surg* 17:581-584, 2003.

18. Scott JD, Cull DL, Kalbaugh CA, et al: The mid-thigh loop arteriovenous graft: Patient selection, technique, and results, *Am Surg* 72:825-828, 2006.

19. McCann RL: Axillary grafts for difficult hemodialysis access, *J Vasc Surg* 24:457-462, 1996.

20. Kendall TW, Cull DL, Carsten CG, et al: The prosthetic axillo-axillary loop access: Indications, technique, and outcomes, *J Vasc Surg* 48:389-393, 2008.

21. Jean-Baptiste E, Hassen-Khodja R, Haudebourg P, et al: Axillary loop grafts for hemodialysis access: Midterm results from a single-center study, *J Vasc Surg* 47:138-143, 2008.

22. Wellons ED, Matsuura J, Lai KM, et al: Transthoracic cuffed hemodialysis catheters: A method for difficult hemodialysis access, *J Vasc Surg* 42:286-289, 2005.

23. Schwab DP, Taylor SM, Cull DL, et al: Isolated arteriovenous dialysis access graft segment infec-tion: The results of segmental bypass and partial graft excision, *Ann Vasc Surg* 14:63-66, 2000.

远端血运重建间隔结扎术

LINDA M. HARRIS · HASAN H. DOSLUOGLU

历史背景

Storey 及其同事在 1969 年最初描述了 Brescia Cimino Appel 自体通路形成后的窃血现象[1]，其可能是一种潜在的威胁肢体的疾病，如果具有临床显著性，则应该立即诊断且进行治疗。治疗窃血综合征具有双重目标：恢复血液顺流，以足够维持远端灌流，并维持透析通路。相比自体通路形成后，窃血在移植手术后更为常见，一般在通路形成后很快发生，但是高于 25% 的病例发生在几个月到几年后[2, 3]。临床显著性窃血的发病率从 1%（对于自身动静脉瘘管置入远端前臂）到高达 9%（对于假体植入）[4-8]。在窃血综合征病例中，肱动脉是发生最频繁的流入血管。无近端狭窄且具有正常流出血管的高流量诱导的窃血综合征需要减少瘘管血流量以消除窃血综合征。干预的方法包括通路结扎、捆扎、将动脉吻合口再定位至更近的动脉、采用远端流入来纠正（RUDI）[9]和远端血运重建间隔结扎（DRIL）手术[3,10]。很多外科医生推荐 DRIL 作为治疗标准，因为它能够在维持远端肢体血液灌流的同时维持动静脉通路[11]。

DRIL 手术是在 1988 年由 Schanzer 及其同事最初描述的，随后被 Berman 及其同事普及化[2,12]。从那时起，许多研究团队认可了它的成功[7,13]，报道称该手术的远期疗效很好。Schanzer 描述了 14 例患者，他们都有来自肱动脉的通路，其中 13 例患者的功能得到了完全恢复，包括一些患者的坏疽病灶在 DRIL 手术后得到了痊愈[3]。一年通畅率为 81.7%，并且所有的旁路移植物通路依然开放。Berman 描述了 21 例患者，其中保肢通畅率为 100%，肢体移植物通畅率为 94%，并创造了术语 DRIL[2]。Knox 及其同事发表了关于 55 例患者的一系列研究，他们中的 90% 局部缺血几乎治愈或完全治愈，20 例患者中 15 例患者的手指病变完全治愈。通路的一年通畅率为 83%，DRIL 旁路移植物的通路在 4 年时的通畅率为 80%[13]。

适应证

如果怀疑患有窃血综合征，则有必要立即进行血管诊断。一个分级系统被开发用于评价窃血综合征的严重程度，并可用于指导干预。干预对于 2 级的窃血是有必要的（透析时发现间歇局部缺血），而对于 3 级的窃血来说是强制性的（缺血性静息痛或组织缺失）（图 67-1）。许多患者经历了轻度的短暂症状，其在几星期内就被治好。这些患者的身体应该被紧密监控，因为恶化症状可能会很快进展，从而可能会导致永久残废。1/2~2/3 出现窃血的患者在前 30 天内出现了这样的情况[2,3]。如果手术后即刻出现静息痛或机动损伤，则需要立即再次手术[14-17]。以下症状如进展性麻木或疼痛、苍白、知觉衰弱、缺血性溃疡、进展性干性坏疽和肌肉萎缩都需要干预[6]。早期症状伴随着逐步的组织损失，然而，如果忽视了这种情况，

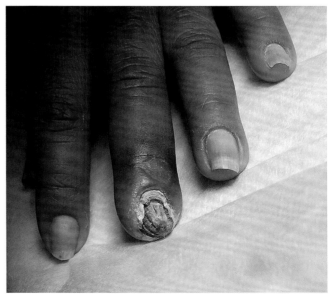

图67-1 具有头臂动脉自生动静脉瘘管和窃血综合征患者的手指坏疽。

那么快速进展可能会导致骨疽和手指坏疽。重要的是区分手局部缺血和腕管综合征、组织酸中毒、静脉高压引起的水肿以及单肢缺血性神经病[15]。在透析时，窃血综合征的症状经常恶化。尽管治疗窃血综合征存在更简单的选择方案，如捆扎或结扎，但 DRIL 手术维持了通路，并提供了增加手部血液供应的方法。免除在之前自生动静脉吻合术位置上的切割是 DRIL 手术的一个附加好处。

术前准备

- 体格检查。为确定治疗的最优方案，重要的是鉴定出这个问题的病因和瘘管的血流状态。不存在临床症状时，动脉吻合口远端不存在明显的脉搏，那么其不能为干预提供指示。然而，在有症状的患者中，通过对通路的手动压迫修正不存在脉搏可诊断为窃血综合征。
- 手指脉搏血氧定量法。当存在窃血时，采用脉搏血氧定量法测定组织氧饱和度会偏低，当压迫通路时，会增加到高于 90%。
- 双重超声。双重超声可被用于评价远端血流，在压迫通路和不压迫通路的情况下采用光学体积描记法描记手指血流量。推荐对大隐静脉进行双重静脉标测，以保证 DRIL 手术有合适的导管。如果隐静脉不合适，则应标测其他静脉。
- 血管造影术。术前血管造影可被用于鉴定是否存在近端动脉病灶，确认远端动脉脉管系统的合适性，确定血管重建的远端目标血管。吻合口近端动脉狭窄，如锁骨下动脉狭窄可能通过血管成形术或支架术治疗[12]（图 67-2A~C）。
- 术前透析。患者要在手术前一天或者手术当天的早晨进行常规透析，以使得电解质和血流状态最优。
- 抗生素。推荐使用预防性抗生素。

隐患和风险

- 干预的复杂度。相比捆扎、结扎、近端化或远端吻合口再定位（RUDI），DRIL 是更为复杂的手术，肢体血流依赖于新构造的旁路移植物，而不是本身的动脉系统。
- 忽视旁路移植物的通路。如果没有很清楚地识别旁路，则其可能会被忽略用于透析，这会导致进一步的局部缺血、动脉瘤恶化或移植物闭塞。
- 无法结扎肱动脉。无法结扎最接近远端吻合口的肱动脉会导致由血液逆流引起的顽固的窃血综

合征。然而，最近的数据表明，手术中的结扎部分只贡献了 10% 的血流，而且可能很多患者可避免这种情况。

- 近端 DRIL 吻合口的位置。如果近端吻合口布置得太接近自生动静脉吻合口则可能会导致 DRIL 手术的失败，因为动脉血液流入不足。

手术策略

DRIL 手术的时间选择

一旦确认缺血性窃血综合征，就应该开展 DRIL 手术。如果延时，将会导致组织缺失或者手指或肢体的截肢。在所有血管重建手术中，DRIL 手术能最大限度地增加流向手的血流[7,18]。

导管种类

最初的描述认为旁路移植需要采用静脉导管，而最近的研究表明假体移植物具有较好的效果[2,3]。

手术方法

麻醉方式的选择

DRIL 手术一般采用全身麻醉，尽管有时也采用局部麻醉。

切口

瘘管和移植物最常涉及的是肱动脉。当使用静脉导管时，一般通过大腿上的大隐静脉的成功率较大，因为其能够有足够的尺寸和长度。或者可采用上肢静脉、尸体静脉，或弥补术。手臂最初做好准备，伸展开，掌心向上，固定在板上。准备整个手臂到手腕，以保证术中能够评价桡动脉和尺动脉，并保证有足够的近端动脉通路。手也可能在 DRIL 手术完成前后准备接受手指氧饱和度监测。推荐对动静脉导管的通路进行标记，以避免切开或隧穿时伤到瘘管（图 67-3）。在上臂沟附近做近端切口，将二头肌和三头肌分开，并在目前的动脉吻合口之上。

解剖流入道血管

打开臂腱膜、二头肌可横向伸缩，从而促进神经血管束的暴露。打开神经血管鞘（图 67-4）。小心不要伤及横跨中臂动脉的正中神经和近端中皮神经。辨别成对的肱静脉，但无需整个切开并与动脉分离。切开动脉而与周围的近端和远端静脉分离，以便置

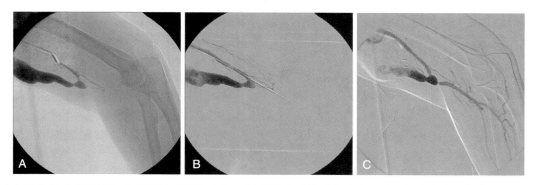

图67-2　（A）肱动脉血管造影显示了通过瘘管的血流，但是没有远端动脉血流。（B）肱动脉血管造影显示导丝通过桡动脉。（C）对瘘管手动挤压使得血流入远端血管的血管造影图。

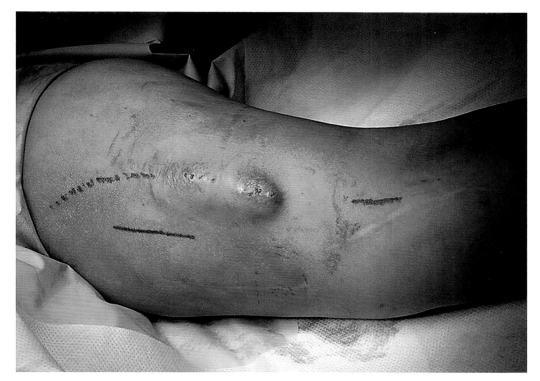

图67-3　DRIL 手术的自生动静脉瘘和计划切口的术前标记。

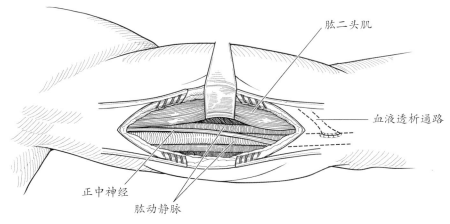

图67-4　DRIL手术的近端吻合口位置的上臂肱动脉。

入血管袢，使得动脉中段黏附在周围的静脉上，从而一旦打开就会促进动脉的展开。流入血管应该是无病变的，至少高于瘘管动脉吻合口或通路移植物5~7cm。这避免了压迫下沉，即动脉中接近自生通路的区域压力降低[2,3,19]。这个区域的存在是因为静脉流出物的电容大而引起了压力下降，接近吻合口1cm范围内的中央静脉压。

远端血管的暴露

在前臂做一个远端纵向切口，在瘘管或自生动静脉移植物吻合口以下。目标血管通常为远端肱动脉、近端尺动脉或近端桡动脉，其依赖于血管的分叉位置和优势度（图67-5）。肱动脉一般在肘部以下2cm左右终止，它分为桡动脉和尺动脉。一般的骨间动脉产生于尺动脉，尽管可能会出现变体。肘脉可能需要或不需要促进流通，以能够通入到下一个动脉，这依赖于它是否已经被用在之前的通路中。为了通向桡动脉，肱桡肌可横向伸缩，并且在肌肉下方可看见动脉（图67-6）。近端尺动脉可以通过旋前肌的回缩而被接近。远端吻合口应布置在占优势的远端流出血管上，并基于外科手术前血管造影片来选择。一旦选择的血管与周围的组织分离，则血管袢再次被用于止血控制。将计划中的远端DRIL吻合口近端的动脉分开，并在完成旁路移植时将其结扎。

导管

隐静脉具有足够的长度以完成旁路移植，采用肝素化的生理盐水将静脉逐渐地扩张，以测试近端吻合口制作前是否渗漏。可替换静脉，如贵要静脉可

被采用，但通常是要避免的，以便用于进一步的自生动静脉通路，或者可采用聚四氟乙烯的假体导管。

隧道

在两个切口间制作隧道通路。这一般置于中间位置，且在手臂深处，以避免与瘘管混淆。血液透析护理人员继续进行隧穿。如果采用假体，则其是通过此通道置入的。当使用静脉时，推荐完成近端吻合术，再次检查所有分枝结扎的完整性，然后通过隧穿经过静脉以避免扭曲或弯折。

动脉切开术和旁路

一般在夹紧肱动脉前不注射肝素，而是局部注射肝素化生理盐水到近端和远端动脉中，并且不用进行全身抗凝作用。或者全身注射100U/kg体重的肝素。在近端动脉处做纵向动脉切口，并采用6-0聚丙烯连续缝线进行端侧吻合。然后将夹子或血管袢松开，并将血管夹放置在静脉移植物的远端（图67-7）。当穿过隧穿通路时，用笔纵向标记静脉，以能够鉴别扭曲。当隧穿一个静脉导管时，管型隧穿通路是较好的选择，能够降低侧支结扎和分支撕裂的牵引风险。一旦移植物穿过通路，临时松开血管夹，以保证足够的血流入。

将注意力转向远端目标动脉。采用血管袢或精细血管夹控制动脉。为减少并发症的风险，内部封堵器也可用于在较小的远端血管中后壁的缝合。端侧缝合术在静脉移植物和远端肱动脉或尺动脉或桡动脉之间被执行。这个功能被转化到端端吻合术上，并采用近端动脉的结扎（图67-8）。如果技术较为

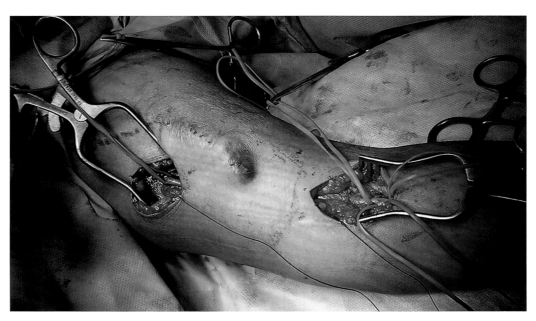

图67-5 暴露的肱动脉和近端桡动脉。

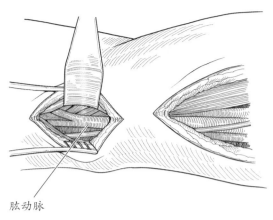

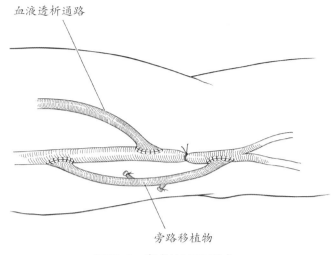

图67-6　肱动脉分叉进入桡动脉和尺动脉。

肱动脉

血液透析通路

旁路移植物

图67-8　完成的DRIL 手术。

容易，可进行端端缝合。在完成前，所有的部分都被撤回，以去除来自导管的空气并保证通畅率。

动脉的结扎

如果动脉切开术和旁路移植都成功了，则采用2-0 丝绷带结扎靠近远端 DRIL 吻合口的动脉，并去除血管襻或血管夹。

闭合

切口的闭合至少需要两层，采用皮下和表皮下闭合。应该清楚地标记皮肤以确认旁路移植物的位置，并将其与通路血管或移植物相区分，这可在无干扰

时使用（图 67-9）。

术后护理

• 出院评估和医嘱。出院前，在存在兴奋时评价通路，在存在明显脉搏时评价远端桡动脉和尺动脉。在当天出院，并采用干纱布或多抹棒皮肤黏合剂处理患者。重要的是，要将通路瘘管或移植物暴露，以能够继续透析。应该保持切口干燥至少 2 天以减少伤口感染的风险。采用极端手段是不受限制的。

• 随访评估。最初的门诊随访是在手术后 2 周，如果患者组织流失，出现溃疡或干性坏疽，则可能

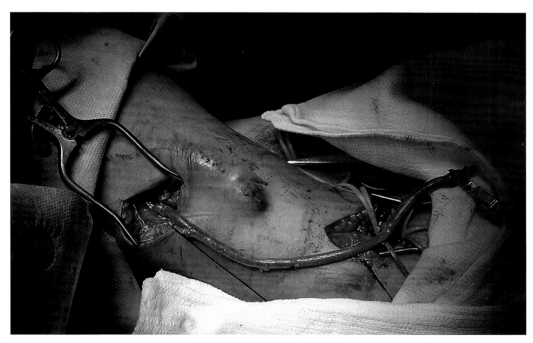

图67-7　近端吻合术后的DRIL。

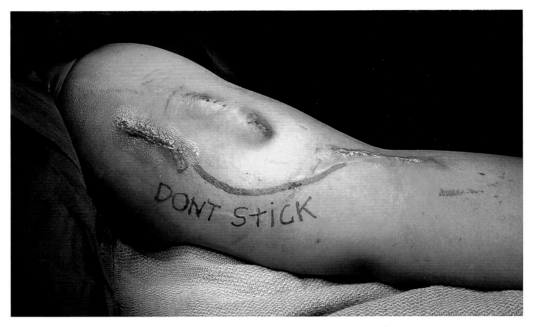

图67-9　DRIL 手术后的臂，其被标记用于透析单元。

需要积极治疗。较大量的组织缺失可能需要截肢。

并发症

• 局部伤口并发症或感染。伤口并发症并不常见，尤其是采用静脉导管时。

• 不能完全缓解症状。对于少部分患者，尽管 DRIL 手术进行得很成功，但是其手指损伤没有痊愈。对于大范围组织损伤的患者，其手指部分或全部截肢并不少见。

• 通畅率。有记载的 DRIL 旁路移植的远期通畅率为 67%~100%，通路保留率为 68%~100%。一些患者患有 DRIL 旁路血栓形成，没有复发症状，不需要进行再次干预，而其他人可能需要第二次 DRIL 手术。据研究报道，所有患者的 5 年预期存活率为 33%[20]，16 个月预期存活率为 61%[21]。

（职康康　译　　温兴铸　校）

参考文献

1. Storey BG, George CR, Stewart JH, et al: Embolic and ischemic complications after anastomosis of radial artery to cephalic vein, *Surgery* 66:325-327, 1969.
2. Berman SS, Gentile AT, Glickman MH, et al: Distal revascularization-interval ligation for limb salvage and maintenance of dialysis access in ischemic steal syndrome, *J Vasc Surg* 26:393-404, 1997.
3. Schanzer H, Skadany M, Haimov M: Treatment of angioaccess-induced ischemia by revascularization, *J Vasc Surg* 16:861-866, 1992.
4. Lewis P, Wolfe JHN: Lymphatic fistula and perigraft seroma, *Br J Surg* 80:410-411, 1993.
5. Schanzer H: Overview of complications and management after vascular access creation. In Gray RJ, editor: *Dialysis access*, Philadelphia, 2002, Lippincott Williams & Wilkins, pp 93-97.
6. Miles AM: Upper limb ischemia after vascular access surgery: Differential diagnosis and management, *Semin Dial* 13:312-315, 2000.
7. Tordoir JH, Dammers R, van der Sande FM: Upper extremity ischemia and hemodialysis vascular access, *Eur J Vasc Endovasc Surg* 27:1-5, 2004.
8. Morsy AH, Kulbaski M, Chen C, et al: Incidence and characteristics of patients with hand ischemia after a hemodialysis access procedure, *J Surg Res* 74:8-10, 1998.
9. Mwipatayi BP, Bowles T, Balakrishnan S, et al: Ischemic steal syndrome: A case series and review of current management, *Curr Surg* 63:130-135, 2006.
10. Sessa C, Pecher M, Maurizi-Balsan J, et al: Critical hand ischemia after angioaccess surgery: Diagnosis and treatment, *Ann Vasc Surg* 14:583-593, 2000.

11. Odland MD, Kelly PH, Ney AL, et al: Management of dialysis-associated steal syndrome complicating upper extremity arteriovenous fistulas: Use of intraoperative digital photoplethysmography, *Surgery* 199;110:664-669.
12. Schanzer H, Schwartz M, Harrington E, et al: Treatment of ischemia due to "steal" by arteriovenous fistula with distal artery ligation and revascularization, *J Vasc Surg* 7:770-773, 1988.
13. Knox RC, Berman SS, Hughes JD, et al: Distal revascularization-interval ligation: A durable and effective treatment for ischemic steal syndrome after hemodialysis, *J Vasc Surg* 36:250-256, 2002.
14. Lazarides MK, Staamos DN, Panagopoulos GN, et al: Indications for surgical treatment of angioaccess-induced arterial "steal", *J Am Coll Surg* 187:422-426, 1998.
15. Pirzada NA, Morgenlander JC: Peripheral neuropathy in patients with chronic renal failure: A treatable source of discomfort and disability, *Postgrad Med* 102:249-261, 1997.
16. Wilbourn AJ, Furlan AJ, Hulley W, et al: Ischemic monomelic neuropathy, *Neurology* 33:447-451, 1983.
17. Hye RJ, Wolf YG: Ischemic monomelic neuropathy: An under-recognized complication of hemodialysis access, *Ann Vasc Surg* 8:578-582, 1994.
18. Gradman W, Pozrikidis C: Analysis of options for mitigating hemodialysis access-related ischemic steal phenomena, *Ann Vasc Surg* 18:59-65, 2004.
19. Wixon CL, Hughes JD, Mills JL: Understanding strategies for the treatment of ischemic steal syndrome after hemodialysis access, *J Am Coll Surg* 191:301-310, 2000.
20. Huber T, Brown M, Seeger J, et al: Midterm outcome after the distal revascularization and interval ligation (DRIL) procedure, *J Vasc Surg* 48:926-933, 2008.
21. Sessa C, Riehl G, Porcu P, et al: Treatment of hand ischemia following angio-access surgery using the distal revascularization interval-ligation technique with preservation of vascular access: Description of an 18-case series, *Ann Vasc Surg* 18:685-694, 2004.

第68章 动静脉移植物血栓形成的外科和腔内干预

GEORGE H. MEIER

历史背景

截至 2007 年，美国有 527 000 名终末期肾病患者接受了治疗[1]。在这一年，每 1000 名患者中，大约有 1500 条通路被建立。除了透析操作以外，更多的操作是用外科或腔内的办法保持动静脉通路的通畅。

1960 年，Hegstrom 及其同事将具有弹性的硅胶外置管道接于动脉和静脉之间，从而开创了现代血液透析的新纪元[2]。第一次有一个动静脉通路可以供肾衰竭患者反复透析使用。尽管当时这些转流管比较粗大、影响外观和易于感染，但是依然为肾衰竭患者提供了简单易行的、可重复的血管通路。

到 20 世纪 60 年代中期，Cimino 和 Brescia 描述了作为长期血管入路的自体动静脉瘘[3,4]。套管针的使用允许在增粗的静脉上反复建立透析入路。这种入路的独立性可以让患者在不接受透析时正常活动。通过 Brescia Cimino 的方法，瘘的通畅率提高了，然而仍然需要外科手段来保持入路的有效和并发症的治疗，包括瘘变性、假性动脉瘤形成和血栓形成。20 世纪 90 年代，经皮介入被经常用于保持入路的通畅。虽然更加微创，但因其持久性有限，因此血管入路干预治疗的手术量急剧上升。

动静脉通路血栓的外科处理

对于移植物失效，传统方法是动静脉移植物以及血栓的外科切除术，通常没有术中的影像技术辅助。然而，静脉造影可以作为常规的手段，用以明确通路失效的原因。

术前准备

• 手术准备。许多患者在常规透析之后发生动静脉通路的血栓形成，其往往近期有过进食。应该停止所有经口进食。

• 临时透析。术前讨论应该包括是否需要临时的血液透析导管。严重的高钾血症和液体超负荷需要放置导管以进行临时透析。

• 预防性使用抗生素。术前常规静脉内使用抗生素能够有效地抗葡萄球菌，特别是对于人工血管内移植物。另外，在手术过程中移植物表面外用利福平，可以降低继发性的生物膜感染。

隐患和风险

• 不完全的血栓切除。如果不能够通过术中静脉造影提供完整的影像，那么残留的血栓可能会影响移植物通路的通畅时间。

• 不完全的治疗。如果不进行详尽的造影检查，那么吻合口狭窄、中心静脉系统中的其他隐秘的狭窄、移植物损伤以及动脉血流都可能被遗漏。

手术策略

在首次手术 30 天后进行动静脉通路血栓的治疗与吻合口静脉端狭窄的经验性治疗相似，吻合口狭窄由内膜增生造成，是造成通路失效的主要原因（图 68-1）[5-14]。在缺少术中影像的情况下，吻合口远端或通路远端常在血栓切除术后开放，同时移植物搏动提示远端阻塞或狭窄[15,16]。没有静脉造影，临床检查对于保证手术成功至关重要（图 68-2）[17-20]。动静脉瘘的正常静脉段通常不形成血栓。

选择暴露皮肤切口远端的人工血管进行血栓切除术。这一部分并没有包含在修正移植物的后续手术计划中。通过选择一段健康皮肤下的移植物，创口并发症可以被减小到最小。如果术中检查发现皮下的移植物血栓形成，则可以同时行血栓切除术。补片成形术或旁路移植物也常用于治疗流出道狭窄。可以静脉内使用一定量的普通肝素，或者手术

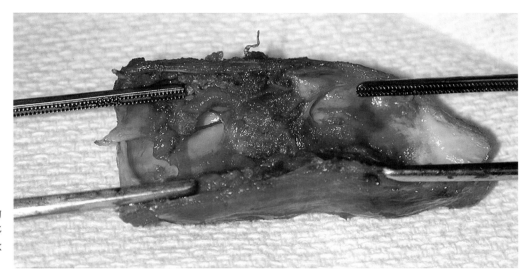

图68-1　从动静脉移植物切除的吻合部位显示，在移植物（左侧）和自体静脉（右侧）之间的内膜增生。

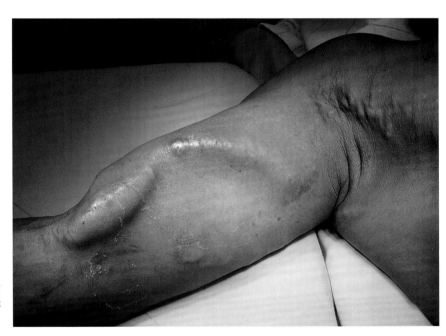

图68-2　体格检查是入路评价的重要内容。该图显示上肢移植物穿刺部位瘤样变。近端回流静脉提示中心静脉梗阻。

过程中，使用肝素水冲洗移植物。静脉使用肝素的剂量范围是 20~50U/kg，对没有终末期肾病的患者可以使用标准肝素的半量。肝素水冲洗的浓度范围是 4~20U/mL，平均 10U/mL。

手术方法

麻醉和切口

移植物血栓切除和重建可以在局麻加静脉镇静下进行。丁哌卡因浸润麻醉能够加强术后的镇痛效果。特别是，在肾上腺素没有达到最大量（2mg/kg）的情况下使用 0.5% 的丁哌卡因 20~30mL。术前静脉给予抗生素。使用皮肤抗菌薄膜也能够防止移植物接触皮肤，预防感染。一般来说，一些屏障应用于避免皮肤定植菌污染移植物。应在正常的皮肤上做切口，且吻合口应超越或靠近移植物的远端。多数情况下，由于充分暴露的需要，往往需要向近端或远端延长切口。肘窝弯曲处可行乙字形切口。

血栓切除

用 Fogarty 取栓导管行机械性取栓术。特别是静脉的血栓切除，首先将取栓管通过到远端，并缓慢地抽出栓子。回抽导管有阻力提示狭窄的可能。多数流出道的静脉可以使用完全膨胀的 4F 取栓导管。如果考虑行静脉流出道的手术重建，那么在此之前，需要进行完全的动脉血栓切除。即便没有明确引起动脉血栓的原因，也应该行动脉血栓切除。在动脉和移植物的吻合处，常常可以找到血栓头，在回抽血栓头之前可以行部分动脉血栓切除，以去除移植物中的大量栓子。这可以减小栓子逆流入动脉系统的风险。一旦血流重建完成，则应反复冲洗，清除残留血栓。

静脉吻合口远端的重建

静脉吻合口远端的重建常常通过补片成形（图68-3）或者介入扩张（图68-4）实现。哪个的效果更好，目前并没有一致的意见，补片成形适用于小范围的狭窄，并可以避免静脉流出道的丧失，而介入扩张更适合长段的狭窄。在移植物血栓清除并恢复血流后，应立即在手术室进行体格检查。移植物应该有明显的搏动和震颤。如果没有震颤，则提示流出道仍然有明显的狭窄，那么从动脉吻合口到中心静脉进行仔细的术中造影，可以避免上述情况的发生。

闭合

所有切口部位应用抗生素冲洗，并用利福平溶液冲洗暴露的移植物，可以延长抗菌效果和包括表皮葡萄球菌在内的抗葡萄球菌的作用。将利福平600mg溶解于20mL生理盐水中即为利福平溶液。利福平具有很好的人工材料和组织吸附性，能够在局部发挥抗菌作用并持续约2周。利福平通过肾脏排泄，如果有残留的药物共通肾脏排泄，则尿液常常呈橘红色。用可吸收的皮肤缝线闭合切口。

动静脉移植物血栓形成的腔内治疗

由于新的器材和技术的出现，动静脉移植物并发症的腔内治疗成为可能[21-28]。在术中常规使用造影可以更好地显示完整的动静脉通路，包括动脉流入道和中心静脉系统（图68-5）。

术前准备

· 手术准备。多数腔内治疗可以在局部麻醉和清醒镇静的条件下进行。至少在术前6周停止口服

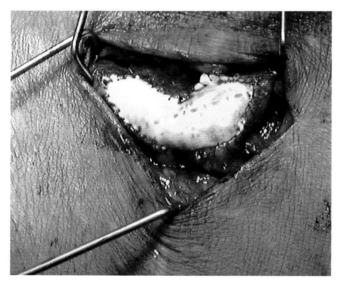

图68-3 动静脉移植物狭窄静脉吻合口的补片成形。

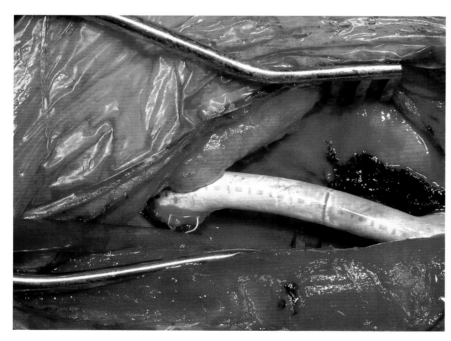

图68-4 间置移植物旁路绕过由于内膜增生造成的静脉吻合口狭窄。然而，如果发生再次狭窄，这样的间置方式便失去了可以利用的静脉。

用药。有过敏史的患者，可以预先使用类固醇。

· 预防性使用抗生素。术前静脉使用抗生素能够有效预防葡萄球菌感染。如果要使用人工血管材料，则应选用万古霉素等抗耐甲氧西林金黄色葡萄球菌的抗生素。另外，也可使用头孢唑林。

隐患和风险

· 不完全的血栓切除。腔内技术中需要注意的是血栓切除不完全，但是可以通过术中影像学检查避免。

· 血栓栓塞。一些肺循环的血栓栓塞和腔内治疗有关。尽管临床中并不多见，但如果在治疗过程中发现血流动力学不稳定，则应考虑到血栓栓塞的可能。

手术策略

放置鞘管

术中使用两个鞘管。一个主要的鞘管从动脉末端直接到静脉流出道。在一些情况下，这一鞘管单独使用便可满足需要。第二个鞘管从静脉流出道至动脉末端。其用于去除动脉帽，或者在动脉流入点限制流量（图68-6）。

覆膜支架的使用

放置覆膜支架可以排除假性动脉瘤，但是这个方法无法解决假性动脉瘤的占位问题。有时，栓塞形成后可以减小皮下肿块。

手术方法

"LYSE AND GO" 技术

大多数的手术都需要局部麻醉联合清醒镇静。

"lyse and go" 技术包括直接通过入路管道注射组织纤溶酶原激活剂（tPA）溶栓。特别是对于针或导管从动脉吻合口到静脉吻合口有几厘米的情况。多数情况下，静脉内使用20G的塑料导管。可以使用鞘管，但是在手术时需要更换为治疗鞘管。给患者静脉使用普通肝素3000U，随后的几分钟缓慢地静脉注射 tPA 2mg，并与等张溶液混合成 10~20mL 溶液，将其应用于动脉末端，以浸润静脉血栓。在远端挤压静脉端，以将溶栓药渗透至动脉吻合口。这种注射操作应缓慢，并小心避免血栓栓子进入动脉循环。

使用 "lyse and go" 技术，一旦患者注射 tPA 后，应迅速转移至手术室或者介入室。"lyse and go" 技术则要求在转移至介入室之前，恢复动静脉通路移植物的通畅性。然而，如果患者就诊时没有开放通路，则可以经皮穿刺重建通路。

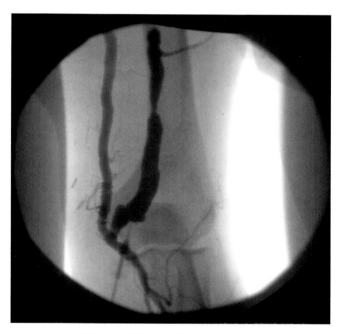

图68-5 造影评估动静脉瘘近端吻合口。在进行任何其他干预之前，应完整显示从动脉流入道至中心静脉的情况。

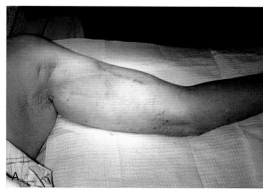
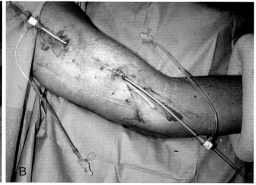

图68-6 （A）一名患者的透析通路移植物不明原因地出现低流量。上臂向后旋转90°。（B）"交叉"的鞘管被置于动静脉移植物，以保持动脉和静脉吻合口的通畅。

去除残留血栓

为了去除残留血栓并重新开放，机械性装置常常是必要的。起初用于注射 tPA 的针或导管，需要更换为鞘管，常用 7F（5.5cm）的软短鞘管。随后经鞘管引入导丝，并沿导丝导入一个 8mm×80mm 的高压血管成形球囊导管，通常可以进行静脉流出道的球囊血管成形。多数情况下，通过此方法可以重新开通。可以立即行造影以评估残留血栓。如果动脉远端的血流不够良好，可以从远端到动脉端进行温和的球囊扩张，并在动脉端逆行造影。从移植物远端到动脉吻合口，有很多患者需要放置第二个鞘管；第二个鞘管常用 7F 的软短鞘管。在动脉吻合口附近造影，假如动脉帽存在，可使用 4F Fogarty 取栓导管将动脉帽拉至静脉流出道（图 68-7）。可能需要溶栓。可以选用 Teratola 或者 Possis AngioJet 等机械性血栓切除装置松解或去除残留血栓。一些栓子不可避免地进入肺循环，但临床后遗症极为少见。

闭合

在手术最后，使用 4-0 的可吸收缝线闭合每一个鞘管穿刺部位，以避免后续透析过程中迟发性的出血。

动静脉移植物血栓形成的杂交治疗

腔内治疗可以减少透析通路丧失的可能，而开放手术在保证血栓完全切除的同时，也减少了远端栓塞的发生。因此，一些手术医师提倡使用杂交技术，开放手术暴露并控制动静脉通路的近端和远端（图 68-8），随后完全切除移植物的动脉和静脉血栓（图 68-9）。血栓切除后，立即行造影，并通过腔内治疗完成手术。

手术策略

常规皮肤准备，并在假体材料暴露部位外用利福平，能够减少继发性移植物感染。开放手术切除血栓以避免肺循环血栓栓塞。造影显示动脉流入道、静脉流出道，包括中心静脉。然后对病变部位行腔内治疗，并关闭移植物部位的切口。

手术方法

切口

在局部麻醉加用或不加用静脉镇静的条件下，在移植物部位做横行切口可明显较少瘢痕。使用血管钳钝性分离，将移植物包绕，并选取适合长度的一段以利于近端和远端阻断。静脉使用 3000U 的普通肝素，并且在手术过程中随时使用肝素水冲洗。

血栓切除术

由于移植物的闭塞，因此应在合适的部位横行切开动脉。需注意的是，应对阻断留有足够长度的血管，以保证移植物的两端切除。血管成祥可以用于一侧末端，而一旦血流重建，则两侧末端使用血管祥可以控制出血。首先行静脉端的血栓切除术。4F 的 Fogarty 取栓导管通过到静脉端。如果有回血，则放置 9F 或者 10F 的鞘管，并用血管祥控制。肝素水冲洗后，造影显示静脉流出道。尽管首次造影可以通过鞘管进行，但仍然需要一根 Beren stein 导管以显示中心静脉（图 68-10）。静脉吻合口的狭窄较为常见，但其他部位的狭窄或者闭塞也需要注意。

腔内治疗

利用高压静脉球囊持续扩张 2~3 分钟以治疗狭窄（图 68-11）。造影显示对狭窄的治疗。静脉末端治疗完成后，将立即行动脉端的治疗。用相同的 4F Fogarty 取栓导管进入动脉末端 5~10cm，以将动脉血栓拉入近端移植物。动脉血栓清除后，通过压迫控制移植物近端。如果要行动脉端的治疗，则在动脉切口放置 8~10F 的鞘管。如果只是行诊断性造影，则用 Fogarty Hydragrip 夹子夹住橄榄形尖端针，并近端控制对比剂的流量。一旦显示了动脉吻合口和近端动脉分叉，则用肝素水冲洗近端移植物并钳夹。

闭合

用聚丙烯缝线连续缝合或者间断缝合移植物切口。用可吸收缝线缝合皮下组织以及皮肤。如果震颤不明显，可以用 19G 套管针穿刺造影进行评估。必要时，可以通过穿刺针放置微导丝，也可以放置一个小的鞘。

术后护理

• 出院医嘱。患者术后当天出院。用可吸收缝线缝合有利于后续的透析治疗。

• 首次透析。只要穿刺针固定于之前缝合好的移植物血管，入路移植物便可以使用。对于外科手术后首次进行的血液透析，不鼓励常规使用普通肝素。

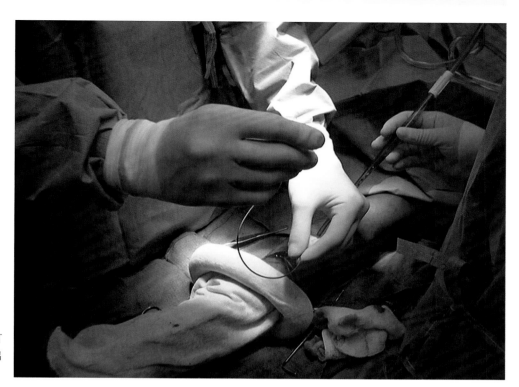

图68-7 Fogarty 取栓导管可以用于将动脉帽拉到静脉流出道中。

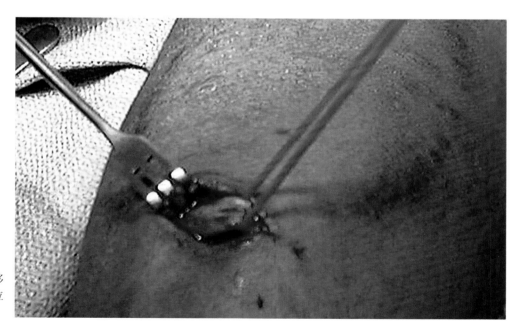

图68-8 手术暴露动静脉移植物通常在远离上次手术部位的部位进行。

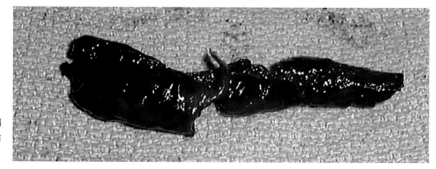

图68-9 开放手术血栓切除取出的血栓。如果通过经皮穿刺,这样的栓子可能有进入肺循环而引起肺栓塞的风险。

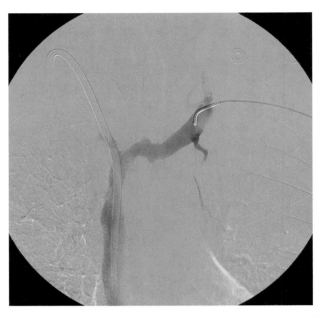

图68-10 用Berenstein 导管行选择性静脉造影以显示中心静脉循环。

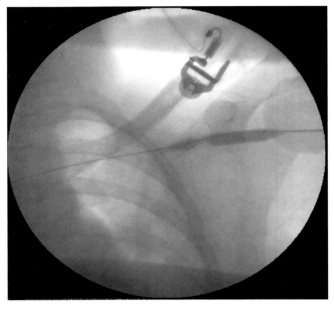

图68-11 如果发现狭窄，则利用高压球囊行血管成形术。

并发症

• 近期血栓形成。移植物血栓切除术或血运重建术的最常见并发症是近期血栓形成，并且需要进一步的治疗。

• 移植物感染。切口部位的感染可增加移植物感染的风险，需要治愈后再行手术。不应过分强调精确地手术技巧和术前预防性使用抗生素。尽管腔内治疗的术后血栓形成风险和开放手术相似，但由于腔内治疗的移植物暴露少，因此可以降低感染的风险。

• 血肿。穿刺部位的血肿较为少见。另外，在移植物–静脉吻合口狭窄部位行球囊扩张术，由于静脉回流压比较小，以及入路部位的瘢痕，该区域也较少发生血肿。

（张金辉 译　温兴铸 校）

参考文献

1. U.S. Renal Data System, USRDS: 2011 annual data report: Atlas of chronic kidney disease and end-stage renal disease in the United States, Bethesda, Md., 2011, National Institutes of Health, National Institute of Diabetes and Digestive and Kidney Diseases.

2. Hegstrom RM, Quinton WE, Dillard DH, et al: One year's experience with the use of indwelling Teflon cannulas and bypass, *Trans Am Soc Artif Intern Organs* 7:47-56, 1961.

3. Cimino JE, Brescia MJ: Simple venipuncture for hemodialysis, *N Engl J Med* 267:608-609, 1962.

4. Brescia MJ, Cimino JE, Appel K, et al: Chronic hemodialysis using venipuncture and a surgically created arteriovenous fistula, *N Engl J Med* 275:1089-1092, 1966.

5. Lemaitre P, Ackman CF, O'Regan S, et al: Polytetrafluoroethylene (PTFE) grafts for hemodialysis: 18 months' experience, *Clin Nephrol* 10:27-31, 1978.

6. Kootstra G: Secondary procedures for A-V fistula failure, *Proc Eur Dial Transplant Assoc* 19: 99-105, 1983.

7. Criado E, Marston WA, Jaques PF, et al: Proximal venous outflow obstruction in patients with upper extremity arteriovenous dialysis access, *Ann Vasc Surg* 8:530-535, 1994.

8. Taber TE, Maikranz PS, Haag BW, et al: Maintenance of adequate hemodialysis access: Prevention of neointimal hyperplasia, *ASAIO J* 41:842-846, 1995.

9. Lazarides MK, Iatrou CE, Karanikas ID, et al: Factors affecting the lifespan of autologous and synthetic arteriovenous access routes for haemodialysis, *Eur J Surg* 162:297-301, 1996.

10. Bay WH, Henry ML, Lazarus JM, et al: Predicting hemodialysis access failure with color flow Doppler ultrasound, *Am J Nephrol* 18:296-304, 1998.
11. Brattich M: Vascular access thrombosis: Etiology and prevention, *ANNA J* 26:537-540, 1999.
12. Berman SS, Gentile AT: Impact of secondary procedures in autogenous arteriovenous fistula maturation and maintenance, *J Vasc Surg* 34:866-871, 2001.
13. Dember LM, Holmberg EF, Kaufman JS: Value of static venous pressure for predicting arteriovenous graft thrombosis, *Kidney Int* 61:1899-1904, 2002.
14. Sirken GR, Shah C, Raja R: Slow-flow venous pressure for detection of arteriovenous graft malfunction, *Kidney Int* 63:1894-1898, 2003.
15. Frinak S, Zasuwa G, Dunfee T, et al: Dynamic venous access pressure ratio test for hemodialysis access monitoring, *Am J Kidney Dis* 40:760-768, 2002.
16. Van Tricht I, De Wachter D, Vanhercke D, et al: Assessment of stenosis in vascular access grafts, *Artif Organs* 28:617-622, 2004.
17. Leon C, Asif A: Physical examination of arteriovenous fistulae by a renal fellow: Does it compare favorably to an experienced interventionalist? *Semin Dial* 21:557-560, 2008.
18. Paulson WD, Ram SJ, Zibari GB: Vascular access: Anatomy, examination, management, *Semin Nephrol* 22:183-194, 2002.
19. Sands JJ: A review of vascular access monitoring techniques: What works best? *Nephrol News Issues* 17:86-87, 2003.
20. Trerotola SO, Scheel PJ Jr, Powe NR, et al: Screening for dialysis access graft malfunction: Comparison of physical examination with US, *J Vasc Interv Radiol* 7:15-20, 1996.
21. Beathard GA: Fistula salvage by endovascular therapy, *Adv Chronic Kidney Dis* 16:339-351, 2009.
22. Nassar GM: Endovascular management of the "failing to mature" arteriovenous fistula, *Tech Vasc Interv Radiol* 11:175-180, 2008.
23. Manninen HI, Kaukanen E, Mäkinen K, et al: Endovascular salvage of nonmaturing autogenous hemodialysis fistulas: Comparison with endovascular therapy of failing mature fistulas, *J Vasc Interv Radiol* 19:870-876, 2008.
24. Greenberg JI, Suliman A, Angle N: Endovascular dialysis interventions in the era of DOQI, *Ann Vasc Surg* 22:657-662, 2008.
25. Kakkos SK, Haddad R, Haddad GK, et al: Results of aggressive graft surveillance and endovascular treatment on secondary patency rates of Vectra Vascular Access Grafts, *J Vasc Surg* 45:974-980, 2007.
26. Efstratiadis G, Platsas I, Koukoudis P, et al: Interventional nephrology: A new subspecialty of nephrology, *Hippokratia* 11:22-24, 2007.
27. Naoum JJ, Irwin C, Hunter GC: The use of covered nitinol stents to salvage dialysis grafts after multiple failures, *Vasc Endovascular Surg* 40:275-279, 2006.
28. Haskal ZJ, Trerotola S, Dolmatch B, et al: Stent graft versus balloon angioplasty for failing dialysis-access grafts, *N Engl J Med* 362:494-503, 2010.

索 引